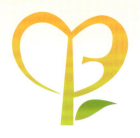

发育与行为儿科学

第2版

主　编　金星明　静　进

编　委（按姓氏笔画排序）

马　骏　上海交通大学医学院附属上海儿童医学中心
刘雪曼　海南博鳌培声国际医学中心
江　帆　上海交通大学医学院附属上海儿童医学中心
李　斐　上海交通大学医学院附属上海儿童医学中心
李廷玉　重庆医科大学附属儿童医院
杨玉凤　西安交通大学第二附属医院
邹小兵　中山大学附属第三医院
张凤华　青岛妇女儿童医院
张劲松　上海交通大学医学院附属新华医院
陈文雄　广州市妇女儿童医疗中心
陈艳妮　西安交通大学附属儿童医院
金　宇　中山大学公共卫生学院
金星明　上海交通大学医学院附属上海儿童医学中心
禹东川　东南大学学习科学研究中心
秦　岭　广西壮族自治区人民医院
徐　秀　复旦大学附属儿科医院
黄敏辉　宁海县妇幼保健院
静　进　中山大学公共卫生学院

人民卫生出版社
·北　京·

图书在版编目（CIP）数据

发育与行为儿科学 / 金星明，静进主编. —2 版
. —北京：人民卫生出版社，2022.11（2025.3 重印）
ISBN 978-7-117-33914-8

Ⅰ. ①发…　Ⅱ. ①金…②静…　Ⅲ. ①行为发育 – 儿
科学　Ⅳ. ①R339.31

中国版本图书馆 CIP 数据核字（2022）第 200603 号

| 人卫智网 | www.ipmph.com | 医学教育、学术、考试、健康，购书智慧智能综合服务平台 |
| 人卫官网 | www.pmph.com | 人卫官方资讯发布平台 |

发育与行为儿科学

Fayu yu Xingwei Erkexue

第 2 版

主　　编：金星明　静　进
出版发行：人民卫生出版社（中继线 010-59780011）
地　　址：北京市朝阳区潘家园南里 19 号
邮　　编：100021
E - mail：pmph @ pmph.com
购书热线：010-59787592　010-59787584　010-65264830
印　　刷：北京盛通印刷股份有限公司
经　　销：新华书店
开　　本：889×1194　1/16　印张：29.5　插页：4
字　　数：872 千字
版　　次：2014 年 11 月第 1 版　2022 年 11 月第 2 版
印　　次：2025 年 3 月第 3 次印刷
标准书号：ISBN 978-7-117-33914-8
定　　价：129.00 元

主编简介

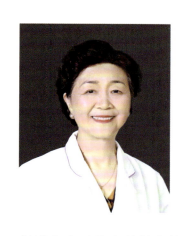

金星明

教授,主任医师,博士研究生导师。中国发育与行为儿科学创建人,曾任上海交通大学医学院附属上海儿童医学中心儿童保健与发育与行为儿科主任。

具有近50年的丰富临床经验,2011年在我国建立发育与行为儿科学专业,擅长儿童发育与行为问题或障碍的评估和诊治、咨询,积极推行并促进家庭对儿童的健康管理、父母培训和医教结合,在我国的发育与行为儿科专业中享有盛誉,主编《发育与行为儿科学》(2014)、《儿童保健与发育行为诊疗规范》(2015)《儿科专科医师规范化培训教材——发育行为学分册》(2017)、全国高等医学院校教材《发育与行为儿科学》(2020)等著作,是我国著名的发育与行为儿科学专家。

主编简介

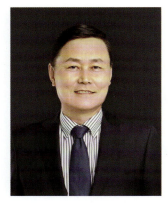

静 进

中山大学教授,博士研究生导师。担任中华预防医学会儿童保健分会副主任委员、国家卫生健康标准委员会委员、中国残疾人康复协会孤独症康复专业委员会副主任委员、广东省妇幼保健协会副主任委员等。兼任多个国家级学术期刊副主编及编委。

主要从事大学教学、科研和儿童发育与行为疾病诊疗工作,擅长诊疗孤独症、学习障碍、多动症、抽动症、情绪障碍等儿童心理行为疾病,并给予父母养育咨询与指导。迄今主持了 60 多项国家级和省部级科研项目及课题,培养博士、硕士研究生 90 多人,主编、参编各类高校教材及专著 56 部,发表科研论文 500 多篇。

前 言

《发育与行为儿科学》第 1 版于 2014 年出版,距今已有 8 年,随着医学领域不断发展,知识的更新势在必行,因此再版。

我国发育与行为儿科学亚专业由中华医学会儿科学分会于 2011 年正式命名,成为儿科学分类的第十三个亚专业。尽管这个专业很年轻,但是发展很迅速,这是因为时代的需求非常迫切之故。而且继儿童保健学之后,发育与行为儿科学已成为儿科学中的第二个基础学科,自其诞生后呈现出强大的生命力,招凤引凰,吸引了越来越多的儿科医师加入了这个专业。

然而,专业的发展终究还有一些不足之处,汲取了同道们的建议及不同的反馈,第 2 版《发育与行为儿科学》顺应时势做了调整和增补,主要体现在 5 个方面:①编者队伍更专业化;②理论基础更科学化;③临床评估更精细化;④诊断分类更规范化;⑤干预治疗更多元化。这些特点使得这一版的《发育与行为儿科学》在内容更上一层楼,为儿科医师提供参考,给临床实践带来裨益。

本书编写集本专业内的佼佼者之大成,在此致以由衷的感谢!

本书出版之际,恳切希望广大读者在阅读过程中不吝赐教,欢迎发送邮件至邮箱 renweifuer@pmph.com,或扫描封底二维码,关注"人卫儿科学",对我们的工作予以批评指正,以期再版修订时进一步完善,更好地为大家服务。

金星明　静　进
2022 年 12 月

目 录

绪　论

我国改革开放以来的社会经济快速发展，推动了生命科学领域的长足进展，也使得医学科学得到空前发展，医学模式已从单纯的生物医学模式向生物-心理-社会医学模式转变。现实表明，随着现代围产医学与新生儿医学水平的提高，使得高危出生儿童存活率大大提高，他们的后期发展和生存质量问题给儿科医学带来诸多新的课题与挑战。同时，由于医疗水平的提高，影响儿童生命与健康的某些疾病和营养不良等的发病率显著下降，代之以影响儿童发育与行为的问题与疾病却大大增加，显然这与当今人们生活方式改变、家庭结构改变、儿童学业负荷增加、人口大规模流动和城市化速度加快导致的高节奏与竞争式生活方式激增、环境污染问题凸显等因素密切关联。据WHO报道，全球有13%~20%的儿童少年在成年之前会出现某些情绪或行为方面的问题，多表现为学业不良、自我评价低、同辈或人际交往困难、物质依赖、过早的性行为、自杀意念或自杀、攻击与暴力、离家出走等，其中一部分可发展为儿童期严重的精神疾病或成人期人格与行为障碍。早在1992年，我国22个城市协作调查组对2万名4~16岁的儿童和青少年进行调查分析，发现入组儿童中行为问题的检出率为10%~15%，说明我国儿童青少年心理卫生问题同样面临着严峻的现实与挑战。

20世纪80年代，我国儿科学界的先师们开始探索性地从事发育与行为儿科学（developmental-behavioral pediatrics，DBP）相关工作，结合我国实际和儿童保健学领域的相关技术，从多方位、多角度开展儿童心理行为问题的诊疗与保健服务工作，迄今奠定了相当深厚的学科基础，并于2011年底成立了我国儿科学领域的一个重要分支学组——发育与行为儿科学组。

一、发育与行为儿科学的研究范围

发育与行为儿科学（developmental and behavioral pediatrics，DBP）是顺应生物-心理-社会的医学模式逐步发展起来的，属于临床医学范畴，着重个体发展，以临床为主。它是研究从出生到18岁儿童青少年发育与行为规律和发育与行为异常的一门科学。发育又称为发展，从生物学意义上来说，是指个体细胞、组织、器官和系统随着体积和数量的增加，其功能逐渐成熟和能力逐渐变化的过程。在这个过程中，儿童与环境的交互作用下发生了生物学、认知和心理社会的变化和发展。行为是个体在维持生存和适应不断变化的环境中表现出的应答或反应。发育和发展与行为是相互关联、密不可分的，发育影响着行为，行为依赖于发育。

发育与行为儿科学是儿科学的基础。这门学科侧重于发育、行为和心理，是儿童保健中精神神经发育的延续和纵深发展，突显的是正常、偏离、问题、障碍儿童的发育、发展和行为，与家庭建立合作伙伴关系，指导家庭的养育和照顾，评估儿童青少年在运动、认知、语音/语言、社会和情绪发展上的规律和特点,在此基础上进行诊断、咨询、干预和治疗的临床实践。因此,发育与行为儿科学既对正常儿童做预见性的养育指导,又为问题儿童或异常儿童提供发育与行为的评估、诊断、咨询、干预、治疗,并参与康复,其目标是发展儿童潜力,提高儿童生命或生存质量。

发育与行为儿科学既有独特的学术范畴,却又与儿科其他相关学科有着交叉、重叠和相互协作和整合的关系。过去,发育与行为儿科划归为儿童保健学的一个分支,虽然在生长发育监测、家庭养育指导等方面有着基本的共同点,但临床上,发育与行为儿科除保健之外,对问题儿童和障碍儿童的诊治和处理是基于儿童保健的筛查和评估基础上的转介性医疗服务。发育与行为儿科与儿童青少年精神医学之间有交叉部分,但前者针对的是正常儿童、发育与行为偏离或问题儿童,或轻度和部分中度发育与行为障碍的儿童,后者主要是中重度发育与行为或精神障碍的儿童。在各种问题或障碍的动态发展过程中,发育与行为儿科常常需要与精神科的沟通和转介。发育与行为儿科与神经科之间往往是一个疾病不同的视角进行处治,而且一些发育与行为障碍常常需要神经学检查的佐证,或伴发神经疾病需要神经科的会诊及处理意见。发育与行为儿科与康复医学有着密切的联系,特别是严重发育障碍的儿童,康复是维持其生存,促进其功能的恢复,挖掘其最大潜力的最好方法。发育与行为儿科学又与普通教育和特殊教育学相辅相成,使儿童享有教育的权利,促进儿童的潜力发展。除此之外,发育与行为儿科与社会医学、伦理学、药理学、遗传学等其他学科有着密切的合作。

二、发育与行为儿科学的研究内容

发育与行为儿科学是与其他相关专业广泛合作和协作为主的临床学科,是旨在促进儿童发展,保障儿童生命质量,提高儿童生存质量的一门颇具特色的学科之一,研究内容包括:关注发展中的儿童青少年的发育与行为、儿童养育环境、早期教养以及影响因素,诸如生物因素方面的神经系统障碍、染色体疾病、遗传综合征、代谢缺陷、营养问题、毒物毒素等;疾病因素方面的慢性疾病、住院、手术、医疗、临终前儿童等;环境因素方面的家庭功能和家庭应激、家庭结构、学校、邻里、社区、媒介、灾难等,所有这些对儿童青少年的发育与行为

的影响。关注儿童青少年发育与行为问题/障碍的综合性评估、神经系统检查、体格检查、临床访谈等,基于评估后作出正确的诊断以及诊断以后治疗或干预过程的疗效评估。关注儿童青少年发育与行为问题/障碍的合理化诊断,从过去是与否的分类诊断,至目前结合年龄、智力、心理生理功能、疾病、环境等的多维度诊断,而且在诊断中要逐步从个体诊断走向团队诊断,在目前团队诊断尚无条件实施的情况下,应当有团队意识,及时转诊,特别是怀疑有本专业之外的共患病时更要转诊至相关的亚专业。

(一) 发育与行为儿科学注重的内容

1. 生物应激反应(biological stress reactivity)儿童生活早期存在多种水平的应激,当儿童生活在高度紧张的环境中其应激水平达到毒性的程度时,会导致躯体生理功能的变化,诸如心跳加快、呼吸加速、血压升高等,甚至产生不可逆的变化或改变病变的阈值。反之,当儿童生活在充满童趣的生活环境中,其应激水平程度低下时,会使个体产生一种积极向上的动力,如学习主动,易于塑造良好的行为,而且能够很好地适应环境。

2. 行为遗传学(behavioral genetics) 行为遗传学一是强调基因和环境的交互作用;二是基因或环境的作用决定了儿童青少年行为的多样性。除此之外,不同的养育方式也对儿童青少年的行为产生一定的影响。如果儿童具有某些遗传上的脆弱性(genetic vulnerabilities),又生活在不良的生活环境中,如父母忽视、虐待等,这样就容易促发不良遗传基因的表达,影响发育与行为;相反,如果这样的儿童生活在良好的环境中,可能缓解了遗传基因的表达,对发育与行为的影响减轻或缺如。

3. 发育的相互作用模式(transaction model)儿童在生长发育过程中与成人之间是一个相辅相成的动态过程,儿童本身的气质决定了与父母、照养人之间的依恋,而成人的个性、行为又影响着与儿童的亲子关系,这一模式强调了儿童是积极的主体,这与以往把儿童看做是被塑造的个体截然不同。

4. 发育的心理病理学(developmental psycho-pathology) 用这一观点看待发育与行为疾病的不同结局,结局有轻有重,称之为谱系(spectrum),即便同一疾病在不同年龄阶段所表现的特征也不尽相同,而且疾病发生的年龄越早,程度越严重,

预后越差。此外,发育与行为障碍往往伴有共患病(comorbidity),最典型的莫过于注意缺陷多动障碍,该障碍常伴有对立违抗、学习障碍、品行障碍、情绪问题等共病。因此,临床诊断不能满足于某一个诊断,并用这一诊断覆盖所有的发育与行为所伴有的共患病,我们把这一种现象称为诊断阴影(diagnosis shadow)。正是因为谱系和共患病的问题,发育与行为疾病必然波及儿童的认知、交流、情绪和社会适应等一个或多个方面的不良影响,称此为连续统一体(continnum)。因此,发育与行为儿科临床诊断要参考多个标准,包括:精神科的诊断和统计手册第 5 版(DSM-V)、疾病国际分类第 10 版(ICD-10)、初级保健诊断和统计手册青少年版(DSM-PC)、CCMD-3 儿童 0~3 岁心理和发育障碍诊断分类(DC:03 和 DC:03R)和儿童青少年功能、障碍及健康的国际分类(ICF-CY,WHO)。

5. 注重医学支持性服务(medical adherence) 在社会医疗逐渐趋向个体化的今天,对于慢性病、障碍或多重残疾的儿童,医学的支持性服务显得格外重要。早期发现和早期干预有利于获得最佳疗效,同时强调提高儿童的生存质量。定期随访必不可少,这也是 21 世纪医疗的一大挑战。儿童慢性疾病如注意缺陷多动障碍、孤独症谱系障碍、学习障碍等,应当在医疗中帮助家庭所有成员理解疾病,获得家庭对儿童慢性疾病的支持。在慢性病严重影响生存质量时,要使家庭积极处理应激,赞赏其正性的态度,并协助家庭获取社会资源的支持;同时让儿童习得应对策略,最终使儿童对自身疾病有良性的认知,改变消极行为,保持良好的心态和行动。

(二) 发育与行为儿科学临床实践的内容

1. 正常儿童的发育评估和监测 按照个体的发育进程,提供养育的预见性指导,预防不良行为的发生。

2. 生理功能 包括反复慢性疼痛、过度哭吵(colic)、喂养问题、进食障碍、生长迟缓、肥胖、排泄障碍、睡眠障碍、抽动症等评估、咨询、干预和处理。

3. 学习功能 包括入学准备、学习困难或学习障碍、天才儿童、学校适应问题等的评估、咨询和干预。

4. 行为和情绪问题或障碍 包括焦虑、抑郁、进攻性攻击性、注意缺陷多动障碍、社会交流问题、对立违抗、行为障碍、适应障碍等的评估、诊断和治疗。

5. 发育问题或障碍 包括发育迟缓、运动发育障碍、孤独症谱系障碍、语言障碍、睡眠障碍、智力障碍等的评估、诊断、干预和治疗。

6. 关注一般健康问题 如住院、手术、慢性疾病、临终前儿童对发育与行为的不良影响及其应对和处理。

(三) 发育与行为儿科学临床特点

在临床实践中,发育与行为儿科学有如下特点:

1. 年龄范围大 从出生到发育成熟(青春期),即 18 岁以下的儿童和青少年,均属于发育与行为儿科临床服务的对象。在这个年龄范围中,要掌握从新生儿至儿童青少年的发育与行为规律、行为的多样性,以及各年龄发育与行为问题或障碍的特征。

2. 动态变化性 儿童处在不断发展过程中,对正常儿童来说,因发育的变化而有不同的行为表现,在某一年龄时期为正常的行为,却在另外时期为异常行为,如遗尿在发育年龄 5 岁以前为正常,5 岁以后为异常;对发育与行为异常的儿童而言,同一问题或障碍在不同年龄的行为表现或症状不相同;其转归或结局在不同儿童中也不尽相同,如注意缺陷多动障碍儿童在学龄早期表现为多动 / 冲动,或注意缺陷,在青春期则表现为注意缺陷、学习困难、人际交流等问题。此外,在某些儿童一定年龄时期出现的行为症状,在大脑发育成熟过程中症状会消失,如发音不准、说话不流利等。因此,要动态地看待儿童青少年的发育与行为问题或障碍。

3. 多维度评估 评估是发育与行为儿科学颇具特色的一个方面,包括医师与儿童和父母的访谈、家庭功能指导。对于发育与行为问题或障碍,在病因方面包括生物学、环境、心理、遗传代谢等,从儿童来说,评估包括认知功能、运动和交流技能、情绪等,临床应结合其年龄和严重程度得出可靠的评估结果,特别是发育的年龄以及各能力的差异、优势和弱势,为诊断、干预和治疗提供依据。

4. 综合干预或治疗 发育与行为问题或障碍是以儿童青少年为中心,既需要传统的儿科医疗方法,也需要行为治疗、早期干预和其他一些辅助治疗方法,同时还要给予家庭功能的咨询和支持,对于慢性障碍儿童,既要进行各种临床治疗,又要进行康复训练,还要进行特殊教育,注重医教结合,全面促进个体的功能恢复,提高儿童青少年的生活质量。

5. 跨专业的团队　发育与行为障碍,特别是严重程度的障碍儿童青少年,除发育与行为儿科之外,还需要儿科其他专业如神经、遗传代谢、内分泌等的联合,除儿科之外,还需要精神、康复、特殊教育等其他专业的团队组合,这样才能在评估、诊断、干预和治疗上保证医疗服务和保健质量,而发育与行为儿科专业人士在其中起到一个重要的沟通和桥梁作用。

6. 医教整合　发育与行为问题或障碍从病史采集、评估诊断、干预治疗、随访管理中无一不包括了教师的参与和信息的提供。2006年,我国沈晓明教授率先提出了医教结合的概念。随着学科的发展,医教结合逐渐从松散的结合趋向融合,有称为医教整合。在一些临床实践中展露了新的气象,如早期教育、注意缺陷多动障碍、智力障碍等领域展现出医学和教育之间的沟通、互动和配合,使得医疗服务更具个性化。

(四) 诊断分类系统

有别于传统儿科学的"是与否"的分类诊断,发育与行为儿科学强调参照多个诊断系统。

1. 精神障碍的诊断和统计标准手册(diagnostic and statistical manual of mental disorders,5th edition,DSM-5)。

2. 疾病国际分类(international classification of disease,10th edition,ICD-10)。

3. 初级保健诊断和统计手册(diagnostic and statistical manual for primary care,DSM-PC)。

4. 婴儿和儿童早期(0~3岁)心理健康和发育障碍诊断分类(diagnostic classification of mental health and developmental disorder of infancy and early childhood:zero to three,DC:03 and DC:03R)。

5. 儿童青少年功能、障碍和保健的国际分类(international classification of functional,disability and health for children and youth,ICF-CY)。

6. 我国儿童精神疾病诊断分类(chinese classification of mental disorders,3rd edition,CCMD-3)。这些诊断标准为发育与行为儿科临床提供了不同年龄从功能到疾病或障碍的参照依据。

三、发育与行为儿科学的发展史

(一) 在国外的发展史

17世纪以前,人们逐渐关注到儿童的健康,尤其关注儿童对心理疾病、障碍儿童的医疗保健,以及贫穷对这些儿童的不良影响。18世纪,对儿童健康的关注度进一步提高,开始有了儿童的诊断。到了19世纪,随着儿童医院的建立,儿科学的诞生(1888年),儿童健康成为公共卫生的重要内容,由此而迈入了一个新纪元。从19世纪以来,心理学的发展为发育与行为儿科学核心概念的形成和发展打下了坚实的基础。

但是,真正意义上的儿童发育与行为的研究始于19世纪70年代,代表性的成果是Charles Darwin于1871年在 *Mind* 上发表的研究论文"婴儿自传",该文详细描述了他对自己的孩子出生头一个月的行为观察,对新生儿的行为进行了客观的记录和描述。因此Charles Darwin被认为是发育与行为儿科学的奠基人。

继Charles Darwin之后,出现了许多有关心理或心理社会发育的研究,大致包括5个方面:第一是动物的研究。该研究将儿童发育与动物的发育作类比,其中Tinbergen(1951年)提出的父母-儿童的依恋是重大发展,在20世纪末期,这方面的研究扩展到描述人类的社会性行为。第二是儿童学习的研究。Spencer首先提出人类行为由环境所决定。然后Pavlov(1927年)提出了条件反射的理论,而Thorndike(1932年)提出了尝试错误的学习理论,Skinner(1961年)发展了这一理论,即操作性条件反射,如今这些理论仍在儿童的行为治疗中被广泛应用。第三是儿童智力测试的研究。最早Galton(1889年)将智力测试用于证实天才的遗传性。以后法国的Binet和Simon(1905—1911年),美国的Gesell(1928年)、Terman(1916年)相继发明了一系列测试,用以反映儿童的智力、学习、个性等。目前,儿童的智力测试已广泛地用于儿科临床。第四是儿童精神分析的研究。以Freud为代表,提出人格构成的形成及人格发展的阶段。Erickson(1950年)修正了Freud的理论,详细地描述了人的一生人格发展的8个阶段。该理论被视为儿童个性发育的进程,用于儿科教学和临床实践中。第五是儿童认知的研究。Piaget是20世纪很有影响的权威,他提出了认知的起源、思维的结构和机制、思维发展的4个阶段,揭示了儿童认知的特点,这一理论指导着后人对儿童认知发育的理解。

尽管发育与行为理论的发展迅速,但是在儿科中的应用却经历了漫长的过程。在20世纪的

20~30 年代，儿童发育与行为的研究被看作是精神科学的范畴，20 世纪早期，儿童精神科医师关注青少年犯罪的状况、动机和社会环境对其的影响，立足于社区，联系心理专家、社会工作者、社会科学专业人士、教师等进行相关研究，并扩展其研究范围，包括儿童适应不良，诸如吸吮手指、咬指甲、功能性遗尿症、睡眠问题等。1943 年，约翰斯·霍普金斯大学儿童精神科领头人 Leo Kanner 首先描述了儿童孤独症；同年，Charles Bradley 报道用安非他明类药物成功治疗多动儿童；20 世纪 70 年代，卓越的英国儿童精神科医师 Michal Rutter 的《精神障碍诊断与统计手册》的出版，提供了对儿童精神障碍理解和研究的"科学标准"。这些为发育与行为儿科学的发展起到巨大的推动作用。然而，儿童精神病学领域的专业医师培养不能顺应时代的需求，导致专业人士的严重短缺。相反，儿科医师已经意识到要将这些知识和技能整合到儿科学中。少数儿科医师在接受培训后甚至成为全职的儿童精神科医师。一些有远见的儿科专家认为儿科医师应当学习如何预防和早期诊断儿童的行为问题，指导家庭如何处理行为问题，并建议成立跨专业的团队。于是在第二次世界大战后，数名儿童精神科医师包括 Leo Kanner、Milton Senn、Dane Prugh 等对儿科医师进行了专业培训。在该模式下培养出来的儿童精神科医师兼儿科医师 Dane Prugh 于 20 世纪 50 年代首先被波士顿儿童医院聘任，他对现代儿童医院的主要贡献是在儿科住院部设立游戏室，为住院儿童提供高质量的心理服务。这一模式目前已为国内外许多儿童医院沿用。从 20 世纪 60 年代以来，儿科与儿童精神科的团队服务得以快速发展，并在协作中各自发挥了专业的特长。许多调查研究发现资深的儿科医师在诊断、处理和预防常见的行为问题中有独特的优势。与此同时，儿童精神科医师也认识到学习儿科学知识的重要性。

从 1978 年开始，美国儿科住院医师的继续教育中增加了儿童发育与行为的培训。根据美国 1984 年的调查，在儿科住院医师培训方案中，49% 的方案有发育与行为儿科学的正规培训，46% 的培训方案将此作为必修的课程。最近的调查显示，在 95% 的儿科住院医师培训方案中要求临床轮转必须包括发育与行为儿科，而且 87% 的培训方案中有了发育与行为的课程。这表明，发育与行为儿科学在临床中的地位已经得到应有的重视。

20 世纪 80 年代初，在 Esther Wender 的提议下，美国成立了行为和发育儿科学会，其功能是为发育与行为儿科学提供学术平台，促进儿科住院医师培训方案中发育与行为儿科学的教学，也作为促进儿童心理健康的资源中心。此外，1980 年，《发育与行为儿科学杂志》创刊；1983 年第 1 版《发育与行为儿科学》正式问世，该书详细地阐述了正常儿童的发育与行为，以及发育与行为偏离儿童的诊治和早期干预，至今已发行第 4 版。此外，另一本《发育行为儿科学（循证和实践）》于 2008 年出版，而 2011 年美国儿科学会也出版了《发育与行为儿科学》一书，并在 1988 年将学会中的"儿童发育"更名为"发育与行为儿科学"。该学组与其他相关的儿科学组共同交流，学术上颇为活跃，如今已是儿科学会中 8 个最大的学组之一。至此，发育与行为儿科学在学术上显示了一定的地位。

（二）在国内的发展史

我国发育与行为儿科学是从儿童保健学中分化出来的一门儿科亚专业，因此，发育与行为儿科学的诞生与儿童保健的发展密切相关。自新中国成立后，妇幼卫生管理和服务网络逐步建立和健全，全国妇幼保健院（所、站）已超过 3 000 个，儿童医院超过 100 个。一些医学院校设置了儿科学系，源源不断地培养儿童保健相关人员。此外，从 1978 年起，国家恢复了研究生培养制度后，逐渐培养出儿童保健的高级人才。1986 年，医学院校举办的妇幼卫生专科教育、中等卫生学校等，又为我国儿童保健输送了大批的新生人员，使儿童保健学这支队伍充满了生机和活力。

新中国成立以来，儿童保健事业取得一系列的巨大成就，成绩斐然。这些成就随着我国国情和国力发展在不同时期有所侧重，例如，新中国成立前，旧法接生极为普遍，致新生儿破伤风成为新生儿和婴儿死亡的第一位原因；新中国成立后，改造旧法接生，推行新法接生成为妇幼卫生工作的第一任务。新中国成立初期，百废待兴，各种传染病和常见病严重危害儿童健康，于是国家陆续颁布实施免疫规划，又对儿童常见病如肺炎、腹泻、贫血、营养不良等采取各种有效的防治措施。在此基础上，从 20 世纪 70 年代起，儿童保健领域开始进行每 10 年的儿童体格生长调查，制定我国儿童生长参数，并由此关注到儿童生长与喂养、营养的关系，提倡母乳喂养、合理营养、平衡膳食。

改革开放 30 年来，随着国家经济的腾飞，儿科学不断发展,儿科学的疾病谱发生了很大的改变。出生缺陷和高危儿童的比例增加,一些发育与行为相关的疾病如注意缺陷多动障碍、学习障碍、语言障碍、孤独症谱系障碍等已经严重影响儿童的生活质量,也引起了儿童保健医师的关注。民众对儿童身心发育的健康需求越来越强烈,使儿童保健医师面临着新的挑战,其中一些致力于发育与行为儿科的儿童保健医师潜心钻研,侧重于探索中国儿童发育进程的规律,开展了儿童发育与行为疾病的临床诊治和研究,逐渐为我国发育与行为儿科学的建立打下了一定的基础。因此,发育与行为儿科学是在儿童保健基础之上成立的一个新的儿科亚专业。

我国发育与行为儿科学的发展可追溯到20世纪60年代。纵观其发展过程,大致可分为3个阶段:第一阶段为概念形成阶段,始于20世纪60~70年代,当时中国香港大学儿科对出生至8岁儿童进行长期追踪随访,并于1978年开始对社区高危学前儿童进行发育筛查,对障碍儿童建立多专业的发育评估中心。而我国现代儿科学奠基人诸福棠教授建议上海的著名儿科学家郭迪教授负责协调儿童心理发育量表的合作研究,郭迪教授预见性地指出儿童发育与行为的重要性,注重儿童的精神神经发育,将此作为儿童保健学的基础之一,同时引进了儿童筛查性心理测试。1979年上海第二医科大学附属新华医院与首都儿科研究所合作进行学龄前入学准备测试的标准化(简称"五十项")。第二阶段为孕育阶段,即20世纪80~90年代后期,在这个时期我国上海、西安、北京等地陆续引进筛查性心理测试,如丹佛发育筛查测验(Denver developmental screening test, DDST)、皮博迪图片词汇测验(Peabody picture vocabulary test, PPVT),也着手对诊断性心理测试进行标准化,并应用于临床,这些诊断性测试包括韦氏幼儿智力量表(Wechsler preschool and primary scale of intelligence, WPPSI)、韦氏儿童智力量表(Wechsler intelligence scale for children revised, WISC-R)、格赛尔发育量表(Gesell developmental schedule)、贝利婴儿发展量表(Bayley scales of infant development, BSID)等,并在20世纪80年代后期进行全国十六省市0~14岁儿童智能迟缓的流行病学调查,同期,一些教学医院在临床开设儿童注意缺陷多动障碍(attention deficit and hyperactive disorder, ADHD)、学习困难、行为问题的专科门诊,全国各地如上海、

西安、广州、北京等开始举办全国发育与行为儿科学继续教育学习班,从那时起,国际交流也逐渐活跃起来。第三阶段为诞生阶段,从1999年算起,此阶段适逢进入21世纪脑科学时代,与儿童脑发育相关的专业和学科获得了发展的机遇,又得到政府的大力支持,促使儿童保健、教育、心理、神经等专业人士怀着极大的兴趣,投身于儿童发育与行为的研究和临床工作。

临床上,越来越多的医院开始将发育筛查纳入儿童健康检查的常规;又陆续开展了语言障碍、孤独症、学习障碍的门诊,还对有发育与行为障碍儿童开展早期评估、诊断、干预和治疗。个别教学医院还成立了发育与行为儿科。在科研上,儿童发育与行为的研究进入了一个新的阶段,全国各地都有相应的研究成果报道。在教学上,儿科教材中已加入发育与行为疾病,在儿科住院医师规范化培训中也注意到了培养与发育与行为有关的临床评估和诊治能力。在这阶段,不少儿科医师走出国门,学习发育与行为儿科学,与此同时,许多国外的专家也应邀来华讲学。此外,从2003年开始由中国香港体智协会组织发起的中国香港、澳门和内地联合委员会,每年定期召开发育与行为方面不同专题的研讨会,大大地促进我国内地的发育与行为儿科学的学术交流。而各种发育与行为相关的学术会议也很活跃。也就是在这阶段,相继出版了三本儿童发育与行为儿科学的书籍,各专业儿科杂志刊登的发育与行为的文章也日益增多,全国各地教学医院纷纷成立发育与行为儿科、发育与行为中心,一个新的专业——发育与行为儿科初具雏形。在中华医学会儿科学分会支持下,2009年3月8日在上海成立了全国发育与行为专业的筹备小组,期间又经过了近2年的努力,发育与行为儿科学组终于成为了儿科学的第十三个专业学组。

四、发育与行为儿科学的基础任务

作为儿科学中的一个新的亚专业,发育与行为儿科学虽然诞生时间短暂,但仍有着历史的传承和积淀,它是在数代人辛勤耕耘的基础上建立起来的。如今专业体系的建设和完善却是重中之重,迫在眉睫。

1. 加强宣传发育与行为儿科学的理念,普及发育与行为儿科学的知识 就目前儿科学的总体而言,我国儿科医师尚未对发育与行为给予足够

的重视,也未能把这一专业视为儿科学的基础,普及到儿科的基础教育中。因此,在儿科领域中,宣传和普及知识十分重要。在提高儿科医师意识的同时,也应加强医教结合,提高对发育与行为医疗服务的公众意识。

2. 制定、修订和完善发育与行为儿科临床的评估量表和工具　迄今为止,临床的评估工具十分有限,其中有些老化的量表,亟待修订,所缺乏的评估工具,需引进并进行标准化,或本土化的制订和设计。在这项任务中,一方面需要汲取国外的资源,为我所用;另一方面要以严谨的科学态度完成量表的标准化。

3. 发挥评估的优势　只有在评估的基础上,才能识别发育与行为的正常、偏离、分离和异常。评估不仅利于诊断,也利于诊断后干预目标的制定和治疗的疗效评定。发育与行为儿科学中的评估注重全面性,而且不是一锤定音的诊断,注重周而复始的评估、在随访过程中善于观察和发现临床症状的变化,在干预或治疗无效的情况下,重新启动评估,及时调整干预或治疗方案,提高疗效。

4. 选择相关的发育与行为问题和障碍　根据现有的基础和临床资源,以高发生率、低严重度的发育与行为问题或障碍为主,开展某些代表性的项目,如注意缺陷多动障碍、孤独症谱系障碍、智力障碍等。联合和协调儿童保健、儿童精神神经、遗传代谢和内分泌、康复、特殊教育等,做好我国发育与行为儿科的医疗、教育和科研,探索和发展适合中国国情和中国特色的发育与行为儿科学模式。

5. 培养和扩大发育与行为儿科学的专业队伍　目前我国发育与行为儿科学专业人员十分有限,临床需求却在不断增大,因而专业培训对于学科的发展十分重要。这可通过在儿科教科书中增加发育与行为儿科章节、教学中增加发育与行为儿科课时、增加全国发育与行为儿科继续教育项目或学术论坛等加强专业队伍的建设,以避免因疏于培养专业人员而出现发育与行为儿科临床人才的"供不应求"。

五、发育与行为儿科的展望

发育与行为儿科学在未来的发展中,既要学习国外先进的知识和经验,又要符合我国的国情,以最合适的形式求发展,保证这个新学科专业生存的空间和可持续性发展。

在国际上,发育与行为儿科学的发展趋势主要是:

1. 分子遗传学中基因芯片的临床检验使某些发育与行为障碍的现象诊断趋向病因诊断。

2. 诊断性影像学技术 fMRI 和弥散张量成像技术的开展。这两项技术使发育与行为儿科学临床中的某些严重发育障碍,从临床症状走向脑功能损害及脑功能定位的解释。

3. 药物治疗方面,发育与行为障碍临床中新药的开发及药物代谢的测定,注重发育与行为障碍。

4. 基于全面评估进一步提高诊断水平,既要注重发育与行为障碍的从轻至重的程度(称为谱系),也要全面考虑某一发育与行为障碍对儿童多种功能的损害,即共患病的诊断。

5. 随着认知神经科学的发展,临床上开展循证的新技术、新的干预方法,进一步改善发育与行为障碍儿童青少年的功能和提高生存质量。

对于年轻的中国发育与行为儿科学,在长远考虑的同时,更应当以发展的眼光,做好当下的工作:

1. 发展适合中国文化和语言的系列发育与行为评估工具,有助于临床的诊治。

2. 建立有别于传统儿科临床的评估、诊断、干预、治疗、随访及儿童和家庭的咨询模式。

3. 研究影响中国儿童发育与行为的家庭和社会环境因素。

4. 跨文化比较儿童发育中共性和文化背景所致的发育与行为差异。

5. 发展新资源,汲取先进经验和技术之精华,将新知识、新技术用于临床实践。

6. 探索和发现有效的干预和康复方案,海纳百川,与儿科各亚专业组成团队,取得循证的发育与行为结局,提高儿童的生命质量。

7. 人才队伍的培养。可通过国际交流和学习,采用"请进来,走出去"的方式,或出国学习,或请国外专家来华,或统改全国继续教育项目,或建立专业培训基地等,造就一支有志于发育与行为儿科的青年人才队伍,引领发育与行为儿科专业的发展。

我们希望通过丰富的临床循证实践,高质量的科研成果,科研成果的临床转换,使得发育与行为儿科学不断发展和壮大。

六、发育与行为儿科学的年龄分期

由于临床服务涵盖了正常的儿童青少年,所

以，发育与行为儿科学的年龄分期与儿科学保持一致。对于异常儿童青少年，经发育与行为评估后，发育年龄相当于正常儿童青少年的生理年龄，其行为表现反映了这一生理年龄的特征。

1. 胎儿 - 新生儿期 这一时期关注母亲在孕期、分娩和新生儿时期生物因素、心理社会因素对生长中儿童发育与行为的影响。发育与行为儿科医师从母亲孕期相对有限地参与到儿童出生后成为发育与行为重要的监测者。除了加强医师和家庭关系和传统的发育与行为保健之外，还包括提供家长及其照养人的养育技能指导，帮助他们理解新生儿的行为，促进父母及照养人生活上与新生儿的同步与和谐，处理父母在养育中的问题。

2. 婴幼儿期 在儿童最早 2~3 年中，注重与生俱来的气质特征和环境影响之间的相互作用，以及这一相互作用在儿童发育与行为上的重要性。这一时期有较常见的发育与行为问题，临床上应从社会、情绪、神经成熟、认知、游戏、语言、营养和生长的角度进行评估，从而界定是行为的多样性或行为问题。

3. 学龄前期 儿童从 2~3 岁、5~6 岁表现出各种能力，包括行为、技能掌握、探索等，为日后的入学做准备。在这个时期，儿童开始显示出他们独特的优势、弱势和生态的多样性，同时也显示了早期教育经历对儿童发育的作用。

4. 学龄期 儿童从入学至青春前期经历着社会、文化、教育和行为上的各种影响。这个时期儿童的各种功能和功能障碍，揭示了儿童早期经历可能产生的结局。也可看到潜在的一些危险因素在干预后对即将进入青春期的儿童可能有效或无效。学龄期儿童有着多种能力发展的任务，发育与行为儿科医师应与之密切联系，同时加强与学校教师的联系，帮助他们达到理想的目标。

学龄期儿童的青春期准备十分重要。要激发儿童的以目标为主导的探索和问题的解决、有策略地做决定的能力。学龄期也是儿童进入社会，在尝试和错误中提高社会能力的重要阶段。因此，面临的挑战和压力比较多，发育与行为儿科学医师要监测儿童的能力发展，建立与儿童及其家庭和学校的联系和合作，使之顺利进入青春期。

5. 青春期 这一时期的青少年在生物、认知、社会、心理和性发育上有显著变化。发育与行为儿科医师要关注青少年对自己身体迅速变化的敏感性及其想法，要与发育中的青少年进行心理社会访谈，讨论学业、就业、交友、物质滥用、性发育、睡眠障碍、情绪感受等，评估一些影响青少年发展的危险因素，寻找保护因素，改善与他们的沟通，注意保护他们的隐私，提供他们适当的预防措施和咨询服务。

（金星明）

第一章

各年龄期儿童的发育与行为

第1节 胎儿和新生儿期

【开篇导读】

　　胎儿时期,儿科医师要配合妇产科医师从5个心理社会方面评估和指导准父母,建立良好的家庭关系;新生儿时期,儿科医师要更多地关注环境毒物对婴儿大脑发育的影响。临床可通过睡眠状态的观察、婴儿气质及新生儿或早产儿行为评估反映其发育与行为水平,如发现问题,应当早期医学介入。同时,儿科医师要从5个心理社会方面评估和指导父母,建立良好的家庭关系。

　　胎儿期意味着胚胎出现及母胎关系的建立与发展。胎儿随着生长不断从母体获取营养,并开始出现自主运动和无序的反应性动作。同时,怀孕也使情感、关系和承诺得到升华。

一、胎儿期

(一)胎儿发育

　　胎儿是按固有的程序和时间表而发育的。受精后的两周是胚芽期,受精卵细胞的分裂、分化,从输卵管进入子宫,在子宫内膜上着床;第3~8周是胚胎期,外胚层发育,发育出最初的皮肤、感觉细胞、神经细胞、肌肉、循环系统和内脏器官;妊娠8~10周,是胎儿神经管发育的敏感时期,也被认为是危险期,如果胎儿顺利地度过这个时期,以后的发育通常也比较顺利。第3个月开始到出生是胎儿期,各器官系统逐步发育完善,胎儿期的发育见表1-1-1。

表 1-1-1 胎儿期的发育进程

孕周	发展状况
8~12	可见到一些反射活动,如惊吓和吸吮反射;胳膊和腿的运动;原始的面部表情;12周时头部长度约7.6cm,占整个身长的1/2
13~16	外生殖器分化并可辨别;长出皮肤和毛发;骨骼系统发育;出现呼吸和吞咽动作
17~20	母亲初觉胎动;通过听诊器可听到胎儿心跳;生存能力为最低限,约重460g,多数此时出生的早产儿不能存活
21~28	28周前睁眼;皮下脂肪增多;脊髓的髓鞘化开始;眼睑和眉毛成形;循环系统发育完整;平均体重1 300g;此时出生大多可存活
29~37	皮下脂肪进一步增加;体重增加;体毛开始出现;脑细胞的髓鞘化开始
38~40	出生

（二）孕期的心理社会学因素

中国的儿科医师见到儿童时，最早是在新生儿时期，需要对这个新家庭——儿童未来的生活环境进行评估，有必要询问母亲孕期的个人和家庭情况，这对将来的家庭教育及培养具有非常重要的意义。

母亲怀孕至少会涉及心理和社会学 5 个方面的因素，这些因素从围产期一直作用到出生后，影响整个成长过程中父母的哺育意愿和能力。儿科医师可以从以下 5 个方面评估新家庭迎接新生命的准备情况：

1. 心理准备及承诺、过去及未来　怀孕使准父母重新审视和评判自己与爱人、其他家庭成员（父母和兄弟姐妹）、事业、朋友、所在社区及所处文化环境的关系，其中，新父母与原生家庭父母的关系是核心因素，对胎儿和新生儿生长存在重要的影响，对于独生子女新父母来说尤其重要。医师需要了解新父母与家庭成员之间的亲密程度、原生家庭对他们的培养方式、原生家庭中父母和儿童扮演着什么角色等问题。这些问题可以使新父母认真对待他们自身的关系及问题，以及与其他人员关系的潜在变化。

2. 为儿童提前构建一个健康的精神世界　新家庭在怀孕初期就可以开始识别儿童越来越明显的行为特征及气质特点，他们会逐渐认识到，胎儿的行为模式可受父母影响。医师要问新父母的问题包括：你感到焦虑吗？你小时候喜欢什么？如何描述你的夫妻关系？你最担心孩子出现怎样的问题？你打算如何喂养你的孩子及选择这种喂养方式的原因？儿科医师所表现出来的兴趣、同情、理解及支持有助于今后施行医疗方案和解决问题。

3. 医疗、社会支持　新父母对医疗专业和社会支持的需求，反映了对周围环境及彼此的依赖沟通情况。该部分包含如下问题：谁帮你照顾宝宝？抚育过程中你需要怎样的帮助？你怎样看待以下三种看护方式：和家人一起照顾、请人照看或把宝宝交给托儿所？你乐于接受家人的帮助吗？儿科医师还应当向准父母介绍自己的专业、随访时间安排。这有助于了解新父母的个体需求和其社区资源，对随访做相应调整。

4. 父母的失去史　包括亲属死亡（特别是恰好发生在孕前或孕期，或怀孕或分娩正遇一位分离或已故爱人的生日或祭日）、夫妻分居或离异、疾病或残疾，以及离开亲人、朋友、社区或工作岗位

等多项内容，可引起新父母的失落感及特殊的依恋情绪。医师应选择恰当时机表达同情，并进一步询问对其情绪的影响，然后提出解决方法，或分析这一经历的积极作用。

5. 父母的安全感　家庭暴力和陌生人的侵害对成人和儿童具有同样的影响。此外，父母在婚姻中感知到的危险也会导致信任危机，影响亲密关系。可以讨论以下问题：询问妈妈是否曾经遭受过打击或威胁；父母是否认为儿童应该受到特别的保护以抵御所处环境的伤害？父母是否可以给外人提及这种担心？父母该如何与其他父母、搭档、家庭成员或领导交流？如果准父母需要进一步帮助，医师应当提供有效的联络方式，帮助他们采取预防及干预措施，与儿童建立良好的情感联系。

二、新生儿期

（一）妊娠对新生儿行为的影响

行为发育孕期，并受遗传、母体代谢和母亲心理状态以及胎盘循环的影响。发育中的大脑和神经系统经常暴露于各种因素下（如来自胎儿 - 胎盘循环物质和外界环境刺激），并对这些因素刺激做出反应。在已知的可以影响新生儿行为发育的妊娠环境中，研究最多的影响因素主要包括母体代谢失衡、宫内毒物暴露、缺氧缺血性脑病及母亲的紧张和抑郁情绪等。

1. 代谢影响　随着儿童和成人肥胖率的增加，代谢综合征发病率也日渐增加（尤其是在年轻群体中的增加），妊娠期糖尿病发病率也有所升高。因此，母体糖代谢功能紊乱对新生儿神经行为发育的影响受到越来越多的关注。目前，母体代谢对新生儿行为影响的研究也主要集中在对妊娠期或妊娠前期糖尿病母亲为模型的研究。

虽然母体代谢对新生儿神经系统发育的远期影响尚无定论，但其对新生儿行为发育的影响是可评估的。相同孕龄、体重、围产期综合征、社会经济状况及种族的婴儿，与母亲血糖正常者相比，母亲血糖高的婴儿生理调控能力差、运动发育不成熟、反应能力差。但是，仍然有些问题需要进一步解答，比如上述神经行为差异标志着母体代谢问题会影响整个行为发育过程，还是仅是依赖于母体代谢和营养状况的一过性、短暂性的过程。儿科医师必须认识到以上问题，并在父母最初发现并难以理解新生儿的这些行为发育问题时给予及时回应。

2. 物质暴露 发育中的脑和神经系统经常暴露在各种宫内外物质环境的刺激下。孕期或围产期的任何医源性(如母体使用过或被动接受过的化学物质)或环境因素,都可能成为新生儿行为发育的危险因素。

吸烟已经成为较常见的影响胎儿及新生儿生长发育的毒性物质,但这一问题并未得到有效重视。相关研究重点关注了香烟剂量与神经行为发育问题的关系,及其与视觉定位、运动兴奋性和身长体重的关系。目前研究报道,20%~30% 低出生体重与吸烟有关。暴露于吸烟环境的母亲所产婴儿比对照组母亲产重均值低 150~250g。目前关于妊娠吸烟暴露所致不利影响的机制有两种假说:一种假说认为,香烟代谢产物作为血管收缩剂流经胎盘,可减少子宫血流的 38%,从而导致胎儿缺血缺氧及营养不良;另一种假说认为,尼古丁是一种神经毒性物质,可直接改变突触细胞增殖、分化及其活性,从而影响神经及行为发育。孕期药物及行为戒烟疗法都被证实对以上不良影响具有纠正作用。

近年来,乙醇对胎儿的影响也逐渐受到重视。孕母摄入乙醇会导致胎儿生长、发育及神经心理的相关后遗症,胎儿乙醇综合征仅是其中的一个。相关的长期纵向研究揭示了胎儿乙醇综合征与新生儿智力水平及青春期学习记忆功能的关系:乙醇综合征的婴儿更易出现生理缺陷及低体重,新生儿期觉醒、运动、调节及定位能力等方面存在更多缺陷,青春期智商、学习记忆及注意力均低于正常新生儿组。

麻醉品对胎儿行为发育的影响同样受关注。吸食海洛因的母亲所产新生儿睡眠障碍发病率高且存在异常脑电图、发育迟缓,存在戒断症状、婴儿猝死率高、运动行为紊乱,且警觉性异常。也有关于围产期暴露于美沙酮及其他麻醉品婴儿的类似研究报道。此外,研究人员认为,围产期的护理质量、母体营养、家庭环境等因素对新生儿的影响比母亲滥用麻醉品更重要。虽然可卡因对婴儿神经发育与行为的影响(如围产期脑梗死、胎儿生长受限、睡眠和喂养障碍、易怒及胆怯等)受到高度关注,但是最近有研究表明,可卡因对神经系统发育的影响和致畸作用可能比不上贫困绝望且多药滥用对胎儿所造成的伤害。

此外,在其他能够通过胎盘循环并影响新生儿行为发育的物质中,咖啡因排在首位。

近年来,尽管一些环境与健康相关研究证明孕期神经毒物暴露严重影响中枢神经系统结构及功能发育,但目前各国政府对此问题的重视程度还不够,相关的监管力度也比较小。改变这种现状将是相关专业人员未来工作的重点。

另外,分娩过程中使用局麻药物也可能通过胎盘循环而抑制娩出新生儿的中枢神经系统功能。然而,多个关于麻醉药物及给药途径的研究反复验证表明,在精确控制分娩耗时的条件下,最小有效剂量的麻醉药物对娩出新生儿的神经行为抑制作用最小,也最短暂。然而,目前的临床研究主要关注点还集中在产科用药对新生儿喂养的影响方面,大多数医疗工作者还没有对产时麻醉药品应用对新生儿神经行为的影响引起足够的重视。

较多研究表明,孕期使用 5- 羟色胺选择性再摄取抑制剂(serotonin-selective reuptake inhibitor, SSRI)(SSRI 类抗抑郁药物)可能导致新生儿适应性能力降低。美国食品药品监督管理局(Food and Drug Administration,FDA)曾就此发布警告,要求孕期谨慎使用此类药物。然而,目前对新生儿适应性能力下降是由于停用 5- 羟色胺再摄取抑制剂还是 5- 羟色胺本身的毒性作用直接导致尚无定论。

近年来,一个全新的医学分支致力于研究孕期及新生儿期情感压力及相关干预对母亲情绪、母婴关系、新生儿行为、婴儿健康及发育的影响。该类研究主要以灵长类动物为研究模型,研究孕期持续压力对新生儿神经行为的损害,特别是对运动及平衡能力以及注意力的损害;同时,研究还发现孕期压力或 / 和抑郁导致新生儿产重降低。针对孕期情绪压力对新生儿神经行为发育的影响主要存在以下假说:①周期性的母体交感神经兴奋减少胎盘血流量,导致胎儿缺氧,影响神经行为发育;②压力介导的皮质醇分泌长期作用于垂体 - 肾上腺轴,影响神经行为发育。虽然上述机制仍有待进一步研究,但对孕母的社会 - 情感支持及干预已明确降低了低体重儿及早产儿的出生率。

多项临床研究还发现,分娩时产科工作人员的社会 - 情感支持对产妇和新生儿在生理上均存在良性影响。通过这样的特殊支持,产妇可以拥有良好的生产经历,新生儿心理及行为也更趋于稳定,同时母乳喂养也会更加顺利。

(二)新生儿行为发育的神经病学基础及临床意义、行为的个体化发育进程

1. 固有活动周期 大量研究致力于探索人类运动、休息、觉醒的基本周期,以阐明行为结构的基本特点及从胎儿早期就存在的潜在大脑活动规律。Robertson 等人通过对睡眠 - 觉醒周期的研究证实了新生儿存在自发性能动周期。人类的这种周期长度为 1~10 分钟且能够自发改变，并可在孕后期或更早期从胎儿身上监测到。这种人类自发性能动周期规律在无序的行为状态或积极的睡眠活动下会减弱或改变，并可能受到胎儿及新生儿代谢环境改变的影响。更为重要的是，这种周期在孕中期到产后 10 周才趋于稳定，说明胎儿脑组织调节行为规律的能力在生后 50 周左右相对成熟，而非生后 40 周。之前关于中枢神经系统结构、电生理以及大脑皮质成熟度、哭吵和睡眠行为发育模式的诸多研究已经阐明，新生儿生后 2~4 个月中枢神经系统相对不成熟；这个时期皮质功能不成熟，而感知觉发育迅速。虽然胎儿娩出伴随着巨大的环境及心理改变，但胎儿和新生儿在行为和对环境的反应上仍然存在连续性。

足月健康新生儿的自发性能动周期随时间变化而呈现出一系列规律的改变，沃尔夫首先对这一点进行了系统描述。随之出现了大量其他的周期性描述。如 Brazelton 认为新生儿自发性能动周期可分为以下 5 个阶段：安静睡眠期、活动睡眠期、低警觉期、清醒期、哭闹期。每一期都可通过特有行为表现鉴别（表 1-1-2）。

表 1-1-2　新生儿自发性能动周期分期

分期	行为特点
安静睡眠期	呼吸规则、双眼闭合、间隔规律的自发惊吓和抽动运动。对外界刺激部分抑制，所有反应趋于迟缓。无眼动，惊吓或刺激后状态改变较其他期少
活动睡眠期	呼吸节奏不规律，有吸吮运动及眼动，闭合的眼睑下可检测到快速眼动（rapid eye movement，REM）。婴儿也有一些低水平不规则运动。在外界刺激下可发生惊吓且可引起状态改变
嗜睡期	新生儿眼睛睁开或闭合，通常有眼睑扑动，伴随轻微惊吓，其活动水平出现改变和分散。昏昏欲睡的新生儿对敏感刺激做出反应，但会有一定延迟，且刺激后通常出现状态改变
低警觉期	明显的警觉表情，注意力集中于听觉或视觉刺激来源，注意刺激时运动受抑制
清醒期	双眼睁开，一定量的活动，四肢活动有力，因活动偶有惊吓，因外界刺激所致惊吓和运动增多。新生儿具体反应因整体反应水平增高而难以界定
哭闹期	易激惹，持续哭闹，四肢抽动。此期不易受外界刺激影响

婴儿行为分期日渐受到重视，因为它可作为判断胎儿期、新生儿期及婴儿期中枢神经系统功能发育完整性的指标。新生儿自发性能动周期与今后的神经发育尤其是智力发育水平密切相关。研究发现，新生儿期电生理和行为模式成熟度与学龄前期和学龄期认知功能测试水平呈正相关。

婴儿的睡眠和觉醒状态反映中枢神经系统调节婴儿应对外界环境影响的能力。新生儿觉醒初期和后期的反应模式不尽相同，这种差别和成人白天清醒时经历的时高时低的觉醒状态类似。这种差异性模式被阿斯林斯基和克莱特曼称之为"基础休息 - 活动模式"，它和睡眠 - 觉醒周期不同，理论上与自主神经系统的活动相关（自主神经系统调节婴儿对外界环境的反应，也可以调节各种内环境功能）。

新生儿行为和心理学状态检测是目前新生儿行为研究中最常用方法之一。这些技术的应用可区分早产儿和足月产儿成熟度，对其护理和治疗有较重要的意义。研究表明，早产儿中枢神经系统存在不均衡性，成熟中枢神经系统的特点（觉醒多、睡眠少）与不成熟中枢神经系统的特点（更多的非警觉清醒活动和更频繁的清醒 - 睡眠转换）共存。与足月儿相比，早产儿展现的是不均衡的发育状态，而非更成熟或更不成熟。

不同孕周婴儿的生后早期神经行为学差异能反映脑组织发育的重要差异，这种差异可能贯穿整个儿童发育进程。对早产儿的长期随访调查发现，医学意义上的早产儿在学龄期智力水平和神经学层面与足月儿没有显著差异，但早产儿学龄期更容易出现视觉运动和空间障碍，且通常影响学习成绩。一项对极低体重儿发育与行为随访至 25~30 岁的研究发现，极低体重儿在学习成绩和感觉神经功能方面有明显的损害。经历过严重围产期综合征如支气管肺发育不良或颅内出血的极低体重儿则更容易出现神经系统发育障碍。

2. 感知觉　婴儿行为是以感觉为前提的。感觉是婴儿和外界交流的通道。感觉系统在孕后期 3 个月以及生后几个月内经历了迅速的发展。

婴儿感觉系统功能发育是一个有序的过程，由怀孕第 3 个月于皮肤（躯体或触觉）开始，其次是前庭和听觉（孕 25~27 周开始出现），再后是视觉（于生后 3~6 个月开始成熟）。有趣的是，我们日常生活中尤其重要的视觉是孕期最晚开始功能发育的系统，并且直到出生前才完成宫内发育。即便如此,健康足月新生儿仍能对各种视觉刺激产生反应,并对生命和非生命刺激做出差异性反应。

3. 性格　目前认为孕周及医学相关因素影响婴儿气质。但是,如何解释相同孕周且有类似医学处理经历的婴儿行为上所存在的广泛而稳定的差异呢?这种差异与婴儿对生命和非生命刺激所产生的心理生理及行为反应相关,这种反应通常被我们概括为"性格"。

性格决定行为方式(而非具体行为),并具有丰富的生物学基础。大多数学者认为,婴儿期是生长发育进程中最能清晰反映性格特征的时期。

然而,专家们对性格对婴儿期行为的影响程度仍然存在争议。同时,性格是否稳定存在、性格与社会背景和遗传有无关系等问题仍然被广泛讨论。新生儿行为测试、心理学评估及父母提供的相关情况都可以帮助判断其行为特征。Chess 和 Thomas 可以根据看护人提供的 9 个方面的婴儿行为表现判断其行为特征,统称为气质(表 1-1-3)。

表 1-1-3　描述婴儿行为表现的 9 个维度

范畴	描述
活动水平	指运动水平。比较每天的活动和非活动时间差异(如婴儿睡眠状态较非睡眠状态下活动更频繁)
反应强度	总体反应大小(如以大声哭闹表达需要)
情绪特性	积极和消极情绪的比较,不论程度(如总体的沉默、微笑与易激惹程度的比较)
节律性	可预测和不可预测的生物学或行为学模式(如睡眠 - 觉醒周期、饥饿节律、喂养模式、排泄时间以及哭闹节律)
反应阈	产生反应所需要的刺激量(如被握住后,出现大哭的速度)
趋避性	对新刺激(如新事物、玩具、人和房间)主要的趋避反应(如沉默、扭动或吐唾沫)
适应性	对环境条件变化的反应(如接受奶瓶或保姆)
注意广度和持久性	对一种活动或任务的注意及持久性
注意力的转移	婴儿在接受干扰刺激时的注意转移(如视觉刺激改为外部声音刺激)

照养人和儿童的各自性格融入到彼此的关系当中。双方性格中的相似点和不同点可分别产生理解 / 安慰或困惑 / 冲突。不管性格在不同年龄阶段是否稳定,性格都会影响该阶段儿童和其环境之间的安定、和谐和愉悦关系;同时,儿童也不断学习、发现最支持其性格的环境及关系。上述过程从新生儿和母亲关系建立之初就已经开始了。因此,应当重视新生儿期对性格形成的重要性。

4. 文化　文化影响发育中的神经系统与社会环境的生物行为学,进一步影响到个体的行为表现。儿童所处环境的养育、膳食、生活及健康照顾条件可能影响婴儿行为的遗传学表现。文化可影响照养人 - 婴儿的相互作用模式,进而影响个体的发育轨迹。

5. 新生儿行为学评估　布雷泽尔顿致力于新生儿早期行为评估研究,他发明的新生儿行为评价量表(neonatal behavioral assessment scale,NBAS)补充和完善了有关运动和反射的基本神经病学评估方法。该方法通过检测者对婴儿施测过程中,新生儿睡眠、瞌睡、警觉或是哭闹等 20 种反射行为以及新生儿对拥抱和安慰等常规刺激、视觉听觉刺激以及特有刺激等的 26 种行为反应进行评分。

NBAS 的一个重要目的在于评价新生儿从外界获取支持的能力、调节或终止自身对外界刺激的过度反应以及依靠自身力量处理有益或不利情况的能力。对正常新生儿来讲,该方法是对新生儿组织意识状态的能力、习惯干扰事件的能力、处理简单或复杂环境刺激的能力、处理这些刺激时的活动控制能力以及在自我保护和社会交往中的综合能力等的全面评估。

临床实践发现 NBAS 更适用于评估足月新生儿从出生至 2 月龄的行为能力。而由于早产儿神经病理学水平的差异,NBAS 对早产儿的评估结果通常无法解释。

因此,Als 等发明了一套更为复杂的评估方法来评价早产儿及高危足月新生儿在各个年龄阶段的行为学表现。早产儿行为评估(assessment of preterm infant behavior,APIB)和与之相关的临床观察方法统称为新生儿个体发育保健与评估项目(newborn individualized developmental care and assessment program,NIDCAP)。该方法是 NBAS 的延伸,为非成熟新生儿行为学功能评估提供了更为可靠的方法。APIB 评分可提示新生儿功能成熟度、脆弱程度以及在哺育过程中耐受感觉刺激的能力。通过评估得到的信息,医师可以为其制订更为个体化的养育及保健计划。

(三)新生儿期是早期医学介入的关键期

医师可以在新生儿住院期间,利用父母的易

接受性和新生儿反应的被动性,在床旁检查的同时观察父母对新生儿睡眠、觉醒、活动,甚至激惹状态等各种行为的反应,将其作为切入点,早期建立医患合作关系。

1. 非典型婴儿行为　低出生体重的小于胎龄儿(足月或非足月)是一类特殊的、非典型高危儿。他们通常不存在睡眠紊乱和超低的感觉阈,但是他们的神经系统很难对外界2种或以上的感觉刺激环境产生适应性反应。这类高危儿可表现出一系列的非典型婴儿行为临床特征,如在面对面时,经常回避眼神、出现不连贯的运动方式及频繁的惊吓和抽动、皮肤颜色改变(如肢端发绀),少数甚至会出现呼吸困难或呼吸暂停。随访发现这类婴儿更容易出现生长迟缓,行为紊乱(尤其是自我调节和活动),学习成绩差,易受到虐待及忽视。通过系统的新生儿行为评估和关注父母的情绪变化可进行早期诊断,并制订有效的干预、支持策略。

即使没有医学风险因素存在,新生儿父母的脆弱心理也很容易被一些看似关系不大的失望情绪、压力或不幸伤害。他们很容易将对其他婴儿缺陷的关注转移到自己儿童身上,儿童正常的行为可能被焦虑或抑郁的父母误以为是生理缺陷。这类过度保护或溺爱儿童的父母不能正确引导儿童健康成长。这类儿童也可能患上"脆弱儿童综合征",通常表现为持久的分离焦虑、幼稚过激的行为、睡眠和喂养问题、躯体心理障碍等,或是在导致父母焦虑不安事件发生后几个月或几年内学习成绩持续下滑。随着时间推移,儿童会自动将监护人的不安全感转入自身,并自动逃避那些所有儿童都必须经历的、有利于发展新的社会能力的各种危险。儿科医师通过早期、频繁地与新生儿家庭的接触,能识别并帮助改变这些家庭的不良行为及观念,让儿童回到正常的成长轨道上来。

2. 母乳喂养　研究表明,母乳在营养上优于配方奶,其蛋白和脂质含量能够适应婴儿每个发育阶段的消化和免疫需要,且能降低许多常见感染性疾病(如腹泻、下呼吸道感染、中耳炎、菌血症、脑膜炎)及过敏反应的发病风险。母乳中各营养成分的比例随婴儿年龄增长而发生变化,且在每个单次哺乳过程中随哺乳时间而变化。

2020年联合国五家机构联合报告纯母乳喂养率稳步提高,2020年全球近44%的6月龄以内婴儿获得纯母乳喂养。而2022年5月,第七十五届世界卫生大会在"预防和管理肥胖的新建议"中提出,到2030年6月龄以内婴儿纯母乳喂养率需提高到至少70%。新的研究发现母乳有利于住院早产儿的康复,同时也有利于降低肥胖风险。目前,在全球部分国家的一些大型儿童医院已经建立了自己的母乳库,以便为有需要的住院早产儿提供足够的母乳。我国母乳库也在逐步建立。

随着产科医学的发展,产科总住院天数呈下降趋势。由于缺少儿童的看护及社会支持,多数产妇回家后难于安心哺乳。因此,生后1~2天就出院的健康新生儿的早期母乳喂养指导与医学支持是儿科医师面对的巨大挑战。应根据家庭的不同情况,在早期家庭访视或儿科门诊中增加对新生儿家长的护理培训内容。

(四)新生儿行为的社会意义

新生儿可感知其环境,并与之交流。新生儿的行为越易于理解和预见,就越有利于成人照养。新生儿曾被看作是一张白纸,任由环境刻画。而今,通过对新生儿行为模式的研究,他们被看作社会活动的参与者,并为照养人的养育行为提供及时反馈。

需要特别注意的是,不是所有新生儿都是足月儿,部分新生儿还存在中枢神经系统疾病或行为障碍。高危儿在生后一段时间生理信号系统紊乱,不利于照养人理解其行为并提供必要的支持。另一方面,怀孕结果不理想、社会孤立、婚姻关系无保障、孕母儿时受虐或被忽视史或抑郁的家庭可能无法正确护理、哺育一个行为紊乱甚至是正常的新生儿。因此,正确认识新生儿的神经心理及行为发育模式及相关行为表现且为此提供相应的医学支持对儿童发育及发展尤其重要。

【专家提示】

○ 关注母亲孕期中的心理和环境中的不良因素,为儿童构建一个健康的精神世界。

○ 关注新生儿期的物质暴露对大脑发育的不良影响。

○ 新生儿睡眠-觉醒周期和气质的9个维度反映其行为发育。

○ 新生儿行为评价量表评估足月婴儿,而早产儿行为评估则用于非成熟新生儿。

○ 新生儿期是早期医学界介入的关键时期。

(李廷玉)

参考文献

1. Coleman WL, Crocker AC, Feldman HM, et al. Developmental-behavioural Paediatrics. 4th Edition. New York: Elsevier Health Sciences, 2009: 13-23.
2. 毛萌, 李廷玉. 儿童保健学. 3版. 北京: 人民卫生出版社, 2017: 11-17.
3. Kliegman R, St Geme, N Schor, et al. Nelson textbook of pediatrics. 21st edition. Philadelphia: Elsevier, 2019.
4. Hagan Jf, Shaw Js, Duncan Pm. Bright Futures: Guidelines for Health Supervision of Infants, Children, and Adolescents. 4th edition. American Academy of Pediatrics, 2017.

第 2 节　婴 幼 儿 期

【开篇导读】

儿童出生时就具备感知、运动、神经系统功能等生物学禀赋, 无论这一禀赋完整还是受损, 都参与了经验的组织以及与环境的交互作用。最初, 婴儿完全依赖于成年人。2 岁前, 婴儿的各项能力迅速发展, 使其能融入社会, 同时允许他们在有限的领域里自主活动。

1974 年, Sameroff 和 Chandler 提出了交互模式, 动态、有效地观察这个阶段的儿童和家庭。该模式解释了从出生到 2 岁儿童的各种现象, 促进了儿童行为发育的临床监测。交互模式认为儿童、照养人和环境共同决定儿童行为发育的结局。而其他模式认为行为发育的结果由儿童、照养人或环境单方面决定。交互模式认为儿童和照护环境之间彼此影响。儿童发育不仅仅是双向的, 而且是更密切而复杂的交互作用。

最新的脑发育研究结果表明, 照养人和社会因素 (如视觉、听觉、嗅觉、触觉、味觉等介导的) 与基因共同在行为发育过程中塑造发育中的脑结构。在早期发育时期, 中枢神经系统的连接在快速形成的同时并进行修剪, 因此丰富的环境确保突触连接的生长和维持。一些使神经化学发生改变的刺激, 如遭受重大压力, 可导致大脑结构的改变。

本节讨论了 2 岁前儿童所有经典而多元的发育进程, 包括社会和情感发展、感觉和运动成熟、认知发展、沟通以及体格生长, 并描述了每一个发育过程中临床关注的可能正常的变化和指标。

一、社会 - 情感发育

临床上观察到婴幼儿适应性的、续贯的社会 - 情感和互动, 是在逐步了解交互模式中所描述的婴幼儿如何与照养人交互作用和建立关系的基础上形成的。父母支持婴幼儿自我调节的过程, 可以进一步理解为两者相互调节的过程。在这个过程中, 婴幼儿在照养人的支持和回应的交互作用中健康成长。同样, 婴幼儿对照养人的反应影响照养人的行为。在临床上, 依恋 / 分离、注意 / 社会参照、自主 / 掌握这三个理论较好地解释了社会 - 情感发育。

(一) 依恋

依恋 (attachment) 是婴幼儿与照养人之间形成的持久而特定的情感联结。有些研究者把婴幼儿与照养人之间的依恋分开来看, 但我们把两者联系在一起分析。依恋是双向的。婴幼儿依恋主要照养人, 同样照养人依恋婴幼儿, 但是两者依恋程度不一致。在各个发育阶段, 婴幼儿行为意味着产生并维持着依恋, 维持着婴幼儿内部的安全感。

依恋从胎儿期就开始形成。随着胎动的出现, 父母开始察觉胎儿作为独立的个体而存在, 并与想象中的儿童建立密切的关系。新生儿, 甚至胎儿, 能识别母亲的声音, 对母亲的声音而不是陌生人的声音做出反应, 此时非营养性吸吮和胎心率增加。胎儿出生后, 当父母熟悉了真实的婴儿时, 他们改变了孕期时对胎儿的期望和恐惧心理。若父母对婴儿生命前期的需要敏感地做出有效的回应, 可以让婴儿形成安全依恋。

婴幼儿的行为也有助于依恋的形成。婴儿能迅速对父母的脸和安慰做出反应, 会鼓舞父母的积极性。相反, 对外界不能做出相应反应的婴儿, 则会让父母感到失望, 不利于依恋的形成。

实证研究和荟萃分析结果显示, 安全性依恋的建立与照养人童年的依恋经验及其对 1 岁前婴儿的积极敏感的应答有关。父母的自我认识是漫长的过程,他们回顾自己以及配偶或伙伴、亲戚、朋友、其他父母和专家的成长经历,有利于自我完善和确保儿童更好地发育。

大多数父母需要几个月才能了解婴儿。婴儿出生后的前几个月的密切接触为依恋形成的基础,父母努力尝试了解婴儿的食物、休息和社会回应的需要。父母开始直观地了解如何增强婴幼儿的社会回应。婴幼儿处理社会信息的能力有限,因此在面对面的交流中,父母需要夸大面部表情和放慢语速来适应婴幼儿。而婴儿以睁大眼睛、扩大瞳孔和张圆嘴巴来回应。这些反应比 6~8 周时产生的应答性微笑要早得多。新生儿具备产生 7 种面部表情(快乐、悲伤、惊讶、兴趣、厌恶、恐惧、愤怒)所需的神经协调。然而,这些表情在 2~3 个月时才能被分辨出来,在 6 个月时能对环境提示做出反应。

到 3 个月时,婴幼儿和父母彼此发音和情感交流是实现社会情感同步的标志。父母表现出快乐,婴儿随之微笑、咕咕发声、运动。当兴奋达到高峰时,婴儿能从这个兴奋场景转移到另一个兴奋场景。婴儿也能主动发起这些愉快的交流。在 3~5 个月时,婴儿在熟悉的照养人面前比在陌生人面前更容易停止哭泣。婴儿对父母微笑得更快、更热烈,这种明显的行为偏好加强了父母和婴儿之间的情感联系。7~9 个月时,随着对隐藏物体的再认记忆出现,婴儿就产生了分离焦虑和陌生人意识的现象。如果这个正常的情感发育过程受到照养人或其他人的破坏,将可能产生不恰当的惩罚性反应,进一步增加婴儿的焦虑。

8 个月左右为依恋的初步形成时期,而依恋为婴儿探索世界提供了稳固的基础。在 18 个月时,幼儿具有在头脑中想象依恋对象的能力,使他们在遇到困难时得到安慰。当把儿童送到幼儿园时,常常观察到这样的现象:幼儿到处乱走,重复着"妈妈、妈妈、妈妈",通过重复呼唤母亲来想象母亲的形象从而获得安全感。

2 岁前,安全型依恋的两种行为特点是产生安全感和探索。婴幼儿必须建立安全型依恋才能探索周围环境。区分自我和他人,对某些人特别期待,反映出他的世界对这些人的信赖。这些概念往往被称为内部工作模式,可以使婴幼儿把父母当作探索世界的安全基地而获得更多的技能发展。

虽然敏感的回应和照养不是形成安全型依恋的唯一因素,但要求父母敏感地回应婴幼儿物质和情感的需要,并始终如一地给予满足。其他影响因素还包括互动和同步、鼓励、积极态度和情感支持。儿童与同伴和其他成人建立积极的关系是发展安全型依恋的基础。儿童对照养人的安全型依恋也跟后来在学校里更有效地应对压力和更好的行为表现有关。有研究探讨了在收养家庭和公共机构生活中的婴幼儿能否与多个照养人形成安全型依恋的可能性。在 6 个月前收养的婴儿大多数能和收养的母亲建立温暖而安全的依恋关系。

1. 有关依恋的研究　通常用来研究婴幼儿依恋的方法是陌生情境法(Ainsworth,1979)。目的是评价婴儿对父母的依恋程度和婴儿处理紧张的能力。与依恋对象的分离激活儿童的行为依恋系统,它通过对母婴分离和重聚过程中婴儿与主要照养人的亲密程度进行评估,得到 4 种依恋类型。

安全型依恋的婴儿在照养人离开时表现不安,照养人回到身旁时能快速得到安慰、放松并再回到游戏中。这种行为模式表明,照养人对婴幼儿的情感信号有很好的反应,婴幼儿对此有经验。回避型依恋的婴幼儿对照养人的归来无反应,自己继续玩耍,好像照养人没有离开和回来的反应。这种模式提示,照养人对婴幼儿的情感信号很少察觉或做出有效的反应,例如父母对婴幼儿在情感上长期疏远。这类婴幼儿很可能出现与同龄人交往困难和自我意识的发育不良。矛盾型依恋为婴儿和母亲重聚时转向母亲,但不容易得到安慰和继续玩耍,预示着其今后在社会场景中的不确定性和焦虑。紊乱型依恋的婴幼儿表现出混乱或自相矛盾或两者均有。例如,儿童开始时靠近父母,后来又离开。紊乱型依恋归因于儿童反复处于父母导致的害怕情景,如父母过分愤怒、不提供帮助、使儿童对安慰和安全无望或不能从紧张中释放。

2. 分离对父母和儿童均有生理和心理的挑战　生理性的分离可以提高和促进婴幼儿培养个体的能力。与有回应的照养人在生理上的分离可鼓励婴幼儿独立,同样地,父母必须完全认同婴幼儿内心分离的处理过程。有些父母接受婴幼儿完全依赖,却不能容忍婴幼儿争取独立。

3. 分离和依恋的文化差异　以上的理论主要反映的是西方的框架。那么它适用于全世界吗? 在日本,母亲和儿童间的联系更密切,这使日本儿童比西方儿童经历较少的父母与儿童间的不良关系。在一项比较英国和波多黎各母亲的研究中发现,英国母亲着重于社会目标,育儿策略与儿童个人取向一致,而波多黎各母亲更着重于以社会取向建立目标和育儿策略。波多黎各母亲更可能直接地塑造儿童的行为。

在一项有关母子关系的文化差异研究中,比较了美国和中国母亲给儿童讲故事时的对话特点。美国母亲和儿童采用高度复杂的、独立的会话模式,以儿童为主共同构建记忆和故事,并以儿童的焦点为方向。而中国母亲和儿童对话互动性较少,母亲常常叙述和重复实际问题,关注道德规范和行为准则。母子互动差异对儿童以后的记忆、讲故事能力和文化认同的影响,成为研究的焦点。

4. 临床意义　父母的敏感性是形成安全型依恋所必需的,但不是唯一的条件。父母生病、精神损害、药物滥用等都将影响对婴儿常见需求的回应。长期的不一致的养育方式可导致婴幼儿对外界的探索不感兴趣,甚至照养人在身旁时也一样。有些儿童在没有明显的应激时表现缠人。有些儿童在短暂的分离或其他应激后表现极其愤怒,不信任照养人,忽视或抵抗照养人提供的安慰。依恋和气质的行为遗传学是当今研究的热点。

在9个月~2岁间,若婴幼儿在应激时未能表现出对照养人的偏爱,可以推测依恋过程受到严重干扰。对照养人无依恋行为是一个不祥的征兆,需要临床医师及时寻找可能的原因,如发育迟缓、严重家庭功能障碍、忽视或虐待等。与照养人长期分离或处于无组织的多个照养人环境、长期住院也会无依恋行为。这些都不是一成不变的。当婴幼儿依恋行为不明确、回避或抵抗时,照养人连续有效、热情的回应都能使儿童无论在家、幼儿园还是医院,恢复更安全的依恋方式。医院和幼儿园应该为儿童分配1~2名护士或老师,他们与父母的作用一致,要恢复儿童内心的安全感。如果儿童回避、抵抗或不确定的依恋行为持续存在,需转诊精神卫生专家。

婴幼儿和父母对日常分离,如就寝、去托儿所、父母旅行、父母或儿童住院等的反应可以有很大的不同。在评估儿童分离过程的内部化发展进程中发现父母和婴幼儿对分离均表现出复杂的情绪。简而言之,有预见的生理上的分离可促进婴幼儿心理分离的成功。这种分离第一次发生在晚上婴儿单独睡觉时;接下来发生在父母第一次把婴儿交于亲戚或保姆。大多数父母在这些首次分离时感到不适。当儿童能很好地分离时,父母往往矛盾地表达出明显不相称的焦虑。明确讨论父母对分离的感受,比单纯的关心更有效。例如,医师应理解,"父母离开他们的儿童是很不容易的"。

婴儿在7~9个月时分离困难会变得严重,因为这时是婴儿依恋开始形成的时期,当照养人离开时婴儿会以哭吵表达分离焦虑。临床医师可以帮助家长认识到分离焦虑是正常认知现象,当儿童知道在短暂的分离后父母会回来重聚,这种分离焦虑减少。

随着依恋的发展,儿童与父母以外的照养人建立关系的能力进一步发展。当这种关系第一次建立的时候,父母可通过儿童的身体接触来促进新关系的形成。当儿童进入一个新的托儿所,慢慢增加分离的时间可能会帮助儿童平稳过渡,但应预料到与父母团聚时的倒退行为,这时父母要言语安慰,而不是批评。

较大的应激,如躯体疾病和住院带来的痛苦经历,使任何婴儿都无法再忍受与父母的分离。当儿童疲倦、生病或最近持续与照养人分离时,父母的陪伴防止婴儿由于内部或外部的应激不堪重负,临床医师应建议在婴儿住院期间应有家长或其他熟悉的人陪伴。

由于分离是相互的,临床医师亦应警惕父母会无意中破坏分离中建立儿童的独立性。当父母认为儿童异常"脆弱",因为既往的疾病或其他因素使儿童具有一定的特殊(例如,唯一的男孩,唯一的女孩,最后一个儿童),分离过程就特别危险。父母会过度保护,导致"脆弱儿童综合征",主要表现有分离障碍、对儿童没有限制、担心躯体有病、过度利用医疗保健系统(Pearson and Boyce,2004)。过度保护是亲子关系的一种干扰,过度保护的父母很难支持儿童完成符合其年龄的社会分离和个性化。临床医师应鼓励父母讨论对分离的担忧和矛盾的情绪,有助于释放不良情绪。无论对父母或儿童任何一方,内部分离的过程不会就在婴幼儿期结束,而是在整个生命周期反复出现。

(二)社会参照和共同注意

婴儿观察主要照养人的讯号(微笑、舒适、恐惧)来决定如何应对新体验,这个现象称为社会性参照。当一个陌生人走近时,无论是来访很少的亲戚还是医师,7个月大的婴儿以观察母亲来确定是否可以让陌生人靠近。如果母亲舒适地微笑,婴儿更容易保持冷静。面对陌生人或者婴儿在预防接种中将体验的疼痛,如果母亲本人是烦躁的,婴儿则更容易哭。

经典的社会参照实验显示,母亲安慰或恐惧的表情与 6 个月大的婴儿倾向爬过或躲避"视崖"(Gibson and Walk,1960)相关。研究表明,大多数婴儿爬行后就可以辨别深度。当照养人被引进这个情景中,如果照养人的面部表情是鼓励的,儿童愿意爬过悬崖;如果照养人看起来是担心的,儿童则拒绝爬过去。研究发现,即使没有视觉参照,声音信息比面部表情在指导婴儿的行为上也更有力(Aish 和 Striano,2004)。社会参照是"心理理论"(即识别自我与他人)形成的一个重要里程碑,一般在儿童 6~18 月龄的时候发育。

共同注意的发展对早期社会认知和语言发展至关重要。共同注意是指与他人共同对某一对象或事件引起注意的行为。虽然从出生到 18 个月,婴幼儿显示出系统的、与年龄有关的共同注意,但该技能的发展显示出相当的个体差异。2~14 个月的儿童,共同注意是"三人组合的"——儿童能够同时与两个家长维持注意。到 18 月龄,儿童能够主动地引导一个人注意来分享他与另一人或事物的经验,往往是一个玩具。在"主动性共同注意"中,他们通过引导他人来注意自己感兴趣的事物,理解他人可能有自己的兴趣和行为。共同注意是个性化的基本技能,在整个儿童期持续发展且对所有的技能发展都至关重要。

从生命的第一天开始,鼓励家长参与婴儿的谈话、唱歌以及自然的目光接触是非常重要的。在生命头 2 年,监测社会性参照和共同注意的出现,用以早期识别社会和情感紊乱,比如孤独症谱系障碍,显得格外重要。在大约 1 岁的时候,一个典型的正常发育的儿童为了获得够不着的物体,通过手指、言语、眼神等引起照养人的注意。这种行为被认为是"需求性指向",儿童选择性地看着物体,照养人努力地了解儿童的需求。几个月后,儿童通常发展"陈述性指向",儿童指着一个感兴趣的物体,简单地用语言或目光在物体和照养人之间交流,引导照养人注意到其感兴趣的事物。大约在同一时间,儿童也开始把物品拿给照养人看,这也是社会性参照。孤独症谱系障碍儿童在某些或全部社会参照和共同注意行为上存在缺陷。

(三) 自主权和掌控感

自主权是指获得行为的独立性;掌控感是指追求能力的提高。这要求照养人和婴儿不断调整对婴儿身体功能和社会交流的控制。

自我安慰行为标志着自主权的开始。一出生,哭闹的婴儿试图将手放进嘴里,然后开始吸吮和停止哭泣。吸吮有利于培养婴儿调节觉醒度。Brazelton(1962)发现,在 3 月龄内,频繁吸吮手的婴儿比其他婴儿少哭。研究认为,吸吮也许可通过一个神经调节通路,进一步减少对疼痛刺激的反应(Bucher 等,1995)。

随着婴儿的成熟,自我安慰增多,包括有节奏的行为,如身体摇摆(20% 的儿童)、撞头或摇晃(6% 的儿童);这些行为通常由 6~10 月龄开始。在人生的第二年,幼儿使用喜爱的物品比如毛毯(过渡期物品)以及重复的固定仪式(比如固定地对毛绒玩具说晚安)来自主地应付睡觉时间和其他应激情况。此外,这是"第一次害怕"可能形成的时期,往往围绕着分离的主题,如害怕黑暗、害怕陌生人、害怕孤独。

鼓励婴儿掌控环境是激发独立性的重要力量,这意味着婴儿对于食物、温暖、睡眠和社会认可的需要。这种强烈的需求和独立性可导致与照养人的冲突,主要表现在喂养、睡眠、如厕训练以及探索方面。许多 9 个月大的婴儿专心于练习新的精细运动技能,他们坚持用手抓食物,拒绝父母喂。如同传奇探险家一样,18 个月的儿童会重复攀爬沙发只为获得技能。同样,幼儿坚持重复听同一个故事或多次玩同一个游戏,这些都是为了获得掌控感。

由于气质类型不同和照养人的性格差异,婴儿为了自主权和掌控感可造成儿童与照养人之间产生不同程度的矛盾。医师对气质或行为特点的分析可以促进互动的成功。执着的婴儿,一旦学会了新技能,就喜欢反复做直到获得掌控,这会使父母高兴;同时,也可能因拒绝放弃对危险的探索而激怒父母。

家长关注的吸吮拇指、发脾气、如厕,是三种常见的自主权问题。吸吮,是首次在婴儿控制之下出现的行为,用来获得营养以及通过吸吮奶嘴、手或单纯性吸吮来实现自我调节。父母没有意识到这是自我调节功能的非营养性吸吮,只认为是饥饿的迹象,并无意中过度喂养婴儿(Friman,1990)。任何物体(身体的一部分或奶嘴)的非营养性吸吮可能不仅能起到安慰的作用,也可能在 1 岁内对生命有保护作用。如果家长忽略了自我调节行为如吸吮手指的无害性(潜在有用的),大多数儿童会在4~5岁时不由自主地放弃这一行为,而用其他更为危险的方式。如果父母批评或者阻止吸吮手指,积极应对机制则变成了控制儿童身体的消极斗争。为了维护自主权,儿童可能会固执地坚持吸吮。临床医师可以帮助家长认识到非营养性吸吮的积极作用,减轻不必要的有关牙齿畸形和手指畸形的焦虑,牙齿畸形和手指畸形只有当吸吮拇指持续到恒牙萌出才会出现(美国儿童牙科协会,2006)。

发脾气来源于儿童努力练习掌控感和自主权,通常发生在2岁。如果临床医师和照养人能理解发脾气这一发育性问题,则可以更好应对。一些儿童发脾气是因为未能处理好任务而感到挫败。有效的方法是,分散注意力,做简单一点的活动并获得成功。大多数幼儿用发脾气来回应父母对他们自主权的限制。年幼的儿童需要被包容,使他们能够重新获得控制权;年龄较大的儿童应单独在一个安全的地方,直到他们恢复平静。在"隔离"过程中,家长不应僵化隔离时间,应利用这个没有被积极关注的时机,帮助儿童自我调节。只要发脾气平息,就应该结束隔离,并且称赞其不再发脾气的安静状态。

随着儿童的发展,需要频繁地重新协调必要的限制和支持独立之间的平衡。对儿童行为设置限制,既包括对不当行为的反对或制止,也包括对期望行为更多的赞美。父母往往需要决定哪些问题是要限制的,并且要让儿童知道所要限制的行为以及如何限制。常发脾气表明家庭和儿童都失去了自我控制能力,可咨询发育与行为儿科医师。

当父母认识到儿童需要自主权和掌控感时,如厕训练效果最佳。很多家长计划在幼儿2岁开始如厕训练,那么可以在接近2岁时开始围绕如厕训练进行预期指导。如果儿童还未表现出对如厕技能的兴趣,训练会造成父母与子女之间不必要的紧张。尊重儿童的自主权,尊重儿童以掌握技能为骄傲,家长就可以让如厕训练成为成长的时机,而非冲突的过程。

二、感觉和运动的成熟

婴儿感觉和运动能力逐渐成熟,为了理解社会和自然界的信息,婴儿要积极协调3个系统:①调节状态(即唤醒水平);②接受和处理感觉刺激信息;③随意控制精细运动和大运动能力。这些调控系统的神经成熟以及与照养人的相互调节共同形成社会情感发展的基础。

(一) 状态控制

新生儿的觉醒水平,创造了6个有组织的行为集群,称之为"状态"。在生命的头3个月,神经生理变化(增加安静的睡眠,减少视觉诱发电位潜伏期)和神经管的变化(快速髓鞘化和增加树突分支)逐步使婴儿调节觉醒状态。这种觉醒调控的改善引起持续的警觉增高,减少哭闹,睡眠时间增长。"仰卧睡眠"的研究发现,2.5个月时,比较非REM(安静)和REM睡眠,在俯卧睡眠中两种睡眠状态的心率及周围皮肤温度均较高,这可能预示小婴儿俯卧睡眠比仰卧睡眠中不太能维持充足的呼吸和代谢稳态能力,且有可能发生婴儿猝死。

在生命的第一年,婴幼儿的感觉能力迅速成熟。新生儿的视野相对狭窄,而且只有固定在焦距20cm地方的物体才能看清楚。婴儿会忽略太近或太遥远的视觉刺激;新生儿看母亲的脸比看他或她自己的手更清楚。到2~3月龄,视觉调节成熟,婴儿能发现双手和附近其他物体。婴儿在出生后第一个月,视敏度大约为20/120(Norcia等,1990)。8个月时,神经系统已经足够成熟,视敏度进展为20/30,接近正常成人视敏度(20/20)。在未来几年,视力逐渐提高到成人水平,但最引人注目的变化是在前8个月。

小婴儿通过嗅觉和味觉信息调节行为。7天的婴儿能准确地区别自己母亲的乳头和其他哺乳母亲(MacFarlane,1975)的乳头。婴儿改变吸吮方式来应对母乳、配方奶、咸或甜的液体的味道。母亲摄入的食物的味道通过母乳传给婴儿,大蒜的味道就是一个例子。当婴儿已经尝到甜液的味道,他们就会减少吸吮没有甜味的液体,比如母乳。新生儿能区分不同程度的甜度和不同种类的糖。把眼神交流和甜味结合在一起的研究显示12周大的婴儿对面部的偏好,提示味道在诱导面部识别(Blass和Camp,2001)上的潜在作用。

睡眠对于年幼儿童的照养来说是个大问题。从生命的第一天起通过改善睡眠初始的相关情况促进睡眠有助于远离睡眠问题(Gareia和Wills,2000)。婴儿睡眠-觉醒周期的广泛差异使其成为一个挑战。婴儿的第一社会反应包括对照养人的行为保持着警觉。哭闹的婴儿被抱起会安静下来,昏昏欲睡的婴儿一听到母亲愉悦的声音会睁大双眼。

受环境、睡眠-觉醒模式的影响，婴儿对状态的控制有很大的个体差异。一些婴儿从活动睡眠唤醒后能自发地进入安静警觉状态，其他的婴儿则直接从睡眠进入哭泣状态，只有被安抚时才变得警觉。当被唤醒时，许多婴儿在注意到有趣的声音或光线时能自主地抑制身体运动。另一些婴儿不能维持警觉和迅速调整状态，除非他们被襁褓裹着或者手被轻轻握住。这些低警觉阈值的婴儿对照养人来说是脆弱的。帮助这些儿童的方法不仅是用襁褓包裹，而且应该在婴儿企图努力集中时，照养人要最大限度地减少无关的声音和图像刺激。成功应用以上方法，并告知家长婴儿的低警觉阈值代表其不成熟，但随时间会逐渐成熟起来，这样可以减轻父母的压力。

和低警觉阈值的婴儿相似，过度哭吵（colic）的婴儿在控制状态上有障碍，这种障碍可随着个体成熟而改善。努力安抚无法解释的、哭吵着的婴儿的父母可能无意间过分刺激婴儿，导致其哭吵时间延长。肠痉挛是一种排除性的诊断，大多情况下，对预见到的时间过程中，可用医学或非医学的治疗方法解决问题。过度哭吵的保健重点在于教育、支持家人，使其放心。

临床管理儿童睡眠障碍需要了解儿童睡眠模式的正常发展及个体差异。新生儿睡眠时间为 16.5h/d，包括日间小睡。到 6 月龄，减为大约 14.25h/d。1~2 岁幼儿大约 13h/d，包括日间小睡。3 岁平均 12h/d（Ferber，2006）。睡眠长短取决于婴儿中枢神经系统的成熟及父母的照顾。临床医师能帮助父母寻找将婴儿的生物节律逐渐向更适应环境的模式转换的对策。到 9 月龄时（尤其是在生后第二年），婴儿开始控制自己的身体和环境，出现更多白天的探索和活动，由此在自主和自我调节的同时出现拒绝睡眠。

一些初为父母者需要在帮助下辨别儿童的活动睡眠和清醒状态。活动睡眠在睡眠周期里每 50~60 分钟 1 次。如果父母在婴儿活动睡眠期里每次响动或呻吟都去查看或喂养他，其持久睡眠的发展可能会延迟。基于此，如果碰到这样的就诊家长，医师应当建议父母等到婴儿全醒以后再应答。此外，自身睡眠模式不典型且不一致、易怒、难以安慰或喂养困难的婴儿的父母，都可能与婴儿不良的睡眠模式有关。

父母有意识地关注婴儿对外界感觉输入的反应，并调节感觉输入来提高婴儿的反应，如母亲可能通过前俯后仰来吸引婴儿注意。临床医师可明确指导那些不常见的高敏感或低反应婴儿的父母。一些早产儿和小于胎龄儿感觉阈值较低，因此敏感性较高，那些吸引大多数婴儿的声光对他们来说是厌烦的，许多婴儿可以追视运动着的发声的面庞，而高敏感的婴儿对此可表现出逃避追视，甚至出现呕吐或惊吓。对于这些婴儿，一次只能给婴儿一种感官的刺激，而其他刺激如强光和扬声器则应减少。

健康婴儿应具备转向声源或注视他人双眼的能力。父母应当对婴儿的反具备相当的敏感性，当父母关注到婴儿似乎不能听或者看时，应及时进行相关的评估。无论年龄多小的婴儿都能进行听力测试，我国已在 2000 年初开展新生儿听力筛查。

（二）精细运动发育

婴儿表达感知觉、情绪和认知在很大程度上是通过运动来实现的。2~3 月龄的婴儿，其非对称紧张性颈反射的减弱和适应能力的增强使婴儿可以看手及玩手。抓物行为的出现是婴儿结合了视觉及触觉同步的信息，为以后的视觉运动的发展奠定了基础。婴儿 3 月龄时，能够用放松的拳拍击物体，但该阶段，仅能拍击在眼前的物体。到 6 月龄时可伸手在中线处够物，最初用双手，其后用单手。

在视觉及自我意愿控制下，3~6 月龄婴儿的抓握和伸手的能力逐渐协调。在伸手够物品发展的最初阶段，抓物仅发生于手触及物体。6 个月后，在即将触到物体前，婴儿就开始做出水平、垂直地抓物品动作。到 9 月龄，抓物动作更精细化，能用拇指和示指捏小的物品。1 岁时，可调节手的方向去协调抓物（Twitchell，1965）。

婴儿抓握动作的发展进程是：笨拙的全手抓物逐渐变得灵活。4 月龄，用手指和手掌一起参与抓物。5 月龄，拇指也参与进来。到 7 月龄，拇指和其他手指配合抓物可不需要手掌参与，这时候，婴儿可指向性地用拇指和示指抓小的物件。到 9 月龄，婴儿可熟练地使用拇指和示指径直利索地摄取小物件。婴儿在探索中容易发现隐藏的物件。生后第二年，幼儿发展手腕的运动后可以使用匙等工具。

（三）大运动发育

肌肉伸屈的平衡，原始反射的消退，保护和

平衡反应的进化,以上3个进程的演变使婴儿能保持直立姿势及四肢运动超过中线。首先,新生儿期肌肉以屈肌占主导地位,其后发展为伸肌和屈肌的平衡。新生儿屈曲的姿势直到6月龄时逐渐伸展,此时,婴儿可伸展双腿,将脚趾伸进嘴里。其次,原始反射(比如拥抱反射、非对称紧张性颈反射)的消退及整合形成自主运动,使婴儿有了更多的灵活运动。1个月大的婴儿如果没有非对称紧张性颈反射,其不能向一侧看。当这一反射消失后,婴儿可以将手伸至中线。再有,婴儿必须建立起平衡及保护反应后才能坐和走。此反应是婴儿自动地改变躯干和肢体位置来保持平衡和阻止摔倒。举一个大家熟悉的9月龄婴儿降落伞反射作为保护性反应的例子,当掉到地上时会伸开双臂和双腿来保护自己。

大运动技能的正常发展,年龄跨度较大。为了促进儿童的正常发育,临床医师遵从的原则不是集中于大运动发展的刻板的时间表,而是关注于整个发展的循序递进过程。婴儿在自主地掌握新姿势前会经历数周至数月的学习维持这个新姿势的过程。许多6个月大的婴儿如果被摆成坐姿,可无支撑地短坐片刻,但到了8个月才能主动从坐姿中掌握这动作。一个新姿势的协调发展则需要时间。许多儿童在学会拉着物体站起来的姿势长达4~5个月后才能逐渐学会独走。

独走的发展因儿童气质和肌张力的不同而各异,气质活动水平低,适应性慢的儿童可能在神经功能具备这一能力之后很久才会尝试独走。相反,活动水平高的婴儿会站时就开始走了。在第2年,这些活动水平高的婴儿如果能跑,就很少走了,而是以跑代步。

在正常变异范围内,大运动获得时的年龄与智力无关,当了解这一点后,父母通常就没有那么焦虑了。没有任何单一的运动技能可作为神经发育及功能不良的指标。通常,当大运动发育迟缓合并以下情况,如广泛性发育迟缓、角弓反张、持续的握拳、持续肢体或一侧身体失用、婴儿原始反射消退延迟或持续存在、1岁仍不能对指,临床医师应进一步检查。

三、认知发育

皮亚杰(Piaget)的认知发育理论,提供了对临床上有用的理解婴儿认知发育的参照标准。皮亚杰认为婴儿是学习的积极主动者,而非消极被动者。他们察觉周边环境的同时,调整着自己的行为来应对环境的需要。婴儿可吸收信息(同化),同时利用这样的信息来修改认知结构(顺应),被皮亚杰称作图式,是在原始反射进化以及对环境相互作用的应答中发展而来的。当面对新的环境或者新事物时,婴儿不能用原来的图式同化它,即可创造新的图式或者修改原来的图式,以适应新的环境。

皮亚杰将认知发育中的感知运动阶段(0~2岁)划分为6个阶段。每个阶段代表了婴幼儿认知技能与环境的短暂平衡。一个玩具对于幼儿来说太过熟悉,不能引起他们的兴趣,他们会选择碗柜里更具挑战的物品。相反,对9月龄婴儿来说,像蜡笔这种文具是完全不能玩的,因此也不能吸引婴儿的兴趣。认知发育需要提供探索和操作的机会,不能太容易也不能太难。皮亚杰相信婴幼儿在学习过程中是积极的探索者,运用所有感觉和运动技能来探索世界和世界中的人们。接下来介绍婴幼儿认知的核心概念——客体永存、因果关系、再认记忆和习惯注意。

(一)客体永存

新生儿认为世界是移动的图像,如果没感觉到移动,事物就不存在。在感知运动的第1阶段(Ⅰ阶段),婴儿的世界是"淡出视线即淡出了大脑"。逐渐地,消失后的物体和人物渐渐在大脑里形成稳定图像。到2月龄,一个物体从成人手里拿走,婴儿持续看着那只空手,期待着原来的物体(Ⅱ阶段)。4~8月龄,一定程度上寻找部分藏起来的物体,同时视觉径直追随物体。婴儿看见物体被藏起来,明白其并没有真正消失,但不会寻找它(Ⅲ阶段)。9~12月龄,婴儿能找到看见被藏起来的物体(Ⅳ阶段)。当一个物体从一个隐藏地点平移到另一个地点时,这个年龄期的婴儿不能重新获得这个物体。18月龄,婴儿只要看到了物体被频繁换的过程就可以准确找到它,但是如果没有看到移动过程就无法推断物体的存在处(Ⅴ阶段)。最终,到2岁,幼儿无需观察物体移动的过程,而是通过其他线索来推断物体的下落(Ⅵ阶段)。无论人和物是否能够在眼前感知,如果能在幼儿脑中作为事物稳定存在,这对分离焦虑行为有重要意义。表1-2-1简述了幼儿不同年龄段对客体永存(object permanence)行为的发展。

表 1-2-1 认知、游戏和语言的发展

皮亚杰阶段	年龄	客体永存	因果关系	玩	语言理解	语言表达
I	出生~1个月	移动图像	反射的整合		转向声源	
II	1~4个月	注视物体消失的地方（注视线团已掉落后的手）	原发循环反应（吮吸大拇指）			一系列的哭声（饿、痛）
III	4~8个月	视线垂直地跟随物体落下的方向（追视线团掉到地上）	二级循环反应（偶然再创造发现环境结果，比如踢床垫来使移动电话动起来）	对所有物体都作以同样行为应答（敲、摇、嘴触、掉地上）	咕咕叫	咿呀学语，4个不同音节
IV	9~12个月	能找到看着被藏起来的物体	二级循环反应的协调	目光审视物体；躲猫猫	选择性地听熟悉的字词；对禁止和其他语言指令有反应	第一个字；大人听不懂的外国话一样的语言；符号性姿势（如摇头表示不）
V	12~18个月	看着物体在多个地点被藏，能在多个地点寻找物体	三级循环反应（有意识地改变行为以造成新奇的结果）	意识到物体的社会功能；以身体为中心的象征性游戏（从空杯子里喝水）	能从别的屋子里取熟悉的物品；指出身体部位	多个单字——用单字表示需要；18个月词汇量为10个
VI	18个月~2岁	能找到（在看不到的地方）被藏起来的物体	自发应用间接因果原理（给发条玩具上发条）	跟洋娃娃玩象征性游戏（给洋娃娃假装喝水）	听从2步以上指令	电报似的2个词的语言

（二）因果关系

皮亚杰发现2岁前儿童理解因果关系（causality）有一定程序。首先，婴儿学会通过操作，如自吮拇指，再次满足自己的身体感觉（原发循环反应）。3月龄时婴儿开始重复使用偶然行为获得偶然发现该行为的有趣效果（二级循环反应），例如这个年龄的婴儿一旦曾偶然发现踢床垫会使在床上的移动电话动起来，就会不停地踢床垫。婴儿对因果的理解逐渐导致其用特定的行为获得特殊的效果。在第二年，幼儿开始不停地探索，意图在创造或找到新事物而不是熟悉的事物（三级循环反应）。这时，儿童可理解一个显然无关的行为可以与创造期待的结果有关。到2岁，儿童自发地转动玩具来使它动起来。

（三）再认记忆和注意的习惯化

婴儿记忆的能力开始较早，可能早到6月龄，通过不同的模仿来体现（Colie 和 Hayne，1999）。评估婴儿记忆的经典研究由刺激物和后续的观察构成，观察婴儿是否对新鲜事物有更多的注意（再认记忆和习惯注意）（Bornstein 和 Sigman，1986）。

儿童偏爱那些被认为具有探索并带来发展的新刺激物。习惯即刺激物的反复出现，儿童对其反应减少，不再被认为是新事物。

许多近期研究表明定期的提示可维持早期记忆。然而，在以前则认为尚未学会说话的婴儿是不能维持长期记忆的，因为神经系统还未发育成熟或者是因为不能靠说来维持记忆（Rovee-Collier 等，1999；Saffran 等，2000）。再认的成熟开始于第一年较晚的时候，到第二年末长期记忆变得比较可靠，但其只能被非言语的事物引出（Bauer，2006）。

（四）玩耍

"玩是我们从内到外了解婴儿的窗口"（Sheridan，1995）。躲猫猫游戏反映的是客体永存。重新找到沙发下故意朝不同方向滚动的球揭示了儿童可理解看不见的位置变换，儿童从不同高度椅子上以不同角度扔下食物过程中，完成了多个第3级循环反应，只要有人帮忙捡起食物以完成每一循环。见表1-2-1，看进一步的例子。

婴儿拿物也反映了其逐渐理解世界的过程。

5~6月龄，婴儿能可靠地伸手、抓起吸引他们的物体。这个年龄的婴儿，对所有玩具都使用同样的行为方式来应答，而不是针对不同物体有特殊的行为方式。一辆玩具车、一个铃铛、一把汤匙，被婴儿都用嘴碰触，拿在手中摇摆、敲打或者掉在地上。到9月龄，婴儿有条理地把持着物体，用眼、手从各方位角度来探察它，表明婴儿处理信息的认知能力同步发展而非按先后顺序地发展。

到1岁时，婴儿展示了对物体的社会认定功能的理解。玩具卡车靠轮子前进，铃铛是被摇响的。接下来，反映对物体稳定概念的早期玩耍出现了。最初始，玩耍集中在婴儿自身，例如婴儿会从玩具杯里喝水或者将玩具电话放到自己耳朵边上打电话。

在17~24月龄时，幼儿的思维和游戏变得越来越少以自我为中心。此阶段的幼儿会给玩具娃娃喂水。24~30月龄时，幼儿易于想象，真正富有想象力的游戏是从象征性游戏开始的。在这样的游戏中，幼儿使用一个物体去代替另一个物体，例如，把碎纸片放到盘子里象征食物。表1-2-1概述了客体永存、因果关系和游戏同步发育。

每个认知的转变都会改变婴儿的社会行为。尽管2~3个月大的婴儿可以认出父母，但他们没有再认记忆，也就是说，没有内在的关于父母的象征性画像。直到客体永存的第四阶段，他们可以找到完全被藏起来的物体。婴儿对父母的再认记忆发生在对无生命的物体之前（Bell，1970）。婴儿在分离后对父母"消失"的经验是由记忆中父母的画面和他们对父母消失的感知觉发展变化决定的。4月龄时，婴儿看不见父母就会觉得他们不存在。而10月龄的婴儿，当父母不在身边时知道父母仍然存在，但他们不能想象父母可能在哪里。怪不得这时期的婴儿强烈地反抗分离和焦虑地跟着父母，甚至跟进洗手间。直到他们到了客体永存的第五阶段（15~18月龄），幼儿可以从一系列看不见的位移中预测物体的位置。当这种认知能力出现时，幼儿就能在父母不在身边时推测父母去哪里了，此时分离反抗减少。

婴儿同时处理几个信息的能力随着客体永存的第四阶段而发展起来。此时的幼儿可以区分熟人和陌生人，并产生陌生人意识。4月龄的婴儿会对所有微笑的成人微笑。7~9月龄的婴儿谨慎地注视，从父母到陌生人再到父母，然后大哭起来。儿科医师可以向父母解释，这些行为是正常认知发展的积极现象，而不是无法解释的情绪困扰或是儿童"宠坏"的迹象，从而减少父母关于分离反抗和陌生焦虑的困惑。

四、交流

交流（communication）包括言语、语言以及一切复杂的非言语的应用，交流丰富了我们的生活内容，并且与生俱来。言语经头、颈、胸、腹精确而协调的肌肉运动而产生。语言是人类交流的表达，通过交流可以体验、解释和分享知识、信念和行为。非言语的交流包括微笑、体位、语气（音调）、指点和姿势。本节侧重于语言的发育。和其他发育现象相似，婴儿语言的获得遵循一个可预知的过程。由于不会说话，婴儿一出生就通过多种感知途径积极交流，以达到他们的3个主要目的：①调节他人的行为；②在社会互动中引起或维持他人的注意；③引起共同关注。交流过程天生就是愉快的。

婴儿只需通过有回应的互动就能获得交互式语言。在婴儿语言学习方面，电视和手机的作用非常有限，甚至有害。儿童的语言经验需要互动，因为父母和儿童之间的交谈渗透着相互的影响。儿童在开始使用单词前就早已开始学习家庭在文化中如何互动、如何为人、父母如何重视儿童。这些学问渗透到语言系统本身，影响儿童学习使用单词的动力。整天唱歌的儿童受音乐效果及节奏的影响，往往提前学习这些"音乐单词"。在婴儿可以理解或产生简单的单词前，父母和婴儿就早已构建了后来语言获得的基础。

在生后第一年，通过游戏和看护，儿童学习轮流沟通。通过发声和非语言暗示，照养人和婴儿学习把彼此的注意力引导到有趣的环境事件，来显示需要和感受，以及解释意图。在第二年，儿童开始学习在活动中使用的语言，来扩展交流的规则。

有意义交流的产生是认知、口腔运动和社会能力发展的结果。婴儿哭和父母的反应是新的二元关系的首要交流。在1月龄时，父母从婴儿的哭声联系到饥饿、疼痛和疲乏。在1~3月龄时，婴儿发展了一系列非痛苦的能力发展，"咕咕"叫声。当照养人模仿婴儿时，婴儿发声可以持续很久。照养人对这些早期发声的反应把婴儿的发声塑造成对话样的模式。成人的说话引出和加强了婴儿的交流。

3~4 月龄时，婴儿可以重复发所有元音和一些辅音，尽管这些发声中有些是偶然的。他们至少可以发两个不同的音节。当婴儿咿呀发声一段时间后，他们可以发重复的两个音节的组合，例如"baba""mama"，尽管这时期这些组合发声没有真正的指向性。

具有指定意义的词或某种声音的出现，取决于婴儿基本的客体永存的能力出现。婴儿在可以命名人或物之前，头脑中就有关于事物的稳定存在。婴儿说的第一个真正的词语通常与父母和其他家庭成员有关，这并不奇怪，因为婴儿关于人的客体永存的概念发生在无生命的物体之前。大约 15 月龄时，婴儿开始说第一个真正的词语。在这阶段，婴儿同样开始使用象征性姿势，例如摇头表示不。乱语也最初出现在 1 岁左右，表现为一些长的发声，像陈述又像问问题，但不是真正的词语。

在幼儿期，儿童理解语言的能力超过表达的能力。他们先会指出所问的图片或物体，然后才会命名它们。大多数 1 岁的婴儿可以对简单的命令做出反应，如"再见"或"不行"，而 15 月龄的幼儿可以指出身体 1~2 个部位。

2~3 岁时，幼儿表达的词汇成倍地扩大。18 月龄时，幼儿平均掌握 10 个单词，而 3 岁时，已经可以掌握大约 1 000 个了。与此同时，幼儿开始构建两个单词组成的短语，刚开始是他们自己的需求（如"更多蛋糕"），然后是对当前环境事件的描述（如"妈妈走"）。5 岁时，照养人通过和儿童交谈和扩展语句（"妈妈要出去了"）来帮助儿童成为胜任母语的表达者。

相对于其他感觉运动能力而言，儿童语言发展进程的速度和质量对养育实践中更加敏感。多听语言的儿童能更加迅速地发展语言。在体检中，临床医师可以提供和儿童对话的示范。临床医师应该能鉴别未成熟和病理状况下的儿童的语言能力。对于 <3 岁的儿童，发声不应该成为关注的焦点。在这个年龄，儿童经常替换发声和省略最后的辅音。父母应该提供示范，而不是要求儿童正确发声。

临床医师必须识别出言语（发声）困难和语言使用困难的区别。儿童使用语言的能力可以很容易从他们的表现和象征性游戏中观察出来。语言理解的能力是象征性能力发育的另一个指标。无论是解剖上的还是神经系统异常所致的言语困难通常都有其他口腔运动问题，如吃东西和飞吻，或有其他精细运动技能困难。到 3 岁，如果儿童所说的话有 1/2 难以理解，有必要让言语病理学家和听力学家进一步评定。

语言获得延迟表现为：18 月龄不会说除了"妈妈""爸爸"以外的其他简单词语，24 月龄不会说真正的复合词组，30 月龄不会说两个词的短句，这些儿童应该接受评估。

识图或识字同样可能从婴儿开始。通过书本、符号和阅读环境，婴儿逐渐意识到书面语言的重要性。早在婴儿会读写前，他们就凭着锐利的观察力和模仿的渴望去学习书本和书面语言。6 月龄，当婴儿刚会用手轻拍图书时，和儿童分享书本可以开启他们的兴趣。分享书本是一种愉快的互动，可加强父母和儿童之间的亲子关系（Needlman 等，2005）。

五、体格生长

照养人必须提供足够的营养维持婴儿体格和大脑的迅速生长，2 岁前需要量比其他任何时期都大。婴儿的进食行为也会影响营养的摄入。出生时，觅食反射可以帮助婴儿找到乳头的位置。挤压反射可以使婴儿吐出坚硬的食物，防止咽下不适当的食物。婴儿的嘴巴小而长，联合舌头的前后移动来挤压乳头，从而吸吮乳汁。

4 月龄后，挤压和觅食反射消失。3 月龄时，随着嘴巴的变大、脸颊和舌头神经的成熟，婴儿真正的吸吮逐渐有效，这使得婴儿可以利用负压吸吮乳头。6~8 月龄时，婴儿出现咀嚼运动，可以闭合嘴唇从杯子边缘喝水。9~12 月龄时，拇指和示指的钳握动作发展使婴儿可以抓起食物来吃。生后第二年，儿童掌握了使用匙和抓住杯子或瓶子的能力。此时，父母开始关注儿童吃饭的脏乱、食欲减少和食物味道的选择。

婴儿的营养影响当下和将来的生长模式。喂食过多和过少都会危及婴儿以后的健康。在快速生长阶段，大脑对营养最敏感。2 岁时，儿童大脑的重量就达到成人的 70%。

尽管大脑生长是婴儿各器官发育中最重要的，但是大多数成人都把焦点放在体格的快速生长上。足月出生体重为 2 500~4 000g 的婴儿，到 5 月龄时体重应该接近出生时的 2 倍，1 岁时接近出生时的 3 倍，2 岁时接近出生时的 4 倍。1 岁时身长比出生时增长 50%，4 岁时是出生时的 2 倍。在生后第二年生长速度和单位体重的能量需求逐渐降低。随着生长过程中需求的改变，婴儿对各种各样食物的吸收和消化能力增加。

出生时男婴比女婴大，而且最初的 3~6 个月男婴生长速度也比女婴快。6 个月后，婴儿的生长速度没有显著的性别差异。出生后头 2 年，对于严重的体重增长不足的儿童，应进一步检查。因为它通常反映营养不足或并发疾病，而并非是一成不变的遗传潜能所引起的。

出生后头 2 年，身长的生长速度的增加是有差异的。2/3 的正常婴儿是跨百分位数的生长(Smith，1977)。婴儿身高的基因型在 2 岁时表达。通过生长曲线、父母身高，儿童的身高可以进行评估。

早产儿的评价需矫正年龄。头围需矫正到生后 18 月龄，体重矫正到生后 24 月龄，身长矫正到生后 40 月龄，若不进行此矫正，生长百分位将产生统计学差异。尽管做了这样的矫正，极低出生体重(<1 501g)的婴儿仍可能在至少前 3 年比足月出生的婴儿小(Casey 等，1991)。虽然该领域缺乏明确的指导方针，但通常少于 34 周胎龄的早产儿需接受早产方案干预直到体重达 2 000g，接着是"出院后的配方粉"，比足月儿每单位体重含更高的能量和微量营养素。通常这些出院后的配方粉要持续到矫正胎龄 9~12 月龄，或至少直到婴儿体重别身长达到第 25 百分位数以上。体重别身长持续偏离参照标准的早产儿，需要评估他们可纠正的(有时是医源性的)生长迟缓的潜在原因。

小于胎龄儿具有不可预测的生长模式，取决于宫内生长障碍的持续时间、严重度和原因。在前 6 个月出现生长加速的婴儿，其预后最好，而生长曲线向下偏离参考标准的婴儿，应进行评价。

神经系统成熟、认知和社会功能发育、气质都会影响到婴儿期的喂养。嗜睡的婴儿很难喂养。我们应着眼于保持婴儿的警觉。挤压反射(用舌头推出)过于强烈、舌头运动障碍都会导致喂养困难和喂养时间延长。因此需要进一步评估，通常可转介喂养治疗师(或语言治疗师)，因为这常常与中枢神经系统功能障碍有关。

在 6~9 月龄时需有预见性地指导如何解决潜在的喂养冲突。从开始吃固体食物到 9 个月是学习咀嚼的敏感时期，逐渐接触坚硬质地的固体食物可能会降低发生进食问题的风险。婴儿表现出不断增长的自主进食的能力、开始渴望独立进食与自我喂养时，父母理解自己与儿童在喂养方面的分工就越来越重要——父母负责提供食品，而儿童负责决定吃多少。这种情况下，父母可给予

指状食物以促进独立进食。父母还应注意，这个年龄段的婴儿进餐时大多数通过敲打和洒落食物来探索。多数父母对婴儿反复扔玩具不会生气，但对洒落食物却会生气。应告知父母，婴儿的这种行为不是故意要惹人生气，而是练习新的认知和运动能力。但是，父母对于儿童不恰当的行为也应有适当的表达。比如，到蹒跚学步时，儿童能够识别照养人的快乐和不快乐，父母对扔在地板上的食物不予理睬或表示不满，就发出了"这种行为不可接受"的信息，有助于防止儿童以后出现破坏性行为，而积极的活动，如拥抱、抱、表扬，禁止咬人、脚踢等，帮助幼儿发展情感表达。

应该注意，有些喂养问题与发育和气质背景有关，获得新技能可能会有困难。父母应知道，新的大运动技能可以减少大多数幼儿对进食的兴趣。临床医师指出气质对进食的影响，可以帮助父母理解问题。活跃的儿童很难长时间坐着吃饭。注意力不集中不能持久的儿童不太可能吃完一顿饭。习惯性退缩反应的儿童常常不愿意尝试不熟悉的食物。如果被强迫接受新食物，他们会剧烈尖叫。适应慢的幼儿通常选择性进食。临床医师可以和父母一起想出针对性策略。

总结：对婴幼儿发育与行为的了解，为儿童健康提供了参照。为了促进或评估儿童的发育，需要识别和理解"天性"和"养育"。对婴儿行为的监测和转诊有 2 个目标：①培养和促进儿童的发育(内在的安全感、自我控制和适当的独立)，减少亲子冲突，促进父母对儿童的理解和共情；②识别可治疗的缺陷和问题。儿童发育的相互作用模式强调儿童和照养人对发育结局的影响。通常，儿科医师是唯一涉及幼童家庭的专家，可帮助父母减少不必要的关注或亲子冲突，以避免以后的行为问题。当有发育迟缓、感觉缺陷或严重的行为问题时，儿科医师早期识别、适当的处理和转诊以及为家庭提供持续支持，可将长期不良影响降低到最小。

 【专家提示】

○ 婴幼儿发育进程涉及社会和情感、感觉和运动、认知、沟通等诸多能力的发展。
○ 每一项能力的发展都具有其临床意义。
○ 体格生长是婴幼儿发育的物质基础。

(李廷玉)

参考文献

1. Colman Wl, Crocker Ac, Feldman Hm, et al. Developmental-behavioural Paediatrics. 4th edition. New York: Elsevier, 2009: 24-38.

2. Kliegman R, St. Geme Iii, N Schor, et al. Nelson textbook of pediatrics. 21st edition. Philadelphia: Elsevier, 2019: 1142-1156.

3. Hagan Jf, Shaw Js, Duncan Pm. Bright Futures: Guidelines for Health Supervision of Infants, Children, and Adolescents. 4th edition. American Academy of Pediatrics, 2017.

第3节　学前儿童的发育与行为发展

【开篇导读】

儿童学龄前期是指 3~5 岁或 3~6 岁的阶段,这是人类一生中运动、认知、情绪能力迅速发展的时期,也是社会化和人格发展的初始期。学前期的生活经历对儿童长大后乃至一生的个性特点具有举足轻重的影响。学前期的儿童认知发展有什么特点? 他们能看懂别人的情绪吗? 大人是否应尊重儿童? 是否需要从小重视道德培养? 性别角色对学前儿童有什么意义? 什么形式的教育方式更适合这个时期的儿童?

本节对该时期儿童的神经生理的发展、动作、认知、语言、情绪、个性和社会性等方面进行介绍,最后简介本时期儿童的心理健康保健。

一、概述

学龄前阶段是婴儿期结束后至上学前的一段时期,一般包括 3~5 岁或 3~6 岁的阶段。这个时期在儿童的心理行为发育上,是一个十分重要的时期。儿童在这一时期中,运动和认知能力发展迅速,为实现入学后系统化地学习知识奠定了重要基础:动作发育倾向成熟,行为控制能力大大增强,能更多地进行各种运动和活动;掌握了本民族的基本语言能力,能更精确地运用语言;注意力增强,想象更生动而且丰富,并获得了一些基本的学习技能;高级情绪也更丰富。在个性发展上,3 岁开始形成个性的基础,独立性、自信心、自尊心、道德意识、自我调控等人类高级的情感和行为特征也逐渐发展起来,学前期的生活经历对儿童长大后乃至一生的个性特点,具有举足轻重的影响。同时,这时期的儿童开始意识到性别的差异,培养对性角色的认同十分重要。学前儿童的能力和独立性的获得可对今后的行为发展产生很大影响。

处于学前时期的儿童,具有很强的顺应性,这不仅与该阶段神经系统发育的可塑性较大有关,还与控制力和能力发展的强烈内动力有关。随着社会的影响日渐增多,儿童的人际关系已不再局限于家庭成员中,而是越来越多地触及社会。他们开始面临应激事件,从较少行为制约的家庭进入有各种规章制度的幼儿园,这对大多数的儿童来说是生后面临的第一个应激,适应性的强弱必然会影响到他们的饮食、情绪、同伴交往和学习效果。

游戏是幼儿的主要活动。各种形式的游戏是帮助儿童获得生活和学习技能、培养学习兴趣、促进人际交往和个性发展的主要途径。寓教于乐是该阶段的重要教育形式。

对学前儿童行为的评价需要有多因素的观念,要对一些重要的发育任务保持敏感,才能够恰当地判断正常还是异常,以便尽早发现问题、及时干预。

二、体格和神经生理的发展

3 岁后的幼儿,体格生长的速度比婴儿期要慢,身高每年平均增长 5~7cm,体重共增长 7~8kg。

3 岁幼儿的脑约重 1 010g,相当于成人脑重的 75%。该阶段神经细胞仍继续进行树突和突触数量的增加以及"修剪",神经纤维的髓鞘化速度较慢,但仍在逐渐地完成,神经兴奋的传导比婴幼儿期更精确、迅速。运动和感觉区域神经元的髓鞘化直至 6 岁才完成,因此学前儿童仍然显得眼手协调能力较低和动作较笨拙。大脑半球的优势侧化也仍在继续,左右的优势得到进一步加强,3 岁儿童踢球或拿东西时可能左右都常用,到 6 岁时则基本定型。

学前儿童平均每天的睡眠时间随年龄增长而逐渐减少，3 岁时 12~13 小时，5 岁时 11 小时，6 岁时 10 小时。有些学前儿童会出现睡眠问题，如不愿睡觉、梦魇、夜惊和尿床。不愿睡觉是这时期很常见的现象，很多儿童在晚上会以种种理由拖延上床睡觉，习惯后会影响长大后的作息规律，所以应重视从小建立健康、规律的睡眠和作息规则。学前儿童中 25%~50% 有过梦魇或夜惊，4~5 岁的儿童中有 40% 发生过梦魇，并有少数儿童 5 岁左右开始出现梦游。但经常性的失眠、噩梦或睡行症在学前儿童中并不常见，如果经常出现则要引起重视，寻找原因，是否遇到心理应激事件。

学前儿童的大脑可塑性很高，为早期干预奠定了有利基础，例如，由于先天因素导致的轻度智能发育迟缓，从学前早期就开展能力训练肯定比缺乏训练或入学以后才受教育的效果好很多。

三、动作的发展

3 岁时，幼儿的大肌肉已有较大的发展，比小肌肉的发展快。肌肉的发育为运动和耐力的发展打下了基础。大动作和手操作能力的发展见表 1-3-1。

（一）大运动

3 岁时，会交替着单足上楼梯，会骑三轮车，能从 40cm 的高处跳下，会向上跳，会用脚尖走路。3.5 岁时，能将球举过头顶扔出，准确地将球扔向目标，投掷时能扭转身体但仍然只会用手臂，而且不会用双腿协助发力做出协调的投掷姿势；能双脚跳跃；向前踢球；能足跟对着足尖走直线；骑三轮车；在帮助下穿衣服；在帮助下上厕所。4~5 岁时，能交替着单足下楼梯，可用脚尖站立。5 岁时，会自己荡秋千，大多数儿童能学会单足跳和跳绳，能学会其他更复杂的大运动技能，如学会轮滑、骑两轮车、跳舞等。

（二）精细动作

3 岁时，能单手拿杯子，能模仿画圆形和"十"字，用剪刀，搭 10 层积木。4 岁时，模仿画方形，画人至少能画出 3 个部位。5 岁时会临摹自己的名字，画一个开放的方形和相切的圆。

四、感知觉和认知的发展

（一）感知觉发展

形状知觉在幼儿期发展很快，一般 3 岁时已能辨别圆形、方形和三角形，4、5 岁时能认识椭圆形、菱形、五角形等。

对大小的知觉，与图形本身的形状有关，如幼儿较容易判断圆形、正方形和等边三角形的大小，而判断椭圆形、长方形、菱形和五角形的大小较困难。

对方位的识别，3 岁儿童已能辨别上下方位，4 岁儿童能辨别前后方向，5 岁儿童开始能以自身为中心辨别左右方位，到 6 岁时虽然能完全正确地辨别上下前后四个方位，但以自身为中心的左右方位辨别能力仍不准确。由于左右方位本身具有相对性，准确的识别须经过较长一段时间，因此学前儿童对字符的识别经常左右颠倒，例如分不清"d"与"b"、"p"与"q"、"9"与"6"。

时间知觉发展得比较晚，而且对时间的掌握是一个比较缓慢的过程。4 岁儿童开始发展时间概念，但很不准确，需要依靠具体事例进行说明，如早晨起床、晚上睡觉。对一天之内较大的时间概念，如早、中、晚，在 4 岁以前的掌握水平较差，很多儿童还不能正确区分，而 4~5 岁之间则对此能有正确的认识。5~6 岁儿童开始逐渐掌握一周内的时序、一年内四个季节和相对时间的概念。

（二）认知发展

1. **学前期认知发展的理论**　皮亚杰认为 2~7 岁是认知发展的前运算阶段，儿童可以凭借象征

表 1-3-1　学前儿童动作发育进程

年龄	（双脚）移位性能力	非移位性能力	（手）操作能力
3~4 岁	单足上楼梯；双脚跳跃；用脚尖走路	骑三轮车；手拉着大玩具四周走；将球举过头顶扔出，准确投球，投掷时能扭转身体，但仍只会用胳膊；向前踢球	单手拿杯子；系上并解开扣子；张开双臂接球；用剪刀剪纸；用拇指和示指、中指持笔
4~5 岁	单脚足下楼梯；用脚尖站立、跑和走得很好	投掷姿势成熟（用身体和胳膊）；前后摇摆着踢腿	能用手抓住小球；用线穿珠子；握笔熟练；用铅笔模仿画三角形
5~6 岁	交替双足跳跃；走窄的直线；滑行；原地向上跳的姿势成熟	多数儿童投掷和踢球的姿势已成熟	抓住的姿势成熟；用针穿线，线穿线，会缝针

格式在头脑里进行"表征性思维",例如:进行各种象征性游戏,用词语代表某个人或某物,用一种事物代表另一种事物,在头脑中进行想象。延迟模仿、语言、扮演游戏角色、理解图片、绘画、搭建模型等,这些活动和技能都体现出这阶段认知功能的发展特点。此外,开始出现归类和建立偶然性的推理。

4~7 岁属于前运算阶段的直觉思维时期,该时期的儿童对物体的感受主要依赖其外在的特征,思维特点直接受所感知事物的显著特征所左右,感知对儿童行为的影响要比事实的影响大。另一特征是"自我中心",即看待事物完全是从自己的角度出发,但随着年龄的增长,幼儿逐渐去"自我中心",开始从他人的角度思考。3 岁的幼儿能认识到别人的内心想法,别人的需要和情绪与自己的不一样。4~5 岁时,幼儿能意识到自己内心的愿望和信念,也能理解别人的愿望,5~6 岁时开始理解别人在想什么,意识到信念的错误,能进行简单的抽象思维和推理。

2. 想象　想象能力在 3~4 岁时开始迅速发展,但这时的想象基本是自由联想,内容贫乏,数量少。想象在学前期最为活跃,贯穿于幼儿的各种活动中,幻想或假想是幼儿想象的主要形式。幼儿常常沉浸于想象的情景,把自己当成游戏中的角色。而且,这时期想象的突出特点是喜欢夸张,表现在夸大和混淆假想与真实两个方面。幼儿常将幻想或假想与现实混淆,例如,当问幼儿"你长大了想成为什么?"3~4 岁的幼儿会回答说要成为"公主"或"超人"。由于幼儿会把自己想象的事情或自己的强烈愿望当成真实的事情,因而常被成人误认为是在说谎。5~6 岁的儿童有意想象和创造想象的内容进一步丰富,有情节,新颖程度增加,更符合客观逻辑。总的来说,6 岁前儿童在游戏时的有意想象水平较高,而在非游戏时的想象水平较低。

3. 观察力　3 岁幼儿有了初步的观察力,但观察的时间较短,只注意事物表面的、明显的、面积较大的部分,在教育的作用下,观察时间逐渐延长并细致化,开始发现内部之间的关系发展。

4. 求知欲　儿童的求知欲在幼儿期迅速发展起来,表现为好奇、好问,这种特点持续整个儿童阶段,在幼儿期间最为突出。年幼儿童的好奇感还表现为"破坏"行为,如喜欢拆卸东西、用剪刀剪衣服、反复开关电灯和电视等。

5. 注意　学前儿童的注意是无意注意占优势,特点是注意时间短、容易分心、注意的范围小,并且经常带有情绪色彩,任何新奇的刺激都会引起他们的兴奋,分散他们的注意。但如果重视学前教育和培养,有意注意可提前迅速发展起来。5 岁左右时开始能独立控制自己的注意,5~7 岁时能集中注意的平均时间为 15 分钟左右。3 岁时一般只注意事物外部较鲜明的特征,4 岁时开始注意到事物不明显的特征、事物间的关系,5 岁后能够注意事物的内部状况、因果关系等。

6. 记忆　3 岁儿童可再现几周前的事情,4 岁儿童可再现几个月前的事情,一般情况下人们的回忆最早只能追溯到三四岁。3 岁前儿童的记忆带有很大的无意性,凡是儿童感兴趣的、鲜明强烈印象的事物就容易记住。有意的记忆一般在三四岁出现并逐渐发展起来,5 岁以后能运用简单的记忆方法来帮助记忆,如重复、联想。对于学前儿童,机械识记占主要地位,无意记忆的效果优于有意记忆的效果,而且是以无意的形象记忆为主。尽管学前儿童容易学也容易忘,但在这时给儿童一些记忆训练,入学后面对大量需要记忆的东西则不会感到十分困难。例如,学习背诵一些儿歌、诗词,背诵时要注意形象化和趣味性,发挥儿童的想象。尽管儿童不能完全领会意思,但这种训练对提高记忆能力并奠定今后的知识基础有一定的益处。儿童在积极的情绪状态下记忆能收到良好的效果,因此要重视激发儿童的学习兴趣和积极性。

幼儿记忆的暗示性比大龄儿童和成人都高,容易受成人语言暗示的影响,即使一件没有发生的事情,在被多次问过以后,许多儿童都会说发生过。如果家长给了儿童错误的信息,儿童容易将其融合入自己的记忆中,而且保持相当长的时间。因此,要重视给儿童正确的信息,避免误导。

7. 学习　学前幼儿开始进行学习活动,他们依靠模仿、社会支持和引导来获得学习技能。当给学前儿童新的或复杂的任务时,最好的方式是提供结构化的帮助,将大任务分解为小的、更简单的任务,经过鼓励就能完成,并且及时给予表扬。幼儿通过这样的学习发展处理问题的基本模式,儿童可以将这类模式应用到未来的类似情景中去。

语言、记忆和注意对学业技能至关重要,包括阅读、书写和计算。在幼儿期教育的重点应该是培养想象性思维,学习观察,满足求知欲。方法如:开展丰富多样的游戏活动和形象化的教育;鼓励儿童发现问题、提出问题，并耐心回答他们的各式问题；创造条件让儿童自由地探索周围世界，进行丰富的实践活动，学习观察的方法，如实地观察、画图等；鼓励幼儿看幻想性书籍；培养思维的灵活性，教儿童从不同角度考虑问题，鼓励逆向思维等。

大约在接近 3 岁，计算技能开始发展。直至 5~6 岁，很多儿童还不能将计数与数量联系起来，例如，儿童可能会正确地从 1 数到 5，但不知道 5 比 2 大。

五、语言的发展

学龄前阶段是语言能力迅速发展的时期。评估学前儿童语言的发展，主要从语音、语义、句法和语法几方面进行，体现在对词汇和语句的掌握和应用中。中国儿童对词汇的掌握，3 岁时为 1 000 个，4 岁时为 1 700 多个，5 岁时为 2 500 多个，6 岁为 3 500 多个，4~5 岁之间的增长最快。幼儿学习语句的特点是对句子的理解先于句子的产生。3 岁儿童的言语中已基本都是完整句，经历了简单句向复杂句的发展过程，会话性言语开始发展，表现为开始与人聊天，但主要是对话言语，回答简单的提问较多，也有时自己提问。"提问题"是 3 岁后学前儿童语言的一个标志性特点，会反复问"为什么""谁""什么时候""是什么"，提问体现着思维的发展，以此来了解世界、获得知识。随后，儿童学会讲故事，或是讲述发生过的事情。4 岁时已经会说较多复杂的语句，同时也逐渐学会了用代词、形容词、副词等修饰语，4 岁时儿童已基本掌握了本民族语言，但常有病语，言语开始连贯但连贯语句的比例较小，会问"为什么""怎么样"。4~5 岁时，语言发展较快，表达的内容也比较丰富，基本掌握了各类词汇和各种语法结构，词义逐渐明确并有一定的概括性，言语越来越连贯，会讲故事、复述简单事情，讲自己所经历的事情，5 岁儿童能描述自己所参与活动的细节，如在幼儿园发生了什么事情。表达自己的思想和愿望，可自由地与他人交谈、争辩、评论事件甚至说谎。儿童在学说话的过程中就自然地掌握了正确的语法，知道句子主谓宾的正确顺序。

自言自语是幼儿语言发展过程中的必经阶段，是这时期中最常见的语言现象，一般有游戏言语和问题言语两种形式。游戏言语是边活动边自言自语，在 3~4 岁时出现。问题言语是幼儿在遇到困难、产生怀疑时的自言自语，于 4~5 岁时出现。

一般 4 岁的儿童可以获得基本语音的正确发音，言语发音日渐成熟。由于发育尚未成熟，言语中常出现口齿不清、发音含混和口吃，这些现象往往越紧张越严重，甚至持续到上小学。口吃一般是由于发声器官紧张或言语功能不成熟造成的，幼儿随着词汇量增多、语句复杂，很想用语言来表达自己，有时急于表达自己的想法，但因发育不够成熟，表达能力跟不上思维发展的速度，于是出现口吃。在学前语言发育过程中出现的口吃可间断出现或持续几个月，男孩多于女孩，2~3 岁和 5~7 岁是口吃发生的两个年龄高峰，一般不需特殊矫治，但应适当关注、避免指责、耐心引导，经过恰当地处理，绝大多数口吃会逐渐转为正常。对于儿童的发音含混、口齿不清，如果 4 岁时还经常明显地出现，应及时检查原因并进行治疗，否则会对儿童的社会交往和自尊产生不利的影响，研究发现 4 岁以后的语音缺陷与发育性阅读障碍高度相关。

幼儿语言的发育与先天的大脑皮质语言中枢的发育有关，也与后天的环境有密切关系。家庭经济水平好、幼儿读物和亲子交流对幼儿的语言发育均有促进作用。语言发育的不成熟或发育迟缓，常会引起一些行为问题，如发脾气、社交退缩等。在语言迅速发育的时期，应重视创造良好的语言环境和表达机会，与儿童对话、听故事、讲故事可以丰富词汇量和言语内容，给予儿童轻松的发言机会练习表达能力，也可以促进句子结构的完善、发展言语的连贯性。

六、情绪、个性和社会性的发展

自我调控和互动性交往是学前儿童情绪和社会发展的主要任务。儿童必须学会调控自己的冲动、情感和行为。例如，在与其他人的交往中，须学会不打人、咬人、抓人或扔玩具等，学会控制自己的情绪。

思维和更复杂的交流能力支持着儿童的情绪和社会发展。学习与别人交流沟通的能力在学前时期很重要，包括学会分享、在游戏中采用同伴的建议、合作游戏。这时期的儿童也产生和理解内部心理表征的能力，喜欢交朋友并与朋友玩，会赞成别人，也会表示出同情和怜悯，在与同伴和家人解决问题时会用简单的谈判技术。自我概念、积极情感以及个性的发展是儿童能力获得的不可缺少的条件。

（一）情绪

1. 情绪发展的基本特征 3~6 岁或 3~7 岁时期，幼儿的情绪体验已相当丰富，一般成人体验到的情绪、情感大多已被体验，经历过愤怒、焦虑、羞怯、嫉妒、兴奋、愉快、挫折、悲伤和快乐等情绪，还发展出如信任、同情、美感、道德等较高级的情感。3 岁幼儿的情绪调控能力还比较弱，所以情绪反应比较强烈，较冲动，随年龄增长而逐渐稳定。总体上，学前儿童的情绪保持时间比婴儿长，但仍以不稳定、多变为主要特点。由于认知发展的特点，因想象力的迅速发展，常见的害怕和焦虑内容为想象中的事物，对动物、黑暗、嘲笑、有伤害性的威胁等的害怕增加了，譬如害怕黑暗中有"鬼怪"。

由于儿童的语言尚未发展得很好，有时为了表达感受、发泄不满或被激怒时，常常要发脾气，但随着语言的发展和控制力的提高而逐渐减少，一般 5 岁左右就很少发脾气了。情绪调控策略快速发展（如言语调控、自我安抚方法等）。由于很多学前期的儿童倾向用行为表达情感，所以有必要从儿童的行动中寻找真正的动机。

2. 情绪的社会化特征 30~48 个月的幼儿在人际交往中发展对情绪的思考，开始理解并应付自己或他人的情绪、意图和愿望。在社会化的过程中，此时期的幼儿还经常要面临信任 - 不信任、自主 - 依赖、与亲人的接近 - 分离等矛盾性的情感问题，并且需要努力解决这些问题。

儿童的社会关系主要是家庭成员和同伴。在亲子关系中，尽管对父母仍然很依恋，但在一般的环境中分离的焦虑减轻了很多，依恋形式发生了变化，可以通过依恋物品（如毯子、娃娃、玩偶）安抚自己，暂时替代对家长的依恋。3、4 岁的幼儿与家长分离时，能与家长通过协商达成契约，尤其本身是安全依恋的儿童，例如与家长商量"何时回来""回来后一起做什么"，家长离开后能通过想象这种临别契约来克服焦虑，例如，想象妈妈走时说的"你睡醒后我就回来""我回来后给你讲故事"这类话。然而，不安全依恋的儿童很难通过与家长协商，也不能表达出自己的真实感受，他们或是出于对家长的畏惧，十分在意家长的情绪和要求，显得十分顺从，或是通过哭闹、发脾气令家长妥协，学会了操控家长。儿童与家长的依恋关系影响到与同伴的关系，安全依恋的儿童更容易与同伴发展相互的关系。儿童从自我中心化过程中，逐渐发展出对他人的责任感。

（二）自我调控

1. 幼儿的自我调控发展 自我调控是个体如何处理冲突、调节冲动，使自身达到或建立起一种良好的稳定状态的能力。这个概念的内涵比自我控制更广，包含控制机制以及适应变化的灵活性，主要涉及情绪过程、认知过程和社会行为过程，是通过调控策略来实现的。语言是自我调控的重要工具。自我调控的能力自出生后逐渐发展起来，受先天和后天因素的影响。

1 岁以内婴儿的自我调控是对情绪和动作的自动性调控，如吸吮手指、拍手、主动寻找刺激、听从指令做简单动作；在 12~36 个月的幼儿期，真正的自我调控开始发展，如，自己玩的时间越来越长，痛苦时从家长哄到自己主动寻求安抚以及开始学习自我安抚。

在 3~6 岁学前期，自我调控快速发展，开始理解和更能调控自己的情绪表达，控制强烈情绪，遵守规则，避免做不允许的行为；4 岁以后的大多儿童能调控自己强烈的情绪表达，用自我言语安慰或控制自己，学习社会情绪表达的规则；开始采用更多的认知策略、问题解决的策略，如谈判、相互交换，能用语言说出自己的愿望，会用商量性或试探性语言，会简单说出理由，会根据场合主动调整自己的言行；并逐渐理解别人的感受，觉察别人情绪表情；能更好地执行多步骤的活动。

学龄前期儿童的行为冲动性仍占主要地位，但对外部行动的自我控制和调节的能力迅速地发展，如 5 岁儿童的自我控制力就比 3 岁儿童有很大提高。由于自主性的迅速发展，3、4 岁的儿童很喜欢简单地说"不"来违抗大人的要求，而 5、6 岁的儿童在不愿服从大人的要求时会用调控策略，以更复杂的语言与大人协商。绝大多数儿童满 3 岁后进入幼儿园，在集体环境中学习遵从集体的各种规章制度，遵守各种游戏规则，与其他小朋友和睦相处、建立平等的伙伴关系，因此控制和调节自己行动的能力迅速得到发展，逐渐获得了忍耐、自制、坚持等品质。此外，随着调控能力的提高，儿童能在成人的要求下做一些并非自愿和并非有兴趣的事情。能建设性地参与同伴的活动，将一部分对家长的依恋转向了同伴。

2. 自我调控的特殊形式和策略 幼儿自我调控或自我控制的常见表现如抗拒诱惑、延迟满足、抑制情绪冲动和攻击性行为、认识他人的愿望和情感、用语言调节自身行为和人际间的冲动等。

抗拒诱惑和延迟满足是幼儿自我控制的两种特殊形式，即：有意识地抑制不符合客观要求的愿望或受大人禁止的行动，能根据某种要求等待或延迟一种行为或延缓满足当前的某种需求。3岁以后儿童开始能抗拒引诱和延迟满足，在等待满足的过程中，学前儿童耐心等候满足的时间很短暂，难以超过15分钟，他们很少能主动采取分散注意的方法，小幼儿需要在成人的帮助下用唱歌、做游戏等分散注意的方法延长等候时间，逐渐地幼儿开始会自己用这些方式等待需求的满足。

自言自语地安慰或控制自己是幼儿期常见的自我调控策略，如3岁的幼儿大约35%开始会说"没关系""勇敢""小心""不能碰"来调整自己的认知和情绪、行为。幼儿还经常会用替代性客体进行自我安抚，即用物体（通常为玩偶、象征母亲的物体）替代照养人的安抚，例如，幼儿在睡前要抱一个宠物玩具或被子等柔软织物，这是学前期儿童进行自我安慰的常见方式，4岁儿童中至少70%曾有过这种现象，至少1/2儿童是经常有，6岁儿童中也至少有1/4的儿童经常有。

3. 自我控制与行为 3岁以后，在观察、模仿家长的行为中，在假扮性和互动性游戏中，控制情绪和冲动的能力逐渐发展起来。5、6岁时，儿童对强烈情绪的控制能力有很大的进步，遇到挫折很少动辄大哭或生气时打人、摔东西。自我控制能力是一个较稳定的属性，与以后的社会适应和行为有很大关系，缺乏控制力的儿童上学后容易适应不良，出现冲动、攻击、反社会等问题。家长的自身控制行为以及照养行为对幼儿的自我控制起着重要作用。对儿童控制太多会影响他们的探索性，控制太少则儿童缺乏管理、不能获得交往所需要的社会技能。家长如果能对儿童解释为什么应该做或不应该做，儿童的自我控制力就比较好，如果家长不解释，而是对儿童发怒、进行限制，那么儿童就更加对立、攻击。

（三）个性和社会性

1. 个性的理论 弗洛伊德认为3~7岁属于生殖器期，儿童在行为上开始出现性别之分，出现了对异性父母的偏爱，即恋母情结或恋父情结，以致本我和自我产生冲突，冲突的结果往往是儿童去模仿同性父母，并使之内化为自己人格的一部分，男童将来形成男子气的人格，女童形成女子气的人格。

艾里克森认为4~6岁是主动性对内疚的时期，如果父母鼓励儿童的独创性行为和想象力，积极支持儿童的游戏和智力活动，那么儿童就有一种健康的独创性意识；相反，若父母讥笑儿童的独创性行为和想象力，认为儿童的活动是笨拙的，那么儿童就会对自己的活动缺乏信心和自主性，容易产生内疚感。3~6岁的幼儿在与成人和同伴的交往中，开始对自己形成一定的看法，一直受到周围人积极评价的儿童往往会形成自信感和良好的自尊，而经常受到否定评价的儿童则易产生自卑感和孤独感，这个时期形成的个性倾向性常常是一个人个性的核心部分。艾里克森认为游戏是儿童自我形成的一个重要手段，游戏具有学会自我控制、自我教育和自我治疗等作用，利用游戏可以补偿失败、挫折带来的痛苦。

2. 儿童气质 气质在儿童的社会和情绪发展中尤其重要。气质的特点影响儿童的经历和早期处理情绪的方法。反应强度特别强烈的儿童在遇到分离或挫折时的反应可能是很极端的。情绪积极、善于表达的儿童即使焦虑也不会有很大麻烦。学前儿童在人际关系、社会行为和个性方面的个体差异比婴儿期更明显。有的儿童顺从、易管教，有的则高度攻击性、对立、难管教，有的儿童羞怯、退缩，而有的则对人友好、喜欢交往，这些差异不仅与天生的气质有关，还与婴儿期形成的依恋类型、父母对儿童的养育方式有关。研究发现，在学习自我控制的阶段，3、4岁的难养型儿童的问题较多，他们上学后的攻击、违纪等问题也更多，但如果家长对儿童给予足够的关爱和支持，养育方法恰当，难养型的儿童也可能不会出现这些问题。

3. 自我意识 儿童自我意识的发展表现在能够独立意识到自己的外部行为和内心活动，并能恰当地评价和支配自己的认识活动、情感态度和动作行为，由此逐渐形成自我满足、自尊、自信等性格特征。儿童良好的自我意识受多方面的影响。家长尊重自己的儿童，对他们采取鼓励、支持的态度能助长儿童的自信心，而对儿童过分保护、严加控制或忽视、冷漠会促成他们形成不好的自我意识，如消极和自卑。儿童要表现自己的积极性是很高的，他们会为了满足自己的需要而努力采取行动改变周围环境。

4岁左右的儿童已经建立起有意义的自尊感，即自我评价，例如"我是个好（坏）孩子"。家长的教育方式在儿童自尊的形成中至关重要，如果家长对儿童是温暖、支持、民主的，则儿童的自尊比较高,家长对儿童需要的敏感也有利于自尊的形成。儿童 5~6 岁时能有意识地把自己同其他儿童比较,进行独立的自我评价,并评价他人。但儿童的自我评价往往从情绪出发。儿童对自身的评价随年龄的增长越来越敏感,并且逐渐发展到较客观的评价,例如"我跑得比某某快"。如果大人经常将儿童与其他人比较并说别人好,儿童则会形成自己不如别人的感觉。对学前儿童应注意独立性、主动性和性角色的发展和培养。

4. 社会行为的表现心理 社会化的发展特点是随着个体化和独立性的增强,社会的相互性和与他人关系的自我意识也同时增强。突出表现在两种社会倾向相反的行为,即利他性和攻击性。

(1) 利他性:学前儿童发展与同伴的关系属于前社会行为,其中有目的自愿做出有利于他人的行为特性被称为利他性。利他性最早在 2~3 岁幼儿中就可见到,例如当别的小朋友哭时,拿玩具给小朋友以安慰他,当小朋友受伤时会表示同情。利他性随着年龄的增加而增加。在利他性的基础上,儿童之间发展起友谊关系,3、4 岁的儿童中 1/2 以上都曾与不止一个同伴建立起相互的友谊,而且多数持续至少 6 个月。但幼儿的友谊是表面化的,主要表现在更喜欢相互在一起玩,比较合作而很少发生冲突。多数是与同性别的伙伴发生友谊,60% 自发组成的游戏是与同性别儿童进行的游戏。

(2) 攻击性:与利他性相反,伤害别人的行为特性被认为是攻击性。3~4 岁的儿童当感到不安或挫折时喜欢扔东西或用拳头打人,攻击的方式以躯体性攻击为主,幼儿攻击的目的主要是为了夺到或破坏某个东西,而不是故意要伤害谁。他们知道敢对谁动手、不敢对谁动手,而且经常与家长发生冲突。4 岁以后儿童的言语攻击逐渐增多,躯体攻击减少,以故意伤害别人为目的的攻击行为增多,经常与同伴发生冲突。男孩的攻击性更强,而且更多躯体攻击。除了儿童先天的攻击性强弱不同,攻击的产生与挫折、强化和模仿有关,因为得不到想要的东西或不能做要做的事情,学前儿童会经常体验到挫折,但他们又不能清楚地表达出来,因而发生攻击行为。随着沟通能力、对活动的计划、组织能力的增强,外在攻击性会降低。此外,攻击后达到了目的而且未受到惩罚,无疑会强化儿童将攻击作为解决问题的手段。有时儿童的攻击行为通过模仿获得,如家长体罚儿童或电视中有攻击性的镜头。

5. 心智化 心智化是对自己和他人心理状态的觉察,涉及感知和解释人们为什么这么做的信念、想法、愿望和情感,使人们能够行为合理、相互合作以及适应性交往,是人际交往的重要基础。幼儿心智化发展的现象,如:18~25 个月的婴幼儿,会表现出同情处于痛苦中的人,这是一种情绪的换位思考的早期形式;3~6 岁的幼儿,开始使用心理状态词汇,对家长的心理状态敏感,自己的心理状态受旁人的影响,在游戏中扮演角色。

心智化发展也受先天与后天因素影响。心智的健康发展依赖于幼儿的自我心理状态是否被关爱的、细心的、无威胁的照养人的充分理解。依恋是心智化发展的重要基础。儿童早期发展中所致的不安全依恋会损害心智化发展。孤独症、外化性精神障碍(如破坏性行为障碍、注意缺陷多动障碍)、内化性精神障碍(如焦虑障碍)都会导致心智化的损害。

(四) 性别理解和性角色

1. 性别理解 学前儿童最有特点的一个方面是性别感的发展,不仅是生理上的性别,还涉及社会性的性别意识,包括对性别概念的理解和性角色的认同。2 岁多的幼儿已能从外表识别男女,4、5 岁幼儿才能比较准确地理解性别的概念,知道性别是固定的,即使男童穿了女童的衣服也仍然是男童,女童长大了做妈妈,开始将性别与人格特点联系起来,如女童听话、男童淘气。对于性别的社会属性,男童、女童该做或不该做什么的概念,幼儿主要依赖社会环境的影响。

2. 性角色 性角色的发展特点在大多数民族中基本相似,儿童在完全认同性别概念之前就出现了行为上的性别倾向。3、4 岁时的幼儿在玩具选择、活动特点上明显地表现出了性别倾向,比如:女童喜欢娃娃,男童喜欢玩具汽车。5、6 岁的儿童更加领会了性别的永恒性,遵循对性别的要求去做男孩应做的事情或女孩应做的事情,例如男童不哭,女童应文静。在儿童的相互关系中,也存在着性别差异,学前儿童多数喜欢与同性伙伴在一起,而且男童之间和女童之间的相处方式也有差异,女童之间比较相互支持、容易达成一致意见、喜欢提建议,而男童之间更喜欢限制别人、让别人服从自己、喜欢命令他人。

学前时期是性别认同的关键时期,如果有性别歧视或忽视性别差异,例如,经常被打扮成异性的样子,或长时间生活在缺乏同性别个体的环境中,则不能形成正确的性别认同、产生性角色混乱,甚至对长大后的心理状态造成影响。

(五)游戏

2、3岁幼儿的游戏,主要形式之一是替代性的假扮游戏,如假扮医师给娃娃打针,用积木当作汽车或电话,学前儿童想象性假扮游戏增加,如"过家家"。3、4岁的儿童更喜欢与同伴一起玩,与同伴游戏时更富有合作性。到4、5岁时,至少20%的游戏时间是在做这类假扮性游戏,几乎所有的儿童都玩过角色扮演的游戏。通过观察性学习,游戏中还出现了性角色的行为,如女童假装洗碗、擦地、喂婴儿,男童假装使用工具、盖房子、开汽车。大年龄的学前儿童喜欢穿上想象中人物的装饰,如卡通中的公主或大人的服装。

2岁的幼儿之间可并行地单独游戏,但不会合作游戏,3岁时相互性游戏增加,分享、轮流、合作的技能明显提高,同时建立起同伴关系。应鼓励家长每天与儿童进行互动性、创造性的游戏,并鼓励儿童与同伴一起游戏。

学前儿童的游戏,特别是与其他儿童在一起玩耍,对能力的发展有重要的作用。游戏的方式多种多样,在活动性游戏中,通过跑、跳、攀、爬,儿童的运动能力得到了发展;创造性的游戏可以发展儿童的主动性和创造性,如利用搭积木、泥塑可以发展儿童感知能力、精细的操作能力、想象力和创造力;寓教于乐的教学性游戏,可以有计划、有目的地发展儿童的言语、观察、注意、记忆、想象和独立思考等多方面的能力;在角色扮演的游戏中,儿童更了解其他人的感受,走出自我中心。通过与同伴的共同游戏,还可以培养儿童的相互交往、组织和协作的能力。儿童在游戏中兴趣高涨,他们能充分发挥已有的知识、经验和积极思索,找出解决问题的方法,并自觉学习新的知识,能力得到不断发展。

(六)道德发展

儿童社会化的核心内容就是成为一个有道德的人,能遵守社会规定的道德规范和行为准则。道德行为规范主要包括两个方面:不做社会规定不允许做的事情,以及做社会规定应该做的事情,即避免反社会行为和提倡亲社会行为。

1. 道德发展的影响因素　学前儿童"道德"发展的基本前提是学习自我控制和分享。家长需要教儿童学习行为规范和价值标准,对儿童的态度和养育方式、家长的人格特征都会影响儿童行为规范和价值标准的形成。如果家长尊重别人,那么儿童对他人的态度也很可能是尊重的;人际关系是道德发展的关键因素,如果家长的要求是自私、苛刻、武断、缺乏合作性,那么儿童就体会不到人与人之间的相互关系,不能从自我中心发展到与人分享。学前儿童容易接受一致性的东西,受来自家长正反馈的作用,如果家长说的和做的不一致,社会宣传所提倡的与家里发生的有分歧,儿童就会感到茫然,不知道应遵守哪个。

2. 道德发展的理论　道德发展涉及道德认知、道德情感和道德行为三部分。儿童的道德认知主要是指儿童对是非、善恶行为准则及其执行意义的认识,皮亚杰把儿童道德认知发展分为无律阶段(0~5岁)、他律阶段(5~7、8岁)和自律阶段(8~11岁)三个阶段。从出生到5岁,这时期儿童的道德价值十分混乱,无道德标准,他们的行为没有涉及道德意识,也称"前道德期"。但3岁的儿童经常会对规则感兴趣,并越来越遵守规则,对伤害到他人或明显引起他人不满的行为能感到内疚。随着儿童自我概念的发展,他们明显地感到自己应受到尊重,如果体验到过多的内疚和羞愧,就会感到自己是道德的失败者,如果没有体验到内疚和羞愧,也不能发展起对他人的责任感、不会关心他人的权利和感受。在道德产生的初期,儿童会用语言来调节自己的行为,例如当想要打人时,会说"不能打人",并逐渐将这些语言内化为道德意识。皮亚杰的关于儿童道德认识的发展阶段具有一定的普遍意义,但事实上,儿童实际的发展有时比皮亚杰所发现的更为复杂。家长和社会的价值观对儿童产生明显的影响,学前儿童的游戏经常折射对家长言行的影响。

在对道德的判断方面,儿童道德认识的发展是从具体到一般,从自我为中心、只关心直接的后果到逐渐关心别人的利益、愿望与要求。学前儿童的道德价值受外界支配,主要来自事物的外部特征或权威。例如,对老师的绝对服从,为避免惩罚而服从,根据行为后果判断好坏。同时,又比较自我中心,以为世上的什么事情都应满足自己、符合自己的意愿,认为满足自己需要的动机就是正确的。利用表扬-奖励、表扬-解释的方法,能有效地促进儿童道德认识的成熟过程。

儿童在觉察他人的情绪反应时,具有理解和共享别人感情的能力,被称为共情(empathy)。例如,看到别人痛苦的表情也会表示出关心,这种情感共鸣是道德情感发展的基础。道德情感是人的道德需要是否满足所引起的一种内心体验。它渗透在人的道德认识和道德行为之中,但学前儿童尚未形成明显的主动道德体验。

3. 道德的培养原则 儿童受认知发展所限,难以接受抽象的道理,道德的培养常采用以下几种方法:①榜样示范:利用儿童具有很强的模仿学习的能力,成人应当以身作则,提供学习道德的榜样,并利用电视等媒介中的形象树立榜样;②解释指导:采取儿童易接受的方式(故事、儿歌、游戏等)耐心给儿童讲解,促进道德认知,告诉儿童什么是应该有的行为、什么是不应该做的行为,以及行为的规则;③行为训练:不断地强化儿童的道德行为,使儿童养成各种符合道德规范的习惯,如热爱劳动、遵守纪律。

七、学前儿童的心理健康发展和保健

(一) 学前儿童的发展任务

很多能力都是在学前时期开始发展起来的,学前儿童发展的目标就是建立各种能力的坚实基础。在获得能力的过程中,要让儿童体会到通过努力获得的成功感,因为每一次成功都会给儿童带来自信,失败则削弱自信。明确学前儿童发展的任务,家长需要采取一些措施促进这些任务的发展,见表1-3-2。

表 1-3-2 学前儿童的发展任务

儿童的能力发展	家长如何帮助
巩固对自己和重要人物的基本信任感	信赖、一致、责任性和尊重
获得对人、事、常规等的心理表征	参与儿童关于人和过去事件的交谈;鼓励玩假扮性游戏;一起读书
获得大运动能力	鼓励挑战运动技能的探索和活动
发展精细运动能力	提供机会玩泥土、水、积木、模型、绘画
获得与他人合作和积极的同伴关系	鼓励同辈间的玩耍、游戏、交流
获得完成任务所需的坚持和注意能力	训练注意,限制不利注意的活动(看电视)
获得自我控制和自我调控技能	学习自我平静,采用"隔离"方法
获得自我照顾和独立如厕能力	鼓励独立
与家庭成员的亲近、互动关系的发展	花时间听儿童讲,对儿童的情绪敏感,一起玩,避免利用儿童达到自己的目的
沟通的能力	相互性交谈,使用正规的语言,同辈游戏

(二) 影响因素

影响心理健康的内在因素主要包括遗传和脑功能发育以及气质特点。各种程度的神经功能障碍都会使自我调控能力减弱,导致易激惹、睡眠问题、经常发脾气等。气质的消极情绪、适应不良、反应强度高的儿童会对环境产生对抗。随年龄增长,环境因素的作用越来越重要,对于学前儿童,家庭的影响占重要地位。家庭教育方式在幼儿期对儿童成长有明显而长久的影响,根据家长的关爱、期望和一致性,家庭的教养方式可分为四种类型:专断型、放纵型、权威型和忽视型。

专断型的家长对儿童采取高度控制、命令式的教育,缺乏温暖。在这种家庭中的儿童自尊心和自信低下,缺乏与别人交往的技能,容易屈从或攻击性强、难于控制。

放纵型的家长对儿童无限制,允许儿童做任何他们想做的事情,这样的结果是儿童任性、缺乏规矩,攻击性也可能偏高,行为比同龄儿童幼稚。

权威型的家长对儿童既有控制又有温暖的关爱,既有明确的限制又允许儿童的个人需要,家长对儿童的要求和控制比较恰当,在儿童犯错误时不体罚儿童而采取"隔离"的方法或其他轻微但有效的惩罚,在这种家庭中的儿童有较高的自尊和独立感,容易服从家长,有利他精神。如果家长经常参与儿童的活动,愿意与儿童交流,并及时与老师沟通,那么儿童入小学后则比较自信,学习成绩较好。

忽视型的家长对儿童缺乏爱心,对儿童冷漠,不关心儿童的需要。因此,儿童从小就没有安全感,没有建立起安全性的依恋,这种家庭中长大的儿童难以与同伴或其他的大人建立起良好的关系,他们长大后容易表现出冲动、反社会,学习成绩差。

外界因素还有家庭功能、父母离异、幼儿园和媒介。父母离异会对学前儿童的生活带来很大的影响,如果离异的父母不能很好地处理儿童的问题,忽视对儿童的关爱,会令儿童产生被抛弃感,导致情绪和行为障碍。如果双方家长均能一如既往地关爱儿童,则多数儿童也能顺利地适应。电视、电脑以及其他电子媒介的影响不可忽视,学前儿童喜欢看动画片,善于模仿电视中的形象,不良的言行和道德观念很容易传播给儿童,形成长时间看电视或以电子媒介为主要游戏方式的习惯也必然减少探索性和创造性游戏的时间,削弱儿童与同伴或家长的人际互动性活动,因此必须控制儿童看电视的内容和看电视的时间。

(三)学前儿童的健康保健

对于学前儿童的一些行为应明确判断是正常的发育现象还是异常的行为问题,如睡眠问题和夜间尿床。已经不尿床的儿童又经常尿床时并且变得更缠人、幼稚,应检查有无心理应激因素。

学前儿童的情感和内心体验已相当的丰富,但他们仍不善于用言语表达自己的内心世界,主要还是通过外在的行为表现出来,或表达在游戏和艺术创作中。他们对现实的认识建立在感知水平,而不是靠推理和假设,因而他们的行为往往是非理性的。因此,家长和医师一定要学会理解他们,这样才能做到成人的要求和期望与儿童的发展特点相符合,帮助他们解决问题。例如,在面临入幼儿园或上小学时,对于气质属于适应慢、有退缩倾向的儿童,应提前作好充分的心理和行为上的准备,循序渐进性地适应新环境,而不是将儿童强行推入新环境;儿童在家中与在幼儿园中的表现不一致,这与双方的教育方式分歧较大有关;当原本安静的儿童变得烦躁、爱发脾气、爱哭闹时,要检查有无刺激性因素;特别挑食与儿童味觉对某种食物特别敏感有关。如果儿童不能说出原因,则可让儿童画画或游戏,通过对他们绘画和游戏的观察可以评价出儿童的状态。

学前期是身心发展的敏感时期,保证学前儿童的身心健康发展是最重要的,进行发育监测是这时期的中心任务,应及时确定儿童的发育状态、发育中优势和不足,寻找问题并进行早期干预。学前阶段是认知、社会化、自信及个性形成的基础时期,而不是学前的准备时期,任何不恰当的抚养和教育都会对今后的发展进程造成损害,甚至是长期的不良后果。应注重发展创造性思维而不是机械地学习,积极发展与外界的交往、社会适应能力而不是与人隔绝,重视为个性发展创造良好的氛围。发展与年龄相适应的能力而不是进行揠苗助长的训练。医师要帮助家长了解儿童的行为发育特点,同时,还要了解家长的观念和期望,对家长提供恰当的咨询和指导。

 【专家提示】

- 对学前儿童,重点应该是培养想象性思维,学习观察,满足求知欲。
- 幼儿语言的发育与先天的大脑皮质语言中枢的发育有关,也与后天的环境有密切关系。
- 幼儿的情绪体验已相当丰富,一般成人体验到的情绪、情感大多已被体验。儿童与家长的依恋关系影响到与同伴的关系。
- 对学前儿童应注意独立性、主动性和性角色的发展和培养。
- 在学前期,自我调控快速发展。
- 学前儿童的游戏,特别是与其他儿童在一起玩耍,对能力的发展有重要的作用。
- 儿童社会化的核心内容就是成为一个有道德的人,能遵守社会规定的道德规范和行为准则。
- 家庭教育方式在幼儿期可对儿童成长有明显而长久的影响。

(张劲松)

参考文献

1. Melvin DL,William BC,Allen CC. Developmental-Behavioral Pediatrics.3rd edition. Philadelphia:W B Saunders Co,1999.
2. H Bee. The Growing Child. 2nd edition. London:Longman,1998.
3. DR Shaffer. Developmental Psychology,Child and Adolescence.5th edition. Brooks:Cole Publishing Company,1999.
4. Carey WB,Crocker AC,Coleman WL,et al. Developmental-Behavioral Pediatrics.4th Edition.Philadelphia:W B Saunders Co,2009.
5. 林崇德. 发展心理学. 北京:人民教育出版社,1995.
6. 刘金花. 儿童发展心理学.2版. 上海:华东师范大学出版社,1997.
7. 许政援. 儿童发展心理学. 长春:吉林教育出版社,1996.
8. 陈帼眉. 学前心理学. 北京:人民教育出版社,1989.

第 4 节　童年中期 / 学龄期儿童的发展

【开篇导读】

童年中期，6、7 至 11、12 岁，在心理发展的许多方面有显著性的变化，不仅体现在量的快速发育和发展，而且有不少质的变化。在认知方面，儿童的理解力更强，并开始能理解抽象的概念，运用策略的能力快速增强，此时认知的发展是智力发展的一个新起点。这个时期，儿童主要发展的任务是什么？

本节对该时期儿童的神经生理发展、动作、认知、语言、情绪、个性和社会性几个方面进行介绍，最后还谈及本时期儿童的心理健康保健。

一、概述

童年中期，一般包括 6、7 岁至 11、12 岁年龄范围内的儿童，相当于小学阶段，也称学龄期。在躯体和心理发展的许多方面，尤其是心理的成熟，6 岁与 5 岁儿童相比有了显著性的变化，不仅体现在量的快速发育和发展，而且有不少质的变化。在认知方面，学龄儿童的理解力更强，并开始理解抽象的概念，不只注意客体的外部特征，运用策略的能力快速增强，此时认知的发展是智力发展的一个新起点。6、7 岁儿童能完全将性别分开。基于儿童这时在认知上的根本转变，以及学习所需的神经生理功能基本成熟，世界各国普遍选择 6 岁作为入小学的年龄。刚入小学的第一年，是从幼儿期向学生时代的过渡转化阶段，以学习为主的活动取代了游戏为主的活动，学校成为儿童成长的主要场所，最后一年则是青春期的开始，因此这两个年龄是整个学龄期变化最大的时期。在学龄期中间，很多变化是逐步进行的，例如：机体的功能越来越强，依赖越来越少，注意越来越集中，控制力越来越强，同伴关系越来越重要，社会责任感逐渐增强。

儿童入学后，学习成了儿童的主导活动，社会环境发生了显著变化，家庭和社会也对儿童提出了更明确、更高的要求。在这个时期，儿童主要的发展任务有：①获得知识和技能。②有限制地发展自主性。③学习并建立角色意识，确认自我。④自尊心继续发展。⑤逐步适应学校和社会。⑥发展同伴和社会关系。⑦获得社会道德。

二、体格生长和性生理发育

体格发育与心理密切相关，如自我意识、能力，性生理发育影响性心理。生长和发育在童年中期呈不连续性，5 岁以后儿童的肌肉发育开始显著，6、7 岁至青春期前，骨骼肌肉呈稳定的成长趋势。耐力增强，走路更多、更远。

身高体重的发育总体而言，每年生长大约 3kg、6cm（5~7cm），上部量和下部量的比例接近 1，并一直稳定。根据 2005 年我国 0~19 岁儿童青少年生长调查数据，6 岁儿童，男孩身高 P50 为 117.7cm，体重 P50 为 21.26kg；女孩身高 P50 为 116.6cm，体重 P50 约为 20.4 kg；18 岁时，男孩身高 P50 为 172.7cm，体重 P50 为 61.4kg，女孩身高 P50 为 160.6cm，体重 P50 为 51.4kg。

6~12 岁儿童，第 50 百分位（P50）的体重：男生为 21.3~42.5kg，6~10 岁之间每年增长 3kg 左右（2.8~3.3kg）；女生 20.4~40.8kg；6~10 岁之间每年增长 2.3~3.5kg，10 岁后增长速度逐年加快。

6~12 岁儿童，第 50 百分位（P50）的身高：男生为 117.7~151.9cm，女生为 116.6~152.4cm；身高的增长速度也是逐渐加快，6~10 岁之间的每 6 个月增长速度，男生平均为 2.5cm 左右，女生平均为 2.8~3.4cm，男生在 11~14 岁生长速度加快，高峰在 12~13 岁，女童 9~12 岁生长加快，高峰在 10~11 岁；13 岁后生长明显减慢。

牙齿的发育，6 岁左右开始萌出第一颗恒牙，至 12 岁之间，恒牙逐个替换同位的乳牙，11~12 岁出第二恒磨牙。

长骨远端（四肢和指、趾骨）又称干骺端的骨化在这个时期十分活跃，特别是下肢骨骼（腿、脚）的生长速度又比其他部位还要快。运动能促进骨骼的发育，运动多的儿童，其骨骼钙的水平要高于运动少的儿童，童年期的运动对增加骨密度、促进身高有很重要的作用。不仅如此，运动对儿童身心的健康成长都很重要。

性激素的变化最早可发生在 6、7 岁的女孩或 9、10 岁的男孩中。女孩的性发育始于乳房发育，乳房开始发育的最早年龄是 9~10 岁，2%~3% 的女孩在 10 岁以前来月经，15% 的女孩在 12 岁前来月经。男孩的性发育始于阴茎生长，平均年龄 10.5 岁，上下两个标准差的年龄范围在 9.2~13.7 岁之间。

三、神经系统发育

神经系统的结构发育基本成熟，5 岁时脑的大小和重量就已经接近成人水平，在功能上则继续发展。大脑皮质在继续发育成熟。白质的髓鞘化可以持续到成年早期，尤其与认知有关的区域。皮质下区域也在发展。5~13 岁之间。随着髓鞘的增加，胼胝体自前向后发育，胼胝体的发育使左右半球之间的传导速度增加。

大脑功能的优势侧化在学龄期逐渐完成，6 岁儿童的手、脚的优势在很大程度上开始定型，约 90% 的学龄儿童与成人一样明确地使用右手，但不到 1/2 的儿童在所有方面都表示出一致的优势侧化。过去左撇子的人十分受歧视，儿童在入学时都被强迫改为使用右手，必须用右手写字，实际上这不符合脑功能的发展。随着对大脑功能的认识，被强迫改变优势手的现象已经越来越少。

人类大脑的两半球在功能上存在着差异。左脑的优势在于语言、理念、分析、计算方面，脑左半球控制躯体的右侧，语言、听觉、词汇记忆，因此对语言信息加工的能力较强，与抽象思维、象征性思维和对细节的逻辑分析能力有关。大脑右半球更多参与空间信息、非语言的声音和情绪的加工，对空间信息加工的能力较强，右脑的优势表现在具体思维能力、空间认知能力、对复杂关系的理解能力、对音乐的理解、情绪表达等方面，数学比较好。天生左侧优势的人，男性较多，存在阅读障碍的比例稍高，动作可能较笨拙。女孩大脑左半球神经细胞的生长和髓鞘化的完成比男孩早，故女孩说话较男孩为早，语言能力也较强。而男孩大脑右半球神经细胞的生长和髓鞘化的完成则比女孩早，右脑功能比左脑强，因而男孩的空间认知能力较女孩强，如辨认方向的能力较强、几何数学成绩较好。

学龄儿童的睡眠时间比学前减少，但一般也要保证每天 9 小时的睡眠，才能使大脑和躯体得到充分的休息。

四、动作和运动发育

学龄期儿童的运动协调性得到了最为明显的发展。在学龄早期，儿童的肌肉更加发达，大肌肉的协调性继续发展，大运动越来越灵活、熟练。例如，骑自行车更熟练，能用手和身体保持平衡。同时体能也在稳步增强，随着运动记忆能力的发展，他们将视觉、听觉信息转化为本体运动的能力也随之增强。

童年中期，神经运动的控制明显提高，表现为执行任务的速度和精确性的提高，如重复性手的运动、序列性手指运动。6、7 岁儿童已经能比较好地组织复杂的动作，完成包含有多个步骤或连续性的动作组合，例如跳绳、游泳、滑冰、舞蹈和体操等技能。9、10 岁以后的儿童不仅在运动中掌握了更多的技能，而且更具有组织性和合作性，他们普遍能参加有规则的、集体的运动并进行比赛，如跑步、跳远、跳高、游泳和球类等运动。运动对儿童的骨骼和肌肉发育、增强体质和社会相互关系等多方面均有显著的好处，恰当的大运动能增强儿童的体质，提高学习效率，而且集体运动可以增强伙伴关系。大运动能力的强弱对自信和伙伴关系会带来较明显的影响，可以促进自尊、自信以及受伙伴欢迎的程度。应重视发展学龄儿童的大运动，建议每天的运动时间应不少于 1 小时。

与学前儿童相比，小学儿童的视觉输入、脑信息加工和本体运动通路的发育更成熟，输入和传出的协调性更好，因而精细运动的反应速度更快、精确性更高。6、7 岁儿童的小肌肉群尚未很好发育，手脚并不太灵活，约到 8 岁时可熟练地进行小肌肉的精细运动。小肌肉的协调发展使儿童能进行更复杂的手工操作或工艺性活动，例如书写、绘画、使用剪刀和乐器等很多能力都迅速发展起来。

总体而言，男孩的运动速度和强度优于女孩，女孩的运动灵活性优于男孩，运动中性别差异随年龄的增长越发明显。小学儿童的运动在速度、强度和协调性上仍未达到青少年和成人的水平，四肢大运动的协调和手眼协调性尚未达到很好的水平，因此与青少年相比，显得反应速度和运动速度较慢、动作笨拙、投掷不够准确。

五、认知发展

（一）认知理论和思维发展

皮亚杰认为 7、8~11、12 岁是具体运算阶段。

"运算"是皮亚杰理论中的一个特定概念,有几层含义:其一,内化性的动作,指能在头脑中进行的思维活动;其二,可逆性的动作,相当于逆向思维(如1+1=2,反之2-1=1),再如,8可以分为大小不同的子群(4-4、6-2、7-1),然后又可合成一个集合;其三,守恒性;其四,系统性,即整体性,一个类别或一个系列。

具体运算阶段的两个显著特点是获得守恒性和形成群集结构。守恒性是指物质的量不随物体形状的改变而改变,如长度、质量、体积、面积、重量的守恒。达到守恒的年龄不一样,物质守恒7~8岁,重量守恒9~10岁,体积守恒11~12岁。群集结构是一种分类系统,如人包括儿童和成人,儿童又包括男童和女童,教育可以促进儿童的守恒概念和群集结构的发展。

在童年中期,儿童更复杂的信息加工和处理的能力得到发展,思维方式逐步从以具体形象思维为主到以抽象概念思维为主。经过学习系统知识,概念的理解得到发展,不仅概念本身得到充实和提高,而且还掌握有关概念之间的区别和联系。儿童的智力活动从孤立、片面日益向精确、全面而系统发展。小学低年级儿童的推理能力从简单直接,逐步发展为掌握演绎、归纳、类比的间接推理。

(二)感知觉的发展

1. 听、视觉　听觉能力在12、13岁以前一直在增长,成年后逐渐降低,主要是高频部分听力减退。视觉方面,视敏度显著提高。许多6~8岁儿童有轻度远视的现象,到8~10岁自然矫正,完成双眼视觉的发展,故10岁前儿童的读物应采用较大的字体。10岁前儿童视觉的调节能力范围最大,10岁以后晶状体弹性开始变小,调节能力降低。

2. 躯体知觉　学龄儿童知觉能力的发展主要体现在身体定位、空间和时间认识三个方面。躯体知觉方面,能更恰当地对身体需要做出反应,更清楚地表达诸如头晕、胃痛等身体各部位的不舒适感,能用手的触觉估计物体的形状、大小和轻重。随着躯体的位置觉和运动能力的提高,在运动、书写等活动中能自觉地调整自己的姿势。

3. 空间知觉　空间知觉方面的发展之初与视觉和运动觉的发展密切相关。学龄儿童能察觉更复杂、更详细的空间环境中的定位关系。他们能模仿画2个或以上具有一定位置关系的几何图形,12岁的儿童能画出三维立体的图形。随着年龄增长,实际的知觉和视觉分析在精细的空间判断上变得不再重要,而更多地依赖记忆、语言和概念。对于方位知觉的掌握,5~7岁的儿童能比较固定地辨认自己的左右方位,但不能辨别他人的左右;7~9岁儿童初步、具体地掌握左右方位的相对性,能辨别他人的左右,但在辨别两个物体的左右关系时常有错误;9~11岁儿童能比较灵活地、概括地掌握左右概念。训练能促进方位知觉能力的提高。由于左右方位本身具有相对性,儿童从具体的方位知觉上升到方位概念须经过较长一段时间,因而要有意识地指导儿童学会正确地辨别方位。空间知觉对阅读和书写有重要作用,初入学的儿童经常"d"与"b"、"p"与"q"、"9"与"6"不分,正常儿童一般在9岁以后就不会常出现这种错误,若仍经常出现因方位知觉困难造成的学习错误应引起注意,考虑是否存在阅读障碍。

4. 时间知觉　时间知觉的发展比空间知觉要晚,无法直接感知,需要借助与直接反映时间的媒介物认识时间。儿童感知和掌握时间经历了一个较长的过程,而且很困难。5岁儿童时间知觉极不准确,往往用事物的空间关系代替时间关系;6岁儿童只是对短时距知觉的准确性和稳定性有所提高,并开始把时空关系分开,但很不完全;7岁儿童开始学习利用时间标尺,但主要是利用外部时间标尺(如钟表),此时儿童已基本能够区分空间和时间的关系,并且掌握相对性的时间概念,如昨天早晨、明天晚上;8岁儿童已能主动地利用时间标尺,时间知觉的准确性和稳定性开始接近成人,能比较准确地再现时距。早期教育可以提前儿童对时间的掌握,如5、6岁时就能认识时钟。

5. 知觉部分与整体的关系　在认识物体的部分与整体的关系时,6岁儿童大多能一眼就看见整体,7、8岁时既能看到部分又同时看到整体,但还不能把部分与整体连接起来,8、9岁的儿童能看出部分与整体的关系,实现了部分与整体的统一。

(三)注意

儿童入小学后,有意注意逐渐发展起来,更能控制自己的注意,注意具有更高的选择性和目的性。在刚开始学习的阶段,有意注意在较大程度上还是被迫的,需要老师或家长的督促,以后逐渐自觉起来。低年级儿童对于具体的、活动的事物以及操作性的工作,注意容易集中和稳定,中、高年级的儿童对一些抽象或引起思考的事物的注意更容易集中、稳定。

1. 注意的时限　一般而言,5~7岁小儿能集中注意的平均时间为 15 分钟左右,7~10 岁为 20 分钟,10~12 岁为 25 分钟左右,12 岁以后为 30 分钟。注意的持久性与多因素有关:自身的神经活动特点、兴趣、被注意信息的强度和连续性等。当对儿童有明确的要求,并积极参加紧张的操作性活动,注意就能保持更长的时间。

2. 注意的范围　小学生平均能同时注意到 2~3 个客体,而成人能注意到 4~6 个,因此教学时不能同时让儿童注意太多的目标内容。

在注意分配的能力上,小学低年级儿童的注意分配能力较弱,不能边听边记笔记,到高年级甚至初中才慢慢学会,但注意分配能力可以通过训练获得。

(四) 记忆

1. 记忆过程　记忆是一个信息加工的过程。外部信息进入记忆需要经历感觉登陆、短时记忆和长时记忆三个阶段。视觉和听觉等感官信息在感觉登陆后可很快消失。虽然有些进入了短时记忆,但在没有复述条件下,短时记忆也很短暂,只可保存 15~30 秒,随后很多信息丧失,只有进一步转入长时记忆的信息才不会丧失,可以长久保存,但贮存在长时记忆中的信息可以因强度消退或干扰等原因不能被提取出来。记忆策略的使用能使更多的信息进入长时记忆,并容易地提取出来。

2. 学龄儿童的记忆特点　入学后儿童开始了系统学习,需要记住大量的新信息,此时记忆发生了质的变化,贮存和提取信息的能力获得发展。记忆的发展特点是:有意识记逐渐占主导地位;理解记忆逐渐占优势;对抽象材料的记忆增多。影响学龄儿童记忆发展的主要因素是:①工作记忆能力提高:即大脑的信息加工的能力增强,加工过程更快、更有效。②能更多地使用记忆策略,如重复、联想、组织等方法。随年龄增长,对符号的视觉提取更有效、更无意识,而且更快。③元记忆迅速发展,能主动地记忆。④知识量的增加在很大程度上促进了记忆。

低年级的儿童由于思维发展水平较低而且知识经验较少,还是以机械识记的方法为主,随年龄增长,理解识记逐渐占据优势,理解识记与机械识记常共同作用,以达到识记效果的互相渗透。对于那些理解困难的材料,机械识记的作用大些;对于已经理解的东西,则理解识记的作用较大。儿童对形象性材料的记忆效果一般要优于词语性材料的记忆效果,小学低年级的儿童与学前儿童一样,容易记住直观的而又理解的东西。

3. 学龄儿童的记忆策略　记忆策略主要包括复述、组织和联想。自发性地应用复述,5 岁儿童中仅有 10%,7 岁儿童中有 1/2 以上,10 岁儿童有 85%。低年龄儿童的复述是简单的重复,年长儿童的复述更加精细,能将其他的记忆策略与复述结合在一起使用,复述的效果得到提高。

组织是将材料加以序列化、分类或范畴化的过程,组织记忆的策略比复述记忆的难度高,效果更好。例如,在记忆单词时,将"牛、马、猪"集合在动物范畴内,而将"树、草、花"归为植物类中。但组织能力在 9、10 岁以后的儿童中才开始有较好的表现,而且这种能力与教育、训练的关系较大。教给孩子组织的方法,以及经常进行促进分类、组织、计划能力的游戏和活动(下棋、玩扑克牌、让孩子做活动计划等),都有助于组织策略的发展。

联想法是一种很有效的记忆策略,将需要记忆的信息与已有的视觉、听觉信息联系起来可以方便记忆的提取。例如将单词与一幅图画联系起来,即使这种联系无直接的意义但很有趣,也会令对单词的记忆更为容易。因为联想的过程涉及更多的感知觉和情感过程,多途径的刺激可以加强神经突触之间的联系,从而增强记忆的提取。中国的象形文字就具备了很大的联想空间,学龄儿童的联想丰富,应重视开展联想记忆。对于有些机械记忆的能力较弱但图形记忆能力强的儿童,将所需记忆的内容与图形联系起来将提高他们的记忆效果。

年幼儿童即使会利用复述和组织等记忆策略,但不能自发地去做,因为他们不具备对记忆和记忆过程的认识,不知道为什么或什么时候用这些策略。这种对记忆和记忆过程的认识就是元记忆,它可以促进记忆的效果。元记忆在童年中期发展迅速。7 岁以下的儿童通常并不知道复述和组织可以帮助记忆,7~9 岁时开始知道记忆策略可以促进记忆。

人一次所能记忆的信息项目数或信息块的数目(即记忆广度)是有限的。儿童的记忆广度随年龄而增加,在学龄期为 3~7 个(5 ± 2),但应用组织、联想的记忆策略可以加大每个信息块的容量,从而提高记忆总量。

六、语言和学习

童年中期儿童的语言发展不仅是词汇的继续

增加,更主要在于更正确地使用语句和掌握复杂的语法形态。

儿童对词汇量的掌握随年龄的增长而增多,但5岁以后词汇的增长速度有所下降,根据我国的研究,一般6岁儿童的词汇数量为3 500~4 000。6、7岁儿童对数量词的使用更为准确。在5~11岁之间,儿童对词汇的定义能力呈抛物线式发展。

在句子的使用上,学龄儿童能使用更长、更复杂的句子。5、6岁时出现了"因为"、"为了"、"结果"等说明因果、转折、条件假设的连词,以及"没有……只有"、"如果……就……"等成对的连词,但使用连词的句子并不多,仅占复合句总数的1/4左右,关联词的使用并不总是恰当的。7岁以后能恰当地使用被动语态和条件语句。

在对句子的理解方面,6岁儿童能较好地理解常见的被动语态,并开始理解基本的双重否定句,但对更复杂的双重否定的理解要到更大年龄,开始能从简单的语句中做出推论,察觉语句中的隐含意思能力较差;7、8岁时可以理解让步复合句,9~11岁时的语言推论能力和察觉隐含意思的能力有比较显著的提高。理解和使用语言的能力更强,如理解更深层含义,能认识到语法规则并有意识地使用。语音意识也在增强,并能理解语言的美感,理解语音创造的意境和含义上的微妙差别,如会抑扬顿挫地朗读,理解用不同语调表达的不同意义。还喜欢说俏皮话、开玩笑、玩弄词汇、玩填字游戏等。

在表达方面,6岁以后的儿童能完整、连贯地说话,不但能系统地叙述,而且能大胆、自然、生动和有感情地进行描述。他们逐渐能调节自己的声调、词汇的应用以及节律,以适应当时的情境。同时,儿童的内部言语迅速得到发展,自言自语的现象逐渐减少,转化为积极的独立思考。在复杂语句、对话、文章中会用一些成人化的句式,尤其体现在叙事文和说明文中。创造性的表达、新奇的比喻也都在增加。儿童进入小学后开始学习和掌握读、写、算的书面语言的知识和技能,书面语的掌握需要经过识字、阅读和写作三个过程,书面语的掌握又进一步促进了儿童的思维活动。儿童的阅读受多种因素影响,总体的语言能力、元语言意识、工作记忆、语感和语义技能。这些似乎不相关联的技能发展对学习十分重要。大多数7岁的儿童能熟练地阅读(速度,准确性和表达),并能与其他人讨论所读的内容,能开始写有趣的叙事短文或故事。环境对阅读技能的发展起重要作用,教育可以显著提高高级的语言、理解等学习技能。阅读是语言的加工,也是情感、社会文化的加工。儿童随着成熟,理解能力增强,对文字和写作更感兴趣。到小学三年级时,即9岁的儿童,在阅读时会提问,使用词汇分析技能理解文字的成分,完成句子,能意识到不同的文体(如幽默、诗歌、小说),阅读不同类型的作品,包括自传、诗歌、历史小说、科幻小说等;到小学六年级时,能对阅读的文章进行概括、总结、评议,进行讨论和规范的写作。

对中国儿童阅读发展的研究发现,文化和语言密切相关。由于中文文字是标识文字,西方文字是标音文字,所以,对于西方国家的儿童,语感和阅读的关系很强,而中国儿童的这种关系则较弱。中文阅读能力与儿童写作的关系更强。

在数学技能的发展中,守恒意识和将具体实物转化为心理表征的能力十分重要。男童的空间和几何能力比女童更强,女童的计算能力更强。数学技能也受阅读技能发展的影响。

七、情绪、个性和社会化的发展

(一)情绪的发展

1. 社会性情绪、情感的特点　一般而言,学前儿童已经具有了各种主要的情绪和情感体验,6岁儿童更能意识到自己与他人的情绪、情感,10岁儿童感受他人情绪、他人面部表情和肢体语言的能力更强。入小学以后,随着系统而规范的学习要求、人际交往范围的扩大,以及中枢神经系统更加成熟,学龄儿童的情感得到了显著发展,表现在:情感的内容不断丰富,发展起美感、挫折感、幽默感、集体感、责任感;情感体验更深刻,情绪表达内化;与学习、人际关系有关的社会性情感增多;情绪的稳定性和调控能力逐渐增强,低年级6-7岁儿童的情绪仍有时容易波动、易激动,8岁以后中、高年级儿童的情绪就比较稳定,但到11-12岁,有些儿童的青春期开始萌发,逐渐平稳的情绪又变得比较情绪化;发展起对具体技能和人际关系的能力感和掌控感。

通过学习音乐、美术,学龄儿童逐渐学会一些欣赏的方法,对美的理解、评价以及所产生的情绪体验也都越来越深入,但学龄儿童对美的评价主要以外部特征和真实性为标准,色彩鲜艳、形状协调的东西容易激发他们的美感,认为与实物相像的作品就是好的,还不会欣赏抽象的东西。6-7岁的儿童开始能体会到幽默感,理解简单的幽默,随年龄增长对幽默的感受更细致。7-8 岁的儿童开始有了对家庭的责任感、学校班级的集体责任感、义务感,同学之间的友谊感也相应地发展起来。由于学习任务和人际交往明显增多,学龄儿童成功与失败的事件也不断增多,因此对自豪与挫折的体会加深。

情绪表达逐渐内化。6-7 岁儿童的情感仍比较外露,常有喜、怒形于色的现象,但比学龄前明显减少,例如焦虑、沮丧时的哭泣减少并减轻。过度依恋的外在行为在学龄儿童也很少见,与父母的关系更多地依赖语言的沟通,7、8 岁时与家长的亲密行为就已经明显减少或消失,更不愿意当众表示亲密(例如拉手、拥抱、亲吻),但他们对家长的依恋实际并未减弱,仍十分需要家长的支持、关爱,不愿与父母分离。到了 8、9 岁,开始会因各种原因而掩饰自己的真实情感,例如害怕或自卑时,因怕同学的嘲笑而显得满不在乎、无所谓。

与学习和与同伴、老师相关的情感越来越占主要地位。例如,学龄儿童对想象中的事物以及威胁个人安全的危险的害怕下降,对与学校和社会有关系的害怕则明显增加,害怕的内容主要涉及学习落后、被指责、怕受同学和老师的嘲笑、被同学拒绝,若这类学校的压力过重有可能出现心理障碍,如神经性躯体症状(头痛、腹痛、呕吐等)、学校恐怖、厌学等。在此阶段,多数儿童的求知欲明显增强,具有学习的原初动力,恰当的教育可以激发他们积极学习的动力,而乏味的说教和压力也很容易挫伤他们的学习积极性。

伴随沟通技能、共情和道德的发展,儿童逐渐脱离自我中心性思维。7 岁的儿童开始更关心别人的观点和想法,8~10 岁儿童中,约 1/2 能以其他人的眼光看待自己,预见并考虑其他人的想法和情感。10%~20% 的该年龄阶段儿童能考虑第三方的观点。理解他人的能力与智能、亲社会行为和利他性有关,并受这些因素的调节。家长通过教养方式和榜样作用影响儿童的亲社会行为,一些影视节目也会影响亲社会行为。

小学儿童开始发展密切的关系和友谊。在低年级,友谊的特点是希望通过游戏得到最大程度的愉快、处理冲突和情绪,对友谊的定义是自己能获得什么好处。高年级儿童友谊的特点是希望被接纳、被赞赏、在一起聊天,在这个过程中可接受的和不可接受的行为得到塑造,恰当的情感表达

得到进一步的发展,能认识到友谊也是给予朋友情感上的支持和对朋友有益处。10 岁的儿童能较有技巧地处理与同伴的冲突和协商解决问题的方法,表现出羡慕和模仿大年龄青少年,开始质疑权威。

2. 情绪调控策略　随着情绪调控能力的增强,情绪的反应强度降低,冲动行为减少,如 7 岁的儿童在痛苦时会用言语、深呼吸放松等策略稳定自己。学龄儿童的应激事件明显增多,但情感仍比较脆弱,容易因挫折、失败、打击而心理受到伤害,但同时他们也不断地学习应付这类心理伤害。顺应性对儿童的情感具有保护性,虽然在幼儿期就开始发展,但比较原始而被动。随着认知能力的发展,学龄儿童的顺应性获得了很大发展,方法和策略更积极、更有效,这使得学龄儿童能设法尽快从各种心理应激的伤害中恢复过来。

在处理成功和失败时,学龄儿童已经可以体验到因不同看法而产生的截然不同的感受,例如"我需要努力准备考试,即使考得不好也不能说明我笨"与"这次考试我必须考好,考不好我会受到惩罚、被嘲笑,我就是失败者"相比,前者不会带来很大压力,后者常会导致紧张和焦虑。遇到挫折、失望和丧失,学龄儿童虽然会感到伤心、悲哀,但不会再像学前儿童那样容易发脾气或是大哭,而是也会采用一些合理化思考、否认和置换的认知策略,将自己的挫折感和悲伤控制在适当的范围内。有必要在学龄早期就开始教儿童运用一些理性的或合理化的思考方式,使儿童能在面对失败、失望时更理性地处理自己的情绪。

为了使自己免于嘲笑和难堪,学龄儿童会采取一些方法以保全"面子",例如避免参加自己不擅长的活动,而多做自己擅长的事情,这类方法很多,而且大多数儿童在小学期间都会有不少的方法,但有时是消极的,如肥胖的儿童怕被嘲笑而减少与人交往,故应引导他们采用积极的策略保全"面子"。

学龄儿童逐渐学会以适当的方法表达和处理自己的感受,能根据所处的情境流露出适当的情绪,会用语言表达与家长和朋友共同分享,不愉快的时候会用倾诉、离开引起不高兴的场景、看自己喜欢的书、听音乐、外出游玩等方式缓解。此外,主动预防和调节躯体不适的能力日渐提高,例如很多儿童能自觉地按气温调节穿衣防止感冒、注意个人卫生减少疾病,患病时为了尽快康复而放

弃娱乐活动,忍受痛苦而接受治疗。

(二) 个性和社会化的发展

1. 个性发展的理论　艾里克森认为6~11岁是勤奋对自卑的阶段,与弗洛伊德的心理性欲发展阶段中的潜伏期相对应。儿童的这一阶段基本在学校度过,要体验通过稳定的注意和孜孜不倦的勤奋来完成学业的乐趣,为了不落后于同学,必须勤奋地学习,如果在学习上不断地取得成就,在其他活动中也经常受到表扬和奖励,就会越来越勤奋;同时,这时期的儿童又怀着害怕失败的情绪,如果学习落后,在日常活动中又常遭批评,就容易形成自卑感。倘若儿童获得的勤奋感胜过自卑感,他们就会带着感觉自己有能力的品质上升到另一个阶段,而能力感的形成需要带有爱的关注与鼓励,自卑感则是由于儿童在生活过程中十分重要的人物对他的嘲笑或漠不关心造成的。因此,家长和教师对培养儿童的勤奋感起着重要作用。

2. 自我调控　童年中期儿童的自控能力迅速发展,对行动的调节作用由对外部行为动作的控制为主,逐渐转向对内部心理过程的控制为主。此时,儿童能更多地运用抽象思维,在行动前进行思考,计划自己的行动,使冲动性行动变为经过思考的行动,从而加强了意志对行为的控制。在这时期,对意志培养的任务是发展对认知、情绪等内部心理过程的自控能力,培养独立、果断、坚持、自制的意志品质。行动的决定需要独立性和果断性。

一般来说,低年级儿童的独立性、自觉性较差,具有易受暗示性和模仿性的特点,不善于安排自己的学习和生活。要发展儿童的独立性就要从小抓好行为习惯的训练,不要怕孩子遇到困难,要让孩子多活动、多实践,逐步提高对其独立性的要求。果断性的形成与抽象思维的发展水平和明辨是非的能力密切联系,盲目和冲动的行动在不断减少,自我评价和客观判断能力在提高,这使得儿童能较快地作出正确选择。

行动的执行需要坚持性和自制力。坚持性的发展与脑神经生物学的特点、兴趣、责任感和自信有较大关系。低年级儿童的坚持性较差,对感兴趣的事容易坚持,而且自觉性较低。而中、高年级以后,即使对于某些兴趣不高但被要求做的任务,也知道有责任坚持,而且自觉性提高。自制力主要表现在对认知活动、对情绪状态等心理过程的调节控制上,在儿童中期发展较迅速,低年级儿童

自制力较差,表现出学习易分心或违反课堂纪律。中、高年级学生抗拒诱惑的能力明显提高,例如坚持写完作业再看电视。

学龄儿童的自主性进一步增强,他们希望多些自主权、少些限制,比如:希望自己决定做什么,与同伴活动的时间增多。对这年龄儿童的限制过多就会引起反抗,如果自主的愿望不能符合家长和学校的要求,就会为了逃避惩罚而说谎。此外,一些大龄的学龄儿童还会有其他的品行问题,如说脏话、偷一些价值并不高的东西。因此,在发展自主性的同时,需要积极的行为引导,学习行为规范,有限制地发展自主性。

3. 自我意识

(1) 自我意识的发展特点:小学时期是儿童获得自我意识的时期。我国心理学家的调查显示,自我意识在整个小学阶段不断地发展,但不是直线的,小学一年级到小学三年级的上升幅度最大,小学三年级到小学五年级处于平稳阶段,以后又再次上升。高年级儿童的自我意识更加细腻,开始了解自己内在特征,认真思考"我是谁",分析自己的优点和缺点、长处和短处。

学龄儿童的自我概念逐渐从对外部特点的关注转向内在的特征,如在描述"我是谁"时,低年级儿童往往回答姓名、年龄、住址、性别、身体特征等,而高年级儿童则开始用人际关系、品质特征来描述。

(2) 自我评价的发展特点:学龄儿童自我评价的发展趋势,从顺从别人的评价到有一定独立见解的评价,从比较笼统到细致的或多方面的评价,高年级儿童开始出现抽象的和对内心世界的评价。7、8岁时首次作出自我价值的概括性判断。学龄儿童的自我评价与学业经验和社会交往的关系密切,成绩好则自我评价高,否则会损伤自尊。高自我评价的男童更富有创造性,能更快地被社会团体所接受,更自信、坦率,愿意表达自己的意见,善于接受批评,学业成绩也较好,而低自我评价的男童往往比较孤独,有不良行为,学习成绩不好。

(3) 自尊和自我确认的发展特点:自我的情绪体验在这时期也有了较大发展,主要表现在自尊心的发展上。在知识技能的获得中,7岁左右的儿童对聪明和愚笨有了比较深刻的体会,说"笨"会极大地伤害儿童的自尊,他们往往宁愿被说是坏孩子也不愿意被说是愚笨的孩子。10岁的儿童开

始在乎自己的身体形象,不喜欢关于自己身体的负面评价,如讨厌被称为胖子。自尊心的发展比较稳定,对自尊的评价在8、9岁与10、11岁时呈高度相关。

自我确认是对自我的肯定,其意义与文化背景和社会价值观有一定的关系。"独特感"是自我确认的一个表现,这是接纳和尊重自己与众不同的特点。随着儿童对自己特点的意识越来越强,产生了自己"独特"的感觉,例如自己身材、外表或某方面能力有与众不同之处,有的儿童对自己面部胎记会感觉很"独特",认为这就是自己的标志因而不会在意别人的目光,但有的儿童则因此自卑,认为跟别人不一样就不能接受,对别人的目光非常敏感。独特感有助于提高自尊心,而这正是我国教育中所欠缺的。忽视个体的特点,过多地与别人比较自己的缺点容易损伤儿童的自尊心,产生自卑。发展独特感也需正确地引导,以免将坚持消极的东西作为追求独特,避免陷入自恋的倾向。

4. 心智化的发展特点　6-12岁儿童在心智化发展中表现出的现象:会以多种身份同时存在,在不同的情境中转换角色,如在学校既是遵从老师的学生,又是能与同学平等相处的伙伴,回到家里则是被爸妈照顾的孩子;会讲述自己的事情,如将自己的旅游故事讲给同伴听并且描述当时自己的感受;对情绪的自我意识和理解开始发展起来,如意识到自己此时的紧张是因为感到内疚或羞耻,内疚是因为做了一件伤害同伴的事情;对公平概念的理解,5岁幼儿的理解就是每人应该都一样,10岁儿童的心智是更能理解合理性的公平,不仅从自己的角度而且从他人的角度去理解,如理解妈妈关注3岁妹妹的时间比关注自己的时间多、不会因此发脾气。

5. 社会认识和社会关系

(1) 社会认知:学前儿童受自我中心的限制,以为他人对世界的看法和自己相同,随着社会交往经验的增多,开始认识他人、认识他人有与自己不同的思维和情感,理解他人行动的目的。能开始对他人进行描述和评价。但6、7岁时还主要是对他人外部显著特点的描述,例如姓名、高矮、学习成绩好坏等,评价也很笼统,如经常用"好人"或"坏人"来评价一个人。8岁时开始逐渐用行为特征、心理特点、价值和态度等抽象词汇评价他人。随着自我意识的加强,学龄儿童更加关心他人对自己的看法,尤其是老师和同学的看法。

(2) 社会关系:小学儿童的交往对象主要是父母、教师和同伴。与父母和教师的关系从依赖向自主发展,从对成人权威的完全信服到开始表现出怀疑和思考。同时,平等的同伴交往日益在生活中占据了重要地位。

① 亲子关系:在父母与儿童关系的变化中,父母对儿童的控制发生了变化,从父母控制阶段(6岁以前)进入到共同控制阶段(6~12岁)。在这个阶段,儿童的独立性增加,越来越多地自己做决定,而父母的责任是监督和引导儿童的行为,与儿童有效地交流沟通,加强儿童的自我监督行为。父母与孩子发生冲突的原因比学龄前出现新的问题、而且更为复杂,例如,是否应监督儿童的同伴关系? 是否鼓励儿童与特殊人物交往? 如何监控儿童的活动? 而且这些议题的具体内容因社会时代而改变。父母要做到既发挥监督、引导的作用而又不伤害儿童的自主性,要在尊重孩子的独立性、促进自信与遵守规则之间建立起合理的平衡,处理这些问题不是一件容易的事情。家长需要学习教养策略,维护积极的亲子关系。

② 与教师的关系:小学教师对儿童的影响重大而深远。绝大多数儿童刚入学时都对老师充满了敬畏或崇拜,老师比家长更有权威性,认为对老师应绝对地服从,对老师的话无可置疑,经常是即使被家长指出错误也认为不能违反老师的要求。中、高年级的儿童则不再无条件地服从、信任老师,开始评价老师甚至对老师提出质疑。小学儿童对学习的兴趣往往建立在与教师的关系上,对喜欢老师教的课程就喜欢,对不喜欢的老师教的课程就不喜欢甚至厌学,因此,教师适当的肯定和鼓励对这个年龄儿童建立自信和学习兴趣的作用举足轻重。

③ 同伴交往:同伴交往迅速成为学龄儿童的另一个重要的人际关系中心。学龄儿童很喜欢与兴趣相投的伙伴们一起活动或学习,与同伴在一起的时间远比学前儿童多,也更有组织性。同伴交往的一个重要特点是开始建立友谊关系。6、7岁的儿童认为朋友就是一起玩耍的伙伴,9岁以后的儿童开始懂得友谊关系是相互的,朋友之间乐于分享并且互相帮助,对同伴交往的重视甚至优先于家庭。10岁儿童的交往,男女差异显现,女孩开始建立小团体,表现出对朋友有占有欲并会嫉妒他人,而男孩则与朋友容易相处,朋友关系建立

在共同兴趣的基础上而非个人感受。

虽然学龄儿童之间常会发生冲突，但一般能设法解决。朋友关系更稳定，可持续一年甚至更长。同伴交往使儿童之间的相互影响日益增强，其影响既有积极的也有消极的。6~12岁期间，男童和女童之间喜欢分开活动，彼此排斥，原因主要在于性别之间个性特征和兴趣的差异较大，男童的活动比较激烈、富有竞争性、容易发生争执，女童的活动比较文静、竞争性低。同伴之间的攻击形式，不同国家的儿童基本一致，男童的躯体攻击性强，特别是在儿童期。女童的攻击形式主要是言语和人际关系，例如争吵、疏远某人或组织同伴小团体对他人施压，在高年级时比较明显。

④接纳与拒绝：儿童在与同伴活动时需要被接受，否则就是被拒绝。有的儿童很容易被接受、受伙伴们的欢迎，有的则很困难并因此产生焦虑。学龄期开始，儿童的社会性要以在同伴中的总体状态和有多少朋友来衡量。学校是获得社会技能的主要场所，儿童既需要被同学接受又必须要老师满意。影响儿童被接受性的因素有躯体外貌、行为方式、学习成绩、社会技能、特殊才能、生理的成熟度等。这些方面的缺限陷，以及不能被同伴普遍接受，儿童就会感到一种失落或是声誉不好，容易产生反抗行为，如恶作剧，以此吸引别人的注意。然而，赞誉过多对有些儿童也有负面的影响，使他们不能恰当地评价自己，产生骄傲自大。因为朋友的接纳或拒绝，可能第一次开始危险行为，如饮酒、吸烟或自伤。

⑤价值考验：入学后，儿童面临价值的考验，其认知和行为需要得到调整。家庭和学校是两个差距较大的环境，在家中获得的观念、期望与学校中的可能有较大分歧，经常发生明显对照甚至截然不同。在家中获得的观念受到了挑战和怀疑，他们逐渐感受到现实，开始认识到需要根据具体环境调整自己的观念，观念和行为变得更现实。例如，在家中备受呵护的、依赖的儿童在重视自立的集体中变得以独立为自豪、以助人为美德，在家中一切自我中心的感觉在平等的学校环境中受到打击，适应快的儿童能很快调整心态，与同学建立良好的关系，而适应慢的儿童则不能与同学和睦相处。

⑥追求并效仿偶像：学龄儿童喜欢以某个人物为榜样或偶像，效仿他们的言行，现实或影视中的人物均可作为偶像，这个偶像可以是父母、伙伴、老师、明星或其他人，也可以是非现实的卡通形象。成绩好的同学常被作为榜样而努力学习。低、中年级的儿童喜欢将卡通形象、家长、老师、同伴作为偶像，高年级以后则开始将歌星、球星作为偶像，出现追求偶像的行为，这类行为从常见的喜欢收集偶像图片到狂热地不计后果，与个性、自尊、家庭和社会环境中多种因素有关。

6. 道德的发展　根据皮亚杰的道德发展理论，5~7、8岁是道德发展的他律阶段，即道德的判断受他人的引导。这时儿童的道德意识尚未成熟，持有绝对的规则感，体现在：把现存的一切规则看成是神圣不可侵犯的，应绝对服从；以为规则是不变的，不理解这些规则是人为的；判断行为好坏根据后果而不考虑动机，不论动机与目的如何，认为只要偏离规则就要受到惩罚，以极端的态度评定行为是非，非好即坏，违抗规则者一律被同伴认为是"坏孩子"；单方面尊重权威，例如特别遵守老师的要求。

很多现代研究发现6岁儿童在道德判断中就开始能够评价并考虑其目的性。按照科尔伯格的道德发展观点，这时期儿童的道德处于第一水平，即根据行动的结果判断是非，结果取决于是否受到大人的惩罚，再者就是遵循个人主义，行动的依据是自己的兴趣、能给自己带来好处和快乐。部分儿童进入了道德的第二水平，即行为能够遵循个人所属团体的规则，如家庭、学校、国家等，根据人际间的相互期望、关系和一致性，按别人期望"做好人"，成为"好孩子"，同时学会关心别人、信任、尊重、感激等。

8~11岁是道德意识逐渐成熟的时期，道德发展的自律阶段。这时儿童不再盲目地按照别人制订的标准行事，而是根据自己逐渐成熟起来的道德意识进行判断，表现出以下特点：意识到规则或法则是经过协商制订的，理解规则既是主观专制的，也是可以被怀疑、可以被改变的；判断行为时，既考虑后果又考虑动机；与权威和同伴相处时，彼此是相互尊重的关系，能较好地评价自己的观点和能力，并能较现实地判断别人；道德判断不再绝对化，能把自己置于别人的位置，采取较温和、贴切、带有补偿性的惩罚。此外，多数学龄儿童都逐渐能明白要维护社会秩序、遵守法律。

在道德的发展中，儿童的公正感经历服从、平等和公道三个阶段。在公道阶段能够依据准则，考虑具体情况，带有关怀和同情之心做公正的判断。11 岁的儿童能理解道德的互惠性,理解意图在评判对与错中起着重要作用。判断一个儿童道德品质的发展水平,既要看他对道德概念的理解、判断,同时也要看他的行为表现是否符合道德规范。公正感也与文化背景有关。根据社会学习理论,儿童道德行为的获得受周围环境以及个体的认知、动机等其他因素的影响,这些因素之间相互决定、共同起作用。另一方面,有时儿童有好的行为动机,但并没有表现出相应的道德行为,这主要的原因是:不具备适当的行动方式,不知如何去做或无法完成;缺乏坚持行动的意志。

道德情感的发展是一个从外部控制向内部控制转移的、不断内化的过程,儿童道德情感的体验逐渐加深。弗洛伊德认为,儿童道德发展内化的结果是有一个"良心"在对儿童说话,应该做正确的事,不要做不好的事,"良心"实际上代表着父母和社会的批评,儿童在受到"良心"谴责时会产生焦虑的内心体验。羞愧感也是一个与道德有密切关系的情感,当良心受到谴责时产生的心理状态。有了这种良心或羞愧感,就有可能使儿童自觉地克制不良行为,但极度强烈的羞愧感会束缚儿童的发展。

7. 与学业成就相关的因素

(1) 学习技能与学业成就 儿童进入学校开始正规学习,学业成就在较大程度上取决于学习技能。学习技能是综合性的学习能力,包含阅读技能、书写技能、计算技能、运动技能等,这些学习技能涉及多方面的心理能力。感知觉加工、动作、语言、记忆、注意的发展水平都对学习技能的获得起重要作用,增强这些心理能力可促进学习技能并进而提高学业成就。感知觉、动作和语言的加工对学习技能的获得具有特定性,如手部精细动作和手眼协调能力与书写技能有特定关系,语言加工与阅读技能有特定关系,计算加工与计算技能有特定关系。记忆和注意能力对学习技能发展具有普遍意义。以阅读为例,阅读是综合语言、认知和情感加工的过程并受社会文化的影响,阅读能力与脑功能和文化环境有关,从小受环境熏陶多阅读的儿童,其阅读能力较高。儿童在学前的幼儿园阶段就在阅读中显示出对文学的兴趣,随着成熟,到学龄阶段对书本和书写更有兴趣。但在脑神经生理功能层面的语言加工异常或相关的认知加工的异常是导致阅读障碍的主要因素。

(2) 气质与学习成就 气质是影响学习的因素之一,Carey 通过对一些研究的综合分析提示:气质特点与学业成就有中度的相关性,气质维度中的坚持性、注意分散度和活动水平与学习的关系较大,其次是趋避性、适应性、情绪性。估计在智力正常的儿童中约有 10%~20% 学习成绩低下的儿童是受到气质的影响。适应较缓慢的儿童,在 1、2 年级时由于不能很快接受新的环境、新的知识,会影响学习成绩。消极的情绪也会对学习成绩产生不利影响。但我们的研究也显示,即使是难养、偏难养和缓慢型的儿童,也有不少儿童的学习成绩优良,原因何在? 根据 Thomas 和 Chess 的气质"调适"理论,对于气质特点偏消极或难养气质的儿童,他们容易与环境发生冲突,不恰当的教育会增加这类儿童行为和学习问题的发生;如果家长、老师能够根据这类儿童的特点采取恰当的教育方法,就能使这些儿童适应良好,获得较好的学习成绩。因此,在教育中,应认识到学习成绩差不一定就是智力低下,非智力因素的影响也很重要。例如,气质特点适应慢的孩子一开始掌握新的知识较慢,并不意味不能掌握或学习不好,应给他们以逐渐适应的时间,避免施加压力,使儿童保持在轻松、愉快的情绪状态中学习。

八、环境因素的影响

儿童在 5~12 岁之间,与外界的接触更广,人际关系获得发展。维果斯基的理论阐述了儿童与社会相互作用的影响。注意、记忆这些基本能力,通过与环境的相互作用后转化为更高级的能力,有意注意、逻辑思维和抽象思维。教育干预的概念包括支架式教学、相互学习、指导性参与、学习者团体这些模式。

社会环境对认知发展有塑造作用,文化背景对任何年龄儿童的能力发展都有重要的作用。社会经济地位(social economic status,SES)是社会心理、环境、经历和遗传影响的综合体现,与语言发展和认知控制的发展有关。在幼儿园的儿童中,低 SES 与操作能力低和执行控制功能低有关。10~13 岁儿童中,低 SES 与儿童的语言、记忆和认知控制有关,但与视觉和空间知觉加工无关系。学校提供正规的教育,是智力深入发展的重要途径。

家庭环境是影响儿童个性形成的主要因素。父母关爱对儿童个性的正常发展至关重要,特别是在生命早期,父母对孩子的爱抚、亲子之间的交流、对孩子需要的回应方式、依恋关系等,这些因素对儿童的发展都不容忽视。那些从小缺乏母爱的儿童,长大后的个性往往孤僻、任性、不合群。家长的抚养态度和教育方式在儿童个性的最初形成中起决定性作用。父母如果经常对孩子发脾气或打骂讥讽,那么孩子就会形成爱发脾气、对什么都反抗或是胆小退缩的两极性格;父母对孩子的态度双方不一致,即:对孩子同一种行为(如欺骗)一方家长表现无所谓而另一方予以严厉惩罚,则使孩子产生是非混淆,容易形成不诚实、两面讨好的性格。父母是孩子的榜样,儿童在成长中有一个与父母求同的过程,即模仿父母的形象和行为,家长的个性特点在潜移默化地影响孩子的性格形成,例如父母脾气急,其孩子也缺乏耐心。父母对孩子的教养态度与儿童性格之间所存在密切的关系。(表1-4-1)

D. Baumrind、E.Maccoby 等先后提出按父母对孩子的接受程度和控制程度将教养方式分为四种类型:权威型,放任型,专断型,忽视型。其中,权威型的教养方式是培养孩子的良好适应、自信的最佳方式,这样的家长能在温暖、关爱和界限规则、限制之间保持平衡,这样的方式能够促进孩子自信、快乐、灵活性和心理复原力的发展。(图1-4-1)

家庭气氛也对儿童的个性形成有明显的影响。在和睦的家庭气氛中长大的儿童大多愉快、乐观、友善,而破裂的家庭会使儿童变得孤独、悲观、恐惧、焦虑。出生次序的调查显示:家中年龄最长的儿童有较多责任感、乐于助人、自制力较强、顺从、较勤恳、认真,但与弟妹相比,自信心稍差、较敏感、易忧郁。最末一个孩子,较自信、有安全感。

关于独生子女的个性特点,一般认为独生子

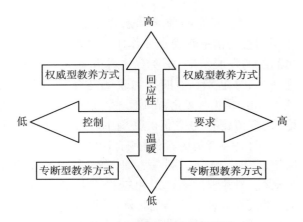

图 1-4-1　四种类型的教养方式

女较自信、自尊心强、活泼,但较任性、好撒娇且依赖性较强。儿童进入学龄期后,要在学校中接受规范、系统的教育,因此学校风气、教师态度对学龄儿童性格的形成有至关重要的作用,研究发现教师态度与学生性格存在以下关系:教师是专制的,学生则较多情绪紧张、冷淡或带有攻击性、自觉性差;教师是民主的,学生则比较情绪稳定、积极、友好、有领导能力;教师是放任的,学生则较多无集体观念、无组织、无纪律、散漫放任。此外,社会风尚也是儿童个性形成中很重要的因素,尤其电视的影响,学龄期儿童攻击性很大程度上与暴力影片关系密切。随着接触带有性内容书刊和影片的机会增多,我国学龄儿童的性意识发展也明显提前,甚至出现性行为。随着电脑、手机游戏、iPad 等电子产品的普及,电子游戏、电子教学方式、互联网的作用也越来越大,儿童容易被电子游戏所诱惑,过于迷恋电子产品,因玩电脑游戏或网络的不当使用而不愿进行其他更有意义的活动的现象很普遍,而且影响学业,发生说谎、偷窃等违

表 1-4-1　教养方式对儿童的个性发展的影响

教养类型	教养方式的特点	孩子的特点
专断型 教养方式	家长对孩子的态度严厉,期望高,设立的规则僵化,不允许孩子自己做决定或做选择,不给解释的余地。一旦孩子破坏了规则,就施以严厉的惩罚	或是逆反、欺负弱者,或是服从心态、顺从他人;缺乏主见,难以自己做出对错判断;低自尊问题,自我价值依赖权威人物的确认
权威型 教养方式	家长对孩子既有限制和引导,又给孩子更多自己做决定的自由,允许孩子从犯错误中学习	自我调控好;自信,乐观;愿意承担责任,自己做决定;知道如何通过努力克服困难;相信自己的判断
放任型 教养方式	家长对孩子几乎没限制,与孩子的关系更像同伴;通常对孩子的需求反应过度,不设立任何规则,并且对孩子的需求让步	迷茫,焦虑;行为没有界限,不守规则,不当行为;容易情绪失调;需求达不到就反抗、对立;畏难,不坚持;品行问题,反社会行为
忽视型 教养方式	家长与孩子没什么互动,对孩子的行为没有限制和要求,也不能满足孩子的躯体和情感的需求	难以与人形成亲密联系,难以建立人际关系;通过违纪行为表达愤怒;消极,自我封闭,孤僻

纪和犯罪的行为呈上升趋势。因此,应对学龄儿童的电子游戏和网络使用予以限制和引导。

九、学龄儿童的健康发展和促进

躯体健康与心理行为的健康发展密切相关。学龄儿童健康的范畴早已超出了躯体和一般行为的领域,扩展到心理行为各方面的发展以及学校教育,因此儿童健康发展和促进的任务也应包括儿童各方面的发展。对学龄儿童的健康促进重点已经上升到提高生活质量的更高层次,更重视心理行为的发展和问题的早期干预,促进环境和教育,达到全面的健康。因此,不论是躯体、心理行为还是教育方面,儿童保健医师或发育与行为儿科医师都应关注,并承担起一定的作用,不只是对儿童进行检查和医疗,还应起到咨询、建议、指导以及对家长和儿童进行健康教育的作用。

在躯体健康保健方面,监测生长发育指标、进行躯体检查是最基本的任务。此外,医师还应向家长和儿童讲解该时期的发育特点和保健知识,提高儿童对躯体发育的了解以及自我保健意识,爱护自己的身体,例如:均衡饮食以保证躯体的正常发育,合理安排作息以保证充分的睡眠和运动时间。如果儿童的体格发育缓慢或超前,除考虑生物学因素,还应对发育进程的早晚进行评价,以消除家长的过分担忧和不必要的药物治疗。例如,参考骨龄评价学龄儿童身高的增长趋势,性发育的早晚是否属于正常范围。在解释儿童的躯体发育问题时,要注意保护儿童的自我意识,尽量避免因自身躯体发育的问题而自卑或焦虑。

在心理行为方面,从以下几点入手:

1. 提高家长对学龄儿童心理健康的知识和重视　告诉家长学龄儿童心理行为发育特点,了解主要发展线索(表1-4-2),了解正常、偏离或异常的行为,特别是一些容易令家长担心的现象,例如好动、违拗、手淫和说谎等。

2. 帮助家长了解自己孩子的特点　例如情绪、认知以及个性等方面的特征,理解、接受和爱护孩子。

3. 帮助家长学会一些恰当的教养策略　例如,处理好表扬与批评、夸奖与责备、鼓励与惩罚的分寸,将以批评、责备为主的教育方法转变为有效的表扬和鼓励;指导家长对孩子的行为偏离做出适当的反应,如不应打骂孩子;对如何控制家长本人的怒气、失望等情绪提出建议,如冷静下来寻找原因并提出改善措施;指导家长如何与孩子沟通,倾听孩子的想法,支持、强化好的行为;对孩子的期望和要求不宜过多、过高,期望和要求应切合孩子自身的能力、特点和所处环境,不要指望能力普通的孩子成为一个各方面都出类拔萃的人。

对于儿童的检查,首先要与他们建立良好的医患关系,才能使检查顺利进行,尤其是心理或精神状态的检查。对学龄儿童的心理行为评估,不再以行为观察为主,有效的系统性面谈十分重要,此外还可能需要进行一些行为评估问卷和心理测验。对儿童的初级干预,需要家庭和学校帮助经常失败的儿童体验到成功。在家庭和教育方面,应重视营造温馨的家庭环境、良好的学习环境以及积极的社会氛围。根据学龄儿童的发展特点,反省教育机构的教育方法是否科学,呼吁并帮助改善不恰当的教育方法,将健康教育和健康促进的内容纳入学校教育中,例如将性教育提前到小学阶段。

 【专家提示】

- 大脑功能的优势侧化在学龄期逐渐完成,不要强迫改变优势手。
- 学龄儿童的睡眠时间比学前减少,但一般也要保证每天9小时的睡眠,才能使大脑和躯体得到充分的休息。
- 大脑功能的优势侧化在学龄期逐渐完成,不要强迫改变优势手。
- 应重视发展学龄儿童的大运动,建议每天的运动时间应不少于1小时。
- 学龄期的记忆广度为3~7个(5±2),教给学龄儿童复述、组织、联想等记忆策略,可提高记忆总量。
- 学龄儿童的高级情感更丰富,而且逐渐内化,应注意培养和保护。如培养集体感、美感、幽默感、友谊,学习情绪调控,增加顺应性和对挫折的耐受性。
- 儿童具有学习的原初动力,采用恰当的教育激发他们积极学习的动力,避免乏味的说教和压力。
- 注意培养学龄儿童勤奋的个性品质、良好的自我意识,建立良好的社会关系。
- 学习成就与气质特点有关。
- 应对学龄儿童的电子游戏和网络使用予以限制和引导。

表 1-4-2　童年中期的发展主线

年龄	躯体发育	认知发展	情绪发展	人格和社会化发展
6 岁	跳绳,跳跃,骑自行车;手眼协调更好,自己梳头发	确认性别是固定的;发展各种具体运算的技能(包括守恒和分级),开始掌握各种记忆策略和执行过程(元认知)	能意识到自己和他人的情绪;理解不用言语伤害别人;稳定情绪的能力提高	自我概念愈加抽象,很少与外貌联系;对人的描述越来越倾向内在,注重本质特点;在游戏和友谊中,几乎完全按性别分开;开始重视友谊和团队活动,希望被朋辈接纳
7 岁	骑两轮自行车原地旋转能做简单家务事	同 6 岁,此外:开始阅读,学写短文;解简单的数学文字应用题	更理解规则、关系和道德;可能有一个最要好的朋友;对同性别、有相似兴趣和能力的儿童更认同	开始发展全面的自我价值感;愿意承担家庭责任;与他人分享知识;游戏时会尊重同伴;友谊建立在相互信任的基础上
8 岁	骑车好,用铅笔好	开始逻辑推理;具体操作技能的使用越来越好;懂得重量守恒;更理解时间长度	同 7 岁,此外:应激时寻求与照养者的身体接触,但其他时候则不愿身体接触;处理挫折、失败和失望时更能保持情绪稳定	开始需要更多隐私。越来越在乎他人对自己的看法;开始用抽象词汇评价他人;开始设身处地理解他人
9 岁	有些女孩开始青春发育	理解并非只有正确和错误,还有中间性;开始学习分数和几何;阅读不同文学体裁	更能意识到真实世界的危险,担心父母;被朋辈团体接纳的愿望更强烈	懂得友谊关系是相互的,乐于分享且互相帮助;完成共同目标任务时的合作性更强
10 岁	同 9 岁,有些男孩开始青春期发育	同 8 岁	自我感觉良好;情绪更稳定	与朋友容易相处,喜欢在团体和合作性活动
11-12 岁	儿童开始青春发育	懂得容量守恒;开始可从不同方面看一件事情,理解事情不是非黑即白	责任感的体验更强	看重同伴关系,受同伴压力的影响做自己不愿意做的事情

(张劲松)

参考文献

1. DR Shaffer. Developmental Psychology, Child and Adolescence. 5th edition. Brooks: Cole Publishing Company, 1999.
2. H.Bee. The Growing Child. 2nd edition. Longman, 1998.
3. Carey WB, McDevitt SC. Coping with children temperament: a guide for professionals. New York: Basic Books, 1995.
4. 林崇德. 发展心理学. 北京:人民教育出版社, 1995.
5. 许政援,沈家鲜,吕静. 儿童发展心理学. 长春:吉林教育出版社, 1996.
6. 刘金花. 儿童发展心理学. 2 版. 上海:华东师范大学出版社, 1997.
7. 陈帼眉. 学前心理学. 北京:人民教育出版社, 1989.
8. 李辉,季成叶,宗心南,等. 中国 0~18 岁儿童、青少年身高、体重的标准化生长曲线. 中华儿科杂志, 2009, 7(7): 492.
9. 王甦,汪安圣. 认知心理学. 北京:北京大学出版社, 1992.
10. 张劲松,洪昭毅,顾菊美,等. 儿童气质与学习成绩、多动障碍关系的研究. 临床儿科杂志, 2000, 18(3): 179-180.

第5节　青春期的发展

【开篇导读】

青春期是身心变化快速的时期，儿童从青春期走向成人期，但青春期绝不是过渡时期。青春期中的青少年身体快速成长、性生理迅速成熟，心理也在发展性地转变，但在积极向前发展的同时，又面临着升学、就业等多种应激。这是人一生中激情澎湃的时期，也是容易产生迷惘、出现心理行为问题或障碍的时期，多种矛盾、冲突共存于青春期。如何应对这些心理危机？要顺利完成青春期的发展任务，青少年的心理是否准备好了？成人应如何理解和帮助他们？本节将介绍青春期的心理发展特点以及与之相关的生理发育，并阐述青春期的健康和健康促进方面的重要议题。

一、概述

青春期一般指 11、12 至 18 岁的阶段，但由于青春期的开始和结束时间有个体和种族文化背景的差异，并受时代变化的影响，因此年龄范围的划分不能与其他阶段截然分开。目前国际上有时也将年龄拓展为 10~20 岁。青春期变化较大，12 岁与 17 岁的身心状态和社会心理需求有很大的区别，需要进一步划分不同时期才能更准确地描述青春期的特点，如：青春早期（10~13 岁），青春中期（14~16 岁），青春晚期（≥17 岁）。本文以中国常规的习惯划分方式为主，但会有与其他年龄阶段的交叠。

青少年的生理和躯体在这个时期中迅速发育并趋向成熟，身高的增长速度在 11、12 至 14、15 岁处于第二个高峰期，是身体发育的鼎盛时期及性成熟的时期。14、15 至 18 岁，在生理上和智力上均接近成人水平。生理上的成熟使青少年在心理上产生成人感，开始面临升学、交友、就业等危机。

青春发育开始的时间，多数人在 12~14 岁，但开始的早晚及体征、性征的发育时间和速度有很大的个体差异。男孩开始的时间范围一般在 10~14 岁，女孩一般在 9~13 岁之间。青春发育的特征主要表现在身体外形的改变、内脏功能的成熟及性的成熟三个方面。

但心理发展的速度则慢于生理的发育成熟速度。生理的迅速变化对心理产生了很大冲击，引发种种矛盾，尤其是处于成人感与幼稚性的矛盾之中，体现出反抗与依赖、勇敢与羞怯、自信和自卑等许多对立的现象。青春期是一个转型时期，在生理和心理发展的同时又完成着从儿童向成人的转变，转变涉及躯体、认知、社会关系、学习、就业以及身份认同等多方面，是发展性的转变过程。由于青春期富于变化，伴随着发展性转变经历着矛盾与危机，因此又被称为"危机"时期，意味着健康的危险因素也比原来增加。青少年如果缺乏引导或问题处理不当，容易出现迷茫、混乱以及偏差，例如学业失败、吸烟、怀孕、抑郁和自杀、品行问题等发生率都比青春期之前要高。

青春期是人生发展转变的重要一环，必须整合生物学、心理学和社会学的观点对待青春期，深入地了解青少年、恰当地处理青少年问题，帮助他们顺利地度过青春期，以健康的姿态进入成人期。

二、躯体和生理的变化

青春期的发展性转变首先体现在生理的转变，青少年的躯体发生着剧烈的变化，呈现为一个快速的生长发育阶段，主要表现在身高和体重的突增、性器官发育成熟以及出现第二性征。影响青春期发育的因素有遗传、营养、运动、生活条件、气候环境等多种因素。

（一）躯体功能的发育

身高是变化最明显的外部特征。身高的增长速度在 12~15 岁处于人生的第二次生长高峰，一般而言，每年至少长高 6~8cm，甚至 10~11cm。女孩的身高通常在青春早期和中期迅速增高，乳房发育后约 1 年，一般在 12、13 岁左右达到生长高峰。按骨龄计算，女孩在 13 岁时身高达到最终身高的 95%，16、17 岁骨骼的生长开始停止。男孩身高的增长高峰在青春中晚期，进入身高快速生长期的年龄平均是 13 岁左右，14 岁左右达到高峰，然后生长速度减慢。男孩比女孩的生长高峰约晚 2 年，但每年增长速度快于女孩，最终身高的 95%

约在 15 岁时达到，18、19 岁长骨的生长开始停止。成人骨骼最终长度的 25% 是在青春期增长的，颅骨的厚度大约增加了 15%。男孩肩部增宽，下肢较长。青春期发育时间的个体差异很大，有些晚发育的儿童到 20 岁身高仍在增长。

青春期中，体重的增长基本与身高的增长平行，增长速度约在 14 岁达到高峰，而以后则下降。肌肉比青春期前明显强壮，厚而结实。男孩比女孩的肌肉发育更为突出。肌肉发育的性别差异与性激素有很大关系，其次是运动的结果。皮下脂肪的增长有性别的差异，在 13~17 岁之间，女孩皮下脂肪的比例增多，而男孩皮下脂肪的比例下降、肌肉比例上升。一般而言，青少年精力充沛，喜爱大运动量的活动，但由于肌肉的发展尚未完全成熟，力量和耐力均比成人差，比成人容易疲劳，因此不能承受过大、过重的运动量和劳动量，不适应长时间的紧张状态。大约在身高停止生长后 1 年，肌肉的力量达到了正常成人的水平，应逐渐加强锻炼，注意劳逸结合。

心脏的重量在儿童中期为出生时的 6 倍，青春期开始后，则成倍地增加，增长至出生时的 12~14 倍。心率、脉搏开始减慢，男孩的变化比女孩更明显。男孩的收缩压增高，女孩则是一个平台。肺体积增大，肺活量增加，呼吸次数减少。12 岁以后，男孩的心、肺功能明显比女孩强。红细胞的容量在男孩增加，而女孩则没有变化，淋巴组织在 12~20 岁期间降低了 50%。

（二）神经系统的发育

神经系统在青春期的显著变化是神经元的联结更加精确，皮质和皮质下的某些神经纤维仍继续髓鞘化，胶质细胞数量仍在增加，白质的容量呈线性增长，这些变化进一步提高了神经传导的效率，使儿童的认知能力获得质的转变。

灰质发育的高峰期在 12 岁左右，不同区域的发育速度不同。灰质容量呈倒 U 形发展，先增加后减少。灰质增厚与青春期发育的开始有关，因年龄而异，女孩比男孩早 1 年，灰质的容积减少可能与突触修剪有关。在发育过程中，灰质有选择地丧失和变薄，4~8 岁之间灰质的丧失与感知觉和运动功能有关，11~13 岁时与空间定向有关区域的成熟，在青春期的晚些时候，前额叶与执行功能有关的区域成熟。尽管脑神经发育在青春早期已经接近成人，但脑电的变化还是在由慢波减少向 α 波增多的转化过程中，而且这是一个较慢的过程。

（三）性发育和成熟

生殖系统和第二性征的发育成熟是青春期最显著的变化之一。青春期与下丘脑-垂体-肾上腺素轴的特殊变化有关。青春期开始，下丘脑、垂体开始分泌促性腺激素，促进卵巢和睾丸的性激素分泌开始急剧增加，男性的睾酮的分泌增加了 18 倍，女性的雌激素增加了 8 倍。在性激素的作用下，生殖系统（即第一性征）和第二性征迅速发育。

女性青春期发育的开始时间一般比男性早 2 年，以乳房发育为最早标志，顺序为乳房发育、阴毛和腋毛、外生殖器和月经初潮。乳头隆起和乳房发育一般在 9~10 岁开始，乳头隆起可早至 8 岁，同时乳晕轻度扩大，随后陆续出现阴毛和腋毛生长、骨盆增宽、臀部变圆、皮下脂肪增多、嗓音细而高等女性第二性征。月经初潮在青春中、晚期，月经来潮之初的 1 年内周期不规律。根据天津的调查，我国女孩月经初潮平均年龄，2015 年的调查的平均年龄（12.01±0.85）岁比 20 世纪 90 年代中期的调查的平均年龄（13±1.9）岁有所提前，后者最早为 10 岁，最晚为 17 岁，12~13 岁占绝大多数。卵巢中的卵泡逐渐发育成熟，月经初潮后开始具有排卵能力。生殖器官的变化表现为：阴阜隆起、大阴唇变肥厚，小阴唇增大、色素沉着；阴道迅速增长，阴道黏膜增厚，分泌黏液，分泌物为酸性；子宫增大，肌层变厚；输卵管增粗，卵巢在 13~15 岁开始排卵。15~16 岁出现痤疮。

男性青春期发育一般在 10~12 岁开始，首先特征是睾丸增长加快，阴毛生长，阴囊皮肤变粗并变黑，青春中期出现阴茎增长并遗精，男生中首次遗精平均年龄为 12.34 岁，明显早于 2005 年天津地区男生首次遗精的平均年龄 13.61 岁。我国调查显示首次遗精的年龄一般在 12~17 岁之间，平均为 14.1 岁，14~15 岁占多数。第二性征发育的主要表现为喉结突出、嗓音低沉、肌肉发达，出现阴毛和腋毛、胡须生长，周身汗毛增多，一般在 2 年之内完成。我国男孩开始形成喉结的时间约 70% 在 11 岁时，约 97% 在 14 岁时。腋毛在阴毛长出后的 1~2 年长出，然后出现胡须和躯体长毛，胡须大多在 12.5~13 岁开始，16 岁以后都已形成。声音在 14 岁以后开始变得低沉，16~18 岁出现痤疮，16~17 岁出现精子。60% 的男孩在青春早、中期出现男子乳房女性化的现象，但绝大多数在 2 年内消失。见表 1-5-1。

表 1-5-1 青春期性发育的 Tanner 分期

阶段	乳房发育	男性生殖器发育
1	仅有一些乳头升高	睾丸、阴茎、阴囊几乎与童年早期的大小、形状相同
2	乳房萌芽期：乳房升高，乳头似小丘隆，出现硬结，乳晕直径大于第 1 期	阴囊和睾丸稍增大，睾丸部位皮肤变红、变薄起皱纹，但阴茎没有增大
3	乳房和乳晕都比第 2 期增大并升高，但它们之间的轮廓线未分开，侧面呈半圆状	阴茎轻度增大，先主要是长度的增加；睾丸和阴囊更增大
4	乳晕和乳头形成次级隆起，突出于乳房轮廓线之上，阴囊皮肤变黑	阴茎进一步增大，同时宽度增加、龟头发育，睾丸和阴囊进一步增大
5	成熟期：乳房为成人型乳晕嵌进全部的乳房轮廓线中	生殖器的大小和形状与成人相同

三、认知发展和学习

青少年的知觉和观察水平有了很大提高。注意的稳定性一般保持在 40 分钟左右。与小学阶段相比，由于控制能力提高，能较快地将注意转移到学习中，自我控制注意状态的能力发展，有时似乎在集中注意，实际却在"开小差"。青春初期的注意发展一般已达到成人水平。记忆从 8 岁一直到 16 岁，随年龄的增长而逐年发展。思维发展进入了皮亚杰的形式运算阶段，相当于 12~16 岁。这时期认知的主要特点是逻辑推理，体现为思维更富有灵活性、具有系统的问题解决能力以及假设性演绎推理。

青少年的思维已经摆脱了具体事物的束缚，可以在头脑中把具体的事物形式和内容分开，运用组合、包含、排除、类比、类推、引证等逻辑推理形式。他们可以想象尚未成为现实的种种可能，能形成假设并根据假设进行推理，相信演绎得出的结论，使认识指向未来，能更系统地解决较复杂的问题。在思维的内容方面，他们开始了解政治、社会、道德和哲学的概念，诸如对自由、公正、民主、极权、资本、讽刺、信念等产生兴趣。元认知进一步发展，使得思考、问题解决和分析操作能力都得到加强。元认知的快速发展是青春期认知发展的一个重要方面，这是一种"思考有关思维"的

能力，元认知的过程是能够利用过去的经验，将从这些经验中获取的知识与新的任务或问题整合起来，回顾和考虑可能的策略，最终解决问题或完成任务。在快速生长和生活多变的青春期，元认知有助于青少年在思维和情绪发生冲突时成功地寻找平衡。

此外，认知的信息加工能力在青春期获得了很大发展。虽然总智能在青春期保持稳定，但某些特定的心理能力迅速提高，如言语、计算、空间知觉、记忆能力、注意分配的能力都有很大提高。更多的高级认知能力在这一阶段得到发展，如：记忆技巧，相似性检索，积极的工作记忆；语言技巧，能掌握复杂的词汇和造句，主动倾听；分析性思维，如记笔记、学习技巧、时间安排和准备考试，以及复杂的写作技巧。学习动机更明确、更主动，在学习动机高、低焦虑时学习最有成效。

青少年的思维表现出比较强的创造性和批判性。他们喜欢进行丰富的、奇特的幻想，喜欢别出心裁、标新立异，具有较强的求知欲和探索精神。独立学习的能力明显增强，在学习中不愿意依赖教师和教科书，而是更主动地寻求不同的学习方法和知识来源。对自然科学、文学均表现出浓厚的兴趣，例如喜欢参加科技小组、阅读文学名著。

尽管在形式运算阶段抽象思维获得发展，很多青少年都具备了抽象思维的能力，但并非普遍地经常使用抽象思维，具体思维还是多于抽象思维，即使成人也是如此。

四、情绪、个性和社会化的发展

（一）情感发展

在青春期，高级情感继续发展，身体迅速发育、性激素分泌增加以及学习、升学和就业中的问题凸显，这些因素均会对情绪、情感带来很大的影响。

身体外形的成人化以及自主性增强，促使青少年在心理上产生了"成人感"，希望尽快摆脱稚气，渴望被当作成人看待、得到成人式的信任和尊重，然而心理发育水平慢于生理的发展，同时成人还仍习惯将他们视为不懂事的儿童，约束较多，于是常陷入对成人管教相抵触的情绪状态中。

青少年的情爱更加深刻而且内容广泛，发展了包括爱父母和家人、爱同伴、爱集体、爱祖国等，以及随着性成熟而产生的性爱，而且爱憎鲜明。

青少年由于经验不足，充满理想，当一些愿望

不能实现时就会导致挫折感。随着来自学校和同伴关系的压力的明显增多,青少年比原来更多地体验到消极情绪。例如,因为考试失利而丧失自信,被同学拒绝而沮丧,如果又缺乏家长的理解和支持,他们还会体验到孤立与无助。青少年要面临升学与就业,有些人在15、16岁(甚至更早)就走向社会谋生、参加工作,新的经历带来了新的体验。升学和就业的选择过程给青少年带来激烈的内心冲突,体验到矛盾与茫然;当理想在现实中失败、破灭时,这可能是他们有生以来体验到的最大挫折,感到失落与困惑。早进入社会工作、谋生的青少年对消极情感的体验要比晚工作的青少年多而深刻。

性激素的分泌变化是青少年情绪容易波动和性意识产生的主要生理机制。性成熟令他们萌发出与性相联系的情感体验,产生了对异性的好感、对性的渴望以及性兴奋。但在与异性的交往中,又容易感到害羞,显得紧张、怯懦。

一般而言,青少年的情绪、情感具有以下一些特点:

1. 情绪反应强烈,富有激情与热情。会为目标和理想而不惜代价地付出一切,也常会因为小矛盾而激动导致冲动、伤人。

2. 情绪比较脆弱,容易波动,受到挫折容易沮丧、紧张和焦虑。

3. 情感容易走极端,例如受到赞扬或成功时容易骄傲、沾沾自喜,而受到批评时容易灰心丧气,失败时容易自卑,爱憎分明。

4. 内心体验更加深刻。有时会陶醉于憧憬和幻想之中,但若是陷于消极情绪中不能自拔则会产生心理失衡、精神障碍。

5. 更加内隐,不愿外露。随着对情绪控制能力的增强,青少年会掩饰自己的感受,尤其在青春晚期,不愿意向别人袒露自己的内心感受,因此若消极情绪不能被及时察觉则会造成严重的后果,如自杀、伤人。

成人应尊重青少年的独立性和自尊,不宜干涉过多、过细;充分调动他们学习和工作的积极性,帮助他们要学会调控自己的情绪,尊重别人;老师和家长应主动与他们交往、沟通,增加相互信任;进行适当的性知识教育,坦然面对异性,引导与异性的正常交往。

(二) 个性与社会化

1. 性发展的理论 12~18岁在埃里克森的人格发展理论中处于第五个阶段,即自我认同感对角色混乱。在这个阶段,青少年需要追求自主性、个性化、隐私以及与家人的分离,他们受到家庭以外的社会影响越来越多,对家庭的依赖越来越少。他们要应付生活中的重要问题,而这些是以前从未遇见的,他们开始思考"我是谁?""我是怎样的一个人?""我要成为什么样的人?"他们动用全部的知识来解决自己的角色定位,最后致力于某一种生活策略,一旦做到了,就获得了自我认同感。同时,他们对别人的感觉和判断会产生怀疑,如:通过某件事情感到过去认为某某同学是"差"生的想法可能不对,一直认为老师的答案都正确的想法开始动摇。当青少年获得了积极的认同感,如,"我是有能力的""我是受欢迎的""我是某某的人,我爱我的家园",就能够对个人价值和信仰独立作出决定,了解自己是怎样的人,接受并欣赏自己,就能顺利地离开这个阶段并长大成人,就可能发展忠诚的美德。但如果未获得认同感,就会产生角色混乱,不知道自己要成为什么样的人,以消极的认同感离开这一阶段。在对认同感的寻求中,青少年会做出多种选择和尝试,如变换兴趣爱好、变换朋友、变换偶像类型、变换学校和工作。性和攻击性冲动在青春期比在其他时期要更强烈,学习表达和控制冲动也是青春期的重要任务。

根据埃里克森的观点,健康的青少年就是成功解决了该时期的危机,明确了自己的身份。大多数青少年都能以良好的状态顺利度过青春期。

2. 自我调控 随着身体发育成熟和知识、经验的增长,以及社会化和成人感的发展,对有意识地自我调控的要求更高。

青少年初期,意志发展的基本特点是意志对行为的控制更加主动和自觉,并能更有效地控制和调节内部的心理状态和心理过程。在采取决定的阶段,首先能服从于一个长远的目标,动机更有概括性和带有深刻的社会意义,例如为了帮助残疾儿童而坚持每周末做义工半天;第二,越来越会计划自己的行动,如假期中有计划地安排学习和娱乐;第三,具有更多、更复杂的内心冲突,体验着不同的甚至是对立的目的、动机的斗争,作决定时进行的种种考虑和内心冲突,需要用意志的力量加以调节,如,是去写作业还是玩游戏?学习很重要但游戏很有诱惑;第四,独立性和自觉性显著增强,如自己外出活动、承担某项班级工作。青少年初期处于"心理断乳期",随着独立感增强不再那么依赖家长、那么容易服从大人,希望自己作决定、自己做事,甚至离开家庭,这需要家长的理解和尊重,改变多年的监护与服从关系,减少对他们自主性要求的干预和限制,若青少年追求独立自主的要求得不到满足便易引起他们的反抗,尤其在15、16岁时,故又被称为"第二反抗期"。在决定的执行阶段,坚持和自制的意志品质达到更高的发展水平,如克服要看电视的强烈愿望而坚持读书。

这一时期意志培养的中心任务是提高青少年的自觉性,促进独立性、果断性、坚持、自制等意志品质的高度发展,从而实现对外部行为、内部心理过程和心理状态的有效控制。在教育上建议:鼓励独立和自制,培养不怕困难的坚毅品质;提高自我培养意志品质的自觉性。

(三)自我概念

1. 自我意识　12岁以后,青春中、后期的变化主要表现在心理方面,自我意识的加强和性意识增强,特别是青春后期,是自我意识迅速发展的重要时刻。青少年迫切地想摆脱"小孩"的形象,开始思考要成为什么样的人,努力修饰和塑造自己,使自己日益成熟起来。外在方面,他们更加注意自己的容貌、体态以及举止、言行。内在方面,越来越关注自己的个性特点、观念、道德、信仰等,寻找自己的榜样或偶像,设计出自我的标准,并经常进行自我反省和调整,保持自我处于自我完善的方向,如果对目前的自我不满也会重新设立自我的标准。

外表特点是青春期开始是自我概念的主要内容,青春后期的青少年更重视自己的内在特点,越来越多地根据信仰和感受定义自己。有研究显示:10~18岁儿童青少年在自我定义时,参照躯体特点进行评价的人数比例从接近90%迅速下降至不到20%,而参照意识形态或信仰进行的评价从不到5%上升至40%,在14~16岁期间呈现为变化平缓的时期。青少年的自我概念更加分化,能够将自己以父母的儿童、学校的学生、伙伴的朋友等不同身份看待和评价自己。自我的概念更为灵活,可以根据不同的场合来主动调整自己的角色,使自己被他人接受。青春初期的青少年具有强烈的自我意识,这使得他们不轻易地接受别人的意见,而是认真对待自己的观点、看法,对他人的观点、意见持怀疑和批评的态度,在经过一番审视和评价后才有保留地接受或是拒绝接受。他们开始严

肃地对待价值观和人生态度的问题,出现反传统价值观的现象,尤其不愿接受家长的观点和要求。但同时,由于思维受到经验的限制,仍表现出明显的片面性和表面性,尤其是初中学生,显得思想偏激、极端,例如会不顾一切地盲目崇拜明星。青少年后期,约高中阶段,已经能完全意识到自己是一个独立的个体,开始关心自己的成长,在选择职业上针对自己的能力、特点、兴趣进行选择,希望能按自己的愿望进行选择。

2. 性和性角色　多数青少年在某种程度上都有过性活动,如自慰行为(手淫)、性交等。青少年在青春早期开始对性产生好奇,自慰行为(手淫)比较常见。青春中期开始,有些青少年开始有性体验,但不一定是性交。现代青少年的性体验有些纯粹只是为满足性冲动并非因为爱情。有少数青少年的性取向不一定是异性,可能是同性取向。一般来说,性别认同和性取向在青少年晚期基本定型,决定了今后是异性恋、同性恋还是双性恋。

从自我的性角色分化来看,主要趋向为男性化(男子气)或女性化(女子气),即自我明显地以男子特点或女子特点为主,少数人属于两性化和未分化,在美国有25%~30%的中学生将自己评价为两性化特点。一般而言,女孩努力学习女性角色的行为,显示出阴柔之美,如温柔、文静、矜持的特点。男孩努力学习成为男子汉,使自己富有阳刚之气,如具有坚强、果断、勇敢的特点。对男性化和女性化的认识过于表浅会导致青少年产生一些不良的行为,如:男孩开始学吸烟、饮酒,女孩过于重视服饰、打扮,以及过早地频繁约会、发生性关系。

3. 自尊　青少年期自尊的发展,总体上趋于稳步地上升,大年龄青少年对自我价值的全面评价比青春期刚开始时高。在青春早期,12~14岁的初中阶段,一些少年的自尊呈现明显的下降,尤其是初中一年级,这与青春期的转换过程有关。初中一年级是从小学到中学的一个重要转变过程,不仅是青春发育开始时期,学习环境也发生了很大变化,因而对于青少年来说是一个应激,自尊容易降低,但多数青少年能顺利地度过这个转变期,15岁以后自尊增强。在青春期转变过程中,自尊保持较高的少年一般在整个青春期一直处于高状态,而自尊较低的少年往往也是一直处于低状态。研究发现,对于在校生,高一和高三也是自尊容易发生变化的阶段,但在初一自尊评价较高的青少

年一般在这两个阶段也能心理适应得较好。

（四）人际关系

青少年的人际关系更为丰富,家庭和同伴关系是重要的人际关系,此外还会发展起更复杂的社会交往。例如,在社会活动中或就业后发展起的朋友或同事关系。与父母的关系出现越来越多的矛盾和冲突,但与他人交往则越来越自然、熟练。青少年能理解更抽象和内在的人际关系,例如11、12岁的少年对友谊的理解多认为是亲密的关系,而在青少年中期则认为友谊是信任和支持。晚期的青少年能认识到即使是最亲密的友谊也不意味着能满足彼此的各种需要,真正的友谊应是能够适应彼此的特点和变化。青少年对人与人之间的关系也更为敏感,会分析谁与自己好或不友好,在乎别人对自己的言行、态度,人际交往中的成功与否都将影响"自我"概念。总之,青春期的人际交往是成长过程中的重要一环,顺利的社会交往和良好的人际关系可以促进青少年的成熟发展。

1. 亲子关系　青少年在与家长的关系中需要完成两项矛盾的任务。一个是发展自主性,不再事事依赖家长,自主性的发展过程中往往要与家长发生冲突。另一个是保持与家长关系,亲子双方依然保持着强烈的依恋之情。

亲子冲突的原因不只是在于青少年,家长的教育方式不能适应青少年的变化也起着主要的作用。青春期的少年认为自己正在或已经长大,应有自己的主张、隐私和行动自由,家长不应过多干涉,而很多家长认为青少年仍是不懂事的儿童,容易受不良环境影响,不严加管教就容易学"坏",要始终服从大人。引发亲子分歧与冲突的事件,可以来自学习、交友以及其他日常事物的各方面,例如对学习的态度、爱好、对某件事的观点、穿着、发型等。分歧若得不到积极的解决,彼此之间会变得越来越缺乏耐心,产生矛盾而引发不良后果。从小对儿童专制的家长,青春期的亲子冲突更容易激化,他们对青少年过分挑剔、指责,不分青红皂白和对错都要干涉,会令青少年感到对家长无话能说,于是对家长关闭心扉、不愿理睬或事事顶撞,即使对于家长正确的话也感到听起来不舒服、不愿接受。如果家长对青少年的态度是温暖、关怀、理解和支持,并且愿意倾听他们的心声,对他们的意见和不同的见解持开放的态度,那么就比较容易解决冲突,青少年也愿意向家长诉说心里话。

一般来说,青少年与家庭的紧张关系是暂时的,实际上,即使青少年想独立,他们在情感上仍对家长有很强的依恋,青少年的良好感受和快乐更多地来自于对父母的依恋,他们需要家长作为心理上的安全基地。以下几种教育方式可以帮助家长成功地应付儿童的青春期:

（1）给青少年建立明确的行为标准,但可以对他们做有条件的让步。

（2）可以适当地惩罚(如剥夺某种权利),但不能体罚。

（3）有一贯性的纪律要求。

（4）允许青少年参与家庭讨论,发表不同意见。

（5）监督青少年但不应过于保护和干涉。

（6）提供一个温暖、有凝聚力和负责任的家庭环境。

（7）给青少年提供信息,帮助他们发展解决问题的技能。

2. 社会交往　青少年日常中的多数时间都与同伴在一起,在校学生的人际交往大多是同学之间的同伴关系。同伴的关系分为群体和朋友,同伴之间关系平等,往往对父母无话可说,在同伴之间则无话不说。同伴的交往更强调情趣相投、同情、值得尊敬和能产生共鸣,比较重视发展同伴友谊,同伴之间比原来更多地分享内心感受,而且更加理解彼此的感受,友谊经常能持续一年以上。同伴关系的顺利发展促进认同感形成,有助于青少年情感和人格的发展。

在整个青少年阶段,交往范围还包括老师、校外不同场所中结交到的朋友,通过社会交往,开始理解社会规范、道德、习俗、观念,以及懂得利益、权利、信誉、名誉、合作、忍让等社会概念。例如,社会关系较多或已经参加工作的大年龄青少年逐渐了解到人际关系中更复杂的一面,关心在人际交往中能获得什么利益,学会为了自己目的而发展不同的人际关系。

任何正常的青少年最开始都具有与人交往的内心愿望,但一些因素会妨碍青少年发展人际交往能力。在青少年的人际交往中,害羞心理、自卑心理、嫉妒心理是常见的消极心理。除了个性特点的影响,前两种心理与社交经验不足以及最初的社交挫折有关,如果不能及时帮助他们克服则可能发展为社会交往障碍。嫉妒心理来自同伴竞争的压力,很多青少年都有不同程度的嫉妒,轻微的嫉妒有可能变为自己进步的动力,而强烈的嫉妒则使人际关系紧张并妨碍自己进步,因此需要成人重视和引导。

(五)性心理

青春期开始,男女少年随着身心的不断发育,对性的发育产生了好奇、不安,甚至恐惧,由于缺乏性知识,便产生了一种神秘感,发出对性知识的渴求和兴趣。如果青少年缺乏正确的、科学的性知识,就容易形成一些不健康的观念和性行为,例如对手淫的错误观念会导致过分焦虑或过度手淫。因此,要对青少年进行适当的性教育,促进性心理的健康发展。

青少年对异性的兴趣也发生了变化,但外在的行为表现为先疏远后趋近的过程。在青春期的开始阶段,呈现出一个对异性的短暂疏远期。虽然内心对异性的兴趣渐浓,但外在的表现则是相反的甚至相互排斥的方式,如男女生很少往来,彼此表现出对异性的回避、冷淡、不关心、不友好。男女生疏远的原因,一方面在于躯体发育、个性和爱好方面具有较大的差异,另一方面也在于性心理萌发初期对异性抱有神秘感和害羞心理。

到了高中以后,男女双方的相互吸引增强、交往增多,产生互相吸引的心理,如喜欢一起游戏、一起做作业、一起参加各种社会活动等。同时也可能出现爱恋和追求异性的倾向,如写情书、约会等,处理不当则会因此而影响了正常的学习和生活。应鼓励正常的男女交往,对恋爱中的青少年进行积极的引导,避免对学习产生不利影响以及发生性行为、少女怀孕等。

(六)道德的发展

道德发展是成熟的重要方面。青春中期,青少年的自我意识很强,自己感觉好、自己想要做的就认为是正确的。青少年比较有利他精神,比较理想主义,有时道德标准也很严格,对自己要求很高,但可能显得僵化,难以容忍反面观点,判断是非容易走极端,经常非黑即白。

根据科尔伯格的道德理论,道德发展经过了以下从低到高的 3 个水平,包括 6 个阶段,每个水平有 2 个阶段。

第一个水平是前习俗道德,儿童基本是根据行动的结果判断是非。第一个阶段遵循惩罚和顺从的取向,儿童对是非的判断取决于是否受惩罚,服从大人是因为他们有至高的权利。第二阶段是遵循个人主义、工具性目的和交换,儿童遵守规则是因为自己的兴趣,能给自己带来好处和快乐。

第二个水平是习俗道德,道德判断的依据来自个人所属团体的规则,如家庭、学校、国家等的规则。第三阶段是遵循人际间的相互期望、相互关系和相互一致性,道德行动是按别人期望“做好人”,成为父母的“好儿童”,这也意味他们要学会关心别人,保持信任、尊重、感激等相互关系。第四阶段是遵循社会体系和良心,儿童懂得了要遵守社会秩序和法律,履行已承诺的责任。

第三个水平是原则或后习俗道德。第五阶段是遵循社会契约、功用和个人权利,仅有少数的青少年或成人懂得了价值是相对的,法律是可变的,将社会价值观、人的权利与法律结合起来评价。第六阶段是遵循普遍的伦理原则,道德是人的良知,普遍的原则高于法律,要尊重个人尊严和权利平等。只有少数人能达到第三个水平。

科尔伯格的道德发展阶段是随着年龄而发展起来的,第二水平中的第三和四阶段在青少年期得到迅速的发展,经常采用第一阶段和第二阶段判断的比例显著降低。但这几个阶段的判断可以同时存在,大年龄的青少年以第二水平的判断为主,但即使是成人,多数人也只达到第四个阶段。只有少数人可达到第三个水平。

青少年的道德认知达到了中等或高级水平,道德行为与道德认知的一致性也比小学阶段的儿童有了很大提高,例如认知上知道应该遵纪守法、互帮互助,大多数人行动上就能自觉遵守纪律、乐于助人,但这并不意味不会出现说谎、违纪等不道德的行为。道德思维并非经常伴随道德行为,现实中,经常是青少年有能力识别“正确和错误”,但行动或行为却是另一回事,即使成人也有时如此,容易因冲动做出违反道德的事情。但多数人是在少数特定情况下出现违反道德之事,少数人则是由于自控力差、受不良环境影响而经常违纪、欺人。

家庭、同伴、社会或社区的价值观都会影响青少年,道德判断和决定在相当程度上受家长和同伴的影响,而且同伴的影响逐渐胜过家长的影响。道德行为是否出现也与当时处境中的其他一些因素有关,诸如要付出的代价、习惯、责任感、同伴压力以及自我保护的动机等。例如,原本是想帮助同伴,但如果感到帮助同伴需要付出很大代价,不少人就会放弃。同伴的“集体意识”有时会令青少年做出一反常态的事情,如,在通常情况下,大多青少年知道不应偷东西而且从未这样做过,但在同伴的集体压力下则参与盗窃。对青少年进行道德教育的同时,还需要在家庭、学校和社会环境中创造道德氛围,树立道德榜样,否则道德教育并不能取得很好的效果。

(七) 个体差异

在青春期发育过程中,生理、认知和心理特点的发育顺序很少有什么变异,但每个青少年的发育时间有很大的差异,不仅青春发育开始的早晚因人而异,而且完成发育的快慢也不同,有些人很快发育完成,有些人的发育时间则较长。一般情况下,即使差异较大也可能属于正常的范围。女性青春发育的平均持续时间是 4 年,年限范围为1.5~8 年;男性青春发育的持续时间平均为 3 年,范围为 2~5 年。

青少年的认知、社会心理发展的早晚、快慢以及发展过程是否顺利,以及成熟水平,都有很大的个体差异。发展可以呈渐进式,也可以呈波浪式,而且在不同方面的成熟度可能是不同步的。生理方面的成熟并不意味认知和心理也相应地成熟了,生理年龄有可能超前或落后于心理年龄。有的青少年在初中阶段已经表现得深思熟虑,而有的仍十分幼稚、儿童气。例如,一个躯体发育已经接近成人的 16 岁男孩,在思维和行为上却显得比同龄人幼稚,缺乏是非判断力,行为冲动,独立性差。

一般来说,正常时间发育的女性和早发育的男性,心理功能最好。相对而言,女性的早发育和晚发育以及男性的晚发育,对心理发育会有一些消极的影响。早发育的女性往往对自己的身体形象有一些消极的看法,对自己早日丰满起来的身体和月经初潮感到害羞,在不良环境中发生吸烟、性行为等不良行为的年龄比正常女孩早。发育过晚的女性容易产生某种程度的自卑,但比晚发育的男性的自卑程度则要轻些。发育早的男性由于在躯体显得比别人强健、成熟,容易在同伴中建立起威信,因此比较独立、自信。但若躯体发育早而心理发育晚,则自尊容易受影响,出现情绪消极,而且比较早地谈恋爱,染上吸烟、酗酒和药物滥用的机会也比较大。一些躯体发育晚的男性会因为急于想显得成熟,也会涉足这些消极的行为。

五、青春期健康和社会心理危机

(一) 吸烟

成人吸烟者中大多数人的"烟龄"始于青少年时期,据调查,青少年长期吸烟者中有 80% 将在成长后继续吸烟。实施校园控烟后,21 世纪的初中生吸烟比率有所下降。北京大学医学部在 21 世纪之始的国内调查显示:在被调查的 13~15 岁初中学生中有 32.5% 的男生和 13% 的女生尝试过吸烟,总吸烟率为 22.5%,开始吸烟的平均年龄仅为 10.7 岁。尽管近 92% 的学生认为吸烟肯定会损害健康,但仍有 22% 的男生和 4% 的女生表示可能或肯定会在今后吸烟。2016 年中国疾病预防控制中心控烟办公室对全国 13~15 岁在校青少年吸烟情况的调查结果类似,19.9% 的学生尝试过烟草制品,男生(30.1%)高于女生(8.7%),农村(21.2%)高于城市(16.4%),一线大城市更低。初中学生现在烟草使用率为 6.9%,男生为 11.2%,女生为 2.2%。

青少年吸烟者成为酗酒者的机会较非吸烟者高出 10 倍,而且吸烟是导致以后药物滥用的主要原因之一。吸烟对青少年的健康有很不利的影响,令哮喘及呼吸道疾病的发生率升高。

促使青少年吸烟的常见原因有:①模仿和误导:受周围大人和影视形象的影响,错误地认为吸烟是成熟的象征,是时髦的事情,或是"社交"所必需的;②好奇心:出于好奇,见别人吸自己也想体验一下;③经不起同伴的引诱:在同伴的劝说和教唆下吸烟,有时虽然明知不好但怕伤害同伴关系而吸烟;④反抗心理:青少年处于反抗时期,有时不敢当面反抗,而情绪又无处宣泄,便以吸烟作为一种对家长、老师的反抗手段。研究显示,直接影响青少年行为的因素是最要好同伴的吸烟行为和态度、父母吸烟行为、青少年对吸烟的认识,最要好同伴吸烟行为的影响力要大于父母的影响力。此外,当地吸烟习俗与青少年吸烟率高的关系较大。

(二) 性行为

青春发育开始,性激素分泌增多,伴随着性成熟产生了性欲冲动,需要通过一定的方式获得满足。青少年未到合法婚姻年龄,没有合法获得性满足的途径,处于性饥渴状态。最一般的性发泄方法是手淫。偶尔手淫是正常现象,其发生率很高,男性在青春期比女性容易引起性冲动,手淫发生率较女性高,男性手淫率为 90% 以上,女性手淫率为 60% 以上。过去,由于对性的认识不足,手淫被看做是品行不良或严重伤害身体的行为,受到谴责和禁止。出于对传统观念的恐惧,导致不少青少年心理紧张,反而难以控制,以致过度手淫,带来很大的心理压力和苦恼，如自尊心受伤害、情绪焦虑，甚至导致社交障碍。对于青少年的手淫，不应简单、粗暴地指责，而是需要正确指导。对于频繁发生的手淫，首先从心理上帮助他们解除压力，养成良好的卫生和作息习惯，引导他们将这种冲动的能量转移到体育锻炼、学习、艺术等有意义的活动中。

未婚青少年性行为发生率居第二位的是性交行为。十几岁的青少年已经开始对异性发生了兴趣，美国的青少年在高中毕业之前有将近 66% 有过性交行为。上海市辖区内 15~24 岁未婚青少年进行问卷调查，结果青少年婚前性行为发生率为 12.7%，其中男性 16.8%，女性 8.7%。

同性恋和易性虽然发生率很低，但也可见于青少年中。一般只要不对自身和对方造成痛苦，ICD-11 不再将这两种现象当作需要治疗的疾病。

总之，对青少年的性行为应加强正面的性知识教育，加强自身修养，不看黄色的书刊、影像。鼓励男女青少年之间的积极活动，正确对待与异性的交往。性知识的教育不应再是单纯地了解性生理知识，而应知道如何处理性行为中的问题，例如采取避孕措施、早孕检查等，避免和减少性传播疾病、少女怀孕和成为少年父母等。

（三）离家出走

青少年离家出走的现象越来越成为社会、学校和家庭关注的问题。虽然真正出走的比例不算高，但消极的影响不容忽视。曾有调查显示 25.6% 的青少年有离家出走的想法，在离家出走的儿童中初中生较多，男孩多见。青少年自尊心和独立性明显增强，而且探索欲望较强，对外界好奇，因此当对家庭和学校产生不满或是受到外界的诱惑时，就会萌生离家出走的愿望，乃至付诸行动。直接的原因诸如：逃避家长或老师的批评，在家中被粗暴地对待；因父母的过度干涉或家庭不和而对家庭产生不满；单纯、幼稚的想法，受社会负面因素的引诱，过去如受影视的影响而要出家习武，现在常见的有玩游戏机、热衷上网而被引诱到异地见网友；逃避学习，向往悠闲的生活，不肯努力学习或其他原因的厌学；娇生惯养，因自己的目的未达到而报复家长。

（四）酗酒和药物滥用

酗酒是一个世界性社会问题，尤其在美国、俄罗斯、法国等西方国家。大多数酗酒人的饮酒史开始于 16~30 岁之间，因此青少年酗酒也是令人关注的社会问题之一。社会文化因素、环境因素和生理因素对酗酒有明显的影响，如果某民族或地区的传统嗜好饮酒，总体上，中国青少年酗酒的比例低于很多西方国家的儿童，但随着经济的发展和受西方文化的影响，饮酒问题正日益增多，国内曾报道，城乡学生偶尔饮酒的比例分别为 50.37% 和 42.17%。鉴于青少年饮酒对未来酗酒的潜在危害性，因此，应在青少年中加强与饮酒有关的教育，不鼓励未成年人饮酒。

使用违禁药品或毒品，在美国等国家的青少年中早已是一个严重的问题。我国青少年中，虽然使用大麻、可卡因的比例很小，但随着社会上毒品使用的增多也有增多的趋势。此外，为了提高成绩使用一般性中枢神经兴奋剂（如哌甲酯），以及舞厅中服用摇头丸的现象在很多城镇中并不少见。

（五）网络过度使用

《2018 中国青少年互联网使用及网络安全情况调研报告》中 13~18 岁青少年，就青少年日常生活的时间分配来看，除了必需的学习时间占第一位之外，上网时间占日常时间安排的第二位。从各类城市青少年的上网时间看，除了二线城市青少年上网时长在 2 小时外，其他几线城市的上网时长都在 2 小时以上。未与父母同住的青少年每天上网时长，在 6 小时以上的人数占比要显著高于与父母同住的青少年。绝大多数青少年在网络娱乐方面关注的内容集中在：影视音乐，动漫电玩游戏，学习活动，高中生的网络社交比初中生更为活跃。

青少年在充分享受互联网益处同时，也面临着不良信息和网络使用不当的风险，网络过度使用已经被 ICD-11 列入精神障碍。青少年自控力相对较弱，容易沉迷于网络难以自拔，因网络过度使用导致显著的学习问题、体质下降、家庭矛盾加剧、社会问题增多，有必要加强他们的网络安全意识和素养教育。

（六）心理健康危机

焦虑、沮丧或忧郁是常见的青春期情感问题，如果不能恰当地表达出来，则往往反映为外在的行动以及躯体功能的异常。躯体异常如头痛、疲乏、失眠、消化道症状（食欲减退和恶心）、皮肤瘙痒等。行动上，男孩感到沮丧时，容易采取违拗、出走等，女孩更倾向"自我惩罚性"行为。国内的调查显示，16%~20% 的青少年有不同程度的焦虑症状,焦虑症状的发生与心理社会多种因素有关。自杀是最严重的心理危机,呈现上升趋势。在不少国家和地区,约有 20% 的青少年曾有过自杀观念。导致儿童青少年自杀的原因主要为学业、同伴交往和家庭的问题。预防青少年自杀是健康促进中的重要方面。

六、青春期的健康促进

青少年时期是人生中一个最重要的转变时期,该时期中健康的任务重点是促进躯体和心理的健康发展,不再是降低死亡率,而影响社会心理发展的危险因素和健康状况又显得比躯体问题更为突出。对青少年的健康促进和干预方法不能就事论事,不单是医学防治,而需要综合医学、教育学和心理学等跨学科的知识和人员,从多方面入手。

对待青少年的健康,首先要考虑该时期的多种转变特点以及与转变有关的问题。主要的转变阶段包括刚入中学时的转变、青春期开始时的转变以及青春期向成人的转变。向成人的转变是比较容易被忽视的,流行病学资料显示很多行为问题的高峰都是处于青少年末期至成年早期之间。其次,以多角度的观点判断青少年健康的危险因素,即:将青少年的行为问题放在一个多因素相互作用的背景中进行审视。这些因素包括青少年自身、家庭、学校和社会等几方面的因素,例如性传播疾病、物质滥用、网络成瘾等现代问题,都是与社会时期和背景密切联系的。再次,一些传统的对青春期的观念需要改变,例如过去经常认为青少年的行为是非理性的,但他们很多被认为是非理性的行为实际上是经过思考的、有目的的,只是这些思考可能有错误的认知,对青少年性问题的传统态度也需要纠正。

青少年的自主性和自我调控能力均有显著提高,他们的价值观、生活计划、自我认知、社会认知等意识领域的因素对健康的影响有重要作用。因此,应将青少年当作健康促进的主动参与者,健康促进计划的制订应从调整青少年的观念、态度等认知方面入手,更多地调动他们的主动性,这将使青少年的健康计划更为有效。

(一) 青少年发育与行为评价

对青少年全面的评价之前应进行常规的躯体检查和社会心理检查。躯体检查时要特别注意青少年的性器官和第二性征的发育。社会心理检查除了家长提供的信息,更重要的是与青少年进行面对面的会谈,面谈有不同的策略,下面举例 Goldenring 和 Cohen 医师的 HEADSS 策略,涉及以下几方面内容:

1. 家庭(home)经常与谁一起住? 家庭关系如何? 最近是否搬迁? 是否曾离家出走?

2. 教育 / 就业(education/employment)最近学校或班级发生过什么变化? 最喜欢和最不喜欢哪些课程? 喜欢的运动和日常进行哪些锻炼? 是否留级过? 留级过几次? 未来目标? 现在和过去做过什么职业? 换过几次学校?

3. 活动(activities)与同伴、家人、病友做些什么事情? 是否参加校外学习班、参加活动小组? 有什么爱好? 是否经常看电视和电影? 最喜欢什么音乐? 是否受到过处罚?

4. 物质使用(drugs)自己、朋友、家庭成员中是否有吸烟、饮酒、药物滥用的情况?

5. 性活动(sexuality)性取向是什么? 是否有过性经验和性活动? 有过几个性伙伴? 是否采取避孕措施? 是否怀孕或有怀孕史?

6. 自杀(suicide)是否有睡眠障碍? 饮食或胃口是否有改变? 是否感到"无聊""没希望""无助"? 是否容易发脾气、容易冲动? 是否曾感到退缩、孤独? 自己、同伴、家人中是否曾有抑郁、自杀观念、自杀企图? 是否有药物、酗酒、犯罪史? 最近在学校的表现是否有变化? 是否反复出现"事故"? 是否喜欢带有死亡色彩的东西(如衣服、音乐、媒介、艺术等)?

此外,还应纳入对网络使用的调查。在采集青少年的发育与行为资料时,面谈是一个重要方法,但青少年在面谈时可能不愿意暴露自身情况,因此结合问卷的评估是一种重要的筛查方法。问卷涉及的方面或问题如:学习兴趣、同伴关系、生活应激事件、物质使用(吸烟、酗酒等)、网络成瘾等问题。

(二) 健康促进的领域

在青少年发育中,健康促进主要涉及以下一些方面:

1. 生物学因素方面,促进与生理发育相关的问题。例如:青春期生长,营养和性发育。

2. 认知发展中,青春早期需要更具体的方法,而青春晚期则在抽象思维、符号象征方法上更有优势。例如,训练如何作决定更有效;学习替代性思维;用角色扮演的方法更有用,尤其在情感问题上;更能理解健康的危险因素,更能考虑到长远的结果。

3. 自我和认同的发展中,给予青少年机会体验能力和成功能够提升自尊感和自我价值;培养自我理解,学会在对不同的观点保持开放性的思维的同时能够表达个人的观点。成人为青少年提高认同性提供指导、支持并以身作则,帮助他们考虑新的观点并尽力做好。

4. 自主性的发展中,在尽可能降低危险和消极影响的前提下多给青少年提供自主的机会。要求青少年在做个人选择时要考虑健康因素以及个人的责任。

5. 家庭中,家长在建立行为标准、价值和提供情感时起到主要的作用。尽力加强亲子关系,树立家长的威信。如果不能与家长建立良好的关系,与其他成人建立支持和指导的联系变得很重要。

6. 同伴方面,同伴关系很重要。孤僻和被同伴拒绝的情况应得到干预。社会技能训练可以提高青少年的同伴关系。阻止同伴对危害健康的行为的作用。提高自信、教导社会技能,以降低或抵抗来自同伴的压力。在青少年中提供积极的榜样和健康的关系模式,鼓励大年龄青少年的健康同伴行为。

(三)健康促进计划

根据健康危险因素的程度,制订青少年健康管理和促进的总策略。很多青少年的发育基本正常,但某些行为会对健康带来轻度的消极结果,即具有轻度危险性。健康促进和管理的原则是:向青少年患者指出未来潜在的危机,对行为进行积极的强化,并与患者讨论青春发育期常见的问题。对于具有中度发展危险因素的青少年,即发育尚正常但出现问题的可能性较大(如学校问题),或是环境因素不良,健康促进和管理的原则是:明确告诉他们应关注的问题,健康需求,进行未来健康问题的评估,综合家庭、学校和个人安排适当的随访。有高度危险因素的青少年,发育已经出了问题,应给他们提供个体化的咨询,指出他们的问题,并制订系统的矫正计划,促进不良因素的改善。

青少年的社会心理健康促进是一个系统的计划,在心理咨询和学校中均可以进行,干预计划通常经过以下步骤:

1. 介绍青春期的挑战青春期所面临的问题、机遇和危机。

2. 生命之轮提高对人生不同阶段的认识,认知青春期的重要。

3. 解决问题的方法教给青少年解决问题的策略。通常为 5 个步骤,即停下来并思考、设定积极目标、积极思考不同的方法、评价结果、选择最佳方案,然后还要产生出替代的方法。

4. 自我确认辨别在交流中被动、攻击与自信的区别,提高自信。

5. 情绪的处理学会处理失控的情形以及如何管理情感。

6. 放松训练学会放松技术和如何使用放松策略。

7. 预见结果考虑可能的结果,评价积极和消极的结果。

8. 复习和练习以角色扮演等方法反复练习上述方法。

9. 提高自尊减少不合理的想法,促进积极的自我肯定和积极的行动。

10. 克服害羞提高社会交往能力,克服在不同情景中出现的害羞。

11. 交友教青少年如何与同伴相处,如何处理同伴关系中的问题。

12. 同伴压力教青少年对付来自同伴中带有问题的压力,如拒绝吸烟。

13. 家庭中的问题解决如何与父母及其他家庭成员相处。

14. 在干预结束时,对以上过程进行复习并鼓励青少年坚持执行。

 【专家提示】

○ 在青春期,心理发展的速度往往慢于生理的发育成熟速度。必须整合生物学、心理学和社会学的观点对待青春期。

○ 虽然青少年似乎精力充沛,但肌肉的发展尚未完全成熟,力量和耐力均比成人差,因此不能承受过大、过重的运动量和劳动量,不适应长时间的紧张状态。

○ 促进青少年的元认知发展,鼓励自我思考,培养解决问题的能力;鼓励创造性思维、求知欲和独立学习的能力,引导他们的幻想,尊重他们的批判精神和探索精神。

○ 在情感方面,青少年产生了"成人感"和性爱,并且更多体验到压力和挫折,情感脆弱、内隐、容易极端,应予以充分的理解和尊重,加强沟通、适当引导。重视道德培养。

○ 在个性发展方面,鼓励青少年的独立和自制,培养不怕困难的坚毅品质;帮助他们获得积极的认同感;引导积极的行为和价值观;尊重青少年的自我意识和性取向。

○ 重视青春期的健康促进,建立青少年社会心理健康促进的系统性计划。

(张劲松)

参考文献

1. 林崇德 . 发展心理学 . 北京:人民教育出版社,1995.
2. 刘金花 . 儿童发展心理学 . 2 版 . 上海:华东师范大学出版社,1997.
3. 林丹华,方晓义 . 同伴、父母对青少年吸烟认识、吸烟行为的相对影响力 . 心理发展与教育,2001,4:28-33.
4. 肖琳 . 中国青少年烟草使用现状研究 . 中国青年研究,2016,9:85-89.
5. 《中国信息安全》编辑部 . 中国青少年互联网使用及网络安全情况调查 . 中国信息安全,2018(6):4.
6. 刘戈力,叶大勋,马咸成 . 正常青少年性征发育调查 . 天津:天津医科大学学报,1999,5(1):8-11.
7. 侯筱菲,徐广明,颜国利 . 天津市 1 541 名初中生性发育与心理健康状况调查 . 医药论坛杂志,2015,36(12):80-81.
8. 张鹏,高尔生,孙乔,等 . 家庭因素对青少年婚前性行为的影响 . 中国卫生统计,2017,5:710-712.
9. DR Shaffer. Developmental Psychology,Child and Adolescence.5th edition. Brooks:Cole Publishing Company,1999.
10. H Bee. The Growing Child.2nd edition. London:Longman,1998.
11. John Schulenberg,Jennifer L Maggs,Klaus Hurrelmann. Health risks and developmental transitions during adolescence. Cambridge University Press,1997.
12. Melvin D Levine,William B Carey,Allen C Crocker. Developmental-Behavioral Pediatrics.3rd edition. Philadelphia:W B Saunders Co,1999.

第二章

发育与行为儿科学的理论基础

第1节 行为的生物学及神经学基础

【开篇导读】

　　行为的发生发展是很多因素相互作用的产物。其中生物学及神经学因素在其中扮演了什么样的角色？本节将就这两个方面做一些基本理论知识介绍,让我们能够以更加开阔的视野看待行为问题的产生以及影响。

一、发育与行为的生物学基础

(一)胚胎学

　　从受精卵到发育成由亿万相互依存的细胞组成的拥有复杂器官以及化学物质(例如内分泌、体液、蛋白质和离子)的复杂人体,其进展是一个值得思量的奇迹。在孕期不同阶段发生的胚胎改变在很早之前已从直接的胚胎研究获得认识。胚胎神经系统起源于神经外胚层,由神经管和神经嵴的分化而成。神经管分化为脑和脊髓以及神经垂体、松果体和视网膜等;神经嵴分化为神经节、周围神经和肾上腺髓质等。近来更多的研究致力于阐明这些进展,因为某些阶段的改变较我们之前的认识更为复杂。例如,中央管的闭合不再被认为是简单的双拉链式的进展,而至少有 5 个拉链启动点,每个拉链都由不同基因控制调停并受不同致畸原影响。

　　分子生物学领域的信息爆炸增加了关于发育

基因在人体发育中作用的认识。现已发现数百个基因,其正常活动对大脑的正常发育和功能十分必要。而对人体的部分通路,包括对中枢神经系统形成非常关键的重要基因通路也已被发现。某些基因,当其活动时可启动下游一连串对胚胎期中枢神经系统正常发育十分关键的基因。这些基因的突变可导致大量变异,可致前脑无裂畸形(holoprosencephaly)。更有趣的是某些基因的翻译后修饰活动可导致与基因变异同样严重的畸形。

(二)早产

　　早产已经成为一个重大的公共卫生问题。虽然 20 世纪中,分娩和新生儿重症监护技术和医学的发展大幅度提高了新生儿存活率(尤其是早产和低出生体重儿),但早产率一直居高不下。关注并预防早产对日后发育与行为问题和障碍的影响极为重要。

　　1. 定义 早产儿是胎龄不满 37 周(<259 天),

而胎龄不足 28 周称超早产儿。传统的胎龄是母亲的最后一次月经到分娩这段时间。由于处于生育期的女性月经周期的变动(例如 7~25 天)在妇女中占有较大比例,产科医师推测胎龄的现今手段是通过超声测量胎儿大小,因为个体胎儿的大小是基于胎龄而定的。而胎龄的产后评估是根据胎儿的大小(出生体重、长度、头围、脚长或者神经和生理成熟度),但是它们在 20 周胎龄时不如产前超声检查。

2. 病因学 早产不是一种疾病或症状,而是涉及母体和胎儿基因、宫外环境、母体和胎心体内环境的基因 - 环境交互效应产物。危险因素包括个体行为和心理社会因素、周边社会特征、环境暴露、母体药物状况、辅助性分娩技术、生物因素以及基因。暴露在感染、变异源或者母体和胎体的免疫反应、炎症在一种或更多的早产病理生理途径的出现中扮演很重要的地位。复杂的妊娠经常导致早产,可能是因为子宫的过度伸张和子宫膜的问题。

约 50% 的早产儿是在早产负荷下自然出生的,30%~40% 是在负荷前膜已破裂。对于自然负荷和膜的早熟破裂的危险因素部分是重叠发生的,预测性或自然性出生的危险因素也是同样。

3. 流行病趋势 美国早产儿出生率从 1980 年的 30% 降到 2004 年的 12.5%,平均胎龄从 1985—1988 年的 39.2 周降到 1995—2000 年的 38.8 周。在中国,2016 年报道每年约有 1 600 万新生儿出生,其中约有 120 万是早产儿,居全球第二位。对比 29~33 周前胎龄出生的新生儿,在 33~36 周胎龄出生的婴儿有较高幅度增长。

早产出生率存在地域差异。例如在美国,新英格兰早产出生率最低(8%~9.9%),内华达的早产出生率最高(>12%)。虽然低出生体重出生率的跨国家比较已有报道,但数据收集和报道的重大差异使得跨国家的早产出生率比较成为问题。在种族和民族社会构成和全球分布上的差异只能为地域差异提供部分的解释。

4. 神经发育结局 与足月儿相比,早产儿在以下方面出现更高的患病率:脑瘫、认知障碍、视觉障碍、注意缺陷障碍、语言和言语障碍、执行功能障碍、工作记忆缺失、视感知觉损害、运动障碍等。在早产的新生儿中,胎龄越小和出生体重越低,脑瘫、认知障碍、学校行为问题、学习困难、视

觉损害和复杂的其他疾病的发生率则会升高。虽然体重低于 1 500g 的早产儿在美国只占 1%~2%,但却是造成 47% 新生儿死亡的原因,其中 22% 的儿童有大脑瘫痪,36% 有新生儿住院记录。

(三)免疫

目前,据 WHO 统计(2006),在全世界,每天至少有 1 500 个婴儿出生时被传播人类免疫缺陷病毒(human immunodeficiency virus,HIV)。

心理健康和行为问题成为 HIV 儿童的主要问题。关于围产期感染的青少年的研究提示在这些人群中有相对较高的精神异常发生率。如在儿科艾滋病临床试验队列研究中发现,这些儿童中每千人就有 6.17 例在精神病住院治疗;一般儿科人群中,每千人在精神病住院治疗的只有 1.7 例。有研究发现,在 47 例围产期感染的 9~16 岁青少年中,有 55% 符合精神障碍的诊断标准。HIV 感染的儿童中,注意缺陷多动障碍、对立违抗障碍的发生率较高,但围产期未感染 HIV 的对照组中也同样出现上述情况,只是比例低一些。提示,其他变量亦可影响结局,如环境、母体、遗传因素、严重疾病、病耻感、家庭功能损害等,均可导致围产期感染的儿童或青少年发生较高的精神疾病患病率。HIV 感染也会影响儿童智力发展,研究表明,HIV 感染的儿童 60% 存在认知功能异常,29% 有运动技能迟缓,85% 有语言表达障碍和语言理解能力异常。

儿童期感染 HIV,尤其在围产期感染病毒时,对于中枢神经系统功能有着严重负面影响。脑病是最早在流行病中被确认,且为受 HIV 影响的疾病,这在不同年龄儿童中极为常见,婴幼儿尤甚。原因可归于病毒本身侵入中枢神经系统所致,它直接损害中枢神经系统功能,主要作用于小神经胶质和巨噬细胞,导致神经毒性代谢物释放。对神经系统的其他副作用包括双侧神经区域病变、增加疲劳感及抑郁,后者也与药物治疗的介入有关。

(四)营养

1. 营养需求的影响因素 包括:①儿童生长速率:生长速率在婴儿早期比其他任何时期都要快;到了出生后第 2 个月,生长速率就会急速减缓。快速生长发育期儿童更易受到营养不良的影响。这种易感性在早产儿、患有影响吸收和生长的慢性疾病的幼儿、喂养问题和行为发育延迟的儿童身上普遍存在。②营养需求的体成分构成:

成人而言,只占体重 2% 的大脑,约耗掉将近 30% 的基本能量。但足月新生儿的脑重约占体重的 10%,因此需耗掉超过 45% 的基础能量,即婴幼儿大脑基础耗能远高于成人。③组织成分的增生对营养的需求:如从出生至 4 月龄婴儿,其体成分的 40% 为脂肪组织,而到了 24~36 月龄时,脂肪增量不到 5%。早期的蛋白质增量也呈不同水平,约在 11%~21% 之间,水成分则在 45%~68% 之间。因而,婴儿早期高比例脂肪储备不仅需要高的能量,而且主要依赖于理想的营养摄入。母乳及配方奶中含有高脂肪成分,可满足婴儿早期脂肪成分的需求。由于早期体成分需要补充高营养供应,因此婴儿期对营养不足尤为敏感,如生长缓慢是婴幼儿营养不良的早期突出标志。婴儿期体成分中脂肪量储备不足,意味着能量供应不足,它同样会影响脑的早期发育。因为,该阶段也是婴幼儿大脑快速发育的时期,对营养不足尤为敏感。

2. 生长评估　包括体重、身长 / 身高和头围的测量。体重是人体总的质量,综合反映骨骼、肌肉、皮下脂肪及内脏质量,在一定程度上反映营养状况。体重代表的是能量(脂肪)储存、身体质量和身体水分。身高是生长发育最具代表性的指标之一。线性生长曲线反映肌肉、骨骼的生长趋势,这些也受许多非营养因素如内分泌学和遗传学因素的影响,因此营养摄入对其的调节作用较小。婴幼儿的头围测量是根据年龄和性别的百分位数进行参考。患脑积水时,异常大的头围可能会误导对体重增加和体重身高的评估。患脑瘫或胎儿酒精综合征的儿童常显示脂肪储备低,说明能量摄入不足及先天性瘦弱体型。体重与身高 / 身长的比值是另一营养水平评价指标。体成分可因不同隐性原因发生改变,如儿童长期卧床或是肌张力减退,意味着肌肉发育不良或成分占比异常。其中营养不良可能是重要因素之一,但是长时间卧床造成的负面影响更为深远。在这种情况下,评估必须结合体成分来考虑体重。

3. 能量与营养需求　发育异常儿童常伴有心理和生理上的问题。确定这些具有特殊需求儿童的营养时,并不适合用标准化数据评价,如脑瘫患儿的能量需求并不符合正常儿童的标准。可参考针对 5 岁以上脑瘫、唐氏综合征、脊柱裂、普 - 威综合征患儿的热能需求估算指南(表 2-1-1)。

表 2-1-1　5 岁以上特殊医疗照顾需求儿童的能量需求估算

状况	能量需要 /(kcal·cm⁻¹)
脑瘫或运动功能障碍	
轻微,不需卧床	14
严重,卧床	11
唐氏综合征	
女童	14
男童	16
普拉德 - 威利综合征	
生长维持	10~11
体重减轻	8.5
脊柱裂	
体重维持	9~11
体重减轻	7

蛋白质需求可参考通用的喂养指南。显然,能量摄入低则影响儿童很难获得足够的蛋白质补充。如,当能量摄入低于 209.2J/kg(50cal/kg) 时,儿童肠内营养成分不足以提供所需蛋白质,就需要增加蛋白质补充。咀嚼功能困难、拒绝进食和挑食严重的儿童,可能会导致蛋白质摄入不足,因而影响体重发展。

水的需求量一般根据儿童体重来估算。咀嚼或是有口腔功能障碍的儿童可能会有吞水困难,如有流口水则更增加液体的流失;认知发育异常儿童也会影响其喝水的愿望和动机。如果通过肠道补充营养,有必要计算需补充的水量。水需求不足时,也可导致部分儿童出现便秘和慢性脱水。

适量的维生素与矿物质补充也至关重要。对发育快速期婴幼儿而言,其大脑对铁和锌两种微量元素的需求量相对较高。铁是正常红细胞和脑发育必不可少的元素。铁元素缺乏与认知和运动障碍均有关系。需强调,骨髓和红细胞的生成较其他组织(如大脑)是优先的。儿童早期的铁元素缺乏可造成发育“关键期”的大脑损伤,即便后期经铁剂补充治疗,其可逆性也十分有限。缺铁性贫血表示铁元素严重不足,储备耗尽时,可导致轻 - 中度神经发育不良结局。锌是儿童期正常发育、促进免疫功能和神经认知发育的必需元素。体内天然锌的储存极为有限,必须不断通过摄入来补充,如果吸收减少或饮食来源的摄入不足时,体内会较快出现锌的轻 - 中度不足,造成生长缓慢、厌食症以及免疫功能低下,也可影响神经系统正常发育,尤其是运动发育。严重缺乏除导致上述问题外,还可导致特殊的肢端 - 口腔皮疹和痢疾。

（五）环境毒害物质

关于儿童发育的理论、实践与建议均强调环境的重要性，且相关的研究多集中于社会心理。然而环境有毒物质同样损害儿童健康，它包括：自然灾难、家庭功能失调、食物中毒、药物及环境毒物危害，如空气、水、食物中的有毒物质等。不可否认，迄今大部分发育与行为障碍，如注意缺陷多动障碍（attention deficit and hyperactive disorder，ADHD）、孤独症等的病因还并不明确，一些流行病学及环境卫生学实验陆续报道环境毒物暴露是导致这些发育与行为障碍的病因之一。其中最令人关注的有铅、汞、聚氯联苯、杀虫剂、除草剂等。早在 2000 年 6 月，美国国家科学院（National Academy of Sciences，NAS）专家组得出结论，所有发育与行为障碍儿童中约有 3% 是环境毒物暴露直接导致的后果，另有 25% 可能是毒物暴露与个体生物易感性交互作用的结果。

1. 儿童神经毒性的一般规律 不同的环境毒物如何与中枢神经系统相互影响而发挥毒性作用机制尚十分复杂。即便考虑儿童大脑结构与功能的长期发育过程，所得结论基本相同，负面作用显而易见。特殊毒物暴露的神经毒性效应因总剂量、灵敏度和暴露时长而各不相同。了解和掌握人体神经、血管及大脑的发育规律，便于更好理解相关环节。

中枢神经系统可通过血脑屏障保护，使大脑免受一些毒物的影响。部分有机化合物可被排除，但是脂溶性的、无机化合物则可轻易通过血脑屏障。人脑屏障的发育组成因年龄而异，儿童期未成熟的血脑屏障更易通过多种物质，如铅中毒可导致年幼儿童的脑神经损害，而在成人则引起外周性神经疾病。血脑屏障的解剖基质并未完全知晓，包括三种主要成分：①包绕毛细血管内皮细胞的神经胶质细胞；②大脑毛细血管内皮细胞的特异性，尤其是内皮细胞的结构连接；③内皮细胞、胶质细胞和神经元间的细胞外基底膜。

大脑不同区域及血脑屏障不同通透机制对同一毒物的反应并不一致。这源于不同的血管模式、不同神经生化机制造成的不同细胞类型的特异性与敏感性。即说明，任何潜在的神经毒性均存在不同程度的选择性。

胎儿和出生后儿童大脑在快速发育阶段特别容易受环境毒物的负面影响。脑发育早在孕期 3 周时已开始，先由外胚层细胞形成神经板，继而神经板进行轴向融合形成神经管，在头部、尾部发育的同时完成闭合。形成神经胚后，后续发育则为神经元增殖、迁移、分化、突触发生、凋亡和髓鞘形成。这些发育始于孕期第 28 天，并持续到产后，伴随着胶质细胞和突触的延伸直至 3 周岁。这些发育过程均会面临环境毒素暴露与影响。出生时，所有大细胞神经元存在于皮层和基底节区，此后突触连接由少渐多，随后突触连接迅速生长，到 5 岁左右时突触密度发展为成人的 2 倍多。学龄前期，随着感觉和运动刺激作用，突触完成选择性"修剪"；这个过程如果受毒性物质影响则可改变神经传导功能，犹如缺氧、低血糖导致的广泛性神经损害。轴突构建的变异可导致脑认知功能发生困难，例如记忆、注意、问题解决功能等受损，如低水平的铅毒性即可损害智力功能。

儿童对环境毒物有较独特的遭遇过程。较成人而言，儿童对许多环境毒物更为易感，除了延缓神经发育过程外，暴露风险更多更频繁且较长期的慢性毒性效应。通常，儿童体表面积大、代谢率高、每分钟换气次数较成人高，因此对空气吸入性暴露，儿童每千克体重每分钟吸入的毒物较相同条件下的成人更多。再则，儿童身高不及成人，而很多含毒物空气悬浮偏低，使得儿童吸入毒物浓度较成人更大。同样，儿童通过食物或饮水摄入毒物的风险也高于成人，并且儿童较成人有更多的手 - 口接触活动，所以手污染导致的毒物摄入风险高于成人。儿童具有不成熟的代谢途径，这可能减缓或是恶化某些毒物的暴露效应。婴幼儿较年长儿童或成人暴露于某些环境毒物后的负面影响更严重。如一些毒物，如有机磷农药需通过完整的代谢途径才可代谢清除，婴幼儿的代谢尚未成熟，所受损害更大。再则，很多毒物效应需历经数年或数十年的蓄积才能激发，如与神经变性疾病有关的可疑致癌物和媒介尤为明显。

胎儿及母亲围产期的毒物暴露通常引起某些特异性危害。许多药物和毒物如较高剂量的酒精（乙醇），可通过子宫对胎儿中枢神经系统的结构与功能发育形成显著危害。即使是低剂量酒精亦可对胎儿产后的认知功能产生负面影响，其他类轻微的损害可能源于母亲暴露于其他类有害物质、吸烟、空气污染等。围产期药物毒性效应包括在分娩和哺乳期母亲使用的药物对新生儿的影响，以及直接给予新生儿的药物影响。产前毒物暴露对产后儿童行为影响的另一重要机制是母亲使用药物导致胎儿的被动成瘾。

2. 产前毒物暴露对产后儿童认知及行为的影响 这是个极为复杂的过程,因为很难界定一个母亲暴露于有害物质的严重程度和持续时间,除非是急性毒物接触或暴露。大多数药物单纯过量对胎儿造成的后果,通常与母亲的心肺系统和代谢状态有关,如果母亲在警戒线以下保持稳定,则不大可能对胎儿造成负面影响。

研究发现,长期暴露于一定剂量的有害物质、药物及环境毒物,通常与已知的胎儿畸形和产后儿童的神经认知不良效应有关。不排除新生儿畸形是母孕期接触有毒有害物质所致的结果;可致畸的药物包括睾酮、孕激素、抗惊厥药(卡马西平、苯妥英、丙戊酸)、抗肿瘤药物(环磷酰胺、苯丁酸氮芥、氨甲蝶呤)、香豆素、乙醇、碘、铅、甲基汞、多氯联苯、电离辐射、类维生素 A、尼古丁(吸烟)、四环素、萨力多胺、甲氧苄啶等。

孕期母亲或父亲的物质滥用,是最常见的产前慢性毒性暴露形式。多数研究发现,这类产前物质滥用对产后儿童认知与行为造成的危害是显而易见的,如果加上产后毒物的暴露,则可产生叠加效应。物质滥用母亲通常可能合并有其他社会心理问题,如贫穷、社会经济地位低下、营养不良、吸烟酗酒、潜在的继发于物质依赖的医疗问题、婚姻危机、单亲母亲、少女怀孕、遭受虐待等。所有这些因素都可能对胎儿、新生儿脑发育构成威胁,而母亲的角色行为失范,则加重儿童也已形成的神经系统的损害,且具有隐性持续特点。鉴于个人因素(如逃避法律追究、病耻感等),在临床观察中很难察觉或控制这些因素,即使对照养人采用临床访谈或是问卷调查也不太容易获得准确信息。

二、行为的神经学基础

人的神经系统通过不计其数的神经元相互连接来指挥不同的功能系统,执行着意识与无意识功能。它由大脑、脊髓、周围神经系统和自主神经系统组成。神经系统的任一部分受损都会使人无法适应环境,导致功能障碍如精神发育迟滞、学习障碍、脑瘫等疾病。

(一) 神经系统的发育

1. 大脑发育的 6 个阶段

(1) 神经胚形成:孕期的 3~7 周是神经胚形成或神经管形成的阶段。人类的最早期认知其是一个简单两层结构的盘。在胚胎约 2 周时,盘的背侧出现局限性外皮增厚,即神经板。胚胎 18 天左右,神经板内凹,形成神经沟。神经沟的两外侧增生、增厚形成一对隆起,即神经褶。这些褶的边缘向内延伸,逐渐互相靠拢,最后连接形成神经管。如果神经管在此期末未形成,则小儿在出生时出现脊髓脊膜膨出或无脑畸形。神经管的形成需要按神经管细胞的先后时间顺序准确定位,这个过程的发展受基因控制。尽管动物模型已经显示该基因的缺陷会导致神经胚形成出现问题,但可能还有许多其他因素与神经管缺陷有关。例如,在怀孕的 3 个月内,母亲缺乏或过多地摄入维生素 A 会引起神经管缺陷发病危险性增加。

(2) 前脑发育:孕期 2~3 个月成为前脑发育阶段,主要通过脊索前中胚叶的诱导作用发生。面部的形成、大脑半球和脑室的分裂发生在这个阶段,所以在该时期发生的严重脑发育异常,多伴有显著面部发育异常。该阶段最常见的缺陷是前脑无裂畸形,其发生率是 6/100 000~12/100 000。

(3) 神经元增殖:孕期 3~4 个月,胚胎的神经细胞迅速分裂增殖,然后移行到正在发育的大脑的上层。从这个时期开始,缺陷的发生原发于神经元水平。同其他细胞一样,神经元是一个由细胞核和细胞质组成的细胞体。但与其他细胞不同的是,它有一个长的突触称为轴突,还有很多较短的突触称为树突。如果神经元的增殖在其发育的关键时期受到抑制,胎儿就会出现小头畸形。这种畸形通常与精神发育迟滞相关联。常见的影响神经元增殖的致病因素包括乙醇、辐射和宫内感染。不管是何种因素影响,在大脑发育的这个特殊时期发生的畸形通常比较相似。

(4) 神经元移行:移行是数百万神经元从脑室及室下区域经过一系列步骤移行到中枢神经系统内某区永驻。在孕期 3~5 个月,神经元迅速移行至皮质和小脑。随着大脑容积增大,脑皮层也越来越复杂,到成人早期,脑皮质内神经元则已经分为六层,神经元从生发层向皮层移行的过程遵循自内向外的规律,较大神经元迁移并形成最深层,顺序向外的层次则由较小的神经元通过先前已形成的层次迁移并形成其外的新的层次,最后移行的是第二层。唯一例外的是皮质最外表面一层则是最先移行到皮层表面。神经胶质细胞在引导神经元移行的路径中起着重要作用。已发现,在很多情况下,如结节性硬化、神经元移行不完全则会导致智力障碍。

(5)组织过程:大脑的组织过程从孕期5个月开始,贯穿整个儿童早期。这期间大脑的发育包括轴突和树突的增粗和延长、突触的形成、神经元突触的选择性凋亡。一些疾病如唐氏综合征、先天性代谢缺陷疾病和未成熟儿可能存在该期的发育缺陷。

轴突和树突有不同的功能,轴突通常将从神经元发出的冲动传递至1m以外距离,而树突则接收从其他神经元传来的冲动,并将其短距离传递给神经元。轴突的大小和形状会随着其活动发生变化,这些变化说明了记忆的解剖学基础。沿着轴突、树突的长轴黏附着的是小突触或棘,以增加表面积和使信息传导更为复杂。在生后最初2年,树突的复杂程度不断增加使神经网络的外观发生改变,从一个幼苗状发展成美丽而极为复杂的树状结构。唐氏综合征儿童树突棘的数目和表面积比正常儿童明显减少。棘的表面积越小,信息交流越困难,因为存在的电阻增加。

(6)髓鞘化:指神经元轴索外周由特异的髓鞘膜包绕。髓鞘形成初期神经胶质细胞快速增殖,其中有些分化成少突胶质细胞沿轴索排列,其浆膜形成中枢神经系统的髓鞘膜。大脑和髓鞘的神经元,形成中枢神经系统两个截然不同的区域称为灰质与白质。灰质包含神经细胞体,其外观为灰色;白质则由髓鞘包裹保护的轴索构成,髓鞘有助于神经冲动的快速传递。在胎儿期,大部分轴索还未完成髓鞘化。出生后,轴索由中心区域向外逐渐延伸,并逐步完成髓鞘化,有效的髓鞘化对粗大运动和精细运动的发展以及原始神经反射的抑制是必要的。髓鞘形成缺陷见于儿童脑室周白质软化的后遗症、先天性甲状腺功能减退、生后营养不良以及许多先天性氨基酸和有机酸代谢性疾病。

2. 中枢神经系统的组成及其功能　成熟的中枢神经系统由大脑与脊髓组成。它有4个主要的组成成分:大脑半球、基底神经节和丘脑、脑干、小脑。

(1)大脑半球:大脑的大部分由大脑两个半球组成,中间由称为胼胝体的神经纤维将其连接在一起。在解剖学上大脑半球分为4个脑区:额叶、颞叶、顶叶和枕叶。

1)额叶:位于中央沟之前与侧裂之上的部位,约占大脑半球的1/3,额叶与发起随意肌肉的运动和认知有关。除了支配随意运动外,额叶还包含与抽象思维有关的功能区域。额叶与先后次序的记忆关系密切。如研究发现,在判断词语是否出现的再认测试中,颞叶损伤者表现出障碍,而额叶损伤者却表现正常;但在先后次序的记忆上,额叶损伤者,特别是左侧额叶损伤者表现出非常显著的障碍。额叶功能异常时,可导致多种功能障碍,最多见的是感觉性失语和复杂性癫痫。前额叶(prefrontal cortex,PFC)异常影响高级认知功能,如注意、思考、推理、决策、执行任务等。孤独症儿童的社交能力和认知障碍等都与额叶发育缺陷有关,如眶额叶功能缺陷、镜像神经功能激活障碍等。有研究指出,PFC血流灌注和功能低下可引起词汇识别和语言功能异常。

2)颞叶:主要与语言交流和感觉有关。在大脑左半球,颞叶有助于形成和理解语言以及贮存视听觉经验。有研究发现,孤独症患儿静态下局部脑血流量(regional cerebral blood flow,RCBF)与其社会认知及语言受损严重程度呈正相关。并且发现,孤独症患儿全脑血流灌注低于正常对照组儿童,其两侧脑半球血流灌注不对称,存在左侧半球功能障碍,尤其是在左侧颞顶区,这一区域对于文字、音乐、声音的理解起主要作用。孤独症患儿语言、认知、感知觉障碍均与此区域异常有关。亦有研究发现,77%孤独症患儿双侧颞叶血流灌注及功能低下,进一步印证了颞叶发育缺陷将导致患儿感知、认知和情感发育障碍等特异性症状。Asperger综合征的5-HT2A受体密度在扣带回皮质区、两侧额叶及颞上回、左顶叶均出现下降。颞叶与人的记忆关系最为密切,因为海马的长时记忆的存储结构就附在颞叶内侧。有报道,右侧颞叶被切除后,对其进行的视觉或听觉的非言语性测验,患儿对复杂几何图形的记忆、无意义的图形的学习与再认、面孔和音调的再认都显著受损。

3)顶叶:除协助形成视知觉外,同时整合其他来自不同感觉通路刺激,以形成完整的印象。有研究认为,学习困难儿童存在的视知觉问题是由顶叶功能异常所致。另外,注意缺陷多动障碍儿童在一些精细运动和操作上表现困难,可能是由该脑区功能细微改变引起。

4)枕叶:主要与视觉有关,视觉信号在该区域被接受、破译和分析。视觉图像通常在枕叶的另一个区域经过进一步加工,然后传到颞叶和顶叶,并在那里确定事物的空间位置和识别物体。

（2）基底神经节和丘脑：在大脑髓质深部有一些神经核团，称基底神经节，包括尾状核、豆状核、杏仁核和屏状核。尾状核与豆状核组成纹状体，对机体的运动功能具有调节作用。与基底神经节毗邻的是丘脑，所有传递到大脑皮质的信息都会在此停留，它是皮质下除嗅觉外所有感觉的重要整合中枢。研究报道，孤独症患者的右侧尾状核容积缩小，且缩小程度越严重，强迫行为评分越高。临床观察亦发现，强迫症（obsessive compulsive disorder，OCD）患者具有与孤独症类同的重复刻板行为，同样报道 OCD 患者的基底节容积缩小，缩小程度与重复刻板行为严重程度密切相关。

（3）小脑：小脑位于脑桥与延髓的背侧，其结构与大脑相似，外层为灰质，内层是白质，在白质深部有 4 对核团称为中央核。小脑主要功能是协调随意肌肉的运动、调节肌肉的紧张度，以维持躯体姿势和平衡。小脑的另一与运动关联的重要功能是在技巧性运动的获得和建立过程中发挥学习作用。

（4）脑干：是联系大脑和脊髓的桥梁。它由延髓、脑桥、中脑三部分组成。其腹侧则由脊髓与大脑间的上下行纤维组成，以传递神经信息。其最大的神经束是下行纤维，称为皮质脊髓束，主要控制骨骼肌的随意运动。脑干的背侧面上下排列着12 对脑神经，控制诸如呼吸、吞咽、视、听等不同的功能。这些神经也影响面部表情、眼球和舌头运动及唾液分泌。中脑的背侧有 4 个凸出，称四叠体，由一对上丘和一对下丘组成，分别对视、听觉信息进行加工。

（二）中枢神经系统受损对行为发育的影响

脑缺氧可导致大脑损伤和发育与行为障碍。对此现在可从生化角度理解并使用影像学技术进行动态观察，据此可研发出旨在降低缺氧性神经损害后遗症的干预方式。

神经系统障碍（nervous system disorders）包括大脑及外周神经系统的结构或功能的异常，可由潜在的遗传疾病、创伤、代谢紊乱或感染等引发。

1. 癫痫发作（seizures） 每次癫痫发作都是由于大脑神经元异常放电所致。因大脑控制着广泛的功能区域，因此癫痫发作的临床表现各异，如突然的恶心、短暂的意识混乱等，也可是无意识全身震颤。一般而言，癫痫发作可通过脑电图（EEG）进行探测；但也有例外，如果是深层脑部或是极小区域的放电则很难探测到头皮层级的脑电变化。

有些癫痫发作极难临床诊视观察到，因为大多数癫痫发作持续时间少于 5 分钟，甚至少于 1 分钟。刻板性反复发作（stereotyped recurrent episode）是癫痫发作的常见症状，医师对此应有足够认识与警觉，它通常与一般的晕厥、头痛和心律失常相混淆。因此，借助 EEG、MRI 等辅助检查则利于作出准确诊断。

癫痫发作类型较多，因此采集病史极为重要。目前常用分类依据是国际抗癫痫联盟（International League Against Epilepsy，ILAE）指南，将其分为由大脑某区引发的部分型发作和涉及全脑的全身性发作。准确分类利于医师确定治疗方案、探寻到癫痫发作病因。

部分型发作也称局灶性癫痫发作，进而可分为两种类型：简单部分发作和复杂部分发作。一次简单部分发作只涉及大脑的一小区域并无意识的改变。癫痫发作可依据脑功能的非对称性进行判别，如右手臂急速颤动可能来自于大脑的左侧运动区。复杂型部分发作虽涉及大脑某一部分，但会导致觉醒的改变，颞叶癫痫是此类型发作的典型范例，这类发作通常先由上腹部异样感，之后伴随颌部咀嚼运动，无目的性手部运动，如拾物动作或是提鞋动作等，以及意识混乱。

全身癫痫发作涉及整个大脑，可能具有多种临床表现形式，例如神志恍惚（癫痫小发作）、突然倒地（失张力发作）、僵硬（强直发作）和急速颤动（肌痉挛发作）等。全身强直 - 痉挛发作是最常见的发作类型，但其发作初始可以是部分性痉挛至全身痉挛发作。家庭录像的使用可协助医师作出准确判断。家庭录像能帮助医师辨别复杂而难以描述的癫痫发作类型，并对患者护理提出更准确指导。

癫痫（epilepsy）指在 24 小时内有 2 次或以上独立的癫痫发作。一次发作并不意味着患有癫痫。实际上，5% 的儿童在 20 岁之前会有一次癫痫发作。只有 1%~2% 的人群会复发癫痫发作并被诊断为癫痫。

癫痫的分类仍依据国际抗癫痫联盟指南，它主要基于癫痫发作类型进行的分类，如局部性诱发、全身诱发和不能明确的类型，有些癫痫样放电可诱发脑病。儿童期的癫痫因年龄而有所差别，即不同年龄组的症状表现显著不同。

儿童期良性癫痫是一种传统的癫痫综合征，

它以局部癫痫发作、夜间多发、局部颤搐逐渐发展为全身强直-痉挛发作为特征。这种发作的 EEG 具有特异性模式，表现为双侧独立颞中央棘波（bilateral independent temporal central spikes）。大部分患儿到了青春期后不再发作。尽管早先称其为"良性"，但近来研究表明，部分患儿可引起学习和言语困难。症状样局灶性癫痫可能由大脑局部区域异常引起，如发育畸形、脑梗死或炎症导致的损伤。

典型的自发全身癫痫可自行快速缓解，故称婴幼儿期良性肌痉挛性癫痫；癫痫小发作常以神志恍惚、眼睛颤动、颌部咀嚼运动和无目的性手部运动为特征。这些发作通常很短暂（5~15 秒），但一天中多次发作，有的多达 100 次 /d。由于小发作的频繁，使得部分儿童可出现学习困难。青少年期的发作主要表现为，早晨时间段频繁的肌痉挛发作，以及较少见的全身强直-痉挛发作。

全身性癫痫对发育的影响极大，包括婴儿痉挛、Lennox-Gastaut 综合征、肌痉挛性无定向性癫痫和 Dravet 综合征。婴儿期发作通常出现在生后第一年，以突发的手臂和腿伸展为特征，且易出现在刚睡醒或是入睡时，有些婴幼儿发作时可表现大声哭闹，特别需要引起家长的关注。研究提示，对早期癫痫发作不予及时治疗，则其发育结局越差，亦可导致智力受损，部分患儿可发展为 Lennox-Gastaut 综合征。该综合征由不典型癫痫小发作、强直发作和全身强直-痉挛发作组成，EEG 表现特异模式。这些儿童也会出现肌痉挛、失张力发作和部分发作，EEG 表现包括低棘峰和波形改变，且大多难以控制，并导致发育迟缓。可从部分患儿影像学检测发现异常，如感染、缺氧或代谢异常。

Doose 综合征是另一种婴幼儿期出现的癫痫发作，较为少见，也叫肌阵挛-站立不能性癫痫，表现为失张力发作、肌痉挛发作和失神。出现在 5 岁以前，男性多于女性，约 37% 具有家族史，以肌阵挛-站立不能发作和不典型失神为主要发作形式，EEG 的典型表现为集中于顶叶的 4~7Hz 的 θ 波，伴随快速泛化棘波。可有强直-阵挛性全身发作，预后多样，总体较好，如果出现发作持续状态则预后较差。

Dravet 综合征原称婴儿严重肌阵挛性癫痫（severe myoclonic epilepsy of infancy, SMEI），是一种在婴儿期出现症状的发育性及癫痫性脑病。该癫痫发作持续时间长，并局限于局部，由一侧肢体转至另一侧。均于 1 岁内起病，起病高峰年龄为生后 6 个月内。最常见的首发症状为发热诱发的较长时间惊厥发作（30 分钟以上），表现为单侧肢体阵挛或双侧强直阵挛发作，部分患儿首次发作前有接种疫苗诱因。1 岁后逐渐出现无热惊厥，但仍有热敏感特点，发作可以表现为多种形式，包括局灶性发作、全面强直阵挛发作（癫痫大发作）、肌阵挛发作、不典型失神发作等，易出现癫痫持续状态。发病后常逐渐出现精神运动发育迟缓，特别是语言发育迟缓，60% 患儿有共济失调。Dravet 综合征最常见的致病基因 SCN1A 编码电压门控钠离子通道 α 亚单位，突变以后会导致大脑神经元细胞的功能障碍，从而影响脑功能的正常发育，并导致癫痫。

Landau-Kleffner 综合征（LKS）又称为获得性癫痫性失语（acquired epileptic aphasia）。LKS 是一种少见的年龄依赖性癫痫综合征，其主要临床特点为：①儿童期获得性失语；②脑电图以颞区为主的痫样放电；③全身性或 / 和局部性癫痫发作；④无明显脑结构异常。本病病因尚不十分清楚。起病年龄 2~8 岁，发病高峰为 5~7 岁，男孩明显多于女孩。发病前语言发育正常，失语多表现为亚急性病程。开始时表现为言语听觉失认，患儿听力正常，但对别人说的话不能理解，不能执行口语发出的命令，严重时对呼喊其名字也无反应，但听力并无丧失，对非语言性的声音仍有反应，如电话铃声、汽车喇叭声、狗叫声等。与此同时语言也逐渐减少，表现为缄默症。这时患儿尚可理解别人的手势，也可用手势表达要求。有时会被误认为聋哑症。但听觉检查和听觉诱发电位正常。随着病情发展，有些患儿失语逐渐加重，最终导致不可恢复的失语。也有部分患儿失语可逐渐恢复，但恢复的情况不尽一致。

在 LKS 中，70% 患儿有癫痫发作，大多在 4~6 岁出现，另外 30% 仅有脑电图异常，而无癫痫发作。在全部患儿中，以癫痫发作或失语发作为首发症状者，各占 50%。癫痫发作可在失语之前或之后。发作形式可为限局性运动发作或全身强直-阵挛发作，也可为不典型失神、肌阵挛或失张力发作，一般没有强制性发作。静脉注射免疫球蛋白、类固醇和高剂量地西泮的治疗方式有不同的疗效结局。

2. 头部外伤 头部受伤是儿童受伤或死亡

的常见原因。头部受伤多由意外伤害所致,如跌落、骑自行车、滑板、滑雪、交通事故等,导致骨折、出血、挫伤、肿胀等。年幼婴儿如出现颅骨骨折,必须进行临床观察以防止出现软脑膜囊肿,如筛板骨折可导致脑脊液鼻漏。

颅内出血可以是硬膜下、硬膜外、脑实质及脑室内的出血。硬膜外出血多由动脉破裂所致,容易恶化,急需实施外科手术。脑室内出血可导致脑脊液流通受阻,必要时实施引流手术。颅内出血如挨近皮层则有流入脑内风险,引发癫痫。

头部受伤可罹及受伤侧及对侧大脑损伤,也可导致弥散性轴索损伤,引发受害区域相关的神经症状,需通过影像学探查,如 MRI 检查。

儿童脑部伤害虽较成人脑创伤的结局好,但不排除遗留行为、认知和学习功能的损害,且与损伤程度相关联。即使是轻度损伤,也可能发生脑震荡后遗症,包括头痛、头晕、疲乏、视物模糊、畏光、记忆下降和抑郁等。

3. **脑卒中(stroke)**　脑卒中极少发生于儿童,但新生儿期脑卒中并非罕见,发生率每年约为1/4 000,而儿童期脑卒中在北美的发生率为每年2/100 000~8/100 000。

新生儿脑卒中可分为产前、围产期及产后卒中。产前脑卒中多在产后 4~8 个月可检查到损伤。围产期卒中则可在生后第一周因皮质急性损伤导致的癫痫发作。产后脑卒中可引发与损伤关联区域的神经症状。

儿童脑卒中的病理不同于成人脑卒中,而新生儿和儿童卒中病理也存在差异。有些疾病科引发儿童脑卒中,如先天性心脏病、镰状红细胞病和头部创伤。卵圆孔未闭是造成儿童脑卒中的危险因素,其他因素包括血管病变、感染和血栓性疾病。导致凝血功能异常的因素包括抗磷脂抗体、蛋白 C 缺乏症、高胱氨酸血症、蛋白 S 缺乏症和凝血因子 V 缺乏等。

4. **头痛(headaches)**　是常见于儿童的症状,它与一些潜在疾病存在着关联。7 岁及以上儿童有 37%~50% 诉说过头痛,但其诊断的差异性非常大。由于儿童通常无法准确叙述头痛及关联的自身症状,所以患有头痛的幼年患者的数量并不确定。

按照国际头痛协会分类,头痛可分为偏头痛、紧张型头痛、丛集性头痛、头部或颈部创伤性头痛、颅颈或血管性疾病的头痛、精神疾病性头痛、脑神经痛或中枢源性面部疼痛等。这些分类标准是基于成人头痛分类的,用于儿童时应注意一些限制性条件。如儿童偏头痛持续时间较短,并倾向于双颞部而非单侧疼痛,也可伴随短暂的眩晕和周期性呕吐。有些药物长期或过量使用也可引起儿童头痛。

儿童急性头痛可能因感染、急性高血压、创伤、栓塞、出血或者分流异常引起。急性复发性头痛可能为偏头痛或是紧张性头痛的表现,缓慢进展性头痛则可能存在器质性病变,如肿瘤、感染、脑脊液流动改变或是脑水肿造成的颅内压增加。脑水肿可能继发于多种原因,包括抗生素的使用、类固醇的使用、肥胖、维生素过多症(hypervitaminosis)及静脉窦血栓形成。眼压检查有助于这些情况的诊断,而腰椎穿刺则是"金标准"。

儿童头痛的评估包括定位、次数、程度、频率持续时间、发作时间和疼痛相关特征的病史搜集,因为许多头痛类型均有较强的家族史特征。此外,问询药物使用史及其剂量、测量血压和眼压,以及头面和颈部区域的肌肉检测也是必要的。任何首次发作的剧烈头痛均需进行影像学检查以确定有否占位性病变,若怀疑脑水肿则需要行腰椎穿刺术检测。

5. **脑畸形(brain malformations)**　大多数脑畸形可由脑部解剖特征得到解释。脑畸形的病因复杂各不相同,包括环境(感染、中毒)和遗传因素等,1/2 以上的脑畸形病因仍未知晓。神经影像学技术可为脑畸形进行早期诊断,也是确定预后的依据之一。

全前脑畸形(holoprosencephaly)是前脑发育障碍引起的一组复杂的颅面畸形,病变几乎累及幕上所有结构。是一种神经系统和面部多发性的畸形,发生率约 1/8 000,86% 的病例可由产前超声检出,此类畸形预后很差,故加强对此类畸形的认识、早期发现、及时终止妊娠是十分必要的。此症病因不甚清晰,部分与 13- 三体和 18- 三体有关,其他遗传性疾病也可造成该畸形。

视 - 隔发育不良(septo-optic dysplasia)可能是全前脑畸形轻度的表现形式,是罕见的中线结构前部畸形,包括透明隔缺如及视觉传导通路发育不良,可合并其他脑内发育异常。也可导致神经内分泌的紊乱,包括生长激素缺乏和尿崩症。

脑裂性孔洞(schizencephaly)是颅脑胚胎发育

时脑裂从侧脑室向脑膜扩展时的一种神经元移行障碍，这些裂隙内衬以灰质，可以是单侧，也可以是双侧，其范围可以是极小的裂缝，也可以是横跨整个大脑半球的裂隙。其病因学尚不清楚，但常伴有其他的发育障碍，包括灰质异位胼胝体发育不良、透明隔缺乏，这意味其共有的错误发生在神经元移行时。其他的伴发病变包括蛛网膜囊肿、巨小脑延髓池和钙化（在 CT 上显示得最好）。该畸形占儿童脑发育畸形的 5%。其临床表现非常宽泛，取决于裂口的大小和范围，包括肌张力下降、轻度偏瘫、痉挛性瘫痪、癫痫发作、各种不同程度的智力障碍或学习障碍等。

平脑症（lissencephaly）又称"光滑脑"，是由于神经元迁移失败造成的皮质沟回缺失，严重时脑皮层完全平滑。影像学检查中可见皮质层加厚以及少量的脑沟和增大的侧脑室。患儿具有明显的肌张力减退、精神运动迟缓、喂养困难、小头畸形和难控制的癫痫发作，存活率极低。

巨脑回畸形（pachygyria）属于神经元移行异常性病变，宫内感染、缺氧、中毒、外伤、接触放射线等损害，可导致胎儿期成神经细胞移行障碍，引起巨脑回的病理干扰大多见于妊娠第 11~16 周。表现为不同程度的精神、运动及智力障碍，严重者表现为智力迟钝，甚至生后不能存活，而存活者也常有智力低下，伴发癫痫，预后大多不良。

胼胝体发育不全（agenesis of the corpus callosum）可分为部分或者完全发育不全。属先天性颅脑畸形。临床无特殊症状，重者可有智力障碍、癫痫和颅内压增高症状，甚至呈痉挛状态。可见于多种染色体异常、代谢异常和中枢神经系统畸形综合征中。

6. 神经肌肉疾病（neuromuscular diseases） 指原发于骨骼肌或神经肌肉接头处的非炎症性疾病，简称肌病。主要表现为肌收缩力减退或消失以及肌肉萎缩等。患有该症的儿童可表现为单纯运动迟缓或是更多整体性发育迟缓，包括认知缺陷。导致该症的异常定位在于脊髓角、周围神经或肌肉纤维的前角细胞。病因有遗传缺陷、代谢障碍、免疫损伤等。诊断评估包括病史了解、肌肉活检、肌电图及神经传导检查等。遗传及分子生物学检测亦可提供辅助依据。

（1）杜氏肌营养不良症（Duchenne muscular dystrophy，DMD）：是一种 X 染色体隐性遗传疾病，主要发生于男孩。据统计，全球平均每 3 500 个新生男婴中就有一人患此病。患者一般在 3~5 岁开始发病，最早表现出进行性腿部肌无力（爬楼梯困难），导致行走不便。12 岁时失去行走能力，常年靠轮椅移动，20~30 岁多因呼吸衰竭而死亡。目前医学界尚无有效疗法。主要由营养障碍基因变异造成，肌细胞膜的营养不良可导致骨骼肌或心肌萎缩。2/3 的患儿有学习困难、注意缺陷或是认知发育障碍，约有 2% 呈孤独症样特征，至青春期可合并抑郁症，适合抗抑郁药物治疗。

（2）肌强直性营养不良（myotonic dystrophy）：是一种常染色体显性遗传性疾病，发病率约为 1/8 000。该病包括强直性肌营养不良蛋白激酶基因（DMPK）变异导致的 1 型和细胞核酸结合蛋白基因（CNBP）变异导致的 2 型，其中 1 型最常见，发病率为 1/8 000~1/7 000，2 型则罕见。

强直性肌营养不良 1 型多在青少年期起病，最早发病见于 5 岁儿童。首发症状是手部肌肉强直，表现为双手握拳后松开费力，伴随手部肌肉无力，面部肌肉强直表现为用力闭眼不能迅速睁眼。随病情发展，出现前臂及手部肌肉萎缩，小腿肌肉无力和萎缩导致足下垂，行走时足尖抬起费力。面肌、咬肌、颞肌萎缩导致面容瘦长，状似斧头，故名"斧状脸"。颈部的肌肉无力导致平卧抬头困难，部分患者因舌和咽喉肌肉的无力和强直而出现讲话及吞咽困难。

强直性肌营养不良 2 型女性多见，症状相对轻。首发症状是肢体近段无力，其次是出现手部肌肉强直和肌肉疼痛。

新生儿的先天性肌强直性营养不良表现为严重的张力减退、面肌瘫痪以致吸吮和吞咽困难、呼吸困难和部分关节弯曲，1/2 以上有智力缺陷。

（3）脊髓性肌萎缩（spinal muscular atrophy）：是一种脊柱前角细胞疾病，它是由 5 号染色体的运动神经元基因的外显子 7 和 8 缺失造成的。它会导致运动神经元退化、肌肉萎缩、肌肉无力，最终造成死亡，在美国携带该症基因者的比率较高。

根据发病年龄和功能损伤程度进行 3 种常见形式分类：1 型即为 Werdnig-Hoffmann 病，通常在 2 岁时致死；2 型患儿通常可表现能坐立，但无法行走；3 型或是 Kugelberg-Welander 综合征儿童通常可存活至少年或青春期阶段。

在检查中会发现儿童一般有肌张力减退、神经元发生的肌肉萎缩、反射消失和手颤。该病早期可出现因肌萎缩所致的呼吸不顺畅，卧床儿童有早发的脊柱侧弯及骨质疏松。

7. 感染性疾病（infectious diseases）　中枢神经系统感染是导致儿童神经发育异常的病因之一。因此，免疫接种、提高围新生儿期护理、免疫抑制性疾病的治疗是降低致残率与死亡率的有效手段。

多种细菌和病毒感染可影响神经系统，其临床辨析较为复杂和困难，一般以肠道病毒和虫媒病毒感染较为常见。感染后通常出现发热、头痛、焦躁不安、颈强直、恶心、食欲下降和皮疹等。精神状态改变，包括兴奋、脑病甚至昏迷均可能为脑炎的症状。也可能出现失语或癫痫发作，病症程度可从轻度至死亡。诊断时，皮肤、黏膜、淋巴组织和神经系统是检查的关键部位。

实验室检查主要显示白细胞和淋巴细胞增多。腰穿压力检测多呈压力升高。脑脊髓液检查可见葡萄糖水平正常、蛋白质水平正常或轻微升高、白细胞数增加。除了细胞计数，亦需进行细菌培养和革兰氏染色，同时需要留存样本进行肠道病毒和单纯疱疹病毒（herpes simplex virus，HSV）的 PCR 分析。血清、尿液、鼻液和粪便的病毒学检查可提高特殊病毒的诊断准确性。

HSV 感染是一种可治疗的脑炎，但难以与其他病毒性脑炎区分。其脑脊髓液培养敏感性低于10%，而 PCR 分析的敏感性则为98%，特异性为94%，被视为是最理想的辅助检测手段。HSV 脑炎多合并双侧颞叶的出血性炎症。

新生儿期疱疹感染的发病率和死亡率均较高，且同时导致癫痫发作而升高死亡率，亦增加存活后神经发育异常的风险。因此，尽早诊断和治疗可有效降低发病率与死亡率。

肠道病毒（Coxsackie virus A 和 B，埃可病毒，肠道病毒68~71）是导致儿童脑炎和脑膜炎的常见病因，大多病例均为自限性，但相当一部分的儿童可能会导致近期或远期神经系统功能损害，因为肠道病毒感染会罹及整个大脑。病毒性脑炎所致的癫痫发作的治疗较为困难，需多种抗癫痫药物联合使用。期间，密切监测脑水肿、水电解质失衡和呼吸并发症极为关键。若考虑 HSV 感染，则有必要立即使用阿昔洛韦治疗，并直至 PCR 分析显示 HSV 阴性。

细菌性脑膜炎（bacterial meningitis）是一类严重感染性疾病，病死率和后遗症发生率高，感染可罹及大脑和脊髓膜，约有10%的患者死亡，40%有神经系统损伤后遗症，包括听力障碍。该症的病原因患儿年龄不同而有所区别，如新生儿以 B 型链球菌和革兰氏阴性肠道细菌感染最常见。在婴幼儿和年幼儿童中，以肺炎链球菌、脑膜炎双球菌和 B 型流感嗜血杆菌（Hib）感染常见。目前在发达国家和地区抗 Hib 疫苗得到广泛应用，大大降低了流感性脑膜炎的发生率。2 岁以下幼儿患肺炎链球菌性脑膜炎风险最高，在美国广泛使用七价肺炎链球菌结合疫苗（PCV7），降低了90%的包括细菌性脑膜炎在内的播散性疾病的发生率。在年长儿童和青少年中，则以肺炎链球菌和脑膜炎双球菌感染的脑炎居多。听力障碍是细菌性脑膜炎导致的最常见的后遗症。约10%脑膜炎患儿后期会表现出学习障碍、运动缺陷、言语和语言问题以及行为异常。

8. 运动障碍（motor disorder）　儿童最常见的运动性障碍有震颤和抽动两种。

震颤是节律性地、无意识地伴随多种振幅的运动障碍，由多种病因引起。静止性震颤主要由于基底核疾病造成，在儿童并不常见。动作性震颤则在静止时不发生，是由随意性肌肉收缩而诱发的。意向性震颤和体位性震颤均属于动作性震颤，与小脑及其通路功能障碍有关。另外，一些药物如丙戊酸和拟交感神经药也可导致震颤。

特异性震颤是最常见的震颤类型，主要涉及手臂和手掌的震颤，但极少发现相应的神经损害基础，不排除具有家族性。虽然去氧苯比妥或普萘洛尔可用于震颤的对症治疗，但大部分患儿不需要药物治疗。

抽动（tic）是一种常见的儿童运动障碍，可有家族遗传性。抽动是重复刻板的非节律性的运动障碍，大多为无意识状态下发作，程度可从简单的单个肌肉抽动到全身多部位的复杂抽动。最初以头面部的抽动开始发作，如强迫性眨眼、努嘴、做鬼脸等。发声抽动则以清嗓、吸气、咳嗽、发怪声居多，加重时可重复某些发音、短语或重复他人的话，属于复杂性发声抽动。抽动发生前常有前兆性冲动，抽动发生后紧张明显缓解。抽动可被有意识地抑制数分钟，但抑制后会出现反弹性抽动现象，睡眠中抽动消失。

Tourette 综合征是一种慢性抽动障碍，可合并秽语症状，是一种以多重运动和发音冲动为特征并持续 1 年或以上的症状，起伏不一。患儿多合并注意功能缺陷、强迫症状及其他行为问题，该症多见于男童。合并症较抽动本身更需要药物治疗。

抽动症可根据症状较易诊断,很少需要进行实验室和影像学检查。EEG 检测可以帮助区分眼颤抽动和癫痫小发作。有时刻板行为或自我刺激行为可能与该症相混淆。

抽动如引起患儿学习生活质量下降则可考虑使用药物治疗;如合并自伤、疼痛,或对他人造成困扰,则也需要介入治疗。值得注意的是,治疗并非以完全阻止抽动发作为目的,慢性抽动障碍的治疗因其起伏不定的过程而使治疗复杂化。

(三)神经影像学技术

影像学技术可对大脑进行更细致的形态与功能成像。计算机断层扫描(CT)、脑血管造影以及磁共振(MRI)技术的应用均可发现大脑结构上的微细损害。电脑断层血管摄影(computed tomographic angiography)可以显示先天性血管异常、脑卒中和血栓造成的脑血流改变。MRI 可发现大脑结构性异常,如胼胝体发育不全、前脑无裂畸形、平脑回、占位性病变、颅脑损害等,亦可发现类似神经元异位及异常迁移等细微损害。

附加特殊软件的 MRI 亦可通过磁共振波谱的解析,提供脑内生化物质的功能信息。正电子发射计算机断层扫描(positron emission tomography,PET)可集解剖、功能、代谢图像于一体,使图像信息多元化,利于提高临床诊断的准确率。

功能磁共振成像技术(fMRI)已成为发育与行为研究的一项重要的检测工具,是利用磁共振造影来测量神经元活动所引发的血流动力的改变,它不需要受试者接受核素造影,主要通过检验血流进入脑细胞的磁场变化而实现脑功能成像,可给出更精确的结构与功能间的关系。例如,用fMRI 技术,可以通过刺激来定位阅读障碍、孤独症、ADHD 儿童不同脑功能区域的激活部位,这些部位的激活水平较正常儿童有显著不同。有些研究已经使用磁共振质子波谱来辨别孤独症儿童脑内生化物质的代谢情况。随着科学技术的不断改进,神经功能成像技术在很多发育与行为障碍疾病的脑神经病理探查方面提供重要依据成为可能。

【专家提示】

○ 行为的生物学基础是多方面的,而且其各方面更是相互影响的,例如,环境毒物是影响行为的一个很重要的因素,而在胚胎期毒物暴露的影响后果更加严重。

○ 行为可以说是神经系统调控下的身体语言,任何程度神经系统的损害都会影响到行为表达。

(静进)

参考文献

1. Aicardi J. Malformations of the CNS. In Disease of the Nervous System in Childhood. London:Mac Press,1992:139-181.
2. William B Carey,Allen C Crocker,Heidi M Feldman. Developmental-Behavioral Pediatrics.4th Edition. Philadelphia,Pennsylvania:Saunders,an imprint of Elsevier Inc,2009.
3. 吴希如,林庆.小儿神经系统疾病基础与临床.2 版.北京:人民卫生出版社,2009:491-515.
4. Wolraich ML,Drotar DD,Dwoskin PH. Development-Behavioral Pediatrics:Evidence and Practice. Canada:Mosby,2008.
5. Behrman RE,Butler AS. Preterm birth:Cause,Consequence,and Prevention. Institute of Medicine Committee on Understanding Premature Birth and Assuring Healthy Outcomes. Washington DC:National Academies Press,2007.
6. Coleman WL,Crocker AC,Feldman HM,et al. Developmental-behavioural Pediatrics. 4th ed. Philadelphia,PA,US:Elsevier Health Sciences,2009.

第2节 行为遗传学

【开篇导读】

近年来,随着对心理、行为及相关疾病对后代影响的重视,行为遗传学受到人们广泛的关注。本节主要回答以下几个问题:行为遗传差异及其机制是什么? 基因和环境之间有怎样的交互作用? 儿童行为遗传学的研究方法有哪些? 儿童基因与行为有怎样的联系?

一、行为遗传学的概述

行为遗传学(behavioral genetics)是在遗传学、心理学、行为学和医学等学科发展基础上形成的一门交叉学科。该学科旨在研究原本在心理学家和精神病学家研究范围内的行为特征的遗传基础,以及解释人类复杂的行为现象的遗传机制,探讨行为的起源,以及在行为形成过程中,基因对人类行为发展的影响以及遗传和环境之间的交互作用。

遗传对儿童行为和精神障碍的影响,有些是直接的,有些是间接的。例如:已证实苯丙酮尿症是一种常染色体隐性遗传代谢性疾病,由于苯丙氨酸羟化酶不足,导致苯丙氨酸增高,引发脑内一系列代谢障碍,患儿可出现严重的智力低下。亨廷顿舞蹈病(Huntington's disease,HD)是一种由常染色体某个重复序列异常扩展所致的显性遗传的神经变性疾病,是一种多来自父亲遗传的家族遗传学疾病。主要表现为运动不能综合征,常伴有精神异常或认知障碍,其中情绪障碍可能是遗传基因所致的早期症状,行为问题可能是不良家庭环境的结果。

另一方面,行为受遗传的影响并不是简单的决定性因果关系,即"一种基因,一种障碍(one gene,one disorder,OGOD)",除了某些罕见的疾病如上述的 HD 病明确地由单个基因变异所致外,大多数行为均受多种基因以及这些基因与环境之间高度复杂交互作用的影响。学术界将遗传和环境的相互作用方式分为三类:一是被动型(passive),即当父母和孩子具有相同的遗传倾向时,父母所提供的环境会强化该倾向,如父母的攻击性强,他们所营造的紧张的家庭气氛会强化子女的攻击倾向;二是唤起型(evocative),即个体在遗传的作用下做出某些反应,这些反应又反过来强化了该遗传特征,如某个体易激惹,以致其所处的环境充满了紧张气氛,这又强化了他的易激惹行为;三是主动型(active),即个体能选择适合其遗传特点的环境,如某个体外向、活泼,他会选择同样外向、活泼开朗的同伴群体。环境分为共享环境和非共享环境。共享环境指生活在同一家庭中的兄弟姐妹所分享的使他们在行为上具有相似性的环境,如家庭的社会经济地位、父母职业、受教育水平、邻居等。非共享环境分为系统的和非系统的。非共享环境指的是使同一家庭环境中长大的兄弟姐妹在心理行为上产生差异的环境,它是个体在家庭内外所获得的独特经验。系统的非共享环境包括父母对某个子女的独特教养行为、出生次序、性别差异等家庭内部的经验,以及独特的同伴、教师、职业经历等家庭外部的经验。非系统的非共享环境则往往无法预期,常见来源有意外事故、疾病以及其他特异的经历等。

二、遗传障碍及其差异机制

人类基因和基因复制极为复杂,仍有很多未解之谜。正是这种复杂性,使庞杂的基因异常,造成极其多样的发育与行为缺陷疾病,如基因的异常机制包括减数分裂不分离、简单的碱基对替换等。因此,发育与行为障碍一直以来都是基因和分子生物学研究中的重要课题。迄今,通过遗传技术阐明了部分染色体异常、基因变异、染色体基质损害、多基因遗传障碍以及差异化机制。

首先,染色体的 21- 三体造成的唐氏(Down)综合征是人类最早发现的染色体异常疾病。13-三体和 18- 三体是其他常染色体非整倍体的例子,它们不仅关系到胎儿、新生儿的生存,对出生后儿童的成长、行为以及其他方面的健康都有着灾难性影响。特纳(Turner)综合征(45,XO)、克莱恩菲尔特综合征(Klinefelter syndrome,简称克氏综合征)(47,XYY)以及其他一些不常见的性染色体异常造成的病例相比常染色体非整倍体病例相对容易治疗,但是它们会对发育与行为产生重要的负面影响。染色体畸变的发病机制不明,可能由于细胞分裂后期染色体发生不分离或染色体在体内外各种因素影响下发生断裂和重新连接所致。一些行为残疾和器官畸形与染色体缺失相关联,据缺失的染色体的不同,几种或者几百种基因会随染色体缺失而缺失。相反,另一些行为障碍则是由于某些染色体的复制造成的,复制造成某段染色体上基因过量。如环状染色体、衍生染色体(多个染色体合成一个非典型的染色体)、平衡和非平衡易位等异常染色体,在形成新染色体或是原始染色体在某些位置断裂均可造成染色体的缺失,进而引发发育与行为障碍。所有上述染色体异常都可通过传统的核型检测来确定。

其次,在基质损害方面发现了端粒功能及其分子生物学部分基质。染色体在端粒区域的重排与癌症以及衰老紧密相关。5%~10% 的中度以及严重的发育障碍是由于次端粒区域内的重排造成的。次端粒区域内的重排还包括染色体的缺失和复制，这种重排很难通过传统的核型检测检验出来，但可以通过特定的诊断方法来确认。特异的次端粒区域内的重排可以通过畸变、先天畸形以及神经系统症状来确认。随着人们对端粒功能认识的加深，端粒会对人类行为发展的研究起到越来越重要的作用。

再次，研究初步阐释到除精子和卵子的核基因组，人体的胚胎会从卵子线粒体中得到基因遗传（来自精子的线粒体在受精卵中不会存活，所以父亲的线粒体基因不会遗传给后代）。线粒体包含的基因远少于细胞核中的基因。线粒体基因组仅包含 37 个基因，这些基因似乎都对线粒体功能有很重要的作用。线粒体基因数目虽然很少，但它们的突变很可能影响大脑发育或脑的功能。线粒体基因紊乱的例子包括线粒体疾病、脑病、乳酸性酸中毒、线粒体脑肌病以及伴随红色纤维的肌阵挛性癫痫。对这些线粒体基因紊乱的诊断，典型的方式包括：临床评估、小儿神经评估、特定的肌肉组织切片检查、DNA 测试等。

多基因障碍对发育与行为的作用很轻微，通常具有叠加的作用，如阅读障碍和孤独症就是其中的例子，但这些疾病更多是由多基因障碍所造成的。以孤独症为例，如果仅仅是一个或极少的基因异常，所致结果可能是内向或自我封闭倾向显著，有的基因异常也可能引发的是兴趣狭隘，一般来讲，超过一定数目的基因异常，或呈现等位病理形式时，就会导致孤独症的典型症状。

三、行为表型及其复杂性

行为表型范围很广，包括受限制的行为、气质特征以及认知发展轨迹。受限行为的表型如贪食症、与雷特（Rett）综合征相关的搓手行为以及史密斯-马吉利（Smith-Mageni）综合征相关的痉挛性自我拥抱行为、白天很难入睡等。气质或个性表型可有不同的特征。认知发展轨迹如雷特综合征和唐氏综合征的退行性模式的发展轨迹，早期贪食症之后的贪吃行为、继发性动作迟缓不断加重，以及在患有威廉姆斯综合征（Williams syndrome，WS）的学龄前儿童语言掌握能力明显加速等。在解释行为表型时须重视以下几点：

1. 行为表型的描述必须严格、有序 对 WS 及神经纤维瘤病的研究给研究人员谨慎选择行为表型调查对象提供了很好的例子。早期对 WS 的研究目标总是与对应的唐氏综合征研究目标做比较，如进行年龄与智商（intelligence quotient，IQ）的配对比较，而这些对比研究结论常会被误读，因为 WS 的语言能力通常高于对照者 IQ 的语言能力。另外，"WS 尽管有一般性的认知功能障碍，但其语言功能完全可得到保留"这一研究结论忽略了天花板效应；与同龄正常儿童相比，WS 患者的语言能力并未完全保留下来，仍显示偏低水平。

神经纤维瘤病研究表明，在确认偏倚危险性及确定认知表型中的微小差别存在着明显的困难。早期研究中，研究者经常使用伴有学习障碍的神经纤维瘤病儿童数据，这样做的后果是，其研究数据往往会表现出学习障碍的典型特征。直到与同患神经纤维瘤病的兄弟或姐妹做比较，才能够发现与疾病关联的认知分型。

2. 发育的因素 对遗传障碍者基础心理学研究突出了发育性学习轨迹，以及不同年龄阶段患儿表型差异的重要性。如对 WS 来说，大年龄患儿和成年患者通常表现出比唐氏综合征更强的语言能力。如果对幼儿期的两类患儿作比较，两者在此阶段可表现近似或相同的语言与算术能力。这些发现表明，基因型不能直接决定成年个体的表现型，它只能对个体发育的起始阶段以及发育轨迹起到一定的作用。

3. 个体的差异性 一种遗传障碍的表现型不可能对所有相同患儿起到相同水平的影响。因为，基础基因效应和等位基因差异是造成同一种遗传障碍患者个体差异的主导原因。另外，环境因素也是这种差异性的重要因素之一。这些因素的交互作用，会导致非典型病例个体，如唐氏综合征患者可以熟练地说三种不同的语言，WS 女性患者可以赢得绘画奖励等，这些都与典型患者的表现型相异。

4. 历史差异性 行为表型以及医师对这些表型的理解是随着时间而变化的。这些变化可由环境因素和医疗技术进步协同引起。例如，20 世纪 50 年代以来，典型唐氏综合征患者的 IQ 得分大约上升了 10~20 个百分位，其中很重要的原因之一就是对待唐氏综合征患者的认识、理解和接纳程度以及家庭支持功能都发生了很大变化。对于一个富裕家庭来说，更多更好的医疗环境和拥有更好条件的教育环境使得患儿和成年患者能够取得过去认为不可能取得的成就。医疗、康复技术的发展也是这些变化的原因之一。

5. 表观遗传学　迄今,许多研究从基因效应中发现了环境因素的重要性,即环境对基因的表达具有某种调控作用,如表观遗传学。无论先天基因如何,环境因素(如教育及其他干预介入、家庭环境和各种生活经历)对儿童行为发育的影响是极为重要的。印证这一事实的典型例子来自对同卵双胞胎的研究,尽管他们拥有相同的基因型,但他们的神经结构及其功能表型不可能百分之百相同。这种表型差异还可表现在不同疾病上,如阅读障碍、孤独症、注意缺陷多动障碍(attention deficit and hyperactive disorder,ADHD)、抑郁症等在同卵双胞胎的后期结局上并不一致,这种情况也表现在诸如癌症、炎症性肠病以及身高体重等方面。

表型基因研究经常要估计"遗传度"这一参数,被标记作h2。在统计学意义上,该参数与遗传因素变量的方差是呈正比的。如在与智力相关的表观基因的研究中,研究者估计h2大概在0.4~0.8之间。不幸的是,遗传性估计总是被误读或错误地解释,如对于上述智力的h2,会被错误地解释为智力的60%来自于基因。遗传性(h2)仅仅是个数学概念,它不是说IQ的100分之中60分是来自于遗传,或是说一百个智力障碍者中的60个来自基因缺陷,40%是由其他因素决定的。另外,对任何特征的遗传性估计仅适合于研究的范畴,而非临床。研究表明,人的IQ分值的遗传性是依赖于被研究人群所处的社会经济状况的。或确切地说,富裕家庭IQ的"遗传性"很高,而贫困家庭IQ的"遗传性"偏低。因此,在对遗传性统计估计进行解释时,须考虑到研究中可能会影响特征的非遗传因素以及其他一些未知的环境因素。

唐氏综合征患者在功能和认知上的进步,验证了环境因素对遗传表型具有显著的影响。早期诊断和干预效果,也验证了环境因素可很大程度地改变基因的表型。脆性X染色体是导致孤独症的风险因素之一,史密斯-马吉利综合征则是睡眠障碍的风险因素,表明行为表型与生物学基础和其他环境因素均存在关联。诸多等位基因差异则是一些特定神经疾病的易感因素,如迄今发现,增加儿童发生阅读障碍、孤独症以及ADHD风险的易感基因,这些基因增加相应障碍的发病风险,但它们本身不是导致发育表型的必然条件。

基因与环境因素交互作用下致病的典型例子还来自于某些精神病。如单胺氧化酶A(monoamine oxidase A,MAOA)基因中的等位基因差异,可编码成高活性酶的等位基因,它可降低品行障碍和其他一些反社会行为发生的风险。然而对受虐待儿童而言,这种风险的概率差别很大,而未受虐待儿童的相同风险则与拥有低活性等位基因的儿童基本相同。5-羟色胺(5-Hydroxytryptamine,5-HT)转运相关的等位基因差异,与患抑郁症风险相关,在同等基因变异状况下环境应激的交互性副作用更强,而低环境应激则不一定引发抑郁症,即使他们拥有相同的基因变异。再如,儿童出生体重与儿茶酚-O-甲基转移酶(catechol-O-methyl transferase,COMT)的等位基因关联研究发现,对ADHD儿童来讲,低出生体重和特异的 COMT 等位基因同时表观时,患儿表现出更高的反社会行为风险。

四、发育与行为障碍的遗传学研究

(一)家系分析法

指在医学遗传学的临床实践中,根据一个家系中某一种遗传病发病情况来分析判断该疾病的遗传方式、传递规律的方法。如果患病率高于一般人群,说明这种表现或疾病有家族聚集性,有遗传的可能。家系分析法研究已经证实,在精神分裂症和情感性精神疾病患者家族中,精神疾病的患病率高于一般人群,且随亲缘关系越近,患病风险越大。

1. 先证者亲属患病率研究　作为线索开始调查的病例称为索引病例或先证者。对于患有某种行为问题或精神疾病的儿童,追查他的一级与二级亲属中有相同或其他异常的人数,将这类患儿家族中的患病率与一般人群的患病率做比较,如有显著差异则说明此病症具有遗传倾向。有报道,图雷特(Tourette)综合征的一级亲属中强迫症的人更多,且该综合征与ADHD有相似的遗传基础。研究表明,抽动症患儿的家族成员中患抽动症和抽动秽语综合征者较一般人群多见。ADHD家系研究发现,患儿的父母中社会病态、癔症和酒精中毒较普通儿童的父母多。儿童强迫症先证者的一、二级亲属中同样有强迫症,且终身患病率显著高于对照组;在同一病例组中伴有抽动症史的先证者一级亲属中,强迫症终生患病率也显著高于对照组。

2. 高风险儿童研究　研究患病父母所生子女出现行为问题或精神类疾病的可能性,并与一般人群患病率比较。如对精神分裂症患者子女研究发现，父母一方有病，其子女患病风险率为13.7%±1.0%；如父母均有病，则子女高患病风险率高达40%~68%，而普通人群多低于10%。研究发现，ADHD 患儿父母和同胞中同样患有 ADHD、对抗违拗和重型抑郁症者较正常对照儿童高得多，但也不排除环境因素的干扰。

3. 全同胞或半同胞研究　来自同父母的子女即全同胞，来自同父（母）异母（父）的子女即半同胞。精神遗传学研究表明，有些精神疾病的患病率在同胞中明显高于一般人群的患病率。如精神分裂症的同胞患病率是9.7%，如父或母患精神分裂症时，患病先证者的全同胞患病率则达17.2%，而半同胞患病率在0.6%~7.7%之间。ADHD 先证儿童的全同胞，比半同胞有更多的行为问题，说明遗传在该病中起重要作用。

4. 父母单方或双方家族问题　仅见于单方的遗传性疾病常表现为显性遗传，而见于双方的则多为隐性或多基因遗传。但也有研究认为，仅见于一方的遗传性疾病，除了性别遗传外，其他三种遗传方式在性别上并无明显差异。须注意的是，如果家族中有较多的正常未成年人，则总的患病率可能偏低，应该用预期患病率计算。

此外，如果家系调查中发现某种行为问题或精神疾病具有家族聚集现象，应考虑三种可能原因：遗传因素、共同的环境因素、教养传递。为此，确定遗传因素之前须排除共同环境因素、教养传递，即进行双生子研究。

（二）双生子研究

遗传学研究中，选择生活在相同环境的不同遗传型的个体，和各自生活在不同的环境中的相同遗传型的个体，比较这些个体间的行为、情绪、人格、认知等方面的差异，前者用于分析遗传效应，后者用于了解环境的影响，而双生子研究是遗传学研究常用的经典方法。

其中单卵双生子的性别和基因型完全相同，在遗传学上具有更多共性，遗传模式天然相同。双卵双生子的遗传性虽有不同，但生活环境相似，比较两者的同病率，可估计其遗传效应。比较自幼分居生活在不同环境的单卵双生子和共同生活在相同环境中单卵双生子的同病率，可估计环境因素的作用；如果两者同病率高，说明遗传作用大，而环境因素作用不大。确有研究支持，在儿童双生子精神健康发育因素中，遗传起着重要作用；

研究报道，儿童的外向性行为与其父母亲的心理健康状况有关，父母心理问题越多，儿童的外向性行为分值越高；儿童的外向性行为与其母亲的生活习惯、吸烟、饮酒有关。大样本同性别双生子家系研究发现，儿童品行障碍大概有2/3的变异由遗传因素决定，5岁时的遗传度为68%，7岁时的遗传度为73%。另外，酒依赖父亲的后代比没有酒依赖的后代存在更多的品行障碍，双生子比较发现，遗传因素更能解释酒依赖与品行障碍之间的联系，无论处于高危还是低危环境，代际间诊断的重叠支持共同基因假说。由于采样来源不同，包括受试对象、信息来源、收集信息方式等的差异，以及是否对特定环境危险因素进行规范，双生子研究往往导致不同的结果。品行障碍儿童还常伴有焦虑和抑郁，如对低年龄大样本双生子研究显示，品行障碍与焦虑障碍的共病率在男性为0.31，女性为0.30，其中遗传因素对共患病的影响很低，共享的环境因素则对共患病的影响非常大，同时出现品行障碍和焦虑是由于共享的家庭环境因素所致。然而，另一项双生子研究却发现品行障碍、ADHD、对立违抗障碍、物质依赖等共患病主要由共同的遗传因素所致，共享的环境因素作用甚微。

（三）寄养儿童研究

双生子研究仍不能彻底地排除公同抚养环境（包括子宫内环境）所造成的环境因素的影响。寄养儿童研究能将遗传因素和环境因素有效分开，因为寄养儿童从小就离开亲生父母，他们虽与同胞有1/2的遗传相同，但所接触的生活环境相异。寄养儿童研究主要通过以下三种比较方法来补充双生子研究的不足：

一是调查亲生父母患病的寄养儿与亲生父母未患病的寄养儿比较，如果前者患病率高于后者，说明遗传因素有致病作用。

二是患病的寄养儿童作为先证者，调查其亲生父母与养父母的血缘家族患病情况，如果亲生父母患病率高，说明遗传因素有致病作用。

三是调查单卵双生子或双卵双生子（自出生后一名寄养在其他家庭，一名与亲生父母一起生活）以后的行为问题或精神疾病的发生情况，如两者的患病率接近也说明遗传因素有致病作用。

寄养儿童研究经常和家系调查、双生子法联合使用，以进一步查明遗传与儿童行为问题或精神障碍的关系。对精神疾病的寄养儿童研究发现，精神分裂症母亲所生子女寄养后的精神分裂症患病率明显高于对照组。对 ADHD 寄养儿研究发现，其亲生父母在童年期患 ADHD、成年后癔症、社会病态和酒精依赖，要比寄养父母更多见，亦提示存在遗传效应。对抑郁症寄养儿的多项研究均发现，环境因素在其发病中发挥重要作用，抑郁症患者领养的子女患抑郁症风险，比健康父母领养子女罹患抑郁症的风险高；抑郁症患者的亲生子女罹患抑郁症和未患抑郁症者亲生子女罹患抑郁症的风险无显著差异，提示环境因素致病作用更强。但有学者认为，寄养儿童研究结果中环境的作用实际也包含了基因的部分作用，因为父母提供给孩子的家庭环境与父母的遗传特征是紧密相关的。此外，被动的基因与环境关系在抑郁症的遗传上可能有重要的作用，但是寄养儿童研究因缺乏被动的基因环境关系，使得研究结果显示环境因素致病作用大于遗传影响。对患有精神分裂症、抑郁症、情感性精神障碍的自杀寄养儿童（有自杀行为或自杀身亡）研究发现，寄养儿童的血缘双亲的自杀风险高于养父母，提示自杀受遗传因素影响更多；对国际间寄养儿童的研究也支持自杀存在独立的遗传影响。

（四）细胞遗传学研究

细胞遗传学研究旨在分析染色体畸变（包括染色体数目或形态的畸变）对儿童的神经功能和行为发育的影响。目前，人类遗传疾病中染色体病所占比例约为 1/10，新生儿中染色体异常的发病率为 0.5%。由 1~22 号常染色体畸变引起的称为常染色体病，分为三体综合征、单体综合征、部分三体综合征和部分单体综合征；由性染色体 X 或 Y 染色体畸变引起的称为性染色体病，分为特纳综合征、超 X 综合征、克氏综合征、超 Y 综合征、脆性 X 染色体综合征。染色体畸变可罹及神经系统，影响人的行为发育，导致功能障碍和行为异常。其中染色体畸变是导致儿童智力低下的常见原因，还可出现性格异常或其他精神障碍。性染色体畸变可导致性发育不全或两性畸形，也可表现为原发闭经、生殖力下降。无常染色体异常中，最常见的三体综合征为 13、18、21- 三体综合征。

在性染色体病中，特纳综合征的新生儿发病率为 1/5 000。典型症状为女性性腺发育不全、原发闭经、身材矮小、蹼颈、肘外翻，智力一般正常或稍差。克氏综合征，又称先天性睾丸发育不全或克氏综合征。80% 的核型为 47,XXY，群体发病率为 1/1 000，典型症状为男性第二性征发育差。

超 X 综合征又称超雌综合征，该症患者染色体组型多数为 47,XXX，也有少数为 48,XXXX 或 49,XXXXX；也有些人与正常细胞组型或 45,XO 嵌合。典型症状是智力以及生育力都略有下降，有随 X 数目增多而病情加重的倾向。超 Y 综合征又称 XYY 综合征。典型核型为 47,XYY。典型症状为多数患者身材高大，智力无明显异常或仅轻微落后，或存在言语发育迟缓，性格行为异常、暴躁或孤僻，具有攻击性行为或反社会人格，临床症状的严重性与 Y 染色体数目的递增无关。

微结构异常染色体病是一类由于染色体微小结构异常所致的具有复杂临床表现的遗传性疾病。使用常规方法无法或较难发现。现已发现的微结构异常染色体病大约有 60 种，发病率自 2/10 万 ~25/10 万。所涉及的染色体包括 1、2、4、5、11、15、16、17、20、22 号和 X 染色体等。

此外，早期研究提出，许多染色体数目异常伴有发生精神畸变或发育障碍的危险。对语言发育障碍患儿的研究发现，其中 8.7% 有染色体畸变。还有研究发现，多一条 Y 染色体可能会增加语言发育障碍或其他行为问题；多一条 X 染色体可能会伴有语言认知障碍或阅读困难，而少一条 X 染色体则会出现视觉空间障碍。儿童抽动秽语综合征为单基因遗传病，其遗传方式是常染色体显性遗传。近年来细胞遗传学研究表明，重度智力迟缓的病中，染色体异常约占 30%，常见的为 21-三体综合征，约占 20%；脆性 X 染色体综合征占 1%~6%，其他染色体异常占 4%~5%。表 2-2-2 是常见的染色体病的神经行为表现。

（五）分子遗传研究

现代分子生物学的发展，使得目前的分子遗传研究，如 DNA 生物标志物分析能对疾病异常基因的核苷酸结构进行直接的分析，或对与限制性片段长度多态性连锁的遗传病的基因缺陷做间接分析。研究表明，典型的苯丙酮尿症（phenylketonuria，PKU）是定位于人类染色体 12q22-24.1 的苯丙氨酸羟化酶基因缺陷所致；又如，情感性精神疾病的易患基因与人类 11 号染色体的胰岛素基因（INS）及癌基因（Ha-ras-1）紧密连锁，从而间接检测出情感性精神疾病的易患基因在 11 号染色体短臂上。对 5-HT 转运体的基因启动子（5-HTTLPR 的 VNTR）与乙醇依赖的关联性研究发现 5-HTTLPR 的 10 次重复等位基因和 10/10 的基因型与乙醇依赖显著相关。对自杀人群的研究发现,在有自杀企图的人群中 COMT 低活性长片段(L)等位基因频率较高。

随着遗传分子生物学技术的发展,陆续有了更多技术和生物学层面的探索发现,如染色体微结构变异、基因诊断、基因编辑技术等。

五、基因的行为表征

对儿童行为发育的全面了解需要考虑基因、环境及后天因素的交互作用,行为受环境因素调控,与后天因素有着密切关系。

基因影响行为。行为的物质基础主要是神经系统,特别是中枢神经系统,而神经元和神经系统的分化、发育以及最终形成的生理生化性能和行为功能均受基因的调控。作为遗传物质,基因本身不直接导致各种行为,但在神经系统的分化发育过程中各类基因的表达可间接地影响行为。

有研究从多巴胺、去甲肾上腺素、5-HT 这三大神经递质系统入手对核心家系和对照组比较分析发现,COMT 基因低活性的 Met158 等位基因在 ADHD 男孩中优先传递,而女孩中 Val158 等位基因占绝对优势;DRD4 和 DAT1 的 VNTR 多态性检验均发现,长重复序列等位基因和基因型是致病的危险因素;色氨酸羟化酶基因 A/G 单体型在共患学习困难的 ADHD 家系中传递减少;多巴胺 B 羟化酶基因 1021C->T 多态 T 等位基因在 ADHD 混合型中优先传递。

对冲动攻击行为的个体研究发现,在一个大家族中的 5 名男性成员表现出攻击行为并伴有边缘性智力障碍,推断该异常行为可能是 MAOA 功能缺陷所致。遗传连锁分析表明,该家系的遗传缺陷位于 X 染色体,其连锁位点位于 Xp11-21;而 MAO 的结构基因也位于该区域中,结果发现在 MAO 编码区出现 936C → T 的突变,导致谷氨酰胺密码子被终止密码子所置换,引起 MAO 的结构改变,从而导致其生理功能改变。在动物实验研究中,在 MAOA 结构基因敲除模型的小鼠体内缺乏 MAOA,大脑结构也明显发生改变,在幼鼠的行为表现为:发抖、难以保持平衡、害怕、乱跑、咬实验者;在断奶后的雄性小鼠则表现为明显的攻击行为。

中枢神经系统 5-HT 能活性与暴力攻击行为相关。多种候选基因可以影响 5-HT 功能,导致暴力攻击行为。色氨酸羟化酶是合成 5-HT 的唯一限速酶。发现色氨酸羟化酶(tryptophan hydroxylase,TPH)基因第 7 内含子 A218C 基因多态性与暴力攻击相关,U 等位基因型比 L 等位基因型的男性更具攻击性,而在女性人群中没有发现这种差异。TPH-A779C 基因多态性与不同程度的暴力攻击行为相关,基因型 AA 与强攻击行为相关,基因型 CC 与程度较弱的攻击行为相关。在人格障碍伴攻击行为患者的药物治疗发现,5-HTT 多态性基因 LL 型携带者和 SS 型携带者比较,前者对氟西汀的疗效显著,量表攻击分数减少明显。发现 5-HT2A 受体基因单核苷酸多态性(single nucleotide polymorphisms,SNPs)和攻击、愤怒行为相关,rs6311 位点 CC 型纯合子与愤怒和攻击行为明显关联,5-HT2A 受体基因可能修改了攻击行为的表型。位于 COMT 基因 108 和 158 号密码子多态性,导致缬氨酸(Val)替代甲硫氨酸(Met),低活性 COMT 纯合子等位基因(Met/Met)可增加暴力攻击的风险性,而高活性 COMT 纯合子等位基因(Met/Met)存在保护作用且 COMT 携 L 型等位基因精神分裂症患者和 H 型等位基因患者相比更具攻击性。

其他的转基因动物实验的研究也提示基因对行为的影响。例如,5-HTlB(5-HT1B)结构基因敲除小鼠对运动激动剂的反应与普通小鼠不同,表现为单独饲养的这种小鼠对外来小鼠攻击次数增多、潜伏期缩短、强度增高,但在群组饲养时其攻击性并无明显差别。有报道,a-钙调蛋白依赖性激酶II结构基因敲除小鼠主要的行为表现为害怕减少、防御进攻行为明显增加,膜片技术分析提示为背侧缝 5-HT 神经功能下降。研究还发现,敲除某种基因的小鼠,其脑结构可出现明显改变,在行为上的典型表现为极易兴奋和特别明显的攻击性。研究发现,约 45% 的敲除基因雌鼠出现攻击行为且不照顾自己的幼子,这与一般雌鼠明显不同;敲除基因的雄鼠的攻击性是一般雄鼠的 8 倍;雌雄配对时雌鼠的致伤率和致死率可达 80%。动物实验发现,nNOs 基因敲除小鼠攻击性明显增强,5-HT 功能降低,给予 5-HT1A 和 5-HT1B 受体激动剂后可减轻敲基因鼠的攻击行为。

六、面临的难点与局限

虽然"人类基因组计划"绘制了人类基因图谱,但仅凭目前所发现,拟了解和揭示人类行为与基因的相关性仍面临巨大困难,许多研究与人们所希望得到的结论仍然相差甚远,还存在许多未能解决的问题。

（一）人类基因及其功能研究的复杂性

人类基因组序列草图完成时，发现人类有 3 万~4 万个基因，并不比其他物种拥有得更多，说明人类的高度复杂性不能归结于基因的数量，而是精细的 DNA 差别造成了人类与其他物种之间的差异，因此物种内的个体差异就可能由更细微的 DNA 差别引起。人和黑猩猩的 DNA 相似度达到 98%，但在行为上却迥然不同。单纯基因差异解释人与黑猩猩的物种差异确实难以令人信服，要了解基因对行为的影响机制更为复杂。

（二）以动物为对象的研究面临着挑战

相同的基因在不同物种身上可能有不同的功能，或在同一物种不同发育阶段被表达。而且，不同物种所处环境又有很大差别，因此将动物研究结果外推到人类需十分慎重。此外，动物模型如基因敲除小鼠，从胚胎干细胞中去掉一个基因使得该细胞长成一只遗传修饰过的小鼠，缺失的基因可能对个体发育有着广泛的效应，因为这些基因只在某个发育阶段失活，或者只在某一个脏器内失活，或者能够被药物或环境条件的改变所开启和关闭的小鼠。研制携带条件化或可诱导敲除基因的小鼠或可弥补上述缺陷。

（三）现有研究手段的局限性

目前开展的人类行为相关基因研究主要基于单基因决定的表型，一些调控正常或异常行为的基因也被成功定位或克隆，相对而言，研究单基因的遗传的技术已趋成熟。

大多数疾病行为不太可能由单基因调控，而是由多基因参与的综合性调控，如孤独症。人类行为的多基因性状受许多微效应加性基因的共同作用，其中每种基因对表型的作用相对微弱，其表型往往是不确定的、可能是多样的，特定的个体往往只存在部分相关基因，但并非必然导致相应的表型，而只是增加了出现某种表型的可能性，即易感体。这种情况下，单纯地采用单基因遗传技术，则容易忽视多基因之间的相关作用，也易产生错误相关或不相关的结论。

分子生物学技术中能用于多基因遗传研究的有效手段尚有待开发。首要的任务是从研究方法上进行改良，探索多基因遗传的有效方法。其中，SNPs 分析作为新一代的遗传标志，在人类功能基因学研究中受到关注。一些疾病相关基因的 SNPs 研究已取得一定的进展。国内学者在 *TPH2* 基因 rs7305115 单核苷酸多态性与抑郁症自杀未遂的关联研究中发现：*TPH2* 基因 rs7305115 单核苷酸多态性与抑郁症自杀未遂存在关联，其可能与抑郁症患者的自杀易感性相关；在 *TPH2* 基因 SNPs 与情感性精神障碍及其自杀行为关系的研究中发现，*TPH2* 基因 rs7305115 单核苷酸多态性与情感障碍无明显关联，与自杀行为有关联，其可能与情感障碍自杀行为易感性相关。但是确切的机制都有待进一步研究证实。

（四）行为异质性问题

行为的复杂性还在于特定行为的异质性，如人类的攻击性行为，其中的冲动性攻击行为比有预谋的攻击性行为更具有明显的生物学基础。所以进行一般的行为与基因之间的关联研究，其结果不一定可靠。有必要进行一些特殊的群体，如在高度近亲繁殖群体中，遗传变异少，而对具有较弱影响的基因研究时更应突出这样的背景。对于大多数疾病所致的行为，有时确定其行为的同质性异常困难，如孤独症与正常人之间很难划出绝对精确的分界线；即使按照目前公认的诊断标准，也很难保证入组的孤独症是同质的，关于孤独症在特定染色体或区段存在连锁的报道往往得不到重复实验的证实。

（五）难以区分基因与环境因素的影响

环境因素对行为的影响是一个不争的事实。如前所述，5-HT1B 受体基因敲除小鼠，单独饲养时其攻击性明显增强，但在群组饲养时其攻击性与普通小鼠没有差别。另一典型例子是"猪孩""狼孩"，充分说明遗传影响人类的行为的同时，环境对人类的行为也有明显的作用。行为既受基因间接调控，又受环境的直接调控。

人类的大多数行为是以遗传物质和环境因素两者相互作用为基础的。本质上讲，遗传物质决定个体的神经系统特征，是个体心理特征的生理基础；环境因素影响个体的经验系统，决定人们的行为目标、行为动机、行为方式等。所以，进行基因与行为的关系研究时，不可能抛开环境因素，基因对行为的调控摆脱不了环境的作用。两者的关系是一种相互作用的环状关系，彼此影响和循环发挥作用。因此，从表现上要精确分辨人类行为中哪些成分是受遗传影响的、哪些成分是受环境影响的极为困难，孤立地看待基因对行为的影响是不可取的。

行为遗传学在研究人类心理与行为的发展

中,对遗传和环境的影响提出了两个前提:第一,一种心理或行为,如果在不同的时间及情境下相一致,那它就可以归于遗传;第二,一种心理或行为,如果可以通过持续强化而使之巩固下来并保持稳定,就认为它由环境决定。著名的行为遗传学家普洛明(Plomin)将个体心理特质的差异归为遗传、共享环境与非共享环境三个方面。遗传和环境的相互作用方式分为三类:被动型、唤起型、主动型。

(六) 人类行为相关基因研究中的伦理道德问题

这一问题原本出发点是,为了优化人类而消除不利于人类的某些遗传因素在人类繁殖中的传递。但是,如果片面地扩大基因对行为的决定性作用,甚至简单地确定所谓的"暴力基因""智力基因",就难免会滋长人为因素对行为的干扰,甚至有悖道德伦理。例如,制造所谓的"高智商",或者以限制"劣等基因"侵入本土为"科学依据"和借口,从事种族歧视和种族灭绝的暴行等,在人类历史中扮演了极不光彩一幕。此外,如何对待那些没有违法但又确实存在"暴力相关基因"的人。新的基因伦理还面临着具有一定的潜在性、不可控性甚至毁灭性的主体性问题、尊严问题和风险问题等,如轰动一时的"基因编码"研究。这要求人类要从整体上前瞻性地把握基因技术的发展趋势,并提供长远的伦理评价和伦理战略。

【专家提示】

○ 行为的遗传学的机制主要有涉及染色体异常、染色体内基质损害、多个基因障碍和等位基因差异、基因组和蛋白质组、药物基因组学等方面。在行为上,基因与环境之间存在复杂的相互交互作用。

○ 儿童行为遗传学的研究方法有家系法研究、双生子研究、寄养儿童研究、细胞遗传学研究、分子遗传研究。

○ 对儿童行为发育的全面了解需要考虑基因、环境及后天因素的相互作用,基因编码蛋白质并非受行为调控,而受到环境因素调控,行为与后天的环境因素也有密切的联系。

(静进)

参考文献

1. Coleman WL, Crocker AC, Feldman HM, et al. Developmental-behavioural Pediatrics. 4th ed. Philadelphia, PA, US: Elsevier Health Sciences, 2009.
2. R 普洛明, JC. 德弗雷斯, GE. 麦可柯力, 等. 行为遗传学. 上海:华东师范大学出版社, 2008.
3. 曹泽毅. 中华妇产科学. 3 版. 北京:人民卫生出版社, 2010.
4. 金星明. 发育行为临床诊断特点. 中国实用儿科杂志, 2012, 27(3):183-185.
5. 吴希如, 林庆. 小儿神经系统疾病基础与临床. 2 版. 北京:人民卫生出版社, 2009.
6. 刘智胜, 静进. 儿童心理行为障碍. 北京:人民卫生出版社, 2007.
7. Vallacher RR. Computational social psychology. New York: Routledge, 2017.
8. Jones BC, Mormede P. Neurobehavioral Genetics: Methods and Applications. 2nd Edition. Baca Raton: CRC Press, 2006.
9. 静进. 孤独症谱系障碍诊疗现状与展望. 中山大学学报(医学版), 2015, 36(4):481-488.
10. McGue, M. and Gottesman, I.I. Behavior Genetics. In The Encyclopedia of Clinical Psychology (eds R.L. Cautin and S.O. Lilienfeld). New York: John Wiley & Sons, 2014.

第 3 节　发育与环境

【开篇导读】

在 20 世纪中期,心理学流派中的行为主义者强调环境对人类行为及发育的作用。环境对儿童的生长发育有着深远的影响,其在母孕期就开始影响胎儿的生长发育,期间的环境因素包括母亲是否接触吸烟、酗酒、药物滥用、营养状况等。到了分娩时,新生儿是否早产、出生体重是否正常、是否存在窒息等都会影响儿童以后的生长发育。到了童年期,儿童的长发育会受到越来越多因素的影响,如家庭养育方式、同胞、父母是否分居离异或再婚、领养与收养、家庭重大事件、同伴交往、儿童养护、学校教育、邻里和社区、文化与种族、媒体等。本节将从这些方面介绍环境对儿童行为的影响。

一、家庭因素

(一) 家庭功能

家庭作为人类生活的基本单元,在儿童生长发育过程起着至关重要的作用。家庭功能比较多,与儿童生长发育有关的功能可概括为以下三点:

1. **满足生理需求** 为儿童提供衣食住行等生存需求,保障儿童的基本人身安全和个人基本医疗服务以及其他一些物质需求。

2. **提供发育、行为和情感上的支持** 促进儿童体格与认知发展,通过赞赏和批评给予儿童行为方面的指导,满足其情感方面的需求。

3. **社会化和教育** 帮助儿童建立与家庭成员间的关系,进而引导建立与外部社会网络(大家庭、同伴、学校和邻居)和整个社会的关系。

(二) 家庭功能失调

家庭功能失调意味着家庭中缺乏某些必要的元素。就提供食物的家庭功能来说,功能失调意味着食物的缺乏、营养不良和体格赢弱。常见的家庭功能失调有以下几种:

1. **生理需求不能满足**

(1) 缺乏安全防护:最易辨别和记录最多的家庭功能失调是缺乏安全保护,包括父母没有为儿童提供安全的环境,如远离有毒有害物质及虐待。

1) 儿童虐待(child abuse):世界卫生组织在1999年对儿童虐待的定义为:儿童虐待是指对儿童有义务抚养、监管及操作权的人,做出足以对儿童的健康、生存、生长发育及尊严造成实际的或潜在的伤害,包括各种形式的躯体虐待、情感虐待、性虐待、忽视及对其进行经济性的剥削。儿童虐待的定义在不同国家和不同文化中有不同见解,中国对儿童虐待的定义为:儿童期遭受的父母、监护人或其他年长者的伤害行为,该行为对儿童的健康、生存、生长、发育以及自尊心等方面造成了实际或潜在的危害,这样的行为被定义为儿童虐待(王大华,2009)。

儿童虐待的种类:①按其范围可分为:狭义的儿童虐待是指儿童被父母或养育者故意或非故意伤害。广义的儿童虐待是指儿童被不正常的有犯罪史的父母谋杀或反复折磨和因不良行为被父母在一个密集时间段内过度地体罚。②按其场所可分为:家庭虐待、幼儿园和学校虐待、社会上的儿童虐待。

儿童虐待的风险因素主要有:①父母或抚养者因素:性别因素(施虐者男性较多)、人格和行为特征(自尊心不强、容易冲动、健康状况不良,尤其是患有精神疾病、物质滥用、有反社会行为等)、受教育程度低、既往受虐史、父母缺乏有关儿童发育方面的知识、缺乏成为父母的准备、压力(婚姻的、住房的和经济的)和情感障碍(抑郁)。②儿童因素:困难型气质儿童、不能满足父母期望的儿童(如学校表现差、语言发育迟滞、社交能力差等)、外向行为(攻击、分裂行为、不良行为等)、内向行为(抑郁、退缩、悲伤情绪等)和消极特征的儿童,目前对儿童的年龄、性别和残疾是否与儿童是否受到虐待尚存在争议。③父母与儿童的交互作用:父母与子女的关系、父母对子女不合理的(过高或者过低)期待、父母把子女当成累赘问题、教养方式、儿童出生后的生理与智力情况是否让父母满意。④家庭因素:不期(非计划内)怀孕、家庭经济困窘、社会地位低下、过频的应激事件、家庭破裂或夫妻不睦、暴力型家庭模式、居住环境过度拥挤、家庭环境的稳定性和孤立(缺席的或不受帮助的大家庭)。⑤社区因素:父母缺乏社区资源支持、存在导致社会性孤立的因素。⑥社会因素:对儿童受虐的集体无意识、对体罚的忽略、社会暴力和对儿童重视不足、文化因素、社会不确定因素频繁,如家庭变故的高发率、经济状况和经济结构不良等。

儿童受虐待的影响有:①躯体伤害:轻者可有瘀青、肿胀和擦伤,重者可致骨折、失明、内脏出血、脑损伤和昏迷等,更甚者可致终生残疾。婴儿受虐可导致摇晃婴儿综合征,该情况很少有外部损伤表现,常引起弥漫性脑病、硬脑膜和视网膜下出血等病变,并导致感觉中枢损伤持续加重甚至婴儿死亡。②心理方面:短期影响有困惑、内疚、抑郁、焦虑、退缩、攻击行为、自我怜悯、发育迟滞、功能障碍、自杀和社会适应不良等;长期影响有人格障碍、创伤后应激障碍、抑郁症、扭曲的自我评价、低自尊、反社会和犯罪行为、自杀行为和智能缺陷等。

2) 过度保护和过度焦虑:过度保护的父母普遍害怕一些可怕的灾难将降临到他们的孩子身上,以至于对儿童十分轻微的不适就产生焦虑而去看医师,对儿童身体任何轻微变化过度敏感而极度焦虑,对儿童正常发育变化和行为改变也极为关注,导致一件事情引发一系列负性事件发生在家庭成员身上。这种父母行为模式被称为过度保护父母综合征。过度保护的父母通常表现为对儿童躯体功能和潜在健康危害的过分关注,甚至几乎到疑病症的程度。这类父母通常自身就有焦虑特质,并可能是在过度保护的家庭中长大,他们通常也有焦虑的父母。这种父母经常担心自己对孩子的喂养不当,为此不断咨询和求助育儿专家,并且会表现无法自控、沮丧、孤独无助和总是不满足。其过度保护会使父母与孩子间关系过度密切,使儿童成为他们唯一的感情依托。

(2)食物供给:①喂养不足的后果有:营养不良和饿死。②喂养过度及直接后果的肥胖。儿童过早肥胖除了会过早引起一些疾病,如高血压、糖尿病和冠心病等,还会遭受周围儿童嘲笑,从而导致他们自尊下降和退缩等行为问题。

(3)居所:

1)无家可归:指儿童因为家庭整体性遭破坏、家庭生活被扰乱和家庭关系支离破碎等原因而无处可去,对儿童来说是属于急性应激事件。有些情况下,家庭对于儿童来说就是一个拥挤的空间,如与家人公用洗手间、厨房和用餐地方,而父母通常会表现无法自持、无能为力、无力感、绝望、无助、冷淡、混乱和不确定等。

2)多家居住:在多个家庭居住的儿童被称为"游荡儿"。一是家庭拥有多个住处(富裕家庭),不断更换居住处,引起儿童的不适感。另一种情况是,离异的父母为争夺抚养权和生活费,致使孩子在父母双方家庭间频繁地交换,引发儿童缺乏安全感,困惑自己不知道应该居住在哪里,应该听谁的。有时,这些儿童被离异父母的一方诱骗过去,孩子觉得自己成为父母间博弈的筹码,致使他们感到焦虑、挫败和沮丧。

(4)健康保健:

1)医疗过度:孟乔森综合征(Munchausen syndrome),指父母捏造或夸大儿童疾病到医院或相关健康保健机构寻求诊断和支持,有时夸大孩子的症状和实验室检验结果。有报道,父母所致Munchausen综合征包括:胰岛素给予、假血尿、假发热、假窒息和静脉注射混入杂质引起多重感染等。严重时,父母的过度求助医疗行为会导致儿童明显病态、死亡及其他严重障碍。较轻病例中,病态认知使儿童逐渐相信自己的"病态角色",进而导致其成年后的疑病症、Munchausen综合征、过度住院等行为。儿童可能经历不必要的治疗过程、实验室检查和手术,他们也可能出现假象体征、症状和实验室数据。医师如果遇到所有专家都束手

无策但父母特别配合,并且经常是家长中的一个带子女来就诊,而另一方长期缺席,这种家长往往有复杂的病史或有护理或医疗专业方面的背景,无论是心理或生理方面的疾病均应怀疑为医疗过度问题。

2)医疗忽视(neglect):医疗忽视的原因包括:父母的固有经验、父母缺乏就医动机、医疗资源不足或对医嘱不理解。研究发现,单纯遵循抗生素医嘱的家长大多是文化程度偏低或认知水平有限。可能有更多未知原因导致忽视医疗保健的人数上升,儿童免疫接种也有不足,或也有文化认识方面差异原因。一些儿童因为父母不当的就医行为而致残或死亡,有的可发生在孕期和产前阶段。研究显示,忽略围产期保健的父母往往也会忽略新生儿产后保健。

医疗忽视与不遵医嘱间的差异很小,不遵医嘱导致儿童急性伤害即属于医疗忽视。喂养不当在若干家庭功能失调的临床病例中有报道,其原因主要是贫穷、食物选择不当、不当的饮食文化或是习惯,如有些家长受以瘦为美的影响,同样方式限制孩子的食物摄入。

2. 发育、行为和情感需求

(1)刺激——发育和认知方面:

1)刺激不足:相当于忽视,父母对儿童的发育和认知刺激不足,这种父母可能自身也是在同样的环境下长大的,因此给人以缺乏关心他人、不亲切、冷漠和认知能力不足等印象。这种父母对儿童需求缺乏敏感,缺乏与孩子玩耍和交流的动机,也缺乏促进孩子认知发展的技巧。在行为上父母显得刻板、漠然、自私、沮丧,对儿童的照料不感兴趣,甚者完全忽视对儿童的保护、抚养和教导。

有些刺激不足的父母则是满足儿童的生理要求,而忽略智力方面的刺激,如缺乏拥抱、亲吻、摇晃、搂抱和其他方式的接触。刺激不足家庭的儿童可产生连续的短期至长期负面结果,如智力发展不理想、功能性脑发育迟滞、学习困难等。在情感方面,儿童可能会出现抑郁、焦虑、行为紊乱和人格障碍。社会关系方面,儿童社会化程度落后、建立同伴关系困难、冲动难以控制、撒谎等。养育冷漠家庭的儿童同样可能继发呆板、冷漠、缺乏同情心,共情能力低下等,严重者可影响生长发育或出现发育迟滞。这种家庭的亲子互动交流是局限的、刻板的、互不关心的,他们之间缺少眼神交流、自然交流和情感互动。

2）刺激过度：近年来,早教成行成市,许多家庭(尤其是城市家庭)的父母怕孩子"输在起跑线上"而追捧实施各类早教计划,对孩子过早超负荷实施各种早教训练。究其原因包括:商业宣传、教育竞争压力加剧、独生子女、晚婚晚育、父母双职工、母亲追求职业发展、居高不下的离婚率等。其对儿童造成的结果可能有:超负荷、超时间的教育训练剥夺了亲子互动时间与机会,导致儿童厌学或恐惧学习、丧失童年游乐体验、丧失提升运动与人际技巧的机会、儿童以成绩讨好父母或争宠等。

（2）引导——赞扬和批评:

1）赞赏不足、过度批评和心理/情感虐待:心理与情感虐待包括家庭成员间极少赞扬、对孩子过度惩罚、彼此敌对、过度批评、嘲讽与鄙视等。情感虐待家庭中,成员间充斥着负面情绪,包括不信任、低自尊感和低安全感。心理虐待可发生在配偶、同胞、父母与子女或其他家庭成员之间。家庭关系因频繁冲突、争吵、辱骂、冤枉、责备和讥讽嘲笑而遭破坏。这种家庭生活的儿童倾向内化,主要表现为广泛性焦虑、恐惧、依赖、拘谨、完美主义、抑郁和过度羞怯等。他们常因害怕被拒绝和嘲讽,而表现得过度顺从、过度自限、压抑情感表达。另一极端则是外化行为,表现为攻击、活动过度、挑战权威、违拗对抗、不负责任、挑衅行为和对批评过度敏感等。这些儿童在社会环境中可表现为社会化程度低、控制力差和叛逆。他们因"渴望获得认可和喜爱"而用不当行为方式寻求关注,以满足归属感和安全感,如极力取悦他人、渴望得到人们的关注。他们也会无度地埋怨憎恨自己的父母和家庭,但又会产生负疚和罪恶感,从而表现持久的羞愧、拒绝他人、不满足感和自我否定;他们也会表现出低自尊、觉得自己不招人喜欢、成了家庭和父母的负担而负疚等。这种行为习惯可罹及至成年期,最终影响到长期自我评价过低、保持人际关系困难、婚姻恋爱困难、家庭功能低下、职业工作问题、子女养育问题以及精神障碍等。

2）过度纵容:在过度娇纵的家庭中,父母用过度的爱和抚育来溺爱儿童,却缺乏合理的界限与约束,对孩子过度赞扬"戴高帽子"而批评和限制不足。溺爱养育的儿童常表现为早熟、自私、无安全感、易激惹、易受挫、不易满足、遇难事易放弃、浮夸、对自己不切实际的期望、未达目标则极其失望、自控能力差和品行不端等,同伴们对他们的评价往往是自高自大、虚荣与势利眼。

（3）喜爱、接纳和亲昵关系:

1）情感忽视或嫌弃:可导致儿童生长发育不良、发育延迟、多动、攻击行为、抑郁、自尊心降低、退缩、共情差、离家出走、物质滥用和一连串的情感障碍。同于心理与情感虐待。

2）性虐待:指施虐者以满足其性欲为目的,通过暴力、诱骗、物质引诱等方式,对儿童(18岁以下)进行性侵入的各种行为。

儿童性虐待的发生率至今尚无统一的确定数据,其发生率因调查群体的文化差异和调查工具的不同而不同,但总体而言女童比男童更容易遭受性虐待,而施虐者多为男性。儿童性虐待分两个层次:①接触性活动,包括抚摸、亲吻和生殖器接触及性交等。②非接触性活动,如露阴、窥阴、观看色情影视片等。身体接触性虐待的主要施虐者多为熟人,包括家人、亲戚、邻里、教师或朋友等;而非身体接触性虐待的主要施虐者则多为陌生人。儿童性虐待按程度可分为:①重度性虐待,包括各种暴力或非暴力的生殖器、肛门性交或口交;②中度性虐待,包括各种暴力或非暴力手段对生殖器的触摸,或裸体接触乳房等;③轻度性虐待,包括暴力或非暴力的带性色彩的亲吻、抚摸大腿、臀部,或隔衣抚摸乳房和生殖器等,非接触性的性活动也属此类。

性虐待对儿童的影响不容小觑,近期可引起不同的身体和行为症状,如各类型躯体伤害、创伤后应激障碍、过度警觉或麻木、罪恶感、自杀意愿及自杀等;遭虐儿童中有5%~10%会感染疾病,亦可导致早孕和HIV感染;长期可出现的精神症状包括女孩会变得更安静和依顺,男孩则会效仿性虐待行为,并将其付诸于更小儿童,也会表现出攻击行为。性虐待对儿童的影响主要取决于儿童的年龄、虐待持续时间、性虐待暴露后对现有家庭生活的破坏、儿童的脆弱性和同性恋还是异性恋。

3. 社会化功能失调

（1）家庭内部社会化:

1）冷淡的、脱失的和缺位的父母:父母对子女态度冷淡原因颇多,可能自身有精神障碍,如精神分裂症、躁狂症、反复发作的抑郁、酒依赖、物质滥用各种人格障碍,他们无法与儿童产生共鸣、无法理解和回应儿童的基本情感需求。这种家庭儿童在发育、情感和行为方面出现问题风险增高,如表现抑郁、焦虑、躯体症状、多动冲动、品行问题和情感适应不良等。

2）过度亲密和牵绊家庭：父母与孩子过分亲密使每个成员深受其害，极端形式便是彼此牵绊，亲子间无明显界限，彼此无法分开或独处，分开则会引起极度焦虑、愤怒或表现为其他形式的情感应激。这种家庭的儿童可出现社会性退缩，如逃避上学、回避交友、不愿离开父母、一旦离开引发极度焦虑恐惧反应、继发性躯体化症状等。

（2）家庭外部社会化：

1）控制不足、界限不清的家庭：在控制不足的家庭中，儿童与外界的关系没有界限，父母的角色和管教功能不被重视，儿童不告知父母随意出入家庭。这样家庭中，儿童没有得到父母管教，也没学习到怎样处理合理的家庭外部关系。这类儿童非常在意他们的社会地位和一直寻求社会的接纳，而这些家庭外关系多到他们自己无法应对和处理这些繁杂关系，从而导致他们不能建立真正的友谊和人际关系。这使得他们过早陷入性行为、药物和烟酒中，他们常常出现焦虑、安全感低和不快乐，严重者可能出现抑郁、退缩和愤世嫉俗。

2）孤立和保守的家庭：在保守家庭中，来自外部社会支持和社会关系非常有限，家长的朋友亦很少，与外界交往不多。他们通常认为外部世界是不友好的和充满威胁的，常以敌对态度看世界。也因此，外部人士无法了解和介入这种家庭，对其家庭内部情况也无从得知。这种家庭中具有家庭功能失调、行为模式混乱，如乱伦和酒依赖、健康不良、社会心理问题等，且因自我孤立而被隐匿。这种家庭的儿童通常比较害羞和社交不成熟，给人以孤独的、边缘化的感觉，如若遭父母限制与外界接触，则孩子会离家出走。

4. 分居、离婚和再婚 在离婚和再婚的家庭中，对儿童影响最深的不是父母离婚或再婚本身，而是父母离婚和再婚过程经历，如争吵、冷暴力、暴力相向、争夺抚养权、分居、冷漠和忽略、反复和好或反目、再婚家庭的适应困难等。

（1）对父母的影响：离婚带给父母的直接影响通常是经济问题，包括经济收入减少和离婚后的各自住房问题。分居和离婚也会影响父母的心理健康，尤其是离婚第一年，常见的有抑郁、焦虑、自尊心降低、痛苦反应、长久的孤独感、紧张易怒和心理功能失调。分居后父母也会出现躯体疾病、意外伤害、物质滥用和反社会行为。

（2）对儿童的影响：

1）一般影响：不同家庭父母离婚对儿童产生的影响差异也很大。有些儿童在父母离婚后能较快适应生活和胜任自己的社会功能。然而，大多数儿童会表现出明显的苦恼和面临强大压力与各种挑战。成年后，他们普遍表现为社会经济成就低、非婚生育发生率高、与父母联系少、心理健康程度低、建立亲密关系困难、婚姻质量差和离婚风险大。

2）年龄相关的行为改变：①0~3岁：当父母必须应对明显的个人痛苦而迷茫时，儿童趋于表现为烦躁、哭闹、害怕、分离焦虑、睡眠和肠胃问题、攻击行为和发育倒退；②3~5岁：过度依赖、闷闷不乐、噩梦、幻想、害怕被抛弃、焦虑、多动和对抗行为；③6~12岁：常表现为学校表现倒退、烦躁、情绪化、迷茫、攻击行为和注意力问题，儿童感到父母的拒绝和欺骗，也感到愤怒、内疚和失落；④青少年：在父母离婚的家庭里，出现更多的表演型性格的儿童，女孩会过早接触异性，甚至尝试性行为，同时情绪上表现出焦虑、抑郁，亦有违法违纪行为、过早的药物和乙醇接触，他们会感到自己不被父母接纳和自尊心降低。

3）性别相关的影响：男童比女童更多地表现出品行问题，但在学业成绩、整体品行和心理适应方面尚未发现差异。

5. 家庭完整性 不完整家庭中的儿童更容易受情感障碍的折磨，表现在父母对孩子需求的回应较少、保护不足、间断看管或管教无效，家庭成员间有冲突和敌对，家庭分离和不可预期的生活事件频繁发生。这种家庭有三种类型：①单纯的欠应答模式：儿童长期被忽视，表现为对父母的接触感到不安全和认知功能刺激不足；②敌对和过分控制模式：儿童频繁面对父母的愤怒和管教，表现为攻击、挑衅和反社会行为；③有暴力倾向的模式。

二、同胞因素

同胞关系在塑造儿童成长方面起着重要作用。随着我国"三孩"政策的出台，同胞竞争关联问题突显出来。实际上，一般家庭中同胞关系无处不在，它既可塑造良好的同胞关系，也可出现敌对倾向的竞争关系，甚至引发家庭成员一系列情感与行为问题。

（一）同胞出生顺序

同胞出生顺序一定程度影响儿童生长发育及其适应行为。美国有报道（2007），头胎IQ较高，出生顺序不同,儿童语言、认知的发育有明显差异。有观点认为,出生顺序甚至可影响人格、成就和创造力。亦有观点认为,头胎出生儿童较支持父母和接受权威,而年幼同胞则更易反叛和从事不同的创新工作。一项具有争议性研究称,性取向与出生顺序有关,尤其在男性中,兄长比弟弟更易成为同性恋者。

(二)其他家庭因素

一般来说,同胞竞争较多发生在相隔两年的同胞身上,这可能因弟、妹出生时,兄、姐正处于初期发育阶段。随着年龄增长,同胞竞争可能变得更加突出,学龄期尤甚。双胞胎之间似乎较少有敌对和攻击行为。随着生殖技术的发展,导致双胞胎和多胞胎的出生率增加,这对家庭造成额外的压力,也可使同胞关系恶化。研究表明,同胞竞争引发的心理行为问题多见于文化程度和经济水平低的家庭,但对此仍有争议。

(三)同胞竞争

同胞间的敌对和竞争自古存在,也是人类进化中形成的本能现象,具有相应的生物学基础。Hamilton(1964)扩展了达尔文的生殖进化概念,将遗传因素融入其中,认为同胞竞争是成功存活和继续繁衍动力驱动的自然选择。儿童游戏中的想象力差异与同胞竞争和亲子关系有关,也与父母应对同胞的态度和养育方式不一有关,积极的同胞关系可以促进儿童成功适应学前生活,从而顺利地进入学校。

(四)特殊需求的儿童

特殊需求儿童有可能会改变一个家庭的格局与氛围,同胞间会感受到父母将更多精力与关注投入给特殊需求孩子(如残障、重病),从而对父母产生不满。有报道,孤独症儿童家庭的健康兄弟容易对患儿攻击和发泄不满。同胞有病或受残疾折磨者,则会引起健康同胞的内疚与不满。正常同胞会被父母强制给予过高的期望,从而使他们表现出不满、焦虑、自豪等复杂感受。正常儿童会因同胞残障而感到耻辱和内疚,同时也会促使他为保护、指导和支持特殊需要同胞而做出努力。

(五)同胞的整个童年

同胞竞争似乎贯穿更久远的生长发育过程,兄弟姐妹之间争宠打斗有时会令父母感到愤怒、沮丧和无奈,甚至于会破坏家庭关系。有报道,同胞竞争导致的兄、姐欺侮和排斥弟弟妹妹,会对弟弟妹妹的认知和情感造成久远的负面影响,也会

造成家庭应激事件频发。幼儿和学龄前儿童由于新身份的到来而表现出倒退行为,如尿床、吮手指和无故发怒。随着同伴重要性的提高,成年早期同胞问题减弱,冲突减少。

(六)成年同胞关系

约 1/3 的成年人回忆与同胞间的关系持续紧张和疏远,这也可能与后来的继承权纷争或利益冲突等事件有关。然而,同胞竞争往往会随时间推移而减少,约 80% 的 60 岁以上的同胞兄弟姊妹间的关系会变得缓和而密切。研究发现,童年时期不良同胞关系预示着成年期的抑郁,甚至影响亲子关系。

三、儿童的领养、收养和看护

领养/收养儿童是相关学界一直关注的问题。据报道,2001 年美国有 12 407 名儿童被领养(至少有 1/2 是继父母和亲戚),在所有被收养的儿童中,18 岁以下的占 2.5%。全球的领养儿童过去 10 年内增加了 2.5 倍,如仅 2007 年大约 2 万名外籍儿童被领养到美国家庭。许多被领养和收养儿童在生命早期就可能经历过很多负面生活体验,如产前暴露于药物、乙醇和其他毒物,对其身体发育和脑功能产生长远影响,如母亲产前的应激与抑郁会使儿童出现情绪调节方面的障碍;在生命早期的照顾不周,可使儿童改变应对压力的方式;另外,早期的负面经历也会影响儿童的行为控制方式、交流技巧、情感成熟、认知发展和身体发育,并导致多动、焦虑、情感冲动和睡眠问题等。

(一)领养对儿童的影响

1. **领养后的短期行为影响**　婴儿能很好地适应领养家庭,但也会表现出一些行为问题,如饮食、睡觉和消化等习惯的紊乱。幼儿期以上则会对领养家庭不适应,出现害怕、焦虑、哭泣、伤痛和退缩,收养初期快乐体验和行为明显减少。

2. **学校问题**　研究表明,在领养儿童中 ADHD 和学习困难问题更常见,这可能反映了基因的易感性、产前负性暴露和早期的环境剥夺对儿童造成的影响。

3. **行为问题和精神障碍**　研究表明,领养儿童比非领养儿童表现出更多的情感与行为问题,这可能与基因的易感性、与父母分离压力、领养家庭等因素有关。主要表现为内化的障碍(如焦虑、抑郁)、外化的障碍(注意缺陷、品行障碍、犯罪、攻击行为和自伤行为)和创伤后应激障碍。

4. 领养儿童的健康预后 在领养后3~4个月内，年幼儿童可能出现阶段性营养不良，过后可追赶上正常生长。这种情况同样存在于领养机构中。

（二）收养对儿童的影响

1. 收养人转换的行为问题 儿童突然从家庭或机构转换到不熟悉的环境中，通常是一种创伤性体验。在此期间，他们可能会经历虐待、情感创伤、长期忽视等，因而处于长期痛苦、悲伤，有了疾病也可能得不到及时就医。他们常常经历恐惧、内疚和自责体验，即使最后能够适应新环境，但他们同样会感到紧张、愤怒和抑郁。

2. 看护中的健康问题 许多进入看护所/孤儿院的儿童普遍存在健康问题，他们大多来自贫困家庭、遭受遗弃、父母看护不够、出生缺陷、母亲物质滥用、家庭暴力、父母有精神疾病等。调查显示，机构托养儿童中87%~95%有躯体健康问题，13%~62%有发育延迟，48%~80%有精神心理问题。

3. 情感问题 进入看护所的儿童80%有较严重的情感问题，较常见的是外化障碍，如注意缺陷、品行障碍、犯罪、攻击和自伤行为。有调查发现，大约15%的看护所的儿童有自杀倾向，7%的儿童有杀人意向，与家庭的分离创伤，促发了精神障碍问题的出现。

4. 看护机构分离 儿童从看护机构分离时，易出现低自尊、学校行为问题、情绪紊乱、物质依赖问题、社会适应问题和认识发育延迟等。

5. 预后 一般来讲，家庭收养对儿童是有益的。有研究发现，收养家庭儿童与对照儿童相比，在健康感、自尊心、抑郁和行为问题的发生率上无差异。尽管收养儿童的学业成就偏低，但他们的学习、工作动机和期望却很高，这可能与其接受的教育、对未来的期望、家庭支持、同伴影响和宗教信仰等因素有关。

有些被收养儿童可能最后会回到亲生家庭，一项研究发现，这些回到亲生家庭的儿童表现出更多的自伤、物质滥用、内化行为和复合行为问题，与一直待在收养机构的儿童相比，这些儿童总体能力偏低。重回家庭的青少年更容易违纪、被拘、辍学和学业成绩差。

收养的儿童预后较为复杂。瑞士的一项研究表明，与年龄匹配的同伴相比，被收养的儿童因企图自杀而入院的风险要高4~5倍，患精神障碍的风险是对照儿童的5~8倍，患精神病和抑郁的

风险也较高。另有研究发现，收养小孩在成年后20%表现正常，54%有一种或多种精神健康问题，如抑郁、创伤后应激障碍、焦虑和药物依赖等，22%无家可归，2%可大学毕业，就业率为80%~95%，30%生活处于贫困或更低水平。

（三）儿童看护

当母亲得知自己怀孕时，家庭就开始为生育做准备。这期间，许多家庭可能会出现对看护儿童困惑和焦虑的情况，如担心夫妇工作会否有时间看护孩子，如何找保姆或老人看护等。对大多数家庭而言，养育孩子意味着经济负担加重，需考虑的事情更多，因此做出养育孩子决定相当不容易。相关研究表明，大约有60%的家庭有一些定期的看护安排，40%的家庭会让亲戚/老人帮忙看护儿童，35%的家庭会雇佣非亲戚来看护儿童。

1. 看护对儿童语言和认知发展的影响 美国国家儿童健康与人类发展研究所（The National Institute of Child Health and Human Development，NICHD）研究表明，得到较高水平看护的儿童在生命的前3年里，认知功能和语言发育较好。

2. 社会行为的影响 研究表明，获得较高水平看护的儿童在2~3岁期间表现得更合作，较少有违纪和攻击行为，在3岁时与同伴有更多的积极交流。

四、家庭事件

家庭是一个在寻求、吸收和管理方面一直处于改变的动态单位，这些改变包括家庭成员的增加与减少，会直接或间接影响到家庭功能平衡。建构新的平衡若有延迟现象，意味着对这样的家庭需予以关注与介入，评估其家庭功能的强弱情况。有些改变是不可避免的，如儿童的出生及老人的死亡，且是可以预期的，因此有适应性准备和调整；有些则是非正常的、急发的变化，如急病、致残伤害、同胞死亡、父母或祖父母早亡等，这些可构成重大家庭应激事件，有可能对儿童造成不同程度的创伤性伤害。但并非所有的家庭变故都会造成重大而持续的应激，也并非都可安然被接受和平稳度过。一个家庭结构及其功能，通常受社会支持网络、家庭成员间的关系以及人际关系资源等的影响，也可预测和改变最终的结果。

（一）家庭成员的增加

1. 同胞出生 1~3岁的儿童经历同胞出生后可能表现出明显的不知所措，而年龄稍大将进入

学龄前期或学龄期的儿童,则会承担起照顾弟、妹的角色。这时候,如果父母、家庭其他成员或照看者能在生理和心理上给年长儿童提供足够的照料与支持,可使其能顺利应对这种改变。

有些父母会因弟、妹出生而赋予兄、姐更高的期望,对年长儿的关注相对减少,可能会造成一定的影响,如妒忌、情绪困扰、被冷落感、同胞竞争加剧等,但一般不太会造成严重伤害,引导得当亦可转化为年长儿童共情、同情和关照他人的积极因素。

2. 急症或发育障碍同胞的出生　患急性病的儿童的出生会改变家庭原有照看模式,年长儿童为适应这种困境会出现不同程度的情绪问题,因为父母需要花费更多时间照护住院或是病症儿童。如若有祖父母或其他家庭成员参与照护年长儿,他们均可顺利适应这种改变。

不过,面对疾病或是残障孩子的家长一般会有各种压力所致的情感问题,如若不自我调整,也会影响年长儿童的情绪。

3. 收养和领养儿童　可能会对原生家庭的经济、亲子情感关系、婚姻质量以及成员身体健康造成潜在的压力,故而会影响到原生家庭儿童的心理与情绪状态。

4. 成人的增加　原本不在一起生活的祖父母因为疾病(如痴呆或瘫痪)搬入现有家庭,会使年幼的儿童感到恐惧、担心和无措。

继父母的加入会产生很多可能的后果:①父母离婚或分居后继父母的介入,可能因重组家庭关系不融洽而造成负面影响;②父母一方死亡后,在悲痛期再婚将陷入更多的问题;③分居父母复合或离异父母再婚时,起初儿童会感到满足和幸福,但也可能发现自己的重要性被削弱,出现被排斥感。

(二) 失去亲人

1. 家人死亡　不同的年龄段儿童对死亡的认知是不一样的。2 岁以下儿童不会理解死亡,2~6 岁的儿童认为死亡等同于缺席或是可逆的;6~11 岁儿童认为死亡是结束和不可逆的,死去的父母、祖父母或同胞不会再回来;11 岁以上儿童已经可以理解每个生命死亡的必然性,包括自己。同胞的死亡在引起儿童痛苦的同时,也会导致家庭功能的失衡。

2. 与死亡无关的变化　父母分居、因工作原因两地分居、服兵役、入狱、疾病和伤害导致的失业,常会引起家庭经济状况改变、家庭成员出现情感和精神健康等问题,使父母的家庭和社会角色受损,儿童需要重新适应家庭环境和个人角色。

五、同伴影响

同伴关系可为儿童的社会情感发展(social-emotional development)、适应能力发展提供独特而重要的基础,是家庭关系或是亲子关系的补充。同伴关系的特质,会使儿童学会如何通过谈判、承诺和合作来维持成功的关系。随着儿童成长,与同伴相处为他们提供了机会去掌握诸如换位思考、冲突处理、诚实、亲密等复杂的社交技巧。相对于同伴关系,儿童与父母共同感受和介入这些关系,父母为此会向儿童提供告诫、依从、支持、遵守道德与纪律等的引导。

并非所有同伴关系是平等的,区分同伴关系与友谊的概念非常重要。同伴关系一般是团体或小组的关系,如相同年龄和性别的儿童组成的集体,其平台主要是幼儿园或学校。友谊则是指一种动态、亲密的同伴关系,这种关系的维持有赖于:共同爱好和选择、相互信任和彼此间的亲密感。儿童从友谊中获得的心理影响包括:被认可和接纳、亲密、忠诚、支持和自我价值的验证等。

首次友谊通常出现在学龄前,这时表现为在儿童对假想和合作游戏的参与和掌控。到了小学阶段,儿童开始接触更大、更具结构化的同伴关系,这时他们通过学习处理包括竞争、合作、成就感等一系列问题,以发展建立和保持友谊的技巧。到了青春前期,儿童通常与同性别同伴形成特定的好友关系,在小团体中习得掌握一些维持紧密情感关系的技巧。成年期后,年轻人的交友更多有赖于个人价值观、人生目标、工作关系及其性质等。儿童从单纯依赖父母到自立的过程中,同伴关系、友谊为其提供了极为主要的借鉴与支持。

(一) 同伴拒绝

调查发现,约有 15% 的儿童会被同伴拒绝,他们可能会被大多数人讨厌和排斥,或仅被少数人接受和喜欢,也可能几乎没有朋友。

同伴拒绝包括各种欺凌、孤立、排斥等伤害行为,如团体中公开的欺凌、侮辱与排斥、不为人察觉的言语攻击、造谣、网络攻击等。造成的短期影响有:被拒绝的儿童常感到孤独、自尊心降低和社会性焦虑。长期影响有:学业成绩差、退缩、抑郁、逃学或退学、青少年违法、犯罪行为和精神健康问题。

(二) 同伴忽视和回避

有些儿童会刻意回避同伴交往,这并非因为不被同伴接受或喜欢,可能与家庭功能失调、个人情绪心理问题等有关,也有的儿童与生俱来喜欢独处。具有轻度孤独症倾向儿童,本身因缺乏社交技巧而陷入焦虑,因而到了学龄期和青春期后会有意回避交往。在团体中被忽略是一种不稳定动态过程,因此对儿童造成的影响也不尽相同。被团体刻意排斥的儿童,可能发展为孤独感或被隔离感,同时也会出现抑郁和焦虑。

(三) 同伴伤害

同伴伤害通常指同伴间的霸凌与欺侮行为,大约 20%~30% 的儿童经历过同伴伤害。受害儿童主要遭受躯体和语言攻击,如殴打、辱骂、碰撞、强迫做违心的事情、恐吓和威胁等。似乎男孩比女孩更容易受到欺凌和伤害,但男女同受欺凌的形式不同,男孩多受暴力攻击,而女孩则容易受孤立、言语攻击和造谣欺凌。受害儿童可能表现为内化的自我负性评价,从而导致持续的痛苦感、社交回避等,加重安全感缺乏导致的情绪困扰。

六、学校影响

1. 学校大小和空间对学生的影响 研究发现,学校的学生密度过高会引起学生的不满、社会交往减少和攻击行为增多,同时也预示学生不能集中注意力完成学习任务,并对其日后成就造成影响。

2. 老旧学校建筑对学生的影响 研究表明,在新建筑校区中,学生的学业成绩较高、违纪问题较少、出勤率也较高,反之则较差。

3. 学校的内部组织 团队合作对不同能力学生有不同的影响,能力较低的学生可从较高能力的学生的身上获益,而能力一般的学生则表现得更好。

4. 学校对学习成绩的重视 学校对学习成绩的重视程度直接影响学生的学习动机和行为过程,这些影响主要反映在以下几方面:布置作业频率、老师对学生学习成绩的重视程度、学生作品在教室墙壁上的展览、每周的总教学时间、学校实验室的使用率、课程教学小组的开设和班主任的监管等。

5. 教师的课堂表现 对学生的行为和学业成绩有重要影响。教师花费较多时间在课堂教学中,学生的表现就较好。倘若教师花费在整个班级而不是个别同学的时间较多,学生在出勤率、行为和学业成就上有较好表现和效果。相反,如果教师课堂上花费在整治纪律、训诫的时间较多,学生则表现出更多不良行为。

6. 奖罚制度 高水平的体罚与学生的不良行为有线性关系,处罚越多越重,违纪行为越多。研究表明,一般的行为规范要求,足可促使学生形成良好的行为,减少违纪、提高学习成绩。

7. 责任和参与 学生行使对自己物品管理的责任,对学生的出勤和行为有好的影响。在大部分学生有自己的责任岗位(如作业监督和积极参与集体活动)的学校,学生的行为表现和学习成绩较好。同样,学生参与改善学校效率的学校,学生的行为表现也较好。

8. 学生状况 研究发现,在干净整洁和装修精良的学校和教室中学习的学生表现较好。良好的学习与下列因素有关:在休息和午餐时,可以自由使用学校各种设施设备、学生有权使用学校电话、学校为学生提供热饮等。在学生愿意与学校工作人员谈及个人问题的学校,学生的出勤率和学业成绩较高。

9. 教学的稳定性和互动小组的建立 在同伴关系稳定性高的学校里,学生的违纪率较低,这可能与学生与班级以外同学有较多交流有关。但与学习成绩差的学生交往,学习成绩也会受到影响。

10. 员工组织 内部和外部的因素均会影响教育课程、政策和程序,其中内部因素有:学校管理层、教务管理者和老师;外部因素有:家庭、文化、经济、政治和种族。在学校里,如果老师共同设计教学课程、相互监督布置作业和高级教职工积极参与政策制定,学生的学业和行为表现较好。

七、校园暴力影响

校园暴力也叫校园霸凌(school bullying),指霸凌者或一群霸凌人对被欺侮者进行重复的暴力伤害行为,除了攻击殴打等各种躯体伤害外,还包括语言谩骂、侮辱、诋毁、唆使逼迫做违心事情等,也包括对被欺侮者的猥亵、性侵等行为。

校园暴力或是霸凌可以发生在任何人际互动的场所中,包括学校、街道、郊区、公共场合、社区等,即校园暴力只是个泛指,它可发生在任何可能的场所。

校园霸凌者通常拥有高于被霸凌者的力量，如社会权力（团体地位）、体能及管教权（拥有的职位）等。校园霸凌范围从简单的一对一欺侮到复杂的团体霸凌，其中必然包括一个或一个以上的霸凌者，以及未必每起霸凌事件皆参与的协助者，有些儿童则是被胁迫而参与团体欺凌。

校园霸凌行为的定性，至少符合以下几个标准：①怀有敌意：如霸凌者造成的伤害是故意的，而非是偶然或是一两次性的；②权力失衡：即霸凌者和受害者之间的实际或感知的权力/地位不平等；③重复：即在一段时间内施暴与被欺侮多次发生；④受害者苦恼：受害者遭受不同程度的心理、社会或身体方面的创伤；⑤挑衅：指霸凌是由施暴者攻击行为或是利益所驱动。

一般来说，青少年霸凌行为有这些特点：男孩与女孩同样都会有霸凌行为，但多见于男孩；男童大多只会被男童霸凌，女童则会被男童及女童霸凌；言语攻击是最常见的霸凌方式；男童更倾向身体攻击霸凌，女孩则是以语言侮辱、散播谣言、社交孤立、群体霸凌为主。因此，时间长了，受害者大多会有身心创伤及心理障碍。

校园施暴儿童可能有学习成绩不良、学习厌倦、经常遭受学校体罚、注意缺陷多动障碍等问题。这些儿童容易产生厌学和无聊感，除了欺侮他人或是选择特定"软柿子"欺负外别无他事可做。如果校方和老师忽视或是不当暗示则会加重同学间的霸凌行为。有意思的是，教师当众批评、惩罚或是羞辱某些内向弱小的学生，则他们也容易成为其他孩子"恶作剧"和欺凌的对象。校方对同学间的霸凌行为"视而不见"或是无暇顾及，或是教师缺乏足够的干预能力，则霸凌行为会持续和升级。校风不良时，更容易助长学生间的拉帮结派欺侮弱小，或是形成暴力团伙，为逃避惩罚，其团体施暴行为具有相当的隐匿性。不良的校风也容易引来社会不良少年团伙游弋学校周边，伺机向放学学生下手。

有些学习不良、体格弱小、性格胆小内向、轻度孤独症、社交困难、情绪困扰、娇纵、抗压能力低下、方言重、体貌方面有问题等的儿童，或是流动家庭儿童、单亲家庭儿童、频繁转学儿童特别容易成为被霸凌的对象，而且受害程度更重，持续时间更长。据报道，在欧美等国家，移民或是有色人种儿童容易成为被霸凌的对象。

短期内，受霸凌的儿童可感到沮丧、焦虑、愤怒、压力感过大、习得性无助，感到自己的生活已经崩溃，学习成绩显著下降；行为上更倾向逃避上学和恐惧上学，持续的伤害通常导致他们抑郁，产生自杀意向或采取自杀。那些未参与但目睹霸凌的儿童也会出现愤怒、恐惧、悲伤、怜悯而无助的感觉，他们也会出现与受害儿童同样的负面情绪。

从长远来看，受害儿童具有持续的不安全感，对老师及同学缺乏信任，不愿人际交往，极度敏感和过度警觉，易感素质的儿童可引发更严重的心理障碍，如回避型人格障碍或创伤后应激障碍（PTSD）之类的精神疾病，或者发展出其他健康问题，如贪吃肥胖、食欲下降、睡眠障碍、持续敌意、报复性攻击，有时会导致他们去折磨别人。

霸凌的少年及受害者双方都存在不良的情绪感受，如同样普遍存在焦虑、抑郁和心身症状。有报道，参与长期霸凌的儿童青少年中，18岁及以后更容易酗酒和物质/毒品依赖。

从长期来看，多数霸凌青少年，成年后情感或是共情能力受损，他们缺乏同情心、内心冷酷、具有反社会倾向或是犯罪行为，即使结婚生子，也有家暴倾向。显然，他们成年后的生活质量也较低，因不良嗜好和行为而易出现各种负面生活事件。

八、社区与贫困影响

对于儿童而言，社区影响机制包括有：①机构资源：指可利用的、可及的、能获得的和有质量的学习、社会娱乐活动、儿童看护、学校、医疗机构等；②人际关系：父母人格行为特点、父母可利用的支持网络、父母自身行为（负责任/热心/严厉/控制、监督/监控）以及家庭环境的质量与结构；③社区示范功效：如青少年指导机构、志愿者资源、儿童危机保护援助机构、青少年活动中心等资源提供的有效服务。亦包括社区成员、邻里间的相互尊重与帮扶，机构的监督与及时介入等。

通常情况下，为了政策的制定和研究，贫困被定义为生存的一种衡量，即维持体能的一种资源水平，如基本食物及住房。亦指政府制定的贫困线，主要依据家庭成员平均收入界定。生活贫困中的儿童，其行为问题和医疗问题的发生率也会上升，且容易产生不良的后果。在贫困家庭里，应激事件更多见，而且表现形式更多样。由于贫困，当事人会感到与社会疏离，人文与情感支持也相对缺乏。贫困家庭里，物质匮乏、高度压力、社会支持减少和衰弱等，对儿童的影响主要表现在稳定、安全、养育的维持和家庭功能的平衡与否上。童年期经历贫困的儿童，在情感、发育和健康方面容易出现风险问题。

1. 高危因素及高死亡率　贫困对儿童构成更多更频发的高危因素，直接影响其生存质量和健康，其伤残和死亡率高于非贫困家庭儿童。

（1）新生儿和婴幼儿死亡：新生儿和婴幼儿的死亡率是反映社会状况的敏感指数。研究发现，生活在贫困线以下家庭，婴儿在出生后第一年的死亡率至少高出平均水平的1.6倍。贫困线以下家庭的出生28天~1年的儿童，其死亡率则高出2倍。贫困对新生儿的影响主要表现在感染性疾病死亡率上升、突发婴儿死亡综合征（SIDS）、损伤和高危新生儿状况的严重后遗症。

（2）意外伤害：贫困导致社区不稳定和居住房拥挤、缺乏安全的娱乐设施、卫生条件差、医疗资源不足和频繁暴露于物理性伤害。①火灾：儿童死于火灾的主要原因是住房起火，主要与父母抽烟、取暖不当、煤气泄漏等有关。②车祸：贫困环境中儿童因车祸伤残死亡率偏高，尤其是生活在城市及城郊结合部的儿童。③杀害：在一些城市社区里，杀害是导致儿童从出生到未成年前伤害和死亡的主要原因，如母亲未婚而孕、没有固定经济来源，或家庭成员过多并拥挤住在一起时可诱发母亲杀/弃婴。婴幼儿哭闹也可导致父母不堪忍受而施暴，致使孩子伤亡。贫困导致父母应对应激压力能力有限，从而拿孩子出气，实施虐待/忽视而致死致伤。另外，社区基础设施缺乏安全也可造成儿童的伤害与死亡。

2. 发病率的差异　贫困家庭的儿童，因健康问题更容易卧床、病假和学校缺席。贫困对儿童的影响主要表现在以下几个方面：①智力发展和社会情感功能受损：美国夏威夷的一项长期研究发现，社会经济状况不良对儿童认知发展产生深远的负面影响；②入学准备与儿童成就：显然，家庭经济情况对儿童按时入学、儿童成就感均有正相关的影响，这在欧美尤为显著；③儿童行为和情绪问题增多：居住在贫困社区及家庭的儿童更易表现出多种行为和情绪问题，他们的焦虑和抑郁水平也偏高；④过早的性接触与意外怀孕：北美数据显示，贫民区青少年过早接触性行为及少女怀孕比例高于普通社区，但其影响因素不仅限于贫困；⑤慢性病及医疗不足：贫困家庭儿童更易罹患各类疾病，并因医疗介入不足导致慢性化，如听力

丧失、视力缺陷和慢性哮喘等；⑥营养和成长受影响：贫困和食品不足，显然容易导致儿童营养不良、贫血和发育迟缓，进而导致认知功能不良；⑦重金属中毒：低收入阶层的儿童更容易接触污染物和有毒有害物质，他们当中重金属中毒检出率以及由此引发的疾病明显高于普通阶层家庭的儿童；⑧低出生体重和疾病后遗症：贫困家庭中，低出生体重婴儿出现严重的神经发育障碍和医疗问题的风险较高，最常见的医疗问题包括营养不良、哮喘、呼吸道感染和耳道感染等，感染艾滋病的风险亦高。

3. 无家可归　通常是贫困的极端情况。无家可归/流浪儿童出现健康问题的比例是普通儿童的2倍多，且因长期饥饿导致的发育迟滞风险也高，同时发生抑郁、焦虑和行为问题的危险性也较高。这些儿童的总体认知功能也低于有家庭的儿童。他们的免疫接种率、视力和听力评估率以及铅中毒筛查明显不足。

4. 社区暴力和危险　一项2005年的报道称，在美国，儿童作为社区暴力和危险的受害者、犯罪者以及目击者的数量已经达到较高比例。大部分儿童作为受害者和目击者暴露于暴力场面，包括家庭内部的虐待、观看电视暴力、受到或目睹暴力攻击、攻击他人或遭受威胁等。这些状况的持续暴露会造成儿童躯体、情绪和行为深受负面影响，导致创伤后应激障碍（PTSD）、情绪障碍、学习困难、学校适应困难、抑郁及价值观改变等。

九、留守和流动儿童

（一）留守儿童

留守儿童（left behind children）是指父母双方或一方流动到其他地区，孩子留在户籍所在地并因此不能和父母双方共同生活在一起的儿童。流动儿童是指随父母或监护人居住在其他地区，而户籍仍留在原籍的儿童。在中国现代化的进程中，农村大量剩余劳动力向城市转移，在婚育年龄期间，有的外出务工人员将孩子留在了农村，有的则把孩子带到了城市，在留守儿童和流动儿童这两大特殊儿童群体中，农村留守儿童和农村流动儿童占了绝大多数。由于生活中家庭结构、养育环境、教育政策等与普通儿童不同，留守儿童和流动儿童在生存、生活、生长环境方面将会面临更多更大的挑战，他们的心理行为发展也因此有可能受到极大影响，其中以农村留守儿童和农村流动儿

童的问题更为突出,国内现有的研究资料研究对象也主要针对农村留守儿童和农村流动儿童。

进入21世纪以来,留守儿童的规模快速增长,根据2010年第六次全国人口普查主要数据公报,全国义务教育阶段6~14岁儿童在留守儿童中比例是最高的,也说明异地上学有一定的困难。从性别上看,在全部农村留守儿童中,男孩占54.08%,女孩占45.92%,与农村非留守儿童相比,无明显差别。但留守儿童在各地区的分布很不平衡,农村留守儿童高度集中在川、豫、皖、粤、湘等劳务输出大省,以四川、河南的农村留守儿童比例最高,分别达到11.34%和10.73%。

1. 监护类型

(1) 单亲监护是父母双方中有一方外出务工而由另一方在家照顾孩子的监护方式,这种方式在农村留守儿童中相当普遍,其中又以父亲外出工作、母亲在家照顾孩子为多,在这种生活方式中,母亲常常需要在照料孩子生活的同时承担一切家务负担和农活劳作。

(2) 隔代监护是由祖辈(爷爷、奶奶或外公、外婆)抚养留守儿童的方式,这是孩子的父母双方都外出务工时最常见的监护方式,这种类型留守儿童的监护人大多是年老体弱、识字不多的老年人,他们的思想、观念都比较陈旧,多数只能保证孩子吃饱穿暖,而很少能考虑儿童在营养、卫生、学习、行为等方面的问题。

(3) 亲戚或邻居监护是外出父母将留守儿童交给被信任的近亲、邻居或朋友来监护的一种监护类型,在这类监护家庭生活的儿童,虽然他们往往在生活上能得到良好照顾,但由于是寄宿他人家中,很多留守儿童会有寄人篱下的感觉,心理发育会因此受到影响。

(4) 同辈或自我监护指在父母外出的情况下,由年龄稍大的哥哥、姐姐来充当留守儿童监护人或留守儿童自己照看自己的监护类型。这种类型多出现在父母双方均外出务工而没有祖辈可以照看,或者父母有一方离世的情况下。根据现有调查,与其他监护类型的儿童相比,同辈或自我监护的留守儿童压力最大,他们一方面要照顾自己的生活和田间的农作物,另一方面还要兼顾学校的功课和学习,所承受的生活压力和心理负担都比较大。

2. 生活和教育

(1) 日常生活:由于留守儿童多处于收入少、经济条件差的农村,他们所处的地区整体生活水平都不高,儿童的饮食和营养状况也普遍比较差,在这样的区域背景下,无论是留守儿童监护人还是非留守儿童监护人都很少会考虑孩子的饮食和营养搭配。但有研究表明,在父母双方都外出的情况下,由祖辈带养的儿童营养状况会更差一些,由于老人精力有限,在承担繁重体力劳动的同时很难兼顾到儿童的营养。从卫生条件上看,也同样存在类似情况,祖辈监护的儿童,尤其是生活还不能完全自理的学龄前儿童卫生状况较差,而母亲外出父亲照顾家庭的留守儿童卫生状况也会比其他儿童更差一些。疾病也是留守儿童生活中必然会碰到的问题,一般疾病时留守儿童监护人多数带其至小诊所就诊,在生活困难的家庭往往因为经济原因只能让儿童忍着,而在严重疾病时,无论是单亲监护者还是其他监护人,压力都会增加很多,这种压力多来自对经济和儿童生命的双重考虑。对于较大年龄的留守儿童而言,由于父母一方或双方外出,父母以往所从事的一些劳动将由他们来承担。在农村,儿童常常是家庭中的小小劳动力,非留守儿童也会承担家务及农活,但留守儿童承担的劳动较非留守儿童来说更多、更重。此外,由于监护人安全意识不强、人手不够、儿童自我保护意识薄弱等原因也导致留守儿童安全隐患较非留守儿童多。

(2) 教育与学习:据《中华人民共和国义务教育法》规定,我国儿童正常情况下6周岁入学接受学校教育。许多农村留守儿童正处于接受义务教育的年龄阶段。通过调查分析,6~11岁农村留守儿童的在校比例是96.49%,12~14岁儿童的在校比例是96.07%,表明农村适龄留守儿童绝大部分能够接受义务教育,他们有良好的接受义务教育的机会,这与我国政府一直致力于推行义务教育政策息息相关。但在6~14岁义务教育年龄阶段的农村留守儿童中,尚有4%左右的儿童没有在校就读,值得去关注。各地区的农村留守儿童接受义务教育的情况与当地的教育水平、地方经济发展水平存在紧密联系。西部地区的农村留守儿童未按规定接受义务教育的情况比较严重,部分省份农村留守儿童未接受教育的比例较非留守儿童明显高。留守儿童监护类型也是影响其接受教育的影响因素,母亲外出由父亲监护的留守儿童未接受教育的比例更高。此外,留守儿童在父母外出前后学习情况对比会出现较大变化,主要表现为学习态度的散漫和学习成绩的下降,这通常与监护人监管督导不力有关。而留守儿童的学习目的与理想也会受到成人打工的双面影响,有些儿童能够体谅父母外出打工的艰辛更加努力地发奋学习,但也有相当一部分留守儿童因此受到社会上金钱观念的过多影响,从而失去了学习的兴趣和动力,甚至选择辍学打工。

3. 心理健康状况 在儿童的成长过程中,家庭始终发挥着举足轻重的作用,家长的关心、爱护、陪伴对他们平稳顺利度过每个生长发育阶段有着非常重要的意义。当农民因为贫穷选择外出打工时,留守儿童只能被动接受成人的决定,虽然成人也会考虑到自己的行为会对孩子的生活和学习带来一些影响,但很少意识到孩子自身对情感的需求。在成人离开家后,他们通常每年很少有机会和孩子见面而以电话等方式与孩子进行联系,以这种间接方式维系两者彼此的亲情;而也有许多外出父母与留守家庭联系的主要对象是留守儿童的监护者而非儿童本身。无论是留守儿童的监护者还是外出的父母,他们都没有把留守儿童与外出父母间的情感交流与沟通看得非常重要和必要,往往忽视儿童这方面的心理需求。

作为和留守儿童接触最多的监护人,由于文化素质较低、认识不足,加上自身劳动压力大、内心苦闷等因素,常无暇顾及与儿童的交流沟通,根据研究统计,近1/4留守儿童与监护人很少或从来不聊天,即使监护人是母亲,也往往由于其生活的重负和文化水平的限制,无法留意儿童情绪和情感的变化,不能与其进行充分的思想交流。与父母和监护人沟通的欠缺,加上学校教育普遍对儿童心理健康重视程度不够等原因很容易造成留守儿童敏感、孤独、自卑、抑郁、自我封闭、感情脆弱、消极孤僻、缺乏自信和安全感、缺少自我认同感等心理问题。父母和监护人的教养方式也影响着留守儿童性格和人生观、价值观的形成,比如:外出父母不留意儿童的情感需求,而对子女的歉疚往往通过物质方式进行弥补,过度的物质满足和经济供给会促使儿童形成功利主义价值观和享乐主义人生观;隔代监护人的溺爱又会导致儿童形成自私任性、霸道蛮横、自我中心等极端性格等。同时,当留守儿童心理需求无法从成人处获得时,往往将需求的满足转向同辈群体,同辈群体的价值导向会深远地影响留守儿童对生活目标的确立和价值观的形成,甚至影响其今后的人生

道路。

(二) 流动儿童

流动儿童(migrant children)指流动人口中0~17周岁的儿童。流动人口是指居住地与户口登记地所在的乡镇街道不一致且离开户口登记地6个月以上的人口中,扣除市辖区内人户分离者。

1. 生活和教育 流动儿童跟随父母多数由农村进入陌生的城市生活,家庭内部人员结构虽没有发生明显的改变,但家庭外部环境却发生了巨大的变化。城市里优越的生活环境、教育环境、人文环境、知识环境一方面为流动儿童发展提供了难得的生存与发展机遇,同时户籍、经济等条件的限制使得他们又无法享受到与城市儿童同等的权利和机会,迫使流动儿童需要对家庭外部环境进行重新适应。

(1)日常生活:虽然生活在城市,但流动儿童的生活条件和居住地的城市儿童有着很大的差异。大多数流动儿童家庭的经济环境较困难,居住、卫生、营养等生活条件差,平日可进行活动的场所有限。流动儿童父母受教育程度普遍较低,大多从事个体零售和体力劳动的职业,工作时限长且收入不高,流动儿童常常需要独自在家并承担较多的家务劳动。作为流入城市居住的外来人员的第二代,流动儿童在社区、学校等生活场所还常常受到不平等的对待,由于生活习惯、语言等差异,流动儿童在生活的众多方面都可能受到歧视。这让流动儿童常常处于"边缘人"的尴尬身份:没有城市户口常被城市人排除在外,他们不属于城市;而他们又自小离开农村,对农村已缺乏认同感。

(2)教育与学习:绝大部分的适龄流动儿童都能在学校接受义务教育,有的和城市儿童一样进入公立学校,有的进入专门的进城务工人员子弟学校,而随着以"流入地政府管理为主,以公办学校为主"等国家政策的逐步推行,在公立学校接受义务教育的流动儿童人数不断增加。流动儿童家长大多对自己的低学历不满意、对既往自己缺乏学习机会感到遗憾,从而对子女报以很大期望,希望他们能通过受教育改变命运,但他们在如何教育和指导孩子方面知之甚少,无法在课外给孩子提供学业上的指导,同时由于经济条件的限制也无法在孩子教育上投入更多。此外,能接受学前教育的学龄前流动儿童及接受高中教育的流动大龄儿童比例不高,由于公立学前教育机构资源有限,优质的民办托儿所幼儿园学费昂贵,学龄前流

动儿童往往无法入托儿所或幼儿园学习,即使有条件接受学前教育者也多数是在收费低、资质较差的民办托幼教育机构,虽然有许多流动儿童家长同样关心子女的学前教育,但在户籍限制、经济压力面前常常力不从心。高中教育同样有经济因素的原因,完成义务教育后很多父母无法再提供教育方面的费用支持而选择让子女就业,特别是大龄女童,往往初中毕业后就打工挣钱,成为家庭重要的经济来源。

2. 心理健康 与居住地城市儿童相比,流动儿童表现出更多心理问题,如心理压力过大、存在着自卑感、感情敏感而脆弱;内心常常有不平等感、对立感;没有归属感;抑郁、孤独、社交焦虑等问题突出;与人交往合作能力较差;幸福感、自我满足感少;自我评价、自尊水平偏低等。

造成流动儿童心理状况相对较差的主要原因一方面在于社会不公与社会歧视的客观存在,比如在同学关系中,公立学校的流动儿童可能被城市同学瞧不起,甚至城市儿童会有意无意地疏远并孤立流动儿童;在师生关系中,部分教师可能会更多关注城市儿童而忽视了流动儿童;在家长中,可能也会担心流动儿童有不良习惯而干扰自己的孩子与流动儿童一起学习玩耍。同时,其他诸如语言问题、环境适应问题以及经常性的转学等原因,也会加大流动儿童与城市儿童间的差异。种种情况下,流动儿童更易结交同样来自于农村的流动儿童伙伴,而难以融入城市儿童的学习与生活,表现出社会适应不良、学业成绩不佳等。另一方面,父母的教养方式、亲子交流是影响流动儿童心理行为的另一个关键因素,虽然流动儿童有机会与父母生活在一起,体会到父母对其照顾、关怀和爱护,但由于流动人员普遍从事工作强度大、工作时限长的工作,流动儿童与父母进行深入交谈、沟通的机会并不多,加上流动人员文化程度、从小受教方式、经济水平等因素的影响,多数流动人员对孩子的教养方式简单而粗暴,以专制型命令式的教养方式为主,而不了解也不注重孩子内心真正的想法,缺乏亲子沟通的技巧,这导致很多流动儿童无法从家庭中得到心理上的支持和有益的疏导。

要改善、解决流动儿童的心理状况,使流动儿童融入生活的城市,在居住地快乐生活、学习,需要保持其与父母之间频繁而畅通的沟通,无论生活条件如何,来自于家庭持久的关爱、恰当的交流都会为流动儿童的心理健康发展提供强大的支撑。而社区、学校是儿童成长过程中的重要场所,老师的关注、同伴关系的良好建立、社会的必要支持同样对于流动儿童的心理适应状况起着重要的影响作用。

对于留守儿童和流动儿童这样庞大的群体,对其关注和支持是关系到千万儿童、青少年未来健康发展的重大社会问题,近年来有关他们的生存和发展问题越来越多地得到了政府、公益组织、社会公众的关注。比如,通过家长学校、代理家长、托管家庭、寄宿制学校、社区亲情活动、民间自助行动等活动构建留守儿童生活的良好家庭、学校、社区环境,为留守儿童在生活、学习、安全、情感等方面提供帮助;出台一系列流动儿童管理制度和政策,通过医学、教育、社区、公益组织的力量为流动儿童融入当地社会提供支持和帮助。伴随着现代化、城市化的进程,我国留守儿童和流动儿童不会在短期内消失,他们需要社会的持续关注和爱护,和其他儿童一样,他们的健康成长对社会发展有着重要的意义。

 【专家提示】

- 家庭和环境对儿童的生长发育有着深远的影响,家庭功能失调通常增加儿童发生发育与行为疾病的风险。
- 同胞关系在塑造儿童成长方面起着重要作用,如出生顺序、同胞竞争等。
- 同伴关系对儿童的社会情感发育和适应能力发展具有重要影响作用,同伴拒绝、同伴忽视或排斥、友谊丧失等均会增加儿童出现情绪问题的风险。
- 贫困可导致儿童行为问题和医疗问题发生率偏高,而且这些问题往往产生不良的后果。
- 大力开展对乡村留守儿童的健康促进工作,包括加强乡村公共卫生服务体系建设,在各地政府实施的乡村劳动力转移培训项目中,增加家庭指导内容;鼓励父母和留守子女的亲情联系;有针对性地开展心理健康教育等。
- 改善流动儿童的生活、教育、心理状况的措施包括维权、改革现行学校保健服务模式、提供心理支持、鼓励良好的亲子沟通等。

(静进)

参考文献

1. 静进 . 儿童虐待问题不可忽视 . 中华儿科杂志,2004,42(1):4-6.
2. Coleman WL,Crocker AC,Feldman HM,et al. Developmental-behavioural Pediatrics. 4th ed. Philadelphia,PA,US: Elsevier Health Sciences,2009.
3. 刘智胜,静进 . 儿童心理行为障碍 . 北京:人民卫生出版社,2007.
4. 段成荣,吕利丹,郭静,等 . 我国农村留守儿童生存和发展基本状况——基于第六次人口普查数据的分析 . 人口学刊,2013,199(35):37-42.
5. 陶芳 . 中华医学百科全书——儿童少年卫生学 . 北京:中国协和医科大学出版社,2017.
6. 陈荣华,赵正言,刘湘云 . 儿童保健学 .5 版 . 南京:江苏凤凰科学技术出版社,2017.
7. 傅小兰,张侃 . 中国国民心理健康发展报告(2017—2018). 北京:社会科学文献出版社,2019.

第 4 节　发展心理病理学

【开篇导读】

发展心理病理学(development psychopathology)是将发展心理学、临床儿童心理学、家庭系统理论、神经科学和行为遗传学等许多个领域的知识融为一体的理论体系和实践指南。由于发展心理病理学侧重于在发育过程中探寻行为的演变特征和结局,因此可以用来解释、预测和干预多种发育与行为儿科学所涉及的问题,如哪些征兆表明存在适应不良,哪些行为预示着严重的障碍,基于发育早期的哪些表现可提供干预建议,这对儿科医师临床辨证施治有重要作用。那么,发展心理病理学的主要观点是什么? 如何解释同一心理病理状况的不同发展轨迹和影响因素? 本节将就以上问题进行描述。

一、发展心理病理学有关的理论假设和研究原则

发展心理病理学旨在解释人一生中心理病理现象发生、发展和转归的演变过程,相关因素的相互影响和相互作用。在这个领域存在以下主要的理论假设和研究原则,据此回顾既往的有关研究:

1. 调查和完整记录个体发育与行为问题发生前后的发育轨迹,有助于更好地理解特定类型的心理病理现象。

2. 假设发育与行为问题总是表现为多种结局(即在同一时点具有同样的症状或经历的两名儿童,随着发育可能出现不同的转归)或共同的结局。如果出现不同的发展轨迹,一个特定的心理病理现象就不是单一因素所能决定的。

3. 对正常儿童青少年发展特征了解得越多,对相应年龄段个体的心理病理现象的理解也越透彻;对心理病理现象研究得越详尽,对正常个体发展轨迹的认识也越深刻。

4. 从多个领域了解儿童青少年的功能状况十分重要,包括临床特征、亚临床表现和社会功能等。

5. 有必要研究那些具有患某种障碍的高风险或者暴露在不良刺激下的儿童并没有表现出症状的原因,而这些儿童具有回弹(resilience)的可能性。

6. 假设应激反应与随后的心理病理表现存在概率关系,那么早期的事件(例如焦虑情绪)本身并不是心理病理性的或者不是后续心理病理表现的充分条件。更确切地说,这种早期的事件一定概率上可能与之后的功能相关(也就是连续性),但是不连续也是有可能的(Cicchetti 和 Rogosch 所谓的概率渐成说)。比如,像早期的依恋困难可能对儿童的神经生理学和情绪管理造成一定的影响,这些影响反过来能够预测随后的社交和个人病理表现,但是这种结果并不一定在所有人身上都会发生。

7. 发展过程是儿童青少年相应功能上持续的、多元的、整合的进程,例如表现在生理功能、神经系统功能、认知功能、社交技能、情绪管理技能等多个领域。

8. 儿童青少年通过主动参与自身与环境的相互作用和相互影响过程,在自身发展进程中扮演重要的角色(例如,他们选择融入环境并逐渐改变环境)。

9. 儿童期和青少年时期发育过程中的巨大转变既可能为之前的适应功能提供更多变化的契

机,也有可能使其往适应不良方向发展。

10. 导致某一种发育与行为障碍发生的影响因素和维持这种障碍的影响因素可能是不一样的。

二、儿童和青少年发展轨迹:多个终点和同一终点

正如之前提到的,发展心理病理学观点的拥护者试图理解病理现象如何随着时间显现出来,而不是观察某一时点的症状。发展心理病理学家发现了"发展轨迹"这一非常重要的概念。发展轨迹能够展示某个阶段的发展不足,呈现概率性地增加某一心理病理障碍,又在之后的特定时间点继续发展的过程。因此,我们对于如何辨别出有预警作用的早期发展轨迹十分感兴趣。正如下面这个例子,Dodge 和 Pettit 指出具有早期难养气质的儿童至2岁甚至2年级时如果都被同龄人排斥,那么他们有60%可能在青春期发展出严重的品行问题。这种轨迹的联合即难养气质和高危因素(即长期的同龄人排斥)并不一定会导致青少年的品行障碍;更贴切地说,它只是增加了儿童发展出这种障碍的概率。

考虑到任何领域都可能存在发展轨迹的巨大个体差异,发展心理病理学家对多个结局和同一结局的概念也十分感兴趣。多个结局发生于当儿童同时被暴露在同种危险因素下时可产生不同的结果(例如,母亲的抑郁)。儿童同样被暴露在抑郁的父母的情况下,并不是所有的儿童都发展出相同的结果。一项关于多个结局的研究中,Marsh 及其团队调查了一些不安全依恋倾向的青少年的发展结局(即他们都有同样的初始点)。在观察互动时,母亲表现出低水平自主权的青少年更倾向于显露出内化症状。相反地,母亲表现出高水平自主权的青少年更趋向于显露出危险行为。因此,在都具有相同的初始危险因素(也就是不安全依恋倾向)的人身上出现了不同的结局。

同一结局指个体具有同样水平的心理病理表现,但是如何达到这种病理学结果是不同的。许多研究都能得到同一结局的证据。例如,Harrington 及其同伴发现自杀行为可以通过不同的轨迹达到,一种是由于抑郁,另一种可能是由于品行障碍。相似地,在女童身上,许多结局(比如焦虑障碍、物质滥用、辍学、怀孕)也可能是由于抑郁或者品行障碍造成的。Gjerde 和 Block 指出抑郁的成年女性和男性在发展出抑郁之前经过了相

当不一致的发展轨迹。值得一提的是,根据同一终点提出的干预观点,针对特定问题不同类型的特定处理是非常必要的,不同的处理取决于个体通过什么样的轨迹发展到当下的心理病理结局。

当调查者们能够认识到发展轨迹的多样性时,即使初始点相同(即多个结局),他们也许会对如何发现这些发展轨迹更感兴趣。例如,随着一些儿童的攻击行为渐增(一种"增强"的轨迹),一些儿童表现为持续性的低水平的攻击行为,而另一些儿童一开始表现高水平的攻击行为,但随后停止了这种行为。这些可能性可以作为早期干预的基本理论结局与父母一起讨论。

临床观点认为,病型学的专家能运用这些信息来指导他们的评估和随后的建议。比如说,不安全依恋史可能提示医师需要更深入地评估来探索信息,包括早年儿童期的医疗史、家庭环境、父母行为和信仰、儿童气质和行为问题,以及社会关系的出现。

(一) 心理病理表现和维持

导致发展轨迹最终的表现或初始因素通常与维持个体持续当下发展轨迹的因素不一致。这个不一致有相当多的临床关联。例如,专家也许能在儿童发育初期通过指导父母如何应对多种行为的计划来预防年幼儿童的睡眠问题。但是,一旦一种适应不良的睡眠模式出现,那么就需要其他类型的干预了。

就问题行为的持续而论,经过特定轨迹开始的个体可能继续这种发展轨迹,也可能离开这一轨迹。驱使个体远离适应不良轨迹的因素可能是偶然事件、成功经历或者符合适应性功能的保护过程。反过来也是一样,另外某些因素可能驱使个体离开适应性发展轨迹而走向适应不良的轨迹上。发展心理病理学的一种设想是个体维持在同一发展轨迹较离开原来发展轨迹的可能性更大,特别是当个体已经在这一发展轨迹上经历了若干发展关键时期。

我们所知道的能导致适应不良发展轨迹的因素有哪些呢? Steinberg 和 Avenevoli 认为"素质-压力"和生物学倾向,例如气质、自主意识唤醒水平能加重或降低个体对随后的环境应激物的反应程度。因此,根据个体生物学倾向的具体类型,不同个体暴露在同样的应激物下可能出现不同的发展轨迹,如焦虑、抑郁、敌对或无病理学表现。也就是说,由于个体本身生物学差别,应激物对心理

病理表现有非特定性的影响。这些作者指出未来心理病理学领域的探索研究需要对生物学脆弱性和与适应不良发展轨迹及环境威胁之间进行相关分析。Brennan 发现早发和持续的攻击行为是能够通过生物学和社会危险因素的交互关系所预测的。同样，Caspi 在预测抑郁症状上发现了遗传与环境应激相互作用的证据。

关于"持续"，Steinberg 和 Avenevoli 指出环境应激物在心理病理表现上有特定的影响。当环境相同，生物学倾向相同时，两个个体开始同样的发展轨迹，如果环境不同是有可能具有不一样的长期结果的。例如，两名同样开始攻击行为的年幼儿童可能随着时间推移，而表现不相同，因为他们其中一个处于不称职的父母、缺乏组织性、生活离经叛道的同龄人环境中，而另外一个则相反；而有"早期攻击行为"轨迹的儿童概率性地倾向于与离经叛道的同龄人交往并"选择"适应不良的环境，但是这也并不是对每一个儿童都是一样的影响，心理病理表现更可能在症状或最初症状反复出现的个体身上持续下去。

许多领域的研究设计中已经开始区分始发因素和维持因素。例如，Dodge 和 Pettit 提供了一个符合由 Steinberg 和 Avenevoli 提出的概念性的长期品行障碍的模型。他们研究儿童青少年期品行障碍的这一群体提示我们，带有一定神经和心理病理学倾向的儿童比其他儿童更有可能始发一种导致青春期品行问题的轨迹。由于早期的难养气质，这些儿童更多地被父母冷漠对待或忽视。在家庭之外，这些儿童在性早期更有可能变得有攻击性以及容易与同龄人发生冲突。根据 Dodge 和 Pettit 的观点，这些儿童将以一种高危状态（虽然变动也可能让他们离开这种轨迹）进入小学，并很可能遭受同龄人的排挤和与教师的交流困难。这种冷酷父母和同龄人排挤的结合促使消极发展轨迹的进一步稳固，症状就持续存在。虽然青春期有行为朝良好方向变动的机会，但是这些儿童已有了与不良同龄人交流的体验。实际上，Dodge 和 Pettit 提供的迹象表明这类儿童由于心理病理的反应方式让他们与普通同龄人的交往并不那么流畅，更多的具有敌对特质。品行障碍的诊断在这类青少年身上已有定论；由于许多影响因素的汇合，这种结果的可能性随年龄的增长而迅速增加。

在描述抑郁的发展心理病理学模型时，Hammen 指出认知能力脆弱性（例如，消极自我观察和消极自我图解）可能随着时间发展成为与父母交往的障碍，并造成依恋困难。这种认知能力让适应不良的个体对环境应激源更加易感，最终发展为抑郁。有意思的是，Hammen 指出抑郁倾向的个体同时更容易感受到新的应激源，或者加重现有的应激源，这是一种循环模式。

从临床的角度来看，对引起始发和／或维持心理病理表现的因素的理解，使我们获知如何采取预防性的干预措施，以及将家庭作为这些干预的基本单位的必要性。研究表明，婴儿期具有难养气质的儿童遇到消极或冷酷父母的风险更大。难养气质的早期识别就变成了临床干预的关键。在这个阶段，儿科医师的干预为父母提供支持，有助于预防品行问题的发生。假如错失了这种干预，进入小学这个变动对于儿童来说是非常有压力的，并且可能导致其与同伴的交流困难。除此之外，临床医师能够通过将家庭纳入干预过程，防止儿童心理病理学行为的维持。临床医师越早识别出病理性行为预警，预防或者干预的机会就越早出现，如此一来，就提供了儿童成功地回到良好发展轨迹的最大可能性。

（二）发病年龄研究

一连串相关研究都关注儿童或青少年心理病理学症状发生的年龄。有意思的是，无论是最初结果还是长期结果，症状早发的儿童青少年都与晚发的有显著性差异。这一点非常重要，因为它提示了如果在青少年研究中没有将始发年龄纳入抽样步骤，那么很可能在研究中混杂了多个青少年亚群，他们之间有明显而巨大的差异。

发病年龄研究中被引用最多的示例就是 Moffitt 的"生命进程中持续"犯罪和"青春期"犯罪之间的差异。前者比后者更早显示出品行问题，而且前者更可能有神经心理学问题、早期难养气质、不称职父母和家庭功能失调、多动以及心理病理的个体倾向（虽然对于神经心理学问题是否先于品行问题尚存争议）。与"青春期"犯罪相比，生命进程中持续犯罪的结局更加糟糕，可发展成人暴力犯罪、物质依赖和成年后工作出现问题的概率更高。青春期犯罪的品行障碍更有可能随着时间的推移而减退。如果这两组只在同一时点同时研究（例如青春晚期），他们的行为可能表现很类似。此外，Moffitt 等提出有第三组的青少年，他们在儿童期表现出攻击性，但是在青春期则表现出低水平的品行问题（在之前的研究中，这些青少年称为"康复组")。这些个体到了成年期也是有风险的,但是这种风险比之前提到的两组都低。除此之外,他们的问题更多是内化的类型(例如抑郁、焦虑)。

值得注意的是,Moffitt 提出处于青春期两种类型犯罪之间的差异(即儿童期始发 vs. 青春期)可能只在男性身上体现。Sliverthorn 和 Frick 指出可能只有儿童始发类型是适用于女性的,但是女性和男性的表现有一个重要的差异:女性与生命进程中持续犯罪的男性有一样的先驱表现,但是她们品行问题的始发时间晚于男性。

关于内化症状,有些观点认为儿童抑郁症状的先兆预警异于青少年。家庭背景变量与儿童期抑郁症状呈相关关系,例如母亲的抑郁(在女童中)和早期养育环境中缺乏支持(在男童中)等因素在青春期这一特殊时期与青少年抑郁症状显露出更强的联系。另一方面,要确定最终的发育或行为障碍与问题的初始或持续、早发或晚发是否有关联是非常困难的。据文献报道,青春期始发的抑郁和成年期始发的抑郁之间存在差异。前者比后者有更多的围产期问题、家庭背景问题、不称职抚养人和其他心理健康问题。

(三) 回弹性

正如之前提到过的,一些儿童即使暴露在不良条件下也可能出现适应性行为结局。关于如何提升儿童回弹性的研究能为发育与行为儿科学家的预防性干预提供参考和依据。

发展心理病理学家对了解儿童青少年至成人整个生命过程正常的和非典型的功能感兴趣。研究者们已经调查了正常范围个体的一些亚群:那些即使暴露在显著水平的危险和 / 或不良刺激(例如创伤、社交不成功、婚姻变动、难养气质、心理病理学高危遗传负荷)下仍表现出适应性的个体。比起卷入适应不良的发展轨迹(如根据他们的过去史所预测的那样),这些具有"回弹性"的儿童让他们自身处的危险状态失去影响力。从预防与干预视角来看,具有回弹性的儿童十分有趣,因为他们可以提供给研究者和干预人员关于保护危险个体不受随后的发展问题困扰的许多有用的信息。回弹性同时也与多个终点的研究有关;身处同样特定危险因素的儿童群体中(例如,有一名物质滥用的家长),他们的发展结局可能是各不相同的(例如,物质滥用 vs. 功能正常);其中一种结果就是具有"回弹性"的发展。此外,儿童可能在一种结果上表现出回弹性(如学业成就),但不一定在其

他方面也能够得以表现(如同龄人交流)。的确,研究者已经发现一些贫民窟的青少年经历了高水平的不受控制的压力后能在某些方面表现出回弹性(例如,学校表现、行为品行),但是在另外一些方面则没有表现出来(例如,他们可能展示出高水平的内化症状)。

回弹性是怎样发展的呢? 研究者和理论家认为回弹性是个体和环境的交互基础上随着时间展现出来的动力学过程,而不是一个简单的变量在单独时点作用于儿童。值得注意的是,过去的研究提示造就"回弹性"儿童的个体特质和环境因素与那些对任何儿童发展都有利的因素很相似:高智力水平、易养气质以及与抚养的成人之间密切互动等,这些都是能为暴露于不良刺激的儿童提供保护的因素,这些因素对其他儿童同样具有保护作用。而且,Stouthamer-Loeber 等进行的研究发现保护因素和危险因素通常出现在同一个变量上,一项因素(例如,高智力水平)可能是保护因素,而另一项因素(例如,低智力水平)则引起高危状态。而一个变量则通过增加适应性或者降低适应不良以起到保护作用。

适应性应对模式与生理和心理两者的良好状态有关。寻求社会支持是承受压力的有利因素。既往研究已经明确了在压力 - 疾病关系中,社会支持有调节和缓和的作用。同样,儿童期问题集中应对策略的使用与增加其后生活中应对压力的回弹性有关。通过合理地审视自身或当下状况而能最小化潜在应激源威胁的能力也对压力承受能力有帮助。在一些情况下,逃避、责怪他人和理想化幻想是适应不良的应对方式,特别是逃避应对方式,与痛苦、抑郁、情绪困扰、更低的生活质量有关,并且能让患者增加痛苦的感受。

建立回弹性的干预计划,特别是适宜于长期疾病的干预,包括建立一个有关疾病记录过程、其影响及其对所有家庭成员有意义的灵活变通的程序;提高家庭内部交流以此提升相互理解和支持;帮助儿童和家庭形成健康意识等。当准确理解了疾病、疾病的医疗和心理社会结果之后,健康效力(一个人对他自己的健康有积极的影响力的信念)就能得到增强。

(四) 共患病

共患病(co-morbidity)指在个体存在 2 种或 2 种以上的障碍。共患病确实在儿童青少年身上规律性地发生。Jessor 等提出了"问题行为综合征"

来描述一些儿童青少年多种类型问题行为(例如,吸毒、性滥交、酗酒和攻击行为)间的高度关联。根据问题行为理论,这些行为由相同的病因学发展而来,并且在同一个体身上有共病的倾向。

ADHD 儿童常有共患病(对立违抗障碍或者品行障碍)的存在。在对 6~12 岁 ADHD 儿童的研究中,混合型 ADHD 与对立违抗障碍 / 品行障碍有显著的共患病现象。而患有 ADHD 的儿童如果以注意缺陷为主要症状,则较少合并对立违抗障碍或品行障碍。ADHD 还可共患学习障碍、语言障碍、抽动障碍等。

临床上,共患病情况的应对非常重要。首先,一种障碍可能使另一种障碍的处理变得复杂。例如,如果一名儿童有明显的学习障碍和品行障碍,当处理了学习障碍时,品行障碍的存在也必须纳入考虑范围。其次,可能其中一种障碍的发展先于另外一种障碍。也就是说,一种障碍的症状推动(或者说加重)另外一种障碍的发展,也许品行障碍是对学习障碍的一种回应(或者说是一种应对方式)。如果我们可以确定是其中一种障碍“驱使”另外一种障碍发生,那么对于首发障碍的治疗势必也会减轻继发障碍的症状。最后,鉴于许多障碍与另外一些障碍有共患病的概率较高,当一名儿童或青少年表现出明显的心理病理表现时,医师应该常规评估共患病是否存在。

(五) 个人 - 环境适应研究

个人 - 环境适应理论关注个体特质与环境特征的交互作用,不仅个体影响其本身周围环境,周围的环境也对个体产生影响。这种个人和环境相适应的协调能影响个人的动机、行为以及所有心理和生理健康。也就是说,如果这种相适应是积极的,个体功能可能就是顺畅的;如果是不相适应的,个体可能会经历适应不良。举例来说,发育与行为儿科医师了解到个别学校环境不能提供学业有风险的儿童需要的学业课程,医师可以介入干预,目的是调查儿童的需要与学校课程之间的适合度。医师与父母一起进行的儿童青少年个人 - 环境适应评价非常重要,当需要向父母建议特定的干预计划时,评价可以作为一种理论依据。

个人 - 环境适应理论已经成功地融入发展框架中。个人 - 环境适应理论,或者更具体地说,阶段 - 环境适应理论,指的是假定个体的发展阶段与其周围环境的结合催生了个体内部的适应性改变。这一观点的支持者认为同步发生的发展轨迹

与周围环境的变化将促进积极的成长和成熟。根据阶段 - 环境适应理论,对儿童而言 3 个主要的环境即家庭、同伴和学校的支持性改变在相匹配的时候发生。

青春期初期的一个重要的环境改变就是从小学升到初中的变动。许多个体内部消极的改变都与这一变动有关,例如动机、自我意识、自信的降低,还有学业挫败的增加。这种现象可能是由于小学和初中学校的许多差异让处于这一年龄阶段的学生对初中难以适应。Michigan 对青少年人生变动的研究发现,相较于小学,初中更注重规则和控制,更多机会让学生参与决定,更多个体化和积极的老师 - 学生互动,安排的作业有更高的认知要求。某些这一阶段青少年个体内部产生的消极与环境的改变有关。

青少年家庭环境变化的模式也支持阶段 - 环境假说。青春期早期,发展出更强的脱离父母的独立性的过程造成儿童与家长之间更多的冲突和角色变换,特别是当儿童已经具有一定的发展程度,如果家长能让责任的分担变得容易实现的话,往往对青少年能起到积极影响和治疗效果。

阶段 - 环境适应理论另一个值得关注的方面,即环境中的一致性或缺乏一致是如何影响另一个环境的功能的。研究提示一种环境中阶段 - 环境的和谐匹配有溢出效应。例如,一个积极民主的家庭环境直接与较高的内在学习动机相关。这种“溢出效应”从临床角度来看是非常有吸引力的,因为由干预产生的积极结果可能在其他领域(例如学业表现)也产生积极的影响,因此让干预更加有效。

阶段 - 环境适应理论还有另外一些临床意义。如临床医师可以得知如何来维持儿童与其特定的干预方法之间良好的适应;干预可以根据目标儿童的心理阶段来设计并工具化,也可以根据个体儿童独特的长处和短处进行修订以更适用于该个体。

(六) 文化和环境论

文化和社会背景是如何影响儿童的发展轨迹和症状发展的? 的确,关于文化和环境论的研究已经发现个体发展心理病理轨迹会根据周围环境、所属种族和社会文化环境不同而有差异。同样地,适宜行为的定义和保护性因素的类型在不同文化间也存在差异。环境论注重于将人们的行为、心理与其发生的时间、空间,所处社会环境和文化背景结合一体。例如,在许多文化中,人们认为讨论疾病是消极的,是一种软弱的表现,特别是

那些并不完全是生理上的疾病。这种文化和社会环境鼓励社会成员内化自己的痛苦,并常常由于他们的沉默牺牲了他们获得有利支持的机会。在这种情况下,由于儿童或家长的信念,临床医师可能会错过很多有用的信息。此外,社会信念在寻求帮助的行为中也扮演重要角色,这也许可以解释有些家庭为何会做出推迟治疗的决定。文化还可能制约患者接受临床医师提供的治疗方法的程度。再者,发育与行为儿科医师提出的干预方法的有效与否或有效程度也要看医师对儿童家庭文化背景的敏感度和这种干预方式是如何呈现给父母的。简而言之,文化在治疗过程的所有阶段都起着综合影响的作用。

虽然人们已经普遍认为文化是社会模式一代一代的传递,一定程度上掌控了人们的思想、价值观和个体行为,但是对于儿童,文化所扮演的角色的不断变化使相关的研究调查变得困难。总而言之,将文化和环境论纳入发展心理病理学研究中能够从以下几个方面拓展现今的发展理论:①文化研究可以揭示哪种先兆和结果的发展进程或者联系是只适用于特定文化,并寻找哪些是具有普遍性的;②这些研究能分离出不同文化亚群的适应良好和适应不良结果的一般轨迹;③研究可以提示对于心理成长重要的因素是适宜于特定文化或不同文化(例如,亲代温暖是不同文化间都重要的因素,而"亲缘关系"可能只对非洲裔美国儿童重要)。Garcia Coll 和 Magnuson 提出转换研究模式,将文化和环境论置于理解和调查发展进程的核心位置,而不是外围部分。

发展心理病理学的许多研究已经开始重视环境在调查中的作用。研究者应该对文化背景进行更系统化和谨慎细致的评估。未来的研究必须"解锁文化",获得对文化在发展心理病理学中作用的更好理解。干预是受到文化和背景研究影响的另一领域,虽然研究表明结合了文化知识的干预更加有效,但几乎没有研究是直接关于干预方式的文化敏感性和适用性的。

三、理解青春期发展的框架:发展心理病理学原则的应用

许多发展心理病理学领域的指导原则都融合到一个独立的发展时期。选择青春期是因为这个时期是生理、社会和心理因素的影响相互交织、发展变化剧烈而迅速的时期。青春期是儿童期和成年期之间的变化发展阶段,是继婴儿期之后另一个生理、心理和社会角色变化的生命阶段。细看塑造青春期发展的变化,我们不难发现与儿童期相比,青春期也表现出心理障碍和问题行为类型和频率的显著改变。此外,正常和异常之间的区别在这一发展阶段常常是不清晰的。

如前所述,发展心理病理学理论的影响在青少年问题行为的研究上凸显出来。研究记载了以下几个重要的儿童和青少年心理社会功能:发育事件的时机(早或晚);多种同时发生的事件的累积和这种累积效应对随后的心理病理表现的轨迹的影响;青少年的发展需要该个体与其环境背景之间的适合度。青少年心理病理表现的文化背景也在发展理论中显示其根源。

纵观青少年时期的主要发展任务,我们的理论能更好地理解这个时期的行为和心理病理表现。我们相信对青春期快速发展变化的评价以及纵向的发展观察会对发育与行为儿科医师们的临床和研究有帮助。图 2-4-1 是美国心理学会有关的早期模式,该图表明青少年发展过程中的人际关系对青春期的发展结局产生影响,即青春期的发展变化(青春发动、认知、社交)对家庭、同伴、老师有影响;反过来,这些行为又影响青少年解决青春期主要问题,如自主、性和个性的方式。许多框架中提及的背景因素能够缓冲早期危险因素的作用,即培养回弹性。

比方说,假设一个青春早期女性的生理发育比她同年龄的伙伴要早。这种早熟很可能影响她的同伴关系,以至于早熟的女性比起一般年龄成熟的女童更容易较早就约会和发生初次性行为。这些结果会影响女童在个性和性方面的自我认知。从这些方面来说,同龄人对于该女童早熟行为的反应可以称为调解者。

这种因果关系和调解者的影响根据人口统计学变量和个人因素而有不同。特别是结合最初的发展变化和发展结果时,种族、性别、社会经济状况等人口统计学变量起着调节作用。个人因素(即家庭、同伴、学校和工作背景)除了扮演调试角色之外,还能在最初发展变化和发展结果的关系中起调节作用。比如,只有当父母以一定方式(例如增加限制和看管)应对青春早期的发展时,早熟才会导致不良适应结果;在这个例子中,家庭的应对调节了青春期发育和适应之间的关系。

总的来说,我们试图去说明在一个特定发展时期,发展定向理论是如何融合了一组有潜在联

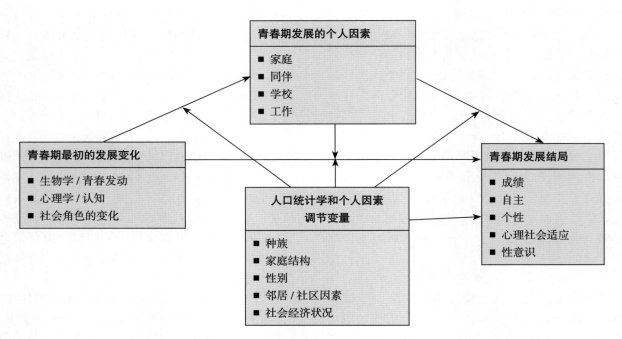

图 2-4-1 理解青少年发展和适应的框架

系的发展变化的。根据这一理论,调查者可以同时解释适应良好和适应不良的始发和持续,以及形成关于干预的适宜时点的假说。这一模式同样可以指导发育与行为儿科医师在收集信息过程中尝试以有组织有条理的方式去理解对特定儿童或青少年的一系列影响。

 【专家提示】

○ 发展心理病理学具有有关的理论假设和研究原则。

○ 发展心理病理学侧重于在发育过程中探寻行为的演变特征和结局。

○ 发展轨迹是个重要概念,它可预示某个发展阶段的某些心理病理现象。

○ 共患病指在个体存在 2 种或 2 种以上的障碍,这在儿童发育与行为疾病中十分多见。

○ 个人 - 环境适应理论关注个体特质与环境特征的交互作用。

○ 文化 - 环境论注重于将人的行为、心理与其发生的时间、空间,所处社会环境和文化背景结合一体。

(静进 金宇)

参考文献

1. Boyce WT, Ellis BJ. Biological sensitivity to context: I. An evolutionary-developmental theory of the origins of stress reactivity. Dev Psychopathol, 2005, 17: 271-301.

2. Brennan PA, Hall J, Bor W, et al. Integrating biological and social processes in relation to early-onset persistent aggression in boys and girls. Dev Psychol, 2003, 39: 309-323.

3. Broidy LM, Nagin DS, Tremblay RE, et al. Developmental trajectories of childhood disruptive behaviors and adolescent delinquency: A six-site, cross-national study. Dev psycho, 2003, 39: 222-245.

4. Caspi A, McClay J, Moffitt TE, et al. Role of genotype in the cycle of violence in maltreated children. Science, 2002, 297: 851-855.

5. Caspi A, Sugden K, Moffitt TE, et al. Influence of life stress on depression: Moderation by a polymorphism in the 5-HTT gene. Science, 2003, 301: 386-390.

6. Dodge KA, Pettit GS. A biopsychosocial model of the development of chronic conduct problems in adolescence. Dev Psychol, 2003, 39: 349-371.

7. Ellis BJ, Essex MJ, Boyce WT. Biological sensitivity to context: II. Empirical exploration of an evolutionary-developmental theory. Dev Psychopathol, 2005, 17: 303-328.

8. Grossman AW, Churchill JD, Mckinney BC, et al. Experience effects on brain development: Possible contributions to psychopathology, J Child Psychol Psychiatry, 2003, 44: 33-63.

9. Isaacowitz DM, Seligman ME. Cognitive styles and well-being in adulthood and old age// Bornstein MH, Davidson L. Well-Being: Positive Development Across the life Course: Crosscurrents in Contemporary Psychology. Mahwah, NJ: Eflbaum, 2003:449-475.

10. Kazdin AE. Problem-solving skills training and parent management training for conduct disorder//Kazdin AE, Weisz JR, eds. Evidence-Based Psychotherapies for Children and Adolescents. New York: Guilford, 2003:241-262.

11. Lacourse E, Nagin D, Tremblay RE, et al. Developmental trajectories of boys' delinquent group membership and facilitation of violent behaviors during adolescence. Dev Psychopathol, 2003, 15:183-197.

12. Marsh P, McFarland FC, Allen JP, et al. Attachment, autonomy, and multifinality in adolescent internalizing and risky behavioral symptoms. Dev Psychopathol, 2003, 15: 451-467.

13. Mash EJ, Dozois DJA. Child psychopathology: A developmental-systems perspective//Mash EJ, Barkley RA. Child Psychopathology. 2nd ed. New York: Guilford, 2003: 3-71.

14. Penedo FJ, Gonzalez JS, Davis C, et al. Coping and psychological distress among symptomatic HIV+ men who have sex with men. Ann Behav Med, 2003, 25:203-213.

15. Rose BM, Holmbeck GN, Coakley RM, et al. Mediator and moderator effects in developmental and behavioral pediatric research. J Dev Behav Pediatr, 2004, 25:1-10.

16. Sameroff AJ, Peck SC, Eccles JS. Changing ecological determinants of conduct problems from early adolescence to early adulthood. Dev Psychopathol, 2004, 16:873-896.

17. Sandino KJ. Behavioral genetics and child temperament. J Dev Behav Pediatr, 2005, 26:214-223.

18. Tolan PH, Gorman-Smith D, Henry DB. The developmental ecology of urban males' youth violence. Dev Psychopathol, 2003, 39:274-291.

19. Walander JL, Thompson RJ, Alriksson-Schmidt A. Psychosocial adjustment of children with chronic physical conditions//Roberts MC. Handbook of Pediatric Psychology. New York: Guilford, 2003:141-158.

第5节 认知发展

【开篇导读】

儿童的各项社会功能表现,本质是大脑认知功能对特定环境不同社会信息加工的结果,儿童青少年认知发展过程遵循着日臻完美的过程。本节将侧重介绍儿童认知发展主要理论,阐述了从婴儿到青少年的认知发展变化,并在此基础上,结合发育与行为学科临床实践,综合分析如何利用这已有的科学成果去理解儿童发育过程中的认知发展,利用已有的传统心理学和认知神经科学技术及方案为儿童的认知发展过程中的健康问题服务。

人类大脑的唯一功能是信息处理,从信息的来源分析,大脑处理的信息可以分为躯体内部信息和躯体外部信息,躯体内部的信息主要包括内分泌系统信息、免疫系统信息和神经系统(主要是自主神经系统)的信息等;躯体外部的信息主要通过感官或感受器获得,通过神经系统传入大脑,综合躯体内部信息进行信息加工决策,这一过程就是认知(cognition),然后把决策信息传出效应器官和系统执行,执行的过程就是行为。

在自然界中,人类的孩子需要最长时间的抚育,现在脑科学功能磁共振的研究表明,这种现象发生的主要原因是由于人类孩子的大脑发育完善的时间是18周岁,无论是建立在行为观察上的传统心理学还是建立在信息科学和神经生物学上的认知神经科学,都已经有丰富的研究成果揭示人类儿童认知发展;从生理角度来看,大脑这个重量仅仅占体重3%的器官,就消耗了身体总能量的1/6,说明人类对于大脑的投入远远超过其他器官,也正好说明了人类大脑对人类的重要性。

一、概述

大脑是认知发生的物质基础,在解剖学上,出生时小儿已具备了成人脑所具备的沟和回,但比成人的浅,在组织学上也已具备了大脑皮层的六层基本结构,此时脑重量350~400g,占体重的1/9~1/8,约为成人脑重的25%;1岁时为出生时的2倍,达成人脑重的50%;2岁时为成人脑重的75%;6岁时脑重已由1岁时的900g增至6岁时的1 200g,神经纤维分支加多加长,大脑半球的一切神经传导通路几乎都已髓鞘化;7~8岁的儿童大脑半球继续发育,脑重增加到1 300g(接近成年人的1 350~1 400g),同时神经细胞体积增大,细胞分化基本完成,神经细胞的突起分枝变得更密,大脑额叶迅速生长并出现了许多新的神经通路;9~16岁儿童,脑重量增加不多,这一时期主要进行着脑细胞内部的结构和功能的复杂化过程,神经的联络纤维在数量上大大增加,联络神经元的结构和皮质细胞结构功能在强烈地发展和形成。大脑在这些变化中,3岁儿童的小脑已基本与成人相同,脊髓和自主神经系统在4岁时已相当成熟,以后仍在缓慢进行直至成年。儿童大脑成长的过程同样是其功能(包括认知功能)不断完善的过程。人类在进化中选择优先保证大脑的发展,以确保人类个体和种群能够最大化地获取外界和相互间的信息,促进个体和种群的生存和发展。

大脑的功能是处理信息,无论是心理学家、神经生物学家,还是认知神经科学学家等,其实他们的研究任务都是大脑信息处理功能,在这些研究中,一个最主要的分支就是认知的研究,为了方便叙述,在本节统一称这些研究为认知心理学研究。关于这个研究领域可以从3个不同层面的研究方法来划分,正如诺贝尔奖和图灵奖获得者司贺马(Herbert A.Simon)在他的《人类的认知思维的信息加工理论》一书中陈述的那样,由于研究方法不同,形成了3个层面的研究成果,第一层面是研究复杂行为,例如研究问题解决、概念形成和语言现象;第二层面是研究以反应时间和干扰时间为主要指标简单的信息加工过程,例如对光点的感觉、图形知觉的形成等;第三层面是生理水平,例如中枢神经过程、神经结构的研究,可以在系统器官组织细胞和分子生物学水平展开。经过多年的积累,特别是香农(Claude Shannon)的信息论诞生之后,认知心理学者们意识到信息通道的特征与人类认知过程的相似性,开始将信息论的概念和规律来描述人类认知系统,逐步在认知的定义上达成了共识:"认知"是指人们获得知识或应用知识的过程,或信息加工的过程,这是人的最基本的心理过程,它包括感觉、知觉、记忆、思维、想像和语言等。人脑接受外界输入的信息,综合躯体内部信息,经过头脑的加工处理,转换成内在的信息处理活动(也称心理活动),进而支配人的行为,这个过程就是信息加工的过程,也就是认知过程。"认知发展"中的"发展"最早来源于发展心理学,由于认知心理学学者们更多的研究主要集中在婴儿、儿童和青年,所以认知发展更多的是指这些年龄段感觉、注意、记忆、决策思维和语言行为发生动态标化特征和规律。

二、认知发展理论

诸多的学者涉足儿童青少年认知发展探索,他们以自己非凡的智慧在这个领域为我们点亮一盏盏思想的明灯,总结起来,儿童认知发展的研究主要受两种理论的影响,一是皮亚杰(Jean Piaget)认知发展理论,二是建立在香农的信息论基础上,结合了现代神经生物学成果的信息加工理论。皮亚杰认知发展理论首开临床法研究儿童智力的先河,通过细致地观察、严密地研究儿童复杂行为,得出了关于儿童认知发展的重要结论,由于方法和结论符合儿童临床医学的诸多现象,所以在发育与行为儿科学中有崇高的地位和广泛的应用;另外两个基于儿童复杂行为学研究成果建立起来的认知发展相关学说是习性理论和生态学理论,这两个学说对我们在临床上理解儿童青少年认知发展也有很大帮助。信息加工理论是近数十年来,认知发展研究的重要领域,在信息加工理论指导下,20世纪末提出了两个著名智力相关的理论,一个是斯腾伯格(Sternberg,1985)提出了智力的三元理论(triarchic theory of intelligence),另一个是戴斯(JP. Das)智力的PASS理论,以及建立在数字模型基础上的智力的PASS模型,PASS模型基于多个简单信息加工过程评估数据,综合地解析5~17岁儿童青少年的复杂认知行为,是目前该领域最成功的智力模型且能够适用于临床。在生理水平研究层面,学者们对大脑在器官组织细胞和分子生物学层面对中枢神经运行过程、神经结构进行研究,这些研究主要在机制上解释人的复杂行为学理论和信息加工理论,为我们以后进一步探索认知发展提供客观证据和提出假设的学术基础。

(一)皮亚杰认知发展理论

皮亚杰的结构理论、建构理论和智力理论:让·皮亚杰(Jean Piaget,1896—1980),发生认识论创始人。他于1955年在瑞士日内瓦建立了国际发生认识论研究中心。皮亚杰于1970年出版了《发生认识论原理》一书,在该书中皮亚杰相对集中和系统地阐述了他的认知论观点。皮亚杰认为认知是不断发生与发展的,认知结构就是一个处于不断建构过程之中的无尽螺旋,随着认知结构的不断发展,我们对于客观世界的认识也不断得到深化与完善;皮亚杰提出认知发展是对环境的适应,这种适应是一个主动的过程,不是环境塑造了儿童,而是儿童主动寻求了解环境,在与环境的相互作用过程中,通过同化、顺应和平衡的过程,认知逐渐成熟起来。皮亚杰认为认知的基本单位是图式,图式是指大脑有组织的思考或行动的模式,是用来了解周围世界的认知结构;同化是指个体将外界信息纳入已有的认知结构的过程,如果外界有些信息与现存的认知结构可能不十分吻合,这时个体就要改变认知结构,这个过程即是顺应;平衡是一种认知心理状态,当个体已有的认知结构能够轻松地同化环境中的新信息的时候,就会感到平衡,否则就会感到失衡;失衡的认知心理状态会驱使个体采取行动调整或改变已有的认知结构,以达到新的平衡;皮亚杰认为认知心理状态的平衡是一个动态的过程,人类个体在"平衡—失衡—新的平衡"中,实现了认知的发展,这也是儿童认知发展的过程。皮亚杰认为人类的智力是"智慧是适应""智慧是一种最高形式的适应",而这个"适应"的能力也就是指人类个体的大脑同化、顺应和平衡新信息的能力。皮亚杰智力的适应学说是生物的适应性学说衍生到认知领域,其本质是确定了人的"智力"或"智慧"以及我们现在称谓的认知功能是大脑的一种功能,这种功能和人的其他功能一样,是适应生存的外部世界而存在发展起来的。

1. 皮亚杰的认知发展阶段理论　皮亚杰认为儿童智力的这一发展过程与人类的认识发展过程相似,通过对儿童行为的研究,人们可以了解人类认识的这一发展过程。皮亚杰儿童智力水平的划分标准是儿童的运算能力,皮亚杰将儿童认知的发展划分为4个过程:①感知运动阶段(出生至2岁):个体靠感觉与动作认识世界;个体开始意识到外部事物的客观性,开始萌发因果性的思维;具体的表现是,早期的习惯性动作和有目的的动作的区别开始发生发展,越来越多地开始为了达到某一目的而采取相应的动作。②前运算阶段(2~7岁):儿童完全摆脱依靠反射活动和遗传性活动来认知外界,开始运用语言符号,具有形象思维(也称表象思维)能力,还不具有抽象思维;具体的表现是儿童能使用语言表达概念,自我中心倾向,能使用符号代表实物,能思维但不合逻辑,还不能全面认识事物。③具体运算阶段(7岁至11~12岁):能够对事物的大小、长短和其出现时间先后顺序加以思考和排序,需要借助具体事物或形象进行运算,出现了逻辑思维和零散的可逆运算,自我中

心状态进一步得到解除。④形式运算阶段(11~12岁至14~15岁):在大脑中把形式和内容分开,摆脱了具体事物的限制,能够运用符号在脑中通过抽象思维来重建事物和相应的过程,进行抽象的逻辑思维和命题运算。具体的表现是儿童青少年不仅能够熟练地使用语言符号,还可以借助于脑中的概念与假设进行假设演绎推理,并得出相应的答案;由于科学是建立在复杂的逻辑推理之中,所以,皮亚杰认为,拥有了假设演绎运算能力,才具备进行科学研究所要求的基本运算能力。

2. 皮亚杰关于影响智力的因素　皮亚杰在其儿童智力理论中,阐述了在儿童认知建构的过程之中有4个基本因素影响着智力的发展,即生物因素、个体因素、社会因素和平衡因素。生物因素指的是由遗传决定的生理成熟过程,包括机体的成长和神经系统的成熟;个体因素即儿童在自然环境中的实践活动以及从中获得的经验;社会因素指的是儿童在社会关系和社会生活中以及通过教育文化传递而获得的经验,儿童认知发展与儿童个体社会化的进展是互为条件而又基本平衡的;平衡因素是不断成熟的儿童分体与自然环境和社会环境间的相互作用过程,这个过程同时涉及及调和儿童个体生理成熟和个体经验以及社会经验的作用。

(二)习性学理论与儿童行为发展

1. 习性学理论与敏感期理论(关键期理论)　20世纪30年代,奥地利动物学家洛伦兹(K.Lorentz)通过长期观察研究鹅类动物的习性之后,建立习性学理论。习性学的理论主要包括物种特有的遗传行为、进化的观点、学习倾向和习性学方法四个方面。在这些观点中,与儿童行为发育学最密切的是学习倾向学说内涵的敏感期理论,其对发育与行为医学指导较大,敏感期是指个体在一生中有某些特定的时期对特定的刺激较为敏感,这时的学习效果比更早或更晚都要明显,在人类儿童语言发育中这是一个非常显著的语言发展特征。

2. 习性学的依恋理论　依恋是指将个体与他人紧密联系在一起的深厚而持久的情感关系,依恋是儿童期最重要的社会关系之一,是个体社会化的开端,它贯穿于个体的生命全程。依恋功能对于儿童而言主要是个体具有亲密关系需要,其具有生物进化的根源,可以让儿童个体在发育过程中获得安全感等,其有利于促进生存;依恋功

能的另外一面是儿童个体探索外部环境的安全基地,以此为基础,在生命全程中,儿童依恋的对象和表现形式会随着个体的发展而不断发生变化。对于依恋形成的根源、依恋的实质以及依恋作用的心理机制有多个学派提出了不同阐释,但是,这些理论或带有强烈的生物决定论倾向,或完全忽视了生物基础和情感因素,因此这些理论都显示出不同程度的片面性。直到 20 世纪 50 年代,英国的精神病学家鲍尔毕(J. Bowlby)在习性学与精神分析理论、信息加工理论整合基础上,提出了依恋的习性学理论。鲍尔毕理论框架中提出的依恋发展的阶段模型体现对多学派、学说的融合:前依恋阶段(从出生到 6 周),婴儿生下来就有一种有助于依恋发展的内在行为,体现了依恋建立的生物基础,如:哭、笑等情绪反应能吸引母亲注意而待在他们身旁;依恋开始形成阶段(6 周至 6~8 个月),婴儿开始能对熟人和陌生人做出不同的反应,对父母表现依偎亲近,对陌生人显示警觉表情,母亲离开时不会抗议,表明依恋尚未形成;依恋形成阶段(6~8 个月至 18 个月),婴儿对熟人产生依恋,并表现出分离焦虑的情绪;互惠关系形成阶段(18 个月 ~2 岁及以后),语言和表征能力发展使他们逐步理解母亲离开的原因和预测母亲会归来,婴儿开始使用谈判策略,在满足其条件下,允许母亲离开,因此抗议减少。阶段模型并不是机械的阶段论,其本质是人类孩童在基因生物表达基础上,大脑认知发展的与外环境互动的连续动态过程。儿童的依恋是在人际交往过程中发展的,母子交往的质量对依恋起着关键的作用,此外,依恋的发展还受到以下因素的影响:①儿童的气质特点和智力水平:气质是指儿童对外环境各种压力的敏感性,它和儿童内分泌系统、免疫系统和自主神经系统功能的完整性和稳定性直接相关,智力水平也就是儿童的认知功能,也就是儿童大脑对外部信息的采集、储存、分析和决策的加工能力;②母亲的照看方式:由于母亲个体的差异性,作为依恋对象的主体对儿童行为的敏感性、合作性、接受性和易接近性会影响儿童依恋功能发展;③照顾环境:主要指母亲为主体的,在家庭中照看儿童,直到儿童独立活动环境,包括家庭物理环境和有家庭成员构成的社会环境。

(三) 发展生态学理论

美国学者尤·布朗芬布伦纳(u. Bronfenbrenner)在他的《人类发展生态学》一书中,系统提出了他的人类发展生态学理论,阐释了环境对个体行为和心理发育的重要作用。布朗芬布伦纳认为,儿童的发展受到与其有直接或间接联系的生态环境的制约,学校环境、社会环境、家庭环境对人的发展有着重要的作用。他提出了 4 个系统说,这些系统表现为一系列的同心圆:微观系统、中介系统、外层系统和宏观系统。①微观系统指幼儿周围亲身接触的环境,比如亲人、同辈人等,每个系统对幼儿的成长和认知发展都起着潜移默化的直接或间接的影响。②中介系统指的是幼儿所处的多个系统之间的关系,比如家庭与幼儿园、家庭与社区之间的关系。③外层系统(exosystem):它对儿童的认知发展只有间接而无直接的影响,比如,父母工作场所、家庭生活条件、各种视听媒体等。这些都会渗透到成人和儿童的相互作用中去。④宏观系统(macrosystem):它是儿童所处的社会文化背景,包括来自某种文化或亚文化的价值观念、信仰和信念、历史及其变化、政治和经济、社会机构等。例如,西方文化更强调个人主义,而东方文化则更强调集体主义。另外,儿童的认知发展还会受到儿童所生活的时代及其所发生的社会历史事件等构成的时代系统影响。这些系统中的每一个子系统都对儿童的认知发展有着复杂的生态学意义,各个系统是相互联系、相互制约的,其中任何一个系统的变化都会波及另外一个系统。儿童的认知发展过程是其不断地扩展对生态环境的认识的过程,从家庭到幼儿园再到社会,儿童的生态过渡(即生态环境的变化)对其认知发展具有举足轻重的作用,是形成信息认知加工决策过程的重要因素,也是支配儿童成年后行为的因素。

(四) 信息加工理论与智力的 PASS 理论

1. 认知的信息加工理论　1948 年克劳德·香农(Claude Shannon)建立了信息论,在信息论中信息系统是广义的通信系统,泛指某种信息从一处传送到另一处所需的全部软硬件所构成的系统,信息论一开始仅仅为狭义的通讯业所重视,逐步扩大到各个学科,其中与生命科学相结合的成果就是生物信息学和认知神经科学。克劳德·香农认为人的认知过程可以看成信息通道处理信息的过程,从此输入、输出、编码、译码、信息等概念走进了心理学中,认知的信息加工理论就是在此基础上诞生的。而信息加工理论是把儿童或成人大脑当成类计算机系统,认知被比喻为儿童大脑从环境中接受信息、储存信息、按需提取信息和操作信息;认知的信息加工理论把人的思维分为以下层面:第一是低度发展层面,只具有较少的思维符号——概念和概念间简单的联系,保持的时间也短;第二是高度发展层面,是使用大量的思维符号,不只有简单的联系,而且使用复杂的关系,不仅能证明存在着共同特性的概念是同一的,而且还能觉察它们之间的细微差异,找出原因;储存的时间长,容量也很大。儿童认知的发展就是用试错的办法,确定现实世界中的联系,或认识这种联系的新性质,用以发现新关系,预测未来。在认知的信息加工理论当中最著名的就是斯腾伯格提出了智力的三元理论和戴斯(JP. Das)智力的 PASS 理论。在这里智力其实就是皮亚杰所说的"思维"。斯腾伯格的三元智力理论已经非常成熟,但却不易操作与测量,故不详述。本节详细介绍智力的 PASS 理论和基于此编写的智力评估工具——Das-Naglieri 认知功能评估系统(DN:CAS),因为该理论和系统任务操作评估过程更适宜于临床医学应用。

2. PASS 理论　1994 年,戴斯以信息加工的认知心理学理论和其老师鲁利亚(Alexander Romanovich Luria)的大脑功能组织化理论为基础发表了著作《认知过程的评估:智力的 PASS 理论》,正式提出了智力的 PASS 理论。按照这一理论,人类智力功能的执行包括四种成分:提供认知控制的计划过程(通过一定的过程、运用一定的知识、根据一定的意图进行自我调控以达到预期目标);集中精力对随时出现的认知活动作出选择的注意过程,及信息加工的两种形式,即同时性加工和继时性加工。当个体为如何解决问题、开展活动或叙述一件事而做出决策时,必然要求计划过程的参与。计划成分包含目标设定、对反馈的预期和监控。注意过程则允许个体选择性地注意某些刺激而忽略其他刺激、抵制干扰和保持警戒。同时性加工过程可将个别的刺激整合成有机整体。继时性加工过程则将刺激整合为一个特异性的序列。该模型认为智能活动是一个整体,因此,一切智能活动的运行依赖于注意系统、同时性加工 - 继时性加工系统和计划系统等 4 个系统的协调合作。戴斯和 Naglieri 一起完成了 4 个认知子系统间的相互关系的数学模型——PASS 模型,并以此为基础,设计了新的基于系列简单认知任务构成认知功能评估工具——Das-Naglieri 认知功能评估系统(DN:CAS);DN:CAS 的推出,第一次通过

数学描述了简单认知加工任务评估和人大脑总体认知思维(智力)之间的关系,是我们超越前人既有了定性理解儿童认知发展过程理论,又有了定量评估儿童认知成长的定量评估解决方案。

Das-Naglieri 认知功能评估系统(DN:CAS):JP. Das 在其撰写的著作《认知过程的评估:智力的 PASS 理论》认为"传统的智力测验成果有限,在鉴别残疾儿童的敏感性上受到质疑",所以其在 PASS 认知评价模型基础上,和 Naglieri 共同研发了一套 5~17 岁儿童青少年认知功能评估工具——Das-Naglieri 认知功能评估系统(Das-Naglieri:Cognitive Assessment System,DN:CAS),其本质是 PASS 认知评价模型的可操作化系统。Das-Naglieri 认知评估系统任务包括 4 个方面的认知功能评估:①计划分测验,包含数字匹配(matching numbers)、计划编码(planned codes)和计划连接(planned connections)3 个分测验;②注意分测验,包括表达性注意(expressive attention)、数字检测(number detection)和接受性注意(receptive attention)3 个分任务;③同时性加工分任务,包括非言语矩阵(nonverbal matrices)、言语 - 空间关系(verbal-spatial relations)和图形记忆(figure memory)3 个分任务;④继时性加工分测验,包括单词系列(word series)、句子复述(sentence repetition)、句子提问(sentence questions)3 个分任务。分析 DN:CAS 的任务,非常容易地发现这些任务的特点是:①任务大部分由简单的图形构成;②加工这些任务大脑需要的知识负荷最低。DN:CAS 除了使用完成任务的准确度和错误检验来表达受试者的认知能力外,戴斯成功地把物理学的 7 个基本单位之一的"时间"引入到评估体系中,使认知功能的评估踏上了客观量化的台阶,从而实现了对完成认知任务过程的评价,实现了运用信息加工的过程分析法,对认知活动最一般、最普遍的加工过程,即计划、注意、同时性和继时性加工过程进行定量描述。DN:CAS 具有以月为单位划分年龄分组的北美常模,具有高敏感性和特异性,以及很好的重测信度和效度。随着 DN:CAS 翻译为西班牙文版本和日语版本,DN:CAS 适用于 5~17 岁儿童青少年认知功能评估,目前,其在全球范围内已经在儿童学习困难、注意缺陷多动障碍、孤独症谱系障碍、智力发育障碍、高危儿、先天性耳聋儿童和射线对大脑放射损伤的诊断等领域得到应用。1999 年 PASS 理论被系统介绍到我国,经李其维教授的推

荐和组织翻译,戴斯等的著作《认知过程的评估:智力的 PASS 理论》中译本由华东师范大学出版社出版。2002—2006 年,华东师范大学的邓赐平教授主持完成中文版本 DN:CAS 的翻译并校正,直到 2016 年,其领导的小组在中国上海、福建福州、广西南宁和西安等城市进行了正常儿童的研究,论证了中文版 DN:CAS 无论在学龄前儿童还是在学龄儿童都具有较好的信度和校标效度,并且很好地拟合了 PASS 模型。2009 年,在戴斯教授的支持以及国家创新基金的资助下,秦岭、邓赐平和梁正友等学者将其大数据化,并在 2011 年通过科技部验收。DN:CSA 将认知加工理论与实践进行了整合,实现了测验与理论的一一对应,对智力理论进行了操作化,同时也大大提高了智力测验的准确性。

三、发育与行为儿科学中各年龄阶段儿童的认知发展

(一)婴儿时期的认知发展

在生命的最初 1~2 年,我们往往更关注粗大运动、精细运动和语言功能的发展而不是认知功能的发育。因为,在儿童早期,儿童的认知发育往往是儿童通过与环境的交互间接地表现出来。发育心理学家皮亚杰,形容这一时期认知发育是“感觉运动智能”。这个阶段获得能力的发展需要感觉系统的支持,如:视觉和听觉等感知觉的探索,儿童通过掌控环境中的物体能力,获得相应认知发展的能力(认知发展进程见表 2-5-1)。

在诊室中,我们应当观察 4~10 月龄儿童在环境中掌控物体的能力,如敲打、吃奶或者扔物体的

能力。在此过程中,婴儿开始理解“因果”关系,他们的行为会引起环境中的一些变化。例如:到 9 月龄时,大多数儿童能理解这样一个概念,当他们触控一个玩具的开关时会引起声音或者光线的出现。理解了因果关系,使婴儿明白他们可以与环境交互而且能导致变化,这是认知发育的重要一步。

在感觉运动阶段最重要的认知发展是物体永存概念(见表 2-5-1)。儿童大约在 9 月龄能理解不在眼前的物体仍旧是存在的。当获得物体永存的概念后,儿童能寻找完全遮盖起来的玩具;在父母离开房间时,儿童在大脑中保持父母的形象,因此而出现了分离焦虑。在就诊的时候,我们可以通过“躲猫猫”游戏,观察到儿童掌握了物体永存的概念。

无论通过观察或者父母的报告,我们应该可以知道,儿童理解物体功能的能力,通常在 12~15 月龄时能理解在生活中的物体是如何使用的。当儿童看到一把梳子,他会把梳子放在头上;看到电话放到耳边,抓住钥匙往钥匙孔塞。当儿童的想象能力发展到 18 月龄或者更大时,他们开始出现想象性游戏。在这个阶段中,儿童会把梳子放在娃娃的头上,假装梳头发。在 2~3 岁龄时会出现更加复杂的游戏,出现了象征性游戏。儿童可以用物体来模仿其他东西,在这个阶段中,儿童可以把一个棍子放在娃娃的头上,假装这是梳子。在这个阶段中,游戏可以更加具有想象性和象征性,儿童可以超越身边的物体去思考游戏的主题。尽管获得此项能力的时间不是绝对的,但是一个儿童的游戏为我们对儿童的整体认知水平的了解提供了一个窗口。

表 2-5-1　认知发展进程

里程碑	描述	大约获得的年龄
早期物体永存	追随物品掉落,寻找部分隐藏的物品	4~8 月龄
物体永存	寻找完全隐藏的物品	9~12 月龄
因果关系	理解他的行为可以引起其他的回应或者相关的反应	9 月龄
使用物品的功能	理解物体如何使用	12~15 月龄
想象性游戏	假装对其他人或玩偶玩日常用品的功能	18 月龄
象征性游戏	在假扮性游戏中,把一个物体想象成另外一个物体	2~3 岁
学前技能	懂得字母、数字、形状、颜色、计数	3~5 岁
逻辑思维	理解物质守恒,多步骤解决问题,多角度理解问题	6~12 岁
抽象思维	会假设,抽象思维,下结论	>13 岁

（二）学龄前儿童的认知能力

在学龄前儿童（3~5 岁）中，认知能力可以通过儿童掌握的"学前"技能来了解。他们开始认识颜色、形状、数字和字母，开始理解时间的概念以及大和小、上和下、前和后等。在 5 岁时他们可以从 1 数到 10 以上，当问他们的姓名、性别、年龄时，他们可以准确地回答。学龄前儿童的思维模式仍旧是以自我为中心，主要通过与他们所关联的事物来理解世界。学龄前儿童中语言是理解认知发展的主要行为。学龄前儿童会问各种问题（主要是"为什么"的问题），以及通过语言交流来传达他们的想法和解决问题的能力。在这个阶段会错误地认为语言受损的儿童是认知障碍。延迟获得"学前"技能发展的儿童，我们尤其需要注意儿童获得语言发展的情况，如果有必要需进行语言的评估。

我们必须根据环境状况而谨慎地推测儿童的学前技能，由于环境中缺乏足够的刺激，限制了有些儿童潜在的学习技能的机会；总之，临床医师在评估儿童认知水平时必须考虑环境因素的影响。医师应该鼓励家长为儿童在环境中提供充分的刺激或学习机会，促进认知的发展，创造实践的机会。

（三）学龄期和青少年期的认知

在学龄期，儿童自我为中心的思维模式逐渐减少，开始理解他人与自己不同的想法。正常的学龄期儿童思考更加具有逻辑性，理解概念例如物质守恒，识别更加细微的关系，以及会从多角度去看待问题并尝试去解决它。在这个阶段没有发展出这些能力的儿童在学校学习过程中会发生困难，因此认知受损的儿童会因为学业失败来就诊。正常的青少年不但能掌握更加复杂的逻辑思维，而且能发展出抽象思维的能力。在这个阶段如果未能发展出抽象思维能力，则在假设的场景中会难于判断对与错以及缺乏思考和规划未来的能力。

认知发展阶段理论和敏感期理论（关键期理论）为我们临床定性诊断儿童认知发展标准提供了依据，发展生态学理论四个系统学说则是指导我们在临床中分析和观察影响儿童认知发展的影响因素，及时找出影响儿童认知发展的不良原因，建立有利于儿童认知发展的友好环境，干预儿童认知发展。我们查阅现有的许多儿童发展指南的制定，常常借助的都是这些成果。中国教育部发布的《3~6 岁儿童学习与发展指南》、金星明等建立的《早期语言发育进程量表》《儿童神经心理发育量表评估方法》（儿心量表 2016 版）等都大量采用了上述三个理论的学术成就，也为发育与行为学科的发展作出了重大贡献；在临床上，我们很容易体会到《早期语言发育进程量表》筛查 3 岁以内儿童语言发育问题的效能和临床适用性，《3~6 岁儿童学习与发展指南》对中国儿童发育成长过程中从认知到行为的指导也是不容质疑的。

【专家提示】

认知神经科学是新兴的学科，将其新知识、新理论和新技术应用于临床，将有利于发育与行为儿科临床脑部功能性损伤和器质性损伤的诊断和干预。

（秦岭　黄敏辉）

参考文献

1. Land S. Pathway to Competence. 2nd ed. Baltimore：PAUL H Brookes，2009：3-84，211-268.
2. Schaffer HR. 发展心理学的关键概念. 胡清芬，译. 上海：华东师范大学出版社，2008.
3. J Bowlby. Attachment，Vol.1. 汪智艳，王婷婷，译. 北京：世界图书出版社，2017.
4. 皮亚杰. 发生认识论原理. 王宪钿，译. 北京：商务印刷馆，1981.
5. Das JP，Naglieri JA，Kirby JR. Assessment of cognitive processes：The PASS theory of intelligence. Boston：Allyn and Bacon，1994.
6. Naglieri JA，Das JP. Das-Naglieri Cognitive Assessment System. Itasca，IL：Riverside Publishing，1997.
7. 邓赐平，刘明. PASS 理论：沿革、潜势与应用. 心理科学，2010，06：4-6.
8. 刘明. PASS 理论——一种新的智力认知过程观. 中国特殊教育，2004，01：12-15.
9. Taddei S，Contena B. Brief report：cognitive performance in autism and Asperger's syndrome：what are the differences？. J Autism Dev Disord，2013，43（12）：2977-2983.
10. Taddei S，Contena B. Cognitive Processes in ADHD and Asperger's Disorder：Overlaps and Differences in PASS Profiles. J Atten Disord，2017，21（13）：1087-1093.
11. Polanczyk GV，Willcutt EG，Salum GA，et al. ADHD prevalence estimates across three decades：an updated systematic review and meta-regression analysis. International Journal of Epidemiology，2014，43（2）：434-442.
12. Krieger V，Amador-Campos JA. Assessment of executive function in ADHD adolescents：contribution of performance tests and rating scales. Child Neuropsychology ：a journal

on normal and abnormal development in childhood and adolescence,2017:1-25.

13. 刘海润,秦岭,张鸿,等. Das-Naglieri 认知评估系统对注意缺陷多动障碍儿童认知过程评估的对照研究. 中华实用儿科临床杂志,2016,31(7):540-543.

14. 刘海润,秦岭,张鸿,等. 盐酸哌甲酯缓释片对注意缺陷多动障碍患儿认知加工过程的影响. 中华实用儿科临床杂志,2017,32(17):1326-1330.

15. Qin L,Liu H,Zhang H,et al. Evaluation of the diagnostic implications of Das-Naglieri cognitive assessment system in children with attention deficit hyperactivity disorder. BMC Psychiatry,2018,18(1):386.

第6节 发育与行为儿科学的核心概念

【开篇导读】

发育与行为儿科学中必须注意一些基本术语的概念,无论在科研或临床都需要科学地定义和应用。本节将围绕常用的术语作较为详细的阐述,以便我们正确地描述症状,规范地使用相关的术语。

一、发育或发展

儿童保健学中的两大主题为生长和发育。在发育与行为儿科学中,发育或发展(development)——"development"含有双重意义。尽管在英文中仅用一个词语"development",但在实际应用中给我们带来一些困惑,甚至有些学者在争执其定义。如果我们从生物学或医学的角度命名的话,"development"意即发育,即儿童的体格发育、人体的各系统的发育、各器官的发育以及发育神经生物学等,反映儿童在成长过程中的各种能力是有一定的生物学基础,这也是医学中惯用的一个术语。然而,自发育与行为儿科学成为一个独立的分支后,"development"又多了一层含义,如果我们从心理行为的视角命名时,"development"意即为"发展",包括神经功能、学习能力、生态适应能力的发展,反映大脑发育成熟过程中的儿童行为、技能、认知的变化、儿童学习和生态适应过程。例如,当我们在评估儿童的运动、语言或情绪变化时,其发展的顺序是一个很重要的参数,而对应儿童生理年龄所表现的能力和发展的速度是又一个重要的参数,所以,"发展"具有动态变化的特征。综上所述,"development"可以是"发育",也可以是"发展",主要视其用于不同的专业范围。

二、发育年龄

儿童的发育与行为有很大的差异性和多样性,从个体来说,每一项能力的出现都有自己的节点。例如,有的儿童14~15个月就能独走,但有的儿童却要到18~19个月走路,还有的更晚;同理,在开口说话方面也有很大的差别。对于那些能力出现明显延迟的儿童,我们要进行评估,最终得知个体的发育年龄(developmental age,DA)。举例来说,一个2岁的儿童刚会扶着走,对他人的语言都能听懂,但是只会说"妈妈""爸爸",经过评估,该儿童的发育年龄在15个月,而与其生理年龄24个月比较,落后了9个月。

一般说来,绝大多数儿童生理年龄和发育年龄是匹配的或相差无几,如果发育年龄落后于生理年龄,要寻找原因;反之,当发育年龄超过了生理年龄,那自然是皆大欢喜的事。

临床发育评估中,绝大部分儿童处于正常的范畴。但是也有部分儿童出现以下三种情况:

1. 发育延迟(developmental delay) 神经发育是一个动态化且复杂的过程,始于出生前,且按可预示的顺序、可预见的速率发展着。因此,发育是循序渐进的、连续的、有时间性的。临床的神经发育评估包括大运动、精细运动、言语和语言、社交和适应技能,观察这些技能出现的顺序、发展的速率以及是否在所预知的时间范围内。

所谓发育迟缓是指上述各技能出现的顺序是正常的,但是发展的速率是缓慢的,这种缓慢可以发生在任一个技能中,如大运动或语言,也可以发生多个或所有技能的落后,因此而称为发育迟缓。

发育延迟通常在评估后以发育商(developmental quotient,DQ)表示。发育商的计算公式是:

$$发育商(DQ) = \frac{发育年龄}{生理年龄} \times 100$$

发育迟缓的诊断用于 5 岁以下的儿童,发育商(DQ)≤70,要引起重视,进一步分析原因,寻找缘由。临床上对 5 岁以下儿童发育落后一般用发育迟缓而不能用智力障碍。

2. **发育偏离(development deviation)**　发育偏离是指儿童某一能力的发展进程出现顺序的异乎寻常,即高一级的能力先于低一级的能力。举例来说,语言的正常发展顺序是:理解在先、表达为后,但是孤独症儿童能使用词语却理解有问题。回声样语言或重复词语和短词在儿童成长过程中可短暂地出现,但是在语言交往中出现回声样语言,或这样的现象持续很长时间而不消失,则为语言发育偏离。

3. **发育分离(development dissociation)**　在发育评估中,儿童发育的两个能区的发展速率不均衡,某一能区的发育出现落后的现象,但其他能区的发育却为正常,我们称之为发育分离。例如,语言障碍儿童在说话技能上出现延迟,而大运动、精细运动等均为正常,出现这样的现象可以帮助我们临床医师识别一些特定的发育障碍;又如,一个严重智力障碍的儿童的语言常明显落后于运动技能,一个学习障碍的儿童,其学习能力明显落后于智力水平,因此,评估发育分离有助于临床上发现个体儿童的相对优势和弱势。

三、关键期和敏感期

关键期(critical period)是指个体在有限的时间范围内,从生物学的方面做好了获得某些适应性行为的准备,例如先天性白内障,如果早期发现早期治疗,视觉功能在术后立即恢复。同样,斜视和弱视在儿童早期如果及时干预和治疗,获得适当的视觉和刺激,则也有助于儿童视觉认知的发展,而这些环境刺激必须是在儿童一定的年龄范围之内。

敏感期(sensitive period)是反映大多数儿童发展过程不完全受制于特定的窗口期,而是在敏感的时期中,特殊的发展过程呈现最快最有效的显现,并且在敏感期后依然能持续发展前行,例如,一些发育正常的年幼儿童早早学习英语,使得他们获得比较标准的发音和语法,但不等于年长儿童就失去外语学习的最佳时机,因此敏感期又与适当的环境刺激有密切的关系。

"关键期"用于较早的文献中,现今更多的是用"敏感期"。

四、发育可塑性

发育可塑性(developmental plasticity)是指大脑在结构或功能上重新组织的能力,一般来说是对特殊事件或干扰的应答。虽然发育可塑性基本上由遗传改变决定,但可塑性也因环境改变而产生不同的结果。发育可塑性的变化也促进着大脑的成熟,也就是说,相比之下,儿童早期有更多的潜力发展,因此,当今社会更强调儿童的早期发展重要性。

因为发育的可塑性,先天和环境两方面的因素可以随时间而得到增强或改良的效果。无论是生物学因素或环境因素对发育的影响不应僵化地看待之,因为儿童的发育过程是持续地贯穿于儿童的全生命周期,这就为生物学和行为的干预及治疗带来了契机,影响着儿童发育最终的结局。

五、预见性指导

一旦家属带着儿童完成了儿科的评估或诊断后,就需要给予其反馈和预见性指导。预见性指导是对父母或儿童提供其后养育中一些相关的信息,即:①父母所期望的变化;②家庭包括父母和儿童应持的态度和应有的知识;③家庭照养在指导下的实践,最终是促进儿童发展潜力。儿科医师应支持和鼓励父母提高养育技能、增强照护能力,包括当今养育中的 5 个要素:良好的健康、充足的营养、早期学习机会、回应性照护和安全的保障。

对于正常儿童的生长发育监测结果的解释不是简单地报告"正常",而是指导父母以后的养育实践始终围绕着上述的 5 个要素促进儿童的健康发展。

对于高危儿童的生长发育监测中,如发现结果可疑或明显的技能落后,例如抬头、坐、站延迟,2 岁还未开口说话等,应进行详细的、全面的评估,做出结论,根据发育水平,提供干预或转介的建议或方案。

对于发育明显异常的儿童,应有专业的团队,明确诊断及治疗。

总之,预见性指导应纳入儿童生长发育监测的临床常规中。

六、发育与行为障碍的谱系

发育与行为障碍的谱系(spectrum)包括 2 层

意思：①凸现某些症状作出诊断，如孤独症谱系障碍、注意缺陷多动障碍、语言障碍等；②反映某一障碍的严重程度。

Capute 和 Accardo 为发育与行为障碍的诊断开发了一套模式，把复杂的大脑功能分为 3 个主要能区，每条边代表发育与行为障碍的谱系，各代表儿童大运动、认知和社会——行为技能（图 2-6-1）。在发育诊断中，我们常引用 Capute 三角形中的三条边，做出对儿童发育障碍的诊断，所谓谱系，常用以表示障碍由轻到重的程度之分，而轻度障碍明显多于严重障碍，由于程度不同，障碍的诊断各不相同。例如，大运动障碍的谱系中，轻度障碍为运动笨拙，重度障碍则诊断为脑性瘫痪；认知障碍轻度为学习困难，重度障碍则诊断为智力障碍，并且再进一步根据智商（IQ）划分为轻、中、重度。

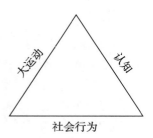

图 2-6-1　Capute 三角形

七、发育与行为障碍的连续统一体

发育与行为障碍的临床诊断除了区分特定障碍的严重程度即谱系之外，还要纵横观察除特定障碍之外所伴发的障碍或症状，一个发育与行为障碍儿童常常伴随其他缺陷，涉及方方面面，包括运动、认知、语言和交流，并且也存在从轻度到严重程度之分，从发育与行为儿科来说，称之为连续统一体（continuum），它包括了 2 个层面：一个层面是横向强调临床全面地看待儿童的障碍全貌，关注某一障碍所伴随的缺陷或共病，例如一个脑瘫儿童可以伴随智力障碍、语言障碍、学习障碍或癫痫等；一个语言障碍儿童可能伴随学习障碍、听力障碍等；一个注意缺陷多动障碍的儿童可以伴随睡眠障碍、智力障碍、学习障碍等；另一个层面是纵向强调某一特定障碍的功能损害随年龄增长而陆续出现程度不一的问题或障碍，例如脑性瘫痪主要是运动功能严重受损，在成长过程中有些患儿的认知和社会行为功能损害日

渐显现；语言障碍在年幼时期主要是社会交流功能明显受损，到学龄期则影响学业；孤独症谱系障碍主要是社会行为的严重受损、认知功能则中度受损，有些儿童可能还会发展注意缺陷多动障碍。因此，发育与行为临床诊断过程中既要注意鉴别诊断，还要在长期随访中注意到新的症状或障碍。

八、发育与行为儿科中的临床诊断

在发育与行为儿科临床中，对正常儿童的发育与行为评估及行为问题的处理可能与儿童保健临床有重叠，不过两者依然有差别。发育与行为的评估侧重诊断性的测评而非筛查性，同时注重症状所导致的功能损害，从而为临床诊断提供依据。因此筛查不能下诊断，如果只有症状，没有明显的功能损害也不能轻易下诊断。

由于许多发育与行为问题如婴儿过度哭吵、屏气发作、遗尿症、睡眠问题等既无生物学指标，又不符合疾病的诊断标准，但是却引起儿童部分的功能损害，同时家庭的需求又很大，特别在婴幼儿期，儿童发育与行为问题引起家庭的关注和焦虑，因此，发育与行为儿科临床针对这些儿童的功能损害导致的不良影响给出诊断和干预治疗建议。

然而，对于发育与行为障碍如注意缺陷多动障碍、语言障碍、发育迟缓、智力障碍等，同样也没有生物学指标的佐证，我们可根据儿童功能的严重损害状况及世界卫生组织制定的《国际疾病分类（ICD）精神与行为障碍分类》或美国精神科学会制定的诊断统计手册的标准进行诊断。

发育与行为儿科的临床诊断与传统儿科学有一定的差别。她既沿袭传统儿科学中的诊断程序，又整合了儿童的心理、家庭环境、父母养育技能等方方面面的信息，凸显以"生物 - 心理 - 社会"的临床模式。此外，尽管我们有诊断的参照标准，但要强调症状所导致的功能损害，否则就不能单凭症状做出诊断。再有，发育与行为障碍大多数见于慢性病，而且儿童随年龄增长，症状发生改变，因此，个人建档和规范化的个案管理十分重要，其关乎最终的发展结局。

九、跨学科临床

随着儿科学的深入发展，细分了各个亚专业，我国儿科学门下已有 14 个亚专业,发育与行为儿科学是第 13 个亚专业。尽管如此,各专业之间有着千丝万缕的联系,特别是当我们的医务服务是为了提高儿童的生命质量时,则各专科之间更应紧密联系,当今又将此称为跨学科临床(interprofessional practice)。发育与行为儿科学自诞生之日就深深地展示出跨专业整合的重要性,并应用于科研和临床实践中,例如儿童语音或语言障碍,除了儿科医师之外,还需要听力师、语言治疗师、心理评估师组成一个团队进行评估、诊断、干预和治疗;又如智力障碍需要发育与行为儿科、遗传代谢、神经影像、心理、康复、特殊教育等的团队组合;再如脑瘫儿童需要神经科、发育与行为儿科、康复中的物理治疗师、作业治疗师、语言治疗师、特殊教育的诊治和干预,因此从事发育与行为儿科专业的医护人员应当具备沟通、联络和组织的能力,使医疗服务从头至尾,尽善尽美,使儿童获得更大的益处。

【专家提示】

发育与行为儿科学的严谨性首先从科学的规范术语做起,掌握其定义或概念,才能够进行客观的评估和诊疗。

(金星明)

参考文献

1. Accardo PJ. Neurodevelopmental Disabilities in Infancy and Childhood. 3rd Edition. Baltimose:Paul H. Brookes Publishing Co,2008:3-25.
2. Voigt RG,Macias MM,Myers SM. Developmental and Behavioral Pediatrics. American Academy of Pediatrics Department of Marketing and Publication Staff. American Academy of Pediatrics,2011:72-146.
3. 金星明. 儿科专科医师规范化培训教材——发育行为学分册. 北京:人民卫生出版社,2017.

第 三 章

发育与行为儿科学的家庭约见和评估

第1节　发育与行为病史

【开篇导读】

为了明确诊断,儿童发育与行为病史的采集是第一步,从母亲妊娠开始了解影响儿童发育的不良因素。儿童的发育与行为病史包括运动、语言、神经行为和适应功能。根据详细完整的发育与行为病史,临床才能决定评估的流程和方法,一旦临床作出诊断,应采取干预或治疗,发育与行为病史就是一份基线调查,有助于我们发现干预或治疗的效果。

一份完整的发育与行为病史需要全面地了解儿科疾病详细的体格和神经发育的检查。发育与行为病史的目的是:①定义和描述发育症状的性质、时间、进展,包括相关的障碍,即详细描述发育的全貌;②识别可能存在的导致发育问题或障碍的一般或特定的病因(包括神经退行性病因);③解决预后问题;④识别可能影响预后的有利或不利的其他因素(医疗、社会、社区);⑤建议可能的干预措施。发育与行为病史应关注儿科疾病和神经发育检查,影像和实验室检查,以及跨专业检查。

一、主诉

病史的采集必须从主诉开始,通常是通过访谈的形式进行的,而访谈是一系列开放式的问题。父母的回答可以提供他们对儿童问题的认识,且利于在评估过程结束时向他们提出诊断和建议。父母通常认识到其儿童的发育迟缓,但可能不会

全面地认识问题。例如,父母报告儿童仅仅语言延迟,而评估结果则显示该儿童为全面的发育迟缓。此外,年长儿童对自己问题的描述也应纳入病史中。

主诉的性质和最初的发育诊断与儿童就诊年龄显著相关。显而易见,在生命最初的6~18个月中,运动发育延迟的问诊最常见;在幼儿期或学龄前初期,语言发育延迟则是最常见的主诉;在学龄前期的后期,行为问题成为就诊的主因;而在入学后学习问题成为主要的关注点。因此以年龄为序,脑瘫的诊断通常在生命最初的2年,接着是孤独症谱系障碍或者交流障碍,然后是智力障碍、注意缺陷多动障碍或者学习障碍。

访谈从怀孕和分娩史开始,按时间顺序进行。当疾病发作时间不明确时,会导致混淆,临床医师容易误将父母最早开始关注到儿童发育问题的出现时间作为起因时间,而忽略在此之前出现的异

常表现。若能从妊娠史开始按时间顺序描述,可以帮助父母在整体发育的背景下看到儿童的问题,而不是目前症状的有限组合。

二、产前病史

产前病史的询问应该涉及几个指标,包括弓形虫病、巨细胞病毒、风疹、水痘、梅毒和疱疹感染。应了解有毒物质的暴露情况,包括使用药物、非法药物、烟草和酒精。即使怀孕期间已暴露这些物质,对胎儿的不利影响可能也难以确定,需要临床评估和随访。

任何孕期的疾病(尤其是发热),毒血症或胎盘功能不全或胎儿窘迫都是重要的。母亲泌尿生殖道感染和绒毛膜羊膜炎会增加发育障碍的风险,包括脑瘫。先兆子痫等母体因素可能影响胎盘功能,导致胎儿窘迫。胎动异常是非特异性的,但却是有用的一项显示胎儿异常的指标,通常在妊娠

12~16周时能感知胎动,胎动出现晚(晚于20周)可能提示胎儿异常,也可报告胎儿运动的定量异常。低张力婴儿常有胎动出现晚以及分娩时相关的异常表现(臀位),学龄前期多动儿的母亲常常报告"宫内过度活跃"。

围产期病史询问(表3-1-1)应重点识别潜在的围产期脑损伤以及产前异常的指标。最重要的指标是胎儿宫内生长参数,如体重、身长和头围。对于生长参数显示小于胎龄的表明胎盘供应不足(即血流量、气体交换、营养素)或者胎儿本身异常(即畸形、先天性感染、毒素的影响)。前者胎儿可能会在分娩后出现追赶性增长,而后者可能会出现持续的出生后生长障碍。应特别注意头围测量。尽管有围产期病史,出生小头畸形主要归因于产前病史。虽然研究始终未将胎儿生长受限作为后续发育迟缓的标志,但出生时小于胎龄儿会增加认知缺陷的风险。

表 3-1-1 孕期和围产期病史

妊娠史	分娩史	新生儿史
母亲年龄	医院	生长参数(包括胎龄百分位):
父亲年龄	产程	体重
胎次	监护	身长
孕期	镇痛/镇静	头围
母亲体重增加	娩出	住院时间
胎动(出现时间、质量、停止)	Apgar评分	问题:
既往或者以后的产科问题	问题:	呼吸窘迫
孕期监测或诊断程序	早产	发绀
合并症:	胎膜早破	氧疗,窒息
出血/出血点	母亲发热、感染	缺血缺氧性脑病症状(抽搐、激惹、肌张力减退、昏迷等)
皮疹/感染/暴露/发热	毒血症	感染
毒血症	异常出血	黄疸
血型不合	产程进展缓慢	先天异常
糖尿病	助产	喂养问题
创伤	剖宫产	疾病筛查异常
药物使用(之前或者期间)	产钳	大脑影像(出血、脑积水、结构异常)
违禁药物使用(之前或期间)	复苏	眼底筛查
饮酒	出生时异常	听力筛查
抽烟	胎盘异常	其他
辐射暴露	其他	
"危险"性行为或伴侣		
多胎		
其他		

围产期时的缺氧缺血较难以测量。在分娩后1分钟和5分钟进行 Apgar 评分可以很好地对早期死亡进行区分，但不能明确预测特定的神经异常或长期神经发育障碍。晚期 Apgar 评分低不常见但是更有临床意义。然而，围产期窒息伴随缺氧缺血性脑病的临床体征和症状是非常具有预测性的。证据表明，窒息的足月儿伴有肌张力减退、意识障碍、原始反射异常和痉挛等症状，症状的严重程度越高，其预后越差。相反，轻度窒息的新生儿表现为肌肉颤动或肌张力轻度增高的症状。尽管有研究表明，轻度窒息的婴儿总体预后较好，但是他们早期发育迟缓，后期学习问题和行为问题的风险增加，或者两者兼而有之。关于足月和早产儿围产期脑影像的信息尤其有用，异常的神经影像表现和脑电图可能有助于预测神经并发症。早产本身，无论是否存在各种并发症，都是发育迟缓和长期障碍的危险因素。

三、新生儿史

新生儿期并发症的信息有助于评估儿童的发育风险，新生儿期的医疗干预措施日新月异。近期的研究表明，为预防慢性肺病使用类固醇激素与儿童长期神经 - 精神发育并发症有关联。对新生儿黄疸的常规监测和治疗使得核黄疸病例下降（对常见病因的成功管理）；然而，近期的趋势发现住院时间缩短与潜在高胆红素血病增加有关，中度黄疸对新生儿尤其是早产儿和晚期早产儿的潜在的长期神经发育并发症进行了重新论证。

从围产期情况的询问到出生后几个月的生存情况，再到发育进程的信息，这些构成了整个的发育史。在新生儿早期通常报告生理适应问题，如持续的喂养困难或者进食慢可能提示大脑发育异常；严重或持续的"过度哭闹"、胃食管反流、吸吮困难、吞咽困难提示可能中枢神经系统的疾病。婴儿喂养持续时间很少超过 15~20 分钟，经常出现喂养时间很长或者需要唤醒婴儿喂养可能是发育障碍的症状。过度激惹或者气质特点超出正常范围也值得关注。这些指标在婴儿早期通常是非特异性的，易被家长忽略，而在就诊时，却为临床医师提供了解婴儿神经系统发育的整体信息。

四、发育进程

发育进程是儿童发育史的基础，发育进程使得临床医师能识别儿童的发育是否出现延迟或正常。当出现延迟时，发育进程提供定量的方法测试当前的功能，发现发育进程中微妙的偏差，这有助于确定较轻的发育问题。在比较各发育能区时，如出现不一致或者分离现象，则提示需要做进一步的发育诊断。发育进程的询问应包括对当前功能的详细描述，也必须包括先前发育进程的回顾性调查。对发育的仔细监测可以发现发育停滞或技能的丧失，可能提示出一些进行性疾病，如亚临床癫痫发作或其他未被识别所伴随的障碍。

我们已经认识到，对父母进行仔细询问，可以更好地回忆发育细节。因此，临床医师必须用通俗的语言描述发育进程，有些地方需要解释，有些地方需要举例，按照各能区如运动（粗大和精细）、语言（接受和表达）、适应性（自助技能）和神经行为发育进行询问会非常有帮助。通常父母最容易描述的是儿童目前的发育水平，然后才对以往的发育进程进行回顾。帮助父母认识到儿童的各种能力或者能力之间的差异，父母们会对各种能力进行总体的估计。即使是父母完全缺乏经验，通常这种估计也会非常准确。同时，这样的方法还可以深入了解父母目前对儿童发育现状的关注和理解的程度，这也为临床的评估结果如何向父母解读提供了有用的信息。

1. **运动**　对于大多数父母来说，运动进程的回忆是最容易的，询问过程轻松。临床使用运动商来表示发育速度，运动商以目前运动达到的年龄除以实际年龄表示。患有非进展性疾病的婴儿粗大运动商低于 50，可能与运动障碍相关。大运动商 50 或以上者不太可能发生长期运动障碍，特殊情况包括偏瘫患儿，他们可能只有轻微的运动发育延迟，但精细运动和大运动功能方面有本质上的功能损害。

运动发育不能作为认知发育的一个定量指标。有严重智力障碍的儿童也可能有很好的运动发育；相反，许多有严重脑瘫的儿童和成人一样具有正常的或者超常的智力和创造力。尽管不能作为定量预测，但运动和认知发育之间存在定性关系。

2. **语言评估**　在儿童发育评估中最复杂和最困难，但是它可以用于检测、诊断、分类、监测众多其他发育障碍，包括智力障碍、听力损失、学龄前语言障碍、特定学习功能障碍以及孤独症谱系障碍。正常的语言发育顺序从婴儿的前语言阶段到早期语言的获得和完善,在学校掌握书面语言,这些是经验和神经功能成熟之间复杂的交互作用。严重的听力损伤或环境的严重剥夺会影响儿童的发育,造成残疾。

表达性语言从12~15月龄时的几个单词开始,到24月龄会发展到50个单词左右,然后迅速增加。我们需要注意的是家长报告的这些单词儿童已经能够正确使用的,而不是没理解而被生硬地重复使用的。让2岁以下儿童的家长列出儿童已经表达的词汇,对于判断儿童所掌握的这些词汇的量和质是有帮助的。如果儿童掌握的词汇与其年龄相符但内容却单一(如只掌握动物园的动物或者卡通角色),提示该儿童可能存在语言理解能力低下。到24月龄时儿童开始逐渐学习使用代词,到30~36月龄时,所有代词会经常和熟练地使用。

句子长度是早期表达性语言发育的第二个主要参数。直到大约18月龄左右,都是以单词发音为主,但是真正的词组尚未出现,只有当他们在出现了两个词的组合(如"爸爸车车""妈妈水水")后,才会很快出现更长的表达或者真正的句子(如"要喝牛奶""爸爸上车车")。

一份完整的语言发育评估如果没有感受性语言发育报告则是不全面的。表达性语言发育迟缓的儿童合并感受性语言发育迟缓比仅仅单纯表达性语言迟缓的儿童预后更差。早期感受性语言技能包括指身体部位、听从单个指令、指出图片、回答问题等。

当儿童语言和视觉运动出现分离,视觉认知低于正常时,这样的儿童是语言障碍而不是智力障碍。这可能是听力丧失,中枢神经系统功能失调(发展性语言障碍,孤独症谱系障碍),或者兼而有之。

儿童可能存在有限的社会交往、重复刻板的行为模式,或者兼而有之,当其在语言发展进程(通常有认知障碍)出现延迟或者偏离时,就有必要考虑孤独症谱系障碍。患有孤独症谱系障碍和高认知功能的儿童(如阿斯伯格综合征),他们在交流中会有丰富的词汇,但还是会存在功能性交流困难。

3. 神经行为　临床医师应该检查儿童的神经症状或者异常的行为,如自我刺激、多动、注意异常、抽动、重复或者刻板行为。在婴儿期,非特异的问题如易激惹或者低反应提示以后可能会出现神经行为异常。应尽可能地注意这些行为的频度、严重程度、多场合对日常功能的影响,这些变量对于决定是否进行干预以及如何选择恰当的干预是重要的。

需要注意环境影响造成的行为问题,这些问题包括不能遵从过于复杂的指令或者学习障碍的儿童拒绝上学。这些行为可能是由父母不适当的期望或其他单纯的环境因素所造成的。

五、既往史

既往史应该包括所有的既往疾病(尤其是反复发生的或者严重的疾病)、伤害,评估其过程,当前或者近期的药物使用情况也可作为特定问题严重程度的参考。询问家长时应关注儿童是否存在感觉缺陷,包括视觉或者听觉,以及两者曾经是否做过筛查。在铅超标高危的群体中,应推荐进行相关的筛查。系统的病史回顾可能揭示细微的或者重点关注的、直接或者间接与发育与行为相关的问题,以便对儿童的整体的健康状况有更深入的了解。

六、家庭史

了解家庭史的目的是识别可能存在的遗传疾病。常染色体显性遗传可能有不同的表达方式,高度怀疑某些综合征的可能是必要的。受孕时高龄母亲或者父亲分别可能是染色体或者单基因疾病的线索。家族性疾病的非特异性指标也同样重要。包括流产、不孕或者不能解释的婴儿或者儿童期死亡,以及非特定的情绪、行为或者学习问题。对父母的受教育水平也需要关注。了解家庭史会为家庭面对儿童残疾问题提供线索,这将可能极大地寻求适合家庭发展需求的资源。

七、结论

当发育史的信息采集完成后,临床医师应当从家长的角度对就诊问题的性质和严重程度以及相关的障碍有总的印象。对病因的分类和可能的进展问题需要进一步的评估,确定身体的病灶、神经、发育与行为检查的内容。此时,医师与照养者之间通过沟通、评估、诊治建立起良好及牢固的医患关系,从而调整并显著地促进父母对儿童的发育情况的理解和认识,让家长和儿童可以积极接受医师的建议并保持随访。

【专家提示】

○ 发育史是一份详细而完整的基线调查，始于母亲妊娠，直至儿童的发育进程，对诊治具有重要的作用，因此，发育史的描述力求详尽。

○ 发育史中警觉影响儿童发育的不良因素，有助于临床评估和诊断。

（黄敏辉　金星明）

参考文献

1. 金星明.儿科专科医师规范化培训教材——发育行为学分册.北京：人民卫生出版社，2017.
2. A Ccardo RJ. Newrodevelopmental Disabilies in Infancy and Childhood. Volume I. 3rd edition. Baltimore：Paul H.Brookes Publishing Co.，2008.
3. Voigt RG，Macias MM，Myers SM. Developmental and Behavioral Pediatrics. American Academy of Pediatrics Department of Marketing and publications staff，Philadelphia，Pennsylvania：W.B.SAUNDERS CO.，2011.
4. Carey WB，Crocker AC，Cdeman WL，et al. Developmental-Behavioral Pediatrias.4th ed. Philadelphia：Saunders，2009.

第2节　访　　谈

【开篇导读】

访谈是心理状态的临床评估、诊断过程。本节阐述了应用访谈时的注意事项、访谈的过程、访谈的形式和内容，并且分别介绍怎样进行家长访谈和儿童访谈。在家长访谈和儿童访谈中的技术和内容是什么？最后简要介绍临床症状的测试并举例。

一、访谈的概述

发育与行为儿科医师，是识别儿童发育与行为心理问题和提供早期干预的重要资源。识别症状是正确诊治的先决条件，访谈是识别症状的重要过程。

访谈（interview）是心理健康的临床评估、诊断过程。一般而言，是以会谈的方式采集儿童的信息，对心理行为问题进行识别和评估。

在学习和进行访谈前应先明确以下几个基本点：

1. 清楚访谈的目的　通过访谈对儿童的问题进行临床评估，目的在于：①识别就诊或转诊的原因。②明确儿童当前问题的本质和严重性，包括：有哪些异常的行为？功能有哪些方面和什么程度的损害？儿童的主观苦恼是什么？判断儿童目前的行为是否属于异常，并作出规范化的诊断。③识别可能造成这些问题的潜在不良影响，或使这些问题恶化的因素，包括个体、家庭或环境中的因素。④制订个体化的治疗或干预的建议和计划。⑤建立治疗联盟，促进儿童和家长的合作并主动参与治疗。

2. 强调儿童的发展性　儿童处于身心快速发育、发展的过程中，其心理行为问题的性质、严重程度、发展趋势、预后均与躯体发育水平和心理发展阶段有关，所以要以发展性眼光看待儿童的问题。

3. 多因素的分析　儿童的行为与多方面因素有关，涉及生物学、社会心理环境和理化环境，即与生物学因素（遗传、生理、气质）、儿童发展阶段、家庭、幼儿园或学校、社区与社会环境相关，并且是基因与环境的交互作用，以及各方面因素之间的相互作用和调适的结果。

4. 全面的评价　不能孤立评价儿童的行为问题，在访谈中不仅要仔细倾听和询问家长对儿童情况的描述，还要了解儿童在不同时间、不同情景中的表现，与他人（包括同伴和成人）的互动，分析行为的因果关系。

通过访谈，详细地了解儿童的现状和成长各阶段的既往情况，不仅关注儿童的问题和症状，还要关注儿童的长处、能力和适应性等方面，评估有利于寻找儿童发展和改善问题的因素，以及不利于改善或恶化的因素。询问这些长处既是对儿童和家长自尊、自信的支持，也是寻找儿童自身的积极能量，这对缓解或代偿儿童的患病易感性提供有价值的帮助。

5. 多渠道的信息采集　为了解儿童跨时间、跨情景的全貌,对儿童作出准确的评估,需要从多种渠道收集来自多方面的信息,尽量向多个知情者了解儿童的情况,包括家长、其他主要照养人、儿童本人、学校的老师和同学,以及其他能提供有用信息的家庭成员等。

6. 不同形式的信息采集　通过多种形式和途径采集信息,关于儿童的各种形式记录均可提供有用的信息。除了面对面的访谈,必要时还需要看录像、文字记录等。对于在福利机构、少教所等特殊机构的儿童,应尽量获得相应的档案记录,此外还要查阅以前相关的儿科、精神科、心理或特殊教育评估记录。

7. 掌握诊断标准　了解儿童发育心理行为问题或障碍的分类和诊断标准是访谈的基础。病史或症状信息的采集与诊断假设密不可分,访谈虽然应遵循规范的检查路径,但对于有经验的医师,也是由诊断假设所引导的,而访谈中所收集的症状及相关信息又不断地在检验诊断假设的可能性并修正假设。访谈后需要结合评估的结果对获得的症状进行规范的分类和诊断,作为干预治疗的根据,但分类诊断并非意味着一定要戴上疾病的帽子。在发育与行为儿科学中,诊断可以分为三层,即正常、问题行为和障碍。

8. 对访谈结果进行解释　访谈后,应将评估结果给家长一个综合性解释,包括目前的状态、疾病学诊断、功能、不利因素和有利因素、儿童的长处或能力,以及可能的发展趋势等。

二、访谈的过程

(一) 建立关系

访谈的首要内容是建立相互信任的医患关系,这里的"患"包括患儿和患儿家长。患儿和家长客观完整地描述或呈现症状,是医师形成准确的诊断和提出有效的治疗方案的基础。访谈的最初几分钟对建立关系非常重要,医师需要以恰当的方式与家长和儿童进行沟通,方法如:用儿童的小名跟他或她打招呼,并介绍自己;给幼儿安定下来的时间,用玩具做开场白;根据年龄、性别和当时的具体状态,灵活掌握首先对儿童说什么话或谈什么内容,通常是儿童容易回答或感兴趣的话题,如"你几岁了?""你喜欢什么?"对学前幼儿可以问其喜欢什么玩具、游戏等,对小学儿童可以问其所喜欢的活动、电视、老师、同学等,对青少年可进一步问爱好、心情。在访谈的整个过程中,访谈者要设法让来访者感到温和、值得信任、有支持性。

(二) 临床面谈

在诊室与家长和儿童进行面对面的访谈,内容主要为病史采集,这是发育心理行为评估中最重要的过程。在这个过程中,还要观察儿童的表现、与家人的互动情况。使用发育的观点和方法,整合家庭参与者所提供的信息,并使家庭在情景中产生安全感,能轻松地描述自己对儿童忧虑的症状或不良行为。而发育与行为儿科医师要注重聆听病史、给父母或儿童予以赞赏和肯定、提供建议,并确认他们对给予的建议能理解,知道如何执行。

三、访谈的形式和内容

(一) 访谈的形式

通常的访谈是面对面访谈,这也是最直观和清楚的访谈。但如果不能采用面谈,也可采用电话访谈、视频访谈,以及利用互联网提供的共同界面,能达到即时性互动交流的访谈形式,均可作为面谈的补充形式,但缺乏从观察获得的重要信息。从观察获得的信息也是谈的一个重要方面,由于访谈中的观察时间和内容很局限,可以请家长在日常中录制视频带到访谈现场。

访谈分别从家长和儿童的角度进行,经常采用两种方式:一是先与家长和儿童同时访谈,之后再分别单独对家长和儿童进行访谈。一般情况下,访谈先是家长和儿童共同在场,尤其对年长儿童,应让他们清楚自己为什么来就诊,避免儿童因疑虑而紧张;二是先与一名或父母双方访谈,然后与儿童访谈,最后一起访谈。有时,对于有些缺乏自知力的重症患儿,当面访谈会加重他们抗拒就医,或有些敏感情况暂时不能当儿童的面直接谈及(如特殊的家庭背景,直接暴露出儿童的问题会伤害其自尊),需要先单独进行家长访谈。

儿科医师应根据具体情况而灵活决定。有时,本应先与家长和儿童共同进行访谈,但家长顾虑重重,就需要说服家长应让儿童清楚自己就诊的最初原因;儿童不愿意家长在场而希望单独与医师谈话,就应请家长离开,与儿童单独面谈;儿童不愿意家长单独与医师谈话,而有些问题又不便当儿童面谈及,就需要找机会与家长单独面谈,并另外再与家长、儿童同时面谈。

（二）访谈内容的框架

1. 儿童的现状、现病史

（1）聚焦问题行为：从多种家长的问题陈述和儿童的表现中，分辨行为之间的关系，判断出主要问题并聚焦于此重点关注。有时家长的表述很复杂或避重就轻甚至故意掩盖真相，这就需要医师能通过聆听，证实父母担忧的问题及儿童的发育与行为状况，找出关键问题。

为获得更多信息，采集病史开始时用一些开放式提问，如"今天是因为什么来就诊？""今天我能帮你什么？""什么问题令你们感到困扰？"鼓励患者用他们自己的语言谈问题。之后，根据主诉的展开，直接进入一些特定的问题，如"他学习上是否有困难？""他最近2周的情绪是怎样的？"

（2）行为的具体描述和分析：本次问题行为的具体表现，涉及首次和以后每次出现的时间、地点、周围情景、频次、强度、持续时间；行为发生前的事件和情景，发生后旁人的反应，以及随后儿童行为的变化趋向；儿童因该行为的出现获得了什么、失去了什么？家长、其他家庭成员或学校老师、同伴对此行为的态度。

询问与主诉相关的病史、症状的自然进程和个案的详细情况，不仅是描述问题行为，而且是分析和理解症状与影响儿童和环境的因素之间的关系。例如，发脾气、偷窃，对不同的儿童、在不同的背景中，可能有很不相同的意义、功能和临床含义。

（3）儿童功能的受损情况：由于该问题行为，儿童的日常生活、活动、家庭、学习学业和社会交往功能受干扰的程度。

（4）了解并鉴别与该行为相关的情况：对需要排除的疾病予以鉴别。

2. 儿童的既往史   在过去的生长过程中有无各种疾病或其他异常的行为表现。

3. 儿童出生和生长发育史   孕期、出生和新生儿史，是否是寄养；各年龄阶段的生长发育史。

4. 个人成长和养育史   了解儿童的照养人情况和养育方式，涉及家长的育儿心理准备或育儿知识的获得情况、在各个成长阶段的主要抚养人、养育态度或方式；儿童的受教育情况和学习情况。

5. 儿童的心理行为发展   气质、自我调控；

发育进程，包括大运动、精细运动、言语和语言、人际交流、自我服务等能力；儿童的习惯、兴趣爱好、能力发展；同伴关系；认知功能；不同寻常的事件或创伤性经历和处境；心境（抑郁、兴奋）焦虑；适应性；性别认同和定位；活动，攻击性，对立违抗和破坏性行为；物质使用和滥用等。

（1）亲子关系：儿童与父母或照养人的依恋类型和分离情况；互动方式；儿童在家庭中的地位；儿童对家庭生活事件的反应，对家规、家务的服从性。

（2）同伴关系：与同伴的兴趣、交往活动的质量和数量。

（3）学习能力和学校功能：言语和语言能力；认知和学业的长处和弱处；注意广度和集中度；上学经历，包括入学、转学和离校，学校纪律；学习动力；对挫折和批评的耐受；对权威的态度；组织性技能；特殊教育。

6. 家庭情况和社区环境   家庭结构；家长文化水平；家庭经济水平；父母关系；家庭成员之间的关系，每个家庭成员与该儿童的关系；家庭氛围；家庭生活事件；家庭所在区域的环境和人文氛围；种族和文化背景的习俗和差异。

7. 家族史和照养人的精神状况   父母或主要照养人的个性特点、早年行为和经历，精神现状和既往精神障碍史，若目前有精神问题，应建议及时转诊至专科医师。

四、家长访谈

（一）家长访谈的目的

获得儿童的个人身份信息；确认就诊的原因；澄清儿童目前的问题和功能状态，以及这些问题对儿童、对父母和整个家庭带来的影响；获知儿童的过去史、生长发育史；获知儿童的家庭背景，包括家长信息、家庭功能，所在社区情况和种族文化背景；了解躯体和精神障碍的家族史；建立与家长的关系，与家长达成帮助儿童问题的共同目标；确定家长对评估的期望和关注点。

（二）家长访谈的内容

与家长的访谈包括父母双方，必要时做扩大的家庭访谈，包括其他能提供信息的家庭成员。

1. 了解儿童的个人身份信息   如性别、年龄、家中排行、地位，以及是亲生还是寄养的等。

2. 了解就诊的直接原因   澄清家长关注的内容、对象及原因，为什么现在要寻求帮助；家长对就诊（转诊）的态度和期望。

引出家长主要关注的问题，可以问"你带孩子来咨询主要是因为什么？""你最关心的问题是什么？""你对孩子的希望是什么？"

引出家长对所关心问题的理解，可以问"你认为可能有什么原因引起你孩子的问题？"

3. 目前问题的情况 发生状况；因果关系；功能受损情况；对发育或发展的不良影响；家长、儿童、同伴和其他人对此问题行为的态度；曾尝试解决问题的详情。

关于问题出现状态的提问，如："你什么时候第一次发现孩子的这个问题？""这个问题发生了多长时间？""多长时间出现一次？""这个问题通常有多么强烈或严重？""这个问题对孩子造成了多大的困难？""这个问题在什么地方发生得最厉害？"

了解家长曾经对儿童问题做过的处理，提问："作为家长，你们是怎么处理的？""就这个问题，你以前带孩子看过医师吗？做过什么诊断？""治疗过吗？""老师怎么看待他或她的问题？"

4. 孕产期、生长发育或发展史

（1）对该儿童的怀孕计划性、是否是想要的？

（2）母亲孕前、孕期、围产期、分娩情况：胎次，有无流产，母亲在怀孕期间有什么家庭生活事件，是否有严重的应激、乙醇和药物使用？

（3）儿童的生长发育和疾病史：体格生长；运动和动作发育；进食行为；大小便功能；睡眠状况；躯体疾病和残疾；有毒物质的暴露；用药；性发育；性行为；躯体状况对家庭和儿童情绪的影响；家庭事件对儿童发育的影响。

（4）儿童的心理行为发展：详见前述"访谈内容的框架"。

5. 评估家庭和社会文化背景 这些因素在遗传或环境方面对儿童问题的病因探讨或治疗有重要意义。

（1）父母：个性特点；婚姻关系；对该儿童的态度，与儿童的依恋；与儿童气质之间的调适性；自己的家庭经历；种族、文化和民族背景；教育、职业和经济资源。

（2）家庭状况：家庭的构成，指与儿童居住的家庭人员；沟通方式，指家庭成员之间如何沟通，是否经常交流、相互理解；对待儿童的情绪；家庭的活动；家庭的期望和要求；家庭的应激；居住情况。

（3）家族史：父母双方两系三代内，家庭成员的躯体和精神疾病史或童年发育障碍史。

（4）社区环境和文化氛围：包括种族文化、社会习俗。

（5）讨论有关诊疗的实施和管理：与家长的初次访谈中，评估的内容不仅关于临床诊断所需信息，还要澄清有关疾病的诊疗和管理方面的事项。如，评估和治疗的持续时间、形式和时间安排；诊疗费用；告知保密原则；是否同意从学校或其他人员那里获得相关信息和记录。如果儿童在初次访谈没有来，还要与家长讨论为了儿童与医师的见面需要做些什么相应的准备。

（6）观察和询问家长对医师的年龄、性别、民族特征，以及诊室设置、评估设置等方面的态度和反应。例如，家长是否对年轻医师、异性医师有顾虑，是否对医师的不同民族特征有顾虑，是否对诊室和评估环境感到担心。

（三）对家长访谈的技术性问题

由于儿童在不同场合的情绪、行为表现会有不同，家长对儿童的了解会有片面性以及态度上的偏向，导致家长之间、家长与老师之间对儿童的看法经常会有不一致甚至产生分歧，即使是父亲和母亲之间也很可能有分歧，因他们与儿童相处的时间和方式不同，对儿童的观察角度和考虑问题的角度也会有很大的不同。所以需要多个知情人提供儿童的信息，在访谈时，要尽可能地包括父母双方以及其他照养人和家庭成员。

很多家长更倾向于报告破坏性或外向性行为，如坐立不安、注意力不集中、冲动、对立、攻击，儿童则更倾向于报告焦虑、抑郁的感受和症状，包括自杀意念和行动，而家长可能根本没有意识到这些问题。有时，儿童可能是某些事件的唯一信息来源，如性虐待。总之，儿童对一些特殊症状报告的可信度随年龄增长而增长。

家长访谈需要应用特定的访谈技术或必要的评估工具。一些特定的提问方式是获得某些信息的最有效途径。而一些灵活的提问方式，则作为完善信息的补充，允许家长以其特有的方式回答。家长访谈的目的不仅在于获得信息，还在于建立良好的关系。

医师对家长的访谈应是理解性的和非判断性的，即让家长感到医师善解人意，能听懂并理解家长，保持中立不做非医学（或非心理学）诊断性的判断。医师需要持同情的态度，既不显得冷漠，也不要显得太熟络。

（四）对家长关于儿童的征兆、症状和行为方式的提问举例

愤怒和攻击（angry and aggression）:"当他生气时，会做些什么？""在什么地方最经常发脾气？（家里，还是学校）"……

焦虑（anxiety）:"他是否经常担心？显得容易紧张？""是否担心离开亲人，和妈妈分开时会很不安，如哭个不停？"……

注意缺陷多动障碍:"他有多么的活跃？""让他安静地坐下来待一会是否有困难？""做事情时的注意力怎样，是否容易分心？"……

沟通障碍（communication disorder）:"他在听别人讲话时，理解得怎么样？""如果句子长或有些复杂，理解起来是否有困难？"……

孤独症谱系障碍（autism spectrum disorder）:"他愿意跟别人一起玩吗？还是大部分时间一个人玩？""能跟别人聊天吗？""你跟他讲话时他看着你吗？""是否经常反复地做某个动作，或重复某种行为方式？"……

对立违抗障碍（oppositional defiant disorder, ODD）:"他会经常跟大人对立吗？"（如果是，则继续问）"怎样的对立？即使大人的要求是正确的，是不是也不肯按照大人的要求做？""容易发脾气吗？""喜欢跟人争辩吗？"……

进食障碍（eating disorder）:"他吃东西有困难吗？""是否吃得太少或吃得太多，或太挑食？""由于他的进食问题，最近体重有没有变化？"……

特定性学习障碍（specific learning disorder）:"他的学习情况怎样？""阅读是否很费力，经常丢字漏字？""书写是否能工整，还是经常歪歪扭扭或上下、左右部首颠倒？"……

五、儿童访谈

儿童访谈是从儿童的角度采集病史，并进行发育心理行为的检查，这是评估的核心部分。即使对于不合作、不能或不愿意回答问题的儿童，面对面的访谈也能让医师直接地观察到他们的精神状态。尤其对于青少年，家长可能根本不清楚他们的问题或内在的苦恼，或是他们不愿意让家长知道但愿意从医师那里获得帮助。所以，对儿童的访谈是评估中必不可少的部分。

（一）儿童访谈的目的

获得诊断和治疗所需要的信息，最终明确诊断和形成个体化治疗计划。此外，还要建立起与儿童的适当关系。

建立与儿童的友好的治疗关系，促使儿童愿意参与评估和以后的治疗并且合作，形成一个医师、家长和儿童的治疗联盟。

（二）儿童访谈的技术

儿童与青少年的访谈没有一个固定的形式，而是根据问题主诉的性质、儿童年龄、发育状态、认知水平、语言水平、情绪状态、气质特点、与访谈者的关系，需要将多种技术整合起来灵活地应用。此外，还要视访谈地点而调整，是在正规的儿童心理诊室，还是在急诊室、儿科病房、学校等地方。

访谈使用与儿童发展相适应的词汇和概念，可采用直接对话、互动性游戏、投射技术、绘画技术或其他的游戏技术等。

1. 互动性游戏　与学前、小学儿童，用玩偶、人物造型的小玩具，或其他与儿童问题有关的材料，玩想象性游戏、角色扮演游戏。访谈者可以利用这些游戏建立与儿童的友好关系、进行诊断性评估。游戏的方式也能对精神状态检查提供重要信息，例如，如果儿童根本就不会玩同龄儿童的想象性游戏、游戏方式很刻板、没有互动，这些就提示了该儿童可能是广泛性发育障碍。

2. 投射技术　采用一些非结构化的想象性游戏或其他有趣味的活动，能够克服儿童对自己内省能力的局限，反映出一定的内在愿望和感受。最常用的投射技术是让儿童绘画，内容可以是开放性的，让儿童随意画，也可以是按一定的要求画（如画房、树、人）。另一常用的技术是问儿童喜欢什么动物或想成为什么动物，或想带谁到一个荒岛上去。

3. 互相讲故事　给儿童讲没有结尾的故事，让儿童完成结尾，以此诱发儿童的各种情感、测试儿童的理解。

4. 兴趣聊天　让儿童讲做过的梦或看过的书、电影或电视，这些能反映出儿童的兴趣、是否有先入为主的观念（先占观念）和扭曲的观念。通过询问儿童对未来的打算，可以评估儿童的关注点、自尊、价值观等。

5. 直接提问　提问儿童目前的问题或儿童生活中的其他方面，如与儿童年龄相应的能力、注意、咨询等方面信息。提问的程度、所用句子、词汇的水平必须与儿童的发育水平相适应。

（三）儿童访谈前的准备

与儿童见面前，让家长先用支持性的言语告诉儿童为什么要看医师或做评估，医师可以帮助他解决困难和烦恼，尽量消除儿童对看医师的误解和顾虑，避免指责、惩罚。正规接待儿童的诊室应适合儿童青少年的特点，让他们感到亲切、友好，桌椅高度适合儿童的高度。

（四）儿童访谈的内容和结构

访谈的主要内容是采集病史和精神状态检查两大方面，具体内容应与儿童的发展水平相适应。虽然访谈形式可变化，但访谈内容仍然有其结构，按照一定的模式进行组织，访谈医师根据需要关注的问题采取策略，最大限度地引出儿童问题的相关信息。一些症状和相关信息是自然流露出来的，而一些则是需要有目的性地提问或由其他方法引发出来的。婴幼儿则需要上述以游戏、讲故事、绘画为主的技术。

1. 访谈的开始　对年幼的儿童，一开始不要直接问儿童当前的问题，应先设法令儿童感到放松，给儿童玩具或自然地聊一些愉快的话题，如喜好、游戏。通过这种看似随意的启动过程，也可以了解儿童的气质特点（如趋避性）、处理情景焦虑的能力、兴趣、语言流畅性、社交能力等。

对于认知和语言发育较好的4、5岁以上儿童，应以儿童能够接受的方式向儿童澄清面谈的目的，了解儿童对就诊的看法，告知医师能起到的作用（声明能对他们的帮助）、保密原则和访谈持续的时间。

2. 采集病史　包含明确就诊或转诊的原因、现病史、既往史、儿童的功能等。

对儿童的病史采集与精神状态检查实际上经常难以明确分开，而是同时进行。例如，询问病史的同时观察儿童在回答问题时的反应快慢、语言表达的流畅性和逻辑性、是否有对回答问题的担心、是否有陌生人焦虑、表情的变化；问及儿童与同伴的关系，从病史采集的角度只是了解儿童与别人相处得怎样，但从精神检查的角度，访谈者还能发现儿童是否存在对同伴的多疑、指责，情绪反应是平淡还是愤怒等精神症状。

（1）澄清就诊或转诊的原因：即明确主诉。事先被家长告知就诊原因的大龄儿童，和主动就诊大年龄的儿童能说清自己的就诊原因；有时候是儿童自己要求家长带来看医师，而家长并不清楚就诊的真实原因，只有访谈儿童才能获知；有些儿童并不知道为什么看医师，甚至是被家长欺骗就诊，这不利于诊疗过程和建立儿童对医师的信任，儿童会比较戒备或抗拒，这就需要医师非常小心地建立与儿童的信任关系，用更多的时间和策略了解病情，最终设法使儿童逐渐清楚自己就诊的原因并愿意获得帮助。对于有一定理解能力的非重性精神障碍的儿童，应清楚自己为什么就诊，不主张欺骗儿童。大多数儿童经过家长不带偏见的耐心解释可以接受就诊，要让儿童相信并非只是自己的问题，也是家长遇到了问题需要寻求医师帮助。

（2）讨论目前的问题：即获得现病史。弄清目前问题的性质和严重性，与问题相关的生活环境，包括个人、家庭或环境中可能造成、影响或恶化这些问题的因素。

（3）评估主要的功能或能力：如日常生活、学习、同伴交往等。

（4）询问特定的症状：包括焦虑、过分害怕；抑郁、低自尊、自杀观念或行为；身心症状，如头痛、腹痛；强迫观念和强迫行为；幻觉、妄想；反社会行为；酒精和其他物质滥用。

（5）询问潜在的创伤经历：如虐待、家庭暴力、社区暴力。

3. 发育与行为状态检查　这是一个动态的、发展性的检查，从儿童发展的背景出发，从发展性的视角进行评判，对儿童的观察和检查既重要又细致，并且对情绪和行为的检查先于感知和认知。包含以下内容：

（1）意识状态：评估意识的清醒程度。大多数时候儿童的意识清晰，但在有发作性昏倒、分心、突然的行为状态改变，以及对神经科、重症监护患儿进行联络会诊时，需要特别注意评估意识状态。用适龄的方法评估对人物、时间、地点的定向。对婴儿和低龄幼儿可观察其对医师、情境和逗弄的反应，用询问的方法评估学前和学龄儿童对于时间和地点的定向。

（2）躯体外貌、姿势：观察儿童的长相，如头颅、眼睛、鼻子、牙齿、面容、身材、毛发是否与年龄相符合，是否有特殊形态或特殊面容；身体有无伤痕（自伤或受虐的痕迹）；站立、行走的姿势和手势；眼神，是否有恰当的眼神接触，不接触的眼神是茫然还是回避；衣着是否整洁、是否与年龄相符合。

（3）对访谈者和家长的态度、举止（包括分离的容易程度）：如儿童初见医师时的反应，是退缩还是主动、友好还是敌意？对访谈者的年龄、性别、民族或种族特征的反应；对访谈者行为的反应；对访谈是否合作。

对家长是依恋还是抵触，或是无所谓跟谁在一起？如果需要家长离开诊室，是否容易与家长分离？

（4）对访谈环境和设置的反应：观察儿童初入诊室的反应和接下来的表现，以及对诊室里摆设的反应，是紧张、退缩还是好奇、四处探察，或茫然、无反应。

（5）心境和情感：通过观察和询问获得儿童的情绪状态，总体的情绪高涨或低落；兴奋度；抑郁，低自尊、自杀观念；过度焦虑，不同寻常的害怕；愤怒，以及其他特殊的情绪；面部表情活跃、平淡、淡漠；表情与言语内容和内心感受的协调性，与周围环境和访谈是否一致；情绪的波动性、持续时间，情绪调控能力；儿童自我报告的情绪；儿童自我报告的情绪与医师观察到的一致性，与家长报告的一致性。

（6）动作行为：活动水平；动作的发育水平，包含精细动作和大动作；动作的协调性；不同寻常的动作表现，如抽动、刻板动作、反复做某个无意义的动作；活动的表现形式和内容，如退缩、攻击、强迫、反社会、冲动等；其他行为，如自伤、自杀、物质滥用、性行为等。

（7）感知和认知主要包括：①感觉、知觉：形式和内容，包括错觉、幻觉、感知综合障碍的表现，思维障碍；②思维：思维障碍，如强迫观念、妄想；③言语和语言，包括阅读、拼写、表达；④注意：持久性、集中度、分心度；⑤记忆：短时记忆和长时记忆，遗忘，回忆；⑥总体的智能；⑦特殊才能。

对于感知觉和思维障碍的检查，非精神科医师对这两类障碍可先通过病史和面谈其他问题时做大体评估，若疑似有精神病性问题时则转诊精神科详细地检查。其他方面，可以通过病史和对儿童的面谈、观察，先得到大体印象，如可疑有问题或需要更详细的评估结果，则继续进行相关的诊断性测试。

（8）神经功能：如软体征、大脑优势。

（9）喜欢的沟通方式：如游戏、绘画、直接交谈。

（10）心理生理症状：如头痛、腹痛、睡眠问题。

（五）半结构性／结构性访谈举例

1. 关于注意缺陷多动障碍的注意力问题（学前儿童的家长访谈）

现在我要问你一些关于儿童多动和注意力集中程度的问题。（当有此倾向时需要问一些儿童可能涉及的活动：涂色、绘画、玩玩具、游戏、拼图、系安全带、不让食物和饮料撒出来。）

A1. 不能注意细节，经常犯粗心的错误——"由于集中注意困难，他是否比一般小朋友更多地犯粗心的错误？"

如果是，问："这4周内是否这样？"

A2. 保持注意有困难——"与同龄儿童相比，他是否长时间集中注意有困难？"

如果是，问："他做平常的活动时，集中注意的时间有多长？并且不是长时间做很好玩、刺激的事情，如看电视、玩游戏机等。"

如果是，问："这4周内是否这样？""做日常活动最长的时间为多长？"（并非看电视、玩游戏机等）。

A3. 与其讲话时似乎没有在听——"他似乎并没有在听你的讲话，这是由于分配注意有困难，还是因为不想按你说的去做？"

如果是，问："这4周内是否这样？"

A4. 不能完成任务——"他开始做的事情是否完不成？如涂色、游戏、拼图。这是由于不能坚持努力，还是不想做？"

如果是，问："这4周内是否这样？"

A5. 组织任务有困难——"从头到尾有条理地做一件事是否有困难？在做一件有多个方面（多步骤）的事情时，可能显得不能按照指示（步骤）去做。例如，如果没有大人给予很多指导，就难以用积木搭出东西。"

A6. 回避或不喜欢做需要保持精力的事情——"与同龄儿童相比，他是否设法回避做那些需要保持注意的事情？"

A7. 遗失活动所需的东西——"他是否常丢东西？这并不是像忘了昨天把玩具落在哪儿了，而是像一天里早些时候拿过的东西，如鞋、铅笔、玩具，过一会儿再需要时却找不到了这类情况。"

A8. 容易被外界刺激所分心——"他的注意是否容易被窗外事情或来自其他房间的声音所分散？"

A9. 日常活动容易忘事——"他在日常活动中是否容易忘记事情？不仅是正在做事情时被分心，而且是确实忘记了应该在做什么。"

A10. 不注意和分心的发生时间——"在他多大的时候你首次发现他注意和分心的这些

问题？"

A11. 两个情景原则：至少在两个情景下都会出现这种情况。

A12. 家长关系——"这些症状是否妨碍了他与你相处，影响了你们的关系，或令你很不安或沮丧？""与一般的亲子关系相比，这些症状是否更多地干扰了你们之间的关系？"

调适："为了使他不与你冲突，你是否要做些调整？"

A13. 同胞关系——"这些问题是否经常影响与兄弟姐妹的相处、妨碍了他们的关系，经常令他们感到不安或生气？"

2. 关于睡眠行为——拒绝上床

现在我要问一些关于儿童睡眠的问题。

首先，我要问关于你家里的睡眠安排：

（1）他应该在哪里睡觉？

（2）他是否有自己的房间，或与其他儿童共用一个房间？

（3）他是否有自己的床？或与其他儿童共用一张床？

（4）有时儿童在不同的地方睡觉，他大多数的晚上睡在哪儿？在他自己的床上？

（5）即便有自己的床，大多时间是睡在同胞的床上？还是在你的床上？还是在其他地方？

3. 关于不愿意单独入睡的访谈（不愿意单独入睡是指旁边没有主要的依恋人，就一直不愿意或拒绝入睡）

（1）他是否不愿意自己入睡？

（2）他是否需要你或其他成人在旁边才能入睡？

（3）他入睡时，如果你不陪在旁边是否就烦躁不安？

（4）他是否大多数夜晚都烦躁不安？

（5）如果他不得不一个人睡，能独自入睡吗？

（6）什么时候开始不愿单独入睡的？

（7）开始时发生了什么？（要考虑是否有激活创伤的问题。）

（8）在过去3个月中，这种情况有多么频繁？

4. 抑郁或恶劣心境的儿童本人访谈举例

A：焦躁不安的情绪

（1）你曾觉得悲伤或沮丧过吗（不开心、情绪低、不高兴、觉得想哭、无缘无故觉得难过）？如果有过，继续问：

（2）是不是每天都有这种情况？

（3）一天当中大部分时间都是这样吗？

B：兴趣丧失

（1）你对做什么感兴趣（比如：打电子游戏、读书、打球、骑自行车）？

如果没有回答或者言谈中没有表露出相应的兴趣，判断为阳性。如果有继续问：

（2）你还像以前一样喜欢做这些事吗？

C：食欲减退

（1）当你觉得"沮丧"时是否不想吃东西？

其余略。

六、临床症状的测试

包含筛查性问卷测试和结构化或半结构化的访谈。

（一）筛查测试

有各种家长或儿童青少年自填问卷，常用的有儿童行为量表、ADHD 筛查量表、孤独症问卷、儿童焦虑量表，以及其他很多用于筛查儿童症状的问卷。

（二）结构化 / 半结构化访谈

根据诊断标准而设计，访谈方式严格按照统一用语和顺序，访谈者需要经过培训并做一致性评估；半结构化访谈虽然也是按照标准用语和顺序，但给予访谈者一定的灵活性，对不能及时作出判断的地方，会追问并要举例记录，访谈后根据专业知识作判断，对访谈者的专业性要求更高。如，学龄儿童心理障碍诊断手册，临床医师使用的创伤后应激障碍量表 - 儿童青少年版，孤独症谱系障碍访谈，学龄前婴幼儿诊断性访谈和学龄前精神科评估。

【举例 1】

访谈以自我介绍开始，然后说：我要问你一些问题，这些问题绝大多数是回答"是"或"否"，回答没有对错之分，但重要的是要让我知道哪些问题能够最好地描述你的孩子存在的问题。

访谈者陈述问题：你的孩子是否在家里有一些问题，或在学校有麻烦，或和其他的孩子相处不好？

如果回答"是"，继续追问：是哪种问题？记录下家长的回答。

接下来，我要问一些更加有针对性的问题来判断他在家里、在学校和其他儿童相处的情况到底怎么样。我们从家里的情况开始问起。

1. 家里

（1）谁和你的孩子一起住？如果双亲都不在家住：你（不在家的父亲或母亲或双亲）经常可以见到你的孩子吗？多久可以见到一次？

（2）你和你的孩子相处怎么样？孩子和他的父亲、母亲（或养父、养母等，使用恰当的称呼）相处得怎样？和他的兄弟姐妹相处如何？

2. 学校

（1）你的孩子读几年级？

（2）你的孩子喜欢学校吗？

（3）你的孩子是在常规学校读书，还是接受其他形式的教育，如：家庭教育，辅读学校，为有行为问题的儿童提供的学校教育，或其他特殊的学校教育？

（4）学校课程对你的孩子来说容易吗？

（5）你的孩子和老师相处如何？

（6）你的孩子和班上其他同学相处如何？

3. 同伴

（1）你们的住所周围住着有其他儿童吗？

（2）你的孩子和其他孩子常在一起玩或一起出去玩吗？

（3）你的孩子有最好的朋友吗？如果是，这个好朋友叫什么名字？

【举例2】 注意缺陷多动障碍家长结构化访谈举例：

前言：有的儿童或青少年会有一种特殊的行为方式，这种行为方式会给他在家里和学校的生活带来麻烦，我会就此问你一些问题，请你告诉我这些情况会不会发生在你的孩子身上。

指导语：如果家长回答"有时会或有时有"或给出模棱两可的回答，进一步询问：这种情况是否发生得太多，以至于给你的孩子的家庭生活和学校生活带来麻烦？比如经常被惩罚或者被大声训斥？

症状：

A 部分：注意缺陷

问题1:a）你的孩子是否经常粗心大意？如果是，进入问题2；继续问:b）你的孩子是否经常做功课时因为粗心犯错误？

问题4:a）他（她）是否经常着手做一件事情却无法完成？比如家务事或者学校作业？如果是，进入问题5；b）他（她）是否经常着手做功课却不完成？如果是，进入问题5；c）他（她）是否经常做这个做做那个却一件事也不完成？

B 部分：多动冲动

问题1:a）旁人是不是经常需要提醒他/她安静坐着？如果是，继续问:b）他/她是否在试图安静坐下来的时候腿脚和臀部动个不停？

其他症状条目略。

完成症状部分的访谈后，还有关于症状出现的场合、时间以及对功能方面影响的访谈提问。如，对评估功能损害的提问：这些问题给你孩子的……（家庭生活/学校生活/同伴关系）带来麻烦了吗？

在符合诊断标准的前提下，根据症状符合诊断标准的数目和功能损害的显著性，进行 ADHD 严重程度的评估，DSM-5 对严重程度的评估通常是大体性评估。ADHD 目前的严重程度（DSM-5）：

轻度：症状数目少，刚超过诊断所需，仅造成轻微的社会或职业功能方面的损害。

中度：症状或功能损害介于轻度和重度之间。

重度：症状数目超过诊断所需很多，或有几个症状很严重，导致明显的社会或职业功能损害。

【专家提示】

○ 访谈应注意：清楚访谈的目的；强调儿童的发展性；持多因素的观点；做全面的评价；需从多种来源收集信息；通过多种形式采集信息；清楚诊断标准。

○ 访谈对设置有一定要求，如应保证隐私性，避免干扰因素。

○ 医师对家长和儿童的态度是共情性的支持，不能跟着一起情绪化，不能代替家长或儿童做决定。

○ 访谈分别从家长和儿童的角度进行，分别有不同的方法，应根据具体情况而灵活决定。

○ 建立与儿童的友好的治疗关系，消除儿童对医师的误解和顾虑，形成一个医师、家长和儿童的治疗联盟。

○ 对儿童的精神状况检查强调从儿童发展的背景出发，从发展性的视角进行评判。

（张劲松）

参考文献

1. Ellen Braaten. The Child Clinician's Report—Writing Handbook. New York：The Guilford Press，2007.
2. King RA. Practice Parameters for the Psychiatric Assessment of Children and Adolescents. American Academy of Child and Adolescent Psychiatry. J Am Acad Child Adolesc Psychiatry，1995，34（10）：1386-1402.
3. Ouvrier RA，Goldsmith RF，Ouvrier S，et al.The value of the Mini-Mental State Examination in childhood：a preliminary study. J Child Neurol，1993，8：145-148.
4. Puig-Antich J，Chambers W.The Schedule for Affective Disorders and Schizophrenia for School-Age Children（Kiddie-SADS）. New York：New York State Psychiatric Institute，1978.
5. William B Carey，Allen C Crocker，William L Coleman. Developmental-Behavioral Pediatrics：Expert Consult. 4th edition. Philadelphia：Saunders，2009.
6. Scheeringa MS，Haslett N. The reliability and criterion validity of the diagnostic infant and preschool assessment：A new diagnostic instrument for young children. Child Psychiatry Hum Dev，2010，41：299-312.

第3节　随　　访

【开篇导读】

随访（follow up）是发育与行为问题或障碍中不可或缺的临床技术。它是在治疗过程中对疗效的动态化的评判，同时又提升了医疗服务质量，使儿童和家庭释放不良情绪，寻求帮助。儿科医师在随访中不断提供相关疾病的知识和信息，指导儿童及家庭正确对待疾病，并指导环境干预，提高儿童的生存和生命质量。

一、疗效的评估

在发育与行为儿科临床中，随访是不可或缺的一项临床技术，特别在个体化医疗中。个案建档后，随访信息尤为重要。随访的意义在于：①儿童发育与行为问题或障碍如同生长发育过程，呈现动态化的特点，随访有利于反映其变化和转归；②大多数儿童发育与行为障碍属于"慢性病"，慢性病的管理是通过随访来实施的；③根据发育与行为儿科诊断特征，障碍程度的轻重（谱系）、共病以及一种障碍导致的其他症状或障碍（连续统一体）也是在随访过程中得以证实；④体现干预或治疗的疗效；⑤与儿童及其家庭的互动，加强医患沟通，提供有温度的医疗服务；⑥促进医教整合。

一般来说，随访是在发育与行为问题或障碍评估和诊断的基础上，对治疗措施评估其症状消失、改善、无效、恶化，或新的症状出现等情况，寻找或维持最佳的治疗方案。对于治疗无效的现象，还涉及症状的再评估和障碍的再诊断的问题，可能会修正以往的诊断，例如原本诊断孤独症谱系障碍的儿童在干预无效后的随访和再评估后，再诊断是语言障碍。对于治疗后不尽人意的病例，可能还涉及共病的问题，例如注意缺陷多动障碍共病焦虑症，当共病的程度较严重时，则要综合治疗才能获得令人满意的疗效。此外，随访中帮助父母释放痛苦的情绪，提供医疗上所需的信息。同时指导家庭的环境改变，提供父母对儿童发育与行为问题或障碍的应对方法。

儿童发育与行为问题或障碍在进入治疗阶段后，常常是一个过程，这个过程需要通过随访实现。随访不仅仅针对药物治疗，也针对非药物治疗，如行为治疗、语言治疗等的评估。对于药物治疗的儿童，传统儿科用药往往根据体重计算用药剂量，一些慢性发育与行为障碍的儿童，在随访中根据体重的变化而调整用药剂量。然而，也有一些发育与行为障碍的药物治疗不是根据体重决定药物剂量，而是在随访中根据用药疗效的评估来调整剂量，以获得最大的疗效，最小的副作用。不仅如此，在随访中，当发育与行为儿科医师发现用药无效时，则需要再次确认诊断，在此基础上，变更药物，并再次进入对变更药物的疗效评估过程中。

对于非药物治疗的儿童和家庭来说，随访依然是必要的。儿童常见行为问题的行为矫正是在随访中评估行为治疗的疗效，反映父母应用行为矫正方法是否适当，以及修正或调整各种行为矫正策略；发育迟缓儿童和家庭是在随访中得到发育与行为儿科医师的发育评估和养育指导，使父母在教养中开发儿童的潜力，提高儿童的生存质量;语言障碍儿童的语言治疗是在随访中,由专业人员教会儿童的家长学习配合语言治疗,在家庭中改变语言环境,促进与儿童的交流,改善语言障碍儿童的交流功能;而各种障碍儿童虽然确诊后的治疗不一定是在发育与行为儿科,如脑瘫、癫痫等儿童,随着病情的稳定、年龄的增长、治疗的进步,他们的发育与行为一定是由发育与行为儿科医师进行评估,并与其他的亚专科相互沟通,向家庭提供个体化的养育建议和指导。总之,通过随访,让儿童和家庭获得治疗后的评估结果和相关的信息。

二、纵向监测和管理

儿童生长发育呈现了千变万化,儿童的发育与行为又表现出了多样性,因此,发育与行为儿科的特殊之处在于纵向监测和管理发育与行为问题和障碍。临床上家长发现儿童的行为问题此一时为正常,彼一时可能为异常。例如2~3岁的幼儿容易发脾气,这是因为儿童处于第一反抗期,需要家庭的理解和干预,但是如果到了4~5岁依然如此,那就需要行为矫正了。又如5岁以前儿童的发育迟缓,我们在定期的随访中,获知个体儿童能力发展的变化速率,预判是会赶上正常水平还是会演变为智力障碍。

大多数神经发育障碍诸如智力障碍、注意缺陷多动障碍、语言障碍、运动障碍、抽动障碍等均为慢性病,有的需要药物治疗,有的需要康复治疗,还有的需要医教整合的干预。慢性病的监测和管理是我国发育与行为儿科学侧重的一个方向。近年来,我们对注意缺陷多动障碍强调了标准化的门诊建设和规范化的管理,提出了长期随访的目标;我们也对语言障碍儿童提出跨学科的团队模式和纵向的语言治疗及发展监测;通过随访,以临床积累单病种的转归或结局的资料。

传统的临床诊断往往倾向单一的诊断,这在以生物因素的病因,并有生物性指标为佐证的其他儿科专业中是可行的。但是发育与行为儿科中障碍的诊断缺乏生物性指标,又注重了共病和连续统一体的特征,这就必须通过随访得以实施精准诊断和共病诊断,而如今这还是本专业中的一个"短板",必须引起足够的重视。

三、儿童和家人释放痛苦情绪

有一些儿童及其家人在诊断发育与行为障碍后,情绪上非常痛苦,特别是父母或其他照养人。因此,在随访中,要帮助他们释放痛苦情绪,否则

他们难以聆听医师的建议,配合治疗。在随访时,医师可通过公开讨论疾病的方式进行。例如,在讨论过程中,发怒的父母可对儿童遗粪现象发泄情绪;担忧的父母可对儿童抽动症述说自己的忧虑;胆怯的儿童可在随访中表达自己对疾病的害怕;悲伤的儿童能在随访中宣泄亲人亡故后的哀悼,等等。此时,随访的气氛应当是放松的、私密的,医师要鼓励儿童或父母的交谈。通常来说,医师以公开的方式问道:"你看上去很生气(担忧或悲伤),不妨告诉我什么问题困扰你了?"并反复应用带有情绪的词语进行公开讨论,这可解除儿童或家人的顾虑,在这个过程中,医师只是聆听,没有任何责备或批评,甚至还表示同情。使儿童或家人感到他们在善解人意的医师面前宣泄了个人的极度痛苦后,恢复了镇静,情绪得到了平衡。

在此基础上,要向儿童或家人提供治疗中必要的信息,医师在耐心的聆听后,清楚了他们的害怕所在,此时就要用真诚的谈话方式告知病情,谈话要简单易懂,不要用太专业化的医学术语,并且要把儿童的障碍淡化成普遍性,例如医师会对一个ADHD的父母说:"你知道ADHD在我国学龄儿童很多,每个班级大概都会有1~2个这样的学生。"同时医师在传递病情信息时,注意自己的面部表情不要过于紧张,有时,父母和儿童对医师肢体动作的关注胜过语言和推理。只有这样,才能减轻他们的焦虑。

四、医教结合

随访时的医教结合,是指发育与行为儿科医师教育儿童或父母有关疾病的知识及医疗的观点,传授医疗信息,纠正错误概念,帮助儿童和父母建立信心,配合治疗。教育的方式可以在门诊进行,但时间有限;也可以小组的形式,把有相同疾病患儿的家庭召集在一起,针对特定的疾病讨论、交流和分享,还可用科学的宣传手册、录像带等让儿童和家庭获得相关的医学知识。

在医教结合中,医师要赞许父母在治疗中的配合和依从性,以及积极的参与性。发育与行为儿科医师以家庭为中心,让父母作决定,而不是代替父母下指令。即使有一些无经验的年轻父母对儿童的疾病过分焦虑和无助,他们需要暂时地依靠医师,但还是要逐渐引导他们自己做明智的选择来解决问题。如果父母的决定并不适当,发育与行为儿科医师可有保留性地与父母讨论,并尊重他们的选

择;对于一些治疗成功的案例,发育与行为儿科医师要与儿童和家庭一起,分享他们的成功,赞赏儿童症状的改善。对于一些摇摆不定、间歇治疗的家庭,发育与行为儿科医师要增加医患沟通,增强父母对医疗建议的接受。每一次的随访其实都是医教结合的实践,这对慢性发育与行为障碍的儿童及家庭来说,都是至关重要的医疗服务内容之一。

随访中的医教结合也要依靠教师的力量。从年龄结构来看,儿童一旦进入托幼机构后,教师便是发育与行为儿科医师依靠的中坚力量。近年来,我国已相当重视儿童的早期发展,发育与行为儿科医师在其中扮演了极其重要的角色,并正与教师一起,探索符合中国国情的早期发展模式。对于学前儿童,医教整合正一改以往只注重儿童文化学习的准备,忽略情绪控制和社会交往能力,使得儿童的入学准备面面俱到。学龄儿童的某些障碍如注意缺陷多动障碍、学习障碍、智力障碍无论从评估和诊断、干预或治疗、随访或管理过程中都需要教师积极的参与,医教之间的互动和良性循环,切实保障儿童的健康和潜力的发展。

五、提供环境干预的建议

环境与儿童的发育与行为有着非常密切的关系。例如婴幼儿时期的发育迟缓可能与养育中的过度保护有关;幼儿迟迟不开口,可能与环境中的屏幕暴露过多有关;学前儿童的任性不听话可能与家庭的溺爱有关。因此,对于众多的发育与行为问题,环境干预是必需的一项措施,反映了医患沟通的医疗服务,提供家庭了解儿童成长中的特点,鼓励家长参与家庭干预,并与儿童所在的园/校的教师主动联系,共同进行行为管理,这样才能保证儿童全方位和全天候的环境干预。

环境干预包括儿童身处的家庭内外环境的特殊改变。发育与行为儿科医师给予的建议主要是减少对儿童疾病不良影响的因素,调动周围有利的

资源帮助儿童及其家庭,尤其是发育与行为严重障碍的儿童,环境干预不仅仅需要家庭的改变,也需要儿童学校的配合、社区的支持,甚至社会的关爱。医师给家庭干预的建议是理解儿童的疾病或问题,预防可能发生的安全问题及其他健康问题,提供科学的育儿方法,培养独立的生活技能,促进亲子交流。医师给学校干预的建议是改善儿童学习环境,根据发育水平,逐步提高学习技能,特别是特殊教育学校,应紧密地与医学建立合作伙伴关系,定期监测儿童的生长发育,制订和调整教育目标,充分挖掘残疾障碍儿童的最大潜力。医师给社区干预的建议是提供各种游戏活动和娱乐设施,使儿童有更多的机会参加同伴的游戏活动,给予更多的环境刺激。除此之外,发育与行为儿科医师利用社会资源,呼吁对特殊儿童的关爱,取得多方的支持和帮助。

综上所述,随访是一种支持性医疗服务过程,在这中间,发育与行为儿科医师治病又治人,同时又关注环境的改变,提高儿童的生命质量和家庭的生活质量。

 【专家提示】

○ 随访对发育与行为问题或障碍的儿童及家庭是一种支持性的医疗服务。

○ 定期随访具有很大的挑战性,需要从儿童和家庭分别进行健康教育、信息反馈、提供各种活动的帮助。

(金星明)

参考文献

1. Batshaw ML,Pellegrion L,Roigen NJ.Children with Disabilities. 6th Edition. Brookes,Baltimore,2007:601-612.
2. Coleman WL,Crocker AC,Feldman HM,et al. Developmental-behavioural Paediatrics. 4th Edition. Elsevier Health Sciences,2009:933-943.

第 4 节　家庭功能指导

【开篇导读】

家庭功能(family function)影响儿童的发育与行为。社会-生态模式和发育处理模式是家庭功能的理论框架。家庭功能的好坏关系着儿童发展的六个方面,即社会、认知、道德、文化、情绪、体格。在发育与行为障碍儿童的干预中,家庭功能起着重要的作用。

一、家庭生活复杂性的理论框架

保障儿童健康、促进儿童发展是家庭的责任。家庭中的各种因素关系着儿童的身心健康与发展,应当引起专业人员的重视。首先,家庭为儿童提供食物、居所及稳定的环境,这是儿童营养和体格生长的最基本保障。然而,这种基本的保障与父母教育背景、家庭经济状况、家庭所居住的环境等有密切的关联,直接影响着儿童的健康和发展。其次,家庭是操控儿童情绪的场所,儿童在安全的环境中学习信任他人,调节自己的情绪,并能够顺利过渡进入幼儿园或学校,接受学习和外界的挑战。如果儿童在家庭中有不良的经历,则可在入园或入校后发生学习或行为问题,而且同伴关系紧张。不过,不良经历是相互影响的,儿童的行为特征影响家庭,而家庭又影响儿童的发育。最后,家庭信念及家庭文化常常代代相传,影响着育儿的实践。一些家庭出现忽视、物质滥用或父母心理障碍等情况则会置儿童于不良的健康和发展的风险中。

(一)社会 - 生态模式

这个模式由 Bronfenbrenner 提出,它提示临床医师在实践中不仅要考虑儿童家庭环境,也同时要考虑社区、学校、文化等对家庭的影响(图 3-4-1)。家庭环境及日常家庭生活对儿童可产生直接的影响,而家庭之外的支持系统和可利用资源也很重要,同样对儿童的健康和发展有直接的影响。此外,社会环境包括文化、所处的社会阶层、信仰贯穿于儿童的教育中,也会对儿童的发育产生间接的影响。因此,这个模式是从多个侧面强调其对儿童的作用。

(二)发育的处理模式

这个模式强调发育是儿童和父母之间的一系列积极的相互作用,并对儿童产生影响。它是由 Sameroff 及其同事提出来的。我们把这个模式与社会 - 生态模式结合起来,勾画出影响儿童发育的多种因素。在临床中,我们很难发现单一因素造成儿童最佳或不良的发育结局,而是综合文化、经济、家庭支持、儿童特征等多种因素的共同作用。对于发育与行为儿科医师来说,这一模式使我们认识到儿童对环境的影响以及环境也对儿童产生的作用。在临床中,我们也常常遇见一些父母有养育儿童方面的困惑,试图从书本或网上寻找育儿的经验和答案,这种单一的视角很难给父母帮助。因此,我们要应用这个模式,使父母或照养人认识到儿童发育是他们和儿童之间相互作用的结果。

儿童在贫穷的环境中成长可造成慢性的健康问题,包括哮喘、肥胖、糖尿病、高血压等。而经济低下不仅影响家庭生活中的基本需求,也对家庭关系和家庭养育产生不良的作用。不良的家庭环境指拥挤、嘈杂、居住问题、家庭分离、暴力、单亲家庭、父母教育水平低下等。其对儿童的不良影响取决于贫穷持续的时间和儿童当时的年龄。因此,发育与行为儿科医师要帮助家庭适当地调整这些高危因素,将家庭视作一个整体,提高有利于儿童发展的家庭功能。

二、家庭是有组织的系统

家庭功能通常包括以下六个方面的促进:①体格发育和保健;②情绪发育和健康;③社会发育;④认知发育;⑤道德和精神发育;⑥文化和艺术发育。每一方面的发育都是递进式的,在日常生活中却又是重叠的。

在家庭系统中,要考虑到家庭的规则,如进餐时间、周末活动安排、生日聚会等,这对婴幼儿和小学儿童甚为重要。儿童的这些作息行为习惯应整合在家庭的生活规律中,有助于建立儿童良好的习惯和规则,可促进儿童的身心健康。此外,家庭对医疗保健的依附性,父母教养儿童的能力也需要整合在家庭的规则中,父母要增长个人价值感,感到自己能照顾和养育好儿童,在家庭规则重复的过程中,建立家庭的礼仪。在儿童早期,婴儿和父母行为方式之间的良好关系易使儿童适应家庭的规则,当家庭规则固定成为常规后,婴儿就有良好的生活规律。

家庭价值和社交也是发育与行为儿科医师应掌握的信息。它反映了家庭的文化。中国家庭的

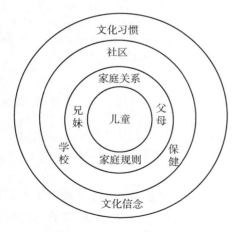

图 3-4-1 社会生态模式

父母喜欢用叙述的形式解决家庭冲突,促进和谐。当父母和儿童能够产生和谐关系时,就有了安全的依恋和心理健康,家庭就有了良好的功能。这就为儿童的生长发育提供了支持性的环境。

家庭关系包括各个方面,如温暖的家庭氛围,有一定的控制、支持、沟通、问题解决、批评和情感等。家庭关系要平衡方方面面,使之成为一个独立的单位。发育与行为儿科医师要致力于探讨慢性疾病或发育不良儿童的家庭关系,从而促进这些儿童的最佳结局。如提供一个温暖的家庭环境,家庭中应建立与儿童有责任的相互交流,从而促进儿童的自主和独立。家庭生活中难免有冲突或意见相佐,关键在于有效地解决问题,如果有持久的家庭冲突则影响慢性疾病或发育不良儿童的治疗和干预。而基于家庭的问题解决、沟通和积极的养育则有利于这类儿童的健康成长。

三、家庭的沟通

父母通常因孩子的健康、行为或者发育问题来就诊。有研究发现,将近 1/2 的父母关注他们年幼孩子的行为、言语或者社会能力的发展,但是有些家长不愿与医师分享他们关注的儿童发育与行为问题,而某些家长,受到社会和文化的影响,对其孩子的行为感到不舒服时,会报告给医师。为了确保父母能表达出最深关注的和需求的问题,必须进行健康监测,并且给家长提供“讲述他们故事”的机会,以表达他们对儿童和家庭长处和弱点的看法。

医师与家庭之间应当建立相互的信任和尊重。一个家庭可能呈现出的问题、关注和观点可能与医师的诊治方向和策略存在根本的不同。为了确保家长能够开诚布公地表达出他们所关注的内容,必须营造一个开放和宽松的接诊环境。在“彻底接受”的环境中,医师可以以非判断的方式积极地回应家长和儿童的所有评论,以及在就诊、评估和治疗期间给予专业的建议。在这种“双向开放”的环境中,家长和儿童可以表达更深层次的思想,这些可能对治疗儿童的健康和行为问题有重要的作用。

接诊可以以非常开放的、平常的问题开始,如“儿童在生活上的表现怎样? 他后来怎么样了? 你今天希望我们特别关注什么事情?”这样设置了议程和“治疗目标”,可以引导这次的就诊目的。除了解决在就诊过程中明确关注的问题,医师必须谨慎地探讨其他与儿童发育与行为相关的领域。我们可以询问家长:“你有任何关于儿童学习、行为或发育的问题或者担忧吗?”这对于识别该儿童发育或行为问题是有帮助的。如果在接诊前让家长填写筛查问卷,反馈结果就能指导谈话和提醒医师家长潜在的关注问题。

当确定了儿童发育或行为的问题后,需要探究家长是如何看待这些问题的、对儿童的看法是什么、父母对儿童的希望和担忧是什么。这些潜在的观点通常对治疗干预手段起到重要的作用,并询问儿童的行为有无或是如何影响到家庭系统和家庭功能的。如果儿童的行为干扰了父母的正常工作,必须进一步仔细地评估。我们可以使用一些诱导性的问题帮助家长提供信息,如:

- 儿童的行为干扰到您家庭正常的生活吗? (如,一起在家里吃饭)
- 儿童的行为影响到您外出吗? (如,在餐馆吃饭,去超市购物)
- 儿童的行为干扰到您做家务吗?
- 儿童的行为干扰到您正常上班吗? (如,因为照顾儿童困难)
- 儿童的行为影响到您夫妻之间的关系吗?
- 儿童的行为影响到他在家、学校或者朋友交往的表现吗?

了解从父母的角度看待儿童的行为、聆听父母对儿童的希望和担心,这些重要的信息可以指导干预或治疗。

此外,在就诊过程中,还要询问儿童发育与行为问题特定的风险因素。儿童的健康和状态是否良好与父母的身体、情绪、社会保健和社会环境直接相关。离婚、婚姻不合、家庭暴力、物质滥用、贫穷、精神压力、精神疾病、经济压力和缺乏社会支持等,这些问题都会影响今天的家庭和早期的亲子关系。

四、家庭的干预

(一)干预的处理模式

这个模式的原则是:不管儿童的行为问题是受到家庭的影响,还是影响了家庭,都能从多个方面改变问题行为。干预侧重家庭系统中特定时间内的优势。Sameroff 认为这种干预能有效地改变儿童或父母,改变儿童对待父母的方式;改变父母对儿童行为的解释或理解;改变父母获得疾病或发育与行为相关知识后对待儿童的方式。

在医患沟通中,发育与行为儿科医师要关注临床干预决定过程中的家庭作用,见图 3-4-2。把

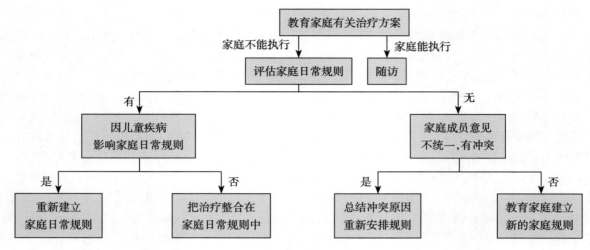

图 3-4-2 临床治疗中的家庭作用

治疗方案与家庭日常生活规则结合在一起,取得家庭成员的理解、同意,并能积极配合医师的治疗。

(二)家庭应对性干预

在干预中,家庭需要支持来应对创伤性事件,同时保证干预不要过多地改变家庭的生活规则。这中间需要注意的是帮助家庭应对威胁儿童生命的疾病,如组织相同疾病的家庭分享经验和讨论、帮助父母与儿童之间相互交流以及相关的以家庭为主的治疗,以提高问题解决技能、减少家庭冲突等。临床中摸索不同的方法,例如有的是以家庭干预为主的方式,有的可提供家庭相关录像或宣传资料,还有的家庭需要心理疏导等。发育与行为儿科医师要转介给相应的专业人员,使家庭能有效地参与干预方案。

五、家庭干预的未来方向

家庭在促进儿童健康中的作用至关重要。家庭在临床干预中的有关研究相对滞后,例如家庭系统的复杂性、家庭内多种高危因素以及文化对儿童发育与行为的影响等。未来的方向应当致力于家庭是如何影响儿童的发育与行为的。儿童早期发育著作《从神经元到人类》的作者提出儿童发育是行为、大脑、社会、经济和政治科学知识的整合体。家庭如何起到促进儿童健康的作用是研究的重点。这就需要从多个层面进行分析,包括儿童生理状况在社会交流中的作用、家庭信念对疾病状态的改变、家庭内部的状况,如生理、心理健康状况、认知功能等。而在临床中,发育与行为儿科医师要关注到儿童的身体健康问题是如

何影响家庭的信念、改变家庭日常的生活规则。同时也要关注家庭的文化背景对后代以及地域的影响。还有,家庭干预要考虑到家庭水平的差异,如经济、儿童年龄、伦理背景等。这些因素会影响干预的有效性。家庭干预要注重家庭优势,针对恢复整个家庭的健康状态,而不是针对儿童的症状。这些对发育与行为儿科医师来说也是一大挑战。

 【专家提示】

○ 家庭功能受社会生态环境的影响,如社区、学校、文化等,也与儿童与父母之间的相互作用有关。

○ 家庭功能与儿童的发育与行为密切相关。

○ 在儿童发育与行为的干预中,必须有家庭的参与。

(江帆 黄敏辉)

参考文献

1. Voiget RG, Macias MM, Myero SM. Development and Behavioral Pediatrics. American of Academy Pediatrics, 2011:23-24.

2. Wolraich ML, Drotar DD, Dwoskin PH, et al. Development-Behavioral Pediatrics: Evidence and Practice. Canada: Mosby, 2008:98.

3. 金星明,静进. 发育与行为儿科学. 北京:人民卫生出版社,2014:166-170.

第5节　父母及照养人指导

【开篇导读】

门诊咨询是临床解决发育与行为问题最有效的方法。发育与行为儿科医师在咨询过程中将专业知识与面谈技巧相结合,能合理处理照养人关注的问题,避免过度药物治疗和转诊。本节重点阐述:照养人指导有哪些常见的咨询类型? 发育与行为儿科医师应如何进行照养人指导?

行为问题在儿童时期很普遍,所有儿童偶尔都会有行为问题。发育与行为门诊就诊的儿童中,约20%左右是因为行为或心理健康问题;10%~15%的行为问题会影响儿童生活。因此,发育与行为医师需要为照养人提供儿童发育与行为问题咨询,在咨询过程中个体化指导照养人,并关注养育环境和其他社会相关因素(如父母抑郁或家庭暴力等),促进以家庭为中心的养育,提高父母的养育能力及其对儿童发展和行为的关注。

儿童行为问题咨询不同于其他咨询,有以下特点:①针对的是儿童与家人;②注重目前的问题;③关注的是行为(而非想法或情绪);④注重行为和发育方面的偏离(就程度而言未达到障碍的程度);⑤有重点地评估(不一定做全面评估);⑥就一个问题进行多次访谈;⑦采用以行为为导向、直接、特定的干预方法;⑧注重方法的实用性(无须解释其理论依据);⑨提供父母指导、教育和环境干预及指导;⑩定期随访,每次20~30分钟;⑪设定最少随访次数(大多数行为问题需2~3次,最多6次);⑫设定较短的疗程(通常3个月)。

发育与行为儿科医师在咨询中的作用是:澄清问题、指导改变。医师要知道如何与照养人沟通、如何取得照养人的信任。为此,医师必须重视照养人,要认同和尊重照养人的期望,因为只有照养人才最了解儿童,而对儿童而言,家庭是不可取代的,他(她)始终会受到家庭成员的影响。如果咨询无效,应及时转诊。发育与行为儿科医师需要接受专科培训,学习多种干预方法。在选择具体的治疗策略时,问题的性质、家庭的应对方式、不同方法对家庭成员的影响都应予以考虑。

以下总结了发育与行为儿科门诊中的常见咨询类型,讨论了对照养人的具体指导方法。

一、宣泄

任何咨询都必须在处理好情绪之后才可能奏效。有的照养人来咨询时情绪非常激动,甚至无法讲述病史,也无法接受建议,所以首要问题是宣泄情绪,即首先处理强烈的情绪问题。比如:患儿功能性大便失禁,照养人需要宣泄愤怒;患儿屏气发作,照养人需要宣泄害怕情绪。

宣泄的环境应舒适、有私密性。宣泄可以从医师鼓励照养人谈话开始,如"你很生气/担心/难过,跟我说说吧!"重复照养人的话可让宣泄继续,如"你很尴尬"。医师的正确反应非常重要,是倾听,而不是评论,任何指责都可能打断宣泄。即使照养人表现过激,医师也必须表示认同,如"事情是很不幸",不要说"事情可能更糟""要是没有发生就好了"之类的话。照养人的宣泄只有感到被真正理解了,痛苦才能减轻,情绪才可能恢复平静。

二、健康教育

健康教育是指向患儿和照养人陈述事实、提供医学知识,其意义在于消除焦虑、消除误解、培养良好的情绪。健康教育有以下几种方式:

(一)根据要求提供健康教育

应患儿或照养人要求,针对特定儿童、家庭和社区给予个性化的健康教育,这种方式尤为有效。如青少年普遍对粉刺、性传播疾病、避孕、刺青、吸烟等问题有兴趣,医师需要深思熟虑后回答,可以根据他们的具体问题告知对青少年和成人发病率和死亡率影响最大的6种不健康行为是体力活动不足、营养不良、早期性行为、药物使用和滥用(包括烟草和烟碱蒸发)、意外伤害和故意伤害的行为。照养人则可能只询问青少年与照养人的关系问题,发育与行为医师要提醒照养人,除了需关注和处理好青少年与家人的关系以外,还需要注意青少年在学校和其他活动中的能力、与朋友的联系、自主性、移情和自我价值感等内容。

(二)预见性指导

发育与行为医师在每次咨询中均可根据咨

询对象的不同特点提供预见性指导（anticipatory guidance），以预防可能发生的问题，如营养、预防伤害、行为管理、发育刺激、性教育和一般的健康教育。如，婴儿期照养人常见的问题有喂养行为、出牙、睡眠、玩具的选择等；幼儿期照养人常见的问题有违拗期处理、屏幕暴露时间、汽车安全座椅、排泄相关问题等。预见性指导应将重点转移到健康教育和家庭干预上（如哪些方面做得不够，如何改进），以帮助家庭解决关系问题、提出重要安全问题及帮助其获得需要的医疗资源，并增加儿童与大家庭、学校、社区等接触的机会。

（三）提供宣传资料

健康教育非常耗时，更有效的方法是提供医师编写的微信公众号或微博健康科普、健康宣传单、健康手册、书籍等，内容更详细，也更容易被照养人接受。也可在候诊室播放针对特殊人群（如咬指甲儿童、喂养困难儿童）相关健康知识的视频。宣传资料可作为照养人指导的补充材料。

三、安慰

安慰是一种特殊的健康教育方式，可减少或消除儿童及家庭不必要的恐惧和焦虑，尤其是身心健康方面的焦虑。安慰是发育与行为儿科医师最常用的咨询方法，效果非常显著，如果遵循一定程序的操作，疗效可能更为明显。以下是操作程序：

（一）事先收集详细病史

安慰的时机不能太早。病史了解不充分，是难以说服照养人的。照养人只有在确信医师已对问题做了充分研究、了解问题的根源后，才会接受安慰。

（二）有针对性

发育与行为儿科医师要认真倾听照养人谈话，找出其关心或担忧的关键所在，如儿童反复头痛，照养人担心脑瘤；反复腹痛的，照养人担心阑尾炎；胸痛的，照养人担心心脏病。明确照养人最担心的问题后，应仔细对儿童进行体检，一旦没有发现体征，就应明确表态，以肯定地消除照养人疑虑。泛泛而谈如"没什么""一切都正常"或其他夸张的承诺都会使照养人怀疑医师不负责任，从而不信任医师的任何建议。

（三）态度要诚实

医师应说实话，如果照养人发现医师有所隐瞒，安慰就不会有效。但医师也不必回答他所思考的所有问题，如鉴别诊断，以避免引起儿童及照养人焦虑。

（四）语言要简短

安慰应尽可能言简意赅。讨论过多会令照养人怀疑医师是否掩盖真相，或是医师个人的意见。

（五）说明问题的普遍性

在适当的时候，要评价儿童问题的普遍性，如"哪个3岁儿童不发脾气？""每个16岁儿童的家庭都有争吵现象"，这样才能减轻照养人的焦虑。

（六）应用肢体语言

如果照养人紧张，而发育与行为儿科医师必须保持平静地倾听、体检，照养人就会想到"医师都不紧张，看来问题不严重"。肢体语言往往比言语表达更有效。

（七）举例

需要医师帮助照养人确信儿童没问题的情况很多，如婴儿大便时满脸通红、发出用力的声音，并不是便秘；婴儿吸吮拇指是愉快的，并不意味着没有安全感；18月龄前囟未闭，并不一定存在脑积水等；幼儿期违拗行为，并不代表有行为问题；学龄期儿童学习不佳，并不代表有ADHD。

四、澄清问题及原因

（一）聆听

医师常犯的错误就是"过快地提供建议"，尤其是年轻医师。医师要了解照养人，就应该聆听照养人的心声，让他们陈述自己的特殊情况。回答父母的问题前，应创造一个让父母感到舒适的提问环境，聆听照养人的心声，让他们陈述自己的特殊情况，便于医师更好地了解照养人并与照养人建立良好的伙伴关系。任何评判照养人是否有理的结论都应该推迟到医师完成聆听之后。聆听本身就是一种治疗，聆听表现出对照养人的尊重，鼓励他们作出自己的决定。

（二）获取更多病史信息

耐心仔细地对照养人进行访谈，获取更多病史信息，对帮助医师尽早发现发育与行为问题的儿童尤为重要。如果医师观察到儿童很快乐，而且家庭关系积极，那么在儿童只有一两种行为症状时，可以直接提供建议。对比较熟悉的家庭，医师可单刀直入地问以下3个问题：①他（她）还有其他行为问题吗？②你认为他（她）为什么会这样做？③你试过哪些矫正的方法？这样做，医师能避免提供已经失败过的建议。对多个行为症状的儿童,医师应当获得全面的心理社会信息,然后再给予指导。

(三) 澄清问题

澄清问题包括确认问题、解释可能的原因和后果,其目的是帮助照养人理解儿童的行为。医师必须和照养人一起仔细回顾所要改变的行为模式,照养人先总结,然后医师可以说:“看来,你最关注的是……”医师可以通俗地解释问题产生的原因,例如核心问题是恶性循环还是父母和儿童相互作用不融洽的问题(如照养人的高压导致儿童反抗,照养人持续的批评导致儿童自暴自弃、抑郁),原因在于照养人太严厉或者太宽容。如果照养人的分析是正确的,医师应表达赞赏。

(四) 减轻照养人的负疚感

有照养人会把问题归结到自身并自责,尤其是在医师梳理完亲子关系要求照养人进行改变的时候。减轻照养人负疚感有几种方法:一是说明照养人行为的普遍性,“每个人都这样做过”;二是对照养人表示理解,“我很理解你”;三是在病因分析时,把照养人、兄弟姐妹、亲戚、学校等因素相提并论,说明“你只是问题的原因之一”;四是把照养人的错误归结于过去,“那已经是很久以前的事情了,后来又发生了很多事”。重要的一点是,医师要强调“所有的照养人都会犯错误,而且犯错误本来就是照养人行为的一部分”。医师应强调亲子关系中积极的方面。如果问题在于照养人的溺爱,可以说“你太爱他们了”“你已经很努力了”,也可以总结“现在需要向前看而不是向后看”。

五、支持照养人

发育与行为儿科医师应鼓励照养人成为家庭保健的积极参与者。医疗卫生服务的趋势是自我保健,医师的作用在于培养照养人独立做决定。医师可以通过动机式访谈帮助照养人识别他们当前行为选择的结果及之间的差异,培养照养人最终能独立解决问题,成为好的问题解决者,这是一个循序渐进的培养过程。

(一) 完善照养人的处理策略

在澄清问题之后,照养人一般会有自己的看法。医师可以引导他们:“这个问题已经了解了,你们有什么解决办法吗?”如果照养人的计划是合理的,应表示赞同。照养人常把医师当作调解人,希望医师帮助他们完成计划,这时要增强照养人的自信并且鼓励执行。“提供照养人处理策略”的前提是医师自己要掌握解决大多数问题的方法,在选择策略时必须把照养人的生活方式、文化习惯、价值观考虑在内,一定要鼓励照养人自己做最后的决定。如果照养人的计划不可行,医师应提供其他处理方法。

(二) 赞赏照养人的正确育儿方法

医师每次咨询中都可以赞赏照养人的教养技巧,如有意提及儿童有礼貌、有耐心、勇敢、会交流、合作能力强或者其他可取之处,使照养人知道他们做得很好。此外,医师还可以通过总结儿童在情感、认知和社会发展、身体发育等方面的进步鼓励照养人坚持正确的养育方式。儿童有情绪问题的,照养人通常会自我防御,他们非常需要听到医师说“我知道你们是爱儿童的”。

(三) 避免批评照养人

批评照养人有很多副作用。首先,它会导致照养人产生内疚感。很多照养人会自责是自己引起了儿童的症状,比如对儿童大发脾气。此时,医师应减轻照养人的自责,而不要指责照养人。其次,被批评的照养人可能会不满医师,继而拒绝医师的建议。因此,即使发现照养人的方法是有害的,医师的反对意见也应委婉表达,如“最近我们发现了更有效的方法”。

六、儿童行为管理

医师应给照养人提出具体的行为管理 (behavioral management) 策略建议。标准的简短咨询是针对症状给出明确的病因,更个体化的建议要对不同病因的类型提出鉴别诊断。医师应有常见问题的处理预案(含1~10条意见),实用和明确的指导最为有效。指导内容应限于自己的专业范围,要避免跨专业提建议。

以违拗行为为例,临床应如何指导照养人进行儿童行为管理? 第一,要让照养人认识到:违拗是大多数两三岁儿童都有的行为,代表着儿童开始独立。儿童说“不”时不应该被当成是对照养人的不尊重,他的意思其实是“我必须这样吗?”如果照养人能保持幽默感,违拗期将只持续6~12个月。第二,当儿童说“不”时不应受到处罚。第三,照养人应尽量减少命令和规定,避免不必要的要求,只把保证安全作为违拗时期的优先事项。第四,照养人应给儿童选择的机会,让其体验自由感。比如：让儿童选择看喜欢的书或吃其喜欢的食物。医师检查耳朵时可以问儿童想先检查哪只耳朵。儿童越早获得"决策者"的感觉，违拗阶段就越短。第五，在不该选择时不应提供任何选择的机会，如乘车要系安全带、该睡觉时就不容商量。第六，当给儿童提要求时，可以给5分钟时间来准备。照养人必须避免两个极端：一是惩罚儿童；另一是对儿童的迁就。

以下是医师指导照养人进行儿童行为管理的具体建议：

（一）确认照养人接受建议

医师指导后，需要看照养人的反应，可以要求照养人复述指导的内容，如："请回顾一下，我们的新计划怎么做？"为避免抵触情绪，医师还应问照养人能否接受建议，"你们觉得计划合理吗？""你们觉得这个方法如何？"如果照养人似乎不信服这种做法，医师必须说服他们或者另外提供一种建议。

（二）行为处方

医师应将照养人已同意的要点写下来交给他们，同时自己也复印一份保存。另一种方法是给照养人提供该问题的宣传资料，也可写下特殊的建议。这样可以确保医师的计划不会被遗忘，照养人通常欢迎这种做法。

（三）随访

一次门诊访谈结束后，应有至少一次的门诊或电话随访。与先前的方法相比，这种方法更有安慰作用、更有健康教育意义。两次以上的随访，可要求照养人做书面记录（行为日记），为讨论提供材料。第二次咨询一般安排在1周后，应先评估行为症状的改变（减少、消失还是毫无变化或加重），再根据评估结果修正治疗计划。如果数次随访后治疗失败，行为问题又相当严重，则应召开家庭会议，明确告知要进一步的评估，取得家庭的理解，或转诊。

（四）保证照养人的依从性

照养人不坚持治疗可以表现为失约、不落实建议、不给儿童服药、到处求医等多种形式。而保证照养人的依从性（compliance）、促使照养人坚持治疗的方法包括：由照养人选择治疗目标和治疗计划、解释治疗的理由、纠正错误的看法、简化治疗方案、把治疗与生活常规结合起来、提供书面的指导等。良好的医患沟通有助于增加照养人的依从性。

（五）医师常犯的错误

医师在指导照养人时常见的问题是"固执己见"。医师的要求与照养人希望或者实际的行为之间的差距应该越小越好。若医师期望过高，将影响家庭的依从性。医师需要明确，建议只是一种参考意见，并不是要求，更不是命令，不应强迫照养人接受。例如：照养人常常愿意与儿童同睡一个房间，尤其是母乳喂养的母亲，喜欢婴儿在断夜间喂奶之前（即3~4月龄）睡在自己卧室里，这往往与医师的意见不同，但事实上并无证据显示照养人的做法对儿童有害。

七、延长咨询

对1~2个行为症状提供指导，属于简短咨询，1~2次随访即可有效。每位医师都应能够提供简短咨询。而延长咨询需要较长时间和广泛接触，需要3~6次甚至更多次的咨询，适用于有多个或复杂症状的儿童，常见的是心身问题咨询及行为管理咨询，照养人指导需遵循特别的要求。

（一）心身问题咨询

发育与行为儿科医师必须有充分的儿内、外科训练基础，能够治疗儿童器质性疾病（如反复头痛、腹痛、晕厥），而心身治疗问题的主要问题，是把照养人的关注重点从器质性病变转到非器质性病变，这个问题的关键在于医师要在新诊断中获得照养人的信任。

心身问题的评估和咨询步骤如下：

1. 询问病史。
2. 仔细进行体格检查。
3. 足够的实验室检查，以使照养人及儿童确信身体健康。
4. 完成全面评估后告知照养人诊断或结论。
5. 说明儿童身体非常健康。
6. 向照养人解释情绪可引起身体不适的症状。
7. 向照养人解释儿童的症状并非躯体疾病所致。
8. 消除照养人对疾病的怀疑。
9. 向照养人说明该情况在正常儿童中的普遍性。
10. 让照养人确信医师能有效治愈。
11. 鼓励儿童正常活动，特别是应正常上学。
12. 让儿童与同龄儿有更多的相处时间。

（二）儿童行为管理咨询

发育与行为儿科医师必须有儿童行为管理咨

询的技巧。医师需要提醒照养人,首先应改变照养人的行为和反应,儿童才会跟随照养人的行为改变而改变。儿童管理咨询的步骤是:①教会照养人行为矫正的基本原则;②列出儿童问题行为的类别;③帮助照养人认识其解决问题的优势;④制订治疗计划,或每一步靶行为的后果;⑤在诊室给照养人做示范,如何正确地应答儿童;⑥友好温和地纠正儿童行为;⑦表扬儿童的适应性行为;⑧制订治疗计划,提供针对特殊行为的健康教育手册;⑨提供随访。在访谈中,医师应积极认可和鼓励儿童的良好行为,并使儿童和照养人都了解如何促进儿童健康发展。

处理以离婚、学习和青春期为主的问题需要接受专门的培训。医师必须设定能实现的目标和不能实现的目标。虽然可采用行为矫正法和照养人指导,但主要的工作还是积极倾听、开家庭会议、澄清问题和家庭支持。

(三) 医师常犯的错误

医师在延长咨询中常犯的错误是"对象选择不当"。需要长期心理治疗的儿童与经过短期咨询毫无效果的儿童均不适合延长咨询,应及时转诊。同时,医师应具备一定的心境障碍与焦虑障碍等的诊断、治疗和转诊标准相关的知识,并对常用精神药物的药理学有一定理解,为准确判断并说服照养人和患儿及时转诊提供支持。

 【专家提示】

- 发育与行为儿科门诊最常见的咨询方法有宣泄、健康教育、安慰、澄清问题及原因、支持照养人、儿童行为管理、延长咨询。
- 医师应接受专科培训,学习各种干预方法,面对具体问题时能够熟练应用、灵活处理。
- 医师要尽量避免咨询中常犯的错误。

(李廷玉)

参考文献

1. 邹小兵,静进.发育行为儿科学.北京:人民卫生出版社,2005:400-404.
2. Coleman WL,Crocker AC,Feldman HM,et al. Developmental-behavioural Paediatrics. 4th Edition. Elsevier Health Sciences,2009:847-855.
3. Robert M. Kliegman,Joseph St. Geme. Nelson textbook of pediatrics. 21st edition. Philadelphia:Elsevier,2019.

第 四 章

发育与行为儿科学的临床评估

第1节 心 理 测 量

【开篇导读】

在儿科就诊人群中,大约有8%的患儿在3岁以内经历过某种程度的发育与行为问题,并且这一比例随年龄增长还会逐年增加,到18岁之前可达到12%~25%。对于上述问题如何评估、采用何种评估手段、对评价指标和结果如何解释等,这些都与心理测量有关,也在发育与行为儿科就诊过程中常常遇到。本节会对心理测量(psychological measurement)方法和相关参数进行专门介绍,旨在为临床实践中正确理解临床心理测试目的、解读测试结果提供理论依据。

一、概述

系统和全面的心理测量包括多个阶段,涉及提出测试评估方案,收集数据,进行测试并得出评价结果,进而形成诊断假设,提出解决方案,以及治疗后随访和进一步评价。使用量表和测查工具进行测试的过程,实际是把某个儿童和我们设立的"正常"标准(即对照组儿童)进行比较,进而发现不在"正常范围"的儿童。按照统计学中参考值的设定原理,这种不属于"正常范围"的儿童大约有5%。然而,值得注意的是,所谓"正常"与否其实只是基于数据的描述,在统计学上本身即具有"假阳性"的可能,故而只能提示儿童存在问题的可能性,而绝非诊断或结论。通常来说,有三方面的变量来源可能影响测量结果:量表的特异性、"正常"和"功能受损"儿童的划分标准。

在临床实践中,决定使用何种测量手段需要根据具体问题而定,同时考虑时间成本和测量成本等相关因素。根据测量目的、测量复杂程度不同,心理测量通常划分为如下3个层次:第一层次是筛查性测试,其结果通常只具有提示性;第二层次为诊断性测试,这些测试针对发展、认知、学习、语言、动作、适应性等功能开展,相比第一层水平的结果,该层面测试结果具有更强的预测性;第三层次测量通常针对一些特殊领域进行专项评估,然后结合前两个层次的结果、生活史、访谈记录和临床观察结果最终对受试儿童进行全面评估。

一般来讲,无论筛查抑或诊断性测试,在其测试方法建立过程中,都需要特别重视常模样本的选择问题。用于全国范围推广的测量工具,常模样本需具有全国代表性,人口学变量必须能涵盖所有样本的人口学特征,如样本选取地区(西部、中西部、南部或者东北部)、民族、社会经济状况等。如果量表样本不具有代表性,样本的人口学特征则可能有偏倚,在将结果推广到一个更大的群体中时就缺乏科学依据。在选取常模样本时,应尽可能将每个年龄段的被试都选取在内,而且年龄跨度需与待测能力的发育年龄对应,这样,测量结果才具有稳定性和推广性。此外,样本选取过程中还需考虑男女比例问题等,以保证不同发展模式的群体间可进行比较。

在心理测试量表引进和发展阶段,需要对一些项目不太实用或者评估效果较差的指标进行删减和完善。实践中,通常采用常规条目分析法(conventional item analysis),对量表中回答正确率较低的一些项目或者一些维度进行逐项分析。此时,常用的统计变量包括项目区分指数(item discrimination indexes,条目之间的相关度)和效度(item validity,通过 t 检验和卡方检验获得的常模和特定群体之间的比较结果)。此外,近期比较成熟的量表——贝利婴儿发育量表第3版(Bayley Scale of infant and toddler development-third edition)以及斯坦福-比奈量表(Stanford-Binet scale)的完善过程中,还涉及项目反应理论(item response theory),项目反应理论的分析方法可处理二分变量等常规方法无法处理的数据。该理论认为被试儿童在测验项目的反应或成绩与他们的潜在特质或能力有关,故通过项目反应理论建立的量表之间,其项目参数具有恒久性和可比性。项目反应理论通过项目反应曲线综合各种项目分析的资料,使我们综合直观地看出项目难度、鉴别度等项目特征,从而起到指导项目筛选和编制测验比较分数等作用。此外,量表发展过程中,对项目内涵间的差异及设计的合理性进行分析也非常重要,这一步骤称为项目区分度检验。

二、标准化测试

标准化测试又称标准化常模参照评价(standardized norm-referenced assessments,SNRAs),是用于测量婴儿、儿童和青少年发展最常用的评价系统。标准化测试常通过一系列任务来考察儿童在某种能力上的表现,然后将这些结果与标准化量表中的参照标准进行比较。当被试对象为婴儿时,严格执行手册规定的程序非常困难,在施测速度和顺序等程序上可以适当灵活,但施测规则仍应该严格遵守。

通常利用SNRAs进行测试可帮助临床医师了解两方面的问题:①被测儿童较对照组常模比较水平如何?②被测儿童究竟有何缺陷?SNRAs对于解答第一个问题很重要,通过SNRAs评价结果可以发现儿童发展的优点和不足,进而帮助临床诊疗。需要注意的是,SNRAs数据可以为临床提供参考,但不能据此对儿童发展做出终结性评价。此外,单独一项测试结果只能反映儿童某方面能力,不能揭示儿童认知和行为发展的全部内涵。

此外,SNRAs测试并不具有普适性。尤其当考察对象是婴儿时,由于婴儿亦受陌生环境等因素干扰,加之测试目的为评价而非诊断,因此要充分考虑SNRAs测试的可行性和有效性。这也提示,发展SNRAs以外的其他评价体系非常必要。目前,常用的替代性评价方法包括标准参照评价(criterion-referenced)和课程参考评价(curriculum-based)。实际上,课程参考评价也包含在标准参照评价中,这两种方法可以帮助我们回答第二个问题,即儿童能力究竟存在哪方面缺陷以及如何发展他的潜力。在标准参照评价测试中,儿童在某个领域获得的测试分数反映其在该领域(如对颜色、数字、性状、字母等的认知能力)获得技能的程度,通常用百分比来表示。布莱肯基本概念量表修订版(Bracken basic concepts scale-revised,BBCS)就是基于标准参照的一种工具,该量表可以分别考察儿童在6个领域的能力掌握程度,也常作为儿童入学准备能力表现的一个预测指标而被广泛使用。基于课程参照的评价,主要目的是为帮助儿童达到某种训练目标。国外比较著名的量表系列如"婴儿和儿童的心理测量、评估和项目计划"以及针对婴儿和儿童特殊需要而设计的"卡罗莱纳课程"都是基于课程参照评价方式而设计的量表。综上所述,标准化常模参照评估、标准参照评估以及课程参考评估在儿童心理测量和评价实践中作用各不相同,但相互间又起到互补和支持效应。究竟选用何种评估方式需要仔细分析受试对象、测试环境以及评价项目等诸多因素。

三、心理测量学中常用的一些术语

正态范围(normal range):依据统计学原则,针对某种测试得到的儿童发展能力分布或测试分数分布来界定的某个特定范围。正常情况下,儿童发育水平是一个正弦的正态分布曲线。这种曲线所反映的发展能力分布情况对于心理测量学中常模建立和发展非常重要。

（一）描述性统计

平均数（mean，M）是考察一个样本分布集中趋势和平均分数的指标，因为平均数有可能会受到一些极端值的影响，因此，如果一个样本中各被试之间的差异过大，平均数其实是不能反映集中趋势的。

众数（mode）是另外一个在统计分布上具有明显集中趋势点的数值，代表数据的一般水平（众数可以不存在或多于一个）。众数是一组数据中出现次数最多的数值。

中位数（media）是指将统计总体当中的各个变量值按大小顺序排列起来形成一居中出现次数最多的数值，中位数也是考察数据集中趋势的指标。中位数不受极端值影响，因此适用于多变量的大样本。

全距（range）是反映数据离差的指标，即一个数据分布中最大值和最小值之间的差再加 1。然而，如果一个测量的分布中最小数和最大数是两个极端值，那么以这两个数恒定的数据范围不是一个可信的得分范围，尤其当遇到一个偏态分布的样本时，常采用四分位数（interquartile range）进行描述，它反映的是中间 50% 数据的离散程度，即当把所有数值由小到大排列并分成四等份，处于 3 个分割点位置的得分就是四分位数。分数之间通过 3 个四分位数进行区分，第一四分位数，是该样本中所有数值由小到大排列后第 25% 的数字。第二四分位数，等于该样本中所有数值由小到大排列后第 50% 的数字。第三四分位数，又称"较大四分位数"，是该样本中所有数值由小到大排列后第 75% 的数字。

标准差（standard deviation，SD）是一个在分布中考察数据离散程度的指标，即考察各数据偏离平均数的程度。它是在一个特定的数据分布中，每一个单独离差之和的平均。标准差越大，那么这个数据的域值范围越大。在一个正态分布的数据中，68% 儿童的得分应该在 –1 个标准差和 +1 个标准差之间。一般意义上来讲，多数智力测试和发展测试量表，其常模的平均得分为 100，标准差为 15。其他一些量表分数，如韦氏量表（Wechsler scale），常模的平均分为 10，标准差为 3，全距为 7~13。如果一个儿童的得分低于常模 2 个标准差，即智力为 70 分时，提示该儿童可能存在认知问题。

偏态（skewness）：得分不符合正态分布的数据都可称为偏态。例如，对一群社会经济水平较低的贫穷儿童进行智力测验，结果可能是常模平均分以下的儿童数量在增加。这是一种正偏态分布（曲线的尾部越来越接近于正分，也就是趋近 x 轴的右侧部分）。在这种情况下，众数比中位数数小，而中位数又比平均数小。基于正态分布的百分比会低估得分少的一端数据，高估得分高的一端数据。相反，如果这个测试的对象是社会经济水平较高的个体，呈现出的数据就是一个负偏态分布，单从分布图来看，这些儿童的表现都非常好（曲线的尾部接近于低分端，也就是趋近 x 轴的左侧部分），在负偏态分布中，中位数小于平均数，而平均数小于众数；同理，基于正态分布的百分比会高估得分少的一端数据，低估得分高的一端数据。由于偏态分布的数据明显偏离正态分布，故我们对数据结果进行解释时要持谨慎的态度。

峰态（kurtosis）反映的是一组数据分布的峰值和平缓度。一个呈平缓分布的数据，数据多分布在两端，中间数据较少，称为低峰态分布（platykurtic）。和正态分布相比，当峰值高于正态分布的平均数，数据则多分布在中间，集中在平均数附近，尾巴两端的数据较少，这称为高峰态分布（leptokurtic）。

（二）原始分数的转换

1. 线性转换 在心理测量时，通过对儿童测试原始分数的线性转换可以使我们了解儿童个体发展水平在群体中所处的位置。常用的线型转换包括 Z 值转化和 T 值转化。Z 值是一种标准化值（标准化过程是指将原始数据转化成 Z 值的过程，具体算法为用原始分减去平均分后再除以标准差，所得的值即为 Z 值），Z 值为 1 时，也就是说这个得分高于平均分 1 个标准差；Z 值为 –1 时，意味着得分低于平均分 1 个标准差。平均分的 Z 值刚好为 0，因此 Z 分数在 –1 和 +1 之间就是正常得分范围。换句话说，如果一个儿童的原始分数转化后 Z 分数为 1，也就是意味着他的得分高于样本中 84% 儿童的得分。

T 值是另外一种形式的线性转换。表示为：（Z 值 ×10）+50，从公式中可以看出，T 值的平均数为 50，标准差为 10。因此，Z 值为 1，相当于 T 值为 60。T 值在心理病理学的测试中使用广泛，如明尼苏达多相人格问卷（Minnesota multiphasic personality inventory-A）、康奈尔评价量表（Konners rating scale）、儿童行为检查测试（child behavior checklist），在这些量表中，当 T 值达到 70 或者更高时，意味着在很多病理特征上具有相关性。在很多计分系统中，都以 T 值 70 作为一个分界点。

2. 等面积转换（area transformation） 等面积转换最常用的统计量是百分位数（percentile），

指按照从小到大的顺序排列,将最小值与最大值划分为100个等份,每1个等份为1个百分位数。按照从小到大顺序确定各百分位的数值,即百分位数。当变量呈非正态分布式时,百分位数能更准确地反映出被测儿童相对于常模的发展程度。一般采用第3、10、25、50、75、90、97百分位。第3个百分位在临床上通常被作为一个节点,第10分位是曲线下10%的面积(每个十分位包含这一范围内10%的典型发展儿童)。对于父母和教师来说,百分位数的概念很容易理解,常常作为一个参考标准来描述在一组分数分布中,特定儿童的得分处于什么样的位置。比如,韦氏智力测验第4版中,智力为70分对应着第3百分位,意味着有3%的同龄儿童智力低于70分,97%的儿童分数高于70分。

四、心理测量的评价指标

当我们对一个儿童心理测量得分进行诠释时,除了要保证数据结果的合理性,还需要考虑数据的一些其他特征。尤其是对不同文化、不同种族儿童进行测量和结果解释时,诠释更要谨慎。所用参照标准的敏感度、特异度、信效度等均是我们要考虑的重要问题。

(一)敏感度和特异度

通常情况下,对测量结果进行解释时,我们必须考虑这一测量工具中一些关键划分点。敏感度(sensitivity)是指通过量表正确测量出有问题儿童的比例。儿童是否有问题在量表中有一些关键的分数截点,如果低于这个分数截点可能就被视为有问题。在实际测量中,当儿童的确存在问题但量表测量结果却显示正常,这样的结果我们称为假阴性(false-negative scores)。在发育与行为儿科学中,金标准(gold standard)(区分是否有问题的分数点)通常不是一个绝对值,而只是一个参考范围。敏感度这一术语可以被概化成一种具有包容性的值域,理想的敏感度是在70%~80%范围内。特异度(specificity)是指经过量表正确判别为正常儿童的比例。如果正常儿童经过量表测量,所得分数提示为有问题,我们称为假阳性(false-positive scores)。理想的特异性指标是在70%~80%。测试目的不同,对量表的敏感度和特异度要求不同。例如,在筛查性测试时,为保证可能有风险的儿童不被遗漏,对量表敏感性要求大于特异性。而在诊断性测试量表中,量表特异性的要求则更高。

实践中,通过调整截点分数(cut-off scores),我们可以调整量表的敏感度和特异度。当放宽判别疾病的截点标准时,一些有问题但没有被筛查出来的儿童比例会变小,这时发生假阳性结果(false-positive findings)的可能性会增加。反之,特异性增加,那些原本正常的儿童被判定为有问题的比例也会减小,但确有问题的儿童很可能被遗漏,容易引起假阴性结果(false-negative findings)。

阳性预测值(positive predictive value)指量表把有问题儿童错误判定为没有问题儿童的比例。它反映的是当测试结果为阳性时,发现问题的可能性。理想的量表其阳性预测价值的范围为30%~50%。阴性预测值(negative predictive value)指量表把正常儿童错误判定为问题儿童的比例。它反映的是当结果是阴性时不出问题的可能性。阴性预测值受患病的影响。在某种患病率疾病(或问题)中,特异度较阴性预测值是更为可靠的统计学指标。

(二)信度和效度

信度(reliability)指测量方法的可信程度,代表测量方法的稳定性。内部一致性(internal consistency)指一个量表之内所有项目或者一组项目所测量的同一种能力(例如语言能力和视觉运动技能)是否一致。较高的内部一致性说明问卷条目之间高度相关,在统计上可以用克伦巴赫α系数(Cronbach's alpha)、分半信度(split-half reliability)、库-李信度(Kuder-Richardson reliability)等指标来考察。克伦巴赫α系数(Cronbach's alpha)测量的是量表内部各项目的一致性程度(内部各项目之间的相关性);分半信度(split-half reliability)是通过将测验分成两半,计算这两半之间的相关性而获得的信度;库-李信度通常用于测量二分变量的信度系数(如,"是"或"否")。此外,重测信度(test-retest reliability)在发展和心理测试中也非常重要,我们通过对同一群体进行重复题目的测试来考察施测项目在实施过程中的准确性。重测信度考察过程中样本重复实施的时间间隔很重要,两个重复实施的时间间隔越久,获得的一致性信度越高,说明这个测试工具的信度越好。一般来讲,重测信度达到0.70可被认为中等级信度,超过0.80被认为良好信度,超过0.90则提示测试工具的信度极好。评分者信度(inter-rater reliability),是指不同评分者评定同一对象的一致性,最简单的估计方法就是随机抽取若干答卷,由两位独立评分者打分,再求每份答卷两个评判分数的相关系数。信度的影响因素有很多,如重测间隔时间(间隔时间越久,越能反映出信度)、答题者对测验目的的猜测(答题时猜测的成分越多,问卷的信度就会越低)等。不同的测试环境和练习效应(practice effect)等也都会影响测量工具的信度。

效度(validity)即测量的有效性,通过将测量方法与经典测量方法比较,检验测量方法本身在设计上有无针对性。实践中,一种测量工具对于测量某种能力有效,但对于测量其他能力可能效果有限。此外,测验效度还具有情境特异性。例如,一项智力测验在考察儿童认知能力上有用,但对于认知障碍儿童干预和治疗来说,其效度就值得商榷。因此,衡量一个测试方法是否有效,临床工作人员必须清楚自己的测验目的,了解待选测量工具的适用范围、适用情境以及具体操作程序。

内容效度(content validity)指量表中所选项目对测试目标的适用性,从而确定测验是否体现欲测的目标。结构效度(construct validity)指通过测验能够检测到的特定心理结构或特质。校标效度(criterion-related validity)指当前测验分数与效标资料之间的比较,其中校标资料可以是另外一个相关测验。根据效标资料是否与测验分数同时获得,可以分为同时(concurrent)效度和预测(predictive)效度两种。同时效度里,两个测验同时进行,测验结果之间存在相关。而在预测效度中,待研究测试在一个时间进行,而参照测验在稍后的另外一个时间进行(例如,贝利婴儿发展量表在儿童 36 个月的时候进行测试,而用于校标的韦氏学前儿童智力量表则在儿童 4.5 岁时进行)。区分效度(discriminative validity)是指筛查测试检测出特定问题的程度,例如,孤独症可能是大家普遍关注的一个问题,其中一个测查量表——幼儿孤独症测查修正量表(modified checklist for autism in toddlers,M-CHAT)可以把孤独症和心理发育迟滞儿童区分开来。表面效度(face validity)指的是测量的内容与测量的目标之间是否适合,即测量所选项目是否符合测量目的。效度受测试相关因素影响,如施测者和测验者之间的配合,被试的障碍、动机,也受校标相关因素和一些干预事件影响。

信度和效度的关系:统计学上,信度可以使得一个量表的效度更高,也即信度是效度的必要条件,但非充分条件。在现场操作时常常发现,一个测量工具信度可以很高,但当测试内容与测试目的不相符时,则效度很低。因此,没有信度的测试工具谈不上效度问题,但有信度的测试工具,其效度可能良好也可能不好。通常,效度高的测试工具其信度都在良好标准以上。

(三)年龄和等级的匹配

在一些发展心理学相关测试中,如儿童发育商(developmental quotient)和学业成就评定,常常需要根据测试原始分数换算年龄和年级的匹配分数。该统计量描述个体在年龄和年级上的分布情况,可以帮助医师和父母对儿童能力发展有一个整体把握。发育商是通过发育年龄(developmental age)除以实际生理年龄(chronologic age)再乘以100计算得来的。在测试中,发育龄指儿童认知和行为达到的年龄水平,而发育商反映了儿童认知和行为发展的速率。在发育商和智商解读时,需要注意由于不同年龄的标准差不一样,故不同年龄之间的智商或者发育商之间并没有可比性。此时,我们可以用发育商偏离(DQ deviation)来估计不同年龄段的发展情况,并进行年龄之间的比较。发育商和智商的偏离是呈正态分布的常模,其标准差相同,平均数为 100,标准差为 15。故一个智商为 85 的 6 岁小孩和一个智商为 85 的 9 岁小孩其智力水平是一样的。

(四)弗林效应

弗林效应(Flynn infect)是指在测试工具使用过程中,测试常模分值通常每年会增长0.3~0.5分;也即每 10 年会增长 3~5 分。例如,针对同一受试对象,采用早期版本的韦氏儿童智力量表和新版韦氏儿童智力量表进行智商评定,可发现两者获得的分值间常常存在差异。这也部分诠释了各种量表每隔若干年即需要更新的原因。因此,当换用新版测试工具进行评定时,若发现受试儿童存在分数降低现象,不能盲目归因于其认知能力损伤。实际上,这种分数下降可能是由于新旧版测试中使用的标准不同造成的。例如,一个使用早期版本所测得的智商为 70 的儿童,在进行新版测试中所得分数可能会更低,这时需要谨慎判定儿童是否存在智能发育障碍。

最后,需要强调的是正确理解实施临床心理测试的目的和正确解读临床心理测试的结果极为重要。各种临床心理测试为临床医师诊疗提供了有力的参考信息,但临床医师切不可仅凭测试结果进行盲目诊断。临床医师在实施心理测试的过程中,需要深切理解并体会父母对儿童的担忧,仔细结合临床观察和病史,正确解读测试结果,并为家长提供进一步的评价和建议,或者及时进行转诊。

【专家提示】

○ 在儿童心理测量和评价实践中，常常采用标准化常模参照评估、标准参照评估以及课程参考评估等不同方法。最终决定选用何种评估方法需要仔细分析受试对象、测试环境以及评价目的等诸多因素。

○ 量表测量学中常用的描述性统计量包括平均数、众数、中位数、标准差、全距、偏态、峰态等。

○ 对心理测量得分进行诠释时，除了要保证数据结果的合理性，还需要考虑数据参照标准的敏感度、特异度、信效度、年龄和年级匹配、弗林效应等问题。尤其是对不同文化、不同种族儿童进行测量和结果解释时，诠释更要谨慎。

（李斐）

参考文献

1. 毛萌，江帆．儿童保健学．4版．北京：人民卫生出版社，2020.

2. 陈荣华，赵正言，刘湘云．儿童保健学．5版．南京：江苏凤凰科学技术出版社，2017.

3. Carey WB，Crocker AC，Coleman，et al. Developmental-Behavioral Pediatrics．4th Edition.Philadelphia，Pennsylvania，WB SAUNDERS Co，2009：123-130.

4. Greenspan SI，Meisels SJ. Toward a new vision for the developmental assessment of infants and young children// Mesisles SJ，Fenichel E. New vision for the developmental assessment of infants and young children. Washington，DC：Zero to Three：National Center for Infants Toddlers and Families，1996：11-26.

5. Sattler JM. Assessment of Children. 4th ed. San Diego：Jerome M. Sattler，2001.

6. 杨玉凤．儿童发育行为心理评定量表．北京：人民卫生出版社，2016.

第2节 发育与行为评估

【开篇导读】

本节将介绍儿童发育与行为评估（evaluation）的诊断方法和相关工具，主要介绍根据当前发展心理学进展建构的有效评估方法和常规实用措施。还须强调，临床面谈和行为观察方法对儿童进行全面评估极为重要。另外，介绍了适于专业医师进行判断的评估结果，这些评估方法包括发育评估、智力或认知能力评估、行为和情感评估方法等。

儿童发育受生物因素和环境因素共同作用，两者直接或间接影响儿童发育，即大运动、精细运动、语言、情绪及社会适应性等，而这些基本发育是日后儿童智力、行为发展的坚实基础。

发育与行为障碍是儿童常见的慢性疾病。国外报道6.99%的3~17岁儿童存在发育与行为障碍。我国对欠发达地区3岁以下儿童的发育筛查，39.7%的儿童有一个或多个能区的发育落后。发育与行为障碍疾病谱跨度大，既包括高发病率低严重度障碍，如注意缺陷多动障碍、学习障碍等，也包括低发病率高严重度障碍，如脑瘫、孤独症谱系障碍、听力损害、视力损害等。

当下，唯有神经和发育与行为儿科医师对高发病率的发育与行为障碍进行常规的发育与行为评估。在儿科慢性病管理和保健中，发育与行为评估应纳入常规之中，特别在儿童保健临床筛查可疑或异常时，需要进一步进行神经发育评估，以便作出诊断。

发育与行为评估的原则有这样5点：①发育与行为评估是对婴幼儿，即年龄<5岁的儿童；②在发育与行为评估中了解儿童随年龄增长而出现的基本技能，如运动、语言、情绪、社会等的时间，有无延迟或倒退；③各种发育技能发展的速度，是否有缓慢或停滞不前；④每一种发育技能发展的顺序是否从易到难，还是颠倒为难的能力先出现，容易的技能却迟迟未表现或延迟表现；⑤发育评估的结果以发育商（developmental quotient，DQ）表示，同时可以识别儿童的发育迟缓、发育偏离或分离现象。

发育与行为障碍影响儿童的长期健康及生活质量，有些功能损害甚至持续终生。在儿童生命早期实施发育筛查和发育监测,旨在早期识别发育与行为症状,通过早期干预,避免或减少发育与行为障碍的发生,促进儿童早期全面发展并降低残疾率。我国已将发育监测和发育筛查纳入国家儿童保健技术规范,即在每次儿童健康检查时,均应进行儿童发育监测和指导。

一、发育与行为监测

发育与行为监测(development and behavior surveillance)是指发现、识别具有发育迟缓风险儿童的过程。它是一个灵活的、纵向的、持续的及追踪的过程。发育与行为监测有利于决定适时的转诊、提供家长教育及以家庭为中心的发展支持措施,并可监测早期干预和医学治疗的效果。

发育监测过程中需要结合儿童早期发育的3个特点:①"U"形模式,即儿童能力的初始显现并不代表这一能力的稳固。若当环境缺乏进一步刺激或反复使用这个能力时,这一能力会弱化或消失至"U"形的谷底;但当给予家庭指导后,儿童此项能力会再度出现,走向"U"形的另一端。②儿童发育与环境密切相关,尤其是婴幼儿阶段。在进行发育筛查和监测的过程中需要充分考虑环境对发育的影响,合理解释发育筛查的结果,并且指导家庭提供丰富的环境,促进儿童发育。③在临床上一次筛查只代表儿童当下发育水平,不能反映日后发育状况,发育监测即是纵向的对儿童发育趋势的追踪,能够更全面掌握儿童的发育进程。

发育与行为的监测需要全面而细致地采集信息,包含以下5个方面:

1. 关注家长对儿童发育与行为方面的担忧　向家长询问与儿童发育、学习能力及行为相关的情况,为儿童发育各能区的监测工作提供参考。

2. 持续了解儿童的发育史　每次对儿童进行常规健康检查时,都需要全面了解儿童当前的发育情况,这些信息能够帮助医师有效识别儿童发育异常,并清楚地描述具体的异常情况,根据监测结果制定合理措施予以改善。

发育延迟是指遵循正常发育进程,有1个或1个以上区域显著落后,甚至出现所有发育区域均显著落后。

发育分离是指某个区域发育明显落后,其他区域发育正常。例如孤独症谱系障碍儿童的社交、语言出现延迟,但运动技能正常。

发育偏离是指偏离正常的发育进程,有的出现倒退,有的出现难度高的项目先于容易的项目发育,如在会坐之前能站(双侧脑瘫儿童),或语言表达能力好于理解能力(语言障碍或孤独症谱系障碍儿童)。

发育倒退是指原有技能的丧失。孤独症谱系障碍有1/4儿童发育倒退,还可见于某些神经系统疾病,如Rett综合征、Duchenne肌营养不良。

3. 全面体检以获取信息　在对儿童实施常规健康体检时,需要全面的体格检查包括神经系统如肌肉张力、反射和姿势等,还要观察儿童在诊室内的行为、运动能力、语言、儿童与父母互动情况、有无冲动、注意力问题、发脾气、对立和攻击性等。

4. 发现危险及保护因素　对儿童成长过程中存在的危险因素进行评估。导致儿童发育迟缓的风险有很多,如环境、基因等。如果儿童发育过程中,已经存在高危因素如早产儿,需要增加发育监测的频率,或者转诊到上级医疗机构进行更加完善的监测。同时,掌握能够为儿童发育提供保护的相关因素,如家庭对儿童的关爱和照护,为儿童提供一个能够自由交流、玩耍的良好环境和丰富的环境刺激。

5. 记录儿童监测的过程及其预警征象　对儿童实施常规保健体检时,需要对发育监测的整个过程、结果以及实施的特殊处理等进行记录。同时根据这些信息判断是否需要增加随访次数,是否需要转诊到上级医疗机构进行检查等(表4-2-1)。

二、发育与行为评估中的注意事项

儿童的发育与行为评估是对儿童较全面信息的搜集过程,并据此对儿童发育状况作出判断。比起单纯心理测试,发育评估是对儿童病史的了解、访谈、观察、正规或非正规的心理行为测试等搜集信息的过程,最终用来解释和形成治疗决策的方法。广义的评估还包括对儿童的家庭、学校(幼儿园)环境、伙伴等的了解。评估的最终目的是找到儿童的问题症结和他所在家庭面临的问题,从而提出和实施解决办法,促进和提高儿童及其家长的健康。

发育与行为评估一般包含若干目的,如筛查是识别儿童是否存在某一特殊问题,据此能否提供相应的干预措施;而诊断性评估则旨在确定儿童发育与行为问题的性质、严重程度以及可能出现的预后;预后及其预测方法可对最终结果提出咨询指导与建议;治疗方案的设计和中短期目标的确定,利于选择和实施干预方法来解决儿童问

表 4-2-1　发育与行为监测的主要内容

1. 病史
   (1) 父母关注的发育与行为问题
   (2) 儿童发育史
   　1) 发育里程碑
   　　① 粗大运动
   　　② 精细运动
   　　③ 语音和语言
   　　④ 社交和社会适应能力
   　2) 发育异常的表现形式
   　　① 发育迟缓
   　　② 发育分离
   　　③ 发育偏离
   　　④ 发育倒退
   (3) 儿童行为史
   　1) 相互关系
   　　① 熟悉的环境中(如家庭、学校):与父母、同胞、其他家庭成员、同伴、其他儿童的关系
   　　② 不熟悉的环境(如社区):与不熟悉的成人和儿童的关系
   　2) 异常行为的表现
   　　① 不服从,攻击性,冲动,活动减少,注意力差,社交能力下降
   　　② 行为偏离或不典型
   　　③ 重复性游戏或动作,固定不变的想法或活动,自伤行为
   (4) 危险因素:既往史、家族史
   (5) 保护性因素
2. 发育与行为观察
   (1) 运动:大运动和精细运动技能
   (2) 语言沟通:语言理解和表达
   (3) 社交参与和反应
   (4) 行为:与照看者、同伴交往中的自发性和应答性的行为
   (5) 神经系统检查

记录监测进程及其预警征象:记录阳性发现、筛查结果及特殊处理

题;治疗效果的跟踪评估在于监测症状改善状况以及调整干预计划;治疗评估则是了解患儿及家庭对治疗的满意度和干预措施的有效性。

评估儿童的发育与行为须注意以下 3 个关键点:①对儿童发育与行为问题的评估与界定必须慎重,要围绕"问题"儿童所表现的行为、认知、情绪或生理症状来判定,且描述和界定是对行为而不是对人,避免给儿童贴上"标签";因为儿童所表现的行为问题可能是适应问题或特殊环境的一过性表现,如慢性疾病、遭受虐待、创伤经历、考试焦虑、分离焦虑等;最终还须结合医学观察和权威诊断标准(如 DSM-5 或 ICD-11)作出诊断。②发

展中的儿童的心理和行为具有可塑性和易感性特点,发展过程的不同阶段表现特征有所不同,亲子关系、同胞关系、伙伴关系及师生关系等在其行为塑造中起着关键的作用;因此,发育与行为的评估得出的是一个相对结论,医师凭此做参考,并须充分考虑上述关系后才能够作出判断。③必须考虑"问题"儿童自身的能力特点和背景,特别是其适应环境的能力和发展能力(如阅读障碍的儿童很可能具有音乐、舞蹈或体育方面的天赋),也须考虑儿童的性别、年龄、文化传统、信仰、语种及价值观(如少数民族)等。儿童能力包括不同年龄阶段的基本任务(表 4-2-2),它涵盖了儿童的最基本行为 - 品行(conduct)或社会行为(social behavioral),这些能力是成功适应社会的基础。

表 4-2-2　儿童不同年龄阶段的发展任务

年龄段	发展任务
婴儿期~学龄前	母子依恋 语言 认识和区分自我与环境 自我控制与服从
儿童中期	学校适应(按时上学,恰当举止) 学业成就(如识字、阅读书写、计算) 与同伴和谐相处(被接纳,交朋友) 遵守纪律的品行(遵守社会规则,有道德,亲社会行为)
青春期	成功过渡到中学 学业成就(接受更高教育或职业技能培训) 参加丰富的课外活动(体育、社团或公益活动) 结交同性或异性朋友,且关系密切 形成自我认同感和内聚感(a cohesive sense)

儿童的性别差异也会影响表现和评估。研究发现,儿童期的发育与行为症状的发生率和表现特点存在性别差异。一般而言,外显的多动、冲动、攻击行为男童多于女童,因此男童更容易被家长带到儿科医师门诊来咨询,而女童的表现相对含蓄而容易被忽略。另外,女童在社交中伴有攻击倾向时比男童更容易产生情绪问题,她们比男童更多使用间接攻击方式,如口头谩骂、闲言碎语、搬弄是非、不理睬或找他人来报复等。因此,就攻击行为而言,男童和女童的评估特点和治疗目标可能相当不同。

总之,儿童发育与行为具有多样性,优势和弱势常常共存,很多行为问题或障碍并不是由简单清晰的因果关系所导致。而儿童的发育与行为障碍的病因是复杂多样的,同样的障碍也可能表现

形式不同(如品行障碍既可以表现攻击和诈骗,也可表现偷窃和毁物),导致特定障碍的途径是多样的、交互的,而非线性静态的。

三、评估和检查儿童的技巧

儿童评估和检查的目的:首先,评估前的检查可能会发现一些被忽略了的细微体征,如运动协调不良、遭受虐待的伤痕、体格发育异常等。其次,医师检查时与儿童的互动和指导,会给照养人一种示范,让家长理解使儿童配合与服从指令的方法。最后,通过检查,医师可与儿童建立信任的关系。为使儿童消除恐惧和焦虑,检查之前应以聊天形式询问儿童其日常生活或感兴趣的话题,如儿童最喜欢的玩具或最要好的朋友等。交流时,医师尽可能就诊时与儿童处于平视的场景中。

儿童在不同的场景中,行为表现可能差异很大,因此,父母与教师对儿童的评价可能有一定差异,甚至不同于医师的观察与评估。一般来说,年幼儿童喜欢父母陪伴,不愿单独与医师相处,只有父母在场时,他们才有安全感,比较自然、愿意合作。而青少年则有些话只愿讲给医师听,不愿其父母知道。检查与评估时,医师须对儿童持同情、亲切、真诚的态度,语调要柔和,保持微笑或淡定的表情,耐心地倾听,着装整洁等,均可使儿童消除紧张,信任医师,将个人想法无保留地表达出来。

为了达到与儿童亲近、了解真实情况,可采用一些特殊技巧,如游戏的技术。游戏常常是与儿童沟通的良好手段。儿童倾注于玩耍时,可以表现很多父母或老师未曾叙述的情况,如儿童潜意识活动或某些情绪问题等,这在绘画中较易表现出来。游戏形式还有助于发现和评估发育障碍的严重程度及语言落后儿童的功能水平。如中重度智力低下或孤独症儿童通常不会玩想象的游戏,即模仿过家家、喂食、开汽车等。在门诊中从儿童自然玩耍状态下,可从以下几个方面观察和判断其行为:①对视观察:了解儿童有无眼神游离、对视回避,潜在的情绪心理活动等,尤其利于判断是否为孤独症类问题;②了解活动状况:观察儿童有无不符合场景的行为表现,如多动、冲动、兴奋、违拗、攻击等;③观察协调运动:有无动作笨拙、步态欠协调、手眼精细动作是否协调等,也可通过神经软体征检测或非结构式活动检测儿童的运动协调性;④观察行为固执性:儿童有无刻板重复的动作、偏执的行为活动、重复语言等;⑤冲动性:观察

儿童有无不合场景的突发行为,不顾及危险的活动,攻击或骚扰他人;⑥需求耐受性:了解儿童是否容易提出各种要求,不满足则哭闹纠缠父母,常提出无理需求等;⑦动机:了解儿童活动动机如何,是否容易放弃,或过分执着。

1. 检查儿童时,建议首先检查其双手。其优点在于既不过于亲密,又像握手一样容易让儿童接受,也可发现儿童掌纹皮肤情况、有无伤痕瘀青等。对过分敌意或害羞的儿童则先保持一定距离,通过聊天慢慢靠近他们。这一过程还会帮助医师了解儿童的基本社交能力究竟如何。

2. 检查上肢形态和力量、关节的活动度和灵活性、控制运动的能力以及区分左右。如果儿童不合作或者过分冲动,医师可给予游戏性活动和鼓励,如快速翻转手掌、竞拍对方的手掌等。如果儿童开始配合,可进行各种神经系统软体征、工作记忆、短时记忆、语言、运动协调以及快速反应能力等检查。当然,神经系统软体征阳性可能多见于发育异常儿童,但它不是特异的病症依据,仅供医师做参考。

区分左右的检查是以儿童身体为中轴,先是一侧身体部位,如"给我看看你的左手";再是对侧身体部位,如"用你的右手摸左边的耳朵";然后区分他人的身体部位"指出我的左手";最后区分他人的对侧部位"用你的右手握我的右手"。工作记忆检测可通过简单背诵随机排列数字(如电话号码)、复述医师说的一组词等,可初步看出儿童的注意力情况、短时记忆能力及执行功能等。通过上述检查,还可观察到家长对孩子的态度、家长的情绪以及对儿童的期望表现等。

3. 大运动测验 通过指令让儿童做些大动作,如起蹲、张开双臂走一字线、闭眼单腿直立等来观察其服从指令能力、自我控制、冲动性、协调运动能力等。期间须及时给予儿童鼓励和赞赏,以保持检查的流畅性。

四、婴幼儿发育筛查

发育筛查的目的是对婴幼儿群体在规定年龄范围或月龄进行评估,以筛查出发育可疑或偏离正常水平的儿童,旨在做进一步诊断性评价,采取针对性保健干预。筛查实施通常较简便,适于基层使用,但它不能准确评定婴幼儿发育水平,因此不能给出发育报告的凭据,更不是诊断和治疗的依据。

(一)发育筛查过程

在临床实践中,发育筛查通常分为3个筛查过程:

1. **非正规筛查**　包括在常规保健检查中观察儿童，询问儿童发育状况，或进行与年龄相符的发育筛查。实施非正规筛查时，测试者主要依赖父母谈话提供情况，不宜单凭直接观察进行记录。其优点是方法简便易行、所需时间和资料少，但对经验不足的测试者，以及具有生物或环境高危因素的儿童，应使用常规筛查方法。

2. **常规筛查**　主要运用标准化测试工具对群体儿童进行系统发育筛查，适合于群体儿童保健工作。实施标准化的预先筛查，可以节省时间、人力及费用。

3. **重点筛查**　适用于一些高危疾病如脑性瘫痪、遗传代谢性疾病的儿童，也适用于具有高危因素出生的儿童。重点筛查也可针对其他医师、老师以及托幼机构及社区怀疑有问题的儿童实施。

（二）发育筛查注意事项

1. 0~3 岁新生儿或婴幼儿应重点进行发育筛查　筛查测试不合格时，不能直接得出结论，如筛查结果不能作为发育迟缓的诊断依据，需要作进一步诊断性评估。早产、低出生体重儿的父母第一年应根据婴儿的具体情况增加发育筛查次数，也可使用调查问卷，及早识别潜在问题。

2. 发育筛查指导方针　尽管发育筛查操作简单、经济方便，对于进行筛查的人员仍然需要受过良好培训才能进行，通常可由经过培训的护士或技师进行。发育筛查时，应遵循以下指导方针：①正确选用筛查工具，保证筛查可靠和有效。②进行筛查的人员需经过详细和综合的专业培训。对测试任务和操作越熟悉，筛查结果越有效。③发育筛查基于儿童发育的周期性和阶段性。④筛查过程应有家庭成员参加，并应利用多种途径的信息。⑤发育筛查不通过或可疑者应做诊断性评估。

3. 如果儿童所患先天性疾病或慢性病的临床表现涉及认知、言语、动作迟缓等，应建议患儿到医疗机构进行相应的评估和治疗。一些由于生物学因素（如颅内出血、出生窒息或脑膜炎）或环境因素（如物质滥用的父母）而处于高危情况的儿童，必须定期接受发育筛查，必要时，还需要进行多学科联合诊疗。未接受过发育筛查的学龄前儿童通常需要接受至少一次的普通发育筛查，但通常只能筛查出中度 - 重度发育缺陷儿童。对于轻度言语、感知、运动等缺陷儿童，尚难发现问题。

4. 发育筛查过程中应当采集以下 5 个儿童基本信息：①关注父母对儿童发育的担忧；②记录儿童出生后的发育史；③准确观察儿童；④了解儿童发育的高危因素和保护因素；⑤记录发育进程及其预警征象。

一般而言，婴幼儿言语能力有限，故其发育与行为主要通过运动或动作反映出来。至今研发出的主要发育筛查工具大多也是通过养育者或主试人员对婴幼儿行为表现来评价的。

（三）常用发育筛查类评定量表

发育筛查工具根据不同的应用范围和目的可分为：

一般性筛查测验（general screening test），指针对儿童多个维度发育的筛查。

特定维度的筛查测验（domain-specific screening test），指针对儿童某一个发育领域的筛查，如运动、语言等。

特定障碍筛查测验（disorder-specific screening test），指针对儿童某一特定性发育障碍的筛查，如孤独症谱系障碍。

在进行发育筛查工具选择的时候，首先需要全面地了解筛查工具的特点，每个筛查工具均具有其强项和弱项，好的发育筛查测试是既避免过度转诊又减少漏诊，一般可接受的敏感度、特异度为 70%~80%。其次选择时应根据筛查的人群（如是高危人群还是正常人群）、该人群中要筛查的问题类型、操作和评分时间、是否需要操作培训及工具材料的花费，以及筛查所获得的效益与人力、材料投入比及其可行性而确定，也取决于操作熟练程度和测查者个人习惯。而不同年龄段发育筛查的重点又有所不同，结合脑发育的特点，1 岁内的发育筛查主要针对运动发育迟缓，2 岁的发育筛查针对运动协调性和词语爆发，3 岁的发育筛查针对的则是语言感受和语言表达及交流，4~5 岁的发育筛查针对入学准备。值得注意的是，发育与行为筛查应整合在儿童健康检查中，作为常规的项目检查。

1. 常用的一般性筛查测验

（1）丹佛发育筛查测验（Denver developmental screening test，DDST）：该量表是由美国儿科医师 W. K. Frankenberg 和心理学家 J. B. Dodds 于 1967 年研制，该量表目的是对儿童发育情况进行筛选而非用于诊断，操作简便且易评价，评估需时约 20 分钟，适用于 0~6 岁婴幼儿，评定内容包括 105 项（国内修订版为 104 项），涵盖了儿童发育的 4 个能力区：①个人 - 社会：反映了婴幼儿对周围人回应、料理自己生活的能力，如与大人逗笑等；②精细动

作 - 适应性：反映婴幼儿手眼协调、手指动作、操作性能力，如看、用手取物和画图等；③语言：反映了婴幼儿言语接受、理解和表达意思的能力，如理解大人指示，用言语表达需求；④粗大运动：反映婴幼儿坐、走、跳跃等整体大运动能力。国内修订版DDST式样如图 4-2-1 所示。

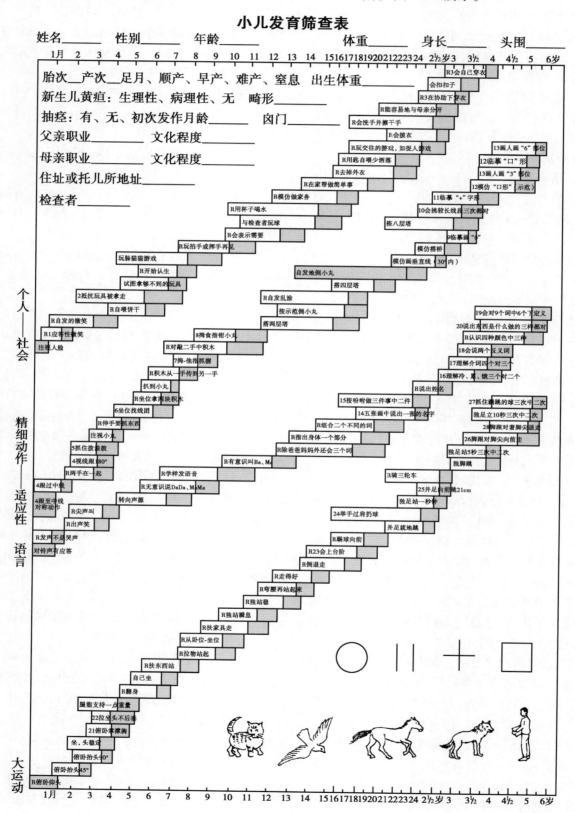

图 4-2-1   我国修订版 DDST 筛查表式样

图 4-2-1 所示每个项目由一横框条作范围表示，且按年龄发展水平置于相应位置，横条上 4 个点分别代表正常儿童通过率百分位区间 25%、50%、75% 及 90%。横条内"R"为询问家长所得结果，亦应结合实际检查。横框条旁所注 1~28 是注解，测试时按注解进行，表的顶线与底线均有年龄标记。

测前准备：①向家长说明目的是发育筛查，而非智商，不要求儿童全部、正确完成；告知家长有些项目不能正确完成时无须紧张、不宜协助来完成；对询问项目要求家长实事求是地反映。②测试是否顺利完成与儿童配合程度相关，故尽可能地使被测儿童情绪稳定、感觉安全舒适，手脚活动不受限，双手能接触到检查用具。③根据儿童出生年、月、日正确算出实际年龄。若为早产，要减去早产周数，在测试表上划出年龄线，在表格顶线上面注明检查日期。

现场测试时，大部分项目由测试者通过现场观察儿童对测试项目的反应和完成情况进行评判，也有小部分项目由询问家长获得（筛查表中标有"R"）。测试时首先根据受试儿童年龄在测试表上画出年龄竖切线，每个能区测试先自年龄线左侧开始，至少先做 3 个项目，然后再向右进展，年龄切线上的所有项目均要检查，再进入另一能区项目检查。对询问项目不可予暗示，若每项重复 3 次不通过则为失败。每项评分记录在横框条 50% 处，以"P"示通过，"F"示失败，"R"示不配合，"NO"为无机会或无条件表演，总评时"No"不予考虑。测试结果分异常、可疑、无法判定及正常四种。

1）异常：2 个或 2 个以上能区，有 ≥2 项迟缓；1 个能区有 ≥2 项迟缓，同时另外 1 个或多个能区有 1 项迟缓且同区年龄线切过的项目都未通过。

2）可疑：1 个能区有 2 项或更多迟缓；或 1 个或更多能区有 1 项迟缓且同区年龄线切过的项目都未通过。

3）无法判定：不合作项目、没有机会或条件做的项目过多者。

4）正常：无上述情况者。

如果第一次为异常、可疑或无法判断时，2~3 周后应予以复查。如果结果仍为异常、可疑或无法判断，而且家长认为测查结果与儿童日常的表现基本符合，应进一步进行诊断性评估或者转诊到专科作进一步检查。

（2）年龄与发育进程问卷第 3 版（中文版）（ages & stage questionnaires-3rd vision，ASQ-3）：该量表主要作者为美国俄勒冈大学特殊教育和临床科学系、人类发育中心早期干预研究所的 Jane Squires 博士和 Diane Bricker 博士，英文版自问世以来，已经更新出版 3 个版本：1995 年的第 1 版，1999 年的第 2 版和 2009 年的第 3 版即 ASQ-3。ASQ-3 中文版由卞晓燕教授等引进，按正规步骤进行翻译和文化适应性改编，2011—2012 年在中国儿童中进行了标准化研究，建立了中国常模。

ASQ-3 适用于 1 个月 0 天（矫正月龄）~66 个月 0 天的儿童，包括 2、4、6、8、9、10、12、14、16、18、20、22、24、27、30、33、36、42、48、54 及 60 月龄 ASQ 问卷。每份问卷都分为沟通（CM）、粗大动作（GM）、精细动作（FM）、解决问题（CG）和个人 - 社会（PS）5 个能区。沟通能区评估儿童咿呀学语、语言表达、倾听和理解能力；粗大动作能区评估儿童的手臂、身体和腿的运动能力；精细动作能区评估儿童的手和手指的运动能力；解决问题能区评估儿童学习和玩玩具的能力；个人 - 社会能区评估儿童单独社交性玩耍、玩玩具以及与其他儿童玩的能力。另外还有综合问题部分，是关于父母对儿童可能会有担忧的开放式题目，不参与评分，供制订干预计划或转介时参考。

测试方式为父母在专业人员的指导下完成项目评估，专业人员将父母勾选的题目答案录入 ASQ-3 中文版的线上系统，生成并打印筛查报告及针对结果建议的干预措施等，再由专业人员向家长届时筛查结果、指导干预措施等。

项目评分有 3 个选项："是""有时是""否"，如果儿童表现出项目特指的行为，勾选"是"；如果项目特指的行为是儿童偶尔或新出现的行为，勾选"有时是"；如果项目特指的行为儿童尚未表现出来、还不会或还不能，勾选"否"。量表每个能区的结果都有三种可能：

1）高于界值：可认为儿童目前发育正常。

2）接近界值而落在监测区：需要对儿童进行发育监测。ASQ 系统为儿童提供了游戏活动以促进发育，并建议在短时间内再次筛查。

3）低于界值：建议由专业人员实施进一步的发育诊断评估。当孩子的 ASQ 有一个或多个发育能区的得分低于界值，该儿童被认为"被识别"，即被 ASQ 识别为需要进一步发育诊断评估。

注意事项：

1）使用者应具有 ASQ-C 使用指南，并经过

ASQ-C 系统培训,掌握如何使用纸版和网络版 ASQ-C 等知识。

2) 详细了解使用注意说明,在向家长解释筛查结果时,注意使用准确、客观的语言,例如"高于界值",避免使用诊断性质的语言,例如"正常""不正常"等。

3) 在计分和分析得分时,需要综合考虑多方面因素,例如儿童是否有机会发展这些技能,健康状况如何,家庭文化和生长环境是否有影响等,以作出筛查判断和转诊建议。

2. 常用的特定维度的筛查测验 语言和认知能力的筛查工具包括婴幼儿沟通和象征性行为发展量表(communication and symbolic behavior scales developmental profile infant toddler checklist,CSBS DP-ITC)、梦想婴幼儿语言沟通测评(diagnostic receptive and expressive assessment of mandarin - infant & toddler,DREAM-IT)等,前者适用于 6~24 月龄婴幼儿,后者适用于 0~3 岁婴幼儿。运动能力类评定量表诸如全身运动评估、Peabody 运动发育量表 -Ⅱ等。

3. 常用的特定障碍的筛查测验 特定神经发育障碍的筛查,如孤独症谱系障碍的筛查,包括附后续访谈的改良版婴幼儿孤独症筛查量表(M-CHAT-R/F)、注意缺陷多动障碍类评定量表如 SNAP- Ⅳ评定量表、抽动障碍类评定量表如耶鲁综合抽动严重程度量表等。在婴幼儿期使用一般性发育筛查联合特定障碍的筛查能够提高对此类障碍的早期识别。

附后续访谈的改良版婴幼儿孤独症筛查量表(modified checklist for autism in toddlers-revised with follow up,M-CHAT-R/F),该量表由美国德雷塞尔大学(Drexel University)的 Diana L. Robins 博士编制,是目前国际上应用最广泛的早期孤独症筛查工具,适用于 15~30 月龄适龄儿童的一级筛查。具有良好的心理测量学特性,2016 年由静进教授团队进行中文版的修订,中文版的信度、效度和文化适用性良好,M-CHAT-R/F 为两阶段的筛查工具,由家长自填的 M-CHAT-R 初筛问卷和后续结构化访谈组成,前者包含选项为"是 / 否"的 20 个条目,选"是"=0 分,"否"=1 分,第 2、5、12 题为反向计分。总分 <3 分为初筛阴性,≥3 分为初筛阳性,阳性者由受训过的医护人员按照 M-CHAT-R/F 的后续访谈流程图和家长进行结构化访谈,后续访谈不通过条目数≥2 为后续访谈阳性。

(四)发育监测

发育监测(developmental surveillance)是定期评估正常儿童和具有发育迟缓风险儿童的过程,即具有专业知识的儿童保健医师对儿童发育进程及可能有发育问题儿童实施的一个长期、连续、具有累积性的观察过程,发育监测有利于决定合适的转诊、提供家长教育及以家庭为中心的支持儿童健康发展的保健,并可监测促进发育的早期干预和治疗效果。发育监测过程中需要结合儿童早期发育的 3 个特点:①"U"形模式,即儿童能力的初始显现并不代表这一能力的稳固。若当环境缺乏进一步刺激或反复使用这个能力时,这一能力会弱化或消失至"U"形的谷底;但当给予家庭指导后,儿童此项能力会再度出现,走向"U"形的另一端。②儿童发育与环境密切相关,尤其是婴幼儿阶段。在进行发育筛查和监测的过程中需要充分考虑环境对发育的影响,合理解释发育筛查的结果,并且指导家庭提供丰富的环境,促进儿童发育。③在临床上一次筛查只代表儿童当下发育水平,不能反映日后发育状况,发育监测即是纵向的对儿童发育趋势的追踪,能够更全面掌握儿童的发育进程。

五、诊断性评估与测验

(一)格塞尔发展量表

格塞尔发展量表(Gesell developmental schedule,GDS)由美国著名儿童心理学家格塞尔(A. Gesell)于 1940 年研制,我国目前应用的是 20 世纪 70 年代由林传鼎教授引入的 1974 年版本。它主要是以正常婴幼儿行为模式为标准,鉴定、评价观察到的儿童个体行为反应模式,以发育年龄(developmental age,DA)、发育商(developmental quotient,DQ)表示儿童的发育水平,作为判断小儿神经系统完善性和功能成熟度的手段。

该量表界定了婴幼儿发育关键年龄为 4 周、16 周、28 周、40 周、52 周、18 月龄、24 月龄、36 月龄、42 月龄、48 月龄、54 月龄、60 月龄、72 月龄,按照格塞尔的观点,依此关键年龄点,儿童的发育变化最大,是发育与行为的发展转折点。因此以此关键年龄段的成熟度为基线,可以判断被测儿童的 DQ。共有 500 余个项目根据发育年龄的次序分布于各个年龄组中,根据发育的内容分布在 5 个能区中,即适应性行为、大运动、精细动作、语言和个人 - 社交行为 5 个方面:

（1）适应性行为：是反映儿童发育整体状况的最重要能区，涉及对刺激物的组织，相互关系的知觉，将刺激物的整体分解成它的组成部分，并将这些组成部分按有意义的方式再组成为整体。

（2）大运动：包括姿势反应、头的稳定、坐、站、爬、走等。

（3）精细动作：包括手和手指抓握、紧握和操作物体。

（4）语言：包括对他人语言的模仿和理解。

（5）个人-社交行为：包括婴幼儿对所居住的社会文化的个人反应。

量表的测试时间约需 40~120 分钟，时间长短与儿童的年龄、测试状态、发育水平均有关系，每名儿童均需完成 5 个能区。

DQ 的换算公式为：

$$发展商数(DQ) = \frac{测得的成熟年龄}{实际年龄} \times 100 。$$

其中测得的成熟年龄即发育年龄（DA）。

该量表是评估诊断 0~6 岁儿童发育水平的心理测量工具，也是用于评定 0~6 岁儿童智力残疾的标准化方法之一，评价标准如下：

轻度：发育商为 75~55。
中度：发育商为 54~40。
重度：发育商为 39~25。
极重度：发育商为 <25。

（二）贝利婴儿发育量表

贝利婴儿发育量表（Bayley scales of infant development，BSID）由美国儿童心理学家贝利（Bayley）于 1930 年和 1933 年分别研制与修订，后于 1969 年又进行了修订，国内即据此作了中国修订版，全称"贝利婴幼儿发展量表-中国程是修订版（BSID-CR）"，适用于 2~30 个月儿童，包括 3 个分量表：①智能发育量表（mental scale），包括知觉、记忆、学习、问题解决、发育、初步的语言交流、初步的抽象思维活动等；②运动发育量表（motor-scale）：测量坐、站、走、爬等粗动作以及双手、手指的操作技能；③婴儿行为记录表（infant behavior record）：为等级评定量表，用来评价儿童情绪、社会行为、注意广度以及目标定向等能力。评定智能发育的为智能发育指数（MDI），评定运动发展水平的为心理运动发育指数（PDI），两者可以不完全一致（表 4-2-3）。

表 4-2-3　贝利婴儿发育量表

智能量表部分						
项目号	项目安放的年龄/月	场景*	项目	记分		
				通过	失败	其他
47	3. 8(2~6)	A	头转向铃声			
48	3. 9(2~6)	C	头转向拨浪鼓			
49	4. 1(2~6)	H	手接近方木			
50	4. 3(2~7)	G²	主动玩桌子边角			
51	4. 4(2~6)	H				
…	…	…	…	…	…	…
运动量表部分						
项目号	项目完成的年龄/月	场景	项目	记分		
				通过	失败	其他
45	11. 0(9~16)	I	独站			
46	11. 7(9~17)	I	独走			
47	12. 6(9~18)	K	自己站起来			
48	13. 3(9~18)	I	投球			
49	41. 1(10~20)	L	向侧面走			
50	14. 6(11~20)	L	退走			
…	…	…	…	…	…	…

注：* 场景指做检测时的情景：A. 对铃声的反应；C. 对拨浪鼓的反应；H. 玩积木；G2. 摆弄物体；I. 从竖直到走路；K. 独自从地板上站起来；L. 走路的技巧。

该量表所有条目按难易程度，从易到难排列，年龄定位从小到大排列，当婴幼儿神经中枢受损或心理发育落后时，就不能通过相应年龄应该通过的条目，测试时间约需45分钟。

测试结果换算为发展指数，其等级于百分位数按照婴幼儿智力量表智商等级划分的原则，将发展指数划分为非常优秀到发育迟滞7个等级：

非常优秀：发展指数130以上。

优秀：发展指数120~129。

中上：发展指数110~119。

中等：发展指数90~109。

中下：发展指数80~89。

临界状态：发展指数70~79。

发育迟滞：发展指数69以下。

（三）0~6岁儿童神经心理发育量表（儿心量表）

该量表是1984年中科院心理研究所与首都儿科研究所制订的发育筛查量表，故此也叫"儿心量表"。编制初始，适用于0~3岁，1985年量表延长至60月龄并经严格抽样并完成了全国的标准化；1997年又将测查项目延长至84月龄，但延长部分的测试项目未进行标准化，因此量表的适用范围为我国0~6岁的儿童。首都儿科研究所实施新版修订，现在修订的儿心量表已经完成预实验和北京地区的标化工作，今年开始将进行全国范围的量表标化工作。原版内容见表4-2-4。

量表分为大运动、精细动作、适应能力、语言和社交行为等5个能区，每一年龄组6~8个项目，共计211个项目。0~6岁共分28个组，其中1~12个月每个月1组，13~36个月每3个月1组，37~72个月每6个月1组。

结果采用离差发育商评价，智龄根据实测分数推算，智能水平评价可分为5个等级：

（1）高智能：发育商130及以上，评价为优秀。

（2）中上智能：115~129，评价为聪明。

（3）中等智能：85~114，评价为正常。

（4）中下智能：70~84，评价为偏低。

（5）低智能：69及69以下，评价为低下。

六、行为评估

行为（behavior）是指儿童在环境中与他人关系中所表现的行为方式以及适应环境的能力。行为调节是指儿童的行为表现、行为动机以及与环境的调整。行为调节的基本内容包括：①社会关系中的行为能力，如与父母、兄妹、同伴、老师、成人相处的能力，成功性、同情心、合作性、参与、信赖；②成就，即在校、家、社区中的表现好坏、努力程度、动力及满意情况；③自我表现和自我肯定，如学习中的自尊、社会价值、外观、体格能力、自我保健、处理应激、自我控制或调节等；④内在状态包含情绪和思维的合理性、清晰性；⑤应对问题的解决方法；⑥舒适的生理功能，如吃、睡、排泄等。

表4-2-4　0~4岁小儿精神发育检查表

月龄\\项目	1	2	3	4	5
大运动	拉手坐起，头竖直片刻	俯卧头抬离床面	俯卧头抬离45°抱直头稳	俯卧抬头90°扶腋下可站片刻	独坐头身前倾
精细动作	触碰手掌紧握拳	拨浪鼓留握片刻	两手相握	摇动并注视拨浪鼓	抓住近处玩具
适应性	眼跟随红球过中线 听音有反应	立刻注意大丸	眼跟随红球180°	偶然注意小丸 找到声源	拿一方木，注视另一块
语言	自发细小喉音	发a、o、e等元音	笑出声	会尖叫	咿呀发声
社交行为	眼跟踪走动的人	逗引时有反应	灵敏模样 见人会笑	认识母亲	见食物兴奋
测查日期					
智龄					
实际年龄					
发育商					

行为评估通常来源于父母和主要照养人对相关问题的回顾,大部分针对儿童的行为评估都是照养人报告的,因为和儿童日常接触的照养人对其功能了解得最为全面,但此类评估也存在着报告者偏倚,主要由于照养人的角度、知识背景、回忆和真实程度的不同而造成某些方面的局限;学龄期儿童和青少年也会有机会提供其对自身症状的观点和信息,但其自我描述的可靠性不高。因此,难以实现使用无偏倚的"金标准"来直接判断儿童的行为,因此行为评估需要直接的和多方面的观察和回顾,包括来源于照养人、老师、儿童的信息以及对儿童的直接观察。多维度的信息可提供儿童在不同环境中的关键信息,包括家庭、学校、同伴关系等。

此外,行为评估的另一个难点在于行为问题可能只是一个"表象",共患病、临床表现的异质性和症状严重程度的差异等均可能对行为评估造成干扰,因此,行为评估不仅需要针对相关问题进行,还需要涵盖更为广泛的社会性、情绪和行为等维度的评估。

(一) 行为史

在监测中,描述儿童的行为表现较发育里程碑更为重要。医师应当询问其与父母、兄弟姐妹和其他家庭成员,以及其他同龄或非同龄儿童和非家庭成员的关系及存在的冲突;应当调查儿童日常生活中的表现(包括进食、睡眠和玩耍),并关注儿童的服从指令情况、发脾气、注意力、活动度、冲动行为以及是否存在攻击行为等;应当记录儿童的异常行为表现(包括重复言语或玩耍、对某事物的过度关注或特殊的想法、手的异常活动、特殊的注视,或手和脸的自伤行为)。

(二) 行为观察

从儿童进诊室的那一刻开始,医师就开始了对儿童行为的仔细观察。通常行为观察中要借助玩具的作用,观察儿童如何玩、活动水平、注意力等。虽然儿童在诊室中的表现与在家不尽相同,但是这样的观察有助于补充父母对孩子的行为报告。此外,还可观察到儿童玩耍的技能、兴趣所在以及活动中是否有重复性运动、多动、冲动、抽动等行为。

行为观察也可以医师要求儿童画一张自己家庭成员的画来洞悉家庭情况、儿童的视觉运动发育状况以及注意功能。当儿童画完后,医师围绕所画的内容与儿童交流,从中了解儿童的语言能力以及家庭关系等。

在诊室中,行为观察的信息应整合在访谈和问卷中。临床可参照世界卫生组织的功能、残疾和健康国际分类(International Classification of Functioning,Disability and Health,ICF)标准,分析儿童3个层面的功能,即身体功能、日常生活活动功能和社会参与功能,见表4-2-5。

表 4-2-5 ICF 中的行为观察

ICF	学龄前儿童	学龄儿童
学习和知识应用	画图质量	读、写、算的技能
	认字、数字和数数	画图质量
	记名称(物品)	图画记忆
一般任务和要求	活动水平	活动水平
	冲动程度	集中精力和记忆能力
	处理挫折的能力	思维和言语沟通的组织能力
	如等待、紧张、医学检查	
沟通	言语成熟和清晰	交流能力
	能用非言语沟通	语用技巧
	主动交流和维持话题	叙述故事、描述事件的能力
	多种沟通功能	书写交流
自我照顾	如厕,包括使用尿布情况或要求如厕	自我修饰情况
	穿脱衣服	系鞋带
	卫生情况	
运动	走、跑、跳	步态
		精细运动控制
人际交流	打招呼	幽默
	对赞赏后的反应	主动交流
	维持共同关注的能力	对交流的应答
	父母-儿童交流状况	父母-儿童交流状况

发育与行为儿科医师在访谈或体格检查中,特别要关注儿童的沟通技能,如词汇量、句子的长度、语法、表达的清晰度和正确性、在交流中的言语和非言语表达情况等;儿童的日常生活技能往往听取父母的报告,对学龄前儿童问及如厕、穿脱衣服、自己吃饭等,对学龄儿童则问及更多的生活技巧如洗澡、清洁等问题。医师在诊室里还要观察儿童的活动状况,学龄儿童还需注意精细运动技能如书写和画图,一般来说,9岁以上的儿童可以与医师直接交流,而不是完全由家长描述儿童的情况。除此之外,医师可直接观察到父母与儿童的互动、医师与儿童的互动,这反映儿童的社会交往技能。不过,儿童在诊室中的交流行为往往

因为害怕而表现与家中截然不同，敏感的医师可以仔细观察儿童进入诊室是否很警觉，对医师招呼他时的反应，在害怕时是否看着父母寻求安全和安慰、父母如何应对儿童的害怕等。

（三）常用行为评估量表

适应行为指个体适应自然和社会环境的有效性，或是个人独立处理日常生活与承担社会责任达到他的年龄和所处社会文化条件所期望的程度。我国自 20 世纪 80 年代中期就开始自行研制或引进修订儿童行为评定工具的工作，较具代表性的有如下几个：

1. 儿童适应性行为评定量表（children's adaptive behavior rating scale，CABR） 由中南大学湘雅二医院姚树桥、龚耀先于 1991 年编制。适用于 3~12 岁智力正常或低下儿童，用于评定儿童适应行为发展水平，协助筛选或诊断智力低下及制订智力低下的特殊训练计划。量表共有 59 个评定项目，分 3 个因子和 8 个分量表：①独立功能因子：由感觉运动、生活自理、劳动技能及经济活动 4 个分量表组成，评定与自助有关的行为能力；②认知功能因子：包括语言发展和时空定向 2 个分量表，评定言语功能和日常认知应用技能等与认知功能相关的行为；③社会/自制因子：含个人取向和社会责任 2 个分量表，评定个人自律、遵守社会规范等方面行为。该量表有城、乡两种版本，评定须按手册规定方法实施，即根据知情人（家庭亲人或照养人等）的报告和主试在现场观察进行项目评分。

评定结果采用适应能力商（ADQ）、因子 T 分及分量表百分位表示，能力商分级与智商一致，利于比较。ADQ 反映评定儿童总的适应行为水平，判断有无适应行为缺损。3 个因子 T 分分别反映受评定儿童适应行为 3 个方面水平，依此判断其适应行为的优势与不足。亦可根据儿童分量表百分位绘出百分位剖图，标示出各领域适应行为的强弱项，用于制订针对性训练计划。

2. 婴儿-初中学生社会生活能力量表（normal development of social skills from infant to junior high school children，S-M） 该量表系我国对日本"S-M 社会生活能力检查"的修订版，适用于 6 个月~15 岁儿童，用于评定儿童社会生活能力，协助智力低下诊断。

量表共 132 个项目，分 6 个领域：①独立生活能力：评定进食、脱换衣服、穿着、料理大小便及个人与集体卫生情况；②运动能力：评定走路、上阶梯、过马路、串门、外出能力等；③职业能力：包括抓握东西、涂鸦、家务及使用工具等技能；④沟通能力：评定言语反应、言语表达和理解、日常言语应用技能；⑤社会化：包括游戏、日常交往、参加集体活动等方面；⑥自我管理：评定独立性、自律、自控、关心别人等方面。各领域项目混合，按难度从易到难排列，并设 7 个年龄起始点。

检查由相应年龄段开始，连续 10 项通过，则为前面项目均通过，继续后面检查，直至连续 10 项不能通过时终止评定。因此，每个年龄阶段评定项目数并不多，评定时间较短。评定后将累加粗分转换成标准分（标准化九级分制）来判断儿童社会生活能力水平。需要注意的是智力低下的诊断要依赖智力测验和行为评定的结果，只有当智力测验 IQ<70 分或 DQ<75 分，行为评定有缺陷时才能确诊智力低下；智力低下确诊后，应进行分级，分级也要依靠这两方面的结果，其中应以行为评定结果为主。

3. Achenbach 儿童行为量表（child behavior checklist，CBCL/4-16） 该量表又称 Achenbach 儿童行为清单，由美国心理学家 Achenbach T. M. 根据转诊问题儿童和健康儿童之间的鉴别点为基础编制而成。根据评估对象及评估人的不同，目前存在 4 个版本，即家长或照料者评分用的针对 2~3 岁婴幼儿（CBCL/2~3）和 4~18 岁儿童青少年（CBCL/4~18）的 CBCL；学校老师用（teacher report form，TRF）的评价 5~18 岁儿童和青少年的学校行为问题的 CBCL 和 11~18 岁青少年行为和情绪问题的自我报告形式（youth self report，YSR）的 CBCL。我国于 1980 年引进适用于 4~16 岁的家长用表，在上海及其他城市做了较为广泛的应用，并总结出我国的常模数据，在国内应用广泛。主要用于筛查儿童的社交能力和行为问题，同时在制订治疗计划、临床干预研究方面也有应用价值。

国内主要应用家长用量表，该量表主要适用于 4~16 岁儿童，由熟悉儿童情况的父母或照料者根据儿童最近 6 个月的情况填写，在填表时要对父母或照料者说明填写方法，并予以必要的指导，以保证量表的准确性和可靠性。一次评定时间约为 30 分钟。

量表内容包括三部分：

（1）一般项目：如姓名、性别、年龄、父母职业等。

（2）社会能力，包括 7 大项：Ⅰ参加运动情况、Ⅱ参加活动情况、Ⅲ参加课余爱好小组情况、Ⅳ课余职业及家务劳动、Ⅴ交友情况、Ⅵ与家人及伙伴相处情况、Ⅶ在校学习情况等。

（3）行为问题：包括 113 个条目，按照 0、1、2 三级评分，0 分代表无此症状、1 分代表轻度或有时有、2 分代表经常出现或明显，各分相加得粗分，分数越高，行为问题越大，以标准化常模 98 百分位为划界分，凡得分高于此，认为该项行为有问题，应予以复查。以 6~11 岁儿童行为问题因子为例，包括分裂样、抑郁、交往不良、强迫性、躯体诉述、社交退缩、多动、攻击性和违纪 9 个因子。

4. 学习障碍筛查量表（pupil rating scale revised screening for learning disabilities，PRS）由美国教育神经心理学家 Myklebust 于 1971 年研制和标准化。该量表主要用于学习障碍（learning disorder，LD）或注意缺陷多动障碍（attention deficit hyperactivity disorder，ADHD）、协调运动障碍（clumsy child）类儿童的教育筛查，由教师进行评定。适用于 5~15 岁儿童。量表内容包括言语和非言语两大范畴的 5 个功能区域，下属 24 个条目，用症状描述形式的 5 级评定方法。5 个功能区和子条目包括：

（1）听理解和记忆：①词汇理解能力；②服从指令能力；③班级内交谈能力；④记忆。

（2）语言：①词汇；②语法；③口语；④表述经验能力；⑤表达能力。

（3）时间和方位判断：①时间判断；②方向场地判断；③关系判断；④位置感。

（4）运动能力：①一般运动；②平衡能力；③手灵活性。

（5）社会行为：①班内协调性；②注意力；③调整顺序能力；④适应新情况能力；⑤社会交往；⑥责任感；⑦完成任务能力；⑧关心他人等。

根据评定结果大致可以筛查出可疑言语型学习障碍（verbal learning disabilities，VLD）和非言语型学习障碍（non-verbal learning disabilities，NLD）。目前国内静进等引进和修订了该量表，研究表明该量表实施简便、评定容易，且信度和效度理想。

5. 其他常用量表

（1）2~6 岁学龄前儿童行为量表：我国已于 2006 年编制适用于托幼机构幼儿和学龄前儿童的行为问题筛查。该量表由父母或直接带养人回答填写，约需时 15 分钟，由 7 个分量表组成，即焦虑、抑郁、退缩、躯体化、多动、攻击和注意力，其中注意、多动、攻击三个因子得分相加形成外向量表，退缩、焦虑、情绪控制和躯体化因子得分相加形成内向量表。得分大于或等于划界分判断为异常，小于划界分判断为正常。

（2）Conners 评定量表：该量表由 Conners 于 1970 年编制，系一套评估儿童常见行为问题的量表，适用于 3~17 岁儿童，后来扩展为 Conners 父母评定量表（Conners parent rating scale，PRS）和 Conners 教师评定量表（Conners teacher rating scale，TRS），用于评估注意缺陷多动障碍和相关行为。目前国内常用的是 1978 年修订版父母和教师问卷，其中 PSQ 适用于 3~17 岁儿童，主要用于评估儿童 ADHD，以多动指数≥1.5 作为划界分，得分大于此分即有 ADHD 的可能。

除此之外，还需要注意儿童的行为问题通常和家庭的心理社会危险因素相关联。家庭的心理社会因素筛查能够提供重要的信息和潜在的保护性和危险性因素。针对家庭的心理社会危险因素的早期识别和治疗能够避免儿童产生更多的问题。

除以上所述，用于评估儿童发育和认知的量表工具不胜枚举，新量表还在不断被研发修订，临床应用效果各有差异，使用者评价不一，无疑会给临床医师在选择使用上造成一定困惑。为专业研究和临床准确判断来选择合适的评价工具，事实上是较困难的。医师设想仅凭评估量表来提高诊疗速度与诊断的准确性是不可取的，很可能导致临床误判和漏诊增加，或出现评估量表的滥用。因为，所有测评量表条目几乎来自于修订者凭经验对某些具有共性的发育特征或临床症状进行整合概括的结果，难免存在各自的偏重与不足，在甄别个体差异方面显现的微细差别有着各自的局限。何况每个儿童接受测评时的具体状况各不相同，施测人员的水平各有差异，照养人的主观评价也彼此不同，容易导致评估结果有上下浮动甚至出现误差。因此，各类量表工具的测评结果仅供医师诊断时作为参考依据，真正准确有效的诊断仍来自医师的临床专业技能和敏锐观察，同时须注意结合其他类医学检测结果。

【专家提示】

- 须熟悉各类评估量表的优缺点及其应用原则。
- 医师应熟悉各类量表的理论架构与数字结果的真正含义。
- 注重评估技巧,基于测评结果进行整合和解释结果,并提供干预建议。
- 尽管有关测试的知识很重要,但最终医师是评估程序中最重要的环节。

(静进 张凤华)

参考文献

1. 刘智胜,静进.儿童心理行为障碍.北京:人民卫生出版社,2007.
2. 季成叶.儿童少年卫生学.7版.北京:人民卫生出版社,2012.
3. 杨玉凤.儿童发育行为心理评定量表.北京:人民卫生出版社,2016.
4. Paul H Lipkin, Michelle M Macias. Council on Children with Disabilities, et al. Promoting Optimal Development: Identifying Infants and Young Children with Developmental Disorders through Developmental Surveillance and Screening. Pediatrics, 2020, 145(1).pii:e20193449.
5. Council on Children With Disabilities, Section on Developmental Behavioral Pediatrics, Bright Futures Steering Committee, et al. Identifying infants and young children with developmental disorders in the medical home: an algorithm for developmental surveillance and screening.Pediatrics, 2006, 118(1):405-420.
6. Carol Weitzman, Lynn Wegner, Section on Developmental and Behavioral Pediatrics, et al. Promoting Optimal Development: Screening for Behavioral and Emotional Problems.Pediatrics, 2015, 135(2):384-395.

第3节 认知发展评估

【开篇导读】

随着儿童年龄的增长,认知日渐复杂,而诸多的评估量表中包含了有认知功能的评估内容提供临床分析。随着认知神经科学的发展,儿童的认知功能评估方法和技术也在进展,不仅仅停留于量表,本节主要简要地介绍儿童认知功能评估临床应用的认知量表、智力量表及常用方法。

一、认知评估工具与方法的概述

近100年来,学者们研究出诸多的方法和工具对儿童认知功能进行评估,这些方法和工具如果从评估认知功能的维度上进行分类,可以分为:记忆功能评估、视觉空间功能评估、语言功能评估、注意功能评估和成套的多维度评估工具。

儿童认知功能工具和方法如果从科学研究的基本方法进行分类,这些工具可以分为3个类别:观察法、量表法和黑箱研究法。

（一）观察法

对认知功能评估方法最早应该出现于行为观察,观察者通过观察一个个体对外界信息的反应,来判断被观测个体对外界信息处理的能力,其判断的标准乃至于观察者本身对外界事物信息判断的体验和作为该领域知识的积累。我们经常说这个儿童聪明,那个儿童欠灵活,就是对其行为观察的结果。观察法是临床医师的基本功,临床医师获得临床症状就是应用了观察法。

（二）量表法

由于行为观察法获得的结果容易受到观察者自身知识的影响而导致偏倚,所以,很多学者开始标准化行为观察,主要的方法是制作行为观察量表、实现观察指标的标准化、实现观察过程判断标准的标准化、建立正常人群的数据模型实现结果分类判断的标准化,这就是我们常用的基于行为观察的量表法。我们目前很多临床量表就属于这一类,例如:学习障碍量表。随着量表的发展,很多量表也开始制定插入一些任务来让受试者执行以评估认知功能,因为儿童是成长的个体,所以很多认知功能的评估被插入到儿童发展评估量表中,形成对儿童从运动、感觉、认知、情绪等多个方面系统评价。行为观察法和量表法都是基于观察者的观察,观察的结果必然会受到观察者自身的状态的影响,我们常称为"主观影响",这就是这两种方法最大的局限性之一。

(三)"黑箱"研究方法

该方法的出发点在于自然界中没有孤立的事物,任何事物间都是相互联系、相互作用的,所以,即使我们不清楚"黑箱"的内部结构,仅注意到它对于信息刺激作出如何的反应,注意到它的输入输出关系,就可对它作出研究。"黑箱方法"从综合的角度为人们提供了一条认识事物的重要途径,尤其对某些内部结构比较复杂的系统,对迄今为止人们的力量尚不能分解的系统,黑箱理论提供的研究方法是非常有效的。人的大脑研究的重要方法就是针对大脑通过信息的输入输出来确定其反映本质的参数。

在临床和研究工作中,观察法和量表法都是定性评估工具,而"黑箱"研究法由于引入了物理学的"时间""长度"等物理学基本单位进行衡量不同质的信息在大脑的认知加工过程,其属于定量评估工具范畴。儿童记忆问卷(CMQ)就是典型的量表,通过自我报告和家长记忆问卷方式评估儿童的记忆功能;而我们常用的韦氏幼儿智力量表(Wechsler preschool and primacy scale of intelligence,WPPSI)、韦氏儿童智力量表(Wechsler intelligence scale for children,WISC)其本质是"黑箱"研究法属性的认知功能评估工具,而后面我们要进一步介绍的 Das-Naglieri 认知评估系统(DN:CAS)和持续操作实验(continuous performance test,CPT)都属于这一类认知评估工具。在临床和学术工作当中常常有这样的说法:这个评估方法是定性的,不如定量的方法好,其实这是片面的看法,在临床和研究当中,定性评估和定量评估都是非常重要的科学方法,定性评估和判断常常是临床工作和临床科研研究的起点,其确定了工作和研究的目标与方向,定量评估是进一步在确定目标和方向上数字化论证和数据模型化。两者是相辅相成的。

二、临床常用的认知功能评估工具和方法

(一)华文认知能力量表

华文认知能力量表(Chinese cognitive ability scale,CCAS)是程灶火教授于 2006 年编制的本土化的智力测验,适用于 5~80 岁人群。该量表包含数字广度、空间广度、快速组词、快速编码、汉词配对、图符配对、言语类推、图形类推、数理运算和巧拼积木 10 个分测验,反映个体工作记忆、推理能力、学习能力、加工速度、空间概念、计算能力等,结果以言语智商、操作智商和总智商表示。

(二)中国比内测验(第 3 版)

吴天敏教授领衔于 1981 年完成比内测验的第三次修订工作,并定名为《中国比内测验》。该测验适用于 2~18 岁儿童青少年,共有 51 项试题,反映儿童观察能力、记忆能力、思维能力、想象能力、综合运用多种能力等。

(三)多维记忆评估量表

多维记忆评估量表(multiple memory assessment scale,MMAS)是程灶火教授于 1998 年依据多重记忆系统理论编制的。该量表包含 12 个分项测验和 5 个备选分测验,适用于 6~90 岁人群的记忆功能,可测量个体外显记忆、内隐记忆和日常生活记忆,结果以记忆商表示。此外,MMAS 设有 9 个基本指数(index scores),包括总记忆商、外显记忆、内隐记忆、日常生活记忆、记忆广度、自由回忆、再认记忆、联想学习和延迟记忆;9 个附加指数,包括短时记忆、中时记忆、长时记忆、视觉记忆、听觉记忆、提取指数、离散指数、保持率和学习速率。

(四)希 - 内学习能力测验

希 - 内学习能力测验(Hiskey-Nevraska test of learning aptitude,H-NTLA)是美国 Nevraska 州立大学 Hiskey 教授于 1957 年发表了正常儿童的常模,1996 年山西医科大学曲成毅教授、山西省妇幼保健院张佩瑛教授与中国聋儿康复研究中心及北京师范大学等单位合作发表的我国听力障碍儿童和正常听力儿童的两套常模,适用于 3~8 岁和 9~17 岁两个年龄组的聋儿。小年龄测试以学习能力商表示,大年龄测试以智商表示。

(五)韦氏智力量表

韦氏智力量表(Wechsler intelligence scale)由美国心理学家韦克斯勒所编制。韦克斯勒长期从事心理测验的编制和研究工作,为发展国际知名的智力量表作出了极大的贡献。1939 年,他首先编制成韦克斯勒 - 贝勒维量表(W-B),可用于成人及儿童。随后又编制出平行本,称 W-BⅡ,因此称前者为 W-BⅠ。1949 年将 W-BⅡ发展和修改成韦氏儿童智力量表(Wechsler intelligence scale for children,WISC),成为继比奈测验之后又一个应用最广的儿童智力量表。1955 年将 W-BⅠ修订成韦氏成人智力量表(Wechsler adult intelligence scale,

WAIS)，使之与 WISC 相衔接。1967 年又编制了韦氏学龄前及幼儿智力量表（Wechsler preschool and primacy scale of intelligence，WPPSI），至此一套从 4 岁幼儿到成人（74 岁）的 3 个著名智力量表编制成功。20 世纪 70 年代初，韦氏着手修订他自己编制的智力量表，1974 年出版了韦氏儿童智力量表修订本（WISC-R），1981 年出版了韦氏成人智力量表修订本（WAIS-R），1989 年出版了韦氏学龄前及幼儿智力量表修订本（WPPSI-R）。此外，1991 年和 2003 年出版了韦氏儿童智力量表第 3 版（WAIS-Ⅲ）和第 4 版（WAIS-Ⅳ），2002 年出版了韦氏学龄前及幼儿智力量表第 3 版（WPPSI-Ⅲ）。韦氏智力量表主要指 WAIS、WISC 和 WPPSI 这三个量表。虽然韦氏智力量表含有大脑信息加工的模块，但其测试任务重包含跟大量的"知识"相关信息，使其测试的结果与测试对象已经学习掌握多少"知识"相关性强，故被学者们称为"成就性"量表。由于韦氏智力量表这一特性，我们临床上可以将其收集儿童从 0 岁至今大脑加工信息的能力 + 运用这些信息能力评估方案，初步推测"过去"儿童的大脑如何？

目前在我国国内使用的韦氏儿童智力量表（Wechsler intelligence scale for children，WISC）是最权威、使用最广泛的诊断性智力测验，包括三套量表，即：幼儿智力量表（WPPSI，1967），适用于 4~6 岁、儿童智力量表（WISC，1949），适用于 6~16 岁；成人智力量表（WAIS，1955），适用于 16 岁以上。韦氏智力量表经多次修订，如 WPPSI 分别于 1980 年和 2002 年修订，WISC 于 1974 年、1991 年和 2003 年修订。WPPSI 有 11 个分测验，包括知识、词汇、算术、相似性、领吾、图画填充、速率、木块图案、词语、动物房和几何图形；WISC-Ⅳ 有 14 个分测验，包括图画和概念、矩阵推理、词语推理、字母 - 数字排序、划消测验。结果以言语理解指数、知觉推理指数、工作记忆指数、加工速度指数和总智商表示。该测验在临床应用广泛，深受儿科医师的青睐。

（六）Das-Naglieri 认知评估系统

Das-Naglieri 认知评估系统是以 PASS 模型为理论根据建立和发展起来的一套 5~18 岁儿童青少年认知功能评估工具，Das-Naglieri 认知评估系统设计完整，拥有标注化的测试过程和分类细化的测试项目，具有高敏感性和特异性，以及很好的重测信度和效度。随着 DN:CAS 翻译为西班牙文版本和日语版本，2002—2006 年完成中文版本翻译并校正，2011 年开始进入中国临床应用。Das-Naglieri 认知评估系统任务包括 4 个方面的认知功能评估：①计划分测试：评估被试是否具有解决简单任务的高效率系统，包含数字匹配（matching numbers）、计划编码（planned codes）和计划连接（planned connections）3 个分测验；②注意分测试：要求个体有选择性地注意一个两维刺激的一个方面而忽略其另一个方面，包括表达性注意（expressive attention）、数字检测（number detection）和接受性注意（receptive attention）3 个分测验；③同时性加工分测试要求被试找出项目各成分之间的关系，并利用抽象思维逻辑感知的能力将其整合，包括非言语矩阵（nonverbal matrices）、言语 - 空间关系（verbal-spatial relations）和图形记忆（figure memory）3 个分测验；④继时性加工分测试：要求个体理解或复制按特定顺序呈现的信息，包括单词系列（word series）、句子复述（sentence repetition）、句子提问（sentence questions）3 个分测验。分析 DN:CAS 的任务，非常容易地发现这些任务的特点是：①大部分由简单的图形构成；②即使是在继时性加工分测试 3 个测试中，也将解决这些问题大脑需要的知识负荷降低到最低。DN:CAS 除了使用完成任务的准确率来表达受试者的认知能力外，还引进了"时间"作为一个评价指标，从而实现了对完成认知任务过程的评价，实现了运用信息加工的过程分析法，对认知活动最一般、最普遍的加工过程即计划、注意、同时性和继时性加工过程定量描述。DN:CAS 评估正常对照组和脑外伤的青少年认知功能，结果有明显差异；研究显示 DN:CAS 计划分测验某种意义上是一种特殊的执行功能检测，对患者临床治疗后认知功能康复水平的测量有意义。在西班牙、南非、美国和中国等多国的研究者发现注意缺陷多动障碍儿童计划分测验和注意分测验得分偏低，中国的研究者进一步研究确定了 DN:CAS 计划分测验和注意分测验联合诊断 ADHD 的诊断界值为 25，诊断 ADHD 的特异性为 79.3% 和敏感性为 72.6%。

（七）持续操作试验

持续操作试验（continuous performance test，CPT）是最初 Rosvold 等人提出用于脑损伤患者的注意力改变的试验。针对注意缺陷多动障碍（ADHD），有较多学者把 CPT 应用于 ADHD 的诊断领域。最通用的 CPT 测试为 A-X 电脑版本，规则为只对电脑屏幕上跟随 A 出现的 X 刺激作出反应。其他版本的 CPT 基本为对数字、字母及单独或连续出现的图片等刺激作出反应，听觉 CPT 也开始普遍应用。CPT 测试结果包括两种错误：①遗漏，通常被作为评估注意缺陷的指标；②错击，通常被作为冲动的指标。在众多 CPT 版本设计中，通常都有相同的设计原理，包括：①测量反应情况的标准延迟任务；②测量注意维持情况的标准警戒任务；③测量选择性注意能力的注意力分散任务。

三、临床认知功能评估的电生理和功能影像学方法

事件相关电位（ERP P300）：P300 反映大脑在认知过程中脑电变化，是评测认知功能的客观电生理指标，与认知过程、思维、记忆、判断、注意力等有关。ERP P300 测试不受文化程度和语言表达的影响，检测时间短，无痛苦。研究表明，在认知功能评判上 P300 的改变更早于神经心理的改变。

功能磁共振成像（fMRI）：fMRI 广泛应用于评估大脑活动，检测在执行特定任务时，脑内特定区域中局部血流量和氧含量的变化，用于检查面对认知测试时大脑的参与程度；近年来，儿童认知脑成像领域除使用 fMRI，还应用正电子发射断层扫描（PET）和近红外光谱（NIRS）等多种技术，使儿童功能性大脑发育研究取得了实质性的进展。由于这些设备非常昂贵且检测过程需要儿童高度配合，广泛应用于临床还需要进行更多的研究。

 【专家提示】

○ 认知功能涵盖多种能力，在量表或测验所示的结果后，临床医师应当分析各分测验的意义所在，反映出儿童能力的长处和短处。

○ 认知功能的评估既要有临床的行为观察和获取的信息，也需要借助量表或测验进行综合分析，而不是单凭量表作出武断。

○ 认知功能评估应当把量表的应用和电生理及功能影像学方法整合在一起，促进发育与行为儿科学专业在医、教、研三方面的提升和发展。

（秦岭　黄敏辉　金星明）

参考文献

1. 戴郑生．韦氏智力量表国内文献综述．精神医学杂志，1993，2：39-44.
2. 龚耀先，蔡太生，周世杰．韦氏儿童智力量表在中国的修订及应用．医学研究杂志，1999，2：16-17.
3. 刘利，周世杰．韦氏记忆量表中国修订本在儿童中的应用．中国临床心理学杂志，2009，17（6）：705-707.
4. 张厚粲．韦氏儿童智力量表第四版（WISC-Ⅳ）中文版的修订．心理科学，2009，5：1177-1179.
5. Das J，Naglieri JA，Kirby JR. Assessment of cognitive processes. Boston：Allyn and Bacon，1994.
6. Naglieri JD，JP. Das-Naglieri Cognitive Assessment System. Itasca，IL：Riverside Publishing，1997.
7. Van Luit JEH，Kroesbergen EH，Naglieri JA. Utility of the PASS Theory and Cognitive Assessment System for Dutch Children with and without ADHD. Journal of Learning Disabilities，2005，38（5）：434-339.
8. Mccrea SM. A review and empirical study of the composite scales of the Das-Naglieri cognitive assessment system. Psychology Research and Behavior Management，2009，2（default）：59-79.
9. Deng CP，Liu M，Wei W，et al. Latent factor structure of the Das-Naglieri Cognitive Assessment System：A confirmatory factor analysis in a Chinese setting. Research in Developmental Disabilities，2011，32（5）：0-1997.
10. Canivez GL，Gaboury AR. Construct Validity and Diagnostic Utility of the Cognitive Assessment System for ADHD. Journal of Attention Disorders，2013：1087054713489021.
11. 秦岭，邓赐平，吴歆，等．Das-Naglieri 认知评估系统对小学生认知功能评价临床意义的研究．中国临床新医学，2010，3（11）：1057-1061.
12. 刘芳，刘海润，秦岭，等．注意缺陷多动障碍儿童韦氏智力测验与 Das-Naglieri 认知评估系统测验的相关性．中华实用儿科临床杂志，2014，29（24）：1866-1869.
13. 刘海润，秦岭，张鸿，等．Das-Naglieri 认知评估系统对注意缺陷多动障碍儿童认知过程评估的对照研究．中华实用儿科临床杂志，2016，31（7）：540-543.
14. 杨玉凤．儿童发育行为心理评定量表．北京：人民卫生出版社，2016：84-107.
15. 刘海润，秦岭，张鸿，等．盐酸哌甲酯缓释片对注意缺陷多动障碍患儿认知加工过程的影响．中华实用儿科临床杂志，2017，32（17）：1326-1330.
16. Qin L，Liu H，Zhang H，et al. Evaluation of the diagnostic implications of Das-Naglieri cognitive assessment system in children with attention deficit hyperactivity disorder. BMC psychiatry，2018，18（1）：386.
17. Rosvold HE，Mirsky AF，Sarason I，et al. A continuous performance test of brain damage.Journal of Consulting Psychology，1956，20（5）：343-350.
18. Riccio CA，Cohen MJ，Hynd GW，et al. Validity Of The

Auditory Continuous Performance Test In Differentiating Central Processing Auditory Disorders With And Without ADHD. Journal of Learning Disabilities, 1996, 29(5):561-566.

19. 潘学霞,万彬,麻宏伟,等.整合视听持续测试诊断不同年龄段注意缺陷多动障碍患儿的临床应用.中华实用儿科临床杂志,2008,23(12):908-910.

20. 曹洪建,周楠.韦氏儿童智力量表与特殊儿童测查:挑战、改革与发展.中国特殊教育,2011,7(6):17-23.

21. Bakker MJ, Hofmann J, Churches OF, et al. Cerebrovascular function and cognition in childhood: a systematic review of transcranial Doppler studies. Bmc Neurology, 2014, 14(1):43.

22. Fulford J, Varley-Campbell JL, Williams CA. The effect of breakfast versus no breakfast on brain activity in adolescents when performing cognitive tasks, as assessed by fMRI. Nutritional Neuroscience, 2015: 151210065705001.

第4节　语言和言语评估

【开篇导读】

语言的发展遵循一定的规律并呈现不同的年龄特征。语言和言语评估(speech and language assessment)是了解儿童语言和言语发展状况,早期发现发育异常,并据此制订个性化干预措施的有效手段。本节重点介绍了国内常用的言语、语言评估工具。

语言和言语评估在临床上都分为两大类:正式的评估和非正式的评估。正式评估以参照常模的标准化评估为代表。这类评估需要经过严格的信度和效度科研,在诊断过程中能提供客观量化的诊断依据,在国外通常被国家医疗保险作为诊断过程中的一个必要项目。非正式评估不需要经过信度和效度的检验,可以是固定题目的测试,也可以选择在儿童自然玩耍互动的场景,测试中给予儿童提示,并且根据儿童对提示反应来不断调节评估内容。语言障碍和语音障碍的诊断标准往往要求客观的测评,从而记录儿童与同龄人比较的标准分,同时也要有主观的测评,从而记录儿童在自然环境中的功能损害。制订康复计划时也需要结合客观和主观的测试结果。所以临床上非正式的评估,特别是在自然玩耍互动场景下的不固定题目的评估通常和参照常模的标准化评估结合使用。

一、语言评估

(一)正式语言评估

国外针对儿童语言障碍的参照常模的标准化评估有很多,但由于语言及文化差异,不能直接用于汉语儿童的正式评估,需要修订或重新设计题目和重新建立中国常模后才能使用。临床上值得强调的是参照常模的标准化测试中的标准分只适用于常模建立时取样的地区,在常模建立以外的

地区使用,其标准分是无效的。但在常模建立以外的地区,这些测试虽然不能用作诊断性测试,但可以作为非正式测试在语言评估中使用。

标准化语言测试按照功能分为筛查和评估两大类。筛查测试的目的是快速、有效地在全部人群中找出可能有问题的儿童。筛查测试能给专业人士提供的信息是儿童"通过筛查"或"没有通过筛查"。一些比较详细的筛查测试除了显示儿童是否通过整体筛查,还提供儿童在每个分测验中通过或不通过的筛查结果。评估测试的目的是对没有通过筛查的儿童进行详细的深入的测试,提供儿童不同语言领域的具体能力的标准分,具体反映出儿童和同龄人相比在每个领域中的能力所处位置,提供诊断依据。

标准化语言评估从测试的方法分为直接行为测试和家长问卷两类。由于婴幼儿年幼依从性很差,一般在婴幼儿期标准化的直接行为测试比较困难,所以常用家长问卷式的标准化评估。另一种情况是针对整体发育落后依从性差的儿童,家长问卷式的评估也有优势。而在学龄前和学龄期的儿童,语义和句法等能力已经非常丰富,家长很难准确报告出儿童的语言能力,所以临床上首选是直接行为测试,而家长问卷和教师问卷可以辅助。

1. 标准化语言筛查

(1) 早期婴幼儿语言筛查:梦想婴幼儿语言

沟通筛查(diagnostic of receptive and expressive assessment of Mandarin-infant and toddler-screening, DREAM-IT-S)是根据婴幼儿早期语言和沟通发育的理论来设计的一个早期语言沟通能力的全面筛查。其常模和信效度于 2018 年建于中国内地,适用于 0~3 岁婴幼儿的语言和沟通筛查。筛查项目不仅包含常见的语言理解和语言表达技能部分,而且还包含对于早期儿童语言发育极为重要的社交沟通和认知玩耍技能部分。筛查通过微信小程序家长问卷的形式来实现。测试家长可以在医师的指导下或独立在微信小程序上完成,也可以通过远程线上指导进行。系统将根据儿童月龄自动匹配筛查题目,筛查的时间大约为 5 分钟,即时自动生成报告,筛查报告可以在电脑端打印。筛查结果分为:①不通过:筛查报告会提示该儿童需要做进一步发育和语言的全面评估;同时报告会列出正常发育儿童在语言理解、语言表达、认知玩耍和社交沟通 4 个能区应该已发展出的有代表性的技能,用于医师提供家长辅导;②整体通过,但是四个语言能区发育不均衡:筛查报告不仅会列出四个能区有代表性的技能,同时也会列出儿童四个能区里相对来说比较弱的领域,帮助医师和家长进一步解释现阶段需要关注的语言领域,同时也提醒家长当四个语言能区发育不均衡的时候,儿童语言发育落后的风险增加,所以需要 6~12 个月复筛。③整体通过,四个语言能区发育也均衡:筛查报告会提示儿童语言发育良好,并且列出这个年龄段儿童四个能区有代表性的技能鼓励家长在家继续提供互动性有效输入。

（2）学龄前和学龄儿童语言筛查:梦想普通话儿童语言能力筛查(diagnostic of receptive and expressive assessment of mandarin-screening, DREAM-S)是常模建立于中国内地,使用直接行为测试模式的儿童语言筛查测试。DREAM-S 是智能化的筛查测试,根据儿童的年龄给出不同题目,根据儿童在答题过程中呈现出的语言能力自动调节题目,用尽量短的时间有效地筛查儿童语言能力。适用于 2 岁 6 个月 ~7 岁 11 个月的以普通话为母语的儿童。DREAM-S 测试项目包括听力理解和语言表达,从语言的组成部分来看,测试题目也覆盖最主要的语言组成部分,包括语义、句法以及语用。筛查的时间大约 10 分钟。筛查结果分为:①不通过:筛查报告会列出年龄段儿童有代表性的语言技能和提示该儿童需要做进一步的语言和

发育全面评估;②通过。

2. 参照常模的标准化语言评估

（1）早期婴幼儿语言评估:

1）婴幼儿语言发育进程量表(infant and toddler language development scale):2005 年在上海市儿童 0~35 月龄语言发育常模的基础上编制,信度效度研究结果良好。用于 0~35 月龄儿童。该量表包括三部分,即语音和语言表达 9 项、听觉感受和理解 10 项和与视觉相关的感受和理解 13 项,总计 32 项。每个项目的结果评定标准为:通过得 1 分,不通过得 0 分。该量表可对 0~35 月龄儿童的各方面语言能力进行评估,提供发育月龄,可协助临床上对单纯语言迟缓与全面发育迟缓的鉴别诊断,还可辅助儿童语言干预目标制订。

2）中文早期语言与沟通发展量表(Chinese communication development index, CCDI):是根据 MCDI(MacArthur communicative development inventory)修订而成。北京地区建立常模,用于 8~30 月龄儿童。采用家长问卷形式。此量表可用于从婴幼儿第一个非词汇手势信号到早期词汇的增长,一直到开始使用语法。其中“婴儿沟通发展问卷——词汇及手势”适用于 8~16 月龄,含有 411 个词,包含了婴儿日常经常听到或用到的绝大多数词汇和动作手势。“幼儿沟通发展问卷——词汇及句子”适合于 16~30 月龄,共含有 799 个词,还包含了词组、儿童表达的句子平均句子长度等。早期语言与沟通发展量表是一个以测试儿童词汇能力为主的量表。除了中文以外,该量表已经被多种语言修订成不同版本,在科研方面的应用非常广泛。

3）梦想婴幼儿语言沟通测评(diagnostic of receptive and expressive assessment of mandarin-infant and toddler, DREAM-IT):是根据婴幼儿早期语言和沟通发育的理论来设计的一个语言和沟通能力的全面测评。其常模和信效度于 2018 年建于中国内地,适用于年龄 0~3 岁的婴幼儿,测试项目不仅包含常见的语言理解和语言表达技能部分,而且还包含对于早期儿童语言发育极为重要的社交沟通和认知玩耍技能部分,可协助临床上对单纯语言迟缓与全面发育迟缓、孤独症谱系障碍等的鉴别诊断。该测评也包括一些和早期语言和沟通技能密不可分的早期语音技能测评题目,可提供语音发育落后的早期预警。测试的形式是智能化的家长问卷,即根据家长对题目的回应自

动调节后面给出的题目。智能化的测试可以在最短的时间内用最合适该个体的题目来实现测试。DREAM-IT 测试结果包括：①红灯预警部分：显示测试儿童的语言理解、语言表达、社交沟通和认知玩耍 4 个能区与同龄人相比是否存在发育预警；②发育月龄部分：显示测试儿童的 4 个能区的发育月龄；③语言沟通能力发育曲线部分：在以中国内地正常发育儿童为标准建立的语言发育曲线图上标识儿童语言沟通发育的百分位，儿科医师可以使用婴幼儿语言发育曲线图跟踪儿童的 4 个能区的发育；④4 个语言能区的全面概括：可用于辅助个体化的康复计划的制订；⑤早期语音发育落后的预警。

（2）学龄前和学龄儿童语言评估：

1）皮博迪图片词汇测试法（Peabody picture vocabulary test, PPVT）：适用于 2.5~18 岁儿童和少年使用。该测试于 20 世纪 70 年代末期进行了标准化，最初作为儿童智力筛查的工具。由于该测试采用图片和词汇联系的方式，测试时不需要被试者讲话，是评价儿童词汇理解能力的有效工具，适用于不会说话或表达能力差的儿童。施测简便，评分客观快速，是国内应用较广泛的语言能力测验。临床上 PPVT 只能测试儿童对词汇的理解，不能对儿童其他方面的语言发育的水平，比如表达能力、句法能力等做出评估。

2）梦想普通话听力理解和表达能力标准化评估——诊断版（diagnostic receptive and expressive assessment of mandarin-comprehensive, DREAM-C）：是一套智能化的标准化语言测试，也是中国内地首个符合国际诊断性量表信度和效度标准，同时也是基于普通话的语言发育及儿童语言障碍本质特征的研究为基础而设计的直接行为测试。DREAM-C 常模基于 2010 年中华人民共和国人口普查数据，于 2015 年建于中国内地普通话使用地区，并且考虑了方言在儿童普通话习得过程中的潜在影响，适用于 2 岁 6 个月 ~7 岁 11 个月的以普通话为母语的儿童。适用人群为语言发育迟缓、语言障碍、听力障碍、孤独症谱系障碍、全面发育迟缓、智力障碍、遗传综合征、学习障碍等语言功能损害的儿童。DREAM-C 测试包括听力理解和语言表达两个分测验部分，从语言的组成部分来看，测试题目也覆盖最主要的语言组成部分，包括语义、句法以及语用。该量表使用触屏技术，测试过程对儿童来说生动有趣，对测试者来说节约计

分时间。其自适应技术可以根据儿童的语言能力自动调节给出题目的难度。测试报告可为语言障碍诊断提供 5 个方面的标准分和百分位：①听力理解；②语言表达；③语义；④句法；⑤总体语言。除了语言的标准分和百分位指标以外，测试报告也对儿童在各年龄段应该具有的词义、句法等具体语言能力提供详细的分析，可以辅助个体化的康复计划的制订。

（二）非正式语言评估

非正式语言评估按照评估的模式可以分为：固定题目和测试规则的评估与不固定题目和测试规则的评估。采用的方法可以是直接行为评估，也可以是家长访谈。

1. 固定题目和测试规则的评估

（1）S-S 语言发展迟缓检查法（S-S 法）：中国版由中国康复研究中心修订。检查内容包括符号形式与指示内容关系、基础性过程、交流态度三个方面。该检查将正常儿童语言发展分为 5 个阶段，每个阶段又分为 2~3 个分阶段。每个阶段都对应着正常儿童的实际年龄水平。S-S 法原则上适合由于各种原因导致的语言发育水平在 1.5~6.5 岁的儿童。根据儿童的语言发展特征选择测试内容，包括语言理解、表达、交流和操作能力。评定时，将评价结果与正常儿童水平相比较，在评估中辅助儿童语言发育迟缓的判断，也可以辅助康复计划制订。S-S 法由于尚未进行信效度检验，因此只能作为非正式评估工具。

（2）学前儿童语言障碍评量表：于 1993 年在中国台湾省编制并发表了学前儿童语言障碍评量表，该量表用于评估 3~5 岁 11 个月的学前儿童的口语理解能力、表达能力、构音、声音、语言流畅性等方面，其由语言理解和口语表达两个分测验组成。前者共有 30 题，后者有 32 题。该量表在中国台湾省是一个标准化测验，但由于并未进行中国内地的标准化，如要用于中国内地儿童，只能作为非正式评估工具。

（3）梦想儿童叙事及语用测评（mandarin expressive narrative test, MENT）：是针对 4 岁 6 个月 ~9 岁 11 个月的讲普通话的儿童的一个叙事和语用能力的评估。测试儿童在没有任何口头提示的情况下看图叙事，考察其叙事的全面性、连贯性、复杂性以及叙事的宏观结构（macrostructure）（比如，对图片上主要人物的指代是否清楚，"穿红衣服的姐姐和最矮的那个弟弟"还是"她…他"）等，并

且检查对故事的总体理解和对故事中"心理理论"（theory of mind）的理解。该评估也包含对讽刺、言外之意等高级社交使用能力的测试。梦想儿童叙事及语用测评可评估儿童语义和句法技能在叙事中的使用情况，也可以测试儿童的高级社交语用能力。可协助语言障碍、高功能孤独症、以及社交（语用）沟通障碍的鉴别诊断和语言康复指导。

2. 不固定题目和测试规则的评估

（1）动态评估：动态方法是建立在维果斯基（Vygotsky）的最接近发展区理论（zone of proximal development，ZPD）与支架理论上的非正式评估方法。动态方法既可以用在语言评估中，也可以用在语言治疗中。动态评估分为 3 个过程：①测试：在自然互动中尝试不同的活动来定位儿童的某个语言技能的最近发展区范围；②治疗：运用支架策略来提高儿童独立达到其目标语言技能的能力；③重测：重新探索最适合的活动发掘出儿童新的目标语言技能的最近发展区。言语语言治疗师可以根据正常儿童语言发育自己设计一些"测试"活动，在评估过程中通过"治疗"和"重测"来完成动态评估。也可以使用参照常模的标准化语言评估的结果作为动态评估"测试"的起点，即儿童的某个语言技能的最近发展区范围。然后通过支架策略给予不同的提示和逐渐减少提示推动儿童独立完成该语言技能，即"治疗"和再探索儿童更高一级的语言目标，即"重测"。

（2）语言样本：正式的语言样本方法一般用于科研。其中包括收集儿童与施测者进行游戏的语言样本，转录儿童的语言样本，并利用语言样本分析程序进行分析，从专业的语言学的角度详细考察儿童在对话过程中体现的语言发展水平。对早期儿童的语言发展，语言学家常用的 2 个测量标准：平均句子长度（mean length of utterance，MLU）和不同单词的数量（number of different words，NDW）。其中，平均句子长度是儿童早期语法发育或句子复杂性的有效指标，能较准确地反映儿童不同年龄阶段的语言能力差别。但是语言样本的收集、转录和分析专业性较强，而且所需时间长，临床不适用。比如平均句子长度的研究通常要求转录 100 句儿童的表达，然后计算这些表达中的平均句子长度。在临床上常用估计平均句子长度的方法。比如，在和孩子互动的过程中大概估算儿童平均句子长度。一般这种方法在儿童的平均句长在 3~4 个词以内临床上比较常用。

（3）访谈：访谈对象主要是家长，也可以是儿童的老师或其他很熟悉儿童的成人。临床医师可以自己设计访谈问卷进行访谈，也可以根据具体的儿童情况灵活地进行访谈。访谈内容不仅可以直接针对儿童的语言能力，也可以包括儿童在家庭或学校的情况、父母的教养方式、亲子关系、语言环境等可能对评估有所帮助的内容。

二、言语评估

言语障碍（speech disorder）是对语音产生能力受损的障碍的统称，包括：语音障碍（语音清晰度和准确度的问题）、流利障碍（语音流畅度的问题）、嗓音障碍（发音质量、音调、声强控制问题）以及共鸣障碍（语音从口腔或鼻腔发出的控制的问题）。这个部分主要讨论语音障碍的评估工具。

（一）正式语音评估

正式的语音的评估国外的研究已经建立了成熟、完善的体系，近年来国内学者在结合汉语特点的基础上陆续进行了一些语音量表的制定和初步的标准化，但统一、有效的评估方法仍较匮乏，不能满足当前的临床和科研需求，仍待完善。

《普通话语音测验》：是苏周简开和周兢在南京师范大学出版社于 2000 年出版的测评工具。常模和信效度研究在北京、西安、成都和南京完成。分两部分：第一部分 44 个独立的目标单词覆盖汉语的辅音、元音和声调（21 个声母、35 个韵母和 4 种声调）。第二部分是故事中的目标单词。

（二）非正式语音评估

1. 普通话的语音发育进程　按照汉语普通话的辅音选择不同的词汇，根据词汇做成图片，让儿童看图并说出图片中的物品名称，根据普通话的语音发育进程评估发音的清晰度。普通话的语音发育进程，见表 4-4-1。

表 4-4-1　普通话的语音发育进程

年龄 / 岁	90% 标准	75% 标准
1.6~2.0	d、m	d、t、m、n、h
2.1~2.6	N	b、p、g、k、x、j、q
2.7~3.0	b、t、f、h、x	f
3.1~3.6	g、k	
3.7~4.0	P	
4.1~4.6	t、s、j、q、r、l	t、s、sh、z
4.6+	sh、zh、ch、z、c	zh、ch、z、c

2. 音系发育进程（表 4-4-2）

表 4-4-2　音系发育进程

语音错误类型	年龄组					
	1;6-2;0	2;1-2;6	2;7-3;0	3;1-3;6	3;7-4;0	4;1-4;6
辅音同化	———	———	———	———	- - - -	- - - -
音节首辅音删除	———	———	———	- - - -	- - - -	- - - -
音节首						
发音部位前置:[ˌs]([s])	———	———	———	———	———	———
[6]([ˌs])	———	———	———	———	———	
[k]([t])	———	———	- - - -	- - - -	- - - -	- - - -
发音部位后置:[s]([ˌs])	———	———	———	———	———	———
塞音化:[ts]([t])	———	———	———	———	———	- - - -
[s]([t])	———	———	- - - -	- - - -		
[x]([k])	- - - -					
塞擦音化:[6]([t6])	———	———	———	———	———	———
非送气音化:[tʰ]([t])	———	———	———	———	———	———
送气音化:[t]([tʰ])	———	———	———	———	- - - -	- - - -
x-软腭音化	———	———	———	———	———	———
滑音化	———	———	———	———	- - - -	- - - -
音节尾[n]删除	———	———	———	———	———	———
音节尾:[n]→[ŋ]	———	———	———	———	———	———
音节尾[ŋ]删除	———	———	———	- - - -	- - - -	- - - -
元音						
三元音简化	———	———	———	———	———	———
双元音简化	———	———	———	———	- - - -	- - - -

注:虚线 - - - - - 表明 10%~20% 的儿童使用该语音错误类型;实线——— 表明 20% 以上的儿童使用该语音错误类型。

3. 可懂度发育进程（表 4-4-3）

表 4-4-3　可懂度发育进程

年龄	可懂度	详细注释
6 月龄~2 岁	25%~50%	熟悉的人理解 50%,不熟悉的人理解困难
2~3 岁	50%~75%	仍有较多的发音错误,但总的信息能理解
4~5 岁	75%~90%	当知道谈话主题时,完全能理解,个别发音似有错误
5 岁	90%~100%	完全理解,个别发音仍有错误

4. 中国康复研究中心版构音障碍检查法
中国康复研究中心结合汉语特点,参照日本构音障碍检测法编制(简称中康构音检测法)。此评定方法包括两部分:构音器官检查及构音测试,其中构音器官检查通过构音器官的形态及粗大运动检查来确定构音器官是否存在器质异常和运动异常;构音测试是以普通话为标准音结合构音类似运动对患者的各个言语水平及其异常的运动障碍进行系统评价,包括:①会话:通过询问患儿的姓名、年龄等观察是否可以说、音量、音调变化是否清晰、气息音、鼻音化等;②单词检查:此项由 50

个单词组成,根据单词的含义制成 50 张图片,通过让患儿看图说词,检查者记录其发音;③音节复述检查:选用常用音节,让患儿复述,观察发音特点的同时注意异常构音运动;④文章检查:让患儿朗读一段文字,观察音量、韵律、呼吸运用;⑤构音类似运动检查:依据普通话的特点,选用代表性的 15 个音的构音类似运动;⑥结果分析:将前面单词、音节、文章、构音类似运动检查发现的异常分别记录加以分析,确定类型,共 8 个栏目:错音、错音条件、错误方式、发声方法、错法、被刺激性、构音类似运动、错误类型;⑦总结:把患儿的构音障碍特点归纳分析,结合构音运动和训练计划加以总结。通过该测试能判断构音障碍的类型,找出错误的构音及错误构音的特点,对语音障碍的干预有指导作用。

5. 梦想普通话语音测评　SWAM-C 是博鳌培声国际医学中心根据普通话语音错误特点编制的测评。测评过程让儿童看图说词,治疗师通过平板电脑记录发音之后系统自动分析①目标单词中的替代、歪曲、省略等儿童语音错误是否符合正常发育;②音系历程是否符合正常发育;和③儿童讲话的可懂度是否符合正常发育。该测评对语音障碍的干预有指导作用。

6. Frenchay 评定法　国内学者根据汉语特点,对 Frenchay 评定法进行了修改。该评定法是针对儿童神经构音障碍的评估工具。除"速度"项外分为 8 类 28 项,每项按损伤严重程度分为 a~e 5 级,a 为正常,e 为严重损伤。检查内容包括反射、呼吸、唇的运动、颌的位置、软腭运动、喉的运动、舌的运动、言语 8 个大项,可用于临床动态观察症状变化、疗效判定。

 【专家提示】

○ 语言是认知和社会能力发展的标志。在儿童健康体检中,儿科医师应定期对儿童进行语言和语音能力的筛查,早期识别语言发育异常。

○ 语言和言语的评估包括正式评估,比如参考常模的标准化评估,和非正式评估,比如动态评估等。在诊断和康复中正式和非正式的评估都是必需的,应该结合使用。

(刘雪曼)

参考文献

1. 静进.儿童言语及语言的神经机制.中国儿童保健杂志,2003,11(5):325-327.
2. 梁卫兰,郝波,王爽,等.幼儿早期语法和句子表达长度研究.中国儿童保健杂志,2004,12(3):206-208.
3. 梁卫兰,郝波,王爽,等.幼儿中文语言词汇发展的研究.中华儿科杂志,2002,40(11):650-653.
4. 刘晓,金明星,章依文.上海市婴幼儿语言发育常模研究.中华儿科杂志,2007,45(12):942-943.
5. 沈晓明,金星明.发育和行为儿科学.南京:江苏凤凰科学技术出版社,2003:385-390.
6. 章依文,金星明,沈晓明,等.2~3 岁儿童词汇和语法发展的多因素研究.中华儿科杂志,2002,40(11):646-649.
7. 章依文,金星明,沈晓明,等.2~3 岁儿童语言发育迟缓筛查标准的建立.中国儿童保健杂志,2003,11(5):308-311.
8. Brien EK,Zhang X,Nishimura C,et al. Association of specific language impairment(SLI)to the region of 7q 31. Am J Hum Genet,2003,72(6):1536-1543.
9. de Villiers J,Liu X,Lee W,et al. Development of an Early Language and Developmental Screener for Chinese Infants and Toddlers:The DREAM-IT. Oral seminar at the American Speech-Language Hearing Association Annual Convention in Boston,MA,2018.
10. de Villiers J,Liu X,Lee W,et al. The Development of a Language Screener for Mandarin Speaking Children. Oral seminar at the American Speech-Language Hearing Association Annual Convention in Orlando,FL,2019.
11. Hao Y,Sheng L,Zhang Y,et al. A Narrative Evaluation of Mandarin-speaking Children with Language Impairment. Journal of Speech,Language,and Hearing Research,2018,61(2):345-359.
12. Kauschke C. Early lexical development in German:a study on vocabulary growth and vocabulary composition during the second and third year of life. Child Lang,2002,29(4):735-757.
13. Liu XL,de Villiers J,Ning C,et al. Research to Establish the Validity,Reliability,and Clinical Utility of a Comprehensive Language Assessment of Mandarin. Journal of Speech,Language,and Hearing Research,2017,60(3):592-606.
14. Turic D. Linkage disequilibrium mapping provides further evidence of a gene for reading disability on chromosome 6p21.3-22. Mol Psychiatry,2003,8(2):176-185.
15. Zhu,Dood. Putonghua(modern standard Chinese)-speaking children with speech disorder. Clinical Linguistics & Phonetics,2000,14(3):165-191.

第5节 社交和情绪评估

【开篇导读】

良好的社交和情绪是儿童发展所有能力的基础,促进其学习、思维、推理、交流、运动及适应性等。在科学育儿的今天,社交和情绪评估已是一个相当重要的领域,它既关系到儿童的健康成长,也关乎到临床一系列相关的发育与行为障碍。本节阐述儿童社交和情绪的发展进程和评估方法。

在生命最初的18个月里,儿童的社交和情绪区域比语言和认知发育得更快。右脑的这些非语言系统由社交、相互关系和依恋为基础的经验组成,产生对身体情绪管理和压力系统,并持续终生。儿童的社交和情绪需要特别关注如下几点:

1. 儿童的社交和情绪有可预测性的发展进程。

2. 当评估儿童的情绪问题时,需考虑发育和环境因素。

3. 需要清楚地识别和处理家庭中关注的问题。

4. 用开放性的问题开展监测。

5. 观察亲子互动和评估者与儿童的互动情况。

6. 促进与社区的联动,支持家庭改善儿童的社交-情绪问题。

一、社交和情绪里程碑

在健康儿童中,社交和情绪发展有可预测的发展进程。监测社交和情绪发展的里程碑是从婴儿到青少年时期健康监测的重要组成部分。在婴幼儿时期,社交和情绪发展的主要任务是经历和管理情绪、发展安全的关系和开始探索及学习。新生儿在短时期内非常敏感,处于安静、警觉的状态,能分辨出母亲的独特气味,可以听到并喜欢父母的声音、喜欢轻柔的触摸,并对不愉快的触碰退缩、可以模仿出现在20cm左右的简单的面部表情。

在最初的2个月里,婴儿变得更加容易安慰和自我安慰,出现反应性的微笑。4个月时,能自发地微笑、出现社会交往、有更大能力的自我安慰,可以控制手的运动、用手获得安慰的同时感觉到舒服;在6个月时,婴儿可以认出熟悉的面容并开始注意陌生人、出现与人的互动和共同参与,并表现在父母或照养人感兴趣的动作和物体上;9个

月时,婴儿对陌生人有清晰的理解,主动寻求父母的玩耍、安慰或者帮助;到12个月时,对父母或日常的照养人表现出很强的依恋,并与父母分开表现出沮丧,还能玩交往性游戏,如躲猫猫、拍手、用姿势表示再见或者感兴趣的和需要的神态、手势;到15个月时,幼儿喜欢模仿任何看到的东西,开始帮忙协助做简单的家务、能积极听故事,和父母或照养人的交往是机械的、复杂的、连续的、目的明确的;到18个月时,幼儿在参与新的或者熟悉的场景时,气质特点会表现得越来越明显,能表现为互动或退缩,友好或攻击,表现出愿意分离和独自探索,但是仍希望父母在旁边,并自己能定时地接近他们或者受到鼓励,自然地流露感情和微笑回应他人。

2岁时的儿童表现出更加独立,喜欢用"我"代表自己,喜欢某本书、某个玩具或一条毯子,使其能更顺利地过渡到独立。会在其他儿童旁边玩,出现更多的假扮性游戏。在2.5岁时,想象性游戏更加明显,会把一个物品当作新的或者不同的物品,开始参与到其他儿童玩耍中。

在3~4岁时,儿童将展示更加精细的、有主题和故事线索的想象性游戏,喜欢交往性游戏并乐于向父母展现,有自己吃饭、穿衣、如厕的能力。4岁时致力于建立舒适的不断扩大的世界,有合作、友好、同情心,或者退缩、攻击和对立,在面临压力时可能出现极端的行为。儿童开始知道自己的性别和年龄,可以描述自己的兴趣和特长,有自己喜欢的玩具和喜欢的故事,可以花些时间沉浸在自己喜欢的游戏中。

5~6岁时,儿童能成功地聆听、参与、遵守规则和指令,喜欢花大量的时间和同伴玩。7~8岁时,儿童更加能理解规则、关系和更多的交流,将始终如一地表现出合作和关注,并有能力承担家里的责任和家务。随着道德的发展,儿童出现了应对的技能,通常会找出同性别有相同能力和兴趣的

同伴。当 9~10 岁时,同伴群体表现得更加重要。儿童会产生需要从家庭中独立的想法,为了可以获取特权,能为家中作出贡献将是一个有价值的激励,他们可以有机会展示逐渐增加的责任感和独立作决定的能力。通过表扬、情感维系和良好的养育关系获得支持和自信。

11~14 岁的儿童接近青少年期,就有了更强的独立意愿和对同伴恪守承诺的表现。他们的社交网络逐渐形成、瓦解、再形成。他们通常能很好地处理压力事件,而在越来越独立地作出决策的过程中则需要鼓励和支持。当青少年期接近成年期时,其活动的重心主要是学习和工作,这时,对他们的情绪问题和冒险行为的监测将变得越来越重要。

理解从婴儿到青少年时期社交和情绪发育的进程,以便于及时指导,识别需要干预的发展差异(表 4-5-1)。

表 4-5-1　社交 - 情绪发展进程

年龄	社交 - 情绪发展进程
新生儿	大多数处于安静、警觉状态 认识母亲的独特气味 喜欢父母的声音 对轻柔的触摸喜欢,对不愉快的触碰退缩 模仿出现在 20cm 左右的简单的面部表情
2 个月	自我安慰 更加警觉 反应性微笑 难过时通过安慰会产生平静的反应
4 个月	有意识的微笑 出现社交互动 展现出更强的自我安慰的能力 在控制手的运动下用手自我安慰
6 个月	认识常见的面孔和开始注意陌生人 出现互动 共同参与照养人感兴趣的动作和物体上
9 个月	对陌生人有清晰的辨认 主动寻求父母玩耍、安慰或者帮助 玩互动游戏如躲猫猫、拍手;摇手表示再见 当叫到名字时看上去很高兴
12 个月	出现要求性的指点动作、用姿势表示需要 想玩玩具或听故事的时候将把玩具或书递给父母
15 个月	出现描述性的指点或词语表示兴趣 模仿他看到的事物 能帮助做简单的家务 积极地听故事

年龄	社交 - 情绪发展进程
18 个月	新的或者人多的场景中,气质特点表现得越来越明显 可以分离和独自探索,但是仍希望父母在旁边 自然地流露感情 微笑回应他人
2 岁	更加独立 喜欢用"我"指代自己 可能需要具体的物体帮助才能过渡到独立 在其他儿童旁边玩 出现更多的假扮性游戏
2.5 岁	出现想象性游戏,假想人物或场景 出现象征性游戏,把一个物品当作新的或者不同的物品 参与到其他儿童的玩耍中 对日常生活中不可预期的变化感到害怕
3 岁	展示更加精细的有主题和故事线索的想象性游戏 喜欢交往性游戏 独立吃饭、穿衣、如厕
4 岁	在面临压力时可能出现极端的行为 把自己当作个体 知道自己的性别和年龄 描述自己的兴趣和特长 有自己喜欢的玩具和喜欢的故事 花费大量的时间在喜欢的游戏中
5~6 岁	聆听、参与、遵守规则和指令 测试中遵守规则 花大量的时间和同伴玩
7~8 岁	更加理解规则、关系和更多的东西 表现出合作和关注 有最好的朋友 会找出同性别有相同能力和兴趣的儿童
9~10 岁	把同伴群体中的表现看得更加重要 展示逐渐增加的责任感和独立作决定的能力
11~14 岁	更强的独立性意愿和对同伴恪守承诺 可能从事危险的行为以获得同伴的认同 社交网络逐渐形成、瓦解、再形成 处理压力事件 越来越独立决策
15~24 岁	学校、课外活动、工作将是生活的重心 形成关心和支持家庭、其他成人和同伴的关系 参与社区活动 展示了对日常生活压力的韧性 在决策时更加独立 展示自信和希望

二、评估

当评估一个儿童的社交和情绪时,考虑许多背景因素很重要。在任何一次接诊过程中,需考虑变量如环境/时间、发育水平、健康状况、家庭/文化背景、该儿童的总的实际发育水平,包括认知、语言、学习和运动技能。健康的问题也可能影响儿童的社交和情绪功能。家庭的价值和文化背景形成的互动和交流的方式对儿童的社交和情绪反应有显著的决定性作用。

(一)优先级评估

在每次评估时应该优先考虑家庭的需求和关注,有多达25%的儿童有社交和情绪问题。我们推荐在所有的健康监测中,母亲和家庭功能监测最优先。在婴儿早期、18~30个月、幼儿园、初中、高中期间均需要强调对社交和情绪功能及亲子互动方式的关注。

(二)社交-情绪问诊

社交-情绪大多集中在儿童发育、行为、学习的问题上,因此,在接诊时首先询问家长是否有任何关于儿童的发育、行为或学习的问题如下:

1. 触发评估社交和情绪功能的问题

(1)作为家长,您近况如何?

(2)儿童在发育与行为上哪些令您担忧?

(3)儿童在哪些方面做得真的很好? 与您相处如何? 在学校表现如何?

(4)告诉我关于儿童的个性如何?

(5)儿童最喜欢的游戏或娱乐活动是什么?

(6)你们喜欢在一起做什么?

(7)目前您在抚养儿童时感到最困难的是什么问题?

2. 可以让学龄期儿童回答如下的问题:

(1)什么使你感到快乐? 伤心? 非常生气?

(2)什么使你害怕?

(3)你担心什么? 你对身体或健康有任何担心的吗?

(4)你有好朋友吗? 你喜欢和你的朋友一起做什么事? 你有被欺负过吗?

(5)你希望自己改变什么? 你希望学校改变什么? 你希望家庭改变什么?

(6)如果你有三个最大的愿望,会是哪三个呢?

所有这些问题可以帮助医师确定是否需要进一步询问过去史、评估或者转诊。

(三)观察亲子互动

从新生儿时期开始至青少年期,观察亲子互动可以洞悉家庭关系、养育方式和儿童的社交和情绪状态。例如,在诊室中这个儿童是否充满爱地抱着妈妈的大腿,有很好的眼神接触、喃喃自语? 或者当爸爸在阅读杂志时儿童却在办公室捣乱或者爬上桌子? 这些观察到的任何一种细节都可以为我们提供参考。

此外,儿童和专业人员之间的互动同样重要。这个儿童的反应是否符合其发育特点? 该儿童是否有眼神接触? 该儿童是否展示了共同关注、示意、指点的技能? 该儿童的心境和情感是否恰当? 或者平淡或者退缩? 该儿童是否对即将发生的事情产生焦虑? 儿童的家长或者儿童是否流露出明显的紧张? 这些观察可以对儿童的社交和情绪功能的评估有额外的帮助。

(四)体格检查

体格检查可以观察儿童的适应性及能否遵守医师的要求,也同样可以观察家长的反应。这名儿童是否合作,或者有过度焦虑,或者反抗? 他的父母是否鼓励和支持他,或者保护或者强迫他? 该儿童的生命体征与压力之间有无关系? 在没有其他明显原因下该儿童的血压或心率是否会增高? 发现任何细微的畸形体征可能意味着一项遗传障碍,这些可能表现为发育迟缓,其中包括社交和情绪发展迟缓。神经系统和精神状态的检查可能有助于理解社交和情绪问题。发现是否有无意的、故意的或者自残的迹象同样重要。

(五)筛查评估

我国儿童情绪与社会评估量表的应用情况如下:

1. 婴儿社会性反映问卷(infant sociality performance questionnaire,ISPQ) 用于儿童出生后的社会功能,包括社会认知、社会交流、社会适应性等,适合评估3个月、6个月、9个月和12个月的婴儿,以问卷的方式,包括42个项目,以分各年龄段的评估问卷,每次测评时间约3~5分钟。

2. 幼儿人格发展趋向评定量表(personality tendency scale for children,PTSC) 用于2~3.5岁之间的儿童,反映幼儿探索主动性、合群和适应性、情绪稳定性、自我控制和独立性4个主要因素。量表共有43个项目,评分有5个级别:从不=1;极少=2;有时=3;经常=4;总是=5。测评结果根据专业知识给予适当的解释和指导。

3. 婴幼儿社会认知发展筛查量表（infant and early children social cognition development screening scale, ICSCDSS） 用于出生后 6 个月 ~ 3 岁 6 个月的儿童。该量表包括运动、语言、理解、认人、适应行为 5 个维度，反映婴幼儿人际沟通认知的发展。量表包括 40 个条目，儿科专业的医护人员以询问照养人的方式，填写量表内容，约需时间 10 分钟左右。

4. 中国城市幼儿情绪及社会性评估量表（the infant-toddler social and emotional assessment, ITSEA） 用于 12~36 个月的儿童。该量表共有 116 个条目，核心条目 104 条，包括 4 个领域，即外显行为域（活动/冲动、攻击性/反抗性）；内隐行为域（忧郁/退缩、焦虑、恐惧等）；失调域（睡眠、饮食、感官敏感性、负性情绪）；能力域（依从性、注意力、模仿/游戏、动机、移情、同伴关系）。量表以问卷的方式，需时约 30 分钟左右。

5. 儿童焦虑性情绪障碍筛查表（the screen for child anxiety related emotional disorders, SCARED） 这是一种实用有效的焦虑症状自我评定工具，用于评估 6~18 岁儿童青少年。量表共有 41 个项目，由 5 个因子组成，即躯体化/惊恐、广泛性焦虑、分离性焦虑、社交恐怖、学校恐怖，得分高提示存在焦虑。

6. 儿童抑郁障碍自评量表（depression self-rating scale for children, DSRS） 该量表共有 18 个项目，适用于 8~16 岁儿童青少年的抑郁调查、儿童躯体疾病所伴随的心理问题等。

7. 儿童焦虑敏感性指数量表（childhood anxiety sensitivity index scale, CASI） 是一种儿童焦虑敏感性的筛查工具，用于评价儿童青少年焦虑敏感性的水平。该量表共有 18 个条目，适用于 9~17 岁的青少年，量表使用方便，耗时短，大约 5 分钟的时间。

 【专家提示】

○ 社交和情绪的发展是儿童能力发展的一个重要方面，也与其他能力有着密切的关联。与家庭环境、家长的养育技能紧密相关。

○ 临床上往往比较多地重视了儿童的认知发展，对社会和情绪发展重视不够，建议在发育与行为临床中，重视儿童社会和情绪发展的评估。

○ 儿童社交和情绪的发展中，应当指导家庭在观察儿童社会和情绪能力的同时，注重亲子互动，规避环境中的不良因素。

（黄敏辉 金星明）

参考文献

1. Voigt RG, Macias MM, Myers SM. Developmental and Behavioral Pediatrics. American Academy of Pediatrics Department of Marketing and Publications Staff, 2011:221-247.
2. Berk LE. Development Through the Lifespan. 5th ed. Boston: Allyn & Bacon, 2010:118-462.
3. Carey WB, Crocker AC, Coleman WL, et al. Developmental-Behavioral Pediatrics. 4th ed. Philadelphia: Saunders, 2009:24-63.
4. 金星明. 儿科专科医师规范化培训教材——发育行为学分册. 北京：人民卫生出版社，2017:230-239.
5. 杨玉凤. 儿童发育行为心理评定量表. 北京：人民卫生出版社，2016:328-351.

第五章

诊断分类系统

第 1 节　发育与行为障碍的诊断特点

【开篇导读】

　　发育与行为障碍的临床诊疗也需要流行病学资料为参考,探索疾病的关联因素、影响程度,以作为疾病防控与干预的重要依据。而且,发展中的儿童自身存在不同发育阶段不同表现的特征,因此准确解读权威诊断标准,并依据儿童发展特点作出诊断和治疗方案极为重要,其中涉及若干理论假设与研究原则。目前,国际社会主要依据美国的 DSM-5 和世界卫生组织的 ICD-11 作为发育与行为障碍诊断标准。发育与行为障碍不仅仅是临床问题,它还涉及更广泛的背景,因此需要从更宏观的角度去理解与防控。

一、流行病学研究

(一)研究目的

1. **发病率/患病率**　发病指标通常用发病率和患病率描述各类儿童发育与行为障碍在人群中的分布情况,同时发病指标也是制定与评价防治措施的依据之一。

2. **流行学特征**　有助于病因分析以及研究疾病性质,但因伦理和资源的限制,儿童精神心理障碍的流行病学调查难以完全掌控调查对象的暴露及影响因素,多情况下只能进行非实验性观察研究。

3. **相关因素**　研究探索儿童发育与行为障碍的关联因素、影响程度(包括病程和预后)。

4. **临床特征**　研究儿童发育与行为障碍的临床特征及自然流行史。

(二)流行病学资料

　　联合国儿童基金会(United Nations International Children's Emergency Fund, UNICEF)报道全球范围儿童青少年心理障碍患病率约为 20%。2001 年 WHO 资料报告儿童抑郁症患病率为 3.8%,青少年为 8.3%。Suren 根据 2008—2010 年间挪威患者注册资料分析,11 岁儿童 ADHD 的患病率为 2.9%,孤独症谱系障碍(autism spectrum disorder, ASD)患病率为 0.7%。1994 年,我国 22 个城市调查结果显示 4~16 岁儿童心理行为问题检出率为 12.97%。1996 年,湖南省用 DSM-Ⅲ-R 标准检查 8 000 余名儿童,得出儿童精神障碍患病率为 14.89%。国内外的资料均显示男童心理障碍发生率高于女童,尤其是外向性障碍(如冲动、攻击、破坏、敌视),提示男童有外向性障碍易感素质。有研究结果显示50%的成人精神障碍14岁前发病。

同时，流行病学资料是心理卫生服务与干预的依据，对儿童心理行为问题的流行病学地方性地评估后才可有针对性地和有效地指导当地心理卫生服务。为早发现、早诊断和早干预儿童期心理行为问题，从多方面和多层次加强儿童心理卫生工作和心理卫生保健服务十分重要。但WHO报告全球只有不到1/3的国家设立相关的政府组织，可见各国加强相应的政策与法规是开展儿童心理卫生服务的关键。因此，WHO倡议将心理卫生工作纳入初级卫生保健，强调社区与家庭参与的重要性，需要专业人员或受过一定培训的人员与政府和非政府组织共同工作。

二、诊断标准解读

儿童发育与行为障碍诊断标准一般包括症状标准、病程标准、严重程度标准、排除标准和发病年龄标准等，并辅以相应的心理行为评估与生物学辅助诊断。一般，从抚养者的主述中可获得儿童行为与情绪的较详细临床描述，包括儿童心理障碍的表现形式、想法以及感受。其次，有丰富经验的医师可初步据相应诊断标准对儿童心理行为问题判别与归类；必要时，选择相应的心理行为评估方法或生物学辅助检测辅助诊断。

1. DSM与ICD-11　美国精神医学学会（American Psychiatric Association，APA）发表的《精神障碍诊断与统计手册》（Diagnostic and Statistical Manual of Mental Disorders，DSM）其内容涵盖各种精神疾病种类症状、诊断以及其他标准。目前DSM与世界卫生组织出版的国际疾病分类第11版（International Classification of Diseases 11，ICD-11）为国际上使用最广泛的权威诊断标准。

为强调儿童期起病的精神疾病的终生性，2013年5月美国精神医学学会发表第5次修订的《精神障碍诊断与统计手册》（DSM-5）中将"神经发育性障碍（neurodevelopmental disorders）"章节替换DSM-4的"通常在婴儿、儿童或青少年期首次诊断的障碍"章节。"神经发育障碍"内容则包含儿童精神疾患章节中的大部分病种，即智力发育障碍、沟通交流障碍、孤独症谱系障碍、注意缺陷多动障碍、特殊学习障碍、运动障碍和其他神经发育障碍7大类疾病。分类的依据是基于神经影像学研究结果，DSM-5认为儿童精神疾病是一组儿童期神经发育异常导致的认知、学习、交流和行为功能失调的疾病。DSM-5采用"智力发育障碍（intellectual developmental disorder）"术语替代DSM-4中的"精神发育迟滞（mental retardation）"术语，以避免儿童与家长产生"病耻感"。DSM-5关于智力残疾诊断标准强调的不只是以IQ值决定，同时以社会适应能力判断智力残疾严重程度。涉及儿童期的精神疾病还包括喂养与进食障碍、创伤和应激相关障碍、破坏性冲动控制和品行障碍、睡眠-觉醒障碍等，并将常见于儿童期的排泄障碍、分离焦虑、选择性缄默症、反应性依恋障碍等疾病划归到相应章节。DSM-5修改DSM-4关于广泛性发育障碍（pervasive developmental disorders，PDD）的分类方法，认为阿斯伯格综合征（Asperger syndrome，AS）是孤独症谱系障碍（autism spectrum disorders，ASD）的一种情况，不宜作为独立疾病；并将ASD的严重程度分为轻、中、重三种情况。ASD的核心诊断标准由DSM-4的3条改为2条，即：①社会沟通与社会互动缺陷；②局限的重复性行为、兴趣和活动。此外，增加社会交流障碍，主要包括语言应用问题，表现言语和非言语的社会交流存在持续性困难，但应与孤独症谱系障碍鉴别。当儿童仅有社会交流障碍，无重复刻板的兴趣与行为时，应诊断社会交流障碍，而交流障碍包括语言障碍、语音障碍和儿童期流畅性障碍（口吃）。另外，过去一直认为双相障碍（躁郁症）主要存在于成年人。但近年美国诊断双相障碍的儿童较20年前增加4倍以上，但儿童并不具有双相障碍特征。故DSM-5新设立"破坏性心境失调障碍（disruptive mood dysregulation disorder）"。

2. DC：0-3R与DSM-PC　1994美国儿科学会年主导编制用于0~3岁儿童早期精神卫生和发育障碍诊断分类系统（The Diagnostic Classification of Mental Health and Developmental Disorders of Infancy and Early Childhood-Revised，DC：0-3R）。此外，为了提供给初级卫生保健系统的儿科医师和家庭医师关于儿童情绪和行为障碍的诊断系统，2006年美国儿科学会出版初级保健诊断和统计手册儿童青少年版（Diagnostic and Statistical Manual for Primary Care，DSM-PC），用于识别儿童心理行为问题，转诊或帮助家长早期干预。

3. CCMD-3　我国早年（2000年）修订过《中国精神障碍分类与诊断标准》（第3版）（Chinese

Classification and Diagnostic Criteria of Mental Disorders-3,CCMD-3),在疾病分类上兼顾了病因、病理学分类和症状学分类,分类排列次序服从等级诊断和国际疾病分类(ICD-10)的分类原则,且沿用了 ICD-10 的名词解释,仅在某些地方做了修改和补充。

三、儿童社会行为发展特点与能力

不同年龄阶段儿童的社会行为发展能力(表5-1-1)涵盖儿童的最基本的品行(conduct)或社会行为(social behavioral),可作为儿童行为指导的参考,是儿童成功适应社会的基础。

表 5-1-1　儿童青少年发展任务

年龄段	发展任务
婴儿期~ 学龄前	母子依恋 语言 认识和区分自我与环境 自我控制与服从
儿童中期	学校适应(按时上学、举止恰当) 学业成就(如识字、阅读书写、计算) 与同伴和谐相处(被接纳、交朋友) 遵守纪律的品行(遵守社会规则、有道德、亲社会行为)
青少年期	成功过渡到中学 学业成就(接受更高教育或职业技能培训) 参加丰富的课外活动(体育、社团或公益活动) 结交同性或异性朋友,且关系密切 形成自我认同感和内聚感(cohesive sense)

发育与行为儿科医师对儿童发育与行为问题诊断界定时,须注意避免轻易给儿童贴"标签",对儿童少年的诊断必须慎重界定,根据儿童表现的行为、认知、情绪或生理症状判定,轻易做出的诊断容易引发照养人焦虑与恐惧,但应避免误诊或漏诊,使患儿得不到及时干预。

儿童心理发展和行为具有多样性,优势和不足常常共存。儿童发育与行为障碍病因复杂,且导致特定障碍的途径是多样的、交互的,而非线性静态的。因此,行为问题或障碍往往因果关系复杂,评估和治疗应考虑儿童发展功能和能力存在年龄、性别差异(表5-1-2)。一般来讲,男童多见外显的多动和攻击行为,故就诊率相对较高;而女童表现问题的方式通常不易被发现,因此行为问题容易被忽视。

表 5-1-2　儿童青少年发育与行为障碍的性别特点

男童常见疾病	女童常见疾病	性别差异不显著
注意缺陷多动障碍	焦虑障碍	青春期品行障碍
孤独症谱系障碍	进食障碍	喂养障碍
智力发育障碍	青春期抑郁症	儿童抑郁症
品行障碍	性虐待	忽视和躯体虐待
语言发育障碍		
遗尿症		
特殊性学习障碍		
破坏性冲动控制障碍		

四、发育与行为障碍的临床视角

临床解释儿童青少年的发育与行为障碍的发生、发展和转归的演变过程,相关因素的相互影响和相互作用需要综合下列几点:

1. 调查和完整记录个体发育与行为问题发生前后的发育轨迹,有助于更好地理解特定类型的心理疾病现象。

2. 对正常儿童青少年发展特征了解得越多,对相应年龄段个体的发育与行为问题的理解也越透彻。对发育与行为现象研究得越详尽,对正常个体发展轨迹的认识也越深刻。

3. 从多个领域了解儿童青少年的功能状况十分重要,因为发育过程是在儿童青少年各个发展领域相应功能上持续的、多元的、整合的进程,例如表现在生理功能、神经系统功能、认知功能、社交技能、情绪管理技能等多个领域。

4. 有必要研究具有患某种障碍的高风险或者暴露于不良刺激下的儿童并没有表现出症状(即有心理回弹性的个体)的原因。

5. 应激反应与随后的发育与行为异常存在概率关系,早期事件本身并非一定对儿童有不良影响,但是可能和之后的儿童功能相关联。例如,早期依恋困难可能会对儿童的神经生理学和情绪造成一定的不良影响,这些影响反过来能够预测其后的个人行为与社会关系表现,但是这种结果并不一定在所有人身上都会发生。

6. 儿童青少年通过主动参与自身与环境的相互作用和相互影响过程,在自我发展进程中扮演重要的角色(例如,他们选择融入环境并逐渐改变环境)。

7. 儿童和青少年时期发育过程中的巨大转变既可能为之前的适应功能提供更多改善的契机,

也有可能使其往适应不良的方向发展。

8. 导致某一种发育与行为障碍发生的影响因素和持续这种障碍的影响因素可能是不一样的，而且，发育与行为障碍具有多种结局，即同一时段同样症状的儿童可能出现不同的结局，这与儿童的发育轨迹、生存的环境、干预或治疗的早晚及技术有密切的联系。

五、发育与行为障碍风险因素的宏观理解

进入 21 世纪以来，构成影响儿童发育与行为和心理健康的危害因素变得多元化，尤其是社会急速变化带来的影响，让儿童面临更多形成障碍的风险，诸如留守/流动儿童、父母离异增多、移民家庭、父母双职工导致的儿童照养不足、网络媒体的影响、HIV 感染、物质滥用、青春期发育提前等。

发育与行为儿科学必须重视社会对儿童青少年的复杂影响，特别是损害成长中的儿童青少年，要把导致某个阶段构成的障碍，如直接导致的或渐进式积累导致的不良影响区分开来。例如，环境压力、贫困、虐待与忽视、留守与流动并不一定是直接导致儿童某些障碍的特异因素，或者这些因素也可能导致儿童已有的障碍趋于加重。因此，从宏观角度去理解当代儿童发育与行为疾病变得十分重要。

1. **贫困与经济差**　大量研究显示，贫困和经济差与各种暴力对儿童心理健康有着累积的不良效应。即便是较为发达的北美，约有 1/6 的儿童面临着贫困带来的问题。我国经济欠发达地区以及农村留守儿童同样面临这种情况。贫困带来的直接问题是儿童受教育机会降低，从而影响其发展，他们可能更容易陷入危机，如辍学、介入非法童工、低薪酬、过早性行为、酗酒抽烟、健康照养不足、单亲状态、营养不良以及暴力伤害等。有报道，身处贫困与经济差的家庭中的儿童，其品行障碍发生率是普通儿童的 3 倍、慢性病是 2 倍、学校违纪行为是 2 倍，他们当中发生 ADHD 的比率更高。而且，贫困程度越深，儿童遭受暴力的概率也越高。贫困和经济不利环境中成长的儿童更多发生创伤后应激障碍（PTSD）、抑郁和攻击行为，因此，我国政府的脱贫政策意义深远，功在千秋。

2. **性别差异**　发育与行为障碍的发生率在男女儿童中有显著差别，例如 ADHD、孤独症、学习障碍、语言发育落后等男童发病率显然高于女童。外向型行为障碍更多见于男孩，如攻击行为、ADHD；而女孩则多发生内向型行为问题，如抑郁及遭受性虐待引发的情绪问题。一般而言，3 岁之内行为问题的发生，并无显著的性别差异。随着年龄增长，发育与行为障碍的性别分化会越来越明显。男童在某些神经发育障碍中所占比率明显高于女童，如阅读障碍、孤独症、ADHD、品行障碍；而女童随着年龄增长，到了青春期后情绪障碍的发病率可能高于男童。

另外，男女的心理调适能力也有所差别。男童的心理调适与男性角色如父亲、祖父、兄长、家庭的规则和鼓励情绪表达有密切的关联；而女童的心理调适则来自一个女性的角色如母亲、祖母、姐姐，家庭养育中的独立性与支持有关联。

3. **种族/民族与文化**　种族习俗、民族文化、族群价值观等因素，显然会影响儿童的认知与行为。这里并非评价民族习俗与文化的是与非，而是跨文化研究确实发现移民国家中的某些族裔儿童的行为问题发生率高于平均。例如，在美国少数民族儿童的某些行为障碍发生率偏高，其中以虐待、不良行为以及自杀率确实高于全国平均数。然而，一旦通过卫生经济方法控制了经济水平、性别、年龄等因素，种族间的差异就并不显著了。事实上，社会经济状况是个需要重视和控制的因素，一旦控制了这个因素后，不同族裔儿童青少年的行为问题发生率基本趋于相同。美国报道，移民家庭的儿童心理行为问题发生率比原住居民家庭的儿童要高，这里不排除种族歧视、文化不适应、卫生服务与保障不公平、语言沟通不畅等因素的影响。发育与行为儿科学的临床诊断尤其要思考两点：一是与民族相关的流行病学调查、发病年龄层的分析、发展过程的风险因素；二是特定民族和种族群体中存在着相当多的代际变迁。

另外，儿童的行为与价值取向受传统文化的影响。即便是正常行为，不同文化背景儿童青少年的行为显然有很大差别。例如，东方国家在儿童应试教育方面的投入显著高于西方国家，因此东西方教育理念和方式差异导致的儿童青少年的学习动机、学习技巧、学习目的确有很大不同。虽然，很多发育与行为障碍基本受生物因素的影响，但是在不同国家或是文化圈内对发育与行为障碍的认识和应对策略存在一定的差别。例如，儿童的 ADHD 在某些国家并不被视为障碍，并且拒绝治疗。

4. **儿童虐待与意外伤害**　关于儿童虐待的流行病报道，各个国家的资料并不相同。美国健

康和人类服务部 2003 年数据显示,每年大约有 100 万儿童遭受虐待与忽视的案例,加拿大则有 6 万件以上。美国的一项对 10~16 岁儿童青少年的电话调查显示,约有 1/3 以上(600 万)遭受过躯体和性虐待,虐待有来自家庭的,也有邻里、熟人、社区以及学校。调查还发现,15%~20% 的青少年因虐待和暴力导致 PTSD、重度抑郁、物质滥用等。这些伤害导致的直接经济损失大约达到 1 000 亿美元。

5. 青春期问题 儿童青春期被称为是"暴风骤雨"的年龄阶段。这个阶段青少年的行为问题发生率具有自身特征,尤其以攻击、物质滥用、冒险行为、性行为、酗酒抽烟、意外伤害居多。青春期意外伤害导致的死亡率是 13 岁以下儿童的 2 倍还多,且主要来自冒险行为。公共卫生与警示干预通常会有效防控青少年的危险行为,从而降低其行为问题的发生率与伤残死亡率。这需要家庭、学校、社区乃至政府携起手来实施具有针对性的防控措施。

 【专家提示】

○ 发育与行为障碍的诊疗,需要流行病学资料为参考。
○ 发展中的儿童自身存在不同发育阶段不同表现的特征,因此须准确了解和解读权威诊断标准。

○ 目前,国际社会主要依据美国的 DSM-5 和世界卫生组织的 ICD-11 作为发育与行为障碍诊断标准。
○ 发育与行为障碍的诊断既要有临床的综合分析,也要有社会学的视角,并且从更宏观的角度进行防控。

(静进)

参考文献

1. Coleman WL, Crocker AC, Feldman HM, et al. Developmental-behavioural Pediatrics. 4th ed. Philadelphia, PA, US: Elsevier Health Sciences, 2009.
2. 毛萌,江帆. 儿童保健学. 4 版. 北京:人民卫生出版社, 2020.
3. 苏林雁. 儿童精神医学. 长沙:湖南科学技术出版社, 2014.
4. 柯晓燕. 美国精神障碍诊断与统计分册第 5 版与儿童精神医学相关的变化要点. 临床精神医学杂志, 2013, 5: 345-347.
5. WHO.Mental disorder. Genewa:WHO , October 2015.
6. 埃里克 J 马什. 异常儿童心理学. 2 版. 徐浙宁, 等译. 上海:上海人民出版社, 2009.
7. Baron RM, Kenny DA. The moderator-mediator variable distinction in social psychological research:Conceptual, strategic, and statistical considerations. J Pers Soc Psychol, 1986, 51: 1173-1182.
8. 陈荣华, 赵正言, 刘湘云. 儿童保健学. 5 版. 南京:江苏凤凰科学技术出版社社, 2017.

第 2 节 精神障碍的诊断分类

【开篇导读】

介绍精神障碍的诊断分类以现象学为基轴,需要满足症状标准、严重程度标准、时间标准和排除标准。国际上精神障碍的诊断遵循《精神与行为障碍的国际疾病分类》和《美国精神障碍分类》,本节介绍精神障碍的诊断分类原则、标准和诊断系统。

一、精神障碍的诊断分类原则和标准

(一) 诊断原则

精神障碍的分类就是将纷繁复杂的精神现象,根据拟定的标准加以分门别类的过程。疾病分类的基轴有多种,医学各科所遵循的基本分类原则是按病因、病理改变进行诊断和分类。但在精神医学中,只有很少数精神障碍的病因、病理改变比较明确,因此精神障碍的诊断和分类无法全部按病因学或病理改变进行分类。目前精神障碍分类的基轴主要是依据症状表现,这种以症状为基础的诊断有利于尽早的对症治疗,但只反映当时状态。有时同一症状可能有不同的病因,因此,精神障碍的诊断又经常必须依赖症状群,即必须符合几个具有特征性意义的症状。此外,诊断还需要对症状出现的频度、持续时间、严重程度、年龄等条件进行限制,有时还要考虑年龄因素,如智能障碍的诊断需要起病于 18 岁之前。

(二)诊断标准

疾病的判断首先要认定是否存在症状,区分症状与缺陷 / 障碍(disability)。然而,症状并不等同于缺陷 / 障碍,缺陷 / 障碍与症状的严重性也并不总是线性相关。几乎所有精神障碍的诊断标准都包含损害标准,即症状所导致的功能损害或缺陷。评估任何年龄人群的行为,都要找是否存在有缺陷的证据,造成损害或缺陷的行为才是真正的精神症状。年长儿童和青少年的总体功能评估包括在学校、家庭和人际交往,学前儿童的总体功能更严格些,加上照养人为问题儿童而调节自己生活的程度。缺陷 / 障碍需要达到各自疾病诊断标准中的总体损害性标准。有些精神疾病的诊断中包含年龄限制,这个年龄是指发育年龄或心理年龄而非出生年龄。

诊断标准需要符合 4 个方面的评价:

1. 症状标准症状是否符合诊断所需列出的条目内容并达到所要求的条目数。如,注意缺陷多动障碍(attention deficit hyperactivity disorder,ADHD)的注意缺陷需要满足 9 条症状中的 6 条。

2. 严重程度标准症状对儿童的生活、学习和社会交往造成了不良影响。

3. 时间标准症状持续达到所要求的时间,如 ADHD 需要症状持续至少 6 个月。

4. 排除标准如 ADHD 的诊断需要排除……

精神 / 心理障碍的诊断目前采用现象学描述症状而非病因诊断。一些在年长儿童中容易评估的症状在幼儿则不能被评价。由于幼儿的认知和言语能力有限,他们的内在想法和感受经常不能被别人了解,也不能做缺乏根据的推断、猜测症状,判断的信度和效度都受到影响。

二、诊断系统

(一)精神与行为障碍的国际疾病分类

由世界卫生组织(World Health Organization,WHO)组织制订,称为《国际疾病分类(ICD)精神与行为障碍分类》。20 世纪 60 年代初期,WHO 开始组织精神疾病的分类和标准制订工作,运用于 ICD-8 中,以后修订了第 9 版和第 10 版(ICD-10)。2019 年 WHO 审议通过了第 11 版(ICD-11),2022 年 2 月在 WHO 官网宣布正式在成员国中使用。有关精神障碍的诊断,ICD-11 与 ICD-10 有很大不同,与 DSM-5 更一致。ICD-11 和 DSM-5 中都不再

单独设立儿童和少年精神障碍的类别,ICD-11 中关于儿童和青少年中常见的精神、行为和神经发育障碍的诊断分类将在本章第 3 节中详细介绍。

(二)美国精神障碍分类

是由美国精神医学学会(American Psychiatric Association,APA)制订的诊断统计手册,简称为 DSM。DSM-4(1994)在美国及其他很多国家广泛使用了 19 年后,2013 年 5 月正式颁布了第 5 版,即 DSM-5,将在本章第 4 节进一步介绍。

(三)中国精神障碍分类与诊断

由中华医学会精神科病学分会制订的《中国精神障碍分类与诊断标准》(CCMD)参考国际的精神障碍分类与诊断系统,结合中国精神障碍的特点而制订。CCMD 具有中国特色,符合中国国情,注意与国际接轨,尤其是与 ICD-10 的分类接近,目前是第 3 版,简称 CCMD-3,刚出版时曾与 ICD-10 几乎被同样多地使用,尤其在基层医院使用较多,但近年已经被逐渐放弃使用,不在此赘述。

根据我国于 2013 年 5 月颁布的精神卫生法,建议使用国际广泛认可的标准,即 ICD 的分类。

三、诊断表述

(一)明确诊断

根据精神障碍诊断标准符合疾病学诊断,如果患者的症状充分符合疾病的症状标准、时间标准、严重程度标准和排除标准,可能符合一个或多个 DSM 或 ICD 诊断体系的诊断分类,则明确做单疾病学诊断、共患病的诊断。如,对于充分满足 ICD-10 中关于"特定性阅读障碍"诊断所需要的标准,则诊断为"特定性阅读障碍"。

(二)过渡性诊断

初诊时不能明确诊断但症状进入疾病谱,暂且作此诊断,往往在疾病初期症状数目或病程时间不符合某障碍的诊断标准,需要加强观察随访最终作出明确的诊断(一般应在 3 次门诊内作出疾病学诊断)。

疾病状态:"×× 状态",如兴奋状态。

疾病样发作:"××× 发作",如癫痫样发作。

(三)不符合疾病学诊断也不符合过渡性诊断

问题行为程度较轻,虽然造成一定的困扰但又不符合上述两类诊断所需的条件,在综合医院的心理门诊或儿童保健门诊经常遇到这类情况。对此,可用"×× 问题"表达,如:"学习问题""人际关系问题""情绪问题"。

【专家提示】

精神障碍的诊断包含主要症状、持续时间、损害的严重程度和排除标准四大要素。

（张劲松）

参考文献

American Psychiatric Association. Diagnostic and Statistical Manual of Mental Disorders.5thed. Arlington, VA: American Psychiatric Publishing, 2013.

第 3 节　疾病的国际分类

【开篇导读】

本节介绍国际疾病和相关健康问题分类第 11 版（ICD-11）中的精神、行为和神经发育障碍分类一章中儿童和少年常见障碍的诊断分类和诊断要点。

ICD-11 中将关于精神健康的障碍或问题的分类命名为精神、行为和神经发育障碍（Mental, behavioural and neurodevelopmental disorders），编码起始于 6A00。ICD-11 对该类障碍的描述是：精神、行为与神经发育障碍是一组综合征，表现为个体临床上显著的认知、情感调节或行为的紊乱，表明个体的精神行为功能背后存在心理、生物或成长发育过程的异常。紊乱通常伴有痛苦感或个人、家庭、社交、学业、职业或其他重要功能领域的损害。包括：急性应激反应，非复杂性居丧反应。不包括：睡眠 - 觉醒障碍，性功能异常，性别不一致。这类障碍共包含 21 种疾病，神经发育障碍（neurodevelopmental disorders）被列为第一种。本节介绍儿童和青少年常见障碍的分类和诊断要点。

神经发育障碍：神经发育障碍是一类行为或认知障碍，在生长发育期中出现。表现为获取或执行特定的智能、运动或社交功能上有显著困难。不包括继发性神经发育综合征。

诊断的要求：神经发育性障碍是在发育时期出现的行为和认知障碍，包含在特定的智能、运动或社交功能上的显著困难。在此，出现在发育期通常意味着这些障碍发生于 18 岁之前，不论首次就诊的时间。尽管行为和认知缺陷出现于很多可发生于发育时期的精神和行为障碍中（如，精神分裂症，双相障碍），只有那些核心特征是神经发育性的障碍才被纳入该组之中。神经发育障碍的假设性病因复杂，很多患者的

病因不明，但可能主要源于遗传或其他一出生就存在的因素。然而，缺乏合适的环境刺激或足够的学习机会以及经验也可能成为神经发育障碍的贡献性因素，并且在评估中通常要予以考虑。某些发育障碍也可能由于在发育期中的损伤、疾病或其他损害中枢神经系统的因素所致。

ICD-11 中的神经发育障碍包含：智能发育障碍（disorders of intellectual development），发育性言语或语言障碍（developmental speech or language disorders），孤独症谱系障碍（autism spectrum disorders, ASD），发育性学习障碍（developmental learning disorders），发育性运动协调障碍（developmental motor coordination disorder），注意缺陷多动障碍（attention deficit hyperactivity disorder, ADHD），刻板性运动障碍（stereotyped movement disorder），其他神经发育障碍（other neurodevelopmental disorders）。

6A00　智力发育障碍

智力发育障碍是一组病因各异的临床情况，在生长发育期出现，表现智力功能和适应行为显著低于均值。患者经过合适的、标准化智能测量，结果低于均值 2 个标准差，或小于 2.3 百分位。在无条件实施合适的标准化智能测量的情况下，诊断智力发育障碍更依赖对可进行比较的行为指标进行合适的评估，并在此基础上进行临床判断。

注：如需要，可使用附加编码标注已知的病因。

6A00.0　智力发育障碍,轻度

6A00.1　智力发育障碍,中度

6A00.2　智力发育障碍,重度

6A00.3　智力发育障碍,极重度

6A00.4　智力发育障碍,暂定

6A00.Z　智力发育障碍,未特定

6A019　发育性言语或语言障碍

发育性言语或语言障碍在生长发育期起病,表现为理解或产生言语语言上的困难、或使用语言的困难,结果导致与外界沟通的目的受到限制,低于年龄和智力功能的预期值。观察到的言语和语言问题不能归因于社会文化因素(例如,方言),并且解剖或神经性的异常不足以完全解释。

6A01.0　发育性言语语音障碍

发育性言语语音障碍表现为在发育性言语语音障碍,表现为获取、产生和感知言语语言上存在困难,导致发音错误。这可以是发音数量的错误、发音类型的错误、或是整体发音质量的问题。错误的程度超出了年龄和智力功能预期水平的正常波动范围,导致言语可理解性下降,对沟通有显著影响。发音错误必须在生长发育的早期就已出现,并且不能用社会、文化或其他环境变量原因(例如,方言)进行解释。结构性的损伤或神经性异常不足以完全解释这种发音错误。

包括: 功能性言语清晰度障碍

不包括: 听力障碍,未特定

神经系统疾病

构音困难症

6A01.1　发育性言语流畅性障碍

发育性言语流畅性障碍,表现为持续存在频繁或广泛的言语节律、流利程度的中断,起病于生长发育期,程度超出了年龄和智力功能预期水平的正常波动范围,导致言语可理解性下降,对沟通有显著影响。具体包括反复的发某个音节或单词、发音延长拖沓、单词中停顿、言语产生时受阻、过多使用插入词、快速而短暂的言语爆发等。

不包括: 抽动障碍

6A01.2　发育性语言障碍

发育性语言障碍,表现为在获取、理解、产生和使用语言(口语或书写)方面存在持续性的困难,在生长发育期(通常在早期)起病,导致个体的沟通能力显著受限。个体在理解、产生或使用语言的能力明显低于年龄和智力功能预期水平。语言缺损不能用某个其他的神经发育性障碍、感觉缺

损、神经系统疾病(包括脑损伤或感染)进行解释。

不包括: 孤独症谱系障碍

神经系统疾病

听力障碍,未特定

选择性缄默症

6A01.20　发育性语言障碍,同时有感受和表达功能的损害

发育性语言障碍,同时有感受和表达功能的损害,表现为在获取、理解、产生和使用语言方面存在持续的困难,在生长发育期(通常在早期)起病,导致个体的沟通能力显著受限。个体理解语言(包括口语和文字)的能力明显低于个体年龄和智力功能的预期水平,并且持续地伴有语言产生、使用口语或书写能力(语言表达能力)的缺损。

包括: 发育性语言困难或失语症,感受型;发育性 Wernicke 失语症

不包括: 伴发癫痫的获得型失语症［Landau-Kleffner 综合征］(8A62.2);孤独症谱系障碍;

选择性缄默症;语言困难,未特定;神经系统疾病;

听力障碍,未特定(AB52)

6A01.21　发育性语言障碍,主要为表达功能的损害

发育性语言障碍,主要为表达功能的损害,表现为在获取、产生语言方面存在持续的困难,在生长发育期(通常在早期)起病,导致个体的沟通能力显著受限。个体语言产生、使用口语或书写能力(语言表达能力)明显低于个体年龄和智力功能的预期水平,但理解口语、文字的能力(语言感受能力)相对完整。

包括: 发育性语言困难或失语症,表达型

不包括: 伴发癫痫的获得型失语症［Landau-Kleffner 综合征］

选择性缄默症

发育性语言困难或失语症,感受型

语言困难,未特定

失语症,未特定

神经系统疾病

听力障碍,未特

6A01.22　发育性语言障碍,主要为语用学语言的损害

发育性语言障碍,主要为语用学语言的损害,表现为在社交情境中理解和使用语言(例如,做出推论、理解口语幽默、解决歧义)的持续的、显著的

困难。在生长发育期(通常在早期)起病,导致个体的沟通能力显著受限。个体语用学语言的能力明显低于个体年龄和智力功能的预期水平,但语言感受与表达的其他成分相对完整。如果损害可以用孤独症谱系障碍或语言感受与表达的其他成分损害更好地解释,则不适月本限定词。

包括:孤独症谱系障碍

神经系统疾病

选择性缄默症

6A01.23 发育性语言障碍,其他特定语言功能的损害

发育性语言障碍,其他特定语言功能的损害,表现为在获取、理解、产生和使用语言(口语或书面)方面存在持续的困难,在生长发育期起病,导致个体的沟通能力显著受限。语言能力的缺损具有特定的模式,但不符合发育性语言障碍中其他亚类别的描述。

不包括:孤独症谱系障碍

神经系统疾病

智力发育障碍

选择性缄默症

6A01.Y 其他特定的发育性言语或语言障碍

6A01.Z 发育性言语或语言障碍,未特定

6A02 孤独症谱系障碍

孤独症谱系障碍表现为持续性的,发起与维持人际间社交互动和沟通能力的缺损,以及一系列限制性、重复性和刻板的行为和兴趣模式。在生长发育期(通常是早期)起病,但起初症状可能并不明显,直到生长发育的后期,社交需要超出患者受限的能力时,症状始完全显现出来。缺陷通常十分严重,足以造成患者个人、家庭、社交、教育、职业或其他重要功能领域的损害,并且这种损害作为个体功能的普遍特征,在所有环境中都被观察到。尽管在在不同的社交、教育或其他背景,缺陷可能会有所不同。谱系上的不同个体表现出的智力功能和语言能力可能有极大的差异("全范围"的智力和语言能力)。

包括:孤独症性障碍

广泛性发育迟滞

不包括:发育性语言障碍

精神分裂症及其他原发性精神病性障碍

6A02.0 孤独症谱系障碍,不伴智力发育障碍,功能性语言能力无损害或轻度损害

6A02.1 孤独症谱系障碍,伴智力发育障碍,功能性语言能力无损害或轻度损害,患者仅能使用孤立的词汇或简单的句子实现工具性目的,如表达个人需求和意愿。

6A02.3 孤独症谱系障碍,伴智力发育障碍,功能性语言能力明显受损

6A02.4 孤独症谱系障碍,不伴智力发育障碍,功能性语言能力完全缺失

6A02.5 孤独症谱系障碍,伴智力发育障碍,功能性语言能力完全缺失

6A02.Y 孤独症谱系障碍,其他特定的

6A02.Z 孤独症谱系障碍,未特定

6A03 发育性学习障碍

发育性学习障碍,表现为在学习学业技能上的显著而持续的困难,可包括阅读、书写和算数技能。个体在一个或多个学业技能上的表现明显低于实足年龄和一般智力功能水平的预期水平,导致患者在学业或职业功能上的显著损害。发育性学习障碍在进入小学学习学业技能时开始显现。发育性学习障碍不是以下因素所致的:智力发育障碍、感觉损害(听觉或视觉损害)、神经系统障碍或运动障碍、缺乏接受教育的机会、对教学使用的语种缺乏掌握、社会 - 心理的逆境。

不包括:象征性功能障碍

6A03.0 发育性学习障碍,伴阅读功能损害

6A03.1 发育性学习障碍,伴书面表达功能损害

6A03.2 发育性学习障碍,伴数学能力的损害

6A03.3 发育性学习障碍,伴其他特定的功能损害

6A03.Z 发育性学习障碍,未特定

6A04 发育性运动协调障碍

发育性运动协调障碍,表现为个体获得粗大和精细运动能力的显著的延迟,且协调性运动的执行存在损害,表现为动作笨拙、缓慢或不准确。个体在协调运动能力明显低于实足年龄和一般智力功能水平的预期水平。这种协调性运动能力的困难导致显著而持续的功能受限(如,日常生活能力、学校作业、职业和休闲活动)。这种协调性运动的困难不能简单归因为神经系统疾病、肌肉骨骼疾病、结缔组织疾病、感觉损害,也不能用智力发育障碍更好地解释。

不包括:步态运动异常

肌肉骨骼系统疾病及结缔组织疾病

神经系统疾病

6A05　注意缺陷多动障碍

注意缺陷多动障碍表现为注意缺陷和／或多动‐冲动的持续性的模式（至少6个月），在生长发育期（通常是中期）起病。注意缺陷和多动‐冲动的程度超出了年龄和智力功能的正常变异范围，显著影响个体的学业、职业、社交功能。注意缺陷定义为：难以维持注意在缺乏高水平刺激或频繁奖励的任务上，容易分心，组织性、条理性存在问题。多动定义为：过多的运动性活动，难以保持安静不动，在需要自控的结构化情境下尤其明显。冲动是一种对刺激立即做出反应的倾向，不考虑风险和后果。注意缺陷和多动的冲动的特征的比例和具体表现因个体而异，并可能随着生长发育过程而改变。诊断此障碍，要求行为模式必须在多个环境中可被观察到。

包括：注意缺陷障碍伴多动

注意缺陷综合征伴多动

不包括：孤独症谱系障碍

破坏性品行瓦解障碍

6A05.0　注意缺陷多动障碍，主要表现为注意缺陷

个体满足注意缺陷多动障碍的所有诊断要求，临床上主要表现为注意缺陷。注意缺陷定义为：难以维持注意在缺乏高水平刺激或频繁奖励的任务上，容易分心，组织性、条理性存在问题。也可存在一些多动‐冲动症状，但相较于注意缺陷，临床上并不显著。

6A05.1　注意缺陷多动障碍，主要表现为多动‐冲动

个体满足注意缺陷多动障碍的所有诊断要求，临床上主要表现为多动‐冲动。多动定义为：过多的运动性活动，难以保持安静不动，在需要自控的结构化情境下尤其明显。冲动是一种对刺激立即做出反应的倾向，不考虑风险和后果。也可存在一些注意缺陷症状，但相较于多动‐冲动，临床上并不显著。

6A05.2　注意缺陷多动障碍，组合表现

个体满足注意缺陷多动障碍的所有诊断要求，临床上，注意缺陷和多动‐冲动两组症状均显著，无任何一方占绝对主导地位。注意缺陷定义为：难以维持注意在缺乏高水平刺激或频繁奖励的任务上，容易分心，组织性、条理性存在问题。多动定义为：过多的运动性活动，难以保持安静不动，在需要自控的结构化情境下尤其明显。冲动是一种对刺激立即做出反应的倾向，不考虑风险和后果。

6A05.Y　注意缺陷多动障碍，其他特定的表现

6A05.Z　注意缺陷多动障碍，未特定的表现

6A06　刻板运动障碍

刻板运动障碍，表现为在生长发育早期出现的，重复的、刻板的、明显无目的（通常是有节奏的）的自主运动，不是由物质或药物的直接生理效应（包括戒断效应[1]）引起。这种运动明显干扰正常活动，或自伤行为导致躯体损伤。不具伤害性的刻板动作可包括摇摆身体、摇晃头部、弹手指和拍手。自我伤害导致损伤的行为可能包括反复的撞击头部、拍打面部、戳眼睛，也包括撕咬手、嘴唇或身体其他部位。

不包括：抽动障碍

拔毛癖

异常自主运动

6A06.0　刻板运动障碍，不伴自我伤害

该类别适用于刻板运动障碍，其中刻板行为明显干扰正常活动，但不导致自我伤害和躯体损伤。刻板运动障碍，不伴自我伤害，表现为在生长发育早期出现的，重复的、刻板的、明显无目的（通常是有节奏的）的自主运动，不是由物质或药物的直接生理效应（包括戒断效应）引起。这种运动明显干扰正常活动。不具伤害性的刻板动作可包括摇摆身体、摇晃头部、弹手指和拍手。

6A06.1　刻板运动障碍，伴自我伤害

该类别适用于刻板运动障碍，其中自我伤害的刻板行为导致足够显著躯体损伤，需要治疗，或如果没有采取保护措施就会导致损伤（如不带头盔就会因刻板撞击头部导致损伤）。刻板运动障碍，伴自我伤害。表现为在生长发育早期出现的，重复的、刻板的、明显无目的（通常是有节奏的）的自主运动，不是由物质或药物的直接生理效应（包括戒断效应）引起。自我伤害导致损伤的行为可能包括反复的撞击头部、拍打面部、戳眼睛，也包括撕咬手、嘴唇或身体其他部位。

6A06.Z　刻板运动障碍，未特定

6B0　焦虑及恐惧相关障碍

焦虑及恐惧相关障碍表现为过度的恐惧、焦虑以及相关的行为紊乱，症状足够严重以导致显著的痛苦，或导致个人、家庭、社交、学业、职业或其他重要领域功能的显著损害。恐惧与焦虑两种

现象的关系十分密切。恐惧是对当下感知到的、紧迫威胁的反应,而焦虑则是对未来预期性威胁的反应。如何区别各种焦虑及恐惧相关障碍,关键在于找到这种障碍特定焦虑集中点,即激发这种焦虑或恐惧的刺激或环境。焦虑及恐惧相关障碍的临床表现通常包括相关的特殊认知,这有助于澄清焦虑的集中点,并区别各类焦虑、恐惧障碍。

不包括:物质所致焦虑障碍疑病症
继发性焦虑综合征

6B00　广泛性焦虑障碍

广泛性焦虑障碍,表现为显著的焦虑症状,持续至少数月的大多数日子中出现。有以下两者之一:广泛性的忧虑(即"自由浮动性焦虑"),或聚焦点在诸多日常事件的过度的担忧(多为家庭、健康、经济情况、学业、工作)。同时伴有附加症状,如肌紧张、运动性坐立不安、交感神经过度活跃、主观体验的精神紧张、难以维持注意集中、情绪易激惹,或睡眠紊乱。这些症状导致显著的痛苦,或导致个人、家庭、社交、学业、职业或其他重要领域功能的显著损害。症状不是另一种健康情况的临床表现,也不能是某种作用于中枢神经系统的药物或物质所致。

6B01　惊恐障碍

6B02　场所恐惧症特定恐惧症

6B03　惊恐障碍

惊恐障碍表现为反复的、非预期的惊恐发作。这种惊恐发作不限于特定的刺激或情境。惊恐发作定义为散在的、发作性的强烈恐惧或忧虑,伴有快速出现的表现(如,心悸或心率增快,出汗,震颤,气促,胸痛,头晕或眩晕,寒冷、潮热、濒死感)。此外,惊恐障碍还表现为对惊恐发作的复发或其显著性有持续性的担心,或一些意图回避复发的行为。导致个人、家庭、社交、学业、职业或其他重要领域功能的显著损害。症状不是另一种健康情况的临床表现,也不能是某种作用于中枢神经系统的药物或物质所致。

不包括:惊恐发作

6B04　社交焦虑障碍

社交焦虑障碍,表现为在一个或多个社交情境中一致出现的、明显而过度的恐惧或焦虑。这类社交情境包括社交互动(如与他人谈话),被他人观察的情境(例如,吃饭或喝酒中),或在他人面前表演时(例如,发表演讲时)。个体担忧他/她的行

为举止或焦虑症状会导致他人负面的评价。个体抑制地回避这类社交情境,或不得不带着强烈的恐惧或焦虑进入、忍受这些情境。症状持续至少数个月,且足够严重以导致显著的痛苦,或导致个人、家庭、社交、学业、职业或其他重要领域功能的显著损害。

包括:对人恐怖症

6B05　分离焦虑障碍

分离焦虑障碍,表现为个体对与特定的依恋对象分离而感到显著的、过度的恐惧或焦虑症状。儿童分离焦虑的集中点通常是主要的照料者、父母或其他家庭成员;而成人的分离焦虑障碍通常与浪漫关系的配偶及儿女相关。分离焦虑的表现可包括:害怕依恋对象受到伤害或遭遇不测,不愿离家上学或上班,分离时反复而过度的痛苦。这些症状持续至少数个月,且足够严重以导致显著的痛苦,或导致个人、家庭、社交、学业、职业或其他重要领域功能的显著损害。

不包括:心境[情感]障碍
选择性缄默症(6B06)
社交焦虑障碍(6B04)

6B06　选择性缄默症

选择性缄默症,表现为在言语时的一致的选择性,如儿童只在特定的环境下有足够的语言能力(例如,在家中),但在其他环境中一致地丧失语言能力(通常在学校)。这些紊乱持续至少1个月,并且不限于新入学的第1个月,且这些紊乱足够严重,影响学业、职业表现,或影响社交性沟通。不能言语不是因为对该社交情境使用的语种知识不足、或对该语种感到不适所致(例如,在家和学校说不同的语言)。

不包括:精神分裂症
幼年儿童离别时的短暂性缄默
孤独症谱系障碍

6B44　反应性依恋障碍

反应性依恋障碍,表现为童年早期特别异常的依恋性行为,发生于儿童的照顾方式严重不当的背景下(例如,严重的忽视,虐待,机构剥夺)。尽管目前已有新的主要照顾者,儿童仍难以向照顾者寻求安慰、帮助或喂养,极少有向成人寻求安全的行为,对照顾者给予的安慰没有回应。反应性依恋障碍的诊断只适用于儿童,且要求儿童在5岁前就已表现出相关特征。此外,实足年龄1岁龄以下或发展年龄9月龄以下的婴儿不适用于该

诊断,应考虑这些婴儿的选择性依恋功能没有仍在发育,或有孤独症谱系障碍的可能。

不包括:阿斯伯格综合征

童年脱抑制性依恋障碍

6B45　脱抑制性社会参与障碍

脱抑制性社会参与障碍,表现为特别异常的社交行为,发生于儿童的照顾方式严重不当的背景下(例如,严重的忽视,机构剥夺)。儿童不加选择地接近成年人,对接近成年人缺乏拘谨与矜持,和不熟悉的成人外出,以及对陌生人表现出过度熟悉的行为。脱抑制性社交参与障碍的诊断只适用于儿童,且要求儿童在 5 岁前就已表现出相关特征。此外,实足年龄 1 岁龄以下或发展年龄 9 月龄以下的婴儿不适用于该诊断,应考虑这些婴儿的选择性依恋功能没有仍在发育,或有孤独症谱系障碍的可能。

不包括:阿斯伯格综合征

适应障碍

注意缺陷多动障碍

童年反应性依恋障碍

6C90　破坏性行为及去社会障碍(也译为反社会障碍)

破坏性行为及去社会障碍表现为持续的行为问题。这种行为问题的涵盖范围广阔,从明显而持续的对立、不服从、挑衅或恶意的行为(即,破坏性行为),到持续的侵犯他人基本权益、不遵守相应年龄的主要社会规范、违背规则、或违反法律(即,去社会行为)。破坏性行为及去社会障碍通常(但不总是)起病于童年。

6C90　对立违抗障碍

对立违抗障碍表现为一种持续的模式(例如,6 个月或更多的)的明显的对立、不服从、挑衅或恶意的行为。这些行为的发生较对应年龄及生长发育的通常水平更为频繁,且不仅仅限于与同胞[2]的互动中。对立违抗障碍可表现为普遍的、持续的愤怒或易激惹的情绪,通常伴严重的脾气爆发,或伴任性固执、吵闹争辩、挑衅违抗的行为。这种行为模式足够严重,导致个人、家庭、社交、学业、职业或其他重要领域功能的显著损害。

6C90.0　对立违抗障碍伴慢性易激惹 - 愤怒

6C90.00　对立违抗障碍伴慢性易激惹 - 愤怒,亲社会情感受限

6C90.01　对立违抗障碍伴慢性易激惹 - 愤

怒,通常的亲社会情感

6C90.0Z　对立违抗障碍伴慢性易激惹 - 愤怒,未特定

6C90.1　对立违抗障碍不伴慢性易激惹 - 愤怒 6C90.10 对立违抗障碍不伴慢性易激惹 - 愤怒,亲社会情感受限

6C90.11　对立违抗障碍不伴慢性易激惹 - 愤怒,通常的亲社会情感 6C90.1Z 对立违抗障碍不伴慢性易激惹 - 愤怒,未特定

6C90.Z　对立违抗障碍,未特定

6C91　品行 - 去社会障碍

品行 - 去社会障碍表现为以下反复而持续的行为模式:侵犯他人的基本权益、不遵守相应年龄主要社会规范、规则、或法律,对人或动物的攻击性,破坏财物,欺骗或偷窃,严重违背规则。诊断要求行为模式必须持续一段显著的时间(例如,12 个月或更多)。孤立的去社会或犯罪行为不足以做出此诊断。

6C91.0　品行 - 去社会障碍,童年期起病

品行 - 去社会障碍,童年期起病,表现为以下反复而持续的行为模式:侵犯他人的基本权益、不遵守相应年龄主要社会规范、规则、或法律,对人或动物的攻击性,破坏财物,欺骗或偷窃,严重违背规则。诊断要求这些特征必须在童年期时(青少年期之前,例如 10 岁之前)已经出现。且这种行为模式必须持续了一段显著的时间(例如,12 个月或更多)孤立的去社会或犯罪行为不足以做出此诊断。

6C91.00　品行 - 去社会障碍,童年期起病伴亲社会情感受限

6C91.01　品行 - 去社会障碍,童年期起病伴正常的亲社会情感

6C91.0Z　品行 - 去社会障碍,童年期起病,未特定

6C91.1　品行 - 去社会障碍,青少年期起病

6C91.10　品行 - 去社会障碍,青少年期起病伴亲社会情感受限

6C91.11　品行 - 去社会障碍,青少年期起病伴正常的亲社会情感

6C91.1Y　其他特定的品行 - 去社会障碍,青少年期起病

6C91.Z　品行 - 去社会障碍,未特定

6C9Y　其他特定的破坏性行为或去社会障碍

6C9Z　破坏性行为或去社会障碍,未特定

用世界卫生组织的 ICD-11。6 岁以下婴幼儿用 DC:0-5 作为补充。

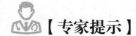

【专家提示】

诊断发育与行为障碍应遵循通用的精神与行为障碍诊断标准,我国的医疗系统采

（张劲松）

第 4 节　美国疾病诊断和统计分类

【开篇导读】

本节介绍美国疾病诊断和统计分类（Diagnostic and Statistical Manual of Mental Disorders,DSM）,尤其是 DSM-5（Diagnostic and Statistical Manual of Mental Disorders,5th ed）的分类。

2013 年 5 月美国颁布了 DSM-5,对原来 DSM-4-TR 的分类和诊断标准做了不少改变。DSM-5 放弃了原来的多轴诊断系统,原来的轴Ⅰ、轴Ⅱ和轴Ⅲ都列在第二部分的障碍诊断中,原来的轴Ⅳ用社会心理和背景特点替代,轴Ⅴ（功能的总体评估）被取消。在各类疾病口增加了严重程度的分型。

DSM-5 取消了 DSM-4 中的一些疾病分类。与儿童有关的,取消了"首次在婴幼儿期、儿童期、青少年期诊断的疾病"这一章,将这些障碍列入其他章节中,与成人的诊断分类一致,体现了儿童与成人精神障碍的连续性。

取消了阿斯伯格综合征（Asperger syndrome）的分类,取消了精神分裂症的亚型。将某些疾病重新分类,如将强迫障碍、创伤后应激障碍和急性应激障碍从原来的焦虑障碍中分出单独分类,将 Rett 综合征从原来的广泛性发育障碍中分离归为神经系统疾病。在抑郁障碍中增加了具有儿童期起病特点的破坏性心境失调障碍。躯体形式障碍更名为躯体症状性障碍,该类的概念和分类也做了一些调整。适应障碍取消了年龄限制。

在此介绍 DSM-5 中第二部分诊断和编码中与儿童有关的主要精神障碍。

1. 神经发育性障碍（neurodevelopmental disorders） 本类障碍起病在发育时期,通常在学前期,是一类以正常功能受损为特点的发育性缺陷。

2. 智力障碍 原来的精神发育迟滞（mental retardation）现称为智力障碍,又称智力发育障碍。

3. 语音障碍和口吃 现称为沟通障碍,包括语言障碍、言语发声障碍、童年起病的流畅性障碍,并新增社会性（语用性）沟通障碍。

4. 孤独症谱系障碍 包含了阿斯伯格障碍、童年瓦解性障碍和广泛性发育障碍未特定性型,但不再使用这些名称。

5. 智力障碍（intellectual disability） 又称智力发育障碍（intellectual development disorder）,是在发育期出现的智力功能缺陷以及日常适应功能障碍,包括全面性发育迟缓和未特定的智力障碍。按目前严重程度分为轻度、中度、重度和极重度,在诊断标准中对智能障碍的严重水平进行了详细阐述。

315.8 全面性发育迟缓（global developmental delay）5 岁以下者,智力功能不能做系统性评估。

319 非特定的智力障碍（智力发育障碍）

用在年龄 5 岁以上的智力障碍,除外因为感觉或躯体障碍而不能进行评估的情况。

6. 沟通障碍（communication disorder） 是一类语言、言语或任何影响言语和非言语性沟通的缺陷。

315.39 语言障碍（language disorder）语言获得和使用（如,口语、书写、手语等）的持续性缺陷,明显低于预期的年龄水平,开始于早期发展阶段,并非由于其他障碍或状态所致。

315.39 言语发声障碍（speech sound disorder）言语发声产生的持续性障碍,低于预期年龄和发育水平,并非由于其他躯体、神经性或听力障碍或状态所致。

315.35 童年起病的流畅性障碍（childhood-onset fluency disorder)（口吃）在言语的正常流畅性和时间方式方面的缺陷，影响了有效交流、社交和学业成绩等，且症状出现于发育早期，不能归因于躯体疾病或其他精神障碍。

315.39 社会（语用）沟通障碍[social（pragmatic）communication disorder]在正常情景中，在理解和听从言语性和非言语性沟通的社会性活动方面的原发性缺陷，不能用其他缺陷所解释。

307.9 非特定的沟通障碍沟通障碍的症状达到临床显著性，但不完全符合任何沟通或神经发育障碍的标准，而且临床医师不能明确原因。

7. 孤独症谱系障碍（autism spectrum disorder）

299.00 孤独症谱系障碍在多种情境中存在的沟通和社会交往的持续性缺陷；局限的、重复的行为方式、兴趣或活动，在早期发展阶段就已经表现出来，并导致显著的损害。

具体说明是否：

（1）伴或不伴随智能缺陷。

（2）伴或不伴语言缺陷。

（3）与已知的躯体或遗传学状况或环境因素有关。

（4）与其他神经发育、精神或行为障碍有关。

（5）有紧张症。

诊断标准将孤独症谱系障碍的严重程度分为3个水平："需要非常多的支持""需要很多支持"和"需要支持"。

8. 注意缺陷多动障碍（attention deficit hyperactive disorder，ADHD） 持久的不注意或多动-冲动妨碍了功能或发育，至少出现在一种以上场合，注意或多动冲动中的一些症状在12岁之前就已出现。DSM-5 中对儿童的相关诊断标准也没有什么变动，尽管目前的研究显示诊断标准可以用于学龄前3岁以上的幼儿，但仍需深入的研究提出对不同年龄阶段，尤其幼儿期，更有针对性的症状。

具体说明是否：

314.01 混合性表现

314.00 以不注意的表现为主

314.01 以多动/冲动的表现为主

具体说明是否：部分缓解。

具体说明目前的严重性：轻度、中度、重度。

314.01 其他类型的注意缺陷多动障碍

存在 ADHD 症状，并在重要功能方面导致明显的缺陷，但不完全满足 DSM-5 诊断标准，并对未

达到标准的原因做详细说明。

未特定的注意缺陷多动障碍 314.01 与上面314.01 的情况相同，但没有特殊原因或提供不出充分的信息。

ADHD 在 DSM-5 中的修订：起病年龄放宽，要求一些症状应在12岁前出现；针对成人的诊断更具体，注意缺陷的标准满足5条。排除标准删除了孤独症谱系障碍，即两者可以共同存在；但 ADHD 症状的出现需要排除在精神分裂症或其他精神障碍的发作期，并且不能用其他精神障碍解释，如抑郁或双相障碍、焦虑障碍、分离性障碍、人格障碍或物质使用中毒或撤退反应。

9. 特定性学习障碍（specific learning disorder） 一类生物源性的神经发育性障碍，以学习困难和获得性学业技能明显低于同龄儿童为主要表现，并在学龄早期即表现出来，持续至少6个月，不是由于智能障碍、发育性障碍或神经或运动障碍所致。

具体说明是否：

315.00 有阅读缺陷

315.2 有书写表达缺陷

315.1 有计算缺陷

具体说明目前的严重性：轻度、中度、重度。

10. 运动障碍（motor disorder）

315.4 发育性协调障碍（developmental coordination disorder）

协调性运动技能的发展明显低于同龄儿童，影响了正常活动，并且开始于"早期发育阶段"。不能用智能障碍、视觉问题或神经状态解释，如脑瘫或退行性障碍。

307.3 刻板性运动障碍（stereotypic movement disorder）

重复地、无目的性地经常性动作行为，发生在"早期发育阶段"。

具体说明是否：有自伤行为；无自伤行为。

具体说明是否：与已知躯体或遗传状态有关，与神经发育疾病有关，与环境因素有关。

具体说明严重性：轻度、中度、重度。

11. 抽动障碍（tic disorders，TD） 突然、快速、反复、非节律性的肌肉运动或发声。抽动障碍并非由于物质使用或其他躯体状态所导致，也无任何已知的原因。

307.23 Tourette 障碍（Tourette's disorder）

多种运动抽动并必须有发声抽动,出现至少1年,不必同时出现,18岁以前起病。

307.22 持续性(慢性)运动或发声抽动障碍[persistent(chronic)motor or vocal tic disorder]至少有一种运动或发声抽动,但不必要两者都存在,出现至少1年,发生在18岁以前。

具体说明:

(1) 仅有运动性抽动。

(2) 仅有发声抽动。

307.21 暂时性抽动障碍(provisional tic disorder)

一种或多种运动和/或发声抽动,出现不到1年,发生在18岁以前。

307.20 其他类型的抽动障碍(other specified tic disorder)

有抽动障碍的特征性症状,造成痛苦或损害,但不符合抽动障碍或任何特定神经发育障碍的诊断标准,特殊的原因如发生年龄超过18岁。

307.20 未特定分类的抽动障碍(unspecified tic disorder)

与"307.20 其他类型的抽动障碍"类似,但原因不明。

12. 其他神经发育障碍(other neurodevelopmental disorders)

315.8 其他类型的神经发育障碍(other specified neurodevelopmental disorder)

一类关于有神经发育障碍特征性症状造成显著损害但不完全符合某种诊断分类的标准。

分类:特殊的原因,如与"产前乙醇暴露"有关。

315.9 未分类的神经发育障碍(unspecified neurodevelopmental disorder)

与315.8类似,但没有特殊原因。

13. 精神分裂症谱系和其他精神病性障碍(schizophrenia spectrum and other psychotic disorders)

分裂型(人格)障碍

297.1 妄想性障碍

298.8 短暂性精神障碍(brief psychotic disorder)

295.40 精神分裂形式障碍

295.90 精神分裂症(schizophrenia)

存在至少两方面的症状(其中之一必须是妄想、幻觉或言语紊乱):总体的紊乱或紧张性行为、阴性症状。取消了原来所有精神分裂症的

亚型。

具体说明(略)

298.8 短暂性精神障碍(brief psychotic disorder)

分裂情感性障碍(schizoaffective disorder)

其他分类略。

14. 双相和相关障碍(bipolar and related disorders)

双相Ⅰ型障碍(bipolar Ⅰ disorder)

(1) 躁狂发作。

(2) 轻躁狂发作。

(3) 重性抑郁发作。

296.89 双相Ⅱ型障碍(bipolar Ⅱ disorder)

(1) 轻躁狂发作。

(2) 重性抑郁发作。

(3) 具体说明(略)。

301.13 环性心境障碍

其他分类(略)

15. 抑郁障碍(depressive disorder)

296.99 破坏性心境失调障碍(disruptive mood dysregulation disorder)

为18岁以下儿童新增的分类。以严重反复的发脾气为显著特征,首次诊断不能早于6岁或晚于18岁,症状发生于10岁之前。

16. 重性抑郁障碍(major depression disorder)

300.4 持续性抑郁障碍(恶劣心境,dysthemia)

其他分类(略)。

17. 焦虑障碍(anxiety disorders) SM-5中将分离性焦虑障碍和选择性缄默症作为焦虑障碍的分类,不再作为童年早期发生的障碍。

309.21 分离性焦虑障碍(separation anxiety disorder)

312.23 选择性缄默(selective mutism)

特定性恐惧症(specific phobia)

包含动物恐惧、自然环境恐惧、血液-注射-受伤恐惧、情境恐惧等分类。

300.23 社交焦虑障碍(social anxiety disorder)

300.01 惊恐障碍(panic disorder)

惊恐性发作(panic attack specifier):不作为一种精神障碍,症状用于识别一次惊恐性发作。

300.22 广场恐怖症(agoraphobia)

300.02 广泛性焦虑障碍(generalized anxiety disorder)

物质/药物引起的焦虑障碍。

其他分类(略)。

以上焦虑各类型症状的持续时间,儿童和成人基本一致,分离性焦虑障碍对儿童和青少年需要1个月,对成人需要6个月。

18. 强迫性和相关的障碍(obsessive-compulsive and related disorders) 在DSM-5中,强迫性和相关的障碍单独归类,除外典型的强迫障碍,新增加身体变形障碍、收藏障碍、拔毛症、抓挠(皮肤搔挠)障碍、物质/药物引发的强迫性和相关障碍、由于其他医学疾病导致的强迫性和相关障碍。分类扩大而且对自知力的要求可以是自知力良好或缺乏自知力。

300.3 强迫性障碍(obsessive-compulsive disorders)

具体说明(略)

300.7 身体变形障碍(body dysmorphic disorder)

300.3 收藏障碍(hoarding disorder)

312.39 拔毛症(trichotillomania,hair-pulling disorder)

398.4 抓挠(搔挠皮肤)障碍

物质/药物引起的强迫性相关的障碍。

DSM-5中,其他类型的强迫相关障碍包括:关注身体的重复性行为障碍(咬指甲行为,咬嘴唇行为和咬腮,不含拔毛发和抓挠皮肤)、强迫性嫉妒和其他未特别分类的。

19. 创伤和应激源相关的障碍(trauma-and stress-or related disorders) 这是一类明确与暴露于创伤或灾难性事件有关障碍的分类标准,强调该类中的障碍与焦虑障碍、强迫性障碍和解离性障碍密切相关。然而,该类中的障碍特点是快感缺失、心境恶劣、愤怒和攻击,或解离的症状,或这些症状的组合,并且异源性表现得非常多样化。对6岁以下儿童有单独的分类。将原来归于其他类别中的反应性依恋障碍和脱抑制性社会交往障碍归入此类。

313.89 反应性依恋障碍(reactive attachment disorder)

发生在婴儿或童年早期的障碍(5岁之前),这类儿童尽管能形成选择性依恋,但很少向照养人寻求安慰、保护或其他与依恋有关的养育行为,对照养人的养育行为没有足够的反应,对其他人缺乏社会和情绪反应并有难以解释的消极情绪。诊断需要发育年龄至少9个月以上。

具体说明是否(略)

313.89 脱抑制性社会交往障碍(disinhibited social engagement disorder)

儿童表现出对陌生成人过分熟络并且与文化不相适合的行为方式,有违社会界限。诊断需要发育年龄至少9个月以上。

具体说明(略)

309.81 创伤后应激障碍(posttraumatic stress disorder,PTSD)

标准分为针对6岁以上儿童、青少年和成人的标准和针对≤6岁的儿童。

具体说明是否:有解离性症状。

是否:有迟发的表达(完全符合症状但在创伤后至少6个月才诊断)。

308.3 急性应激障碍(acute stress disorder)

适应性障碍(adaptive disorder)

具体说明是否:

309.0 伴抑郁心境

309.24 伴焦虑

309.28 伴焦虑和抑郁心境

309.3 伴品行障碍

309.4 伴混合性情绪和品行紊乱

309.9 未分类

309.89 其他类型的创伤和应激相关障碍

309.9 未特定的创伤和应激相关障碍

20. 解离性障碍(dissociative disorders) 以客体体验的正常整体性受到破坏或缺陷为特征的一类障碍。

300.14 解离性身份障碍(dissociative identity disorders)

主要特征是存在2个或以上明显不同的人格,这是自我报告或被他人观察到的,导致不能回忆每天发生的事件或重要的个人经历,并且在自我感知的一致性方面受损。

300.12 解离性遗忘(dissociative amnesia)

主要特征是不能回忆起生活中的重要信息,经常是创伤性的,已经被成功地贮存但难以接近,造成明显的痛苦或生活功能的缺陷。

300.13 伴解离性漫游(with dissociative fugue)

旅游或漫游,伴对身份或自身履历信息的遗忘。

300.6 人格解体/现实解体障碍(depersonalization/derealization disorder)

主要特征是人格解体和/或现实解体障碍的反复发作,并对功能造成影响。

300.15 其他类型的解离障碍(other specified dissociative disorder)

有解离性障碍的症状但不完全符合诊断标准。

21. 躯体性症状和相关障碍(somatic symptom and related disorders) 是原来 DSM-4 中的躯体形式障碍,躯体形式障碍、疑病症、疼痛障碍和未分化的躯体形式障碍在 DSM-5 中被取消。包含:躯体症状障碍;疾病焦虑障碍;转换性障碍(功能性神经性症状障碍);心理因素影响其他躯体状态;装病;其他特定的躯体性障碍和相关障碍;未特定的躯体性障碍和相关障碍。所有这些症状的共同特点是躯体性症状的出现与明显的沮丧和缺陷有关。

300.82 躯体性症状障碍

300.7 疾病焦虑障碍

300.11 转换性障碍(功能性神经性症状障碍)

316 心理因素影响其他躯体状态

300.19 装病

300.89 其他特定的躯体性障碍和相关障碍

300.82 未特定的躯体性障碍和相关障碍

22. 喂食和进食障碍(feeding and eating disorders) 异食癖和反刍障碍的诊断标准适用于任何年龄的人群。贪食症(binge eating disorder)从 DSM-4 要求每周 2 次持续 6 个月改为至少每周 1 次持续 3 个月。神经症性厌食的标准不再要求有停经。DSM-4 中"婴儿或童年早期的进食障碍"改为"回避/限制性摄食障碍"。

307.52 异食癖(pica)

307.53 反刍障碍(rumination)

307.59 回避/限制性摄食障碍

307.1 神经症性厌食:限制型;暴食/导泻型

307.51 神经症性贪食

307.51 暴食性障碍

307.59 其他类型的喂食/进食障碍

23. 排泄性障碍(elimination disorders) 包括遗尿症、遗粪症、其他特定的排泄障碍和未特定的排泄障碍。

307.6 遗尿症(enuresis)

不论是否故意,反复地尿床或尿裤子,生理年龄或发育年龄至少 5 岁,排除其他可归因的物质的生理性影响或疾病状态。

具体说明是否:

(1)仅在白天发生。

(2)仅夜间发生。

(3)夜间和白天发生。

307.7 遗粪症(encopresis)

不论是否故意,反复地在不适当的地方大便。生理年龄或发育年龄至少 4 岁,排除其他可归因的物质的生理性影响或疾病状态。

具体说明是否:

(1)伴便秘和粪便失禁。

(2)无便秘和粪便失禁。

24. 睡眠-觉醒障碍(sleep-wake disorders) 包括失眠障碍、嗜睡病、呼吸相关的睡眠障碍、异相睡眠、其他特定的失眠障碍、未特定的失眠障碍、其他特定的嗜睡障碍、未特定的嗜睡障碍、其他特定的睡眠觉醒障碍和未特定的睡眠觉醒障碍。DSM-5 中,增加了与呼吸相关的睡眠障碍。保留了快速眼动睡眠行为障碍和不宁腿综合征。

780.52 失眠障碍(insomnia disorder)

780.54 嗜睡障碍(hypersomnolence)

发作性睡病(narcolepsy)

25. 呼吸相关的睡眠障碍

阻塞性睡眠呼吸暂停

中枢性睡眠呼吸暂停

睡眠相关的通气不足

昼夜节律睡眠-觉醒障碍(circadian rhythm sleep-wake disorders):包括晚期睡眠时相综合征、不规律的睡眠-觉醒方式和非 24 小时睡眠-觉醒类型。

异相睡眠(parasomnias)

非快速眼动睡眠觉醒障碍

梦魇障碍

快速眼动睡眠行为障碍

不宁腿综合征

物质/药物所致睡眠障碍

26. 性别紊乱/困难(gender dysphoria) 与 DSM-4 的性别认同障碍相似但不完全一样。将儿童、青少年和成人的诊断标准分开,以适合各发育阶段。为避免耻感,将障碍改为性别紊乱"gender dysphoria"。对儿童的诊断反映他们不能审视自己正体验到什么并将内在感受表达出来。

302.6 儿童性别紊乱/困难(gender dysphoria in children)

具体说明是否:伴性发育障碍(如,先天性肾上腺性腺的障碍)

302.85 青少年和成人性别紊乱/困难（gender dysphoria in adolescents and adults）

具体说明是否：伴性发育障碍（如，先天性中性、先天性肾上腺性腺的障碍）

27. 破坏性、冲动-控制和品行障碍（disruptive，impulse-controlandconduct disorders）

DSM-5 将原 DSM-4 中的属于破坏性障碍的对立违抗性障碍、品行障碍与冲动-控制障碍合并一个新的归类中。这类障碍以侵犯他人权力和/或与社会造成显著冲突，或引起权威人物的注意，包括对立违抗性障碍、间歇暴发性障碍、品行障碍、反社会性人格障碍、纵火狂、偷窃癖以及其他特定的和未特定的破坏性、冲动-控制和品行障碍。前三种经常最早见于儿童青少年中。

313.81 对立违抗障碍（oppositional defiant disorder，ODD）

频繁、持续的发怒/易激惹心境，争辩的/违抗性行为或怨恨，持续至少 6 个月，至少一个症状超出了同年龄、同性别和文化背景中的正常行为。

具体说明目前的严重程度：

（1）轻度：症状只发生在一个情景中，如家里或学校或工作场合。

（2）中度：一些症状出现在至少 2 个情景中。

（3）严重：一些症状出现在至少 3 个情景中。

312.34 间歇暴发性障碍（intermittent explosive disorder）

快速发生的反复性冲动、言语或躯体攻击的暴发，通常持续 30 分钟，经常是对亲密或关系密切人的很小挑衅的反应，并在功能或法律结局上造成显著损害。诊断年龄需要至少满 6 岁。

28. 品行障碍（conduct disorder）
重复发生侵犯他人基本权力的行为，符合以下 4 个方面：造成或威胁他人或动物伤害的攻击行为；造成财务损害或丢失的非攻击性行为；欺骗或偷窃；严重违反规则，无离家出走。

具体说明是否：

312.81 儿童期起病至 10 岁以前

312.82 青少年期起病至 10 岁前没有症状

312.89 未按起病时间分类——缺乏足够的信息

具体说明是否：

（1）缺乏亲社会性情绪。

（2）缺乏悔悟或内疚。

（3）冷漠-缺乏同情。

（4）对表现漠不关心。

（5）情感平淡或缺陷。

具体说明目前的严重程度：

（1）轻度：对他人造成很小的伤害，如说谎、在外迟迟不归等。

（2）中度：中等程度的伤害，如偷东西没有对峙、肆意破坏公物。

（3）严重：对他人造成很大伤害（如，强迫性行为，躯体虐待，使用武器，闯入、偷窃同时武力对峙）。

29. 性取向障碍（paraphilic disorders）
该分类中有 8 个障碍，有的频繁出现，有的是可能造成公共伤害的犯罪。儿童青少年中可能会出现的有：

302.82 窥阴症（voyeuristic disorder）

302.4 露阴症（exhibitionistic disorder）

302.89 摩擦症（frotteuristic disorder）

302.81 恋物症（fetishistic disorder）

302.3 异装症（transvestic disorder）

此外，DSM-5 中还有神经认知障碍、人格障碍药物所致的运动障碍和其他药物的副作用等大类的分类。

第 5 节　婴幼儿心理和发育障碍的分类

【开篇导读】

在 ICD 和 DSM 的诊断分类系统中涉及婴幼儿的精神和发育性障碍很少，本节介绍 0~5 岁婴儿和儿童早期精神和发育性障碍诊断分类和学龄前儿童研究用诊断标准，作为对 ICD 和 DSM 诊断系统的补充，仅供参考但不作为正式的诊断标准。

一、简介

在 ICD 和 DSM 的诊断分类系统中涉及婴幼儿的精神和发育性障碍很少,包括精神发育迟滞(在 DSM-5 中改为智能障碍)、孤独症(孤独症谱系障碍)和婴儿进食障碍。

不少婴幼儿的心理行为问题由于被传统的观点认为是暂时性、高度可变的,一直未得到重视,而且缺乏研究,也没有被 ICD 和 DSM 的诊断分类系统所包含,但婴幼儿时期的一些问题的确造成了明显的临床困难,并发现与长大后的问题有一定的延续性,没有适当的诊断分类就难以给予适当的干预或治疗。为了能对 4 岁前的婴幼儿心理行为问题进行分类评估,美国于 1994 年出版了《0~3 岁婴儿和儿童早期精神和发育性障碍诊断分类》(ZERO to THREE's Diagnostic Classification of Mental Health and Developmental Disorder of Infancy and Early Childhood, 简称 DC:0-3),在当时是对 ICD-9 和 DSM-3 诊断系统的补充,弥补了这两个系统没有包括进去的幼儿问题,之后又根据 ICD-10 和 DSM-4 进行了修订简称,2005 年出版了修订版,简称 DC:0-3R。2016 年根据 DSM-5 进行修订,且年龄扩展到 5 岁,简称 DC:0-5。DC:0-3R 和 DC:0-5 充分包括了临床医师关注的儿童早期症状,充分考虑了儿童早期心理行为障碍的发展性特点。一些临床医师常将 DC:0-5 与 DSM 的标准整合起来用于大龄儿童。2017 年,张劲松首次将 DC:0-5 引进中国进行培训,2021 年柯晓燕等将 DC:0-5 翻译为中文。

DC 系统采用多轴诊断,还包括了与照养人的关系和社会情绪功能的评估。

二、DC:0-5 的诊断分类

DC:0-5 仍然保留 DC:0-3 的五轴诊断的模式,但对轴的内涵做了一些修订。

轴 I,临床障碍;轴 II,关系背景;轴 III,躯体健康状况及注意事项;轴 IV,社会心理应激源;轴 V,发育能力。

强调诊断评估原则是:一个完整的过程;基于关系和家庭的;基于背景的;发育特点;基于优势的。

(一)轴 I 分类:临床障碍

1. 神经发育障碍 孤独症谱系障碍,早期非典型孤独症谱系障碍,注意缺陷多动障碍,幼儿期过分好动,全面性发育迟缓,发育性语言障碍,发育性协调障碍,其他婴幼儿期神经发育障碍。

2. 感觉加工障碍 感觉反应过度障碍,感觉反应不足障碍,其他感觉加工障碍。

3. 焦虑障碍 分离性焦虑障碍,社交恐惧症,广泛性焦虑障碍,选择性缄默症,新异性抑制障碍,婴幼儿期的其他焦虑障碍。

4. 心境障碍 幼儿期抑郁障碍,幼儿期愤怒和攻击失调障碍,幼儿期其他心境障碍。

5. 强迫及相关障碍 强迫症,Tourette 障碍,运动或发声抽动障碍,拔毛癖,婴幼儿皮肤搔抓障碍,其他的强迫性相关行为。

6. 睡眠、进食及哭泣障碍 睡眠障碍包括入睡困难障碍、睡醒障碍、部分觉醒障碍、幼儿期梦魇症;婴幼儿进食障碍,包括贪食症、厌食症、非典型进食障碍;婴幼儿哭泣障碍;其他睡眠、进食、哭泣障碍。

7. 创伤、应激及剥夺障碍 创伤后应激障碍,适应障碍,婴儿期及儿童早期复杂性哀伤障碍,反应性依恋障碍,去抑制性社会参与障碍,婴儿期及儿童早期其他的创伤、应激和剥夺障碍。

8. 特定性关系障碍。

(二)轴 II:关系背景

轴 II 用于描述照养环境的特征,鼓励系统地描述关系和照养的环境的特征。

A 部分:照养人 - 婴 / 幼儿关系的适应

通过观察和访谈分别评估照养维度和婴儿 / 幼儿对关系的贡献。

照养的维度,包括确保人身安全、生活基本需求、向婴幼儿传达心理认同和情感投入、建立生活常规、对婴幼儿的情感需求和信号的识别和回应、为痛苦提供安抚、社交、管教、参与游戏等。

婴 / 幼儿特征,包括气质、感觉、躯体外貌、躯体健康、发育状况、心理健康、学习方式。

B 部分:照养环境和婴儿 / 幼儿的适应性

对适应性进行以下 4 个水平的评定:

1 级对良好关系的适应好:无临床担忧。

2 级对令人担忧的关系感到紧张:明确显示需要密切监护,可能需要干预。

3 级对失常的关系妥协:显然在临床诊治范围,需要干预。

4 级对危险关系失控:因关系损害严重,急切需要干预。

（三）轴Ⅲ

关注轴Ⅰ中未涉及的躯体健康状况及注意事项。

（四）轴Ⅳ：心理社会和环境应激源

主要包括：婴幼儿家庭 / 主要支持团体里的应激源，社会环境中的应激源，教育 / 儿童保育的应激源，住房应激源，经济和就业应激源，婴幼儿健康的应激源，法律 / 刑事审判的应激源，其他。还应评估应激源的严重性、发生强度、持续时间和可预测性。

（五）轴Ⅴ：发育能力

用发育评定量表评估发育水平。临床医师在如下 5 个发育领域中评定婴幼儿的功能：情绪、社交 - 关系、言语 - 社交性沟通、认知、运动和躯体。

该诊断系统特别提醒在婴幼儿的诊断中需要考虑文化因素。

【专家提示】

DSM-5 不再将儿童青少年期的疾病诊断单独归类，而是作为诊断要求或特殊说明，所以在有些疾病的诊断时应注意对年龄的限制或说明。

（张劲松）

参考文献

1. American Psychiatric Association. Diagnostic and Statistical Manual of Mental Disorders. 5thed. Arlington, VA: American Psychiatric Publishing, 2013.
2. Zero to Three. Diagnostic classification of mental health and developmental disorders of infancy and early childhood: Revised edition (DC: 0-5). Washington, DC: Zero to three Press, 2016.

第 6 节 儿童青少年功能、残疾和健康国际分类

【开篇导读】

功能受限的分类常是干预计划制订及实施的关键信息。儿童的生长发育是一个动态的过程，任何针对儿童及青少年的诊断分类，必须包括功能发育的变化。世界卫生组织儿童青少年功能、残疾和健康国际分类（ICF-CY）的框架给相关专业人士提供了一个系统的方法，用来更好地描述儿童青少年的功能和残疾状况。

一、功能分类的缘起

儿童慢性病的患病率正在增加。美国的全国调查表明约 13% 的儿童及青少年患需干预的慢性病，如哮喘病、肥胖病、孤独症谱系障碍、注意缺陷多动障碍等。虽然这些慢性病多数是非致命性的，但它们与功能状态改变或抵抗力低下相关联，可能造成更大的健康问题。所以，旨在减少功能限制及改善健康状况的功能评估是必要的。

诊断分类系统（diagnostic classification systems, DCSs）主要关注的是症状的而非功能的分类。虽然，诊断对定义病因及预后是重要的，但不能预示功能状况。而在那些患慢性病的孩子当中，他们执行个体活动的能力以及参与社会的方式存在着变异。而且，在儿童生活的背景当中，即物质的、社会的及心理的环境，也影响着他们的功能。因此需要一个功能受限分类以弥补 DCSs 的不足。

功能受限的分类常是干预计划制订及实施的关键信息，功能的进步常是衡量项目及治疗效果的试金石。随着对患慢性病及残疾儿童保健的多学科队伍壮大，每个学科（物理治疗、职业治疗、社会工作）或部门（教育、社会福利或司法），都出现一系列新的理念、概念及科学术语。因此提供一个跨学科及服务系统的通用概念和一套统一的科学术语的框架用于不同领域或跨学科交流是必要的。

为了使用通用的专门术语来描述功能状态，世界卫生组织（World Health Organization, WHO）发布了国际功能分类系统，与国际疾病分类（International Classification of Diseases, ICD）系统互补。国际功能分类系统分类健康状况有关的功能和残疾，而 ICD 系统分类基于疾病的诊断及其他的健康问题的发病率。ICD 与 ICF 目前是世界卫生组织国际分类家族（WHO family of international classifications，WHO-FIC）中的核心分类系统。

世界卫生组织功能分类系统的发展也催生了儿童青少年功能、残疾及健康国际分类（international classification of functioning，disability and health for children and youths，ICF-CY）的诞生。

二、功能分类的发展

WHO 已经发表了有关功能及残疾方面信息分类编码的一个"家族'。1980 年，"国际残损、残疾及残障分类"（international classification of impairments、disabilities and handicaps，ICIDH）（WHO，1980）作为一个测式的文件由 WHO 发布。目的在于提供针对疾病发展结果的代码。在 ICIDH 这一模式当中，疾病被视为以线性向前的方式造成残损、残疾及残障三个层次的损害（图 5-6-1）。所以，ICIDH 关注疾病的结局，而不是关注健康与功能的成分。再则，环境被认为是决定健康状况的第二因素。

ICIDH 模式基于疾病的生物医学模式，在这一模式当中，专业人士扮演的角色是发现及治疗出现的功能残损，防止残疾及残障。所以，针对残疾人生活的背景性因素，如物质的、社会的以及政策的因素的改变并没有被提及。ICIDH 并没有被广泛地使用。针对 ICIDH 分类的不足之处，国际社会努力修订并重建 ICIDH。

ICIDH-2 是修订版本的 ICIDH，在经过广泛的研究及残疾模式的考量之后，发表于 1997 年。它之后的版本当中，即 β-1 与 β-2（WHO 1997，1999）版本，介绍了生物 - 心理 - 社会（bio-psycho-social）概念，关注健康的组成而非疾病的结局，提供了关注健康相关疾病的功能更加中性的概念。国际共识也支持这种概念模式及多维度方法。

2001 年 5 月，第 54 届世界卫生大会正式签署并定名了国际功能、残疾和健康分类（international classification of functioning，disability and health，ICF）。ICF 框架填补了早期残疾模式的不足及反映了当前有关残疾的理念。

2007 年，针对儿童及青少年所特有的发育特征，在 ICF 的基础上，世界卫生组织又发布了儿童及青少年功能、残疾及健康国际分类（ICF-CY）。ICF-CY 框架给发育与行为专业人士提供了一个系统的方法用来了解儿童青少年的功能。

由于 ICF 分类含有庞大数量的编码类别，在临床应用时相当耗时。而 ICF 核心组合（ICF core set）是在特定疾病和特定环境下，选出尽可能少的与功能、残疾和健康相关的 ICF 条目。它所含编码条目少，更具有执行上的时间效率。ICF 简要核心组合（brief ICF core set）则从核心组合当中进一步提取出最常用的条目以便临床应用。核心组合和简要核心组合旨在使 ICF 更好地进入实际应用。

三、国际功能、残疾及健康分类

国际功能、残疾及健康分类（ICF）是基于人类功能维度的概念框架（图 5-6-2）。维度当中存在明显相互作用，通过双向箭头反映了一种正在进行的环境因素对躯体功能和结构、活动及参与的影响。在概念框架中，个人因素如年龄、教育及社会经济状况是背景性因素。除个人因素外，ICF 对其余组成部分都进行了分类和编码，以提供对健康和健康相关状态的标准理解和描述。概念框架的关键维度描述如下：

躯体功能（body function）及结构（structure）维度：躯体功能指身体各系统生理功能或心理功能。躯体结构指身体的解剖部位，如器官、肢体及肌肉组成部分。力量、平衡及协调是躯体功能的反映。在躯体功能或结构维度方面，损伤所描述的问题作为一个重要的偏移或缺失，常被标记为征或症候。躯体功能的代码起始于"b"，躯体结构用"s"，后面跟随以数字代码表示的领域和类目的章数。

下一个维度包含活动（activity）及参与（participation）的概念。活动被定义为任务的执行或一个个体的行动，如行走、跑及爬等。活动局限是个体在执行一个任务时可能出现的问题。参与被定义为参与到生活的情境当中，当上述的活动相结合则促成了在家庭、学校、社区及其他生活情

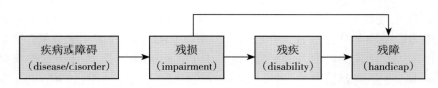

图 5-6-1　国际残损、残疾和残障分类（ICIDH）示意图

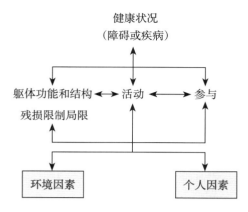

健康状况
（障碍或疾病）

躯体功能和结构 ←→ 活动 ←→ 参与
残损限制局限

环境因素　　　　　　　　个人因素

图 5-6-2　ICF 类目结构

境中的参与。一个人在一个生活的情境当中可能经历活动及参与的困难，以代码"d"牵头根据使用者的情况，可以用 a 或 p 替代首字母 d 以分别指明活动和参与，后面跟随以数字代码表示的领域和类目的章数。

环境因素指构成个体生活背景的外部或外在世界的所有方面，并对个体的功能发生影响。环境因素包括物质、社会及态度，代码以"e"开始，后面跟随以数字代码表示的领域和类目的章数。

ICF 编码系统的中心是通用的限定值，与跨维度一致（躯体功能及结构，活动及参与，环境）。标准的数字代码被指定在小数点之后用来表现疾病严重程度的特征，0~4 分的分级方法分别描述从问题无、轻度、中度、严重到完全的不同严重程度。一个附加的限定值可合适地区分能力概念及活动/参与维度的执行。在一个标准环境内个体执行任务或活动定义为能力，个体在他或她的当前的环境内所做的定义为执行。

ICF 是一个在个体和人群水平上描述和测量健康的理论性框架，其总目标是要提供一种统一和标准的语言和框架，用来描述个体的健康和与健康有关的状况，以便于全世界不同学科和领域能够对有关健康和保健问题进行交流。

四、儿童青少年功能、残疾及健康国际分类

ICF-CY 的发展：ICF 的发表代表了残疾分类的一个重要进步。然而，它没有合适地捕捉到正在发育的儿童具体的功能特征。儿童残疾的表现在本质上、强度上及结局上与成人的是不同的。儿童是一个动态发展的个体，所以，任何针对儿童及青少年的残疾分类，必须包括功能发育的变化。

在 2001 年由 WHO 组织了一个国际工作小组为发展一个 ICF 儿童及青少年的版本。该工作小组由 Rune Simeonsson（心理学家，来自北卡来罗纳大学）及 Matilde Leonardi（神经学家，来自意大利国立神经研究所）负责开发 ICF-CY，并与主要的 ICF 版本在结构上相连续。

第一稿的 ICF-CY 完成于 2003 年。草案新增了描述儿童及青少年发育相关的功能领域的 125 项新种类，例如性情、感觉、游戏的层次等领域。对比 ICF，后者在 1 349 项中的 225 项类目存在不同。这些不同包括描述性的改变、类别名称及纳入和/或排除标准。2007 年，在 ICF 的基础上，世界卫生组织又发布了儿童青少年功能、残疾和健康的国际分类（ICF-CY）。2013 年完成中文版的翻译和标准化。

ICF-CY 的实用性体现在横跨各种的保健机构，可用于健康与功能障碍统计、临床疗效评估、卫生信息管理、社会政策制定等方面。ICF 及 ICF-CY 能够在临床实践、政策、研究中使用，以及成人及儿童康复训练中应用。目前在儿童康复的应用主要集中在指导临床应用研究与康复评定两方面。

ICF 及 ICF-CY 对发育与行为专业人士来说是新的。将其在儿科机构就诊的患儿中使用或许可阐明框架的实用性及编码的功能特征。在儿童诊断为注意缺陷多动障碍（attention deficit hyperactivity disorder，ADHD）的背景性因素中，表 5-6-1 阐明了这一方式。在这一方式的各种维度中 ICF 概念的框架被用来编码功能特征。

表 5-6-1　ADHD ICF 维度及编码

损害	活动	参与	环境
注意 b1400	关注 d160	社交活动被拒 d750	有权保健 e5800
冲动控制 b1304	多任务执行 d2200	成绩差 d820	药物 e1101
			教室 e330

对 ADHD 儿童，缺损可能包括注意困难（b1400）或冲动控制差（b1304）。活动局限也许包括专注困难（d160）及执行多项任务（d2200）。参与的局限可能包括社交活动被拒（d750）及取得差的学业成绩（d820）。潜在的元素是环境因素。环境因素可以是每一个维度当中有利因素或阻碍因素，以及不同维度之间的协调者。

第二个例子强调与诊断相关联的功能状态。孤独症谱系障碍（autism spectrum disorder，ASD）包

括临床表现的多种多样,延续了用来分类的传统范畴。在认知和智力水平,以及社交、情绪、沟通及行为表现上存在变异。表5-6-2显示了ASD适用性ICF编码的核心领域。

表5-6-2 ASD适用性ICF维度及编码

损害/迟缓	ICF编码
社交	d710-729 人际互动
沟通	d310-329 沟通
固执	d235 管理行为
重复、刻板行为模式	d147 心理运动功能
智力水平	d120 认知功能
注意	b140 注意功能

此外,ICF-CY已在越来越多的领域研究当中开展使用,如脑瘫、ASD、ADHD、儿童脑卒中、语言损害、辅助沟通系统、教育等领域。

五、儿童青少年功能、残疾及健康国际分类核心组合

针对ICF众多条目对临床使用和科学研究带来的不便,对特定疾病ICF-CY核心组合的开发旨在提高ICF的实际可操作性。特定疾病的ICF-CY核心组合选出尽可能少的与功能、残疾和健康相关的条目,但同时又能抓住该疾病的功能特征。目前ICF核心组合工作主要由WHO和德国慕尼黑大学合作承办,以欧洲为中心在全世界范围内展开,吸引了五大洲的数百家研究中心或机构参与。ICF-CY核心组合的开发采用严谨而又系统的科学开发方法,包含了专家调查、文献回顾、照顾者(包括当事人及其家属)和临床经验四个方面的考虑。ICF-CY核心组合开发分为3个时期:准备期、第一阶段和第二阶段。准备期从系统文献综述、专家调查、定性研究以及临床调查四个方面得出针对某一特定疾病的核心组合条目表。第一阶段则将准备其中编写的信息在ICF核心组合会议中进一步达成国际共识,并发布该特定疾病ICF核心组合综合版和简洁版。第二阶段则检测第一阶段发布的版本在不同领域应用的可信度和效度。目前,在成人已开发了33种ICF核心组合(如膝关节的骨性关节炎、肥胖症、成人注意缺陷多动障碍)。而在儿科领域仅开发了脑性瘫痪的ICF-CY核心组合。另外,儿童ASD的ICF-CY核心组合开发目前已在第二阶段工作进行中。而儿童

ADHD的ICF-CY核心组合开发目前已完成了准备阶段的系统综述、专家调查和定性研究工作。

六、不足及展望

虽然ICF-CY以及针对各种疾病的ICF-CY核心组合的开发和使用,为儿童和青少年功能分类提供了新的理论框架,不仅可广泛用于临床评估及干预、科学研究、流行调查和公共政策制定等方面,还为不同领域人员交流提供了统一的科学术语。但现在认为要全面落实ICF在日常实践中的应用还有很多的挑战需要加以解决。ICF-CY临床应用过于烦琐,阻碍了其推广应用,而除脑瘫外其余儿科常见病还未开发核心分类组合。

特异性的ICF核心组合的筛选工作完成后,检验其在国际范围内的广泛适用效度成为现在及未来研究的主要方向,使已成熟的ICF核心组合进行国际多中心效度研究。

目前的研究结果显示,ICF核心组合比ICF更实用于临床研究,简洁版本的ICF核心组合可能适合国际性研究和用于比较不同的健康状况,而完整版则更适用于列举患者的需要,制订长远的康复目标和评估康复进程。

ICF核心组合工作更大量的数据目前正在分析研究当中。这些数据的结果会被作为ICF核心组合集合最终版本的意见统一的基础。随着越来越多的研究机构和中心的加入,预计在不久的将来最终版本的ICF核心组合集合将会被确立以应用于更多更广泛的临床和流行病学试验研究中。

 【专家提示】

○ 国际功能、残疾及健康分类(ICF)是基于人类功能维度的框架。

○ ICF-CY框架提供一个系统的方法用来了解儿童青少年的功能。

○ 躯体功能指身体各系统生理功能或心理功能。

○ 力量、平衡及协调是躯体功能的反映。

○ 活动被定义为任务的执行或一个个体的行动,如行走、跑及爬等。

○ 当活动相结合则促成了在家庭、学校、社区及其他生活情境中的参与。

(陈文雄)

参考文献

1. Adriana Neves dos Santos, Sílvia Leticia Pavão, Ana Carolina de Campos, et al. International classification of functioning, disability and health in children with cerebral palsy. Disability & Rehabilitation, 2012, 34(12): 1053-1058.

2. Department of Health and Human Services, Health Resources and Services Administration. The National Survey of Children with Special Health Care Needs Chartbook. Rockville, MD: USDHHS, 2004.

3. Lollar DJ, Simeonsson RJ. Diagnosis to function: Classification for children and youths. Developmental and Behavioral Pediatrics, 2005, 26(4): 323-330.

4. Maxwell G, Koutsogeorgou E. Using Social Capital to Construct a Conceptual International Classification of Functioning, Disability, and Health Children and Youth Version Based Framework for Stronger Inclusive Education Policies in Europe. American Journal of Physical Medicine & Rehabilitation 2011: DOI: 10.1097/PHM.0b013e31823d4b92.

5. McCormack J, McLeod S, Harrison LJ, et al. The impact of speech impairment in early childhood: Investigating parents' and speech-language pathologists' perspectives using the ICF-CY. Journal of Communication Disorders, 2010, 43: 378-396.

6. Rowland C, Fried-Oken M, Steiner SAM, et al. Developing the ICF-CY for AAC Profile and Code Set for Children Who Rely on AAC. Augmentative and Alternative Communication, 2012, 28(1): 21-32.

7. Stucki G, Cieza A, Melvin J. The International Classification of Functioning, Disability and Health (ICF): A unifying model for the conceptual description of the rehabilitation of the rehabilitation strategy. J Rehabil Med, 2007, 39: 279-285.

8. Wolraich, Drotar, Dworkin. Developmental-Behavioral Pediatrics Evidence and Practice. Philadelphia, PA: Mosby, 2008.

9. World Health Organization. ICF Child-Youth Adaption. Geneva, Switzerland: WHO, 2004.

10. World Health Organization. International Classification of Functioning, Disability and Health: ICF. Geneva, Switzerland: WHO, 2001.

11. World Health Organization. International Classification of Functioning, Disability and Health - version for Children and Youth. Geneva, Switzerland: WHO, 2007.

12. World Health Organization. International Classification of Impairments, Disabilities, and Handicaps. Geneva, Switzerland: WHO, 1980.

13. de Schipper E, Mahdi S, Coghill D, et al. Towards an ICF core set for ADHD: a worldwide expert survey on ability and disability. European Child & Adolescent Psychiatry, 2015, 24: 1509-1521.

14. Bölte S, de Schipper E, Robison JE, et al. Classification of functioning and impairment: the development of ICF core sets for autism spectrum disorder. Autism research: official journal of the International Society for Autism Research, 2014, 7: 167-172.

15. 邱霞, 姜志梅, 张霞, 等. 脑性瘫痪《国际功能、残疾和健康分类(儿童与青少年版)》核心分类组合介绍. 中国康复医学杂志, 2016, 31: 222-227.

16. de Schipper E, Lundequist A, Wilteus AL, et al. A comprehensive scoping review of ability and disability in ADHD using the International Classification of Functioning, Disability and Health-Children and Youth Version (ICF-CY). European Child & Adolescent Psychiatry, 2015, 24: 859-872.

17. Mahdi S, Viljoen M, Massuti R, et al. An international qualitative study of ability and disability in ADHD using the WHO-ICF framework. European Child & Adolescent Psychiatry, 2017, 6: 1219-1231.

第 六 章

治疗和处理

第1节　婴幼儿早期健康促进

【开篇导读】

　　婴幼儿早期的健康是学龄期、青春期乃至整个人生健康的基础，"Barker学说"和更为深入研究形成的"健康与疾病的发育起源学说"，即"DOHaD理论"，认为整个生命早期都是发育的关键期，对后期整个生命过程和健康走向有着重要影响。研究结果证实，生命早期，即从怀孕开始到儿童2岁，是决定人一生健康的关键时期。其意义在于，生命早期存在这样一个"窗口期"，通过采取干预措施能够避免胎儿和婴儿暴露于不良环境中，从而降低他们成年后发生慢性疾病的风险。本节将从婴幼儿早期健康的主要决定因素及如何促进婴幼儿早期健康两方面进行相关内容的阐述。

一、婴幼儿早期健康的主要决定因素

　　现代健康的新概念除身体健康以外，还必须包括心理健康和社会功能健康，及躯体、心理和社会适应都处于完善状态。婴幼儿早期健康发展是伴随个体早期发育的一个过程。个体早期发育过程主要由内因和外因起作用。内因主要是个体的遗传因素，是先天获得的个性。外因主要来源于养育和教育过程，包括营养、疾病、环境和教育方法等多种因素。

（一）遗传因素

　　遗传通过染色体和基因传递实现。亲代的遗传信息通过一定方式传给子代，使子代表现与亲代相似的症状。因此，遗传保证了人类的多样性和固有的特性。

　　由于遗传因素作用，婴幼儿早期可表现出不同的特性。比如先天性疾病的获得，注意、思维、气质等个性特点的不同，这些先天获得的特性使得健康发育需要与之相对应的促进方法，所以对先天获得个体特性的了解是婴幼儿早期健康促进的基础。

　　先天性疾病出生前已获得，其早诊断早治疗对婴幼儿早期乃至整个人生的健康成长非常重要。如遗传代谢性疾病，约80%属常染色体隐性遗传，依据婴幼儿早期临床表现和病史较难诊断，筛查技术的开展和普及是早期发现的关键手段。我国已通过行政管理和技术支持等方法普及先天性甲状腺功能减退、苯丙酮尿症、葡萄糖-6-磷酸脱氢酶缺乏症和听力障碍等疾病的筛查。

（二）养育和教育

　　养育和教育的过程涉及很多方面，主要从营

养因素、疾病、环境等几方面进行阐述。

1. 营养因素 凡是可以引起胎儿营养不良的因素，均可影响胎儿的体格及神经系统发育，尤其在神经系统发育的关键阶段，即妊娠第 10~18 周。生后蛋白质 - 热量不足，不仅影响婴幼儿体重和身长的增长，对认知的发育也有不良的影响。0~6 个月婴幼儿的母乳喂养率低和不正确的辅食添加是婴幼儿发生营养不良、生长发育迟缓的主要原因。据研究，生后 6 个月内有蛋白质 - 热量不足，经积极治疗后，虽然可使体重达到正常范围，但对已造成的认知发育落后不能恢复正常。由于缺乏相应的保健知识，出现了许多不健康的行为和生活方式，如偏食、长期食用高能量或精制食品等营养不合理问题，肥胖的增长在大中城市尤为突出。婴幼儿早期的营养过剩，与成人期疾病糖尿病、动脉粥样硬化、高血压等的发生存在一定关联。婴幼儿早期微量元素、维生素的缺乏可对身心发育造成不可逆的影响。如缺碘造成的甲状腺功能减退，可使神经心理发育落后；维生素 B_{12} 的缺乏可引起神经系统和体格发育的障碍；维生素 A 亚临床缺乏是儿童中常见的营养缺乏症；缺铁和缺铁性贫血仍是困扰我国儿童的最为常见的营养缺乏病之一，也可能造成认知功能上的不可逆损害。

2. 疾病

（1）孕妇疾病：孕期的疾病可影响婴幼儿早期的健康。如孕妇患风疹、带状疱疹、巨细胞病毒感染及弓形虫病等，可影响胎儿的发育，使出生新生儿畸形发生率增加。母亲患有代谢性疾病时，易使新生儿智力受到影响。

（2）分娩时疾病：分娩时损伤，易使得新生儿大脑血液供应不足、脑水肿以及脑出血，这些损伤的程度不同，对神经系统的影响不同，可形成不同程度的发育障碍。

（3）出生后疾病：婴幼儿期急性疾病后体重明显减轻，胃肠道功能吸收不良。心、肾慢性疾病对体格发育影响较大。先天性心脏病，尤其是青紫型，可以影响儿童体格及认知发育。神经系统疾病可留有不同程度的后遗症，包括智力发育障碍、肢体运动障碍和癫痫等。

（4）药物：妊娠期，尤其是妊娠初 3 个月，孕妇用药对胎儿影响较大。如放射性碘可破坏胎儿的甲状腺，出现甲状腺功能不全。孕期长期服用糖皮质激素，新生儿宫内发育不良、早产、无脑儿及

脑积水发生率增高。服用抗癫痫药者子代中无脑畸形、小头畸形的发生率增高。氨基糖苷类抗生素对胎儿耳蜗神经有影响，损伤听觉。氯喹、吩噻嗪类药物可损害胎儿的视网膜，损伤视觉。

婴幼儿是迅速生长发育的群体，他们的生理解剖与成人不同，不同年龄阶段儿童对药物的吸收、分布、代谢、排泄及药物反应有差异。婴幼儿期链霉素、庆大霉素、卡那霉素可致儿童听力减退；糖皮质激素可影响儿童的生长速度；氧氟沙星、诺氟沙星等喹诺酮类药物可影响骨骼的发育。所以，婴幼儿期用药一定要注意药物说明。

3. 环境

（1）自然环境：自然环境中许多因素会影响婴幼儿的健康和发育，例如：生态环境的恶化、工业和生活污染、温室效应导致的气候恶化、大气层的破坏等宏观环境因素，以及日常环境因素，包括儿童活动空间减少、室内污染、食品和饮水卫生问题、环境卫生等。

（2）社会环境：

1）家庭环境：婴幼儿的社会环境中家庭是关键。

A. 家庭结构：独生子女家庭有较宽裕的经济能力，可为儿童提供较好的物质条件并有较多的时间与儿童交流，使婴幼儿的体格发育能得到较好的保障，有利于亲子关系的发展，且意外伤害的发生率低；然而，由于这种核心家庭社会关系较简单，缺乏同龄儿童间的竞争机会，对社会能力发展不利。目前，国家实施"三胎"政策，可避免独生子女家庭的不足。

B. 社会地位：婴幼儿可通过各种感官感知父母的言行和父母周围的氛围，并影响其对社会的认知、思考问题的方式和处理问题的模式。社会地位不同的家庭，父母文化程度、家庭周围的氛围以及对儿童的期望有所不同，给儿童提供的机会也不同。

C. 家庭氛围：家庭和睦、平等、民主有利于婴幼儿时期就发展开朗的个性；如果父母过分严厉或经常打骂儿童，易导致婴幼儿期好奇、探索行为被遏制，反之性格孤僻、胆小退缩不合群。

D. 家庭物质条件：感官刺激是婴幼儿期身心健康发育的重要基础。充足的物质条件，可保证婴幼儿获取充足感官刺激的机会。如各种玩耍工具、丰富的玩耍空间等。我国近年的脱贫政策不仅改善了家庭经济水平，也保障了婴幼儿丰富的

环境刺激。

E. 烟草暴露:家庭室内被动吸烟可影响婴幼儿的健康。近年来,烟草暴露对婴幼儿健康的影响受到全社会的重视。研究显示孕期烟草暴露与早产儿、低体重儿、婴儿猝死以及注意缺陷多动障碍的发生有关。婴幼儿期烟草暴露易导致呼吸系统感染、中耳炎、哮喘和免疫系统疾病的发生。而且与之相适应的社会经济负担增加,美国疾病预防控制中心研究显示,2006年烟草相关的新生儿疾病医疗费用为1.48亿美元。

2) 社会发展水平:社会发展水平决定着文教卫生事业的投入,文明程度高,相应的投资较大,对婴幼儿健康发育提供的各种保障就充裕。一般情况下,城市儿童的健康发展水平明显优于农村。20世纪80年代以来,随着中国经济社会的发展,社会人口流动规模不断扩大。流动的主要形式是从农村到城市,由此产生了跟随父母一起流向城市的流动儿童或留在家乡的留守儿童,给儿童早期养育,特别是农村地区的儿童养育带来了巨大挑战。这些儿童被迫面临"缺失型"的成长环境,主要存在健康隐患如下:①各种传染性疾病发病风险增高;②营养性疾病检出率高;③心理压力大;④健康危险行为多;⑤安全问题;⑥亲子关系问题等。

3) 社会制度:社会制度的制定是否有利于婴幼儿的发展,对他们的健康发展非常重要。例如我国制定的《母婴保健法》,极大地推动了婴幼儿的健康;对幼稚园严格管理的制度,充分减少了意外伤害的发生。

4) 文化:父母或周围的文化氛围对婴幼儿的健康发育也非常重要,封建制度下"重男轻女"的文化思想,对女婴的健康发育起到严重的阻碍作用;当前社会,某些过分重视考试学分的氛围,使得婴幼儿期过早地接受了较多的文化教育,而减少了户外活动,对他们的身心健康发育非常不利。当前,越来越多的网络环境文化,对儿童的发育产生很多影响,如何尽可能避免不良影响,是全社会一个很重要的任务。

二、如何促进婴幼儿早期健康

婴幼儿早期健康的主要决定因素是促进方法的制订的基础。婴幼儿早期健康对今后整个人生的健康至关重要。世界卫生组织(WHO)准则审查委员会2017年5月颁布的儿童健康指南对世界范围内的儿童健康促进进行了多方位的指导,结合我国的实际情况和关键问题,在儿童健康促进方面,以下内容应引起我们的关注。

(一)营养方面

(1) 母乳喂养 WHO推荐所有儿童生后6个月内纯母乳喂养,通过政府的倡导和多方面的努力,我国6个月内纯母乳喂养有一定的覆盖率,然而对于因各种因素母婴分离期间母乳喂养的保障还存在一些问题。如新生儿无陪护病房中如何实现新生儿纯母乳喂养还存在很多现实的困难。泵乳(包括手挤奶和使用吸奶器吸奶)是为这些儿童提供母乳、促进母亲乳汁分泌非常重要的措施,如何运送和保存这些母乳还需要建立系统的设施和方法,这也是近年母乳库兴起很重要的原因。允许母亲到病房喂养儿童或建立有陪护的新生儿病房也是提高这些儿童纯母乳喂养很好的举措,并且有利于儿童的心理发育,需要医疗管理部门积极推动和逐步实施。当然,母乳喂养重要性相关的健康教育,对儿童父母排除困难积极主动地配合实现母乳喂养目标非常重要,所以一定要重视健康宣教的重要性。

儿童出生后4个月,大多数母亲需要进入职场,期间会影响母乳喂养的次数和母乳的分泌。为了保障充足的母乳分泌和母乳喂养量,很多妈妈采用的便携式母乳存放冰包,将上班期间定期吸出的母乳安全存放,下班后再喂给儿童,是一种很有效的措施。不提倡因为进入职场就停母乳喂养。

(2) 辅食添加:即使纯母乳喂养的儿童,6月龄开始也要添加辅食,因为母体带来的免疫物质已消耗,需要更丰富的营养物质生成免疫成分保护儿童,儿童的乳牙和味觉的发育也需要各种食物的刺激,同时儿童的消化道功能进一步成熟,可以摄取多种营养物质,所以辅食添加既必要又安全。临床常见到因辅食添加不当所致的儿童健康问题,照养人的"儿童不易消化肉食""病了不能多吃""奶多喝营养好"等理念都影响到科学的辅食添加。WHO相关辅食建议指出,儿童6~24个月除了保证每天奶量外,每天辅食中应尽量包含肉、禽类、鱼或蛋以满足铁锌元素的需要。如果上述动物性食品不充足,需额外添加食物强化物质以满足铁锌的需求,同时也需通过更多谷类及豆类食物补充营养素,以及添加油脂和坚果类物质增加热卡。此外,每天食物中维生素A类食物(黑色蔬菜水果、红棕榈油、维生素 A 强化的食物和食油等)、维生素 C 食物(水果、蔬菜和土豆等)、维生素 B 族食物(肉蛋禽鱼、香蕉、绿叶菜、土豆、块茎类及花生等)、叶酸类食物(豆类、绿叶菜及果汁等)、钙类食物(骨、玉米、卷心菜、豆类、胡萝卜、绿叶菜、木瓜及番石榴等)也需要尽可能兼顾到,每天的果汁 <250ml。儿童生病期间要鼓励他们吃易消化的感兴趣的食物,病愈后要鼓励他们每天较平日吃多量的食物,以弥补生病期间的损失。辅食的烹调不易过细,要注意液体—泥状—碎末食物的过度,以满足儿童咀嚼功能的发育和牙齿的发育。

(3)维生素和矿物质补充:2004 年中国儿童铁缺乏症流行病学调查协作组的数据显示,我国 7~12 个月婴儿缺铁性贫血的患病率是 20.8%,后续一些小规模的流行病学资料显示我国儿童铁缺乏问题不能忽视。作为农耕文化的传统,我们传统的饮食结构中易吸收的含铁食物较低,所以儿童各个生长期要注意筛查和及时纠正铁缺乏问题。锌元素常与铁元素缺乏常并存,铁缺乏时要注意锌元素的补充。维生素 A 缺乏发生率较高的地区,6 个月 ~5 岁的儿童推荐补充维生素 A。2017 年 WHO 标准制定专家委员会颁布的儿童健康指南中指出:2 岁以下儿童贫血发生率≥20% 的地区,应提倡营养包治疗,每个营养包含10~12.5mg 元素铁、300μg 维生素 A、5mg 元素锌,并在 6 个月内服用 90 包。我国在甘肃、青海、山西、陕西的部分农村地区和四川地震灾区开展了类似干预项目,均取得了良好的效果。2019 年中国营养学会的专家制定的《缺铁性贫血营养防治专家共识》中指出:婴幼儿贫血率达到 40% 或更高的地区,政府和社会应针对 6~23 月龄婴幼儿每天补充 1.5~12.5mg 元素铁,24~59 月龄学龄前儿童每天补充 2~30mg 元素铁,5~12 岁学龄儿童每天补充 2.5~60mg 元素铁,均为 1 年中连续补充 3 个月;学龄前儿童或学龄儿童的贫血率达到 20% 或更高的地区,政府和社会应针对 24~59 月龄学龄前儿童每周 1 次补充 25mg 元素铁,5~12 岁学龄儿童每周 1 次补充 45mg 元素铁,补充 3 个月,停止补充 3 个月后再开始补充。这些群体干预观点对儿童健康的营养指导非常重要。

(4)食物过敏 / 食物不耐受:食物过敏 / 食物不耐受有严格的诊断标准和诊断程序,不能因为某种怀疑的临床症状而随意地让儿童长期进行特殊奶粉喂养。对于真正存在过敏或食物不耐受可能的儿童,特别是存在家族过敏史的儿童,由于其基因易感性的难以改变,回避或延迟对过敏原的接触,可减少或预防儿童的食物过敏发生。非母乳喂养的牛奶蛋白过敏婴儿,重度过敏者可选用氨基酸配方的婴儿配方粉;中度食物过敏应考虑首选深度水解蛋白配方粉。替代时间 3~6 个月,然后根据评估情况加以调整,以便尽早普通配方奶粉喂养。母乳喂养儿母亲可回避牛奶蛋白及奶制品。乳糖不耐受患儿如果大便次数不多且不影响生长发育,一般无需特殊治疗。若腹泻次数多,体重增加缓慢则需饮食调整,主要应限制含乳糖的食物。特殊奶粉喂养期间要适当给予替代食物以保证儿童的营养需要。

(二)疫苗问题

疫苗接种对预防儿童传染性疾病所致的健康问题非常重要。由于某些儿童特殊的体质和疾病,使得规范的免疫接种不能顺利进行。专家根据循证依据给出了特殊健康状态儿童的接种建议,如早产儿和低体重儿接受同正常足月儿同样的接种规范是安全的、哮喘的缓解期可以接种疫苗、免疫缺陷病接种灭活疫苗原则是安全的等。特殊儿童的情况往往较复杂,所以他们的疫苗接种需要多专业的专家个体化地给出方案,相应的多学科门诊的成立很重要,我国已开始逐步实施。

(三)非传染性疾病的预防

非传染性疾病多是慢性疾病,潜伏期长,一旦发病难自愈,也很难治疗。长期的疲劳、不良的饮食和生活习惯、环境污染的暴露及心理问题等是主要原因,成人的很多非感染性疾病都与儿童期的相关问题有关。所以儿童期的积极预防对减少非传染性疾病非常重要。随着社会生活水平的提高,肥胖成为很重要的非传染性疾病的原因之一,WHO 建议 5~17 岁的儿童,每周锻炼 3 天,每天一定强度的有氧锻炼 1 小时对减少非传染性疾病非常重要;同样,糖的摄入也与肥胖有关,肥胖儿童的游离糖可减少至总糖摄入量的 5% 以下。这里的游离糖包括添加到食品或饮料中的单糖或双糖,以及存在于蜂蜜、糖浆和果汁中的糖。摄入较多游离糖不能增加营养物质,还易产生过多的热量,从而导致肥胖损害健康,也可使得龋齿发生率增加。这些重要的举措,应该通过各种方式让大众知晓,以便日常中塑造健康的生活方式。

（四）儿童回应性养育

回应性养育是儿童健康促进的重要方式之一，可以表现在日常生活的各方面。回应性养育小婴儿时，对他们的饥饿和饱腹表现要清楚地了解，对其表达的讯号给予及时的回应，对于2岁以上的幼儿鼓励自己进食，不强迫进食。如果幼儿挑食，要通过味道、烹调方式的改变让幼儿喜欢，鼓励幼儿吃饭专心，可以在饭前或后围绕其兴趣进行亲切的交谈，饭中尽量少交流，这样可以培养儿童健康的进食动机、感受和方式，促进健康成长。回应性养育强调照养人要善于觉察儿童的情绪变化，在儿童发脾气时，要给予足够的耐心去接纳和理解，同时要善于引导儿童处理好不良情绪，照养人共同参与到儿童的喜悦情绪中，给儿童足够的回馈和共鸣，增加他们产生良性情绪的动力。如果照养人忽略儿童的喜悦和害怕的情绪，任由儿童发泄，会培养出情绪化的儿童。如何有效地发现和应对儿童的情绪，需要照养人了解相关知识，必要时可得到专业人士的指点。儿童的回应性养育对儿童潜能的开发非常重要，从胎儿期母亲能感知到小生命存在开始，到出生后成长的各个时期，都应该了解儿童的各种表现，并给予科学的、及时的指导，塑造他们的正确行为，培养他们的良好情绪和心理，尽可能地开发他们的各种潜能，促进儿童全方位健康成长。

（五）虚拟网络下现实环境的创造

虚拟网络环境与我们的生活已密不可分，儿童越来越早地接触到网络，他们的主观愿望和生活体验都可以通过网络实现，网络游戏减少了儿童的体力活动，阻碍了他们在真实世界中的交往动力和实践过程的训练，不利于儿童的健康发展，所以要注意现实环境的创造。

1. 自幼多接触自然环境　对自然环境中的山水花草的热爱是儿童在大自然中玩耍的动力。在自然环境中的玩耍对语言、智力、社交能力、创造力及身心健康的发展有积极的促进作用，对运动量的增加也有重要的作用。

2. 良好家庭环境的创造　家庭环境的和谐以及父母与儿童一起参与的游戏和日常活动等，有利于引导儿童对日常生活方方面面产生兴趣，培养儿童与人交流欲望并增加他们生活中的种种真实体会，逐步实现社会角色的体验，适应和遵守社会规范，在游戏玩耍中训练公正、诚实、共情、自主性、利他助人、分享互惠、攻击性的控制、交往技

能、自我珍爱等，培养他们良好的社会能力。双胎或多胎家庭更应通过亲子之间的互动让每个儿童都感受到父母对他们的爱，使他们不会因为父母平时多关照哪一个兄弟姐妹而心生嫉妒，反而会理解父母的不容易。加强对兄弟姐妹间手足之情的培养，创造环境鼓励他们相互帮助的手足情。父母要通过言语和行为让儿童们感受到同样的爱，同时培养他们彼此的爱。家庭的亲情和安全型的依恋，减少儿童对虚拟网络的偏爱。

3. 营造适宜的社会环境　社会对不同年龄段儿童的学习和成长的要求要符合儿童的能力发展，益于儿童融入社会而不是逃避社会，也易于他们得到社会的认可和鼓励，这样他们迷恋于虚拟网络的机会减少。

（六）正确建立性别角色

正确的性别认知在心理健康发育中起重要的作用。儿童早期就应该从生活的方方面面，让他们正确认识自己的性别，从穿衣、玩具、玩伴、视频内容及言行举止等多方面全方位暗示儿童的性别，养育人也要注意自己的言行、穿着同性正确匹配，做好儿童的榜样，让儿童从小就要有符合生理特点的性别定位；照养人和社会要避免"重女轻男或重男轻女"的思想，强调"男女有别"的同时，也要强调平等，从婴幼儿起在教育、社会地位、竞争机会等方面让他们意识到"平等"。一般来说，2岁左右儿童可以说出自己性别是男孩或女孩，因此，早期照养中也要更关注儿童的性别认同感。

 【专家提示】

○ 婴幼儿早期健康主要包括身体和心理方面健康，除自身的先天因素外，社会环境方面的因素对其促进也起着重要的作用。

○ 根据WHO的建议和我国的具体情况，养育中营养因素、疫苗问题、非感染疾病预防、儿童回应性养育、虚拟网络下现实环境的创造及正确建立性别角色等多方面均对婴幼儿早期健康促进有着重要的意义。

（陈艳妮）

参考文献

1. 陈新谦,金有豫,汤光.陈新谦新编药物学.18版.北京:

人民卫生出版社,2019.

2. 陈荣华,赵正言,刘湘云.儿童保健学.5版.南京:江苏凤凰科学技术出版社,2017.

3. 沈晓明,金星明.发育和行为儿科学.南京:江苏凤凰科学技术出版社,2003:76-79.

4. Braun JM,Kahn RS,Froehlich T,et al. Exposures to environmental toxicants and attention deficit hyperactivity disorder in US children. Environ Health Perspect,2006,114:1904-1909.

5. Buss KA,Kiel EJ. Comparison of sadness,anger,and fear facial expressions when toddlers look at their mothers. Child Dev,2004,75:1761-1773.

6. Cook DG,Strachan DP. Summary of effects of parental smoking on the respiratory health of children and implications for research. Thorax,1999,54:357-366.

7. Corso P,Finkelstein E,Miller T,et al. Incidence and lifetime costs of injuries in the United States. Injury Prev,2006,12:212-218.

8. Hunt DE,Hauck FR. Sudden infant death syndrome. Can Med Assoc J,2006,174:1861-1869.

9. Voigt RG,Macias MM,Myers SM. American Academy of Pediatrics Developmental and Behavioral Pediatrics. The United States of America. America Academy of Pediatrics,2011:5-21.

10. Wolraich ML,Drotar DD,Dworkin PH,et al. Developmental-Behavioral Pediatrics Evidence and practice. Canada:Elsevier,2008:805-807.

11. 刁连东,孙晓东.特殊健康状态儿童预防接种专家共识.中国实用儿科杂志,2018,33(10)737-738.

12. 中国营养学会"缺铁性贫血营养防治专家共识"工作组.缺铁性贫血营养防治专家共识.营养学报,2019:41(5):417-426.

13. 中国儿童铁缺乏症流行病学调查协作组.中国7个月~7岁儿童铁缺乏和缺铁性贫血发生率.中华儿科杂志,2004,42(12):886-891.

14. WHO. WHO Recommendations on Child Health Guidelines Approved by the WHO Guidelines Review Committee. Geneva:World Health Organization,2017:1-18.

第2节 早期干预

【开篇导读】

早期干预作为符合现代医学模式的一种早期介入综合治疗方法,对提高残障儿和高危儿的生活质量具有重要的意义。本节将对早期干预的概念、理论基础、实施原则和干预模式等领域展开阐述。

一、早期干预的概念

早期干预(early intervention,EI)是指在儿童早期为有发育障碍或具有发育障碍风险的婴幼儿及其家庭提供的结合教育、健康照料和社会服务为目标的综合性服务。早期干预的目标是为了预防发育障碍或者改善现有的障碍,以促进这些特殊婴幼儿在生理、认知、语言、社会情绪和社会适应技能等方面的潜能发展,使这些儿童成为可自立的个体,减少家庭可能会遇到的压力、挫折及孤独感,全面地帮助儿童和家庭。

早期干预的概念最早可以追溯100多年前,受达尔文的进化论影响,认为5岁以前是儿童身心发展的关键时期。在美国,从20世纪初开始,在幼儿园对正常儿童开始实施早期教育;到了20世纪60年代,当时美国针对残障儿童教育缺乏的问题,提出针对有不良环境和高危因素的儿童采取补偿性教育的早期干预理念。于1975年美国国会通过了《全体残障儿童教育法》,要求各州为所有5~18岁残障儿童提供免费的特殊教育和相关服务;1986年修订的《全体残障儿童教育法案》,将干预项目拓展到0~3岁残障或发育迟缓儿童;1991年美国颁布《残障个体教育法案》(Individuals with Disabilities Education Act,IDEA),要求在全国范围内建立早期识别有发育障碍风险的婴幼儿的体系,即建立特殊服务机构,提供相关的早期干预服务,包括为高危婴幼儿提供免费的、全方位的、多学科的评估。1997年,对《残障个体教育法案》(IDEA)进一步修订,鼓励多学科合作团队在干预服务开启之时,就开展对高危儿发育的长期追踪监测。通过这些法案的颁布,并伴随着一系列干预计划、方案和实施,使早期干预在世界各国得到推广和发展。我国于1990年颁布了《残疾人保障法》,1994年实施了《残疾人教育条例》,从而使我国特殊儿童的康复和教育训练有了法律的保障。目前,全国许多省市的儿童健康促进计划中已包含高危儿管理和监测体系的建立,并着手开始对有发育障碍风险婴幼儿评估和干预服务的探索和实践。

二、早期干预的理论基础

早期干预体系的建立基于以下3个理论基础:

(一) 脑的可塑性

脑功能的可塑性(plasticity)是指在外界环境和经验的作用下,脑神经系统中某些神经的结构与功能会发生改变的可能性,其表现为可变更性和代偿性。可变更性是指某些细胞的特殊功能可变更;代偿性是指一些神经细胞能代替邻近受损伤的神经细胞的功能,通过轴突绕道投射、树突出现不寻常的分叉,并产生非常规性的神经突触,从而达到代偿的目的。但这些必须发生在发育早期,过了一定时间,缺陷将永久存在。脑科学成果显示,大脑可塑性主要表现在5个方面:①大脑神经元具有再生、改变结构和结合以及调整其内部分子内容的能力,动物研究显示,动物脑内能释放出促进神经元增长的物质;②人脑并无固定僵化的结构模式,具有终生变化的动态特性;③脑功能的微妙生理成分可根据需要加以调节,人脑自身能够控制脑内的化学和电磁变化;④大脑有一种极为灵敏的反馈机制,能监视、调整其工作状态;⑤人类智力发育受遗传和环境的共同影响,在丰富的环境刺激下,能促进认知功能的发展。正是中枢神经系统的这个重要特性使得受损的脑功能有得以修复的可能性。

早期干预能够显著提高脑的可塑性水平,可引起神经形态学结构及行为学功能的改变,其作用机制与神经生长因子、离子型谷氨酸受体及早期印记基因等变化有关;已有很多研究表明不同环境刺激和经验对神经系统结构和功能的影响。动物实验显示,早期丰富的环境刺激可使大脑皮质重量、皮质厚度增加,能够提高新生鼠GABA能受体的水平,增加突触的饱和度,提高脑内锌环路调控的可塑性。最近的研究发现,通过转基因技术剔除海马CA1区 *NMDAR1* 基因的遗传突变型小鼠,其学习记忆能力减退,而丰富环境干预则可使海马突触密度增加,树突棘增多,小鼠学习记忆能力增强;在一定的时间、空间条件下,果蝇有跨视觉学习记忆和嗅觉学习记忆的协调整合功能,实现不同模态之间的学习记忆的协调共赢和互惠传递。

(二) 脑发育的关键期

脑发育的关键期(critical period)指人或动物的某些行为与能力的发展有一定的时间选择性,如在此时给以适当的良性刺激,会促使其行为与能力得到更好的发展;错过这一时期,就是同样的良性刺激,其行为与能力也很难再得到良好的发展。研究发现,在人类个体早期发展过程中,也同样存在着获得某些能力或学会某些行为的关键时期,多数均在学龄期前。在这时间段里,个体时刻处在一种积极的准备和接受状态。如果此时能得到适当的刺激和帮助,某种能力就会迅速发展起来;如果在某种能力发展的关键期内未能充分地刺激其发展,这种能力就会落后,且随着关键期的"时间窗"关闭,落后的能力将不可逆转。最具代表性的研究是先天性白内障儿童3岁后手术不能复明;狼孩7~8岁回归人类社会,语言和认知能力损伤已不可逆转。因此,对发育障碍或有高危因素的儿童在发育的关键期内进行干预能促进其能力发展或防止进一步落后。同时强调养育环境中的丰富刺激,促进婴幼儿早期发展。

(三) 遗传和环境的交互作用

遗传因素是儿童生长发育的基础,环境和教育使遗传的潜力得以实现。现代学习理论学家班杜拉尤指出环境既影响着个体的发展,也受发展的个体的影响。美国心理学家布朗芬·布伦纳的生态系统理论(ecological systems theory)对此做了进一步的详细分析,在他的理论中,强调发展中的个体受制于相互影响的一系列环境系统,这一系统包括有微观系统(microsystem)、中间系统(mesosystem)、外层系统(exosystem)、宏观系统(macrosystem)。微观系统是儿童与其生存的直接环境间的关系;中间系统是微观系统与外层系统和渗透文化意识的宏观系统之间的联系。通过这样的多层次环境影响着儿童的发展,且认为自然环境是人类发展的主要影响源,家庭是其中非常重要的一个环节,包括家庭成员的相互关系。父母亲和儿童照养人是儿童认知和情感发展的主要支持源,良好的家庭关系更能促进亲子和同胞间良好互动的发展。这个理念成为早期干预内容和模式发展的重要理论基础。

三、早期干预的对象和内容

早期干预的服务对象是指0~3岁具有以下一个或以上领域的发育迟缓风险或已存在发育迟缓

的儿童。干预的内容有：①体格生长；②认知发展；③沟通能力；④社交或情绪发展；⑤适应性能力。

目前，早期干预服务的内涵已从单一为个体儿童提供治疗性服务转变为以社区为基础、多团队合作、家庭为中心的全方位服务，包括：①早期识别、筛查和评估系统的建立；②保健指导；③专业评估、诊断和鉴别诊断等医疗服务；④家庭训练指导、咨询和家访；⑤特殊专业指导；⑥语言 - 言语病理学治疗；⑦听力康复；⑧运动和技能训练；⑨心理咨询；⑩有需要的其他健康服务；⑪社工服务；⑫视觉康复；⑬辅具及相关支持服务；⑭患者的转运、解释服务以及其他相关帮助家庭接受干预服务的设施。通过多学科团队的评估决定儿童需要的服务类型和数量，并和父母亲一起来共同制订个体化家庭服务方案（individualized family service plan，IFSP）。

个性化家庭服务方案就是为了实施早期干预所制订的具体方案，它和针对 3 岁以上有特殊教育需求的个性化教育方案相似。顾名思义，家庭是这个早期干预团队中关键的成员。在个体化家庭服务方案制订过程中，由一个有资质的多学科团队评估后提出针对每一个儿童和家庭所需要的服务类型和程度，而家庭是个体化家庭服务方案实施的一个非常重要的组成部分，在问题的识别、家庭的需求和儿童的目标等方面起到主导的作用。早期干预计划服务团队和家庭共同商议，最终决定一个家庭何时开始实施早期干预计划和需要哪些服务项目。根据儿童和家庭的综合评估，制订的个体化早期干预方案包括下面这些内容：①儿童目前的发育状况：包括儿童体格、运动、语言、社会交往等各领域现有的功能和技能水平，并以此为基点，制订训练计划；②家庭功能：了解家庭的经济能力、资源和关心的问题，制订适宜的干预训练计划；③促进儿童发育的具体措施；④主要的期望目标和达到这个目标的时间表；⑤儿童及家庭将接受到的特殊服务项目；⑥预计开始干预训练的日期和持续时间；⑦提供负责这项干预服务并帮助这个家庭完成这个计划的负责人姓名；⑧制订帮助儿童和家庭完成其与学校服务链接的步骤。

四、早期干预的实施原则

实施早期干预需遵循的基本原则包括：

（一）发展时机原则

一般来说，早期干预越早，开始和持续时间越长，接受者的获益越大。

（二）计划强度原则

相对于低强度而言，早期高强度、密集型地实施这些干预计划能产生比较好的积极效果。

（三）直接经验原则

对儿童直接提供学习、体验等教育经验的干预，比通过间接途径干预来改变儿童的能力，具有更加广泛和持久的效果。

（四）父母／照料者参与早期干预原则

大量研究证据显示，父母／照料者参与早期干预，不仅能改善患儿的功能，减少问题行为，更有助于患儿技能的泛化和维持，真正实现全天候干预的目标。

（五）计划广度和适应性原则

相对于只关注某些方面的干预而言，提供广泛的服务和使用多种途径来促进儿童发展的干预方式具有更好的效果。

（六）个体差异原则

对于同一个计划，不同的接受者会有不一样的效果；而不同的计划则可能会对具有不同高危因素的个体产生同样的效果。

（七）持续发展原则

随着时间的流逝，需要有良好衔接的合适环境来持续支持儿童积极的态度和行为，以促进他们继续学校学习，否则，早期干预最初的积极效果会有一定程度的消失。

五、早期干预的方法和模式

（一）早期干预的方法

早期干预的方法有多种多样，其实质是针对儿童的视觉、听觉、触觉、运动觉、前庭平衡觉、本体感觉等感觉器官提供适度丰富的刺激，以促进儿童感知觉及身心的全面发展，为其进一步高级认知发展打下良好基础。常用的早期干预方法包括物理疗法、作业疗法、感觉统合疗法、游戏治疗、音乐治疗等。

1. **游戏疗法**　是以游戏为主要表现和交流的心理疗法。即通过游戏对患儿进行干预和心理治疗。游戏是儿童的世界，对于儿童来说，游戏时可以通过自己的语言自然地、自由自在地表达自己的感情和想法，也可以展示其感知、运动、同伴交往和适应等领域的技能。根据患儿的年龄、性别、智能情况、自我统合能力、障碍的程度、周围环境条件等决定治疗目标和游戏的种类。

2. 音乐疗法 即运用一切音乐活动的各种形式,包括听、唱、演奏、律动等各种手段,促进身心健康和培养人格的心理治疗手段。

3. 物理疗法(physical therapy) 应用各种物理因素作用于人体,以防治疾病的方法,称为物理疗法,简称理疗,是传统康复治疗中常用的一种治疗方法。以往儿童早期干预中最常用的物理因子治疗方法包括功能性电刺激疗法、超声波疗法、水疗法等这类被动型物理治疗方法,其疗效有待于进一步科学研究验证。随着脑科学和儿童学习原理的不断进展,物理治疗师也开展更多主动性的物理治疗,根据个体儿童功能缺陷状况,循序渐进地引导患儿进行肌肉大运动训练,矫正儿童异常姿势,改善其大运动功能。

4. 作业疗法(occupational therapy) 儿科作业治疗包括感觉运动发育、神经行为、生活自理技能等。根据儿童的生理要求有目的性的康复训练,如穿脱衣服、进食、如厕、个人卫生等日常生活能力,以及游戏活动中的上肢精细运动、学习中的书写、交往中的口腔运动及肢体语言。

5. 言语/语言疗法(speech and language therapy) 对儿童听力障碍矫正后的语言干预、发音不清、构音障碍、语言发育迟缓、口吃等进行相应的训练治疗。治疗师反复利用强力的多途径感觉刺激如听觉、视觉、触觉、嗅觉等与语音或语言的匹配,寓教于乐,边说边玩的方式,帮助儿童言语或语言的康复。近年来,语言和语言治疗技术正在日渐提高,专业队伍正在壮大,并与发育与行为儿科、听力科建立跨学科的团队。

6. 感觉统合疗法(sensory integrative therapy) 感觉统合疗法最初是为学习障碍儿童设计的一种治疗方法,由美国临床心理学家爱瑞斯于1972年首次提出,于20世纪70年代后期完成其方法体系。现已广泛应用于运动发育迟缓、协调运动障碍、孤独症等疾病的干预中,主要是通过儿童感兴趣的各种游戏式运动(即感觉统合能力训练)来控制和协调其感觉,引发适当的反应,使之在感觉经验的积累中改善感觉处理和组合功能,提高其学习技能。具体训练方法包括爬行、悠荡、旋转和其他特殊的技能训练和活动。感觉统合治疗可改善儿童脑体协调性、视听等感觉的反应能力、学习能力和对生活的态度。在美国、日本等地已成为儿童(特别是幼儿)教育的一项很重要的内容,在中国也开始被应用,并取得了一定的效果。

(二)早期干预的模式

有针对儿童的直接干预,也有针对父母养育技能和家庭养育环境的间接干预,通常综合的、完整的干预体系最有效。

1. 综合性的系统干预模式 指通过多学科团队合作,包括临床、特殊教育、心理学、家长、社会工作者等共同参与干预,以某种或几种训练方法为主,再加上其他一种或几种辅助性的训练方法,针对0~3岁儿童认知、行为、运动、情绪等方面问题进行早期干预的模式。这类早期综合干预通常采用边干预边诊断,通过诊断来促进干预,通过干预来验证诊断的准确性,将诊断和干预有机地结合起来。

2. 生态式早期干预模式 早期干预服务项目理想的状态是在自然的生活和学习环境下开展,生态式早期干预模式即干预是在儿童家中或托幼机构开展。这样,既可以避免家长需要带儿童到训练基地的困难,同时干预内容结合儿童的日常生活功能,使其技能训练后,能在一个自然、系统、整体、和谐的环境中得到强化和泛化。根据个体化家庭服务方案的指导,提供早期干预的居家服务,由儿童早期教育工作者或治疗师和父母/照养人一起开展以家庭为基地、患儿和家长为中心的活动,使高危儿或障碍儿童在不同的年龄阶段逐步完成家庭适应、机构适应、社会适应,促进其达到与生存环境相适应的平衡状态。

六、早期干预的效果

大量的研究报道显示早期干预能有效改变轻、重度发育迟缓的儿童以及有发育迟缓高风险儿童的发育轨迹。早期干预计划不仅能促进发育迟缓儿童或发育迟缓高危儿的生活质量和技能发展,且能提高其家庭功能,使这些儿童可能出现的发育与行为问题最小化,使发育障碍儿童的潜力得到最大限度发挥。研究显示,低出生体重儿接受全面的、多学科早期干预服务,到3岁时,其认知评估得分要高于那些只接受社区健康保健服务的儿童。到8岁时,这些接受全面干预服务的儿童,其学校表现和家庭功能改善程度也优于那些没有接受干预的儿童。

最有效的早期干预服务是那些能将以儿童为中心的教育活动和强化亲子关系结合起来。障碍儿童的家庭面临巨大的挑战,因此,家庭支持是早期干预中的一个必要组成部分。早期干预能促进亲子关系,有助于父母亲根据儿童的需要来修正他们的行为,给家庭提供支持,并帮助家庭学习如何为了儿童的发展去争取社会资源的策略。

七、发育与行为儿科医师在早期干预中的作用

发育与行为儿科医师一个重要任务之一就是促进儿童潜能的发展。早期干预应当以社区为基础、多学科合作、以家庭为中心,在其中起到一个积极主动的桥梁作用,即与家庭、早期干预团队密切合作,确保儿童接受合适的医学服务。

在早期识别和转诊有发育迟缓以及存在有可能导致发育迟缓的生理或环境高危因素的儿童,及时提供早期干预服务方面有独特的优势,如定期监测儿童的生长发育,与家庭持续保持联系,评估高危和问题儿童的发育水平,及时转介或组建康复专业等。大多数研究显示,参加早期干预的儿童其功能得到改善,参与早期干预计划的家庭对此非常满意,从而强化了发育与行为儿科医师的信心,进一步加强和提升早期干预的医疗服务。

为了努力促进早期识别有发育与行为问题的儿童,各国儿科学会推荐,在每次儿童健康体检时进行发育监测,在一些特定年龄阶段(9个月、18个月和24个月或30个月)应用标准化的发育筛查工具,初级儿科健康保健专业人员对筛查可疑及异常儿童转介到发育与行为儿科进行诊断性评估。目前我国妇幼保健系统对高危儿建立了系统随访,一些发育迟缓或障碍儿童转诊至相关专科,及时获得康复训练或治疗,体现了儿科医疗服务的质量提升。

八、早期干预中的学科协作模式

早期干预是一项综合性的系统工程,服务类型多样化,儿童及其家庭的需求也各不相同。因此,只有通过多方位、多学科的团队协作模式,提供整合、协调、持续的早期干预服务,才能满足每个特殊婴幼儿及其家庭的需求。然而,如何真正基于每个儿童的特殊需要,在儿童所处的自然生态环境中,开展由不同学科背景的相关专业人员有效整合的服务,一直是个备受关注的实际问题。在早期干预中学科协作的基本原则:①每个学科都是团队的重要组成部分,在评估、制订计划和提供服务的整个过程中,从自身学科出发,为儿童早期干预提供建议,参与到整个过程中;②团队的协作基础是一切为了儿童,创设合作友好的氛围,进行有效沟通、相互支持、彼此尊重,分享各自的学科知识和技能;③关注儿童的功能发展及其生态环境,根据儿童发展进程及时调整不同学科的协作模式;④注重家长的参与,尊重家长的意见,尤其是家长在评估和干预中的独特作用。

早期干预领域常用的不同专业协作模式主要有三种:多学科协作模式(multidisciplinary model)、学科间协作模式(interdisciplinary model)和跨学科协作模式(transdisciplinary model)。

1. **多学科协作模式** 每个专业人员分别参与早期干预,各自独立运作,独立评估、决策和提供本专业的服务。其优势是每个专业人员都能提供详细的一份评估材料,儿童能得到其所需的服务;但其缺点是多学科整合层次不高,通常会导致重复的评估和服务。

2. **学科间协作模式** 由2位或以上的不同学科背景的专业人员组成小组,与家长以及其他专业人员合作,进行评估和干预的服务模式。其优势在于通过小组的定期讨论和协商,综合评估和治疗的信息,其整合层次相对较高,但缺点费时。

3. **跨学科协作模式** 所有的相关专业人员和家长承担不同的角色,但在功能上是一个团队,通常由一位专业人员与家长一起完成全部的评估,其他专业人员作为顾问,然后团队共同讨论和协商达成共识,制订出一套早期干预方案,由一人担任负责人,组织实施方案。这个模式优势是由专人负责,便于和儿童及其家长的交流和随访;但因此也对负责人的专业和协调能力要求高。

这三种协作模式各有特色,在具体实践过程中会受到机构的规模、特色,婴幼儿的需要,专业人员协作的理念,家长的态度等因素影响。

九、早期干预项目的效果评估

早期干预项目的效果评估内容有3个要点:①早期干预项目评估须阐述职责的问题。包括服务机构冠名的服务项目的普及率和服务率;服务范围质控情况;参加早期干预项目者的需求和接受服务之间的合理匹配情况。此外,评估还包括参加者的满意度、早期干预项目的内容负责程度。②早期干预项目的评估需要阐述服务体系和服务质量的问题。通过科学的方法评价提供的服务质量(如提供的服务能多大程度满足法律要求的最

低标准)、评价干预所能观察到的效果。这样的评估分析有利于提供反馈意见,从而可以进一步改革和促进早期干预体系、方案或被评估的服务机构。③评估必须阐述早期干预项目所产生的影响问题。特别是了解必须执行的早期干预服务项目内涵(如早期识别儿童和转诊服务、个体化服务机构、在自然环境中提供服务、服务机构间的协调等),以及一系列的适宜结局,根据评估的性质,其所产生的影响可能集中在儿童发育、家庭适应性和认可度以及早期干预体系的运行和效率。

能力。因此,这是个全天候、多方位的服务理念,受到政策、社会环境、社区环境、家庭环境以及相关学科发展的多重影响。

(徐秀)

参考文献

1. 陈荣华,赵正言,刘湘云.儿童保健学.5版.南京:江苏凤凰科学技术出版社,2017.
2. 沈晓明,金星明.发育和行为儿科学.南京:江苏凤凰科学技术出版社,2003.
3. Carey William B,Crocker Allen C,Coleman William L,et al. Developmental-Behavioral Pediatrics. 4th edition. Philadelphia,PA:Elsevier Medicine,2009:923-932.
4. Wolraich ML,Drotar DD,Dworkin PH,et al. Developmental-Behavioral Pediatrics. Evidence and practice.Canada:Elsevier,2008:59-68.
5. Swedo SE,Baird G,Cook EH Jr,et al. Commentary from the DSM-5 workgroup on neurodevelopmental disorders. J Am Acad Child Adolesc Psychiatry,2012,51(4):347-349.

 【专家提示】

　　早期干预的理念是为了预防发育障碍或者改善现有的障碍,以促进这些特殊婴幼儿在生理、认知、语言、社会情绪和社会适应技能等方面的发展,减少伤残率、减轻伤残程度,并提升家庭满足这些儿童特殊需求的

第3节　儿童心理治疗和心理咨询

【开篇导读】

　　儿童心理治疗(psychological therapy)起源于19世纪末,开始以治疗青春期心理问题的儿童指导运动形式出现,以后逐渐发展起来。由于儿童心理疾病的诊断标准不一,不同的治疗学派运用各自的理论和技巧进行个别治疗,即方法不统一,很难得出某种方法有效的结论。直到最近20多年,诊断标准统一后,对心理治疗效果的系统研究才见于文献。研究显示,心理治疗对儿童行为问题的矫正是有积极意义的。心理咨询中的宣泄、聆听、安慰和澄清技术、给予合理化建议及随访,在发育与行为儿科学中的应用更为普遍。

一、儿童心理治疗

(一)儿童心理治疗概述

　　心理治疗(psychological therapy)是协助个体建立内在的心理调节机制、去除适应不良行为、助人自助的过程。具体而言,心理治疗运用心理学原理、人类发展有关理论、精神疾病致病机制等,实施不同的技术,协助个体认识自我,认知事物发展规律,妥善解决生活中困扰,改善不适应行为,恢复心理平衡的过程。

　　心理治疗的主要学派包括精神分析心理治疗、行为治疗、认知治疗等学派,从实施方式上可以分为个体心理治疗和集体心理治疗,每种治疗方法都有其独特的治疗理论和技巧。儿童心理治疗在治疗理论上与成人心理治疗是相通的,而治疗方法上则与成人心理治疗有所不同。要根据每一种心理疗法的优缺点,选择最适合儿童发育特点和有利于解决问题的方法,必要时可以综合运用多种方法矫治儿童的行为问题。

　　不论哪种心理治疗都以医患间良好的信任关系为基础,与儿童建立信任关系时,不能简单地把儿童看做是"小大人"。要充分考虑每一位儿童的发展阶段、生长环境中的影响因素以及个体的独特性,注意使用与儿童发展阶段接近的语言和交往方式。对于年幼儿童,他们的认知和语言表达能力有限,需更多地借助直接观察和养育人提供

病史来掌握儿童的病情。儿童的成长过程中，家长和老师的作用不容忽视，治疗过程常常需要养育人和老师配合，他们的参与直接影响儿童行为问题的矫治效果。

（二）儿童心理治疗的一般程序

尽管每种心理治疗方法所基于的理论不同，但在心理治疗的程序上都可划分为四步：

1. 了解问题　通过观察儿童行为表现、反应特点、直接对话过程中的应答能力和回答内容，以及家长对儿童病情的介绍可以初步了解主要问题。

2. 诊断性评估　在初步了解儿童的主要问题后，治疗师可以进一步询问与问题有关的各种因素，比如儿童的出生史、生长发育史、疾病史、家族史、个性特点、情绪稳定性、应对能力、对照养人的依恋、同伴交往的情况、在学校的表现、同老师的关系、家庭文化背景、经济状况、父母的个性特征等，掌握更为全面的信息。在此基础上，根据疾病的诊断标准进行详细的诊断性评估，明确问题所在，作为制订和执行治疗计划的指导。

3. 制订计划和实施治疗　比如对注意缺陷多动障碍伴有抑郁情绪的儿童制订长期而详细的行为矫正计划，同时提出改善家庭和学校教育环境的建议，使家长和教师充分合作，共同帮助儿童矫正注意力不集中和多动冲动问题，同时提高其自尊心和自信心。对于有长期情绪困扰的家长，治疗计划还应包括对他们的帮助，如避免争吵、建立良好的亲子关系、充分沟通等。医师在制订治疗计划时，必须确定家长对计划的接受程度和执行计划的难度，争取制订一个家长能够理解并容易执行的治疗计划，循序渐进，否则会影响心理治疗的进程和最终的效果。

4. 监测和总结　根据治疗目的定期评估治疗进展是心理治疗的重要环节，如能及时发现问题，获取反馈，则能对治疗方法和计划进行必要的修改。治疗结束后需要对个案进行总结，治疗记录归档，妥善保管。

（三）儿童心理治疗方法

1. 精神分析心理治疗　精神分析心理治疗基于西格蒙德·弗洛伊德（Sigmund Freud）所创立的精神分析理论，他在1909年咨询"小汉斯"的经典案例则被公认为是第一例对儿童期心理失调加以分析和解释的案例。它的女儿安娜·弗洛伊德（Anna Freud）在1926年提出儿童精神分析技术，她也因此成为儿童精神分析的先行者。

精神分析理论认为病态心理和行为源于早年的创伤性经历，这一理论相信每个人在愿望未能满足或产生不愉快、不可接受的情感时，会产生内在的心理冲突和紧张，个体往往通过保护性的防御机制，把这些冲突压抑在潜意识里，从而暂时缓解心理冲突和紧张。通常，个体在意识领域里注意不到这些心理冲突和压抑的过程。如果心理冲突过于激烈或防御机制运用不当，就会产生病态的心理和行为。精神分析心理治疗时主要运用自由联想、梦的分析、移情、阻抗等技术，主要让个体回忆早年的经历，分析潜意识里的矛盾冲突与症状的关系。一旦这些被压抑的心理冲突被患儿识别和接受，他们就能尝试以更成熟的防御机制去适应生活。

精神分析心理治疗最常见的形式是对话，对于心理发展尚不成熟的儿童来说，内省性思考能力尚未发展起来，无法探讨潜意识里的精神活动，因此不能直接运用自由联想等技术进行治疗。而精神分析家通过实践发现，游戏、讲故事、说愿望等间接方法可以巧妙地帮助儿童将潜意识里的欲望和困扰"投射"出来，这几种方法因此得到广泛应用。比如，治疗者与儿童一起或让儿童独自进行类似"过家家"的游戏，在游戏中儿童与治疗者对话或自言自语，不知不觉地展现出生活实况和人际关系，表达出内心的不满和愿望，相当于对成人进行的"自由联想"和"梦的分析"等治疗技术。治疗者可借助游戏中人物关系、事件动态以及象征意义，了解儿童的内心世界。由于年幼儿童的自我发展还不成熟，理解和承受能力有限，在发现问题后，不能直接与儿童进行解释和讨论。治疗师可借用游戏引导儿童宣泄不良情绪，学习以成熟的方式处理问题，正确处理人际关系，增加适应性。治疗师还应向家长解释儿童病症的缘由，使他们积极配合治疗，及时纠正不良的教育方法，建立良好的亲子关系，减轻或消除儿童的病症。精神分析心理治疗要求实施者透彻理解治疗原理并有长期治疗经验的积累，因此与行为治疗和认知治疗相比较要更加复杂。

精神分析心理治疗用于治疗儿童有许多年的历史，并得到较高的赞誉，适用于某些有心因性情绪障碍的儿童，如恐怖症、焦虑症、癔症等。Fonagy和Target（1996）所做的研究发现，应用精神分析心理治疗的700多份病例中，治疗有进展的病例里，诊断为焦虑和抑郁等情绪障碍者占72%,注意缺陷多动障碍或其他的行为障碍有效率低于50%,但可与药物治疗一起,提高临床治疗效果。在治疗有效的病例中,能坚持6个月以上治疗者疗效更好,坚持1年以上治疗者,有69%的儿童病症完全消失。

2. 行为治疗　最近几十年来,行为治疗(behavior therapy)逐渐普及和发展壮大。行为治疗基于经典条件反射、操作性条件反射原理和学习理论,认为个体的病态行为是通过学习并经条件反射固定下来,相反,通过条件反射、学习过程或强化手段,也可以矫治病态行为或塑造良好的行为。行为治疗主要针对个体当前的问题,不考虑过去的经历或心理过程,已成功地用于治疗抽动症、拔毛癖、睡眠和排泄问题、恐怖、焦虑、重复行为、进食问题等多种儿童心理和行为问题。行为治疗过程中建立良好的信任关系非常重要,而儿童的治疗还需要养育人的积极配合,学校和其他与家庭有重要联系者的积极参与有时也是必要的。

行为治疗专家经过实验与临床经验,创立了许多治疗方法,主要包括系统脱敏法、冲击疗法、厌恶疗法、强化疗法、放松疗法、模仿疗法、逆转意图疗法、生物反馈疗法等。有关几种儿童常用的行为治疗方法详见第4节行为矫治。

3. 认知治疗　认知治疗(cognitive therapy)从20世纪60~70年代开始逐渐受到重视,至今为止已经形成了系统的理论,并具有可操作性。认知治疗适于治疗抑郁症、焦虑障碍、惊恐障碍、恐怖症、强迫症、神经性厌食、性倒错、人格障碍及躯体形式障碍的患儿,在成人的治疗过程中取得了较好的疗效,目前也逐步用于治疗儿童多种情绪与行为问题。

个体对外界事物的认知过程是其心理状态和外在行为的决定因素,适应不良的情绪和行为往往缘于不正确的评价,纠正产生这些扭曲评价的认知过程就可改变个体的情绪和行为。认知治疗旨在纠正个体错误或歪曲的认知,改变他们对事物的看法与态度,从而改善和消除存在的心理问题。

对外界事物的认知失败集中于两种认知要素:认知的扭曲和认知的缺乏。认知的扭曲是最初的认知过程的失败,包括经验的扭曲、对他人心理的错误认识和自我感知的扭曲。认知的缺乏与

计划失误有关,导致结果出乎意料。认知治疗根据信息加工原理,使用多种方法对抗认知扭曲或修补认知缺乏。认知治疗综合言语性干预或行为矫正技术,帮助患儿认识他们的错误认知,检验他们的错误认知是否建立在逻辑和现实的基础上,当患儿认识到认知过程中的错误,并以现实的态度来看待外界事物和采取理智的行动时,其症状和行为便开始改善。

广义的认知治疗属于认知行为治疗的范畴,理论基础主要来源于以下3个方面:现象心理学理论认为一个人对人、对己、对周围事物的看法决定他的行为;Kant和弗洛伊德的结构理论和深层心理学强调高层认知功能的调整作用;认知心理学的信息加工理论也成为认知治疗的指导性理论。

认知治疗的具体操作方法建立在行为主义、认知行为模式及社会学习理论等的基础上。Mohoney和Aruhoff(1978)将认知行为疗法分为认知重建、心理应付技术、问题解决技术三大类方法,其中认知重建影响最大,它由Eills的合理情绪疗法、Meichenbaum的自我指令训练以及Beck的认知治疗构成。

Eills的合理情绪疗法强调个体对事物的不同看法会产生不同的情绪反应,不合理的信念引发不良情绪和异常行为。合理情绪疗法就是通过咨询医师对患儿进行教育和疏导,以改变患儿的不合理信念为核心,最终实现调整适应不良的情绪和行为的目的。

Meichenbaum的自我指令训练建立在语言发音过程的一系列研究基础上,他发现语言与人的思维和行为有复杂的关系,通过语言为中介可以调节个体的思维和行为,由此建立了自我指令训练方法。这种方法是通过重复的自我对话建立适应性的认知中介,将积极的信念融入自身原有的信念系统,成为行为的准则,从而提高个体的认知能力,达到改善不良情绪和行为的目的。适用于儿童青少年、有冲动行为和适应不良的患儿。

Beck的认知治疗的基本观点认为:人的心理状态和外在行为由其认知过程所决定,不良情绪和异常行为是因歪曲的认知引起,改变不良思维就能纠正不良情绪和异常行为。Beck总结了常见的五种认知歪曲形式:任意推断、选择性概括、过度引申、夸大或缩小及全对或全错思维,比如儿童认为"小朋友不和我说话就是不喜欢我""心跳

快就是得了心脏病""我必须保持第一名，否则就会落后"等都是认知过度，是对潜在威胁的夸大。而经由过去经验使儿童遇事时会自动出现那些歪曲的认知，即"自动思维"过程。认知治疗的关键是通过回想、情境重现、思维监测、区分思维与情绪等方法把自动思维识别出来，认清其歪曲所在。必要时在现实中检验，一旦儿童发现事情并没有自己想的那么可怕，情绪和行为就会相应改善。例如，一位闷闷不乐、不愿意上学的儿童常认为没有同学愿意和自己玩，在学校很孤单。治疗师了解情况后，鼓励他试着去问十位同学是否愿意和自己一起玩个游戏，大多数同学都愿意的话，事实即可证明他的想法是不当的，多数同学是不拒绝和自己玩的。由此，儿童打开心结，改变了歪曲的认知，心情逐渐开朗起来，也愿意回校上学了。

认知治疗要掌握一定的原则，治疗医师努力与患儿及其家长建立良好的医患关系，详细地了解患儿的思维方式、情绪和行为问题，治疗医师提供良好的建议，争取让患儿主动地参与，熟悉认知治疗的整个过程，积极地配合治疗。

认知治疗的程序包括收集患儿资料、确定主要问题、制订治疗计划、实施具体治疗、巩固疗效及防止复发。对于抑郁症的治疗大约需要 15~20 次，每周 1~2 次，持续 12 周以上。一般单独使用认知疗法治疗抑郁症大约在 5~7 周后可明显见效，之后每月进行 1~2 次的维持治疗，持续 6~12 个月不等。

4. 家庭治疗（family therapy） 指当家庭功能失调时，将家庭作为一个动态的系统，对家庭的心理问题进行治疗，以改进家庭心理功能的方法。

家庭治疗自 20 世纪 60 年代在英美开展以来，时间虽短，其重要性却早已得到公认，研究报道家庭治疗对各种儿童情绪和行为障碍均有较好的疗效。在儿童成长的过程中，家庭对儿童情绪的发展、个性的形成及行为模式的建立发挥着重要的作用。从整个家庭的角度矫治儿童的心理和行为问题是十分必要的。

家庭治疗有别于个人心理治疗，不太注重个人的内在心理活动，而注重家庭成员之间的相互作用和整体的心理状况，以建立应有的家庭结构、促进良好的人际沟通、树立适当的家庭界限、形成必要的家庭规范、辅助家庭度过各个发展阶段、正确发挥家庭功能为目的。家庭治疗学派几乎都是建立在系统论的基础上，即家庭是个系统，这一系统并不是所有家庭成员的简单组合，系统中的任何改变将使其他部分发生变化，进而整个系统也随之改变。这种系统论的理论框架将家庭成员间的相互作用看成是连续或循环的过程。

家庭治疗的方法包括结构性、策略性、分析性、支持性、认知行为等家庭治疗模式。这是因为不同的家庭治疗学派对行为问题起因的解释不同，所以分别建立了自己的治疗理论框架。

结构性家庭治疗的重点在于分析和改善家庭内部的组织和结构。家庭的组织和结构可以反映家庭内部成员的角色与关系、权利的分配与行使。结构性家庭治疗旨在纠正家庭成员的角色混乱、责权模糊、界限不清、认同不良和沟通障碍。

策略性家庭治疗的特点是从家庭的全局出发，针对家庭功能紊乱的根源，帮助家庭制订治疗策略，决定最先解决哪个问题，依序处理各种困难。实践者经常为家庭确立任务，打破旧的问题解决模式，建立新的更为有效的模式或行为，恢复正常的家庭功能。

分析性家庭治疗认为家庭功能失调源于个体过去未解决的冲突或失败的经验，并在家庭内部体现出来。精神分析心理治疗原本是分析个人的精神病理和内在的精神状态，用于家庭治疗时，可帮助治疗者较有深度地体会家庭成员的个人心理以及个人的心理如何影响到其他家庭成员。适度地运用精神分析理论有助于了解家庭的行为，但目前应用过程中已较少使用纯粹的精神分析治疗技巧，避免忽视家庭治疗的整体观念与原则。

支持性心理治疗是给予陷于困境的家庭以心理支持，帮助他们渡过难关。如家庭成员之一身患绝症或父母决定要离婚，会对其他成员构成很大打击，这时需要外人给予情感的支持、提供良好的建议、促进有效的沟通，帮助家庭解决困难和改善家庭功能。

认知行为家庭治疗重点放在可观察到的行为上，以认知行为治疗理论为指导，通过认知重建、心理应付技术、规定任务、家庭作业、角色互换、阳性强化等方法，旨在改变家庭成员的认知，提高问题解决的技巧。

家庭治疗的程序：第一步，咨询医师通过与所有或主要家庭成员进行晤谈，了解和观察家庭的有关情况，评价家庭的组织结构、经济文化背景、家庭成员间关系、沟通方式、权力分配、家长的育儿方法、家庭问题的解决策略等。第二步，医师分析收集到的资料,确定家庭功能失调的根源和当前存在的主要问题。第三步,对主要问题进行有针对性的治疗,包括确定治疗目标、拟订治疗计划、提供改善家庭功能的建议、安排家庭作业等步骤,帮助家庭恢复正常的功能。家庭治疗的晤谈次数在6~12次,两次晤谈的间隔从一周左右逐渐延长至数月。当家庭成员可沟通良好、角色和权力分配合理、问题解决策略形成后即可结束家庭治疗。

5. 集体心理治疗　集体心理治疗多数基于Slavson和Schiffer的先驱工作。集体心理治疗必须考虑选择发展水平、问题类型、防御机制类似的个体集中进行治疗,可以帮助儿童发展与同伴交往的技巧,提供心理支持,经历其他成员疏泄情感的感觉,分享治疗成功的体验,增加治愈疾病的信心。有行为障碍、自杀倾向、精神病、发育障碍者不适合集体治疗。儿童有某种焦虑障碍、社交技巧差、自尊心降低、孤僻则适合集体治疗。集体治疗运用心理分析、认知、行为等多种方法,培养积极的人际关系、改善错误认知、建立适应性行为。

心理治疗的方法还有很多,如支持性心理治疗、环境心理治疗等,在此不能一一介绍。这些治疗是由精神科医师为主导,作为发育与行为儿科医师来说,更多的是扩展专业外的相关知识,这样才能做到"知己知彼",有的放矢地转介。

二、心理咨询

心理咨询(psychological counseling)是以心理学、人类发展有关理论、精神疾病致病机制等知识体系为基础,使用行之有效的技术,协助个体解决各种心理困扰、恢复心理健康、发展个人潜能的过程。

心理咨询与心理治疗既有相同之处,也有区别。首先,两者相同之处在于所运用的知识体系是相通的,包括理论基础、所使用的技术和伦理学规范;其次,两者的不同之处在于心理咨询的对象更为广泛,既包括亚健康状态的个体,也包括轻型精神障碍患者,如焦虑、睡眠问题和适应性问题等;而心理治疗的对象往往更为严重,多数患有各种精神疾病,治疗的时间往往比心理咨询持续更长;最后,心理咨询可以是心理、精神、发育与行为儿科专业人员,而心理治疗则限于精神科专业人员。

心理咨询在发育与行为儿科临床中应用较广,从服务对象上看,主要包括以下两大类。第一类,儿童心理咨询对象常常包括有轻微行为问题或习惯不良的儿童,如边玩边吃、易发脾气、啃咬指甲、攻击性强、行为退缩等,这些问题常常是阶段性的,与养育方法有关的,受生活环境变化或家庭意外事件影响,当养育方法改善,不良影响因素去除,指导养育人给予儿童适当的情感和言语回应,即可很快消除儿童的问题。第二类,儿童心理咨询也针对患病儿童及其家庭,如有发育落后、抽动、情绪问题、各种肿瘤或罕见病的儿童、临终关怀等,此类咨询主要帮助家庭增加对疾病的认识,掌握有效的应对方法,疏导不良情绪,积极面对问题,建立生活的信心。

发育与行为儿科医学在心理咨询中更多的是关注儿童的发育与行为问题,要善于聆听和引导家长和儿童,尽快与家长和儿童建立良好的信任关系,以行为为导向,较多运用抚慰、建议和环境干预解决儿童的心理行为问题。年幼儿童以家庭为主导,年长儿童则以儿童为主导。无论服务对象如何,面对发育中的儿童,都应该了解儿童生长发育水平和影响因素,对发育与行为和家庭功能进行必要的评估。

心理咨询过程中,发育与行为儿科医师要注意如下一些策略:

1. 允许家长适当的宣泄　有些家长往往带着自身的情绪问题寻求咨询,因此,应当让家长发泄自己的不良情绪,不要阻止他们。当家长的情绪得到一定程度的宣泄之后,他们就会镇静下来,平和地与医师讨论儿童的问题。

2. 耐心地聆听儿童的问题　咨询主要是找出儿童的问题所在,根据生理 - 心理 - 社会模式,全面了解儿童的情况。一旦确定了最主要的症结,就需进行相关的检查。例如:一个多动的儿童,医师要询问不同场景中的行为表现、家庭环境、养育方式和期望以及家族史等,结合评估结果,为有效的咨询奠定基础。家长或儿童本人在阐述问题的过程也是一种宣泄,医师认真聆听中注意观察家长和儿童的情绪反应和表达方式,因为这与心理活动有关。医师还要保持与交流者的目光接触,及时做出应答,鼓励其表达,适当地记录重要的内容,与家庭和儿童产生同感。

3. 适当的安慰　心理咨询中,安慰是常用的方法。但是,安慰应根据具体症状或问题有针对性,而不是"空洞"地安慰,如:"这没关系""放心好了"等,使家长产生疑虑或不舒服的感觉,影响咨询效果。安慰是基于对该儿童和家庭的情况有全面了解之后才可以应用。在安慰时,医师要富于亲切感和同情心,当医师的行为与家庭及儿童的期待相一致时,医师的安慰就变得卓有成效。

4. 深入探寻和及时澄清 医师在交流中要善于把握重点,探究虚实。这样才能弄清儿童问题的缘由,选择适当的目标进行咨询。在这一过程中,医师要用开放式问题询问,在家长诉说大量枝节材料时,要礼貌地在适当空隙时间向他们提出问题,控制咨询环境,并及时抓住重要线索,要求其进一步说明,这样才能清楚儿童问题的来龙去脉。

5. 合理化的建议 针对家庭的需求、儿童的行为,医师要向家长或儿童提供合理化的建议,包括对儿童的行为指导、家长教育方式的改变、家庭环境的处理等。所谓合理化,即医师给予的建议,家庭能理解、接受和执行,而不是仅仅停留在口头上的指导。鉴于此,当家长和儿童离开心理咨询室之前,医师需要确认所给建议是否真正被理解、回家能执行。

6. 随访 心理咨询从来就是一个过程,耗时又费力,与普通的儿科门诊有所不同。对于简单的因行为症状来就诊的,心理咨询比较简短,但大多数有心身问题的儿童,心理咨询就需要定期随访,随访时最好有预约登记,这样,医师对随访者可做到事先心中有数。随访中医师可了解之前心理咨询的效果、仍存在的问题以及心理咨询目标的调整等,这些都应在个案中有记录。

 【专家提示】

○ 心理咨询要注重的策略包括适当的宣泄、耐心的聆听、恰当的安慰、深入探寻和及时澄清、合理化建议和随访。

○ 心理治疗绝大多数用于精神障碍的临床中,专业性强,需要专业的训练,掌握相应的治疗方法。在发育与行为儿科临床中,主要侧重治疗,掌握该治疗的策略、技能技巧,用以针对儿童常见行为问题或行为障碍施治。

(金宇 金星明)

参考文献

1. 邹小兵,静进.发育行为儿科学.北京:人民卫生出版社, 2005:400-408.
2. Voigt RG, Macias MM, Myers SM. Developmental and Behavioral Pediatrics. American Academy of Pediatrics, 2010:411-442.
3. 曾文星.青少年的心理与治疗.北京:北京医科大学出版社,2001:132-143.
4. H. Thompson Prout, Douglas T Brown. 儿童青少年心理咨询与治疗——针对学校、家庭和心理咨询机构的理论及应用指南.林丹华,等译.北京:中国轻工业出版社,2002:1-31.

第4节 行 为 矫 治

【开篇导读】

行为矫治(behavioral modification)是基于行为主义原理,采用正性强化、负性强化、惩罚、消退等技术,培养正常发育和发育障碍儿童良好行为和适应性行为,提升儿童不足性行为,消除儿童不良行为的具体实践过程。用于正常和障碍儿童的行为问题或异常行为。本节讨论了儿童行为矫正过程中的评估、矫正计划的制订和干预措施。

如本书前述章节所述,行为问题在儿童期非常普遍,所有儿童几乎都会在不同时期出现不同程度的行为问题,大约 1/2 发育障碍儿童则表现出严重的行为问题,这些行为会不同程度妨碍了儿童的人际关系、社会适应、认知提高以及教育过程、家庭活动和药物治疗。长期以来,教育学家和心理学家建立了诸多儿童行为问题的心理治疗方法,在矫正不良行为同时建立适当行为。有充分证据表明,在各种心理治疗方法中,对儿童的行为问题,最简明有效的方法是归属于新行为主义流派创始人斯金纳基于其操作性条件反射理论所建立的行为矫正治疗,毫不夸张地说,儿童行为矫正技术是全体家长、教育者、发育与行为儿科医师乃至全体社会公民的必修课。本节将介绍行为矫正的原理和方法,供发育与行为儿科学医师、教育者及家长在处理障碍儿童及正常儿童的行为问题时使用。

一、行为矫正的定义

儿童行为矫正是指运用某些程序和方法,来帮助儿童改变他们的行为;这些要被改变的行为称为目标行为或靶行为(target behavior)。行为过度和行为不足都可以成为行为矫正的目标行为。行为过度是指人们不期望的某一类行为发生太多。行为不足是指人们所期望的行为很少发生或从不发生。其实,一个行为是否构成问题行为,不但与它发生的频率有关,还依赖于谁在干什么,谁在评价它,它在什么环境下发生。例如:12岁的儿童上课经常随意离开课室是问题行为,而一个2岁的儿童"动个不停"可能就是正常现象;祖父母与年轻的父母对问题行为的看法可能会有显著区别;在家里可以接受的行为在一个公众场合也许就不可接受;儿童偶然发脾气会比经常发脾气更少受到关注。

行为矫正是为了让儿童在宽松的环境里能独立生活。行为矫治者应清楚地意识到行为矫正是让儿童得以全面发展和提高儿童的生活质量,而不仅仅是处理儿童的行为问题。因此,行为矫正除了矫治不良行为外,更强调良好行为的培养,教导儿童学习符合社会规范的行为。

二、行为矫正的原理和方法

行为矫正在程序和方法上以行为主义理论为基础。行为主义认为,行为(behavior)是习得的,儿童的行为是否出现取决于前因事件(antecedent)和行为的后果作用(consequence),这就是行为矫正的核心 A-B-C 理论。行为矫正通常不将过去的前因事件作为重点,而在于行为的改变。

行为矫治的四种主要方法包括正强化、消退、负强化和惩罚。

(一)正强化

正强化(positive reinforcement)与奖赏一词意义相似,是指个体在某一情境下做某种事情(即行为),如果获得满意的结果,下次遇到相同情况时,再做这件事情的概率就会提高。此种令个体满意的东西,不管是物质的还是精神的,均称为强化物。强化物主要分为物质性、活动性和社会性强化物。物质性强化物包括冰淇淋、球、钱、书、点心、电子游戏卡等;活动性强化物包括与母亲玩耍、去公园、与父亲一起看书、帮忙烤饼干或点心、玩电子游戏、看晚场电视或电影、请朋友到家里来等;社会性强化物包括微笑、拥抱、拍肩、鼓掌、口头表扬、关注等。例如:当小明在课堂上注意力集中时,老师就会对他微笑并表扬他。结果,小明就更有可能集中注意力(也就是说,当老师讲课时看着老师)。

行为矫正实施前需正确选择强化物的类型(如儿童所喜爱的物件)和确定强化物的作用(如儿童喜爱他们的程度)。一件东西是否属于强化物取决于强化物是否增加了行为。每一个儿童,毫无例外地,都有自己的喜好,可通过询问或观察儿童、询问熟悉儿童的人、系统的强化物评估来选择对儿童最有效的强化物。特定的物质和事件之所以成为儿童行为的强化物,是因为它们总是能满足儿童的生理和心理的需求(如食物、水、愉悦、朋友)。选择与儿童真实年龄或发展年龄相适应的强化物是很重要的,应该尽量选择和使用自然的强化物,这对新学会的行为在每天的环境中继续出现有益。

影响正强化效果的几个因素:①正强化实施前,把计划告诉儿童,以期取得积极的配合。②在目标行为出现后立即予以强化。③给予强化物时,要向儿童描述被强化的具体行为。例如,表扬时应说"你把房间打扫得很干净"而不是说"你是一个好儿童"。这样能使他明确今后该怎么做。④给予强化物时,最好能结合其他奖励,如口头赞扬、拥抱、微笑等。为了避免奖励的失效现象,应时常更换所用的赞扬语句。⑤防止正强化物失效,矫正者在每次强化时只给予少量的正强化物。适当地控制正强化物的给予数量,可以保证正强化物在整个治疗过程中的最大有效性。

(二)惩罚

惩罚(punishment)是指当儿童在一定情境下表现某一行为后,若及时使之承受厌恶刺激(又称惩罚物)或撤除正在享用的正强化物,那么其以后在类似情境下,该行为的发生频率就会降低。与正强化或负强化相反,惩罚过程的目的是试图减少某种行为的发生。事实上,同样的事件对一些儿童可能是正强化而对另一些儿童可能是惩罚,例如教师对上课说话儿童的批评,对有些儿童是惩罚,对那些希望引起全班同学注意的儿童则是正强化。一般来说,惩罚只能部分地减少或暂时抑制不良行为,而不能使之完全消除。全面彻底地消除儿童的不良行为,需要其他行为矫正方法的辅助。

惩罚的方式是很多的,常用的包括自然结果惩罚、逻辑结果惩罚、体罚、谴责和隔离。自然结果惩罚指儿童的不当行为会自然地受到惩罚,例如玩玻璃割手、触摸热汤烫手,于是儿童之后会自然减少类似行为;而当一个儿童因为违反父母指令在汽车道路上骑自行车,父母因此决定儿童一周不许骑自行车就是逻辑结果惩罚;体罚是指随着儿童不良行为的出现,及时施予一种厌恶刺激或惩罚物,以收到阻止或消除这种行为发生的功效。这里所指的厌恶刺激包括能激活痛觉感受器的疼痛刺激或使其他感受器产生不适感的刺激,如体罚、令人厌恶的声音、气味等,体罚往往可以立即见效,但体罚往往是家长在愤怒中采取的惩罚手段,因此除了有对儿童产生身体损伤的可能外,更可能导致儿童心理创伤,尤其对于性格内向的儿童。频繁的体罚会导致自卑、胆小怕事等不良后果,严重的甚至导致儿童自伤或自杀,而对于外向的儿童体罚会导致模仿,这类儿童倾向于用武力解决与同伴间的争端,甚至导致反社会行为。因此尽量避免使用体罚。

指责(批评)是指当儿童出现不良行为时,及时给予强烈的否定的言语刺激或警告语句,以阻止或消除不良行为的出现。指责也包括瞪眼、用力抓住儿童等动作。一般就指责的过程来看,必要时指责后面须跟随其他形式的惩罚,否则指责将失去其惩罚的作用。从这个意义上说,指责只是一种惩罚的信号,它不能成为一种独立的方法,必须与其他的惩罚技巧结合使用。与赞扬一样,批评和指责要简明扼要。要准确批评具体行为,如"你刚才打了小朋友,妈妈很生气",而不是笼统地说"坏儿童",指责批评要避免唠叨。

隔离是当儿童表现出某种不良行为时,及时撤除其正在享用的正强化物以阻止或削弱儿童这种不良行为的再现,或把个体转移到正强化物较少的情境中去,这种改变行为的策略称为隔离。对于儿童的一些外化性问题行为,例如攻击、违拗、破坏、无礼貌、危险行动、不服从、大叫大哭、威胁、不听劝告等,暂时隔离(time-out)是非常有效的惩罚方法。所谓暂时隔离就是将儿童"关禁闭",儿童的不良行为发生后首先警告,如果警告无效立即执行隔离,执行地点一般选择乏味但安全的地方,需要的必备工具是一个计时器(闹钟)。暂时隔离的原则是两个"10":①10个字。②10秒钟。1岁1分钟。意思是指在儿童不良行为发生后父母用不超过10个字的言语和10秒钟的时间让儿童进入隔离地点,暂时隔离的时间应是几岁几分钟。适合于2~12岁儿童。必须注意的是,在应用前向儿童解释和演示暂时隔离,隔离时不关注不对话,隔离区没有儿童喜爱的物品和活动,"惩罚钟"应该放置在儿童可看见、可听到但拿不到的地方,铃声一响隔离准时结束。隔离结束后容许儿童生气,但是家长不予关注,切忌在隔离期间唠叨、斥骂、拉扯、讲道理、威胁、大叫或提醒等。在隔离结束后不讨论(在一段时间后可以讨论),忽略儿童事后的生气,如果儿童反抗增加隔离时间。对于遗忘、恐惧、孤僻、害羞、没做作业或家务、心情不佳等内化性问题行为暂时隔离不适宜。暂时隔离还要注意,隔离地点不能在家门外,不关黑屋子,理想地点是房间墙边一角,低年龄儿童可做"隔离椅",让儿童看到他因为错误行为而不能继续和其他儿童一起游戏,而只能做旁观者;有时可以将儿童喜爱的物品拿走,即隔离物品。我们不难发现,要使暂时隔离有效,父母必须经常参与儿童喜爱的活动;或让儿童有和别的儿童一起玩的机会;儿童必须有喜欢的物品。只有这样,才会使儿童感觉到失去这些活动的遗憾,父母和儿童共同参与活动(time-in)即与儿童在一起的时间,和暂时隔离(time-out)正好相反。

(三)负强化

负强化(negative reinforcement)是指在一定情境下,一种行为的发生,导致厌恶刺激(或称负强化物)的移去或取消,以后在同样情境下,该行为的出现率会提高。负强化与惩罚常常被混淆,惩罚是施加厌恶刺激,而负强化是免于厌恶刺激;惩罚施用厌恶刺激的目的只是阻止问题行为出现,不一定形成良好行为。负强化则是通过厌恶刺激抑制问题行为,并达到建立良好行为的目的。惩罚是当儿童出现问题行为时及时施以厌恶刺激,以便阻止问题行为。负强化是针对正在受惩罚的个体,激发他"改过向善"的动机,或鼓励他去从事良好行为。惩罚的后果是不愉快、痛苦和恐惧的,而负强化效果是愉快的。负强化与正强化同样能增加个体行为的出现率,但正强化使用愉快刺激而负强化使用厌恶刺激。有人习惯出门带伞其实就是一个典型的负强化例子,因为多次带伞结果避免了淋雨于是就总是带伞,淋雨是负强化物。进门低头也是如此。

运用负强化可以消除不良行为,同时建立替代的良好行为。正如正强化在行为开始增加以前,需要有正强化物与良好行为的多次配对出现一样,负强化过程中,也需要多次使用厌恶刺激,待良好行为出现后,再予撤除,这样反复结合,直到行为者不必亲自承受厌恶刺激就能产生良好行为为止,这才表明负强化法取得了效果。这个过程也就是从逃避反应到回避反应的过程。逃避条件反应:厌恶刺激→出现需要建立的良好行为→可终止厌恶刺激。回避条件反应:听到信号→出现需建立的良好行为→可免受厌恶刺激。日常生活中逃避反应的例子不如回避反应的实例多。但在儿童时期,由于缺乏知识经验,经常产生逃避反应,以后再转向回避反应。例如,儿童不做课外作业,会遭到父母的打骂。为了不再遭受责打的痛苦,儿童便去自觉地做功课,这个做功课的行为是为了逃避责打的痛苦。回避反应的例子有很多,例如学生为了不遭受教师的指责而按时交作业;儿童在游戏时为了不被"暂时隔离"而遵守游戏规则。由此可见负强化法是通过逃避和回避两个过程来实现其效果的。负强化的方法包括撤销批评、处分等,有时恢复减少的奖励也是一种负性的强化。

(四)消退

消退(extinction)是指在确定情境中,一个以前被强化的反应,若此时这个反应之后并不跟随着通常的强化,那么在下一次遇到相似情境时,该行为的发生率就会降低。也就是说:当曾被奖励过的行为不再被奖励时,该行为会"消退"。因此,我们可以通过强化程序来使某种行为的发生率增加,也可以通过消退程序即停止强化来使某种反应的频率降低。消退法是一种简单易行且效果显著的行为矫正方法,通过消退法可以消除已建立的不良行为。当儿童产生良好行为以取代不良行为时,应对良好行为进行强化。例如,小明在想要某种东西时总是哭哭啼啼地讲话,妈妈应该在他想要某种东西而没有哭哭啼啼地说话时予以表扬,而在发生哭哭啼啼时不予理睬,此即消退,更不是因为反复啼哭最终给予满足,这是对问题行为的正性强化。在应用消退法时,如果能很好地

利用"自然结果",则可大大提高消退效果。即当儿童的错误行为发生时,我们不必去追究其原因,只让这种错误行为获得其自然的结果。这种方式常常能有效地处理一些错误如不服从指导、违反规定、不合作行为等。对于无危险的、非破坏性的行为(如唠叨、发牢骚、哭、抱怨、制造噪声、顶嘴等),消退常能使这些行为问题减少。值得注意的是,消退所期望的效果极少即时出现。常常是在行为减少前,不良行为在频率和强度方面均有一个短暂的增加或"暴发",经过一段时间后就能逐步见效。通过消退,某种不期望的行为消失了,但是它可能会重新出现。这种现象是行为的自然"复苏",儿童会用旧行为(如发牢骚)试探能否再次导致关注(正强化),这时如果父母继续忽略这种行为,该不良行为迅速减少。此外,一些父母会混淆消退和"不做任何事",他们往往认为某些行为是一定不能容忍的,必须受到惩罚,应用消退对他们来说是困难的。必须指出,如果儿童的行为具有危险性,例如儿童玩火时,应控制此类行为后果的发生,而不宜选择故意忽略。

三、行为评估和治疗

行为矫治计划设计和执行步骤包括:评估、制订矫治计划、干预措施的实施、干预的消退和泛化、随访评估和管理。

(一)评估

评估包括:与家长进行会谈;问卷调查;观看提供的视频;在某些特定的环境条件下直接观察儿童的目标行为。会谈期间,行为矫治者首先获得有关儿童问题行为的一个总体状况。会谈时常常结合使用的问卷有 Achenbach 儿童行为量表、行为问题量表和儿童行为量表等。

行为分析不仅仅集中于某一个行为问题,而是根据某个特定诊断(例如 ADHD)选择个体化的评估工具。然后对最关注的行为进行详细评估。行为矫治者需要帮助家长学会详细的行为描述。例如,家长最初会描述儿童为"多动的""固执的""懒惰的"。而理想的描述分别是"上数学课时未获批准离开座位超过一分钟一次""在 5 次指令中仅有 2 次有满意的应答""今天未及时完成老师布置的语文作业"。

要了解每一项目标行为的频率、持续时间和强度。如果所描述的儿童行为是发生在特定的背景下,行为矫治者需了解在什么地方和在什么

情况下目标行为出现或不出现。应注意哪些事件或情况常常伴随目标行为的发生。还需要评估问题行为发生的协同因素。一些复杂或似乎无关的事件也会影响目前的行为，像生理上的变化，包括疲劳、饥饿、过饱、瘙痒、不适和疼痛，会影响儿童的行为。其他复杂的协同因素包括其他人出现或缺席、所提供的活动空间大小、对活动的喜爱程度和工作的困难性。以往的事件会影响儿童目前的行为，因此确定以往或当前事件的影响有助于选择和使用有效的行为矫治策略。

此外，还需要掌握以前矫治目标行为所做的工作；以前为解决所忧虑的问题而与有关专业接触的情况；有关的治疗经过；儿童所在学校的设施、学业水平、日常生活习惯等。要特别关注儿童的能力及儿童做得好的方面，这有利于看护者正确使用正强化。行为矫治者应充分了解儿童喜爱的强化物，为建立以正强化为核心的矫治计划准备。

（二）制订矫治计划

总结初步的评估结果，行为矫治者与家人商量，讨论是否需要干预措施，如果需要，应以什么形式给予。所做的每一项工作是要把家人的认识和要求具体体现在对儿童的指导或行为矫治计划中。家庭成员接受必要的训练和建议，并为儿童是否接受干预作出决定。行为矫治者接着与儿童、家人一起建立以系统评估为基础的可调整的个体化的干预措施。一旦作出决定，行为矫治者向他们说明如何在家庭、学校和公共场所实施特殊干预措施方案。

在选择优先处理的目标行为时，应考虑的因素是：①有效治疗的可获得性；②每一个所表现的行为相对的严重性；③儿童和主要看护者实施所推介的行为方案所需要的工作和技能水平；④儿童和看护者的喜好。很多时候仅仅通过正性强化策略和正确的行为方式练习就可达到矫治行为的目的。优先处理的目标行为通常是危险的和破坏性的行为。

合理运用行为矫正的关联作用。通过行为矫治，儿童获得一种符合社会要求的行为，如果这种行为与其他问题行为有关联，那么儿童的目标行为得到矫正的同时，伴随的问题行为会随之减少。例如，较高频率的自伤行为常常与交流技能损害有关，教会儿童正确的沟通方式可以减少他们的自伤行为，这已被证明是一种对某些矫治困难的行为有效的干预措施。这类似于行为替代，例如，学生学会向父母说"请帮我系鞋带"，而不是通过发脾气来回避工作。

（三）干预措施的实施

1. 对父母的指导 对父母的指导和训练可通过日常交谈、打电话、参与集中的高度结构化课程来完成。也可以阅读有关儿童行为矫治的文章、听演讲、参加有关养育的专题讲座会等。在一些课程中，行为矫治者会讲述干预的原理、在家庭和社区怎样实施干预、干预程序如何开始、预期的效果、可能遇到的困难和可能出现的问题等。很多干预措施的主要部分是对儿童看护者的基础能力训练。行为矫治者应提供父母一份"行为处方"，以说明行为矫治的步骤和要点，明确告诉家长"做什么"和"不做什么"。

2. 对教师的帮助 行为矫治者与教师可以电话沟通或进行简单的会谈，必要时到看护儿童的场所进行实地参观。并要求教师填写评估表和问卷。行为矫治者和教师常常一起观察和记录目标行为的出现频率、强度和持续时间以掌握客观的基线水平。基线一旦确立，他们共同设定一份行为矫治计划，教师应该预先练习与计划有关的矫治策略，而行为矫治者在旁观看和提供反馈。开始时行为矫治者常建议教师选择正性强化以增加适当的行为。

（四）干预的泛化和消退

一个儿童的行为因环境不同而异。如果某种行为在一个特定的环境中重复地被强化（不论正性或负性），它可能在这种环境重复出现。然而，我们所需要的是适当的行为在其他环境下也能出现，这种适当行为由一种环境转移到另一环境称为行为泛化。在生活中行为的后果（强化）常常不是有计划的，会是延迟的或可能完全不提供。在技能获得或行为转变的起初阶段，及时地和固定地提供强化是重要的，之后应该使用间歇强化，最后是强化的撤离或消退。

（五）随访评估与管理

在所有个案中，需进行随访评估，并根据随访情况对矫治方案进行修正，以适应儿童成长、行为改变以及环境新的需求。行为矫治最普遍的错误观点之一是以为能"一劳永逸"。因此，要预料到目标行为的重现或改变，行为矫治者应该建立和实施一个连续评估和管理的机制。

四、总结

有效的儿童行为矫治以正强化、消退、负强化和惩罚为基础。干预措施强调儿童获得并能维持符合社会要求的行为,使儿童能在各种环境中独立地生活、学习或工作。以家庭为中心,家庭、学校和专业机构的共同参与是干预措施取得良好效果的保证。

【专家提示】

○ 儿童行为问题非常普遍,可以发生在正常儿童中,也可以发生于障碍儿童。

○ 儿童行为矫正主要包括正强化、消退、负强化和惩罚。

○ 行为评估是前提,在评估的基础上才能制订矫治计划。

○ 行为矫治虽然针对的是儿童,但必须有家庭的参与和教师的配合,儿童才能在行为矫治中有最大的获益。

(邹小兵)

参考文献

1. 林恩.卡拉克:SOS救助父母.北京:北京师范大学出版社,2000:6-56.
2. Nassau JH,Buchanan GM,High PC. Behavior Management// Carey WB,Coleman WL, Crocker AC,et al. Developmental-Behavioral Pediatrics:4th Edition. Philadelphia:WB Saunders,2009:856-869.

第5节 药物治疗

【开篇导读】

治疗儿童的发育与行为障碍或精神障碍有时也需要药物治疗,主要使用精神类药物。精神类药物主要包括:抗精神病药物、抗抑郁药、抗焦虑药物、心境稳定剂和中枢兴奋剂。药物治疗需要规范化,用药前做好准备工作。本节介绍发育与行为儿科中的不同药物种类适应证、不良反应及处理、使用方法,并分别介绍 ADHD、抑郁障碍、焦虑障碍、破坏性行为障碍、抽动障碍、心境障碍等疾病的药物治疗,以及常用药物的具体特性、用法。

一、药物种类

对于多数的发育与行为障碍(或儿童青少年精神障碍),尤其症状为轻度或中度者,首先考虑心理行为治疗。症状中度至重度者,心理行为治疗无效时应考虑药物治疗,或心理治疗合并药物治疗。程度严重,尤其重性抑郁、双相障碍、精神分裂症应首选药物治疗。

使用精神类药物主要包括:抗精神病药物(antipsychotics)、抗抑郁药(antidepressants)、抗焦虑药物(anxiolytics)、心境稳定剂(mood stabilizers)和中枢兴奋剂(psychostimulants)。

很多精神类药物(包括抗精神病药物、抗抑郁药、治疗 ADHD 药物等)缺乏用于儿童的研究或没有被批准用于儿童,这些药物对儿童的潜在不良反应和对生长有什么影响尚不明确。但由于临床治疗的需要,在全世界范围经常可能超越各自国家药监局的批准年龄对儿童使用这些药物。临床的循证医学研究报道显示,多数精神药物在治疗儿童精神障碍中具有安全性和有效性。本节不建议超出药物说明书推荐的适应证和年龄用药,但如果由于症状的严重性有必要采取超说明书的批准年龄用药,处方医师应在儿童精神障碍的诊断和治疗方面有丰富的临床经验和高度的责任心,必须重视药监局的警告信息,参考有充分临床研究的报道,并且在用药期间要比成人用药更密切地观察药物的副作用。

用药前应做好充分的准备工作,如:

1. 处方医师应明确诊断并了解药物的特点 应首先明确为什么此时用药,诊断或治疗目标不明确时不宜盲目用药。应熟悉药物特性,包括适应证、禁忌证、药代动力学、治疗疗程、如何停药等。

2. 需要知情同意 不论何种病情,儿童青少年的用药都必须经过家长或主要法定监护人的同意。详细告知药物治疗的必要性、不良反应及处理、使用时间等信息,并签署知情同意书。对于年长的儿童和青少年也应征求患儿的同意,但对于病情严重者应首先顾及病情和需家长同意。

3. 充分考虑选择最适合的药物 根据患儿的年龄、病情、对不良反应的耐受性、禁忌证、躯体状况和共患病、过去治疗反应、药物相互作用、使用的方便程度、经济条件等情况,选择最适合当前患儿的药物。如有多种选择,则应邀请家长一起作决定。

4. 必要的体检、实验室检查 治疗前,根据药物可能发生的不良反应、禁忌证,酌情进行心电、脑电、血液(如血小板、肝功、肾功)、尿液等检查,并在治疗过程中也进行相关检查。

(一)抗精神病药

包括第一代抗精神病药物(又称经典或传统抗精神病药物)和第二代抗精神病药物(又称非典型抗精神病药物)。

1. 适应证 这类药物有控制兴奋躁动、消除幻觉妄想和改善情绪与行为等作用。适用于精神分裂症的治疗和预防复发、分裂情感性精神病、躁狂发作、伴精神病性症状抑郁发作以及其他有精神病性症状的精神障碍。

2. 常见不良反应和处理 锥体外系反应,包括:①急性肌张力障碍:最早出现,出现后可用抗胆碱能药处理,如东莨菪碱;②静坐不能:可用苯二氮䓬类和β-受体阻滞剂(普萘洛尔)处理;③类帕金森综合征:最常见,用抗胆碱能药盐酸苯海索(安坦)和东莨菪碱缓解;④迟发性运动障碍:出现后应立即减药、停药、换药,避免用抗胆碱能药。

其他神经系统不良反应:恶性综合征和癫痫发作。

自主神经副作用:抗胆碱能,α-肾上腺素能阻滞。

体重和代谢内分泌副作用:催乳素分泌增高。

精神方面副作用:过度镇静,情绪抑郁。

其他副作用:肝功能、血象变化和心血管反应等。

过量中毒。

药物相互作用:与抗抑郁药和抗胆碱药有协同作用,增强血药浓度;与卡马西平有拮抗作用,降低血药浓度。

总体上,非典型抗精神病药物的锥体外系反应较轻。

3. 抗精神病药物的种类

(1)第一代抗精神病药物:又称典型性抗精神病药物,主要作用机制是阻断中枢多巴胺D2受体。其中可用于儿童的药物,如氟哌啶醇、氯丙嗪、奋乃静、舒必利、甲硫哒嗪等,由于不良反应较大已不作为首选药物。

氟哌啶醇可用于3岁及以上的精神障碍和抽动症,甲硫哒嗪被批准用于2岁及以上,匹莫齐特被批准用于≥12岁的抗精神病药,及治疗Tourette综合征。

(2)第二代抗精神病药物:又称非典型抗精神病药。包含多种不同类型作用机制的药物,涉及5-HT和多巴胺受体拮抗剂、选择性D2/D3受体拮抗剂和多巴胺受体部分激动剂。有效率较高、副作用较小,目前较为常用,并作为首选药物,如利培酮、奥氮平、喹硫平、阿立哌唑、齐拉西酮。前四种有被美国FDA批准用于儿童和青少年的适应证。

1)利培酮:用于精神分裂症和双相障碍等。用于精神分裂症(至少13岁)、双相障碍(至少10岁)、孤独症的易激惹(至少5~16岁)起始剂量0.25mg/d,有效剂量2.5mg/d,最大剂量6mg/d。不良反应有体重增加、高血脂、高血糖、嗜睡、肌肉僵硬、催乳素水平升高、锥体外系反应、迟发性运动障碍。

2)奥氮平:躁狂相或混合相(至少13~17岁)。起始剂量2.5mg/d,有效量2.5mg/d,最高使用20mg/d。不良反应:体重增加、高血脂、高血糖、嗜睡。

3)喹硫平:用于精神分裂症(至少13岁)和躁狂及混合型的双相障碍(至少10岁)。起始剂量25mg/d,有效量25~300mg/d,最高剂量300mg/d,常见副作用有头晕、嗜睡、直立性低血压、心悸、口干、食欲缺乏。

4)阿立哌唑:用于精神分裂症等。儿童精神分裂症(13~17岁)、双相障碍I型(10~17岁)、躁狂发作或混合型、孤独症伴随易激惹症状(6~17岁),起始剂量2.5mg/d,有效量5~15mg/d,最高剂量30mg/d。不良反应有轻度体重增加,高剂量时嗜睡。

(二)抗抑郁药

1. 适应证 抗抑郁药具有提高情绪、缓解焦虑、增进食欲、改善睡眠和自主神经症状等作用。

适用于各种抑郁症及抑郁症状的障碍、焦虑症、强迫症、创伤后应激障碍、神经性厌食症和贪食症、遗尿症、神经性疼痛等。

2. 种类 抗抑郁药的种类包括三环(四环)类抗抑郁药、5-羟色胺选择性重摄取抑制剂(serotonin-selective reuptake inhibitor, SSRI)、单胺氧化酶抑制剂(MAOIs)及其他新型抗抑郁药,后者如 5-HT 和 NE 再摄取抑制剂(serotonin and norepinephrine reuptake inhibitors, SNRIs)、去甲肾上腺素和特异性 5-HT 激动剂(noradrenergic and specific serotonin antagonists, NSSAs)。

(1) 三环(四环)类抗抑郁药(tricyclic antidepressants):用于各种抑郁障碍、焦虑症、强迫症、贪食症、遗尿症、神经性疼痛等。总体上在 12 岁以下儿童中慎用,因不良反应较大目前很少用于儿童。

1) 作用机制:主要是阻断去甲肾上腺素以及 5-HT 的再摄取,此作用具有抗抑郁的作用。还有阻断突触后 α1、H1、M1 受体,此作用可以导致低血压、镇静和口干、便秘不良反应。

2) 不良反应:抗胆碱能作用,如口干、视物模糊、便秘、麻痹性肠梗阻、排尿困难;中枢神经系统,如过度镇静、嗜睡、头晕、震颤和诱发癫痫;心血管副作用,如心慌、性功能障碍、体重增加、过敏反应、过量中毒。对不良反应的处理原则是对症处理,减、换药。

3) 禁忌证:癫痫;严重心血管疾病,肝、肾功能障碍;青光眼(窄角型);肠麻痹;前列腺肥大;禁与 MAOIS 联用。12 岁以下儿童、孕妇慎用。

(2) 5-羟色胺选择性重摄取抑制剂:是目前首选的抗抑郁药物。包括氟西汀(fluoxetine)、舍曲林(sertraline)、西酞普兰(citalopram)、艾司西酞普兰(escitalopram)、氟伏沙明(fluvoxamine)和帕罗西汀(paroxetine)。其中,西酞普兰、帕罗西汀无 18 岁以下儿童青少年的适应证。西酞普兰在其他药物无效时慎重使用,不推荐使用帕罗西汀。

1) 作用机制:主要是阻断突触前的转运体,抑制突触前膜对 5-羟色胺(5-HT)的回收,增加突触间 5-HT 的浓度。

2) 适应证:适用于抑郁障碍、焦虑/惊恐障碍、强迫症、神经症性厌/贪食等。该类药物通常口服,每天 1 次。

3) 不良反应及处理:总体而言,SSRIs 类药物的安全性好、不良反应轻,没有 TCA 的严重不良反应,尤其是没有对心脏的毒副作用。SSRIs 的不良反应与用药剂量和用药时间有关,有许多不良反应是一过性的,如激动,一般出现在治疗之处,不久即可缓解。

4) 常见不良反应:胃肠道反应是此类药物常见的不良反应,如食欲减退、恶心,通常几天缓解;神经和精神症状,如头晕、头痛、激越(通常几天缓解)、瞌睡或嗜睡(通常用药后几周缓解)、失眠,有时需要减量或调整用药时间;性功能障碍;体重增加;过敏反应(常见皮疹);口干、便秘、多汗、抽动。美国 FDA 黑箱警告 SSRIs 可能增加自杀风险,但是否是直接的作用尚有争议。

5) 5-HT 综合征:为一种严重的不良反应,通常发生在药物明显过量或快速加量的时候。症状如激越、震颤、肌阵挛、高热、头晕、心动过速,严重者有幻觉、昏迷等精神状态的改变,应立即停药,并给予对症治疗。

6) 戒断综合征:也是停药反应,发生在快速减药或突然停药后。因此,应缓慢减量。症状如激越、易激惹、焦虑、抑郁、失眠、多梦、乏力、恶心、呕吐等。

7) 禁忌证:对 SSRIs 类过敏者,严重心、肝、肾病慎用;慎与锂盐、抗心律失常药、降糖药联用;禁与 MAOIs 合用。

适合儿童抑郁障碍的抗抑郁药用法见下文抑郁障碍的药物治疗。

(3) 其他:SNRIs,如文拉法新(venlafaxine);NSSAs,如米氮平(mirtazapine)。

(三) 抗焦虑药物

1. 苯二氮类药物 这类药物具有缓解焦虑、恐惧、镇静催眠、抗惊厥及骨骼肌松弛等作用。适用于焦虑症和焦虑相关的障碍、睡眠障碍、抗惊厥和抗癫痫。作用机制是与 GABA 受体、苯二氮䓬受体结合,从而达到上述作用。包括地西泮(安定)、氯硝西泮(氯硝安定)、硝西泮(硝基安定)、艾司唑仑、阿普唑仑、劳拉西泮等,地西泮较常用于儿童。这类药由于镇静作用较大,而且有耐药性、依赖性等,因此抗焦虑治疗时不首先推荐使用,也不宜长期用药。

不良反应:嗜睡、镇静、认知受损、共济失调。长期使用可产生耐受性与依赖性,如需使用应短时间和间断使用。有停药反应,应缓慢减量。

2. 非苯二氮类药物 盐酸坦度螺酮、丁螺环酮和盐酸羟嗪。前两者属于新型抗焦虑药,主要作用于脑内神经突触前膜多巴胺受体,产生抗焦虑作用,长期使用不产生镇静作用,无戒断反应,无药物依赖性,突然停药不会有副作用。但无儿童适应证。

盐酸羟嗪,又称羟嗪。为H1受体激动剂,属于抗组胺药。用于轻度焦虑症状、荨麻疹和过敏性疾病。不良反应有镇静、依赖性等抗组胺药的不良反应,目前在临床上较少用于治疗焦虑障碍。在我国和美国均有儿童焦虑的适应证,但6岁以下儿童慎用。

(四)心境稳定剂

治疗躁狂及预防双相情感障碍的躁狂或抑郁发作。对情绪不稳定、冲动、恶劣心境等有治疗效果。传统的心境稳定剂(mood stabilizers)包括锂盐、丙戊酸盐,目前部分非典型抗精神病药也常作为心境稳定剂,或两者联合用药。

(五)中枢兴奋剂

临床用于注意缺陷多动障碍、遗尿症,也可用于轻度抑郁症、发作性睡病和中枢抑制药过量中毒。主要作用机制是增加突触间兴奋性神经递质如去甲肾上腺素和多巴胺的含量。常用药物有安非他明和哌甲酯类。曾经常用的匹莫林在我国早已停产。

(六)其他药物

硫必利治疗抽动障碍,详见抽动障碍的药物治疗相关内容。α_2-受体激动剂可乐定、抗癫痫药物均在精神障碍或心理行为障碍中有较多应用。

促进大脑代谢、神经生长因子类药物在神经发育性障碍中偶有使用,但疗效不确定,故不在本文中介绍。

二、注意缺陷多动障碍的药物治疗

治疗注意缺陷多动障碍的药物包括中枢神经兴奋剂和非中枢神经兴奋剂。

1. 中枢兴奋剂 是目前用于治疗注意缺陷多动障碍(attention deficit hyperactivity disorder,ADHD)的主要药物,通过提高突触内多巴胺和去甲肾上腺素的利用率起作用,强化注意的过程,增加对强化的敏感性以及行为抑制的控制。我国目前仅有哌甲酯类。

哌甲酯类:主要用于治疗注意缺陷多动障碍,有效率为75%~80%。短效剂有利他林,服后30~60分钟起效果,平均持续作用时间3~4小时,起始剂量每天5mg(或每天0.25mg/kg)1~2次,于早、午

服用,以后每周增加5~10mg每天2~3次,最后1次不晚于睡前4小时,每天最大推荐量60mg/d。最适量0.3~0.7mg/d。长效剂的持续作用时间平均8~12小时,我国目前使用的有盐酸哌甲酯缓释片,平均作用时间12小时,起始剂量18mg/d,早晨服用1次,我国最大推荐量54mg/d,美国FDA批准最高72mg/d,或每天最大剂量2mg/kg,每天不超过推荐的最大总量。国外还有其他多个哌甲酯类品种,如哌甲酯缓释剂。

该类药物常见不良反应有食欲减退、腹痛、失眠、抽动、头痛、体重减轻、生长延缓,偶有抑郁、幻觉、妄想。

2. 选择性去甲肾上腺素再摄取抑制剂 目前仅有托莫西汀,第一个被批准治疗注意缺陷多动障碍的非兴奋剂药物,可用于7岁以上儿童及成人ADHD。起始剂量0.5mg/(kg·d),服用至少3天后增加至目标剂量,1.2mg/(kg·d),最高1.4mg/(kg·d),早晨1次服用或早晚分次服用。体重>70kg儿童或成人患者,每天初始总量可为40mg,逐渐加量,每天总量80mg,每天最大剂量100mg。

常见不良反应有易激惹、嗜睡、恶心、呕吐、食欲减退、头晕、心境不稳等。闭角型青光眼禁用。不可与单胺氧化酶抑制剂合用。

3. α_2-去甲肾上腺素能受体激动剂 作用机制是轻度阻滞多巴胺-2受体剂,常用药物为可乐定。可乐定在我国的适应证是高血压,美国FDA批准盐酸可乐定0.1mg和0.2mg缓释片用于治疗6~17岁的ADHD患儿,对ADHD的多动、冲动有一定效果,尤其更适合共患抽动障碍的治疗。使用方法详见后面抽动障碍的治疗。

4. 抗抑郁药 三环类抗抑郁药虽然不是治疗ADHD的首选药,但早有研究支持这类药物治疗ADHD的效果,尤其盐酸丙米嗪和盐酸去甲丙米嗪,可被选择作为治疗ADHD的二线或三线药物,但心脏毒副作用较大,儿童和低龄青少年慎用。丙米嗪在我国已停产。杂环类的安非他酮在美国用于儿童ADHD,但我国尚无此药。没有明确证据表明5-羟色胺选择性重摄取抑制剂和其他类型抗抑郁药对ADHD核心症状有效果,但可用于共患抑郁、焦虑、强迫症的ADHD患儿。

5. 抗精神病药物 对ADHD患儿有严重的冲动、攻击行为,以及共患对立违抗性障碍、品行障碍、抽动障碍,先用以上药物治疗无效时,再考虑小剂量使用抗精神病药,首选非典型抗精神病

药物。

6. 抗癫痫药物 ADHD 共患癫痫、双相时,需要同时使用抗癫痫药物治疗。

三、抑郁障碍的药物治疗

(一) 抑郁障碍的药物选择

1. 抗抑郁药 是抑郁障碍的主要治疗药物。目前 SSRIs 是首选抗抑郁药。被美国 FDA 批准用于儿童的 SSRIs 有舍曲林、艾司西酞普兰、氟西汀、氟伏沙明(以下儿童适用年龄和适应证均为美国 FDA 标准)。

单胺氧化酶抑制剂没有儿童适应证,并被禁止与其他类型抗抑郁药合用,不推荐用于儿童青少年。

2. 抗精神病药物治疗 伴有精神病性症状的抑郁发作、难治性抑郁症、双相障碍,以及抗抑郁药激活兴奋状态时,选用某些抗精神病药物。首先考虑非典型抗精神病药物,典型抗精神病药中的舒必利也有抗抑郁作用。

3. 其他治疗 双相障碍的抑郁发作时酌情使用心境稳定剂。兴奋剂有轻度抗抑郁作用,但通常不用于治疗抑郁障碍。

(二) 抗抑郁障碍的药物治疗疗程

根据我国的抑郁障碍治疗指南,主张全程治疗,分急性期治疗、巩固期治疗和维持期治疗。

1. 急性期治疗 逐渐加量,1~2 周内达治疗量,一般药物治疗 2~4 周起效,治疗 6~12 周。控制症状,减轻抑郁症状或体征。足量使用 6~8 周无效换药。

2. 巩固期治疗 仍使用有效治疗剂量巩固,4~6 个月,防止复燃。

3. 维持期治疗 首次发作维持至少 6 个月。青少年抑郁发作伴精神病忄症状、病情严重、自杀风险大并有家族史者,应考虑维持治疗,一般 2~3 年。减药宜慢。维持治疗量 三环类减至 1/2 维持,SSRIs 一般用有效剂量维持。

4. 长期维持治疗 3 次发作后考虑长期维持。但有以下情况者 2 次发作即长期维持:有家族史;首发年龄 <20 岁;两次发作间隔 <3 年;突然起病的重性抑郁。儿童首次发作、程度轻者可不用长时间维持,2 次发作则长期维持。

美国儿童和青少年精神科推荐的临床指南中,儿童抑郁的治疗分 3 个阶段:起病的 6~12 周为急性期阶段,之后 4~12 周为缓解期,之后 1 年为维持期。

(三) 抗抑郁药的用法

1. 三环类和四环类抗抑郁药 总体上在 12 岁以下儿童中慎用,因不良反应较大,目前很少用于儿童。其中过去曾经在我国有儿童青少年适应证的药物如氯米帕明,近年在中国市场的说明书上也被取消,因此,非儿童精神专科医师请勿使用。

氯米帕明:美国仅批准用于 10 岁及以上儿童的强迫症,治疗儿童抑郁症的证据不足。起始剂量 25mg/d,有效治疗剂量 100~200mg/d。不良反应:抗胆碱能不良反应,镇静,胃肠道不适,心律不齐。

2. 5-羟色胺选择性重摄取抑制剂 是首选的抗抑郁药物。有儿童青少年适应证的抗抑郁药为氟西汀、舍曲林、艾司西酞普兰、氟伏沙明。该类药物的使用通常口服每天 1 次(表 6-5-1)。

表 6-5-1 美国 FDA 批准有儿科适应证的 SSRIs 类抗抑郁药

药物名称	儿科适应证	每天剂量	半衰期	达到稳态时间
氟西汀	≥8 岁,重性抑郁症和强迫症	起始量 10mg 有效量 20mg 最大量 60mg	4~7 天	4~6 周
舍曲林	≥6 岁,强迫症	起始量 25mg 有效量 25~200mg 最大量 200mg	27 小时	1 周
艾司西酞普兰	≥12,重性抑郁症	起始量 10mg 有效量 20mg 最大量 60mg	30 小时	1 周
氟伏沙明	≥8 岁,强迫症	起始量 25mg 有效量 25~200mg 最大量 200mg	15 小时	2 周

(1) 舍曲林:6 岁及以上的强迫症。起始剂量 25mg/d,有效剂量 25~200mg/d,最大剂量 200mg/d。

(2) 艾司西酞普兰:12~17 岁的重性抑郁。起始剂量 10mg/d,有效剂量 20mg/d,最大剂量 60mg/d。

(3) 氟西汀:8 岁及以上的抑郁症和强迫症。起始剂量 10mg/d,有效剂量 20mg/d,最大剂量 60mg/d。

(4) 氟伏沙明:8 岁及以上的强迫症。起始剂量 25mg/d,有效剂量 25~200mg/d,最大剂量 200mg/d。

氟西汀是得到美国和英国 NICE《儿童青少年抑郁障碍诊断和管理》的推荐,近年的荟萃分析显示,在儿童青少年重性抑郁的药物治疗中,氟西汀的有效性和耐受性最好。

3. 其他抗抑郁药 圣·约翰草提取物片可用于 12 岁以上青少年的抑郁症和焦虑。其他基本类型都不推荐使用于儿童青少年。虽然万拉法新和米氮平没有儿童青少年适应证，但有报道将它们作为三线药物，对于青少年难治性抑郁，在其他治疗无效后应由经验丰富的儿童精神医师谨慎使用。

四、焦虑障碍的药物治疗

对于焦虑程度中度至重度时，可选择有抗焦虑作用的抗抑郁药或抗焦虑药。6 岁以下幼儿不推荐药物治疗。

1. 抗焦虑作用的抗抑郁药 SSRIs 是首选的一线抗焦虑药物。美国一项大规模的儿童青少年焦虑多模式研究显示，舍曲林对广泛性焦虑障碍、社交性焦虑障碍、特定性恐惧症均比安慰剂有效，结合认知行为治疗等其他被证实有效的心理治疗则效果更佳，有效治疗剂量 25~200mg/d。

其他可选择的抗抑郁药物有 SNRI，不推荐用于儿童。

2. 抗焦虑药 苯二氮䓬类中可用于儿童的有地西泮和氯硝西泮，但仅是批准用于治疗儿童癫痫，慎重用于抗焦虑治疗。由于镇静作用较大，而且有药物依赖性等，不首先推荐使用，如需使用则仅小剂量短期使用。以下为抗癫痫的推荐剂量，抗焦虑治疗宜小于此剂量。

地西泮：0.12~0.8mg/（kg·d），分 3~4 次服用。

氯硝西泮：初始量，1 天 0.75~1mg，分 2~3 次服用，以后逐渐增加剂量；维持量，1 天 4~8mg，分 2~3 次服用。

3. 非苯二氮䓬类中的羟嗪 6 岁以下儿童慎用。具有中枢镇静、弱抗焦虑、肌肉松弛作用和抗组胺作用。长期使用可产生依赖性。肝肾功能不全者、肺功能不全者慎用，应定期检查肝功能与白细胞计数。常见嗜睡，可见无力、头痛、晕眩、低血压与心悸。有效剂量每次 0.5~1.0mg/kg，每天 2~3 次。

五、破坏性行为障碍的药物治疗

因为缺乏疗效可靠的临床研究，所以没有标准化的药物治疗方案。一般只是对症治疗，以控制攻击性、情绪不稳定为主。对于有共患病者，药物治疗共患病，如 ADHD。

1. 兴奋剂 中枢兴奋剂，如安非他明和哌甲酯类，是治疗冲动性攻击的首选药物。有些研究发现，对于不论是否共患 ADHD 的 ODD 和 CD，兴奋剂都可以在某种程度上缓解攻击行为。经常在 ADHD 的症状得到充分治疗时，轻度至中度的破坏性行为也得到缓解。

2. 心境稳定剂 锂盐和选择性抗惊厥药，可以缓解冲动性、脾气暴发和心境波动。锂盐治疗攻击行为的目标剂量与治疗双相障碍相同。

3. 抗抑郁药 如 SSRIs 和三环类抗抑郁药，可以在有心境症状时缓解攻击性和冲动性。

4. 抗精神病药物 对于儿童青少年严重的攻击和破坏性行为，可用抗精神病药物治疗，但低年龄儿童慎用。第二代抗精神病药物比第一代更常用，安全性较好，可以有效降低攻击性和暴力行为，如利培酮、奥氮平、阿立哌唑和喹硫平。

利培酮每天 1~2 次，起始剂量 0.25mg，通常不超过 4mg/d，常见副作用为锥体外系反应和体重增加。

5. 肾上腺素类药物 如可乐定等在欧美等国家也经常用于治疗 OBD，可能是减少了肾上腺素的释放而降低攻击性、激惹性和暴怒。

六、心境（双相）障碍的药物治疗

药物治疗原则是足量、足疗程、长期治疗，分 3 个治疗阶段：急性期、缓解期和维持期。药物治疗缓解后应结合心理治疗、物理治疗、康复训练等。

（一）急性期治疗

目标是控制症状，达到完全缓解。一般 6~8 周。

1. 抗抑郁药剂 双相障碍抑郁发作时慎用抗抑郁药，抑郁症状很严重且持续 4 周以上选用无诱发躁狂发作或诱发程度轻的抗抑郁药，而且应在充分使用心境稳定剂的前提下使用抗抑郁药，抑郁情绪缓解后尽快停用。对于儿童青少年的抑郁，SSRIs 是抗抑郁药中的首选药物，详见抑郁障碍的药物治疗。

2. 心境稳定剂 躁狂发作首选心境稳定剂治疗。传统的包括锂盐、抗癫痫药。非典型抗精神病药目前也被当作心境稳定剂而广泛使用，最近几年的使用已经多于锂盐和抗癫痫药。

（1）锂盐：是躁狂症和双相情感障碍的首选药物，可用于 12 岁及以上儿童急性期和维持期躁狂的治疗。常用碳酸锂，起始剂量 150mg/d，在监测血药浓度的同时逐渐加量，每天 2~3 次。儿童有效治疗剂量 15~60mg/（kg·d），青少年 600~1 800mg/kg，分 3~4 次。急性期血药浓度 0.8~1.2mmol/L，>1.4mmol/L

则中毒。不建议非精神科医师使用。

不良反应有痤疮、肠胃不适、无力、认知速度减缓、震颤、甲状腺功能减退等。肾炎、肾功能不全禁用。由于治疗剂量的血药浓度和重度剂量的血药浓度非常接近，因此在治疗期间需监测血锂浓度和不良反应。

（2）抗癫痫药：如卡马西平、丙戊酸盐、托吡酯、拉莫三嗪等。卡马西平可用于任何年龄的癫痫。丙戊酸盐中，常用丙戊酸钠，被批准用于2岁及以上的癫痫。起始剂量250mg/d，肠胃不适，月经不调，体重增加。需检测血丙戊酸钠浓度。

3. 新型抗精神病药 即非典型抗精神病药，已成为儿童躁狂发作治疗的一线药物，伴或不伴精神病性症状的严重抑郁发作，或抑郁发作有激惹、自杀行为，躁狂和抑郁混合发作以及在抑郁转躁狂时期，需合并非典型抗精神病药物治疗。常用利培酮、喹硫平、奥氮平、阿立哌唑。

4. 第一代抗精神病药 在兴奋、攻击严重或有精神病性症状的躁狂发作时，用心境稳定剂不能快速起效或效果不佳时，可联合使用第一代抗精神病药物，如氟哌啶醇、氯丙嗪。

（二）缓解（巩固）期

治疗药物和治疗剂量同急性期。一般抑郁发作4~6个月，躁狂发作2~3个月。

（三）维持期

继续用急性期治疗药物，在密切观察下可适当逐渐减少剂量，但使用接近治疗剂量的维持量效果最好。维持期间血锂的血药浓度0.6~0.8mmol/L，维持时间无统一说法，至少5个月。

七、抽动障碍的药物治疗

轻度抽动通常不需要药物治疗，仅当症状对功能造成影响时需要治疗。中度和重度抽动在必要时给予药物治疗，并给予指导性支持以及咨询或行为治疗。

轻度抽动常使用 α_2- 肾上腺素能激动剂和硫必利，但仅后者在我国有适应证。

α_2- 肾上腺素能激动剂（如可乐定）：常用可乐定治疗轻度抽动障碍，起始量0.025~0.05mg/d，一次口服或分2次；缓慢加量至期望的有效量，通常0.05~0.1mg，每天2次或每天3次。治疗前做ECG和血压检查。副作用较小，可见口干、过度镇静、嗜睡、头痛、眩晕，偶见直立性低血压。长期大量服用停用时宜渐停药，以免引起血压急剧增高。

目前有可乐定缓释贴片。

硫必利：轻多巴胺-2受体阻滞剂，甲砜基的邻茴香醚胺衍生物，有抗多巴胺能的活性作用，主要用于轻度和中度抽动的治疗。起始剂量为每次50mg，每天2~3次。常用治疗剂量300~600mg/d，分2~3口服。副作用总体较小，主要有头昏、无力、嗜睡。

对于中、重度的抽动障碍，一般首选抗精神病药物。传统抗精神病药物，氟哌啶醇疗效最好且有儿童抽动障碍适应证，但副作用大，不建议作为一线药物。不典型的抗精神病药物对抽动障碍也有良好效果，且副作用较小，如研究报道利培酮、阿立哌唑对抽动障碍有较好疗效等，但因无适应证，因此不建议非精神科医师使用。

氟哌啶醇：儿童开始剂量0.5~1mg/d，晚服。根据疗效，逐渐加量，平均治疗量2~12mg/d，分1~2次服用。有效率70%~80%。常见而且严重的副作用为锥体外系反应，其他有静坐不能、恶性综合征、头晕、乏力、口干、便秘、皮疹等，少见心电图改变、迟发运动障碍，可导致抑郁。若出现锥体外系症状可同时使用盐酸苯海索片抗锥体外系反应，2~4mg/d，分2次服用。

药物剂量应个体化，小剂量开始。建议普通儿科医师在低或平均剂量范围用药，疗效不好及时转诊。

禁忌证：闭塞性外周血管疾病（包括 Raynaud 综合征）和抑郁史禁用 α_2- 肾上腺素能阻滞剂；继往对抗精神病药物过敏和迟发运动障碍史禁用抗精神病药物。

八、孤独症谱系障碍的药物治疗

药物治疗孤独症谱系障碍主要针对相关的行为症状，如攻击、不注意、多动、易激惹、心境、焦虑的症状以及睡眠障碍，并非针对其核心症状。

1. 抗抑郁药 SSRIs 是 ASD 最常用的药物，治疗 ASD 儿童的焦虑症状、抑郁症状、重复性行为或强迫性行为。

2. 抗精神病药 美国 FDA 批准利培酮和阿立哌唑治疗儿童 ASD 的易激惹和攻击行为。

3. 中枢兴奋剂 治疗 ASD 的过分好动的症状。

4. 其他 对有自伤、攻击行为的 ASD 儿童可使用心境稳定剂。共患癫痫的儿童使用抗癫痫药物。睡眠障碍的青少年可使用可乐定、褪黑色素帮助睡眠。

【专家提示】

○ 发育与行为儿科中的疾病有时需要药物治疗，以精神类药物为主。

○ 药物治疗需要规范化，用药前做好准备工作。

○ 不推荐一般儿科医师超出说明书用药物，在必要情况或复杂情况下，建议转诊有经验的专科医师进行药物治疗。

○ 双相障碍的抑郁发作首选心境稳定剂，不用或慎用抗抑郁药。

（张劲松）

参考文献

1. 沈其杰. 中国双相障碍防治指南. 卫生部疾控司, 2007.
2. 江开达. 中国抑郁障碍防治指南. 卫生部疾控司, 2007.
3. AACAP. Practice Parameter for the Assessment and Treatment of Children and Adolescents with Bipolar Disorder. J Am Acad Child Adolesc Psychiatry, 2007, 46 (1): 107-125.
4. Keith Cheng, Kathleen M. Myers. Child and Adolescent Psychiatry: the Essentials. 2nd Edition. Philadelphia, PA: Lippincott Williams & Wilkins, a Wolters Kluwer business, 2011.
5. William B Carey, Allen C Crocker, William L Coleman. Developmental-Behavioral Pediatrics: Expert Consult. 4th Edition. Philadelphia, PA: Elsevier Health Sciences, 2010, 5: 12.
6. Hopkins K. Diagnosis and management of depression in children and young people: summary of updated NICE guidance. Br J Sports Med, 2016, 50: 184-186.

第6节　特殊教育

【开篇导读】

特殊教育随着社会的进步、科学的发展正在发生急剧的改变，本节阐述我国特殊教育从观念到实践的变化，强调医学和教育的评估作用及个体化的教育计划。特别提到了近年医教整合正在从理念走向实践，并推动特殊教育的纵深发展。

特殊教育（special education）一开始就与医学存在着错综复杂的联系。通常情况下，是由医师诊断出适合接受特殊教育的疾病，而非教育工作者。就某些有显著特征的疾病而言，如唐氏综合征、脑瘫等，医师的作用是非常重要的；同时，对于某些相对轻微的病变，如注意缺陷多动障碍、学习障碍也需要儿科医师明确诊断。儿科医师常常应家长的要求，就如何正确和合理地对待学习困难儿童提出指导性的建议，而在干预中，对严重神经发育障碍儿童来说，为了提高他们的生命质量，特殊教育起着极其重要的作用。由此可见，儿童在医学和教育学两方面的需求存在着密切的联系，这就要求儿科医师和特殊教育工作者在对患儿实施干预措施时能够协同工作，融为一体。

为此，儿科医师应当理解特殊教育的相关法律法规条文的内涵、目标及意义。治疗过程中，儿科医师应当让患儿及家长都了解疾病的特性，指导他们如何对待疾病，并使他们在此基础上配合训练。同时儿科医师也要与特殊教育的教师相互沟通，反映儿童的功能缺陷和长处，在特殊教育中获得取长补短的学习技能，发挥他们最大的潜能。

过去，对年幼儿童的发育迟缓或障碍是通过某些指标来确定的。儿童在发育进程的测试中，如果其结果低于平均值的1~2个标准差，就会被认为是"发育迟缓或发育障碍"。对于因环境因素导致的轻度发育迟缓，主要是家庭干预；对于严重的发育障碍，除了康复治疗外，还需要接受特殊教育。

随着认知科学的迅速发展，我们对于"发育障碍"已经有了更进一步的理解。目前，障碍被认为是儿童生态系统不能够适应某些情况所致。因此，现在采用了"适应性模式"，而非过去的"治疗性模式"。模式的转变随之而来的是"医教的结合"。

由此，整个社会对于障碍儿童的看法和做法也有了相应变化，体现在通过立法为这些障碍儿童提供特殊教育，在实践上强调了参与和以家庭为中心的训练，通过儿童的适应性和参与性来判别治疗模式。对于儿科医师而言，理解以上这些变化和这些变化是如何改变他们对于患儿、患儿家庭及专业人员的责任，这点是至关重要的。

一、特殊教育的发展

面向障碍儿童的教育政策已经从单纯个体干预为中心转变到了个体和环境干预为中心。由于儿科医师是障碍儿童的首立诊治者，因此儿科医师就必须理解这些变化，并且能够提出建议，让特殊儿童的家长知道他们可以从政府的决策中获得哪些帮助，同时要让他们了解在经济上应负的责任。儿科医师有责任帮助障碍儿童家庭了解障碍的特性以及特殊教育对障碍儿童的重要作用。这就首先要求儿科医师能够完整地理解障碍的特性及对障碍抱有正确的态度。

（一）传统理论

根据儿童发育的阶段理论，传统的障碍模式认为所有的儿童以相似的方式和时间经历了一系列的发育历程。障碍儿童被认为是"发育落后"，特殊教育的目的就是帮助他们取得进步。传统理论认为只要通过充分的治疗，这些障碍儿童的行为表现就可以接近正常儿童，因此，干预主要集中于针对儿童的治疗，而且治疗大多数以生物学的模式为主，当干预或治疗少有成效时，又比较容易悲观或放弃。

（二）目前的观点

儿童发育生态模式使我们从多个角度理解到这样一个事实，即儿童内在系统和外在系统的相互作用是影响其生长和发育的关键环节。微观和宏观环境决定了障碍对儿童的影响及干预成效。因此，干预措施不但要针对人，还要针对环境。参与正常生活、接受适当教育是孩子与生俱来的权利。成人有义务关心儿童及儿童教育。况且，每个障碍儿童都有自己的能力所在，特殊教育是促进他们能力的发展和提高，调动一切资源，使他们在特殊教育过程中得到最大的获益。

对于儿科医师而言，这意味着要和儿童、家长一起来理解治疗和特殊教育的作用，尽可能多地帮助其参与到与年龄相适宜的活动中去。为了更有效地做到这些，医师必须积极地和其他社区的专业人员一起合作，帮助障碍儿童家庭就近入学和得到照顾，同时，也要帮助社区专业人员来理解障碍儿童的需求。

（三）接受特殊教育的对象

通常情况下，当父母或专业人员发现儿童的

教育难有进展时，才提出让儿童接受评估、诊断后进入特殊教育的。这些儿童因发育障碍而导致在接受普通教育中难以适应。另外一些儿童在阅读中有更大的困难，因此被怀疑有特殊的学习障碍。

随着早期干预的介入（从出生到3岁），特殊教育的年龄从原本学龄期提前到学龄前期，包括早期发育迟缓儿童及已入学儿童中的学习困难儿童。不过，国内目前的特殊教育大多以学龄期为重，学前期的特殊教育尚供不应求。

对于医务人员和教育人员来讲，应当提前发现诸如"贫穷""缺乏产前保健"等导致儿童发育迟缓的原因。20世纪80年代的研究主要强调居住环境可对高危儿童的身体、社交能力、认知能力造成一定的影响。现在，"贫穷""暴力""父母吸毒"也被认为是有可能导致儿童发育障碍的原因。目前我国的脱贫政策对环境导致的儿童发育迟缓恰恰是一次利好的干预行动。

为了适应特殊儿童的不同需求，学校方面开始尽力改善教学环境。在进行特殊教育之前，首先要确认适合特殊教育的儿童。当教学环境发生改变后，学生的学习还不能得到提高时，应考虑特殊教育的有效性。

这种变化反映了儿童特殊教育的转变。发育障碍不再被严格定义为躯体或者精神异常。环境因素同样也是一个要考虑的因素。干预措施不仅要考虑对儿童起作用，还要考虑对儿童周围的环境起作用。培育儿童参与能力和环境适应性已经成为有效的特殊教育的新的判别标准。

儿科医师需要认识环境对儿童的影响并提高儿童的适应能力，把支持和帮助儿童与课堂教学结合起来，以取代以往的将"教室治疗"和"单独治疗"彻底分离的做法。儿科医师也应帮助家庭理解综合方法的作用。

（四）特殊教育的变化

最近几十年，特殊教育的发展出现了新的动向。首先，特殊教育基于医学模式的转变，教育界已经认识到接受特殊教育的学生有生理原因所致的障碍，比如疾病或损伤，也有诸如经济条件差、自然成长环境的剥夺、不恰当的教学方法等的影响，因此特殊儿童的教育既注重医疗措施的使用，又强调成长环境的调整。其次，各国的特殊教育领域出现"正常化""回归主流""一体化""最少限制环境"等特殊教育新趋势、新动向，特殊儿童从教育环境的隔离化逐步走向与正常儿童的融合化。1994 年世界特殊需要教育大会通过了"特殊需要教育行动纲领",提出了教育应满足所有儿童的需要的"全纳性教育"和学校必须接纳服务区内的所有儿童入学,并为这些儿童提供自身所需教育的"全纳性学校"的观点,进一步促进了特殊需要儿童和正常儿童共同学习的融合教育。最后,从 20 世纪 60、70 年代起,各国均开始重视特殊需要儿童的早期教育和早期干预,遵循"起步越早越好"的原则,对 6 岁以下儿童进行特殊教育和经济资助,促进其身体、智力和社会能力的发展,并作好入学前的准备。我国在借鉴国外先进经验的基础上,广泛开展特殊儿童随班就读的实践,取得了良好的效果。目前,特殊教育在中国呈现以随班就读和特教班为主体、以特殊教育学校为骨干、城乡兼顾的残疾儿童少年教育发展的新格局。

二、评价

(一)临床评价

临床评价通常采用儿童认知、语言、情感和运动发育量表作为评价指标,这些独立评价指标的结果用来判别是否可以进行特殊教育。对于那些被怀疑有学习障碍的儿童,评价的结果可以作为一个根据,用来衡量这些儿童在学习中的潜力和实际表现的差异。这种评价的缺点是它所采用的测量方法是各发育能力的单一方法,并非儿童的全面的发育状况。因此,它在判别儿童的某一发育领域的迟缓是否会对其他领域造成影响时是有局限性的。评价儿童行为的更合适的方式应当包括专业的评价和生态环境中的分析。

(二)专业的评估

专业的评估是儿科和教育的专家分别观察儿童完成一系列任务的能力。这种评价的好处在于可以让专家从各个方面来观察儿童,既了解儿童某方面的缺陷,也了解其他方面的优势,取长补短,发挥最大的评估功能。

跨学科的沟通既可以制定个体儿童接受特殊教育的目标,同时也在教育方法上采用扬长避短的学习方式。专业评估的另一个益处在于让父母参与其中,并且可以让不同专业人员同为提高儿童的适应性和制订干预计划群策群力。儿科医师进行的发育与行为评估反映儿童的发育水平即相当于正常儿童的发育年龄;特殊教育的评估反映儿童能力的优势和弱势。目前,上海已经成为多学科参与的特殊教育评估中心。该中心的功能就是整合资源,发挥上述的功能。

(三)生态分析

除了专业评估之外,生态分析与专业评估同样重要。生态分析主要是评价儿童的可利用资源和环境,换句话说,证实发育缺陷已经不再是进行特殊教育的充分理由。当然缺陷对于儿童教育的影响也必须得到证实,但是生态分析要求各专业人员在自然环境下观察儿童的发育能力。对许多有障碍的儿童来说,课程的内容是教学生态中最有效的一部分。采用生态分析,特殊教育者和语言病理学家利用教学环境,获得学生认知和知觉的特点,这样可以做一些适应性调整来让学生积极地参与进来。生态分析同样要确认那些阅读和书写不流利的学生的输入输出系统。例如,可以教会那些有精细运动问题的学生使用键盘软件来写出他们想要表达的东西;那些不能流利阅读的学生可以采用嗓音软件来复习教学内容和完成作业。生态分析也可以帮助脑瘫或障碍儿童在康复治疗过程中提高运动协调和平衡技能,逐渐帮助这些儿童走向独立的生存能力。这些措施可以保证在正规课堂上对障碍儿童进行教育,发展学生的独立性和培养学生走向成功。

三、个体计划

个体计划是特殊教育的精华。这些计划的目的是保证患儿能够成功地参与同年龄相符的活动和日常生活。对于婴儿计划而言,计划包括儿童在家庭中的角色。对较大的儿童来说,学校参与是计划的中心,而对成人来讲,能够帮助他们参与到社会工作是计划的核心内容。

(一)发展家庭计划

通过家庭和能够提供帮助的各种社区机构的发展,家庭训练计划是将所有障碍儿童进入家庭日常生活中所需要的训练列出清单。由于家庭能够给儿童提供关心的方式多种多样,每个家庭训练计划都是独特的,与众不同的。

(二)发展个体教育计划

由各专业团队人员共同制订障碍儿童的个体教育计划。父母和教师也是这个团队的成员。个体教育计划既设定障碍儿童在教育中的学习内容,又设定了在自然环境中应当培养的能力。每一学年都设立教学目标。在团队的讨论下,根据每个学生在认知、社会、日常生活、娱乐方面的能力制订具体内容。在执行个体教育计划时,不局限某一专业,而是共同参与,并且把课堂教学和自然环境的学习整合起来。如果个体教育计划在实施过程中,障碍儿童并无进步,则团队应对该计划重新评价,做必要的调整。

过渡期的规划是特殊教育最重要的内容之一。这包括婴幼儿从早期干预到学前教育、青少年从学校教育过渡到工作和在正常社会环境中居住时,这些转变是非常重要的。在尝试过渡的时期,医师在支持家庭和团队决定过程中起着重要的作用。当儿童进入学前班时,家庭成员在了解孩子需要的变化、与其年龄相符的训练以及培养孩子的主动性等方面,需要医师的帮助。对于适合婴幼儿的方法,如经常做家庭访视、父母和早期干预人员的亲密关系等已经不再适合学前班的儿童,他们更需要在户外和同龄人一起活动。医师应当根据孩子的不同年龄帮助家庭成员处理好这些问题。

当障碍青少年走向社会工作和在正常社会环境中居住时,个体教育应当制订关注未来趋势的整体生活计划,此时各个机构之间的合作是很重要的,这些机构应和学生、家庭一起发展他们的社会化、友谊、工作、家居生活能力。同时医师应当帮助家庭成员意识到他们的孩子同他们一样有自我肯定和独立性的需要,应当将他们当作成年人一样对待。

(三)发展个体康复计划

无论是轻度还是重度发育障碍儿童,康复治疗都是必不可少的。轻者进行功能训练,重者根据障碍类别接受理疗、作业治疗、语言治疗。在康复中也是团队的模式,组合不同专业人员的评估、诊断、干预和治疗,而发育与行为医师在这支队伍中可能是最早接触这些特殊儿童的专业人员,而且起着重要的桥梁作用,如评估、转介、咨询或干预。近年来,康复医学兴起和发展迅速增加了特殊教育的评估和干预的内涵。

四、医教结合

我国在 2006 年,沈晓明教授率先提出了"医教结合"的理念。这个理念的提出体现了时代的文明和科学的进步,也是当代特殊教育发展的必由之路。

医教结合进了当代特殊教育中一系列隐性变化,即人们越来越广泛地采用"障碍儿童"来代替"残疾儿童",而特殊教育整合医学、康复和干预训练,提高障碍儿童的功能,诸如生活自理技能、身体大运动、手的精细运动等,在这基础上的文化学习及参与娱乐活动等,这样不仅关注特殊儿童的发展缺陷,更聚焦于特殊儿童的潜能开发,增强了特殊教育的个性化,以及特殊儿童的环境适应性。

如今,医教结合已经从理念走向了实践。特别是对特殊儿童的发育龄已被特殊教育领域所接纳,并整合在教育评估中,为个体化的特殊教育目标提供了科学的依据。

21 世纪初,我国上海率先开展了新生儿听力筛查,由此,儿童听力障碍能够早发现、早干预、早矫治,并且使大多数轻、中度听力障碍儿童进入有声世界,上海的聋哑学校也因此减少,上海这个筛查模式已走向全国。而婴儿的视力筛查也正在逐步开展起来,这将伴随而来的是儿童视力障碍也能够早发现、早干预、早矫治,也必将使盲校生有所减少。

除此之外,随着康复医学的发展,物理治疗、作业治疗、语言治疗为肢体运动障碍及脑瘫儿童带来了福音。一些康复机构与特殊教育学校以结对的形式,治疗师们走出医院大门,送教上门,而特殊教育教师又把康复的基本方法教会家长,使这类儿童的运动功能得到最大的改善。未来的发展是特殊教育机构可以配备康复专业人员,拓展医教整合的内涵。

总之,我国的特殊教育正在与国际接轨,特别在医教结合的过程中,医学和教育进入了良性互动,这将大大推动我国特殊教育事业的飞跃发展。

【专家提示】

○ 特殊教育不仅仅服务于儿童,还要注重儿童的生存环境及家庭的参与。
○ 特殊教育目标的制订是基于医学和教育评估的结果。
○ 特殊教育应当走向个体化。
○ 特殊教育必须走医教整合之路。

(金星明)

参考文献

1. 方俊明,周念丽."医教结合"的跨学科解读.教育生物学杂志,2013,1(3):161-168.
2. 邹小兵,静进.发育行为儿科学.北京:人民卫生出版社,

2005:409-410.

3. 沈晓明,金星明.发育和行为儿科学.南京:江苏凤凰科学技术出版社,2003:445-450.

4. 沈晓明,金星明.教育生物学:一座沟通生物医学与教育的桥梁.上海交通大学学报:医疗版,2008,28(10):1021-1024.

5. 沈晓明.我为什么提出特殊教育"医教结合"的理念.上海教育,2012,31:10-12.

第7节 医教整合

【开篇导读】

儿童青少年健康发展的医教整合推动教育学和发育与行为儿科学跨学科、跨领域的整合研究,将最先进的教育学和发育与行为儿科学研究成果,以及最有效的教育实践和临床经验加以整合,打通医学和教育的屏障,将强有力地指导教育和发育与行为儿科的实践。

近30年来科学技术的飞速发展,特别是脑成像技术和分子生物学、遗传学等的突破,以及人类面对儿童青少年健康成长的巨大需求,特别是对生命1000天儿童早期发展的极大关注,神经教育学(neuroeducation)和发育与行为儿科学(developmental behavior pediatrics)这两个新兴的前沿学科就是在这一大背景下产生和发展起来的,并成为21世纪教育学研究的新范式、儿科学中的一枝新秀,将会为我国儿童青少年的健康成长保驾护航,为国家明天的繁荣昌盛提供坚实的保障。

教育学和发育与行为儿科学研究的目的都是促进儿童青少年健康成长,由于受到我国体制的限制,过去这两大学科各自独立发展,在孩子的不同年龄阶段承担了各自不同的任务。为顺应"幼有所育、学有所教、主动健康"等国家政策,满足儿童青少年健康成长的巨大需求,需要推动教育学和发育与行为儿科学跨学科、跨领域的整合研究,打通医学和教育的屏障,逐步形成促进儿童青少年健康成长的医教整合的理念和方法。

一、"医教整合"的背景

教育学和医学都属于实践性很强、复杂的应用学科。到目前为止,这两个领域主要是通过人与人进行面对面的交流来实施。

医学现代化进程的加速发生在大约200年以前,它的核心因素是引入了现代科学实证的研究方法和知识体系,吸收了生物、物理、化学和心理学等学科的知识和研究手段,保障了医学研究的系统性开展,有了比较可靠的评测方法和仪器,所有实证研究和经验的积累和传播使得现代医学迅速发展,人类因此而大大受益。

教育学在经过心理学、认知科学、学习科学的发展,到21世纪发展到了神经教育学的新阶段。神经教育学将神经科学、学习科学以及有关脑研究的基础研究成果进行转化应用于教育实践的实证研究,将会为人们全面深入地认识人类全生命周期(特别是儿童青少年)的学习机制、掌握人类学习的规律,并为探索更为有效的学习和教育方法提供科学基础,给我们提供了绝好的基于实证科学来研究教育改革的新机遇,从而可以把专业的智慧与科学的实证研究相结合,提炼出学科核心概念与探究规律,去伪存真,有效地支持教育方法的革新和教育政策的制定。神经教育学作为教育学研究的新范式,是教育学研究方法的革命性变革,它将改变对国家教育政策的探讨方向,改变学习模式、教学模式和教师的培养模式,改变父母对孩子的教养方式。自2001年起,在韦钰院士的积极号召和亲自推动下国内神经教育学的研究取得了一些进展。2002年,韦钰院士在东南大学建立了我国第一个学习科学研究中心,在2005年创建了儿童发展与学习科学教育部重点实验室,并于2017年4月27日创建了我国第一个专门从事神经教育学研究的学术组织——中国认知科学学会神经教育学分会,并且开展了"做中学"科学教育、儿童早期发展、注意缺陷多动障碍评估与辅助康复、孤独症谱系障碍神经机制与辅助康复等一系列与儿童发展相关的研究,特别关注儿童社会情绪能力和执行功能的研究,建立了"基因-脑-行为"多模态研究范式。

我国的发育与行为儿科成立于2011年。在2006年,沈晓明教授有预见性地率先提出了"医教结合",在发育与行为儿科学界得到了广泛认同。

上海儿童医学中心金星明率领团队自 2011 年起，以上海为中心开展了一系列医教结合的临床实践工作，诸如注意缺陷多动障碍、语言发育迟缓、特殊儿童入学安置等方面，并取得了很大的进展，现已逐步尝试向全国各地的发育与行为儿科进行推广。然而，目前医学和教育的结合是松散的，医教之间还未迸发更多智慧的火花，两个领域的研究成果并没有起到相互支撑的作用，而医学对教育的支撑作用几乎没有得到体现。

自 2016 年起，在韦钰院士的支持下，东南大学禹东川团队与上海儿童医学中心金星明团队开始进行深度合作，推动神经教育学和发育与行为儿科学跨学科、跨领域的整合研究，打通教育学和发育与行为儿科学的屏障，逐步形成了促进儿童青少年健康发展的医教整合的理念和方法（图 6-7-1）。

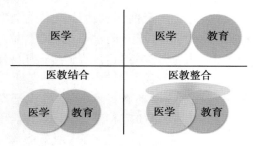

图 6-7-1 医教整合的发展

从图 6-7-1 不难看出，儿童青少年健康发展的医学结合大致经历了 4 个阶段。第一阶段是医学独自研究阶段，此时只有医学领域关注该问题的研究。第二阶段是医学与教育并举阶段，此时医学和教育均关注该问题，但两个领域相对独立，并未形成真正的互动和关联。第三阶段是医教结合阶段，这时医学领域和教育领域的专家开始尝试联合开展工作，但此时医学和教育的结合是松散的，两个领域的研究成果并没有起到相互支撑的作用，而医学对教育的支撑作用几乎没有得到体现。第四阶段是医教整合阶段，打通教育学和发育与行为儿科学的屏障，推动神经教育学和发育与行为儿科学跨学科、跨领域的整合研究。

二、"医教整合"的概念

儿童青少年健康发展的医教整合，是指从生命的开端至儿童青少年发展的全生命周期将教育学和医学领域的知识有机整合，以"生物 - 心理 - 社会"视角进行医学教育的资源整合，将最先进的神经教育学和发育与行为儿科学研究成果，以及最有效的教育实践和临床经验加以整合，从而构建更全面、更系统、更科学、更符合儿童青少年发展规律的知识体系，立足提高生命质量为目标，完善疾病诊断、干预和治疗、预防及促进个体潜力发展的健康促进与管理为目标。因此，医教整合需要如图 6-7-2 所示。

从图 6-7-2 不难看出，儿童青少年健康发展的医教整合是建立在转化研究和整合研究的思想之上，围绕儿童青少年健康发展的具体目标（例如：儿童早期发展、入学准备、学习能力、发育与行为障碍、特殊教育等），整合神经科学、遗传代谢、发育科学、认知科学、教育学、发展心理学、数据科学、人工智能等多学科的最先进研究成果，以及最有效的教育实践和医学临床经验，从不同层面（涉及

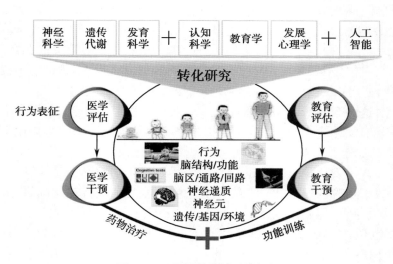

图 6-7-2 医教整合的系统框架

行为、脑结构/功能、脑区/通路/回路、神经递质、神经元、遗传/基因/环境等)开展医学评估和教育评估,依据评估结果采取合适的医学干预(包括药物治疗)和教育干预(包括功能训练)措施,从而实现更精准的疾病诊断、干预和治疗、预防及促进个体潜力发展等目标。

儿童青少年健康发展的医教整合是一种在医学和教育领域内进行转化研究,而在专业间进行整合研究的创新研究范式。对医学领域的转化研究,始于20世纪90年代,倡导从实验室与临床研究的双向转化,需要将基础研究的成果"转化"为实际患者的疾病预防、诊断和治疗及预后评估,其基本特征是多学科交叉合作,针对临床提出的问题,深入开展基础研究,研究成果得到快速应用,实现从"实验室到床边"的转化,又从临床应用中提出新的问题回到实验室,为实验室研究提出新的研究思路;对教育领域的转化研究,始于2003年,倡导基于实证性的教育科学研究,需要将基础研究创造的知识和成果"转化"应用于教育实践,运用已经发现的规律来解决教育问题,其基本特征是多学科交叉合作,针对教育实践提出的问题,深入开展基础研究,研究成果得到快速应用,实现从"实验室到教室"的转化,又从教育实践中提出新的问题回到实验室,为实验室研究提出新的研究思路。儿童青少年健康发展的整合研究,是从系统论出发,将儿童青少年的健康发展放在人的全生命周期、放在更大的整体中(包括自然、社会、心理等)考察,将相关学科最先进的理论知识和最有效的实践经验加以整合,并根据社会、环境、心理的实际情况进行修正、调整,建立更加适合个体健康发展、疾病预防、疾病诊疗的健康促进与管理体系。

医教结合从2006年理念的提出到目前的实践,比较多的是流于形式,医教两个领域并没有真正实现相互支撑。因此,从医教结合发展到医教整合,不单单是进一步提升了医教沟通的黏度和融合发展,更是在整合医学的大背景下,从跨学科研究、转化研究和整合研究的视角来看待儿童青少年的健康发展,打通教育学和发育与行为儿科学的屏障,将儿童青少年的健康发展放在人的全生命周期、放在更大的整体中(包括自然、社会、心理等)考察,因此对问题的解决会更加系统、更加全面、更加精准。

三、"医教整合"的实践

医教整合对儿童早期发展、行为规范、学习能力提升、社会适应性、创新人才的培养等起到至关重要的作用。而医教整合的实践必须探索医院与学校、家庭、社区乃至社会之间的通路或途径。

就当前的国策和形势而言,医教整合主要集中在以下几个方面:

(一) 儿童早期发展

"幼有所育"是党的"十九大"提出的国策。21世纪是脑科学时代,儿童早期是大脑发育的重要时期,儿童从生存到能力的发展大部分是在早期完成的。当下儿童保健、发育与行为儿科和教育界均已积极地投入儿童早期发展的领域中,从医学方面而言,包括对儿童的生长发育监测、对家庭的预见性指导、促进年幼儿童的健康成长。教育方面的优势是科学化地进行早期教育,即正常儿童根据儿童的发展规律、发育迟缓儿童根据医学评估的发育年龄进行。早期教育并不是文化类的学习,而是从基本的进食、行走、交流能力开始,逐渐发展更高一级的能力,如交往、行为规范等,而这一切是通过玩耍或游戏的方式进行的。在这个方面的医教整合是发挥各自的优势,提高家庭养育技能,扩大社会宣传,把儿童早期教育转化成家庭保健的自觉行动。

(二) 入学准备

学龄前期儿童如果在早期教育过程中没有科学化地养育,就会出现一系列的问题,如不听指令、难以合群、动辄发火、饮食行为问题等,家长在儿童的这个年龄段往往重文化、轻品行的教育。医教整合既要矫正儿童的不良行为,还要塑造良好的行为规范。一般来说,医学上与家长面对面地进行咨询、指导、干预或处置,而教育方面的功能训练正走进医疗领域,包括注意力、记忆力、执行功能、书写、大运动协调等,一改入学准备片面地强调听、看、读、写、算的做法。

(三) 学习能力

学龄儿童的学习受千家万户特别的关注。教育改革就是要打破应试教育的陈规陋习。近年来,我们教育界已在重庆用可穿戴无扰式传感技术、虚拟显示技术等多种检测方法,建立学习能力发展大数据平台,赋能教育改革,具备了对学习能力障碍的早期识别与风险预警、教育成效的科学评估和管理,为教学改革提供了方向性指导的同时,也为临床对学习困难儿童的评估和干预提供了实用性的工具和方法。

（四）发育与行为障碍

发育与行为儿科临床中所遇见的注意缺陷多动障碍、语言障碍等，需要依托学校的诸多有利条件如教师对家长的影响力、儿童在校的行为表现、教师对儿童的正面引导等，使得障碍儿童在医教整合下，得到最大的获益。此外，大多发育与行为障碍的诊断缺乏生物性指标，需要有多渠道的信息汇总，因此，开辟医院和学校之间的合作机制，在学校建立初筛和转介体系，让初诊儿童给医师一份教师的报告、使医师对复诊儿童有一份教师的治疗反馈，这将大大地有益于临床的诊断，同时又结合学习能力在治疗前后的评估，这又非常有力地佐证了治疗的疗效。例如2019年，我们医教整合已出版了《注意缺陷多动障碍标准化门诊建设与规范化管理》一书，迄今在中华医学会儿科学分会发育与行为儿科学组的引领下培训了数百名医师，以此走进学校和家庭。

（五）特殊教育

特殊教育之所以特殊是因为对象是各种残疾儿童。2006年，沈晓明教授率先提出了医教结合的理念，并建议改革特殊教育师资培训模式和课程体系，建立医教结合工作规范和制度，致力于特殊教育学校的儿童康复治疗服务。如今上海已成立特殊教育评估中心，开展了对每年特殊儿童入学的医教评估、康复治疗走进学校、孤独症谱系障碍儿童的医学评估和诊断，以及对这类儿童教案的医教讨论等均体现了医教整合下的学科发展。对特殊儿童的照护也体现了社会的进步和人类的文明。

四、总结与展望

在脑科学和人工智能的大背景下，促进青少年健康发展的医教整合是符合新时代的要求、学科整合发展的必然，这将强有力地指导教育和医学的实践。医教整合在教育领域的典型应用就是建立反映儿童青少年关键能力发展的多模态大数据平台，将改变传统教育学主要基于经验、直觉、思辨和个人智慧的研究模式，建立基于实证的教育研究模式。医教整合在医学领域的典型应用就是利用结合多场景（教育和家庭场景）、多模态（生理、生化、行为）数据收集，构建更全面、更系统、更科学、更符合儿童青少年发展规律的知识体系，建立同质化、规范化和标准化的筛查／诊断系统，完善疾病诊断、干预和治疗、预防及促进个体潜力发展。

医教整合的理论研究和实践才刚刚兴起，希望从事教育和医学的广大同仁一起来探索和推动教育学和医学跨学科、跨领域的整合研究，打通医学和教育的屏障，更好地促进儿童青少年健康成长。

（金星明　禹东川）

参考文献

1. 靳来鹏，禹东川．眼动技术：个性化评测的新"武器"．中小学管理，2017，2：37.
2. 禹东川．如何将脑科学研究成果转化应用于教育实践？中小学管理，2018，10（5）：17-20.
3. 金星明，禹东川．注意缺陷多动障碍标准化门诊建设与规范化管理．北京：科学出版社，2019.

第 七 章

疾病状态下的儿童发育与行为

第 1 节 遗传性疾病

【开篇导读】

遗传性疾病(genetic disease)是指生殖细胞或受精卵的遗传物质(染色体和基因)发生改变所致的疾病,对生长发育有着重要影响。随着儿童疾病谱的改变,遗传性疾病显得日益重要,同时随着人类对遗传性疾病的认识不断深入,其诊断技术也在不断完善。本节以有代表性的遗传性疾病为例,重点探讨遗传性疾病下儿童的行为发育特点及临床怎样诊断遗传性疾病。

一、遗传性疾病对发育与行为的影响

(一) 遗传性疾病的表型

许多基因序列变异导致可预测的发育与行为表型。在这些病例中,医师可以根据患者的基因型预测临床结果并计划适当的治疗策略。越来越多的是表型扩展,同一遗传性疾病,临床表现并不一定完全相同,典型的例子如 Down 综合征,患儿从特殊面容、先天畸形、异常的神经心理发育到神经退行性变都可能存在显著差别,说明基因型的异常和差异可引起表型的广泛变化。与发育与行为相关的表型即行为表型(behavioral phenotype),这一概念涉及的行为包括从典型的局限性行为(circumscribed behavior)到气质特征、认知能力、认知发展过程等,跨度广泛。具有典型的局限性行为如 Rett 综合征的搓手、Smith-Magenis 综合征的痉挛性的"自我拥抱";介于

典型的局限性行为和一般行为症状之间的有 Prader-Willi 综合征的贪食、Smith-Magenis 综合征的极度睡眠困难(可能与褪黑素分泌的昼夜节律异常有关);遗传的特殊气质(或个性)表型如 Williams 综合征、Prader-Willi 综合征、Angelman 综合征、DiGeorge 综合征。目前研究得较为清楚的特殊发育轨迹有:Rett 综合征和 Down 综合征的退行性模式(后者是在成年期)、Prader-Willi 综合征在早期肌张力低下和运动发育迟缓改善后出现贪食的起病模式、Williams 综合征在幼儿期和学龄前期的语言能力快速提高(类似的"词语暴发"常见于 2~3 岁正常儿童)。遗传性疾病还与精神性疾病有关,如 Williams 综合征成年期的内化障碍,脆性 X 综合征与孤独症的复杂关系,DiGeorge 综合征与情绪和精神疾病的关系。表7-1-1 列出了与发育与行为儿科有关的行为表型类型。

表 7-1-1　以遗传为基础的行为表型类型

行为表型	病例
刻板性行为	Lesch-Nyhan 综合征的自残 Smith-Magenis 综合征的痉挛性自我拥抱 Rett 综合征的搓手 Prader-Willi 综合征的贪食
认知 / 神经精神	Down 综合征的语音 / 言语记忆损害 Williams 综合征的空间记忆和视觉 - 运动缺陷 Turner 综合征的非言语学习障碍
行为 - 发育轨迹	Prader-Willi 综合征在学龄前出现的贪食和肌张力低下 Down 综合征过早出现老年痴呆
技能 / 能力	Williams 综合征的社会能力
精神症状	脆性 X 综合征和孤独症 Williams 综合征和内化障碍 DiGeorge 综合征与情绪、精神症状
生物性行为	Smith-Magenis 综合征的睡眠障碍和褪黑素失调 药物基因组学影响,如在肝脏代谢的差异

（二）遗传和环境对发育与行为的作用

表型和遗传性疾病的关系有不一致观点,有人认为表型和遗传性疾病的关系不会因环境改变而改变,但同卵双生子研究证实,环境因素(如教育和其他干预、家庭环境、生活经历等)可能改变表型。同卵双生子有相同的基因型,但神经发育上没有表现出 100% 的一致性,不论是认知特点(如 IQ)、缺陷(如阅读障碍)还是疾病(如孤独症、ADHD、抑郁症)都不会完全一致,其他疾病如癌症、炎症性肠病、身高、体重等也有相同的发现。双胞胎个体,随着年龄的增加,很多基因的甲基化差别随之增加,这种区别在分开生活的双胞胎尤其明显。可见,环境对遗传的作用不仅是影响行为结果,也作用于基因本身。

环境是如何影响遗传性疾病的行为表型的?以 Down 综合征为例,患儿的认知能力能在环境改变后得以提高,此为实证,而有效的早期干预则进一步证实,环境也能改变因遗传影响的表型。也许遗传差异可以是缺陷性表型的危险因素而非致病因素,如脆性 X 综合征可能是孤独症的危险因素,Smith-Magenis 综合征可能是睡眠障碍的危险因素,但最终的表型可能还依赖于其他遗传和环境变量。很多等位基因差异被认为是特殊神经发育的敏感因素,现已确认导致阅读障碍、孤独症谱系障碍和 ADHD 风险的基因,单个基因差异可增加相应疾病的风险,但每个基因并不足以单独影响表型。

二、遗传性疾病的诊断

遗传性疾病的诊断主要是根据临床表型、实验室检查结果确诊。遗传学机制不同,采用的实验室方法不同。以下介绍各种遗传学机制及相应的诊断方法。可用于特定基因检测的疾病的清单很长。

（一）染色体非整倍体

非整倍体是指生殖细胞的染色体发生部分不分离,受精时出现个别染色体的数目增加或减少。Down 综合征是最常见的非整倍体,其次是 18- 三体综合征和 13- 三体综合征,患儿表现为生长发育障碍,而其他常染色体非整倍体几乎都会导致死胎。性染色体非整倍体比较少见,如 Turner 综合征(45,XO)、Klinefelter 综合征(47,XYY),患儿生长发育也受到严重影响,但表型相对较轻。染色体非整倍体可在常规染色体核型分析中检出。孕妇血浆取样,通过直接分析孕妇血液中无细胞胎儿 DNA 片段(染色体原位杂交荧光 FISH 技术)进行无创产前筛查,已广泛用于筛选产前染色体非整倍体异常,如 21- 三体(Down 综合征)、18- 三体综合征、13- 三体综合征。而侵入性检测如羊膜穿刺术或绒毛膜绒毛取样用于验证性诊断检测。

（二）染色体其他异常

染色体较大片段的缺失意味着大量基因的缺失,缺失数量从数个到数百个不等,临床常见有发育障碍合并器官畸形。染色体某一部分的重复导致基因 "过量" 也是某些发育与行为疾病的原因。异常染色体如环状染色体、染色体衍生物(由多条染色体的片段重组而成的一条不规则的染色体)、染色体平衡和非平衡异位也可导致发育与行为障碍,原因是在形成新染色体时有染色体的丢失,或者是原染色体 "断点" 处基因断裂失去功能。这些染色体异常能在常规染色体核型分析中检出(>450~500kb)。

（三）端粒异常

端粒和亚端粒是染色体的终末部分,是包含长的 DNA 重复序列但不含基因的特殊区域。端粒功能及其分子生物学仍在研究中,目前已知染色体在亚端粒的重组可能与癌症、干扰细胞衰老相关。亚端粒的染色体重排,可导致 5%~10% 的中重度精神发育障碍,典型的亚端粒重排病例伴有先天畸形,大多数亚端粒重排病例与新的缺陷综合征有关。亚端粒重排包括染色体缺失和复制,常规核型分析很难发现,分子技术如染色体荧光原位杂交(fluorescence *in situ* hybridization,FISH)、染色体微阵列(chromosomal microarray,CMA)、阵列比较基因组杂交(array comparative genomic hybridization,ACGH)填补了这些空白。根据所使用的阵列,目前可以在单外显子分辨率级别进行检测。针对所怀疑的疾病,FISH 需使用基因或区域特异性 DNA 探针进行检测,可识别特定 DNA 片段的存在、缺失或重排,主要用于微阵列结果的确认。

(四)相邻基因缺失综合征

两个典型的病例是 Williams 综合征和 DiGeorge 综合征(软腭-心-面综合征),染色体分别在 7q11.23 和 22q11.2 出现缺失,导致基因缺失。相邻基因缺失多自发发生,能垂直传播,彼此无关的患儿可出现类似缺失。相邻基因缺失综合征因缺失的染色体片段太小,传统的核型分析不能检出,但能被上述分子技术检出。

(五)单基因病

单基因异常对发育与行为的影响等同于染色体疾病,如:Lesch-Nyhan 综合征(自毁容貌综合征,在下节代谢性疾病中也有提到)因 *HGPRT* 基因突变引起,与严重的智力障碍和自伤行为有关;脆性 X 综合征在 X 染色体上有 3 个碱基对的过度重复(三联体重复),三联体重复还见于亨廷顿病、强直性肌营养不良、共济失调综合征。单基因病的诊断可以根据临床表现疑诊、特殊检查(包括尿液和血清等代谢测试、基因测序及其他分子诊断方法)确诊,普通核型分析不能检出。至少可以通过 3

种不同的方法进行单基因疾病检测:连锁分析(尽管这种方法现在很少使用)、阵列比较基因组杂交(aCGH)和直接突变分析(通常通过全外显子区域 DNA 测序,为单基因病诊断首选)。表 7-1-2 列出了基因测试方法比较。在某种疾病中,多个疾病基因导致了一种复杂的或"混合的"表型。为家庭提供遗传咨询以解释测试结果的复杂性是至关重要的,应由遗传代谢专家指导完成。

(六)线粒体基因

人类胚胎除了接受精子和卵子的核基因组,还接受卵子线粒体的遗传物质。来自精子的线粒体在受精卵中不能生存,所以父亲的线粒体不能传递给子代。为此,线粒体遗传本质上是母系遗传,患有线粒体遗传疾病的女性可能会感染任何性别的后代,但患病的父亲不能将疾病传给后代。线粒体基因组比核基因组小,仅含 37 个基因,但基因突变时极有可能影响脑发育或脑功能,可能是由于脑需要大量能量,特别依赖线粒体的功能。常见的症状包括发育迟缓、癫痫、心功能障碍、肌力和肌张力下降、听力和视力问题。线粒体 DNA 突变导致的疾病,包括线粒体脑肌病伴乳酸血症和卒中样发作(MELAS)和肌阵挛性癫痫伴破碎红纤维综合征(myoclonic epilepsy associated with ragged red fiber,MERRF)。有的临床综合征,如 MELAS,可能源于许多不同的基因突变。线粒体疾病的诊断流程是:临床疑诊、儿科神经学评价、筛查(如血乳酸水平)、特殊检查(有时需要肌肉或其他受影响的活组织检查)。有的线粒体疾病的确诊需做受影响的活组织 DNA 检测。

(七)多基因病和等位基因差异

与单基因病和染色体病不同,多基因病影响发育与行为的基因很多。如阅读障碍和孤独症谱

表 7-1-2 基因测试方法比较

突变测试的类型	分辨率	优点	缺点	样品要求
连锁分析	取决于多态标记在推测疾病基因附近的位置	可用于特定疾病相关基因已被定位,突变无法识别或发现时	只能根据假定的 DNA 突变和多态性标记之间的基因重组的可能性来给出诊断概率	需要多个家庭成员具有孟德尔式的家族遗传模式
阵列比较基因组杂交(aCGH)	几百个碱基对到几百个碱基	能够检测一个或多个基因内的相对较小的缺失或重复	可能忽略小的缺失或插入,取决于阵列组分辨率	单个患者的样本就足够了,但是有来自亲生父母的样本可以帮助解释
直接 DNA 检测(如 DNA 测序)	单个碱基对的变化	如果发现既往描述的有害突变,则具有较高的特异性	会漏掉基因片段的缺失或重复	单个患者的样本就足够了,但是有来自亲生父母的样本可以帮助解释

系障碍（autism spectrum disorder，ASD），患儿复杂的行为是多基因影响的结果。基因突变或等位基因差异涉及很多基因，单论其中之一，可能影响微小甚至毫无影响；但是，如具多个基因异常，或是以致病等位基因的形式出现，那么可能导致典型的症状。以 ASD 为例，如果只有一个或几个异常，个体可能仅表现出害羞的气质或是有点刻板行为倾向；有限数目的基因异常可能表现出兴趣狭窄；当异常的相关基因或等位基因数量达到关键数目时，孤独症全部的临床症状就可能显现出来。现在已知一些基因和 ADHD 有关，其等位基因怎样增加 ADHD 的风险尚不清楚，而这些遗传差异并不能预防或导致 ADHD，不过可以假定，它们通过与其他基因及 / 或环境因素相互作用来发挥作用。

（八）表观遗传学

表观遗传过程（通常定义为基因表达的调控）能够覆盖 DNA 序列中编码的信息，从而增加或减少疾病的风险。表观遗传学调控的两个方法：一是甲基化作用使基因失活；二是莱昂化作用使 X 染色体失活。基因组印迹（genomic imprinting）是通过甲基化作用完成的，基因的表达取决于染色体的亲本。Prader-Willi 综合征和 Angelman 综合征是与发育障碍相关的两种不同的疾病，具有说明性。两者都可能是由染色体 15q11-q13 的微缺失引起的，有独特的基因谱控组织印迹基因位于该区域，有的仅在父系染色体上表达，有的仅在母系染色体上表达，反映了每条染色体的配子起源的记忆。当一个个体缺失了父系遗传的染色体上的某个区域时，这个人在剩下的母系染色体上仍然有该基因的一个拷贝，但是如果它被印记消除了，这个个体实际上没有该基因的功能拷贝，从而导致 Prader-Willi 综合征；反之亦然，母方染色体的缺失会在父方染色体上留下一个沉默的基因拷贝，导致 Angelman 综合征的微缺失。两者表现出两种不同的临床症状。Prader-Willi 特征性表现是肌张力减退、智力减退、性腺功能减退与肥胖，Angelman 综合征患者频繁大笑和木偶样步态是其特征性表现。莱昂化是早期女性胚胎的正常过程，每个细胞中的两条 X 染色体之一失去活性，然后形成性染色体。对于携带 X 连锁疾病的女性，随机的莱昂化过程会导致疾病基因的正常等位基因失活，而细胞的失活百分比是随机的。脆性 X 综合征患儿临床表型的严重程度与 X 染色体莱昂化比例有关，类似表现亦见于 Rett 综合征。阐明表观遗传学对表型贡献的基本概念和定义，将有助于我们深入了解表观遗传学在人类健康中的作用。

（九）基因组学和蛋白质组学

基因组学的研究任务是：阐明每个人超过 25 000 个基因的功能和相互作用、调节基因的作用、基因内含子和基因之间的"垃圾 DNA"、从简单基因的转录到剪接的扩增过程。蛋白组学的研究任务是：要了解基因的无数蛋白质转录产物在生理过程中怎样相互作用，最后在儿童及成人典型和非典型的生长、发育、行为过程中得到证明。而理解环境因素与生理过程的相互作用，则是超越基因组学和蛋白质组学的更大的挑战。

不同遗传性疾病的诊断方法总结见表 7-1-3。

基因检测何时进行为好？这个问题不能一概而论。现在主要对有多种先天畸形的患儿进行基因检测，但随着诊断技术的进步和基因诊断范围的扩大，受益于基因诊断的患儿必将迅速增多。不过，再多的基因检测也不能保证生出一个健康的儿童。专家建议：凡是病因不明的发育迟缓都应接受包括核型分析、端粒探针、脆性 X 综合征 DNA 检测、阵列比较基因组杂交等在内的基因检测，因为以上检测阳性都可能与非特异性的发育缺陷有关，遗传咨询、预期指导和适当的医疗监测有利于预防已知的并发症及给予必要的干预。一般认为，只有在检测结果有利于儿童的医疗管理时，才应对有儿童期发病危险的无症状儿童进行预测性遗传检测。否则，应推迟检测，直到儿童了解检测的风险和好处，并能提供知情同意。建立遗传病因诊断的潜在好处见表 7-1-4。虽然存在一些例外，但大多数遗传疾病都没有具体的治疗方法。发育与行为儿科医师应明白，遗传性疾病诊断的最大价值在于其对家长和儿童的心理作用和社会作用。明确的诊断一方面能缓解家长的自责感，另一方面能减少家长对患儿预后的担忧。目前许多遗传疾病有诊断和管理指南来帮助治疗和管理这些复杂的患者，并已经建立了大量的社区和在线的非遗传支持小组，如家庭支持小组，通过这些共享的平台，患儿家庭能互相提供医疗、学校、课外活动及其他信息，从而获得心理支持。随着社交媒体的兴起以及社交媒体将来自世界各地的罕见综合征家庭联系起来的能力，有必要向家庭强调，他们各自的病程将是独特的。对某个特定的患儿而言，大多数人有效的治疗方法对某一

表 7-1-3　遗传性疾病的机制、诊断方法和代表性疾病总结表

遗传学机制	诊断方法	遗传性疾病举例
非整倍体	核型分析	Down 综合征 性染色体异常,如 XO 综合征(Turner 综合征)、XXY 综合征(Klinefelter 综合征)、XYY 综合征
染色体缺失和复制	核型分析,可能与易位、环状染色体及其他染色体异常有关	Wilms 瘤(肾母细胞瘤)、无虹膜畸形、泌尿生殖器畸形、精神发育迟滞(WAGR 综合征):11p-
端粒重排(丢失或复制)	荧光原位杂交;阵列比较基因组杂交	Cri-du-chat 综合征(5p 端粒重组)
微缺失(相邻基因缺失综合征)	荧光原位杂交;阵列比较基因组杂交	DiGeorge 综合征 / 软腭 - 心 - 面综合征(22q11.2 缺失),Williams 综合征(7q11.23 缺失)
单基因遗传病	全外显子测序;阵列比较基因组杂交或代谢产物检测;有时多为临床诊断	Lesch-Nyhan 综合征(诊断需测定酶活性,也可行 DNA 测定),脆性 X 综合征(DNA 测定以确定三核苷酸重复长度) 结节性硬化症(有典型临床表现即可诊断,可行 DNA 测定) 多发性神经纤维瘤病 1 型(有典型临床表现即可诊断,可行 DNA 测定)
线粒体基因病	多种方法,包括临床、组织病理学检查、DNA 分析	线粒体脑肌病伴乳酸血症和卒中样发作(MELAS)
等位基因差异及多基因病	一般仅用于研究	阅读障碍、孤独症谱系障碍、ADHD
表观基因组调整	一般仅用于研究	基因组印迹:Angelman、Prader-willi 及 Turner 综合征 莱昂化作用(X 染色体失活):脆性 X 综合征、Rett 综合征及其他 X-连锁疾病

表 7-1-4　建立遗传病因诊断的潜在好处

潜在好处	举例
1. 提高向患者和家属提供咨询的准确性	预后或预期的临床病程 受影响的家庭和个人的复发风险
2. 提供特定环境的家庭支持	改善患者及其家庭的社会心理结果 知识和授权感,父母的生活质量
3. 预防发病,治疗与基因型相关的疾病	对症治疗诊断时可能出现的情况或异常 尽可能避免以后可能出现的情况
4. 精炼治疗方案	避免基于毫无根据的病因学理论的治疗干预,提供新的病因特异性治疗 避免无效或可能有害的治疗
5. 促进所需服务的获取和研究治疗方案的获取	如基因库的建立与数据支持
6. 避免额外的、昂贵的和 / 或不舒服的诊断测试	如某些组织活检

个体儿童并不一定有效,因此,为了达到有效干预的目的,发育与行为儿科医师能做到的,也是最有用的评估,是对每个患儿进行全面的神经心理发育评价。有些家长可能通过详尽的互联网搜索,寻求替代药物或非传统疗法,这样的治疗并不一定要立即放弃,但医师应结合成本和收益、科学原理、来自对照和观察性研究的证据、安慰剂效应、治疗的安全性等相应的科学知识基础作出指导建议。

治疗策略涉及特殊教育学和神经心理学。比如 Down 综合征,语言发育明显落后,当交流能力低于基本认知能力时,就可能出现行为问题。因此,许多专家建议患儿在小时候学习手语,早期引入符号语言可提高其交流能力和社会技能。

目前基因治疗神经发育障碍还处于理想阶

段,因为基因治疗必须以基因诊断为前提,但生后治疗不可能逆转已发生的发育异常。产前基因治疗是有可能的,基因疾病的预防已通过种植前基因诊断得以实现。该方法需要体外受精和单胚细胞遗传学检测已知家族的突变,并通过 PCR 扩增受影响的基因。为了避免复发性疾病,只使用未受影响的胚胎进行移植。

三、常见的染色体疾病

影响整个染色体或染色体大部分的缺失、复制和染色体重排通常被称为染色体疾病。

(一) Down 综合征

唐氏综合征(Down syndrome)(21- 三体综合征)是染色体病中最常见的一种类型,是生殖细胞在减数分裂过程中,由于某些因素的影响发生 21 号染色体不分离所致。按核型分型可分为标准型、易位型(4%)和嵌合体型(1%)三类。在活婴中发生率为 1/800~1/600。病因与母亲妊娠年龄、遗传因素、妊娠时使用化学药物、放射性照射以及病毒感染等有关。其发病率随母亲妊娠年龄的增大而增高。

1. 发育与行为表型　标准型和易位型在表型上不易区分,嵌合体的临床表现视正常细胞所占比例而定,可以从接近正常到典型表现。出生时已有明显的特殊面容:眼距宽,眼裂小,外眼角上斜,有内眦赘皮,鼻梁低平,外耳小,舌常伸出口外,流涎较多。患儿体格发育迟缓,出生体重较正常儿低,骨龄滞后。乳牙萌出晚,囟门闭合晚。手指粗短,小指向内弯曲。

随着年龄增长,其智能低下表现逐渐明显。智商通常是中度低下,主要表现为言语记忆能力和言语处理能力的缺陷。语言能力比一般认知能力差,词汇理解力在成年早期还能继续提高。社会发展通常相对不受影响,但也可能发生 ASD。这类儿童大多性情温和。与一般人群相比,唐氏综合征儿童出现行为问题的风险更高,常见的行为困难包括注意力不集中、固执、刻板。攻击性和自残行为比其他智力障碍程度相似的儿童要少;据估计,精神疾病共病率为 18%~38%。如果存活到成人期,常在 30 岁后出现老年性痴呆症状,预期寿命大约为 50~55 岁。

约 50% 患儿伴有先天性心脏病,主要是室间隔缺损、房间隔缺损和动脉导管未闭。因免疫功能低下,易患各种感染,白血病的发生率也增高

10~30 倍。有的患儿可伴癫痫症状、甲状腺功能减退或糖尿病。男性无生育能力,女性有极少数可生育的报道。

2. 发育与行为儿科的关注重点　应定期进行健康监测和发育、心理行为评估,还包括先天性心脏病、眼科疾病、听觉损失和甲状腺功能减退等检查。综合评估所发现的异常,应当立即进行干预或治疗。随着先天性心脏病的诊断和手术干预技术的进步,患儿的预期寿命和生活质量明显提高。重要的是促进沟通能力的发育,以促进其他方面的发展,同时避免行为并发症。患儿学手语比口语容易,同时并不降低最终的口语水平。在发达国家已出版该综合征健康管理指南,在指南中分不同年龄时期所关注的保健监测,值得我们发育与行为儿科医师参照和实践。

(二) 47,XXY 综合征

47,XXY 综合征(Klinefelter 综合征)患者为表型男性,在男婴中的发生率是 1/580。典型的临床表现随年龄而异,现已成为最主要的性腺发育不全和不育的原因,也是人类最常见的性染色体非整倍体。80% 的 Klinefelter 综合征患儿都有一个男性核型,带有一个额外的染色体 X——47,XXY。剩下的 20% 有多性染色体非整倍体(48,XXXY/48XXYY/49,XXXXY)、嵌合(46,XY/47,XXY)或结构异常的 X 染色体。非整倍性越大,智力障碍和变形越严重。其原因 50% 是父方第一次减数分裂出现错误,也可能是由于母亲第一次减数分裂或第二次减数分裂异常,还有一小部分原因是合子形成后有丝分裂异常。

1. 发育与行为表型　XXY 男性并无显著的五官畸形,可在童年出现轻度肌张力低下、斜颈、膝外翻和平足,高身材是下肢长度增加并持续到青春期所致。青春期开始于正常年龄,但睾丸仍然很小。患者第二性征发育较晚,青春期和成年男子可能出现窄肩、缺乏男子气概的体型、乳房发育(50%)、肌肉储备减少。睾丸生精小管逐步纤维化导致微小睾丸,青春期和成年期睾丸激素产生不足,通常不育。受影响的成年男性还有乳腺癌、骨质疏松症、糖尿病、甲状腺功能减退症和自身免疫性疾病的风险。

早期发育可表现为语言、大运动的发育延迟。语言表达往往比语言理解更差,前瞻性研究显示,高达 75% 的 XXY 患儿有以语言障碍为由的学习

障碍和阅读障碍。智商范围在均值上下,总智商介于 85~90 之间。那些 X 染色体计数较高的人表现出认知能力受损。据估计,每增加一条 X 染色体,智商就会降低 10~15 个百分点,而这些人与普通的兄弟姐妹相比,主要的影响体现在语言技能和社会领域(社会退缩)。常有自尊问题,有药物滥用、抑郁、焦虑和注意缺陷(35% 有注意缺陷 / 多动障碍)的报道。

2. 发育与行为儿科的关注重点　研究发现在儿童期对 XXY 综合征的确诊有助于 11~12 岁时对其进行前瞻性睾酮替代治疗,促进患儿男性体征的形成。而确诊发育迟缓的儿童,应对言语、运动发育实施早期干预。XXY 的适龄儿童应进行语言、心理教育评估、学习障碍和阅读障碍评估。普遍存在的运动协调缺陷和书写问题,除了医疗服务之外,可接受课堂辅助。有行为问题时应接受行为评估和必要的干预。

(三) 47,XYY 综合征

男婴中的发生率为 1/1 000,但患儿直至成年都很少被察觉。其诊断一般是由于偶然性的产前诊断或有发育延迟或行为困难时行基因检测时确诊。多余的 Y 染色体是父源性的,额外的 Y 是父亲减数分裂不分离的结果,因此与高龄产妇无相关性。

1. 发育与行为表型　大多数 47,XYY 男性表型正常。最一致的临床特征是身材高大,多数在第 75 百分位或以上。肌肉骨骼表现包括平足、运动痉挛性抽搐和原发性震颤。青春期发育与睾酮产生正常,生育一般不受影响。

2. 对新生儿筛查　确诊为 XYY 的患儿进行前瞻性研究表明,患儿认知水平在正常范围,但伴有语言学习障碍的轻度风险。更为常见的是动作协调障碍、书写运动问题。对产前与产后诊断的病例对比研究表明,出生后确诊的病例有更多的神经发育问题,包括发育迟缓、学习障碍、ADHD 和孤独症谱系障碍。XYY 可以有注意缺陷多动障碍的行为表现,包括多动、冲动和焦虑。47,XYY 男性的跟踪调查显示患儿在儿童期和青春期并没有严重行为问题。10% 诊断为 XYY 的儿童有孤独症谱系障碍。

3. 发育与行为儿科的关注重点　患儿有发育迟缓的风险,故产前确诊病例应密切监测,从 6~12 个月开始进行发育评估,并早期干预。对于出生后诊断的患儿,应进行全面的语言和运动的评估、干预。伴有行为问题的患儿建议在指导下进行评估和行为干预,必要时予以药物治疗 ADHD 和其他情绪及行为症状。有社会交往缺陷的 XYY 儿童应进行孤独症谱系障碍的评估和干预。

(四) Turner 综合征

Turner 综合征(45,X 综合征)又称先天性卵巢发育不良,是一种一条性染色体全部或部分缺失引起的先天性疾病。95%~99% 45,X 在妊娠早期即死亡,活产女婴中发病率约 1/2 500。与精子 / 卵子在减数分裂或受精卵在有丝分裂时,性染色体不分离有关;某些患儿有一部分细胞的染色体缺失,而另一部分细胞染色体完全正常,称为嵌合体,如 45,X/46,XX;此外,X 染色体结构发生改变,如长臂或短臂缺失、等臂染色体、环状染色体,也可引起本病。

1. 发育与行为表型　出生时即身材矮小,生后身高增长缓慢,成年最终身高约为 135~140cm。典型的体征包括:后发际低、颈短、颈蹼、乳距宽、肘外翻、膝外翻,脊柱可有后凸或侧弯畸形。约 35% 伴有先天性心脏病,60% 结构性肾异常。患儿平均智商约 90,但可能有空间知觉异常,导致出现学习困难,6% 的患儿有智力障碍。卵巢未发育或发育不全,青少年出现原发性闭经和缺乏第二性征,大部分患儿不能生育。特纳综合征患儿易合并自身免疫性疾病,桥本甲状腺炎多见,并常导致原发性甲状腺功能减退症。患儿常有自卑、害羞、焦虑等表现,这是因为患儿对此病认识不多、不知如何面对所致。

2. 发育与行为儿科的关注重点　由于儿童期性腺发育不全,因此任何不明原因的矮小女孩,若有可疑临床表型,均应进行染色体检查。建议在儿科内分泌医师的监测下使用生长激素、雌激素治疗,可使许多患儿达到正常成人的高度和第二性征的发育。10%~30% 患儿会发展为甲状腺功能减退,建议每 1~2 年进行甲状腺功能的筛查。注意加强健康教育,鼓励和支持患儿参与社会活动。

四、常见的遗传综合征

遗传综合征是指若干种症状同时遗传的疾病,大多是由一个或多个基因缺陷或染色体结构畸变或数目异常所致。可能是遗传所致,也可能是散发。以下简要介绍较常见的与发育与行为相关的遗传综合征。

（一）脆性 X 综合征

脆性 X 综合征（fragile X syndrome，FXS）是最常见的 X 连锁智力低下遗传病，也是与 ASD 最相关的单基因突变性疾病。国外报道 0.4‰~0.8‰ 的男性和 0.2‰~0.6‰ 的女性患有 FXS。其发病机制是脆性 X 智力障碍 1 号（*FMR1*）基因 5' 末端非转录区的三联体重复扩增所致。通常 *FMR1* 基因 cGG 在 5~44 之间重复，"前突变携带者"三联体重复程度为中度扩增（55~200cGG 重复），其后代重复扩增风险很高，随着重复次数的增加（>200cGG），*FMR1* 基因变得高度甲基化，由这个基因产生的蛋白质 FMRP 也随之消失。FMRP 的缺失或不足将出现 FXS。FMRP 水平的不足与 IQ 相关，FMRP 越少，IQ 越低。

1. 发育与行为表现 FXS 的身体特征包括大或突出的外耳、过长的脸、突出的方下巴和过度伸展的指关节。几乎所有这些男性在青春期开始前出现大睾丸（图 7-1-6）。但是 30% 的 FXS 患儿没有很明显的身体特征，所以 DNA 检测不一定必须要依靠这些身体特征，任何一个儿童出现不明原因的发育迟缓都应该进行 DNA 检测。

大多数 FXS 的男性患儿有智力障碍，占智力残疾男性的 3%，大部分为中度智力低下。近 15% 的男性没有智力障碍，但有 ADHD 和学习障碍。在学龄期，FXS 男性有 3/4 表现出明显行为问题，包括刻板行为、ADHD、攻击行为和纪律问题。FXS 女性在认知和行为方面的异常通常比男性症状轻，通常不会有智力障碍，但会表现为学习障碍、注意力问题或 ADHD 并伴有害羞和社会焦虑。重复性语言在 FXS 的患儿中很常见。近 30% 的 FXS 的男孩有孤独症表现；另外，20% 患儿符合广泛性发育障碍未分类的诊断标准；2%~6% 存在孤独症表现的儿童都有 X 染色体脆性突变。即使没有孤独症的患儿也通常表现出眼神交流少、手部动作（如拍手、咬手）或重复性语言。所有孤独症谱系障碍或智力障碍的儿童都应做脆性 X 染色体 DNA 检查排除 *FMR1* 的突变。

2. 发育与行为儿科的关注重点 尽早诊断才能更好地给予 FXS 患儿相应干预。根据认知损害程度和类型采取不同干预措施进行训练和教育，包括语音和语言训练、特殊教育支持。很多 FXS 患儿可针对性给予 ADHD 药物治疗；5- 羟色胺选择性重摄取抑制剂用以对抗焦虑；非典型的抗精神病药物用来治疗情绪不稳或过度兴奋等症状。大部分研究未能证实叶酸对行为和认知有确定的疗效。FXS 为单基因缺陷，将来存在基因治疗的可能。

（二）Angelman 综合征

发病率为 1/20 000~1/12 000。引起本病的遗传因素涉及母源染色体 15q11-q13 区。绝大多数为散发。临床特点为共济失调和急速的上臂运动类似于"木偶样"动作，头颅短小，下颌前突，频繁的阵发性的大笑。神经系统问题包括震颤、癫痫和共济失调。有严重的智力低下，伴有明显的运动技能发育延迟。

（三）Prader-Willi 综合征

发病率为 1/25 000。Prader-Willi 综合征致病基因位于 15q11-q13。50% 存在父源染色体 15q11-q13 缺失。临床特点为婴儿期生长障碍，随之饮食无节制导致明显肥胖。常伴身材矮小、手足异常（手足小）、特殊外貌及性腺发育落后。婴儿早期呈严重的肌张力减退。常伴不同程度的智力低下、行为问题、易怒、倔强和强迫症。

（四）Williams 综合征

发病率为 1/20 000。大多为散发，也有由父母遗传给子女的报道。遗传性和散发病例均由 7q11.23 区域微缺失所致。临床特点包括特殊面容，如塌鼻梁、眼眶周围皮下组织肿胀、星状虹膜、嘴唇突出等，新生儿高钙血症和高钙尿症，心脏杂音（典型的主动脉瓣狭窄），发育迟缓，身材矮小，肌无力，关节松弛，疝气，胃食管反流等。童年后期出现性早熟和高血压。青春期血压可能升高，并出现高频感音神经性听力损失。成年时期，可能伴有明显肾衰竭。常伴智力低下，个性友善。

（五）DiGeorge 综合征

目前估计的发病率约为 1/6 000，由于 22q11.2 邻近基因缺失所致。临床特点包括生长迟缓、圆锥动脉干心脏缺陷（法洛四联症、主动脉弓中断、室间隔缺损、动脉干）、腭咽闭合不全和腭弓异常、相对宽的眼距、鼻梁扁平、小下颌等其他特殊面容。甲状旁腺发育不全或缺如，导致婴儿期严重的低钙血症和抽搐。胸腺发育不全或缺如，可导致严重的感染性疾病。常伴有轻~中度智力低下或特殊性非语言学习障碍。

（六）Rett 综合征

女性发病率为 1/10 000~1/8 000，是 Xq28 区的 *MECP2* 基因突变所致。99.5% 的突变为散发。患儿生后 6~9 个月前通常发育正常。9~16 个月时发育进程受阻，并有癫痫发作的可能。头围增长缓慢，逐渐出现小头畸形。2~3 岁时丧失已获得的有目的的手的技能，出现手部无目的的刻板动作，如扭曲手指、拍手、搓手或洗手样动作；出现孤独症样表现，丧失言语语言、社会交往的能力。5~7 岁时症状相对稳定，表现严重智力低下和身体姿势异常。5~15 岁及成年表现为躯干运动共济失调和失用，进行性脊柱侧弯和后突，一些患儿失去行走能力，但交流、认知功能及手的技能不再倒退，手的刻板动作较前减少。

（七）Noonan 综合征

Noonan 综合征与 Turner 综合征有许多共同的临床特征，以前被称为伪 Turner 综合征，尽管它是一种由于 RAS-MAPK（丝裂原激活蛋白激酶）通路中几个基因的突变而导致的常染色体显性遗传疾病。最常见的是 *PTPN11*（50%），它在染色体 12q24.1 上编码一种蛋白质 - 酪氨酸磷酸酶（SHP-2）。其他包括 *SOS1* 基因（10%~13%）、*RAF1*（3%~17%）、*RITI*（5%）、*KRAS*（<5%）、*BRAF*（<2%）、*MAP2*（<2%）和 *NRAS*（少数几例报道）。

常见特征包括身材矮小、后发际线低、盾状胸、先天性心脏病和颈部短或有蹼，多有心电图异常、眼距过长、肺动脉狭窄、生殖器异常、发育迟缓、耳聋（图 7-1-10）。与 Turner 综合征不同，Noonan 综合征影响两性，并具有不同的先天性心脏病模式，通常涉及右侧病变。

【专家提示】

○ 遗传性疾病往往表现出异常的发育与行为特征，不同的遗传性疾病有不同的行为表型特征，同一遗传性疾病其表型也存在差异。

○ 遗传性疾病的诊断方法包括核型分析、荧光原位杂交、DNA 分析、代谢产物检测等，有的疾病目前主要还是依靠临床诊断。

○ 发育与行为儿科医师要掌握常见遗传性疾病的关注重点。

（李廷玉）

参考文献

1. 傅松滨 . SMITH 人类先天性畸形图谱：分类、判定标准与遗传咨询 . 北京：人民卫生出版社，2007.
2. Carey WB，Crocker AC，Feldman HM et al. Developmental-Behavioral Pediatrics. 4th Edition.Philadelphia：Elsevier Inc. 2009：224-257.
3. R Kliegman，B Stanton，J St Geme III，et al. Nelson textbook of pediatrics. 21st Ed.ACMG Board of Directors. Clinical utility of genetic and genomic services：a position statement of the American College of Medical Genetics and Genomics. Genet Med，2015，17（6）：505-507.
4. 毛萌，李廷玉 . 儿童保健学 .3 版 . 北京：人民卫生出版社，2014：89.
5. Kenneth Lyons Jones. 人类先天性畸形图谱 - 分类、判定标准与遗传咨询 . 第 6 版 . 傅松滨，主译 . 北京：人民卫生出版社，2007：71.
6. 黎海芪 . 实用儿童保健学 .2 版 . 北京：人民卫生出版社，2022.

第 2 节 代谢性疾病

【开篇导读】

先天性代谢异常（inborn errors of metabolism，IEM）又称遗传代谢性疾病（inherited metabolic disease，IMD），是指由于基因突变引起酶缺陷、细胞膜功能异常或受体缺陷，导致机体代谢紊乱，产生异常生化代谢标志物，从而导致一系列临床症状的一大类疾病。随着分子生物学技术的迅速发展和临床应用、遗传学与临床医学的交叉融合、围产医学和新生儿监护医学的不断发展与完善，儿科学的疾病谱正在发生转变，其中遗传代谢性疾病的病种和发病率逐年增加。本节主要讲述遗传代谢性疾病对人类发育过程的影响，以及引起儿童发育迟缓或行为异常的遗传代谢性疾病的诊断治疗策略。

一、遗传代谢异常对发育的影响

三磷酸腺苷及其他能量底物对维持细胞功能很重要，先天性代谢异常可由能量代谢障碍所致。这类疾病中最常见的是线粒体病（mitochondriopathy），线粒体基因或核基因突变均可导致该病的发生，先天性代谢异常通常可导致能量产生不足或乳酸产生过剩，以及与糖代谢相关的能量代谢问题，如糖原累积症、糖异生缺陷可导致大脑能量底物供应减少。而脂肪酸氧化障碍则可引起一线 CoA 生成减少，ATP 相应减少，能量合成障碍导致临床表现。

（一）生物分子转换障碍

生物分子转换障碍疾病是一组由分子间转换系统缺陷导致的疾病，包括苯丙酮尿症、高胱氨酸尿症、高甘氨酸血症、酪氨酸血症和有机酸血症等，这些疾病中分子转换的失败将导致前体代谢物的过量及代谢产物的减少。例如在苯丙酮尿症，由于苯丙氨酸羟化酶的缺乏导致苯丙氨酸的累积，较高水平的苯丙氨酸具有神经毒性；而在半乳糖血症中，由于半乳糖不能被异构成葡萄糖，蓄积的半乳糖会产生神经毒性和肝毒性，并造成由葡萄糖提供的潜在能量丢失。

（二）生物分子清除障碍

这类疾病与生物分子转换疾病有相似之处，但是它发生于专门用来清理有毒分子的系统中。尿素循环障碍是一个很好的例子。正常代谢过程中人体必须定期清理体内的氮元素，如果尿素循环不能将氮转换为容易排出体外的尿素分子，血氮水平将会迅速提升，导致临床症状；高甘氨酸血症也属于生物分子清除障碍性疾病。由于甘氨酸降解失败导致其积聚于中枢神经系统，甘氨酸的神经递质作用可在多个水平上影响脑功能。又如在自毁容貌综合征（Lesch-Nyhan syndrome）中，嘌呤代谢途径的毒素清理缺陷导致的毒素蓄积；而在溶酶体贮积症中，溶酶体的作用是清除相对惰性分子（如黏多糖和低聚糖），当溶酶体功能缺陷时，这些分子积累占据细胞间隙从而发挥其毒性。

（三）细胞功能障碍

细胞一些基本功能的缺陷导致了本组疾病。如天冬氨酸运输缺陷（Citrin 缺乏症、瓜氨酸血症Ⅱ型）引起的肝脏物质代谢异常，形成复杂多样的生化代谢紊乱。该病患者，由于线粒体内产生的天冬氨酸不能转移至胞质参与尿素循环，导致尿素循环障碍和旁路代谢，最终限制了天冬氨酸的产生，而产生临床症状。

二、遗传代谢异常的性质与发育迟缓的发作时间

发育迟缓的发病时间和起病特征为疾病的性质提供了重要线索。

（一）急性发作

一些代谢物仅在疾病急性发作时引起快速的损害，如尿素循环缺陷中堆积的血氨以及脂肪酸氧化障碍（如中链酰基辅酶 A 脱氢酶缺乏症）引起的急性低血糖。发作之前患儿往往是正常的，发作之后除非另一次危机发生，否则病情都会维持在稳定状态。急性发作中神经元损伤导致的长期损害常会引起卒中样后遗症。

（二）进行性加剧

进展性疾病的患者一开始发育是正常的，之后他们的发育轨迹可以出现偏离，甚至是倒退，使其失去一些已经获得的技能。这些患者的临床过程反映了由毒素引起的神经中毒和细胞死亡的进展过程。

（三）产前发病

一些患者发育问题起病于出生之前，例如患有高甘氨酸血症或过氧化物酶体病的孕妇。在这些疾病中，代谢产物的积累超出了胎盘的过滤能力或导致了细胞内毒性。这些疾病导致胎儿出生后神经系统退化，通常难以治疗。

（四）混合型

某些疾病混合了这些特点。尿素循环障碍的患者可以引起急性高氨血症而损害神经系统，同时也出现由氨及其他循环中间体（如精氨酸）慢性升高引起的神经毒性。患有能够引起乳酸酸中毒（如丙酮酸脱氢酶）疾病的患者可以发生乳酸酸中毒的急性发作，也可以遭受慢性神经组织损伤。

最重要的是在不明原因的疾病之后，如果发生发育的倒退和 / 或失去已获得的技能，这是毒性代谢过程正在进行的强烈暗示。

三、遗传代谢性疾病的病史线索

对于发育迟缓患儿，详细的病史询问可能对诊断遗传代谢性疾病有帮助，不仅可能提示需要做涉及遗传代谢性疾病相关的检查，而且常常能够提示疾病诊断的思考方向。

（一）疾病进程

功能不断恶化的发育过程提示可能存在慢性神经毒性代谢产物。疾病的进展性可能就是某些遗传代谢性疾病所引起的。

（二）家族史

大多数遗传缺陷是常染色体隐性遗传，因而患儿家族史往往没有异常。但应注意几个 X 染色体缺陷疾病，在几代人中通常有男性亲属受影响的家族史，包括尿素循环障碍（鸟嘌呤氨甲酰基转移酶）及嘌呤代谢紊乱（自毁容貌综合征）。然而，在这两个疾病中有相当数量的女性因为非随机的 X 染色体失活而部分甚至全部受到影响，因为线粒体只通过卵细胞传递给后代，精子不参与其中，所以线粒体 DNA 突变导致的线粒体功能障碍性疾病常常表现出母系遗传的特征。最后，被询问的家族成员应该包括所有存在血缘关系的亲人，若家族中有人患病，则后代发生常染色体隐性遗传性遗传代谢性疾病的风险可能大大提高，虽然这类疾病整体属于罕见病。

（三）临床表现

代谢系统部分缺陷的患者常常表现为与其他疾病相关的综合征。嗜睡、感染常见的病毒性疾病后出现恢复缓慢、感染频率增加都提示有潜在的遗传代谢性疾病可能。

（四）惊厥

在发育迟缓患儿中惊厥的发展常常提示存在毒性代谢产物，这种毒性产物是引起惊厥和发育迟缓的共同原因。轻微疾病引起的惊厥发作也高度提示遗传代谢性疾病。

（五）新生儿期病史

新生儿期是代谢压力最大的时期。在无病原感染存在的前提下，精神萎靡、嗜睡、拒食、行为异常、癫痫发作、体温不规则均提示可能存在毒性代谢产物。

四、遗传代谢性疾病的体检线索

许多遗传代谢性疾病不一定有特定体征，但一些临床表现有助于确定检查方向。生长不良和慢性病容都提示发育迟缓患儿的潜在发展过程。

（一）头、眼、唇部异常

小头畸形和巨头都是遗传代谢性疾病的体检线索。在氨基酸代谢缺陷以及突然起病的代谢危象中，小头畸形常是由神经组织发育不良所致。而戊二酸血症Ⅰ型的患儿，则常出现巨头，且影像学可见相关的脑室异常。囟门大往往出现在过氧化物酶体紊乱的患儿中。角膜混浊可以是溶酶体贮积症特征性改变，白内障则常由代谢产物的沉积引起（例如，半乳糖血症，AD-皮肤松弛症 3 型等）。在胱氨酸尿症患儿中，晶状体移位是由固定晶状体的纤维破坏引起的，因而眼科医师在裂隙灯下的检查非常有用，这样同时可以检查角膜樱桃红色斑点（cherry-red spots），其可在多种溶酶体贮积症中发生。咀嚼嘴唇可以是痛觉减退的提示，可见于自毁容貌综合征的患儿。

（二）头发

在遗传代谢性疾病判断中非常重要。头发的生长需要蛋白质的合成和胶原的交联。在氨基酸先天代谢性疾病中头发生长可能会减慢。在尿素循环障碍（特别是精氨酸琥珀酸裂解酶缺陷）中，患儿不能产生精氨酸从而导致结节性脆发症的特征性表现，显微镜检查显示头发的竹样外观伴随头发上的大量的易碎点，这些易碎点导致了头发的断裂。铜代谢缺陷影响胶原的交联，患儿表现为头发质地粗糙或绞结，显微镜检查显示头发扭曲。酪氨酸能够生成色素，无色素或缺乏色素的头发提示苯丙酮尿症或酪氨酸代谢缺陷。

（三）皮肤

皮疹的广泛出现提示关键代谢基础物质如氨基酸（赖氨酸尿性蛋白耐受不良）的缺乏或未加工的代谢物（例如在脂肪酸氧化障碍中的脂肪酸）的增加。

（四）腹部

慢性肝大的出现提示产物贮积。糖原累积症可表现为肝大，当伴随脾大时提示贮存紊乱。

（五）神经系统

一些特征性的神经系统体征提示某类遗传代谢性疾病。例如，肌张力减退和肌发育不良可能提示线粒体肌病，但是很难与一般的肌张力减退相鉴别。

五、遗传代谢性疾病的实验室检查

临床一些常规的检查结果对遗传代谢性疾病有诊断价值。

（一）常见的实验室检查

1. 电解质与阴离子间隙 对于判断循环中不明酸性物质非常有用。可用以下公式计算阴离子间隙：阴离子间隙 = 钠 - 氯 - 碳酸氢盐，若阴离子间隙增加，可以提示有机酸和乳酸产生增加。

当阴离子间隙接近或 >15mmol/L 时,应进一步检查有机酸及乳酸水平。

2. pH 如同阴离子间隙一样,血液的 pH 可以用于反映机体内是否可能存在不明的酸性物质。严重代谢紊乱患者会出现酸中毒。血液中的 pH 升高则可能提示呼吸性碱中毒可能,此时若出现脑水肿,可能是血氨水平升高的结果。应进一步检测血氨水平。

3. 葡萄糖水平的测定 有助于反映能量代谢缺陷。血液循环中葡萄糖水平(尤其在危象期间)可能提示潜在的问题。在脂肪酸氧化障碍(最常见的是与中链脂肪酸相关的障碍)中,低血糖是常见的表现,它能够产生许多相关症状,例如乏力、神经萎靡、面色苍白、大汗等。另外,在有机酸血症和丙酮酸羟化酶缺陷中,糖异生也受到抑制。在与葡萄糖(糖原)贮积相关的障碍中,低血糖是常见的表现,并且与这些疾病的许多毒性反应相关。

4. 血尿素氮的测量 通常可用来确定体液的状态及患者的肾功能。血尿素氮浓度低或非常低可能反映了尿素氮循环中的缺陷,有必要进行后续检查。

5. 尿酮 尿液中的酮体可以反映脂肪酸在能量代谢中的情况。在有机酸血症、糖原贮积病以及线粒体疾病中,能量代谢紊乱会引起尿酮升高。在严重发育迟缓的患儿,营养状况差也可导致尿酮升高。血糖水平低的患者,酮体缺乏提示脂肪酸氧化缺陷,有必要进行后续检查,例如尿有机酸检测及血氨基酸检测等。

6. 尿还原物质 尿中还原性物质(最常见的是半乳糖和果糖)的出现提示还原糖入尿。应注意,大多数青霉素相关的抗生素也会产生阳性反应。

7. 乳酸 影响能量代谢的疾病会出现血乳酸水平升高。乳酸是葡萄糖分解的中间产物,反映了糖代谢系统的过度使用或对糖代谢过程的直接限制(例如被丙酮酸脱氢酶或丙酮酸羧化酶限制)。线粒体能量代谢障碍或脂肪酸氧化障碍也会导致血乳酸水平升高。血乳酸水平必须在循环血液(无止血带时)中测量,且过程要迅速。缺氧(如重症肺炎)、快速消耗(如惊厥发作和剧烈运动)或心脏病也可导致血乳酸水平的显著升高。乳酸除了可以用于衡量代谢异常外,高浓度的乳酸对神经系统具有毒性作用。此外,丙酮酸水平也应在同一时间检测,用以区分葡萄糖代谢的原发和继发缺陷。

8. 血氨 儿童血氨升高超过 100μmol/L,成人超过 50μmol/L 视为异常,并且需要进一步的检查。当其与低尿素水平相结合时,血氨水平升高往往提示尿素循环缺陷。有机酸可以干扰尿素循环功能,表现出血氨水平升高。一些疾病如病毒性肝炎和某些化学物质严重扰乱肝功能可导致高氨血症。用于治疗许多发育性疾病的药物丙戊酸,也可以干扰尿素循环提高血氨水平。

(二)影像学检查

代谢系统疾病的影像学检查很少具有特异性,但有些检查结果会频繁出现。高甘氨酸血症的患者除了整体的大脑发育不良外,也会出现部分或全部的胼胝体发育不良。在戊二酸尿症的患者中,巨头可伴随有脑室扩大。在乳酸酸中毒引起的能量代谢紊乱中,病程早期疾病可影响基底节,在磁共振成像中常描述为瑞士奶酪外观(Swiss cheese appearance),这在影像学中常被称作 Leigh 脑病。磁共振成像中神经组织的广泛损伤也提示有潜在的毒性物质。腹部成像显示肝、脾大提示贮存功能障碍。心脏扩大或肥厚提示先天性代谢性肌病或贮存功能障碍如庞贝症(Pompe disease)等。

六、遗传代谢性疾病的生化检测及代谢组学检查

(一)遗传代谢性疾病的代谢组学检查

需要在严格质量控制的专业实验室中进行。这些测试主要由医科大学附属医院及一些参考实验室提供。对结果的解释往往非常困难,需要生化遗传学专家的协助。在代谢产物水平并不是很高或处于临界水平的情况下,需要重复测量用以确诊。此外,对于新生儿,一方面临床表现可能不典型甚至隐匿;另一方面,可能因为代谢产物蓄积尚未达到参考值而漏诊。如临床怀疑遗传代谢性疾病,不能因一次代谢筛查阴性而放弃诊断,需要重复进行筛查,甚至长期进行随访。筛查手段建议同步采集血尿进行血氨基酸及酰基肉碱以及尿有机酸的联合筛查,结合血尿联合筛查结果进行实验室报告解读。然而,我们应该注意到任何原因引起的急性疾病可以导致许多试验结果的升高或降低,而且使用肠外营养可以影响这些测试中代谢产物的水平。与这些问题相关的信息应该尽可能多地提供给实验室,以便结合患儿的前后病

情给出适当的解释。

1. 血浆氨基酸　血浆氨基酸测试用于测量分离血浆样本中游离氨基酸的浓度，尿氨基酸易出现假阳性。血浆氨基酸水平最好在饭后或喂养2小时后测量，这项测试可以检测氨基酸加工缺陷，如苯丙酮尿症、酪氨酸血症、高甘氨酸血症、支链氨基酸病（如枫糖尿病）、高胱氨酸尿症、蛋氨酸缺陷以及赖氨酸转运障碍等，还可通过测量精氨酸及其他循环中间产物判断尿素循环功能障碍。影响肝脏健康的疾病表现为由肝脏处理的氨基酸（苯丙氨酸、酪氨酸、蛋氨酸、半胱氨酸、亮氨酸、异亮氨酸、缬氨酸）水平升高。氨基酸测量还可以验证乳酸的升高，因为乳酸的前体丙酮酸可以转换成丙氨酸。

2. 血液酰基肉碱谱　这项试验只能在少数国家部分实验室中进行，但其效用很大。该试验可以在一个血斑样本上进行，因而进一步增加了其效用。它可以检测到脂肪酸氧化障碍，因为这些化合物容易结合到肉碱上并从线粒体输出。其他化合物如尿素循环中间产物精氨酸琥珀酸同样结合于肉碱并且容易被检测到。

3. 血浆长链脂肪酸　用于评价过氧化物酶体功能，对肾上腺脑白质营养不良和齐薇格综合征的诊断也非常重要。

4. 尿液有机酸　尿液有机酸分析可以检测广泛的化合物，是有机酸血症的诊断性测试，适用于丙酸血症、甲基丙二酸血症及异戊酸血症的辅助诊断。还可以用于检测戊二酸，其是生物分子转换缺陷中的进展性神经毒性物质。脂肪酸氧化缺陷也会引起尿液中出现异常化合物，而琥珀酰丙酮的出现是酪氨酸血症的标志。同样，异亮氨酸的代谢产物是枫糖尿病的标志。乳酸和丙酮酸可以在有机酸分析中被检测，但并不能总与血浆水平相吻合。

5. 转铁蛋白电泳　用于检测碳水化合物与蛋白质在转录后相结合的有关缺陷。

6. 尿中黏多糖／寡聚糖筛查　尿黏多糖和低聚糖筛查对辅助溶酶体贮积病的诊断非常重要。

7. 酶学检查　虽然上述的生化检测技术及代谢组学筛查对于临床异质性强的遗传代谢性疾病具有重要的辅助诊断价值，但对于处于疾病间歇期的患者上述检测结果往往呈阴性。另外，对于另一大类遗传代谢性疾病——细胞器疾病，依靠单纯代谢产物生化分析则难以诊断。为进一步明确诊断或进行疾病分型，可进行酶学分析。酶活性异常往往与是否处于疾病急性期无关。例如，利用外周血白细胞或皮肤成纤维细胞内相应溶酶体酶活性的测定有助于多种溶酶体贮积病、糖原累积症的确诊。不仅如此，酶学分析技术还可对溶酶体贮积症、糖原累积病等进行分型诊断。

8. 其他特殊检测　这些测试通常难以执行，价格昂贵并且需要对测试材料（通常是活检材料）精心处理。建议这些测试由生化遗传专家实施或者与其他有经验的人合作进行。

（二）遗传代谢性疾病的基因组学检查

遗传代谢性疾病本质是一类由细胞核基因或线粒体 DNA 突变引起的以细胞生化功能破坏为特征的先天性代谢异常。并且，其多属于单基因遗传病，绝大多数为常染色体隐性遗传，少数为常染色体显性遗传、X 连锁伴性遗传或线粒体遗传。因此，在综合应用生化分析技术、代谢组学技术及酶学技术的基础上，近年来随着二代测序技术以及医学遗传学的迅猛发展，核基因组和线粒体基因组测序也成为辅助遗传代谢性疾病进行分子诊断的重要手段。不仅如此，二代测序技术的临床应用还为了解疾病的确切发病机制和开展后续的基因治疗提供了可能。

1. 核基因组检测　根据患儿不同的临床情况，可采用基于高通量测序技术的不同基因检测策略。例如基因 Pannel、全外显子测序（whole exon sequencing，WES）或全基因组测序（whole genome sequencing，WGS）等。对于针对某类疾病具有诊疗优势的临床医学中心，可结合自身情况定制针对性的基因检测平台，将已报道的已知可能导致某类疾病的致病基因全部纳入拟制定的平台，特别是某些具有明确热点突变的疾病。其优势是，检测成本低，检测效率高，报告解读相对容易。缺点是对于少见的致病基因可能遗漏，并且不能辅助发现新的致病基因和位点；WES 能够在单次反应中检测约 20 000 个基因的外显子，诊断率可达到 30%~50%，大大地提高了检测通量，不仅有助于检出已知的致病基因和位点，还有助于发现新的致病位点甚至新的致病基因。但其在技术层面也有些局限性，例如，一些外显子的不完整测序覆盖率，即具有高百分比的胞嘧啶和鸟嘌呤的外显子可能难以测序；一些有假基因毗邻的致病基因容易出现误判；根据 ACMG/AMP 指南解读某些变异致病等级或许达不到"致病性"或"可以致病性"的程度,即便临床高度符合。这种情况,往往需要在体外开展功能实验以增加证据的等级,但一般的医疗机构往往不具备这样的条件。WGS 能够覆盖 WES 所不能检测的基因组非编码区域的变异,包括内含子,这极大地拓宽了寻找致病基因的范围。但一方面,我们对内含子的生物学功能了解还很有限;另一方面,高通量测序产生的海量数据,如何解读,特别是包含了内含子区域的测序数据解读将是一个巨大的挑战,对数据的正确解释需要分子生物学家、生物信息学家、遗传学家和临床医师之间的紧密合作。

2. 线粒体基因组检测 由于遗传代谢性疾病中肌肉线粒体功能检测非常困难,使得线粒体基因突变检测成为可被接受的替代试验。出现肌阵挛、癫痫、破碎红纤维(MERRF)、线粒体肌病、脑病、乳酸性酸中毒和卒中样发作及其他常见的突变性疾病可考虑使用这项测试。

七、诊断遗传代谢性疾病的方法

发育与行为儿科医师考虑遗传代谢性疾病时,可以考虑选择血浆氨基酸谱、尿有机酸谱、酰基肉碱谱以及可能的转铁蛋白电泳等特殊检测。如果患儿具有神经疾病进展的临床表现,应加入尿黏多糖和寡糖检查以及血浆长链脂肪酸分析。更详细的调查应由代谢专家进行,以便控制成本和正确引导诊疗方向。

虽然本节没有深入介绍每种遗传代谢性疾病,但它提供了这些疾病病理过程和相关诊疗方法的入门学习。通过思考这个过程如何影响大脑和发育,临床医师可以对患儿提供一组合理而适当的相关处理。

八、发育与行为儿科医师的作用

当遗传代谢性疾病诊断明确,进入干预和治疗程序时,发育与行为儿科医师应监测特定疾病对儿童生长发育的影响,包括体重、身高的一系列追踪测量,以及儿童运动、语言、情绪、社会交流等能力的定期评估,参与主诊专科医师的医疗过程,一方面可以提供某一遗传代谢性疾病对儿童成长过程中所造成的损害;另一方面又可以反映干预和治疗中,儿童技能或能力发展的变化,以及疗效的评定,纳入慢病管理的医疗服务中的一个方面。

【专家提示】

○ 大脑是人类代谢最旺盛的器官之一,它需要消耗大量的能量以及合成各种生物分子。代谢过程中的微小变化对大脑产生的影响较其他器官(肝、肾、心脏)更早、更严重。且具有神经毒性的代谢产物对大脑造成的损害往往是不可逆转的。大部分遗传代谢性疾病可以导致大脑发育异常,而智能发育迟缓常常是潜在的先天代谢性疾病的最初表现。

○ 虽然遗传代谢性疾病中的单个疾病可能很罕见,但是在探讨这些疾病在发育中的作用时,可将它们看成一组有显著特征的疾病综合征。对一个发育迟缓或者神经系统功能障碍的患者,如果没有找到明显的病因,那么考虑遗传代谢性疾病的可能就显得非常重要。诊断这些疾病的重要性在于:首先,一些疾病目前具有治疗手段,并且,其中一些疾病如果能够早发现,早治疗,可以完全避免患儿发生不可逆的神经系统损害;其次,能够对其他家庭成员在产生症状前进行诊断性测试,以发现无症状患者或致病基因携带者,为家庭成员的后续治疗乃至遗传咨询提供方向。

○ 确诊遗传代谢性疾病需要非常复杂的检测手段。在大多数情况下,病史、体检、家族史与病程的线索也非常重要。

○ 不典型或变异型遗传代谢性疾病可以发生在任何年龄,对于这部分患者,医师需高度警惕。

○ 发育与行为儿科医师应当监测儿童遗传代谢性疾病的生长发育。

(李廷玉)

参考文献

1. 中华医学会.临床诊疗指南:内分泌及代谢性疾病分册.北京:人民卫生出版社,2005.
2. Scriver CR. The Metabolic and Molecular Bases of Inherited Disease, vols 2. New York: McGraw-Hill, 1989.
3. Wolraich ML, Drotar DD, Perrin EC, et al. Developmental-Behavioral Pediatrics. Evidence And Practice, 2007: 336-344.
4. 黎海芪.实用儿童保健学.北京:人民卫生出版社,2016: 35.

第3节　神经系统疾病

【开篇导读】

神经系统疾病（nervous system diseases）对儿童的发育及行为的影响深远，可能因遗传、发育、感染、免疫炎症或代谢紊乱等因素所致，包括中枢或外周神经系统结构或功能上的异常。本节重点阐述儿童常见神经系统疾病包括癫痫、脑卒中、头痛、神经肌肉疾病、中枢神经系统感染、自身免疫性脑炎的流行病学、病因、临床表现、诊断、治疗及其对儿童神经心理发育的影响。本节以儿童常见神经系统疾病为契机，提示多学科亚专业诊疗合作的重要性，尤其发育与行为儿科与神经科跨专业合作中所发挥的作用，如神经系统疾病共病神经发育障碍的诊治、转介及管理。

一、癫痫

（一）定义与流行病学

癫痫（epilepsy）是一种发作性疾病，因大脑神经元重复异常放电导致阵发性脑功能障碍，从而表现出短暂的体征和/或症状。因异常放电起源与播散范围不同，癫痫发作（seizure）表现各异，可有肌肉抽搐，伴或不伴有意识障碍，亦可伴有或仅有感觉、自主神经及精神等功能障碍。癫痫是儿童最常见的神经系统疾病之一，患病率为3‰~6‰。2002年我国五省流行病学调查14岁以下儿童癫痫患病率为5.3‰。

传统上，癫痫病因主要分特发性（原发性）、症状性（继发性）及隐源性三类。特发性指根据现在的知识和诊断技术找不到脑结构上的异常和生化的原因，但多与遗传因素有关。症状性指有明确脑部结构异常、损伤、感染、缺氧、中毒、占位或代谢障碍等。隐源性指疑似症状性，但未找到病因者。2017年国际抗癫痫联盟（International League Against Epilepsy，ILAE）推荐的"癫痫发作及癫痫分类指南"则将病因分类为遗传性、结构性、感染性、免疫性、代谢性以及未知病因六大类。

（二）临床表现

癫痫分类以往多基于临床医师的观点和判断来确定的，但近年来随着神经相关专业如神经影像、神经遗传学和神经生物学的进步，之前相对简单的、以临床经验为主的分类方法，已无法客观公正地反映出疾病潜在的发展及其病理、生理过程的复杂性。因此，2017年ILAE提出了一种新的可操作的癫痫发作类型和分类。依发作起源，分为全面性起源、局灶性起源和未知起源发作。全面性发作放电源自双侧大脑半球，而局灶性发作（也称为定位相关性或部分性发作）放电源自一侧半球或一侧半球部分区域，而未知起源主要指发作起源可能未观察到或模糊不清。具体分类见图7-3-1。

1. 全面性发作（generalized seizure）

（1）强直-阵挛发作（tonic-clonic seizure）：又称大发作（grand mal），是最常见的全面性发作类型之一。表现为突然意识丧失，瞳孔散大，全身骨骼肌强直收缩、节律性抽动，两眼上翻或凝视，牙关紧闭，口吐白沫，大小便失禁。阵挛停止后进入昏睡，发作后可表现为头痛、呕吐、疲乏，对发作无记忆。小儿常表现为一些不典型的大发作。发作间期脑电图主要表现为双侧同步对称的棘波、尖波、棘慢波、多棘慢波及尖慢波阵发。

（2）失神发作（absence seizure）：以短暂意识障碍为主，典型失神发作次数频繁，每天数次至数10次。表现为突然起病，意识丧失，正在进行的活动停止，两眼凝视，持续数秒钟后恢复，发作持续时间很少超过30秒。发作后继续原来的活动，不能回忆刚才的发作。由于失神频繁发作，一些儿童在学校表现出学习困难。发作期脑电图为对称、同步的3Hz棘慢波或多棘慢波发放。

（3）强直发作（tonic seizure）：表现为僵硬的、强烈的肌肉强直收缩，肢体固定于某种姿势，如头眼偏斜、双臂外展、角弓反张、呼吸停滞等。发作期脑电图可表现为低波幅快活动，或9~10Hz以上快节律，频率渐慢，波幅渐高。

（4）阵挛发作（clonic seizure）：发作时意识丧失，表现为肢体、躯干或颜面部呈有节律性的抽动，发作期脑电图为10Hz或10Hz以上的快活动及慢波，有时可见棘慢波。

（5）肌阵挛发作（myoclonic seizure）：表现为某

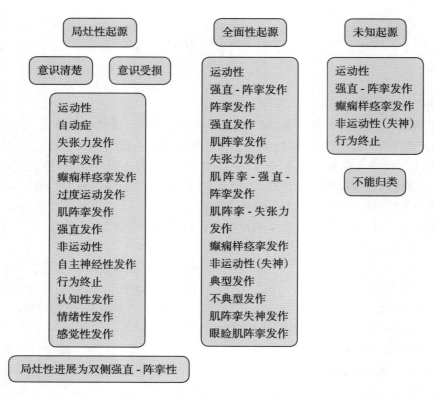

图 7-3-1　ILAE 2017 年癫痫发作分类

一部位肌肉或肌群突然、快速有力地收缩，导致肢体或面部快速有力抽动，有时似触电状，如上肢抽动时手中的物品可甩出。发作期脑电图可表现为多棘慢波、棘慢或尖慢综合波。

（6）失张力发作（atonic seizure）：因肢体肌张力突然丧失而不能维持正常姿势（仅在立位或坐位时才能观察到）。表现为头或双肩的下垂或跌倒，有如活动的提线木偶突然断线而散落地面。发作期脑电图多表现为多棘慢波或平坦低幅快活动。

2. **局灶性发作（focal seizure）**　局灶性发作表现基于大脑放电起源的部分。额叶癫痫如涉及运动皮质，可能导致阵挛性运动，可能从近端向远端迁徙［杰克逊发作（Jacksonian seizure）］，亦可能发生非对称性强直发作，表现形式可能稀奇古怪，有时可被错认为是非痫性事件；颞叶癫痫可能具有陌生的前兆感觉或具有嗅觉及味觉异常，声音或形体扭曲的先兆，播散到运动前皮质，可能出现咂舌、拨衣服及无目的行走。有时具有似曾相识（Deja-vu）与旧事如新（Jamais-vu）的感觉，意识损害程度及发作时间比典型失神发作长；枕叶癫痫可造成视觉扭曲；而顶叶癫痫可造成对侧的感觉迟钝（感觉改变），或体象扭曲。

局灶性癫痫也可根据意识水平来描述。简单部分局灶性发作（simple partial focal seizure）的意识保留，而复杂部分局灶性发作（complex partial focal seizure）存在意识损害，虽然可能保留了对一些事件的记忆。临床上有时常难于区分简单与复杂部分局灶性发作，笼统用认知障碍性发作（dyscognitive seizure）来概括。

3. **部分局灶继发全面性发作（partial focal seizures with secondary generalization）**　前两类部分性发作均可开始表现为局灶性，而后泛化成全面性发作。

4. **癫痫综合征**　不同年龄组别儿童有不同的癫痫综合征。儿童良性癫痫伴中央颞区棘波（BECT）（又称良性 Rolandic 癫痫）是典型的以局灶性发作为特征的癫痫综合征；青少年肌阵挛性癫痫是青少年时期常见的癫痫综合征；癫痫性脑病框架下的全面性癫痫综合征，包括婴儿痉挛症（West 综合征）、Lennox-Gastaut 综合征、Doose 综合征、Dravet 综合征等，许多癫痫综合征的发作控制困难，常伴随儿童发育迟缓或倒退；有些患儿即便癫痫发作控制了，但发育性脑病仍然继续发展，故"发育性癫痫性脑病（developmnetal and epileptic encephalopathy，DEE）"术语可能较既往"癫痫性脑病"的术语更合适。

5. 癫痫持续状态　凡一次癫痫发作持续 30 分钟以上，或频繁发作连续 30 分钟以上、发作间歇期意识不能恢复者，均称为癫痫持续状态（status epilepticus，SE），是儿科常见的危重急症。研究发现如果惊厥发作持续超过 5 分钟，无适当的止惊治疗很难自行缓解，因此近年来已经将癫痫持续状态持续时间的定义（或者称作"操作性定义"）缩短至 5 分钟，其目的就是要强调早期处理的重要性。

6. 热性惊厥（febrile seizures，FS）　指急性发热情况下出现的惊厥，归属于癫痫样发作，但习惯上不诊断为癫痫的一个类型。6 个月 ~5 岁儿童的发病率为 3%~6%。存在遗传倾向，如一级亲属患该病，子女有 10% 患病风险。惊厥常为短暂全面性。热性惊厥复发率为 30%~40%，发作时年龄越小、发作前发病期限越短、发作时热度越低以及有阳性家族史者，惊厥复发的可能性越高。

简单热性惊厥常发生在疾病初期，体温快速上升期，为单次全面性强直阵挛性惊厥，持续时间 <15 分钟，之后发生癫痫的风险为 1%~2%，与普通儿童的风险率相仿。若惊厥为部分性发作、在同一次发病中反复发作、持续 15 分钟以上，则称为复杂性热性惊厥，常伴有神经系统异常，有 4%~12% 之后发展成癫痫风险。预防性治疗仅限于长程发作的患儿。若 6 岁后仍有热性惊厥，或出现不伴发热的全面性强直阵挛发作，则称之为热性惊厥附加症（febrile seizure plus，FS+）；若同时伴有失神发作、肌阵挛发作或失张力发作，则为全面性癫痫伴热性惊厥附加症（generalized epilepsy with febrile seizures plus，GEFS+）。

7. 癫痫共患病　常见共患疾病包括神经系统疾病、神经发育障碍、精神疾病及躯体疾病。在癫痫患者当中，孤独症谱系障碍（autism spectrum disorder，ASD）、注意缺陷多动障碍（attention deficit hyperactivity disorder，ADHD）、偏头痛、抽动症、情感障碍等的发生率高于一般人群。

癫痫和 ASD 共患临床上较为常见，研究发现，5%~37% 的癫痫患儿共患 ASD，约 10% 的 ASD 患者共患癫痫，其中儿童约 7%，成人约 19%。与未共患 ASD 患儿相比，癫痫共患 ASD 患儿出现首次癫痫发作的平均年龄更早。ASD 患儿共患癫痫的发病年龄可从婴儿期到成年期不等，但多数起病于学龄前期和青少年期，呈双峰年龄分布现象。共患 ASD 的癫痫特征表现为：难治性癫痫发生率高、局灶性发作多见，按癫痫类型来分，普通癫痫、婴儿痉挛症、局灶性癫痫、Dravet 综合征共患 ASD 的风险分别为 4.7%、19.9%、41.9% 和 47.4%；精神发育迟缓、运动发育问题和行为症状更多见；有更多的睡眠问题，包括醒后难以继续入睡和早醒等。与未共患癫痫的 ASD 患儿相比，共患癫痫的 ASD 患儿的特征表现为：智力发育障碍更为常见、低功能的 ASD 发病率高、发育倒退更为常见，ASD 的治疗更为困难。

ASD 儿童可有各种类型的癫痫发作。虽然局灶或局灶相关的癫痫经常被报道。良性的和重度的癫痫综合征在 ASD 儿童当中均有报道。约 4%~86% 的 ASD 患儿表现为脑电异常。各种类型的脑电异常皆有报道，包括局灶性、多灶性或全面性的癫痫样脑电异常，全面性的或局部的慢波，超快波活动，以及缺乏正常清醒或睡眠模式等。

癫痫共患 ASD 的主要危险因素包括智力障碍（ID）、年龄、性别及症状性癫痫等，而 ASD 共患癫痫的主要危险因素包括 ID、女性、病因（特发性 / 综合征型）、年龄、症候严重程度、发育倒退、ASD 和 / 或癫痫家族史、运动损害、胎龄较低、Apgar 评分、出生体重及精神疾病家族史等，其中 ID 因素被认为既是癫痫共患 ASD，也是 ASD 共患癫痫最重要的危险因素之一。

ADHD 是癫痫患儿中常见的共患病之一。研究显示癫痫患儿中 ADHD 共患率在 13%~70%，而 ADHD 患儿中癫痫的共患率也高于普通儿童。与癫痫症状表现为发作性不同，ADHD 的核心症状则较为持续，癫痫共患 ADHD 进一步影响患儿的心理健康、长期受教育水平、社交功能等，严重影响患儿生活质量。癫痫共患 ADHD 因癫痫本身特点，与单纯 ADHD 患儿相比，在临床的表现上存在不同。与单纯 ADHD 患儿 7 岁前或可能学龄前起病相比较，癫痫共患 ADHD 患儿起病的年龄尚不清楚，可能在癫痫发作之前；男女比例相似；注意缺陷多动冲动更严重，也更常见；混合型与注意力缺陷为主型所占比相似，后者甚至更为常见；智商可能低于正常；随年龄增长，多动、冲动减轻。另外，有些癫痫及癫痫综合征更容易出现 ADHD 样行为。

（三）诊断

1. 诊断　目前临床上普遍采用的癫痫的诊断标准为临床上出现两次（发作间隔不少于 24 小时）及以上的非诱发性癫痫发作。2005 年 ILAE 修订了癫痫的相关定义,指出"在脑部存在持久性致痫倾向的前提下,诊断癫痫可只需要一次的癫痫发作"。2014年ILAE发布新的癫痫临床实用性定义,指符合以下任何一种情况可确认为癫痫:①至少两次间隔>24小时的非诱发性(或反射性)发作;②一次非诱发性(或反射性)发作,并且在未来10年内,一般复发风险与两次非诱发性发作后的风险相当时(至少60%);③诊断某种癫痫综合征。ILAE将诊断分5个诊断轴:确定发作性事件是否为癫痫发作(轴1);确定癫痫发作的类型(轴2);确定癫痫综合征的类型(轴3);与癫痫或癫痫综合征相关的病因(轴4);根据WHO国际功能、残障与健康分类标准(ICF)对功能状况进行评估(轴5)。

2. **病史及体格检查** 评估的关键是确认是否为癫痫发作事件,发现潜在病因。详细病史包括出生史、发育史、用药史、热性惊厥史、患儿及家庭发作史。发作史包括首次发作的年龄、发作频率、发作诱因、先兆、发作的详细过程(发作起始、发作过程与发作后表现)以及持续时间。对确认是否存在癫痫发作存在困难的患者,发作过程录像视频或发作期视频脑电图可能帮助进一步厘清及确认。临床体检包括神经系统检查、皮肤检查、生长发育指标评估等。

3. **脑电图** 疑患癫痫应行脑电图(electroencephalogram,EEG)检查。它可能提示发作性异常,但应注意在5%~8%的健康儿童当中亦可存在发作间期EEG异常现象。睡眠EEG能将常规脑电图60%的阳性率提高至90%。长程动态EEG对捕捉癫痫发作以及量化发作具重要意义。硬膜下电极的使用让EEG技术为癫痫外科手术服务,而视频遥测术(video-telemetry)可能在未来EEG检查使用过程中扮演越来越重要的角色。

4. **神经影像学检查** 计算机断层扫描(computed tomography,CT)及(magnetic resonance imaging,MRI)可明确颅内钙化、畸形、占位病变、血管及脑发育异常等。急诊头颅CT指征包括惊厥持续状态、头部外伤、占位、血管损害等。皮质发育异常是导致儿童症状性癫痫最常见原因之一,生后头6个月内患儿,需行MRI明确有无皮质发育异常,并了解髓鞘形成情况等。MRI Flair序列能更好地发现颞叶癫痫内侧颞叶硬化情况。阳电子发射断层扫描(positron emission computed tomography,PET)可测定大脑葡萄糖和氧代谢状况。单光子发射断层扫描(single photon emission computed tomography,SPECT)可测定局部脑血流情况,癫痫起源病灶在发作期显示血流增加而在发作间期显示血流减低。

5. **实验室检查** 临床疑似癫痫患者应进行三大常规、血氨、血乳酸、微量元素(尤是钙、镁测定)、血液生化检查及遗传代谢筛查(尿有机酸分析、血氨基酸分析、酰基肉碱、染色体检查等)。疑似颅内感染者应行腰穿检查。

基因检测:目前已经成为重要的辅助诊断手段之一。随着高通量二代测序技术及微阵列比较基因组杂交技术(array-based comparative genomic hybridization,aCGH)的发展,越来越多癫痫致病基因被发现。基于二代测序技术的疾病靶向序列测序技术,能够一次性检测所有已知癫痫相关致病基因,是一种快速、高效、相对成本低廉的临床遗传学诊断技术,提供癫痫患者的基本遗传信息,目前常用于发育性癫痫性脑病的病因学诊断,帮助精准诊疗。基因检测目前不作为癫痫患者常规病因筛查手段,通常在临床已高度怀疑遗传相关的癫痫时进行。

6. **神经心理评估** 根据患儿癫痫类型、发病年龄及共患病,进行相应的神经心理评估,包括智能、发育、行为、情绪及人格等方面评估。

7. **鉴别诊断** 应注意与非痫性发作性障碍(non-epileptic paroxysmal disorders)鉴别,包括屏气发作(breath-holding attacks)、反射性缺氧性发作(reflex anoxic seizure)、晕厥、心律失常、低血糖、良性发作性眩晕、夜惊、白日梦、抽动障碍、便秘、抖动、手淫、发作性睡病、头痛,以及非痫性癫痫发作性疾病(non-epileptic attack diseases,NEAD)[如假发作(孩子装病)、捏造(父母捏造)、诱导疾病(非意外伤害,如有意诱导疾病)]等。屏气发作多见于幼儿,发作前有生气、屏气、发绀,然后软弱无力、快速痊愈;反射性缺氧性惊厥亦多见于幼儿,发作前有疼痛、呼吸停止、变白,有时短暂惊厥发作,快速痊愈。

(四)治疗

癫痫治疗为综合性治疗,包括一般治疗、药物治疗、其他治疗[手术治疗、生酮饮食及迷走神经刺激(vagus nerve stimulation,VNS)等]及癫痫持续状态的治疗。

1. **一般治疗** 应对癫痫患儿生活进行系统管理,提供咨询,包括饮食、起居、学习、运动等,避免诱发因素(如过饱或过饥、刺激性食物、睡眠剥夺、疲劳等),防止外伤,避免深盆洗浴(最好淋浴),避免单独在深水区游泳。对青少年,应关注驾驶、避孕及怀孕等问题。应对患儿和家长行心理疏导,增强战胜疾病信心,坚持规则、合理治疗。学校需普及有关癫痫的科普知识。

2. 药物治疗　癫痫治疗以药物治疗为主,基本原则包括:①尽早诊断,积极病因治疗,兼顾共病。并非所有的癫痫发作需抗癫痫发作药物(ASMs)治疗。第 1 次发作通常不予治疗,2 次以上(发作间隔不少于 24 小时)的癫痫发作,可考虑开始抗癫痫发作药物治疗。②根据发作类型选择合适药物。不合适药物可能使病情恶化,如卡马西平可能使失神发作及肌阵挛发作恶化。不同发作类型治疗选择指引见表 7-3-1,常用抗癫痫药物见表 7-3-2。③尽可能单个药低剂量治疗,注意药物不良反应,规律不间断服药,无论添加还是撤药,药物更换应逐渐过渡。④疗程要足够,缓慢停药,常在没有发作 2 年之后逐渐停药。

表 7-3-1　抗癫痫发作药物的选择(National Institute of Clinical Evidence,NICE,2004)

发作类型	第一线	第二线
全身性癫痫		
强直 - 阵挛性	丙戊酸、卡马西平	拉莫三嗪、托吡酯
失神	丙戊酸、乙琥胺	拉莫三嗪
肌阵挛	丙戊酸	拉莫三嗪
局灶性癫痫	卡马西平、丙戊酸	托吡酯、拉莫三嗪、左乙拉西坦、奥卡西平、加巴喷丁、噻加宾、氨己烯酸

3. 其他治疗　药物治疗难于控制的难治性癫痫患儿有以下其他治疗方式的选择:

(1) 外科手术:经过正规合理的抗癫痫药物治疗不能控制的癫痫,有频繁发作,存在局灶性病灶或发育畸形时,可选择手术治疗。术前必须行综合评估,以确认手术益处大于风险。评估包括视频脑电图、MRI、神经心理、SPECT、PET 评估等。切除手术旨在切除癫痫起源病灶,而姑息性或功能性手术则主要为了预防或局限发作活动的扩散。大多数癫痫外科手术是局部切除局灶性发作起源的区域。

大脑半球切除术多用于诸如 Sturge-Weber 综合征及半侧巨头畸形等。胼胝体切除术适合于失

表 7-3-2　常见抗癫痫发作药物

抗癫痫药物	抗惊厥类型	常规监测	血清水平/(μg·ml⁻¹)
丙戊酸	广谱	CBC,LFTs	50~120
卡马西平	局灶惊厥	CBC,电解质	4~12
奥卡西平	局灶	电解质	10~55
苯巴比妥	广谱	CBC	15~40
苯妥英钠	局灶	CBC,LFTs	10~20
拉莫三嗪	广谱*	LFTs	5~20
左乙拉西坦	广谱		5~50
托吡酯	广谱	电解质	3~25
唑尼沙胺	广谱	电解质	10~30
乙琥胺	失神发作	CBC	40~100
甲琥胺	广谱	CBC	20~40
加巴喷丁	局灶惊厥		4~20
氨己烯酸	局灶	LFTs、视野、MRI	50~120
拉考沙胺	局灶		1~10
吡仑帕奈	局灶		

注:CBC,白细胞计数;LFTs,肝功能;* 可能对肌阵挛癫痫无效。

张力发作,有时也用于肌阵挛发作。其他手术方法包括多处软脑膜下横切术等。

(2) 生酮饮食:是一种高脂肪及低蛋白与碳水化合物饮食。对一些难治性癫痫儿童的治疗可能有帮助,但它的作用机制还不明了。

(3) 迷走神经刺激:刺激迷走神经可能对局灶性癫痫有用。

4. 癫痫持续状态处理原则　2015 年 ILAE 指南对癫痫持续状态(status epilepticus,SE)进行了新的定义及分类,将 SE 定义为终止癫痫发作的机制失效或新的致痫机制导致了异常持久(time 1,t1)的癫痫发作,且可能造成长期损伤(time 2,t2),引起包括神经元损害甚至死亡、神经网络结构改变等较严重后果。该指南提出新的癫痫发作 t1 及 t2 时间概念:①强直 - 阵挛发作 t1 为 5 分钟,t2 为 30 分钟;②伴意识障碍的局灶性发作 t1 为 10 分钟,t2 为 >60 分钟;③失神发作 t1 为 10~15 分钟,t2 尚未确定。2016 年美国癫痫学会(American Epilepsy Society,AES)也推出了新版的成人和儿童惊厥性 SE 临床治疗指南。对惊厥性 SE 的规范化治疗提出推荐意见,建议按癫痫发作时间进行阶段处理:①稳定阶段(5 分钟以内),应启动有效的急救措施,如保持呼吸道通畅、呼吸循环监测、心

电监护、建立静脉通路等;②初步治疗阶段(5~20分钟)推荐使用苯二氮䓬类作为初始治疗,包括肌注咪达唑仑(无静脉通路)、静脉注射地西泮或劳拉西泮(A级);③第二治疗阶段(20~40分钟),如癫痫持续发作,可选择静脉内滴注丙戊酸(B级)、左乙拉西坦、磷苯妥英等(U级),若均不可选,则推荐静脉用苯巴比妥(B级);④第三治疗阶段(>40分钟)若仍有发作,重复第二阶段疗效,或使用麻醉剂量的咪达唑仑、戊巴比妥、丙泊酚等,但需要重症支持及持续脑电监测。

5. 癫痫共患病处理原则 共患病严重影响癫痫患者生活质量,不容忽视,共患神经发育障碍如ASD、ADHD等,应做到早期识别,尽早行神经发育评估及早期干预。处理原则包括:首先要对共患病进行明确诊断;其次明确共患的疾病与癫痫之间关系,分清发病于癫痫发作之前还是之后,是因抗癫痫发作药物引起的还是癫痫疾病本身所导致;伴有共患病的癫痫患者在用药时,应考虑选用的抗癫痫发作药物是否也对该种共患病有效或者是否可能造成副作用反而加剧共患病。频繁癫痫发作共病患儿的治疗以癫痫控制为优先,定期评估和调整治疗方案和目标,有时需要家长、儿童、老师共同参与。

(1) 儿童癫痫共患ADHD:癫痫患儿如果存在注意缺陷、多动、冲动等ADHD相关症状,应尽早进行筛查/评估和诊断,建议尽早采用多重措施降低其对生活质量的影响。共患ADHD的患儿在抗癫痫药物的选择上应在权衡个体化收益后,谨慎选择苯巴比妥、托吡酯、加巴喷丁和苯妥英等,避免加重ADHD症状或影响儿童的发育。可以使用可能具有改善ADHD症状的ASMs,如丙戊酸钠、卡马西平和拉莫三嗪。

癫痫共患ADHD患儿抗ADHD的治疗原则:早期诊断,早期干预;坚持长期系统治疗,足量,足疗程;定期评估和调整治疗方案和目标;需医师、家长、儿童、老师共同参与,医教结合。药物治疗、行为干预、家长培训及学校干预综合进行。对于超出本专科范畴的共患病,要及时转诊或多学科会诊。通常,药物皆应从低剂量开始用药,减少相关不良反应。对于存在ADHD相关表现但未达到ADHD诊断标准的癫痫患儿不宜使用药物,对这部分患儿及家长进行疾病教育。对于达到ADHD诊断标准的癫痫患儿,根据年龄进行差异化治疗:学龄前(4~5岁),有循证医学证据的父母或/和老师实施的行为治疗作为一线选择;小学(6~11岁),处方ADHD药物,配合有循证医学证据的父母或/和老师实施的行为治疗;青少年(12~18岁),征得患儿同意后,处方ADHD治疗药,配合有循证医学证据的父母或/和老师实施的行为治疗。哌甲酯和托莫西汀是ADHD症状控制的一线药物。癫痫发作控制良好的儿童可选用哌甲酯或托莫西汀控制ADHD症状。行为治疗的目的是让儿童得以全面发展和提高儿童的生活质量,而不仅仅是处理儿童的行为问题。行为过度和行为不足都可以进行行为矫正的。

癫痫共患ADHD患儿需要规范化发育与行为门诊诊治及管理。随访内容包括核心症状和功能的系统性再评估;治疗目标定期再评估;患儿/家庭再教育;协作性管理反馈与再确认;提高就诊依从性;确认所服治疗药物的依从性及疗效,或再调整;监测心率、血压、身高和体重,及所服ASMs的副作用等;树立家庭和患儿的信心。

(2) 儿童癫痫共患孤独症谱系障碍:当患儿以癫痫为主要问题就诊时,如疑似存在社交沟通障碍/问题或刻板行为,应注意早期识别,必要时进一步行孤独症相关评估;对那些早期诊断为ASD患儿,尤其具有患癫痫高危因素患儿(如女孩、智力障碍、综合征型ASD、症候严重程度等),不仅要前瞻性地警惕当下共患癫痫可能,而且要注意青少年时期潜在发生癫痫可能,及时随访追踪。ASD患儿类似癫痫样发作行为常见,加上各种类型的癫痫发作都可能出现在ASD患者身上,因此有时很难判断一个临床事件究竟是癫痫发作,还是ASD本身的行为性,临床上应注意仔细鉴别,如注意ASD刻板重复行为与癫痫症状的鉴别,失神癫痫的临床表现与ASD"叫名不理"行为的鉴别等。对有不明原因技能倒退的儿童进行调查尤其重要。在少数情况下,癫痫本身可能就是ASD特征的原因。例如,在Landau-Kleffner失语症中,社会交往显著恶化,可能是直接源自癫痫的结果。另外,一些继发性癫痫,如脑损伤所致的非惊厥性癫痫持续状态(non-convulsive status epilepticus, NCSE)亦可导致ASD特征。以上癫痫如果得到及时有效的治疗,"ASD特征"至少在某些方面可以改善甚至治愈。疑似患儿尽可能进行脑电图检查,必要时进行视频、剥夺睡眠或24小时脑电图监测,及相关后续诊疗和随访,及时转介,从而对共患的癫痫及孤独症作出正确诊断。当一个儿童同时罹患癫痫和孤独症时,针对两种疾病的系统治疗非常重要。儿童癫痫共患 ASD 需行治疗前综合性评估,包括病因学调查,及认知、语言、情感、社交和行为功能等评估。

ASD 主要基于心理社会干预包括家庭干预、结合药物治疗。应遵循如下干预原则:早发现,早诊断,早干预;制订系统化及个体化的训练方案;依据干预效果随时调整教育训练方案。儿童 ASD 共患癫痫治疗的目标是有效地去除发作,没有以牺牲认知及行为功能为代价。抗癫痫发作药物的选择应根据癫痫发作类型和药物耐受性,同时兼顾患儿情绪、行为和认知等表现,和可能的药物副作用。

对于癫痫共患 ASD 患儿,在选择抗癫痫发作药物(ASMs)时首先应考虑对癫痫发作的控制,包括丙戊酸、拉莫三嗪、左乙拉西坦、托吡酯、卡马西平等。选择治疗药物时,应特别注意药物对认知的影响。一些开放性的研究发现,丙戊酸、卡马西平、拉莫三嗪等 ASMs 能够在治疗癫痫的同时,改善 ASD 相关症状。国外文献显示,丙戊酸作为经典的广谱 ASMs 是治疗癫痫共患 ASD 常用的ASMs。如何管理癫痫是一个关键因素。某些 ASD 患者不愿意改变常规,服用抗癫痫发作药物的顺应性可能会很差。一些患儿可能较难配合临床常规的血检,这些都是选择 ASMs 过程中需要综合性考量因素之一。

干预效果与发育商(developmental quotient,DQ)/智商(intelligent quotient,IQ)水平密切相关。癫痫共患 ASD 患儿的孤独症的治疗以综合干预为主,建议转诊至专科医院进行系统治疗。加强多学科交流是提高 ASD 共患癫痫早期识别及长程管理的重要环节。

 【专家提示】

- ○ 癫痫影响 3%~6% 的儿童。
- ○ 病因分类为遗传性、结构性、感染性、免疫性、代谢性以及未知病因六大类。
- ○ 发作类型和分类,依发作起源,分全面性起源、局灶性起源和未知起源发作。
- ○ 疑似癫痫,应行脑电图检查。
- ○ 多数(但不是所有)发作需抗癫痫发作药物(ASMs)治疗。
- ○ 根据发作类型选择合适 ASMs,药物种类尽可能少、及尽可能少的不良反应,规律

- 不间断服药。
- ○ 需要与学校联系处理发作及避免那些能导致受伤的情况。
- ○ 需要关注癫痫共患病的规范化诊治及管理。

二、脑卒中

儿科脑卒中(pediatric strokes)通常分为新生儿脑卒中(neonatal strokes)与儿童脑卒中(childhood strokes)。新生儿脑卒中较儿童脑卒中常见。既往国外报道新生儿脑卒中发病率较高,仅次于老年人,为 1/5 000~1/1 600[(20~62.5)/100 000 新生儿],而儿童脑卒中每年每 10 万发生 2~8 例(北美地区)、13 例(法国)及 2.1 例(中国香港特别行政区)。在世界范围内,卒中是导致儿童患病和死亡的主要原因。全球疾病负担研究报告显示,1990—2013年,儿童卒中人数增加了 35%。

新生儿脑卒中进一步分为出生前、围产期及出生后脑卒中。出生前脑卒中常在出生后 4~8 月龄体检时发现局灶性损害。围产期脑卒中表现为出生后第一周因大脑皮质的急性损伤出现惊厥发作。出生后脑卒中为与损伤部位相关的突发的局灶性表现。儿童脑卒中能在任何时间发生。如果脑卒中涉及大脑较大范围,意识可能受损。短暂缺氧性发作定义为局灶性的神经缺损持续时间少于 24 小时。

儿科脑卒中不及成人常见,病因和预后与成人亦明显不同。新生儿脑卒中与儿童脑卒中在病因学上也不同,非动脉粥样硬化性动脉病变和心脏病是儿童期缺血性脑卒中最常见病因,而动静脉畸形是出血性脑卒中的最常见病因。预后视不同病因而有很大差异。

心脏疾病是儿童卒中的重要病因。心源性卒中往往发生在确诊心脏疾病之后,所以该人群的卒中早期预防十分重要。先天性心脏病尤其是复杂的发绀型先天性心脏病,为临床卒中的主要病因。>28 天的患有先天性心脏病的儿童发生卒中的风险较正常儿童增高 19 倍。其他危险因素包括血管病变、感染(如水痘)及趋血栓阻塞性障碍(prothrombotic disorders)等。导致趋血栓阻塞性状态异常的因素包括抗磷脂抗体、蛋白 C 缺乏、高胱氨酸血症、蛋白 S 缺乏及 Leiden V 因子缺乏。一些抗体介导的缺失能够垂直传播,导致新生儿期脑卒中的风险增加。单侧颅内动脉局灶性病变、

动脉夹层和 Moyamoya 病是明确且最常见的颅内动脉疾病亚型。Moyamoya 综合征双侧颈内动脉狭窄造成广泛的侧支循环建立，导致大脑血管造影术所见特征性烟雾状改变。

儿童中缺血性脑卒中发生率高于出血性脑卒中。国外数据显示，儿童动脉缺血性卒中的年发病率为 (1.2~2.1)/100 000，出血性卒中的年发病率为 (0.7~5.1)/100 000。我国香港流行病学研究发现 72% 儿童脑卒中为缺血性脑卒中，另有 28% 为出血性脑卒中。造成缺血性脑卒中的病因有心脏病、血管病、出血性疾病等，而导致出血性脑卒中的病因有出血倾向、动静脉畸形等。惊厥发作及偏瘫是最常见的临床表现。局灶性神经功能缺损和癫痫发作是缺血性脑卒中常见特征；头痛、呕吐和精神状态改变于出血性卒中当中更为常见，而局灶性神经功能缺损于出血性卒中当中较少见。儿童假性卒中症状与成人卒中不同，如偏头痛是一种常见于成人的非卒中诊断，儿童则少见。

一旦发现儿科脑卒中，发现病因并预防再发十分重要。患有血管异常的患者再发的风险增加（达到 66%）。评估包括 MRI 影像学来确认脑卒中。假如脑卒中病因不是很明显的病因（如创伤）所致，则需进一步的评估排查诸如心脏异常、趋血栓阻塞性的异常及感染性病因等。如怀疑存在大血管异常可能，则需要行血管造影。

无论成人还是儿童，脑卒中治疗在过去 10 年已有进步，但这些进步几乎皆基于成人研究。这些治疗包括系统性地灌注组织类型纤溶酶原激活剂（tPA）及放射介导的动脉内阻塞位置 tPA 的直接放置。新生儿及儿童脑卒中的治疗需多学科团队的协作。

儿童脑卒中后可能遗留运动障碍、认知损害等，急性期后应尽早进行相关的运动及认知等的评估。卒中后认知损害（post-stroke cognitive impairment，PSCI）是最常见的血管性认知损害类型之一，由不同程度和病因的卒中造成的直接和/或间接脑损伤所致。准确了解患者认知障碍的类型及特点，可以为临床诊断、治疗、观察及预后判断提供依据，设计合理的治疗方案。儿童脑卒中后康复目标及具体的评估、康复训练项目见图 7-3-2。

【专家提示】

○ 儿科脑卒中分为新生儿脑卒中与儿童脑卒中，前者更常见。

○ 新生儿脑卒中分出生前、围产期及出生后脑卒中。

○ 缺血性脑卒中比例大于出血性。

○ 缺血性脑卒中常见病因为心脏病、血管病、出血性疾病。

○ 出血性脑卒中常见病因为出血倾向、动静脉畸形。

○ 具有血管异常患者再发的风险增加（达到 66%）。

○ 局灶性神经功能缺损和癫痫发作是缺血性卒中常见特征；头痛、呕吐和精神状态改变于出血性卒中当中更为常见。

○ 卒中后认知损害是最常见的血管性认知损害类型之一。

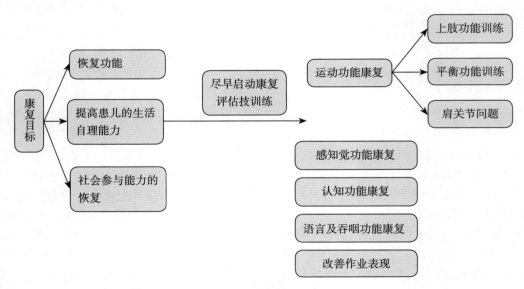

图 7-3-2 脑卒中后儿童的康复目标及评估、训练项目

三、头痛

头痛是儿童期最常见的主诉之一,常与各种潜在疾病所表现出来的症状相关联。临床医师必须首先考虑到头痛是一个症状而非一个诊断。年幼患者患头痛的真实数量很难界定,因儿童也许不能够准确表述他们的症状。频繁头痛和剧烈头痛在儿童中常见。在美国,约有 20% 的 4~18 岁儿童报告在过去 12 个月中曾出现过频繁或剧烈的头痛(包括偏头痛)。频繁头痛和剧烈头痛的患病率随年龄增长而增加,从 4~6 岁以下儿童的 4.5%,增至 16~18 岁儿童的 27.4%。1.5% 的中学生(12~14 岁)患有慢性每日头痛(chronic daily headache,CDH)。头痛的鉴别诊断繁多。儿童及青少年的头痛可能归因于原发性头痛综合征(即偏头痛、紧张性头痛和丛集性头痛)或继发于基础躯体疾病。继发性头痛通常与急性发热性疾病(上呼吸道感染和流行性感冒)有关,但也可能是由中枢神经系统感染或占位性病变所致。原发性头痛综合征中最常见的头痛是偏头痛与紧张性头痛。造成反复头痛的原因见表 7-3-3。

表 7-3-3 造成反复头痛的原因

紧张型头痛
偏头痛:
无先兆(普通型)
有先兆(典型)
复杂型
颅内压增高及空间占位损害
其他原因:
鼻窦炎:可能导致面部疼痛、可通过叩诊而诱发
颞颌关节不适:因为牙咬合不正,咀嚼加剧
药物:副作用
屈光误差:罕见原因,但应注意检测视觉
头外伤
溶剂、药物及乙醇滥用
高血压:不常见的原因,常伴随脑病——头痛时总应该注意监测血压
良性高颅压:无空间占位性损害或脑脊液阻塞

紧张性头痛为逐渐起始的对称性的头痛,头痛的性质常被描述为"头紧""头箍"或"头有压力"。常无其他的症状,但可能伴随腹痛及行为问题;它可能每天都发作;在家中或学校中有情绪或行为问题,可能造成或加剧紧张性头痛。偏头痛为周期性障碍,以发作性头痛为特征,常为搏动性;常伴有令人不适的胃肠道不适,如恶心、呕吐、

腹痛及视觉障碍,有时伴有先兆,喜躺在暗处,有时有阳性家族史。

急性头痛更可能是由感染因素、急性高血压、创伤、血栓、出血或引流功能失常所致。急性反复头痛常见于偏头痛或紧张性头痛。慢性进展性头痛最常见的疾病是器质性病变,包括肿瘤、感染、因脑脊液流动改变或假脑瘤(pseudotumor cerebri)所致的颅内压增高。颅内占位所致的头痛常表现为躺下加剧、晨呕、心境或性格改变。假脑瘤是由于脑脊液压力增高,没有阻塞脑脊液流动,可继发于很多原因,包括抗生素使用、激素使用、肥胖症、高维生素血症及窦血栓形成。眼底检查评估发现视神经盘水肿能够帮助这一诊断。腰穿发现开放性压力是"金标准"。

头痛患者的评估包括头痛部位、性质、数量,发病期间的频率、时间及疼痛相关特征。许多类型头痛有阳性的家族史。体格检查包括血压、眼底检查及颅面部及颈部肌肉骨骼的评估。神经影像学检查适用于任何首次严重头痛,任何具有神经学损害及头痛性质改变的患者。如疑似假脑瘤,必要时应行腰椎穿刺检查。

急性头痛的一线疗法包括使用非甾体抗炎药(non-steroidal anti-inflammatory drugs,NSAIDs)和对乙酰氨基酚。对于儿科患者,NSAIDs 治疗推荐布洛芬;布洛芬是儿科头痛治疗中研究最多的药物。在急性偏头痛治疗方面,"曲普坦"类药物获得美国食品和药物监督管理局(Food and Drug Administration,FDA)批准,目前,阿莫曲坦、利扎曲坦和佐米曲坦也已获批用于治疗伴有偏头痛的儿科患者。儿童及青少年复发性和慢性头痛治疗取决于基础病因。很多类型药物包括托吡酯、丙戊酸钠、左乙拉西坦、阿米替林、赛庚啶和唑尼沙胺等,都被使用试图治疗慢性头痛,但由于基于循证医学的证据不足,目前难于在儿童中使用。此外,为避免增加用药过量性头痛的风险,镇痛药使用不应超过每周 2 天。慢性头痛的治疗需使用持续数月的系统性方法,通过该疗法儿童可恢复正常的日常活动。具体的治疗措施包括:提供符合现实的期望(即在治疗数周至数月内,头痛的发生频率和严重程度可能会降低,但头痛仍可能继续存在);避免头痛诱因;每天锻炼 20~30 分钟。

儿童慢性头痛往往还可共存睡眠问题、学习困难、心境问题和 / 或焦虑及药物成瘾等,因此在治疗头痛的同时还需评估这些共患的健康问题 /

障碍。其他非药物治疗方法可能包括电生理引导的生物反馈、意象引导、物理治疗、针灸、催眠和心理咨询或精神科会诊等。

 【专家提示】

○ 头痛是一个症状而非一个诊断。

○ 头痛常见紧张性头痛、偏头痛及丛集性头痛。

○ 像个紧压的头箍：紧张性头痛。

○ 单侧的、前驱的、搏动的、胃肠道或视觉障碍、躺在黑暗处、家族史：偏头痛。

○ 躺下加剧、晨呕、心境或性格改变：颅内压增高。

○ 急性反复头痛常见于偏头痛或紧张性头痛。慢性进展性头痛最常见于器质性病变。

○ 儿童慢性头痛往往还存在共患的健康问题/障碍，如睡眠问题、学习困难、心境问题和/或焦虑及药物成瘾等。

四、大脑畸形

约 3% 新生儿有主要的中枢神经系统或全身性畸形。致病原因多种多样，包括环境因素（感染、中毒）及遗传因素，约 60% 中枢神经系统畸形病因尚未明确。随神经影像学如 MRI 进步，早期诊断大脑畸形（brain malformation）成为可能。

前脑无裂畸形（holoprosencephaly，HPE）是严重缺陷，前脑没有完全分裂，形成一个简单的、大的脑室腔，丘脑被融合，但小脑及脑干形成正常。HPE 在胎儿期发生率为 1/250，新生儿当中发病率为 1/160 000。国内外文献报道多集中于产前超声和 MRI 的影像表现。这些缺陷伴随严重的脸及眼异常，也可伴随先天性心脏病及多指/趾畸形。第七号染色体上 Sonic Hedgehog 基因的突变导致了前脑无裂畸形，同时可能与 13 及 18- 三体关联，或与其他遗传性疾病相关，如 Smith-Lemli-Opitz 综合征。任何患有前脑无裂畸形的孩子需要行全面的遗传学评估，以便为家庭提供合适的遗传咨询及复发风险。常见的神经病学表现包括严重智力障碍、固执、难治性癫痫、呼吸暂停及体温不稳定等。

透明隔 - 视神经发育不良（septo-optic dysplasia）可能是前脑无裂畸形轻型的表现。透明隔发育不全、视神经发育不良导致不同程度的视力损害，及

神经内分泌的障碍（包括生长激素缺乏及糖尿病）。故而，对这些患者进行全面内分泌学的评估是必需的。一些患者可能有智力障碍，也有许多患者因视力差，需要提供额外的帮助。

脑裂性孔洞脑（schizencephaly）指单侧或双侧，全层裂隙与从大脑皮质延伸至脑室腔的灰质异位关联。裂隙可能是唇开放的或唇关闭的。在闭唇型脑裂性孔洞脑病例中，裂隙的壁相对，脑脊液腔消失，以至于小的裂隙可能难于被发现。有时，单侧开唇型脑裂性孔洞脑可能与因血管或感染损伤所致皮质破坏而致脑室穿通性囊肿较难区别。脑裂性孔洞脑占所有皮质畸形的 5%。其临床表现范围较广，症状与孔洞大小及裂隙延伸程度有关。检查可见全面的或多局灶性的运动缺损，如肌张力低下、偏侧瘫痪、痉挛性四肢瘫、惊厥及不同程度智力障碍或学习障碍等。

无脑回（lissencephaly），即 "光滑脑"，是因神经移行障碍所致。多数严重者，形成一个完全无脑沟大脑。皮质中常仅发育了 6 层中的 4 层。影像学可见缺少脑沟的厚皮质，侧脑室腔扩大可见，见图 7-3-3 案例：患儿男，5 月龄，头颅 MRI 可见双侧颞、顶、枕叶脑回消失，脑皮质明显增厚、脑白质明显变薄，双侧脑裂增宽、变浅，双侧大脑半球略呈 "8" 字形改变，双侧侧脑室扩大变形（2 个白箭头所指）。一小部分患者是因为第 17 号染色体的短臂远侧部的缺失，称为 Miller-Dieker 综合征，表现为显著的肌张力低下、严重心理/运动障碍、喂养困难、小头畸形及难治性癫痫等。

其他较轻型的皮质移行障碍包括巨脑回（pachygyria）畸形（广泛脑回数量减少及浅的脑沟）及多小脑回（polymicrogyria）畸形（表现为过多的、小的、拥挤的脑回）。在这些病例当中，皮质总的组织可能正常，但存在局灶性异常区域。临床表现多样，可能具有发育问题、学习障碍或智力低下。也可能发现各种双侧或单侧运动缺损及肌张力异常，范围从痉挛性到肌张力低下伴随反射亢进。

胼胝体缺如（agenesis of the corpus callosum）可以是部分的或完全的缺如。单独胼胝体缺如的患者，神经系统的异常可包括惊厥发作、轻 - 中度智力障碍、视觉及运动协调障碍。胼胝体缺如或部分缺如在各种各样的染色体病、代谢病及中枢神经系统畸形综合征的患者当中也可见到。

综上所述，大脑畸形是导致儿童心理/运动发育障碍和难治性癫痫的重要原因。部分伴药物难治

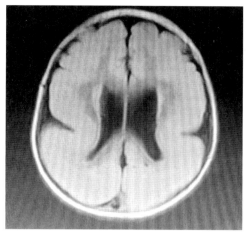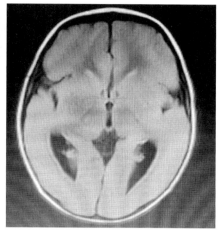

图 7-3-3　临床诊断"West 综合征，无脑回畸形"

癫痫的大脑畸形可通过外科手术治疗控制癫痫发作，改善发育和认知的预后。了解大脑畸形的分类和各型大脑畸形的遗传、影像、临床特征，对于临床正确诊断、合理治疗和遗传咨询都是非常重要的。

五、神经肌肉疾病

儿童患神经肌肉疾病（neuromuscular diseases）可能表现为单纯运动迟缓或伴有全面性发育迟缓，包括认知损害。损害部位可能位于脊髓前角细胞（脊肌萎缩症）、周围神经（遗传性感觉运动神经病）、神经肌肉接头或肌肉纤维（抗肌萎缩蛋白病）。患者常表现为无力、失去运动技能或获得运动技能障碍。过去诊断这些疾病，除了病史、体格及神经学检查，还需行肌活检、肌电图或神经传导研究等。目前对于许多疑似病例，分子及遗传学研究已可帮助确诊。

（一）抗肌萎缩蛋白病

抗肌萎缩蛋白病（dystrophinopathy）是 X 连锁隐性遗传（X-linked recessive，XLR）的骨骼肌疾病，包括杜氏肌营养不良症（Duchenne muscular dystrophy，DMD）及贝克型肌营养不良（Becker muscular dystrophy，BMD）。主要临床表现为进行性加重的四肢近端肌、腰带肌无力、萎缩，腓肠肌肥大，严重影响患者的日常运动能力，病程晚期可累及呼吸肌、心肌，致患者死亡。1985 年，Kunkel 等发现 DMD 的致病基因（*DMD*）位于 Xp21，编码抗肌萎缩蛋白（dystrophin），该蛋白缺失/缺陷、肌细胞坏死为抗肌萎缩蛋白病的基本病因。

临床分型及特点：

1. 杜氏肌营养不良（DMD）　DMD 发病率在存活男婴中为 1/5 000（1/9 337~1/3 599），中国人群发病率为 1/4 560，自发突变占所有患者的 1/3。DMD 患者病程不同阶段的临床表现不同，按照年龄分为 5 个阶段：①临床前期（出生至 2 岁）：DMD 患儿出生时通常无典型临床症状。多数患儿运动发育迟缓，平均在 18 个月（12~24 个月）学会走路。幼儿园入园体检可能发现极高肌酸激酶（>10 000U/L），易误诊为肝脏或心脏疾病。②独走早期（2~6 岁）：此阶段患儿肌无力进展迅速，行走易摔倒、腓肠肌假性肥大、从躺位站立费力（Gower 征），呈现特征性行走姿态（鸭步）。上述症状引起父母关注。③独走晚期（6~11 岁）：患儿肌无力症状进行性加重，蹲下站起、上下楼梯越发困难直至不能完成，严重的跟腱挛缩进一步加重行走费力，患儿需要借助助行器活动。④不能独走早期（10~15 岁）：不同患儿肌无力进展速度相差较大，患儿在 10~15 岁丧失独立活动能力。由于脊柱侧弯和呼吸肌无力，逐渐影响呼吸功能。⑤不能独走晚期（>15 岁）：典型的临床表现为双上肢无力进行性加重，双下肢关节挛缩，呼吸、咳痰无力，脊柱后凸畸形及心功能障碍。

2. 贝克型肌营养不良（BMD）　其特点是晚发型（青壮年）肢带综合征（上、下肢近端肌，肩胛、腰带、盆带肌无力），蹲下站立、上下楼梯费力，走路呈"鸭步"，大腿肌群萎缩，腓肠肌假性肥大。部分患者伴肌肉痉挛、肌肉疼痛及运动相关肌红蛋白尿，轻症 BMD 患者在 30 岁后出现肌无力，独立运动能力可维持到 60 岁。部分患者仅表现为单纯高肌酸激酶血症（患者无肌无力症状及体征，入幼儿园体检或其他原因进行肝功能等生物化学检测,单纯血肌酸激酶水平升高,肝功能、肌酸激酶同工酶正常)。由于基因检测的临床应用,初诊BMD的年龄已前移。

3. 其他系统受累　因肋间肌及骨骼肌无力,肌营养不良易发生呼吸感染及进行性呼吸衰竭等并发症。使用皮质激素可以提供暂时的改善。男孩在10岁左右,有发展成扩张型心肌病的可能,因而需要早期干预。另外,携带者母亲有10%~15%的心肌病的发病率,也应跟踪观察。进展性脊柱侧弯通常在青少年时期不能行走时出现,合适的锻炼帮助维持肌力及活动性,及延缓脊柱侧弯的起始时间,脊髓融合术有助于改善坐姿的舒适度及肺功能。

4. 基因型与临床表型的关系　DMD变异中有65%为外显子缺失,10%为外显子重复,13%为无义突变,其余突变形式包括:片段缺失合并点突变、插入和微缺失及内含子部分致病突变。若基因变异破坏了阅读框,终止密码子提前形成,导致信使RNA过早停止转录,产生的截断蛋白量少,且迅速降解,因而导致发病早、症状重的DMD;若基因变异不破坏阅读框,可产生少量低质量的抗肌萎缩蛋白,保留部分功能,临床表型较DMD轻。

5. 治疗　糖皮质激素是目前国际公认治疗DMD的有效药物,长期应用可显著延长患儿的独立活动时间2~5年,推荐用量:醋酸泼尼松0.75mg/(kg·d)或者地夫可特0.9mg/(kg·d)。地夫可特较少导致患儿肥胖,可以很好地耐受。开始糖皮质激素治疗的年龄尚无定论,一般进入运动功能发育平台期,完成常规疫苗接种后(4~6岁)后应用。治疗过程中应注意合理饮食、控制体重、补充钙剂、维生素D和氯化钾。辅酶Q10、艾地苯醌、沙丁胺醇在改善肌细胞的氧化代谢、维护呼吸功能等方面有一定疗效。

基因治疗方面包括外显子跳跃治疗及无义突变通读治疗。外显子跳跃治疗是通过翻译寡核苷酸诱导选择性剪切前信使核糖核酸(ribonucleic acid,RNA)跳跃特定外显子,产生截短但有功能的抗肌萎缩蛋白,促使重症DMD表型转化成为轻型BMD表型。包括针对51号及53号外显子的跳跃治疗。无义突变通读治疗是使用某些化学物质诱导提前终止密码子位点的通读,抑制其导致的翻译提前终止,使全长蛋白恢复表达。目前应用于DMD患儿的该类药物有氨基糖苷类抗生素、非氨基糖苷类抗生素等,其中氨基糖苷类抗生素硫

酸阿贝卡星及PTC124已经在进行临床药物试验。其他治疗包括康复治疗及多学科综合治疗等。

DMD/BMD呈X连锁隐性遗传,女性携带DMD的致病基因,50%可能遗传给子代,男性胎儿遗传致病基因后发病,而女性胎儿成为致病基因携带者。DMD/BMD患者一经确诊,必须进行详细的遗传咨询,对患者家系中可能的DMD变异携带者,告知需要进行基因检测,力争阻断DMD/BMD的患儿出生。

6. 共患心理问题的诊治　2/3的男孩共患学习障碍、注意力缺陷障碍或认知迟缓。鼓励开展早期干预及个体化的教育计划。对患有注意力问题的杜氏肌营养不良的患者可给予中枢兴奋性药物(如哌甲酯)。许多患者可能罹患抑郁,尤其在中学时期。心理咨询及谨慎使用抗抑郁药,如使用选择性血清素再吸收抑制剂是必要的。

(二)脊肌萎缩症

脊肌萎缩症(spinal muscular atrophy,SMA)是脊髓前角细胞退化,导致进行性无力及骨骼肌萎缩。脊肌萎缩症最常见的是因第5号染色体存活运动神经元(survival motor neuron,SMN)基因外显子7与8的缺失造成的。遗传方式为常染色体隐性遗传。

根据发病年龄、获得的运动功能及病情进展速度,可以将SMA分为4型。Ⅰ型SMA也称为严重婴儿型或Werdnig-Hoffmann病,是婴儿早期出现的非常严重的进行性障碍。孕时胎动减少,出生时可能出现关节挛缩(肢体姿势性变形,伴随至少2个关节挛缩)。典型的体征包括肌肉弛缓、张力极低、腱反射消失、肋间肌凹入及舌颤。这些婴儿如无帮助,则无法独坐,多因呼吸衰竭,在1岁时致命。Ⅱ型SMA,又称迟发婴儿型、慢性婴儿型或中间型Werdnig-Hoffmann病,通常能坐但无法独立行走。Ⅲ型又称少年型或称为Kugelberg-Welander病,通常能走,在青少年或成人早期出现无力,肌酸激酶水平正常或仅轻微增高,认知及心脏问题在这一疾病中不常见到。应注意因无力及早发脊柱侧弯而致活动困难的儿童出现呼吸功能不足及骨质疏松的可能。Ⅳ型又称成人型SMA,多在30~60岁发病,表现出显著的四肢近端无力,尤其是肢带肌无力,病情进展缓慢,寿命不受影响。

美国FDA批准的首种治疗脊髓性肌肉萎缩症的药物为诺西那生钠(Spinraza),其是一种

RNA 样分子，能够让 *SMN2* 基因成功合成正常的 SMN 蛋白。主要通过脊髓体液注射，能够在一定程度上改善患者的运动能力。新近，FDA 也批准 Zolgensma 用于治疗 2 岁以下 SMA 患儿，其使用了非复制型腺相关病毒 9（scAAV9）作为人 *SMN* 基因功能性拷贝的递送载体，有望从根本上解决遗传问题。目前，上述 2 种药物都非常昂贵，一定程度地限制了临床上的广泛应用。包括神经、康复、重症及遗传等多学科团队的诊治，是提高 SMA 患儿生命质量的关键措施。

（三）遗传性感觉运动神经病

遗传性感觉运动神经病（Charcot-Marie-Tooth 病，CMT）是最常见的具有高度临床和遗传异质性的周围神经单基因遗传病，患病率约为 1/2 500。这一疾病有多种遗传的模式。Charcot-Marie-Tooth 病 1A 型是最常见的模式，为显性遗传性疾病，通常是因为 17 号染色体上 *PMP22* 基因大片段重复突变所致。

CMT 多为儿童和青少年期起病，表现为进行性对称性肢体远端肌无力和肌萎缩，由下肢开始逐渐发展到上肢。大腿下 1/3 以下肌肉无力和萎缩，形成"鹤腿"样畸形，行走和跑步困难，跨阈步态。手部骨间肌和大小鱼际肌无力和萎缩，出现爪形手或猿手畸形，肌萎缩一般不超过肘关节以上，手的精细动作不能。末梢型感觉障碍，通常痛觉、温觉和振动觉均减退。腱反射减弱或消失，可伴自主神经功能障碍和营养障碍体征。常伴高弓足、脊柱侧弯等骨骼畸形。该病多不伴认知损害。

本病无特殊的治疗，仅仅为对症及康复治疗，足部畸形可通过手术，或穿特制鞋进行矫正。病情一般呈缓慢进行性进展，一般数年或数十年后丧失生活自理能力。

（四）神经肌肉病儿童疾病系统化管理

神经肌肉病患者还伴有其他器官系统的受累表现，出现认知功能受损、行为障碍、消化功能障碍以及心肌病等。神经肌肉病的系统化管理涉及神经内科、呼吸内科、心脏内科、骨科 / 脊柱外科、康复医学科等多个学科。对患者的综合管理干预主要包括对骨骼肌功能及整体功能状态、心肺功能、骨与关节改变、消化道功能、生长发育状态、认知精神心理状态的随访评估与治疗以及各种并发症的预防。对患者的多系统损害进行多学科的评估和相应的综合管理，可以延长患者独立行走的时间和生存期，提高患者的生存质量。儿童神经肌肉病的系统化管理项目见图 7-3-4。

遗传性神经肌肉病系基因突变引起，遗传咨询的目的是帮助咨询者理解和适应遗传因素对疾病的作用机制，及其对医学、心理和家庭的影响而临床遗传咨询的范围除遗传方式、突变基因携带者的筛查和产前诊断外，还包括治疗、康复、营养、管理、特异性药物对治疗的敏感性、生活指导等，所有这些均由富有经验的临床医师进行。

此外，患儿及其家长均应接受必要的心理辅导，必要时进行专业的心理疏导。帮助家长及患者认识、了解疾病的发展过程，以及治疗、管理的重要性，配合医生 / 康复技师在家完成绝大部分的康复训练及综合管理，以提高患者的生存质量。

 【专家提示】

○ 杜氏肌营养不良是 X 连锁隐性遗传病，男性发病，女性携带基因。
○ 杜氏肌营养不良患儿常 3~5 岁就诊，体检 Gower 征阳性。
○ 杜氏肌营养不良患儿肌酸激酶（CK）升高超过正常值的 100 甚至 1 000 倍。
○ 脊肌萎缩症是常染色体隐性遗传病，包括严重婴儿型、迟发婴儿型、少年型及成人型。
○ 脊肌萎缩症患儿肌酸激酶水平（CK）正常或仅轻微增高。
○ 脊肌萎缩症肌患儿常无认知及心脏问题，典型的体征包括肌张力低下、腱反射消失。
○ 已可对杜氏肌营养不良或脊肌萎缩症进行基因诊断，相关基因治疗也在开展。
○ 儿童神经肌肉病系统化管理很重要。

六、中枢神经系统感染

中枢神经系统（central nervous system，CNS）具有独特的解剖学和免疫学特征，对中枢神经系统感染（infection of central nervous system，ICNS）的发病机制研究和病原检测均有重要影响。尽管 CNS 有血脑屏障保护，但仍易受邻近组织感染病灶、血源或沿神经通路传播的微生物侵袭。ICNS 是各种病原体侵犯 CNS 实质、被膜、血管等引起的急性或慢性炎症和 / 或非炎症性疾病，包括脑炎、脑膜炎、脑膜脑炎、脑脊髓炎和脑脓肿等。根据病原体

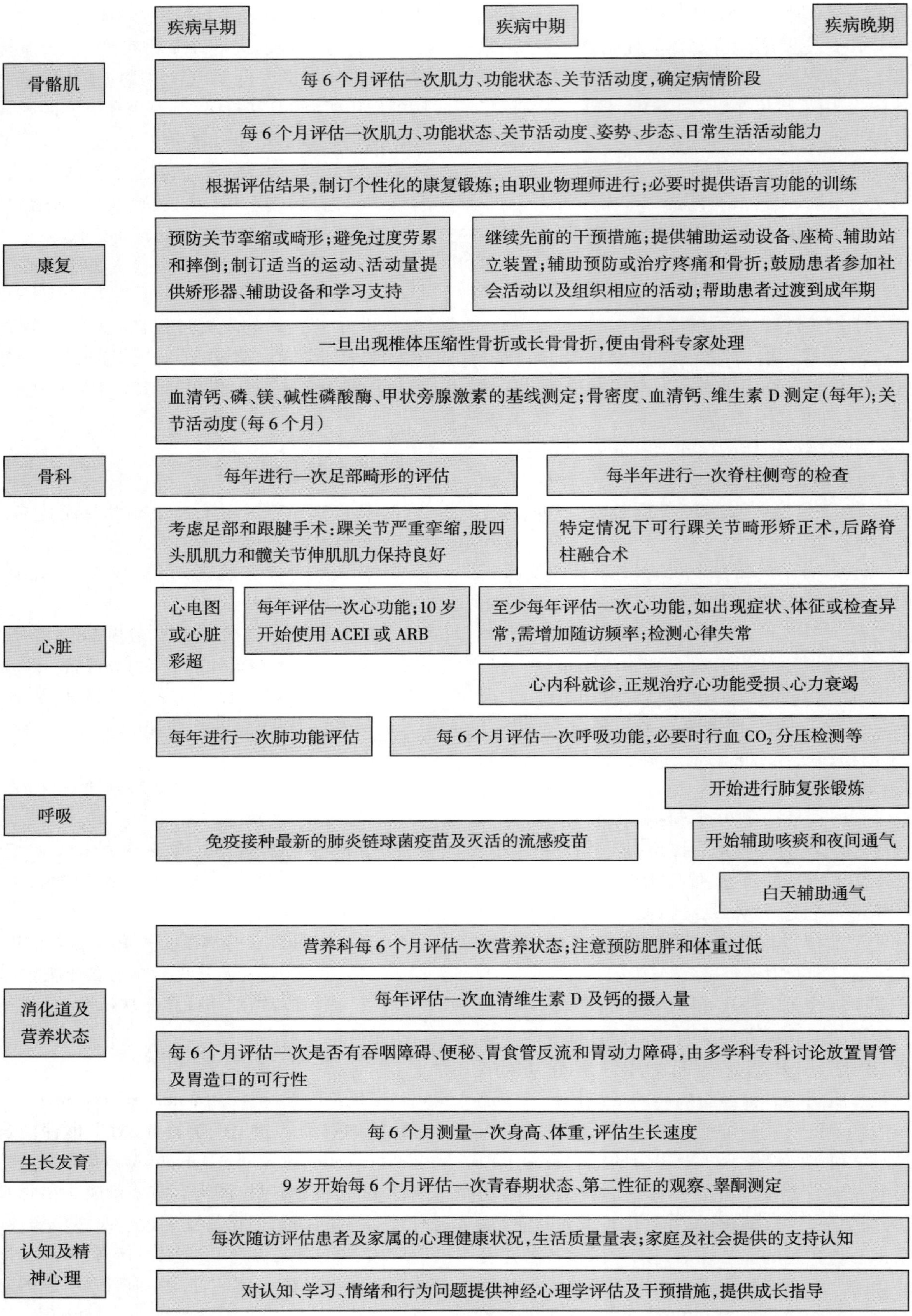

	疾病早期	疾病中期	疾病晚期

骨骼肌

每 6 个月评估一次肌力、功能状态、关节活动度,确定病情阶段

每 6 个月评估一次肌力、功能状态、关节活动度、姿势、步态、日常生活活动能力

根据评估结果,制订个性化的康复锻炼;由职业物理师进行;必要时提供语言功能的训练

康复

预防关节挛缩或畸形;避免过度劳累和摔倒;制订适当的运动、活动量提供矫形器、辅助设备和学习支持 | 继续先前的干预措施;提供辅助运动设备、座椅、辅助站立装置;辅助预防或治疗疼痛和骨折;鼓励患者参加社会活动以及组织相应的活动;帮助患者过渡到成年期

一旦出现椎体压缩性骨折或长骨骨折,便由骨科专家处理

血清钙、磷、镁、碱性磷酸酶、甲状旁腺激素的基线测定;骨密度、血清钙、维生素 D 测定(每年);关节活动度(每 6 个月)

骨科

每年进行一次足部畸形的评估 | 每半年进行一次脊柱侧弯的检查

考虑足部和跟腱手术;踝关节严重挛缩,股四头肌肌力和髋关节伸肌肌力保持良好 | 特定情况下可行踝关节畸形矫正术,后路脊柱融合术

心脏

心电图或心脏彩超 | 每年评估一次心功能;10 岁开始使用 ACEI 或 ARB | 至少每年评估一次心功能,如出现症状、体征或检查异常,需增加随访频率;检测心律失常

心内科就诊,正规治疗心功能受损、心力衰竭

每年进行一次肺功能评估 | 每 6 个月评估一次呼吸功能,必要时行血 CO_2 分压检测等

呼吸

开始进行肺复张锻炼

免疫接种最新的肺炎链球菌疫苗及灭活的流感疫苗 | 开始辅助咳痰和夜间通气

白天辅助通气

消化道及营养状态

营养科每 6 个月评估一次营养状态;注意预防肥胖和体重过低

每年评估一次血清维生素 D 及钙的摄入量

每 6 个月评估一次是否有吞咽障碍、便秘、胃食管反流和胃动力障碍,由多学科专科讨论放置胃管及胃造口的可行性

生长发育

每 6 个月测量一次身高、体重,评估生长速度

9 岁开始每 6 个月评估一次青春期状态、第二性征的观察、睾酮测定

认知及精神心理

每次随访评估患者及家属的心理健康状况,生活质量量表;家庭及社会提供的支持认知

对认知、学习、情绪和行为问题提供神经心理学评估及干预措施,提供成长指导

图 7-3-4   儿童神经肌肉病系统化管理策略

不同，ICNS 又分为细菌、病毒、真菌、寄生虫、立克次体、螺旋体、朊蛋白及其他特殊病原感染。ICNS 仍是儿童神经系统疾病最常见的疾病之一，也是引起永久神经系统后遗症常见病因之一。对感染病原体快速而准确地检测和鉴定，对 ICNS 的早期诊断、尽早有效治疗、降低病死率和致残率十分重要。

（一）病毒性脑炎

病毒性脑炎（viral encephalitis，VE）是因病毒感染所致的中枢神经系统感染性疾病，累及脑膜和脑实质的炎症。各年龄组均可发病，尤其在儿童期发病更为常见。流行病学统计研究显示，VE 的每年发病率为 3.5/10 万~7.4/10 万，且病死率和致残率均较高，是严重影响世界公共卫生的主要疾病之一。目前能够导致 VE 的病毒种类多种多样，全球各国病原分布情况不同，据统计国内外报道约 130 多种病毒可引起脑炎的病变。其中主要的病原体依次为肠道病毒、疱疹病毒及虫媒病毒等。

该病可呈急性或亚急性起病，急性起病者常出现一些非特异性症状，如发热、恶心、呕吐等，且常出现在中枢神经系统症状及体征之前。典型的临床表现可有意识障碍、抽搐、失语、吞咽困难、饮水呛咳、神经精神障碍以及肢体活动障碍等症状，也可表现为面瘫、偏瘫、共济失调、肌阵挛以及病理征阳性、脑膜刺激征阳性、眼球震颤等神经定位损害的表现。婴幼儿常以惊厥发作、易激惹、烦躁不安为首发表现；年长儿可诉头痛等。病情轻重差异很大，且该病具有自限性，轻症患者一般可自行恢复，部分严重患儿病情变化迅速，可呈急进性过程，如 EV-71 感染引起的 VE 其临床表现可因脑实质受累部位而不同，脑干功能异常是 EV-71 感染最具特征性的表现，可表现为昏迷、抽搐、神经源性肺水肿及呼吸循环衰竭或脑疝而最终死亡。体格检查应注意皮肤、黏膜、淋巴组织及神经系统等部位。

实验室检查发现血白细胞增高伴随淋巴分类增高。脑脊液（cerebrospinal fluid，CSF）典型改变为白细胞计数正常或轻度增高，可达 $(50\sim100)\times10^6/L$，以淋巴细胞增多为主。婴儿期病毒性脑炎 CSF 白细胞计数多无固定值，且随着年龄的增加而逐渐增高。CSF 中蛋白质水平一般在正常范围或轻度升高，但一般不超过 $(0.5\sim1.0)g/L$，糖和氯化物一般正常；病毒的实验室检测目前存在许多困

难，如脑组织活检和 CSF 病毒培养的敏感性和特异性较低，最终鉴定等待时间较长；最新诊断技术是分子生物学方法，如聚合酶链反应（Polymerase Chain Reaction，PCR）和二代测序（next generation sequencing，NGS）对于诊断 ICNS 的敏感性、特异性均较高，可以作为很好的诊断依据之一。脑电图（EEG）是可以预测脑损伤的重要指标之一，可以反映出大脑细胞的功能，对于协助诊断和评估预后有一定价值，目前已广泛用于 VE 的临床诊断中。头颅 MRI 有较高的软组织分辨率，可准确进行空间定位，敏感度较高，对于早期检出微小病灶或多发病灶具有较高检出率。此外还需将血清、尿和咽、鼻及肛周拭子行病毒学研究有助于具体病原学的诊断。

（二）肠道病毒

肠道病毒是引起中枢神经系统尤其是脑膜炎感染的主要病原菌，占 10%~20%。主要包括新型肠道病毒（new strain of enterovirus，NSEV）、柯萨奇病毒（Coxsackie virus，CV）、脊髓灰质炎病毒（poliovirus，PV）、埃可病毒（Echovirus，ECHOV）等 4 种，以前两者为主。据报道，新型肠道病毒 71 型（enterovirus-71，EV-71）是我国 VE 和脑膜炎主要的致病因素，其死亡率较高，可造成严重的脑干脑炎。CV 则分为 2 个组，包括 A 组的 24 个血清型和 B 组 6 个血清型，各型别之间无交叉免疫性，所以同一患儿可多次发病，该病毒可造成脑膜炎、神经炎、小脑共济失调等。近年来，手足口病合并中枢神经系统感染大多数病原体为 CV-A16 或 EV-71，特别是 EV-71 病毒感染，病情进展迅速，且死亡率高，可造成肺水肿、脑干脑炎及呼吸衰竭等严重并发症。

（三）虫媒病毒

虫媒病毒包括乙型脑炎病毒、登革病毒、西尼罗河病毒、野兔出血症病毒、圣·路易脑炎病毒、东方马脑炎病毒、西方马脑炎病毒、波瓦生病毒、科罗拉多蜱传热病毒等，其传播方式为昆虫或节肢动物的叮咬。乙型脑炎病毒系虫媒病毒性脑炎中最常见的，但近 20 年以来，由于我国环境卫生的改善和预防接种的展开，此病发病率较前明显减少。

（四）疱疹病毒

该组病毒主要包括单纯疱疹病毒（herpes simplex virus，HSV）、EB 病毒（Epstein Barr virus，EBV）、巨细胞病毒（cytomegalovirus，CMV）和水痘-

带状疱疹病毒（varicella-zoster virus，VZV）。疱疹病毒性脑炎具有病死率高、预后差及后遗症严重的特点，所以早期诊断是其治疗成功的关键。HSV可分为 HSV-1 型和 HSV-2 型，95% 的单纯疱疹病毒脑炎由 HSV-1 型引起。EBV 所致的脑炎占急性病毒性脑炎的 5%~18%，近年来该病毒所导致的亚急性或者轻型脑炎应给予重视。EBV 感染所致的脑炎大多呈自限性，一般无后遗症，预后良好。CMV 感染所致的脑炎较少见，主要发生在免疫功能缺陷或低下的患儿，这也是引起儿童听力受损最常见的感染因素之一。

目前尚无特效治疗儿童病毒性脑炎的方法，一般多采用综合治疗，以抗病毒及对症支持治疗为主。轻症者给予抗病毒、降颅内压及保护脑细胞等治疗，其中阿昔洛韦是治疗疱疹病毒感染的首选药物，具有抗 HSV、VZV 和 CMV 等作用，能够穿透血-脑屏障。重症者给予丙种球蛋白以及激素等治疗，辅助高压氧、中医中药、营养脑细胞、自由基清除剂等提高治疗效果，尽可能降低远期并发症的发病率及死亡率。

（五）细菌性脑膜炎

细菌性脑膜炎（bacterial meningitis）是由各种病原菌引起的脑膜炎症，部分病变可累及脑实质，是婴幼儿期常见的中枢神经系统感染性疾病。对于疑似细菌性脑膜炎的患者，应当积极搜索病原学证据明确病因，及早开始抗生素的治疗。即便给予有效抗感染治疗，部分患者仍可能出现并发症，甚至死亡，部分幸存患者遗留中神经系统后遗症。

新生儿细菌性脑膜炎最常见 B 族链球菌及革兰氏阴性肠道微生物。有研究发现产时给予抗生素预防治疗，减少了新生儿 B 族链球菌疾病发病率达 2/3。婴儿及幼儿肺炎链球菌、脑膜炎双球菌及流感嗜血杆菌 B 型（Hib）感染是最常见原因。患肺炎链球菌脑膜炎风险最高的是 <2 岁的幼儿。七价的肺炎链球菌共价疫苗在美国婴儿当中广泛的使用已经帮助大幅降低侵入性疾病（包括细菌性脑膜炎）的发病率，下降幅度达 90%。大龄儿童及青少年的脑膜炎主要病原是肺炎链球菌及脑膜炎双球菌。

儿童患细菌性脑膜炎的危险因素包括头穿通损伤、脑脊液漏、免疫抑制状态（如人类免疫缺陷病毒感染）、无脾及免疫球蛋白缺乏。在脑室腹膜分流术中，葡萄球菌及革兰氏阴性微生物的感染

多见。对内耳植入的患者，肺炎球菌性脑膜炎的患病风险增加超过 30 倍。依患者的年龄，脑膜炎的临床表现多样。近 1/2 的患者出现发热、精神状态改变及颈抵抗，但这些发现并非脑膜炎特异性的临床表现。约 1/3 脑膜炎的患者有惊厥发作表现，且最常见于肺炎链球菌及流感嗜血杆菌 B 型感染。出血点及紫癜最常见于脑膜炎双球菌性脑膜炎。局灶神经征或视神经盘水肿提示颅内压增高，这些患者在行腰穿前应先行影像学检查，以避免发生潜在的脑疝并发症。

诊断应通过腰椎穿刺（简称腰穿）确诊。脑脊液检查结果包括脑脊液细胞数增多，伴随多形核白细胞为主。假如腰穿在疾病早期执行，白细胞计数可能是正常的或以淋巴细胞为主。糖含量降低，而蛋白含量增高。对没有经过治疗的细菌性脑膜炎，80%~90% 患者的脑脊液革兰氏染色阳性。阳性脑脊液细菌培养的结果在开始抗细菌治疗之后非常迅速地下降。同时也应进行血培养，并注意与病毒性脑炎、结核性脑膜炎及真菌性脑膜炎鉴别。英国国家卫生与临床优化研究所（National Institute for Health and Care Excellence，NICE）指南推荐的管理流程较为详细，见图 7-3-5。

经验性的治疗应涵盖最可能的病原微生物。在新生儿，通常使用氨苄西林及头孢噻肟或氨基糖苷类。年龄超过 1 个月的儿童则使用万古霉素及 3 代头孢菌素。新一代的抗菌药物如碳青霉烯类（如美罗培南）已应用于临床。治疗过程与年龄、病原学及疾病的临床病程有关。在儿童，有研究衡量地塞米松作为辅助治疗的益处，发现接受地塞米松治疗的患者对比接受安慰剂的患者，神经学及听力学的后遗症减少，患流感嗜血杆菌的患者所获得的益处最大，而肺炎球菌脑膜炎的则更不明显。较公认的地塞米松治疗方案为：首次使用抗生素前 15~30 分钟或同时使用强而快速的地塞米松，具体为每次 0.15mg/kg，每 6 小时 1 次，连续应用 4 天，或 0.4mg/kg，每 12 小时 1 次，连续应用 2 天。无菌性及部分治疗后脑膜炎，<6 周的患儿均不宜使用糖皮质激素。

（六）儿童颅内感染的长程管理

儿童颅内感染的病程中容易出现多种神经系统并发症，包括硬膜下积液/积脓、脑萎缩/坏死、听力减退或丧失、癫痫、运动障碍及智力或行为障碍等。听力损害是细菌性脑膜炎最常见的神经系统后遗症之一，当中以患肺炎链球菌脑膜炎

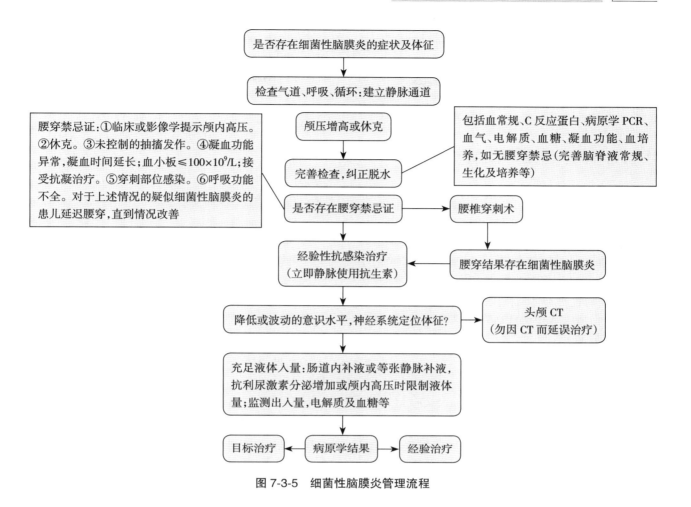

图 7-3-5 细菌性脑膜炎管理流程

多见；此外，有报道称脑脊液糖分过少也与听力损害的发展相关联。及时发现、合理治疗可以缩短病程并改善预后，神经系统并发症可发生在脑膜炎症状开始后的任何时间，包括治疗结束以后，建议进行长期随访。随访的内容主要包括：发育评估、听力评估、是否合并癫痫的评估及脑室分流手术治疗后患儿多学科随访等。所有颅内感染的儿童出院前均需使用标准化筛查工具（如儿童心理行为发育预警征象筛查问卷、年龄与发育进程问卷中文版等）进行发育筛查，筛查阳性的儿童应接受发育与行为评估（如格塞尔发育诊断量表、韦氏智力测查量表等）。如发育评估异常，需多学科包括康复科和神经科就诊，进行语言治疗、技能训练、躯体训练、行为干预、教育辅助等多种康复治疗；如发育评估正常，则需进行后续发育监测和相应年龄的发育与行为监测。患儿入院时及出院前均应进行听力评估，首选耳声发射（Otoacoustic emission, OAE）和脑干听觉诱发电位（brainstem auditory evoked potential, BAEP）进行筛查，发现超过 30dB 的听力减退或丧失，及未通过者应转诊

至耳鼻喉科听力中心。决定进一步的检查及干预方案。发现重度及极重度神经性耳聋，建议转诊至耳鼻喉科，原则上尽早行人工耳蜗植入，因为如植入延迟，内耳可能发生纤维化或钙化，影响耳蜗植入效果。合并癫痫的儿童需在神经科接受正规抗癫痫治疗并定期复查脑电图等。此外，部分儿童合并视力障碍、轻度瘫痪等长期后遗症，应注意监测、及时处理，并给予多学科包括眼科及康复科治疗。

【专家提示】

○ 多种病毒能够致病毒性脑炎，肠道及虫媒病毒常见。

○ 病毒性脑炎的症状可能非常轻微，也可能威胁生命。

○ 化脓性脑膜炎病原学与患者年龄相关。

○ 听力损害是细菌性脑膜炎最常见的神经系统后遗症；以患肺炎链球菌脑膜炎多见。

- 脑脊液糖分过少也与听力损害的发展相关联。
- 体格检查应注意皮肤、黏膜、淋巴组织及神经系统等部位。
- 腰穿是确诊中枢神经系统感染最重要的检查手段。
- 儿童颅内感染长程管理很重要。

七、自身免疫性脑炎

自身免疫性脑炎（autoimmune encephalitis, AE）泛指一类由自身免疫机制介导的脑炎，更多情况下则特指抗神经抗体相关的 AE。该病发现至今 10 余年以来，AE 相关的抗神经抗体有 30 余种，多数具有致病性或者诊断意义。AE 占全部脑炎患者的 10%~20%，其中尤以抗 N-甲基-D-天冬氨酸受体（N-methyl-D-aspartate receptor, NMDAR）脑炎最常见。

（一）抗 NMDAR 脑炎

抗 NMDAR 脑炎自 2007 年首次被报道，其发病率约为每年 1.5/1 000 000，其中约 37% 的患者发病年龄小于 18 岁。抗 NMDAR 脑炎典型的临床表现为精神错乱、烦躁、运动障碍、睡眠障碍、缄默不语、癫痫发作、自主神经功能紊乱等。部分患儿有前驱感染病史，某些患儿起病前有直接病毒性脑炎的证据，如单纯疱疹病毒性脑炎、乙型脑炎等。相对于成人多见的精神症状，儿童抗 NMDAR 脑炎更可能表现为神经系统症状，如异常运动（过度运动、运动困难、舞蹈手足徐动症、震颤和肌张力障碍等）和 / 或癫痫发作。常见口面部运动障碍，如半侧重复性扮鬼脸、咀嚼或咬牙等动作。相较成人起病以精神症状多见不同，儿童常见起病时症状为惊厥发作。年幼患儿可有发育倒退、易发脾气和注意力不集中等。约 40% 的青春期前儿童和 50% 的青少年出现自主神经功能障碍，如体温高、心动过速、高血压、尿失禁、中枢性低通气和心律失常等。尽管起病年龄对临床表现有影响，大多数抗 NMDAR 患者最终发展为包含各种神经系统和精神症状的相似综合征。儿童抗 NMDAR 脑炎患者合并肿瘤罕见。

NMDAR 抗体检测在脑脊液（CSF）中较血中更灵敏和具有特异性。不足 1/2 的抗 NMDAR 脑炎患儿中，头颅磁共振成像（MRI）检查发现损害改变，为非特异性，可表现为皮质和 / 或皮质下、基底核和幕下 T_2 高信号，伴或不伴短暂性脑膜强化。

抗 NMDAR 脑炎的唯一特异性诊断性标志物为脑脊液中受体 GluN1 亚基的 IgG 抗体。对于该病的评估，目前临床上及相关研究多采用的是改良的卒中评分（modified rankin scale, mRS），患者评分在 3 分以上为重症。最近的一项研究中提出采用抗 NMDAR 脑炎一年功能状态分数（anti-NMDAR encephalitis one-year functional status, NEOS）来评估病情及判断预后，该评分越高提示 1 年后预后越差。NEOS 在病程中评估病情严重程度与 mRS 较一致。

（二）髓鞘少突胶质细胞糖蛋白抗体相关疾病

髓鞘少突胶质细胞糖蛋白（myelin oligodendrocyte glycoprotein, MOG）抗体相关性疾病。Dale 等将这类疾病也归于常见的儿童自身免疫性脑炎。近年来，MOG 抗体介导的特发性炎性脱髓鞘疾病（idiopathic inflammatory demyelinating disease, IIDDs）报道增多。MOG 抗原是一种仅表达于中枢神经系统髓鞘少突胶质细胞表面的抗原，MOG 抗体介导的 IIDDs 可表现为水通道蛋白 4（AQP4）抗体阴性视神经脊髓炎谱系疾病（neuromyetitis optica spectrum disorders, NMOSD）、急性播散性脑脊髓炎（Acute disseminated encephalomyelitis, ADEM）、复发性视神经炎、双侧视神经炎和急性横贯性脊髓炎等。MOG 抗体见于约 50% 的 ADEM 患儿，也常见于儿童视神经炎和脊髓炎。在儿童患者中，MOG 抗体阳性主要临床表型为 ADEM 和复发性视神经炎，尤其与 ADEM 缓解后出现的复发性视神经炎相关。MOG-IgG 阳性的患儿，在 4~8 岁主要表现为脑病，出现意识水平下降或精神行为异常；而在 13~18 岁更多见视神经炎，个别患儿表现为癫痫。MOG 抗体检测在血中更敏感，但一般推荐同时检测 CSF 和血清标本。MOG-IgG 滴度水平可随时间下降，与病情缓解相关，如 MOG 抗体持续存在或滴度升高提示脱髓鞘事件更易反复发作。

（三）其他自身免疫性脑炎

其他的神经元表面抗原抗体的儿童自身免疫性脑炎还包括抗 γ- 氨基丁酸 A 型受体（γ-aminobutyric acid type A receptor, GABA-AR）脑炎、抗甘氨酸受体（glycine receptor, GlyR）脑炎、抗多巴胺 -2 受体（dopamine-2 receptor, D2R）脑炎、电压门控钾通道（voltage-gated potassium channel, VGKC）复合体脑炎、抗 γ- 氨基丁酸 B 型受体（γ-aminobutyric acid type B receptor, GABA-BR）受体脑炎及抗 α- 氨基-3-羟基-5-甲基-4-异唑丙酸

受体（α-amino-3-hydroxy-5-methyl-4-isoxazole propionic acid receptor，AMPAR）脑炎等，以及伴神经细胞内抗原自身抗体的儿童自身免疫性脑炎，如抗 Hu、Ma 及 GAD 脑炎等，但这些自身免疫性脑炎在儿童中少见。近年来发现一些双抗体阳性"重叠"综合征，如抗 NMDAR 脑炎伴脱髓鞘病变（抗 NMDAR 抗体和抗 MOG 抗体双阳性）。研究显示重叠 MOG 抗体阳性时患儿往往合并中枢神经系统脱髓鞘改变，且该类患儿对一线免疫治疗效果好，具体机制仍在研究中。抗甲状腺抗体阳性、FT3、FT4 或 TSH 水平异常和非甲状腺疾病综合征（non-thyroidal illness syndrome，NTIS）在儿童抗 NMDAR 脑炎中常见。抗 NMDAR 脑炎的治疗过程中可改善多数甲状腺抗体和甲状腺激素的异常。虽然抗 NMDAR 脑炎共患其他免疫性疾病的机制仍不明确，但对于儿童抗 NMDAR 脑炎应根据病情进行 MOG 抗体及甲状腺功能的检查。

（四）治疗

AE 的治疗包括免疫治疗、对癫痫发作和精神症状的症状治疗、支持治疗、康复治疗。合并肿瘤者进行切除肿瘤等抗肿瘤治疗。

免疫治疗分为一线免疫治疗、二线免疫治疗和长程免疫治疗。一线免疫治疗包括糖皮质激素、静脉注射免疫球蛋白（intravenous immunoglobulin，IVIG）和血浆交换。二线免疫药物包括利妥昔单抗与静脉用环磷酰胺，主要用于一线免疫治疗效果不佳的患者。长程免疫治疗药物包括吗替麦考酚酯与硫唑嘌呤等，主要用于复发病例，也可以用于一线免疫治疗效果不佳的患者和肿瘤阴性的抗 NMDAR 脑炎患者。对可能的患儿 AE 患儿，也可酌情试用一线免疫治疗药物。AE 的癫痫发作一般对于抗癫痫发作药物反应较差。应积极免疫治疗配合抗癫痫发作药物治疗，可选用广谱抗癫痫药物，例如苯二氮䓬类、丙戊酸钠、左乙拉西坦、拉莫三嗪和托吡酯等。终止癫痫持续状态的一线抗癫痫药物包括地西泮静脉推注或者咪达唑仑肌内注射；二线药物包括静脉用丙戊酸钠；三线药物包括丙泊酚与咪达唑仑。

儿童自身免疫性脑炎多数预后较好，少数患儿病情严重可能有神经系统后遗症，包括心境障碍、认知障碍、注意力缺陷型多动障碍及癫痫等。合并反复的脱髓鞘发作的儿童还可能遗留视力障碍、运动障碍等。因此自身免疫性脑炎的儿童需定期行心理行为发育评估，复查脑脊液、脑电图及中枢神经系统影像学检查，儿童 AE 的诊治及管理具体见图 7-3-6。

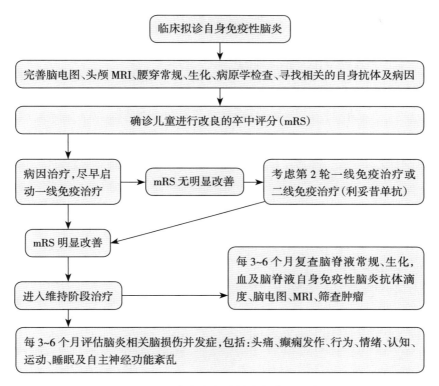

图 7-3-6　儿童自身免疫性脑炎诊治及管理

（陈文雄　金星明）

参考文献

1. Forsgren L, Sundelin H, Sveinsson O. Epilepsy: incidents, prevalens and causes [J]. Lakartidningen, 2018, 115.

2. Fisher RS, van Emde Boas W, Blume W, et al. pileptic seizures and epilepsy: definitions proposed by the International League Against Epilepsy (ILAE) and the International Bureau for Epilepsy (IBE) [J]. Epilepsia, 2005, 46 (4): 470-2.

3. Fisher RS, Acevedo C, Arzimanoglou A, et al. ILAE official report: a practical clinical definition of epilepsy [J]. Epilepsia, 2014, 55 (4): 475-82.

4. Belousova ED, Zavadenko NN, Kholin AA, et al. New classifications of epilepsies and seizure types created by the International League against Epilepsy (2017) [J]. Zh Nevrol Psikhiatr Im S S Korsakova, 2017, 117 (7): 99-106.

5. Fisher RS, Cross JH, French JA, et al. Operational classification of seizure types by the International League Against Epilepsy: Position Paper of the ILAE Commission for Classification and Terminology [J]. Epilepsia, 2017, 58 (4): 522-530.

6. Trinka E, Cock H, Hesdorffer D, et al. A definition and classification of status epilepticus—Report of the ILAE Task Force on Classification of Status Epilepticus [J]. Epilepsia, 2015, 56 (10): 1515-1523.

7. Ermolenko NA, Zykov VP, Zakharova EI. Comorbidity of epilepsy and chronic disorders in children and adolescents with the assessment of the effectiveness of therapy [J]. Zh Nevrol Psikhiatr Im S S Korsakova, 2018, 118 (4): 36-42.

8. Donna M Ferriero, Heather J Fullerton, Timothy J Bernard, et al. Management of Stroke in Neonates and Children: A Scientific Statement From the American Heart Association/American Stroke Association [J]. Stroke, 2019.

9. Medley TL, 徐佳丽, 吴川杰, 等. 澳大利亚临床共识指南: 儿童卒中的诊断和急性期处理[J]. 中国脑血管病杂志, 2019, 16 (4): 218-224.

10. 中国卒中学会, 卒中后认知障碍管理专家委员会. 卒中后认知障碍管理专家共识[J]. 中国卒中杂志, 2017, 12 (6): 519-531.

11. Langdon R, DiSabella MT. Pediatric Headache: An Overview [J]. Curr Probl Pediatr Adolesc Health Care, 2017, 47 (3): 44-65.

12. Fox H, Millington L, Mahabeer I, et al. Duchenne muscular dystrophy [J]. BMJ, 2020, 368: l7012.

13. 胡静. 抗肌萎缩蛋白病[J]. 中华神经科杂志, 2019, 52 (6): 498-506.

14. 张成, 林金福, 廖子钰. Duchenne 型肌营养不良症基因治疗进展与思考[J]. 中国现代神经疾病杂志, 2019, 19 (5): 312-319.

15. 北京医学会罕见病分会, 北京医学会神经内科分会神经肌肉病学组, 中国肌营养不良协作组. Duchenne 型肌营养不良多学科管理专家共识[J]. 中华医学杂志, 2018, 98 (35): 2803-2814.

16. 吕亚丰, 张艳君, 程谟斌, 等. 脊肌萎缩症治疗研究进展[J]. 医学研究杂志, 2019, 48 (2): 176-180.

17. Ramdas S, Servais L. New treatments in spinal muscular atrophy: an overview of currently available data [J]. Expert Opin Pharmacother, 2020, 21 (3): 307-315.

18. Costa B, Sato DK. Viral encephalitis: a practical review on diagnostic approach and treatment [J]. J Pediatr (Rio J), 2020, 96 (Suppl 1): 12-19.

19. Chen BS, Lee HC, Lee KM, et al. Enterovirus and Encephalitis [J]. Front Microbiol, 2020, 11: 261.

20. 王华, 丁丹蕊. 不同病原中枢神经系统感染的鉴别诊断进展[J]. 中华实用儿科临床杂志, 2019, 34 (12): 892-898.

21. National Institute for Health and Clinical Excellence. Bacterial meningitis and meningococcal septicaemia: management of bacterial meningitis and meningococcal septicaemia in children and young people younger than 16 years in primary and secondary care [S]. 2010.

22. 中华医学会儿科学分会神经学组. 儿童社区获得性细菌性脑膜炎诊断与治疗专家共识[J]. 中华儿科杂志, 2019, 57 (8): 584-591.

23. Dalmau J, Armangué T, Planagumà J, et al. An update on anti-NMDA receptor encephalitis for neurologists and psychiatrists: mechanisms and models [J]. Lancet Neurol, 2019, 18 (11): 1045-1057.

24. Li X, Hou C, Wu WL, et al. Pediatric anti-N-methyl-d-aspartate receptor encephalitis in southern China: Analysis of 111 cases [J]. J Neuroimmunol, 2021, 352: 577479.

25. 李小晶, 侯池, 邱伟, 等. 未成年人髓鞘少突胶质细胞糖蛋白抗体阳性急性播散性脑脊髓炎临床特点及治疗预后分析[J]. 中华医学杂志, 2020, 100 (05): 339-344.

26. 侯池, 李小晶, 张雅妮, 等. 儿童髓鞘少突胶质细胞糖蛋白抗体相关复发性脱髓鞘病临床分析[J]. 中华实用儿科临床杂志, 2019, 34 (23): 1807-1811.

27. 王纪文, 刘丽. 儿童自身免疫性脑炎研究进展[J]. 中华实用儿科临床杂志, 2017, 32 (24): 1841-1844.

28. Hou C, Wu W, Tian Y, et al. Clinical analysis of anti-NMDAR encephalitis combined with MOG antibody in children [J]. Mult Scler Relat Disord, 2020, 42: 102018.

29. 金星明. 规范化发育行为门诊[J]. 中国儿童保健杂志, 2017, 25 (7): 649-651.

30. 陈文雄. 发育行为障碍的早期识别[J]. 教育生物学杂志, 2014, 2 (1): 10-15.

31. 陈文雄. 神经发育评估与早期发展[J]. 教育生物学杂志, 2017, 5 (3): 113-118.

32. Strasser L, Downes M, Kung J, et al. Prevalence and risk factors for autism spectrum disorder in epilepsy: a systematic review and meta-analysis [J]. Dev Med Child Neurol, 2018, 60 (1): 19-29.

33. Liu X, Sun X, Sun C, et al. Prevalence of epilepsy in autism spectrum disorders: A systematic review and meta-analysis [J]. Autism, 2022, 26 (1): 33-50.

34. Chen WX, Yang SD, Gao YY, et al. Landau-Kleffner syndrome: an unusual case with progressive ataxia prior to language regression and autistic-like behaviors [J]. Neuropsychiatry 2019; 9 (1): 2076-2085.

35. 陈文雄. 儿童孤独症谱系障碍共患癫痫的诊治及管理 [J]. 中国儿童保健杂志, 2019, 27 (4): 351-354, 361.

36. 中国抗癫痫协会共患病专业委员会. 儿童癫痫共患孤独症谱系障碍诊断治疗的中国专家共识 [J]. 癫痫杂志, 2019, 5 (1): 3-10.

37. 中国抗癫痫协会共患病专业委员会. 儿童癫痫共患注意缺陷多动障碍诊断治疗的中国专家共识 [J]. 癫痫杂志, 2018, 4 (04): 281-289.

38. 中华医学会儿科学分会发育行为学组, 中国医师协会儿科医师分会儿童保健专业委员会, 儿童孤独症诊断与防治技术和标准研究项目专家组. 孤独症谱系障碍儿童早期识别筛查和早期干预专家共识 [J]. 中华儿科杂志, 2017, 12, 55 (12): 890-897.

39. 中华医学会儿科学分会发育行为学组, 中国医师协会儿科医师分会儿童保健学组. 中国低龄孤独症谱系障碍患儿家庭干预专家共识 [J]. 中华儿科杂志, 2022, 60 (5): 395-400.

40. 陈文雄. 孤独症家庭训练手册: 从核心症候到生活自理 [M]. 广州: 广东科技出版社, 2022.

41. 中华医学会儿科学分会发育行为学组, 中国医师协会儿科医师分会儿童保健学组. 中国低龄孤独症谱系障碍早期诊断专家共识 [J]. 中华儿科杂志, 2022, 60 (7): 640-646.

42. Specchio N, Curatolo P. Developmental and epileptic encephalopathies: what we do and do not know [J]. Brain, 2021, 144 (1): 32-43.

43. Peng BW, Tian Y, Chen L, et al Genotype-phenotype correlations in SCN8A-related epilepsy: a cohort study of Chinese children in southern China [J]. Brain, 2022, 145 (4): e24-e27.

44. 陈文雄, 杨思达, 高媛媛, 等. 重症病毒性脑炎患儿非惊厥性癫痫持续状态 9 例临床分析 [J]. 中国循证儿科杂志, 2015, 10 (4): 275-280.

45. Balu R, McCracken L, Lancaster E, et al. A score that predicts 1-year functional status in patients with anti-NMDA receptor encephalitis [J]. Neurology, 2019, 92 (3): e244-e252.

46. Chen L, Wu W, Tian Y, et al. Thyroid Function and Anti-thyroid Antibodies in Pediatric Anti-NMDAR Encephalitis [J]. Front Neurol, 2021, 12: 707046.

第4节　感觉系统障碍

【开篇导读】

　　机体的感觉系统是帮助人类认识周围的世界、捕捉环境的变化、调节其相应行为的重要途径。中枢神经系统的五大感觉系统包括听觉、视觉、嗅觉、味觉和触觉, 此外还有前庭感觉和本体感觉。每一种感觉系统都有自己独特的感觉神经元, 传递神经冲动到中枢神经系统, 大脑对这些传入信息进行加工整理处理后, 产生认知并做出相应的行为反应。一旦感觉系统出现障碍, 那么同样会对大脑的认知和发育带来不良影响。本节将逐一介绍几大主要感觉系统障碍的特点, 对发育与行为的影响及其干预模式。

一、听力障碍

　　听力障碍 (hearing impairment) 是指听觉系统中的声音传导、声音感知以及对声音综合分析的中枢神经发生器质性或功能性异常, 导致听力不同程度地减退。据调查, 在发达国家中, 儿童中度或中度以上的感觉神经性听力障碍 (听阈 >50dB) 的发生率为 1‰~2‰, 而发展中国家的发生率更要高出 1 倍。儿童期出现听力障碍会严重损害语言、社交和情绪的发育, 继而影响其学业成就。听力障碍儿童的病因和功能状况差异很大, 但早期干预的儿童具有很强的可塑性, 早期识别和及时干预听力障碍可最大程度恢复其听力的潜力, 促进听觉和语言的发育, 使听力障碍对儿童发育的危害降至最低程度。

(一) 分类

　　听力障碍可根据其听力损失的程度、类型、病因和起病年龄进行分类。听力是一个测量听到不同频率声响的指标。根据听力丧失程度, 听力障碍的分级见表 7-4-1。

　　根据听力受损的解剖结构可分为传导性听力障碍 (conductive hearing impairment)、感觉神经性听力障碍 (sensorineural hearing impairment) 以及中枢性耳聋 (cortical deafness)。传导性听力障碍是因外耳、鼓膜、听骨链的病变所致; 感觉神经性听力障碍是指内耳 (耳蜗) 或神经通路的病变所致。

表 7-4-1 听力障碍的分级

听力丧失程度	听力水平/dB	所产生的影响
正常	0~15	能听清所有的说话声音
轻微	16~25	可能听不清 10% 的说话声;会有不恰当的反应;会影响同伴社交互动
轻度	26~40	可能听不到 50% 的说话声;会被认为"有行为问题"和"不听话"
中度	41~55	可能听不到 50%~100% 的说话声;言语质量不佳;词汇有限;交流能力受损;可能会有自卑感
中重度	56~70	丧失 100% 的听正常音量的说话声;言语发育落后和智力欠佳;可能会有社交孤立
重度	71~90	只能听到 30cm 远处的大声说话;如果是语言前的听力丧失,则言语和语言发育均落后;如果是语言后的听力丧失,则言语能力和无音调的发声能力逐渐下降
极重度	>90	能感受到声音的振动,但听不到声音;依靠视知觉进行交流;喜欢和同样有听力障碍的同伴相处

注:摘自 Bachmann KR,Arvedson JC. Early Identification and intervention for children who are hearing impaired. Pediatr Rec,1998,19:155-165.

中枢性耳聋较少见,往往发生于广泛的脑损伤,导致中枢水平对声音的感知和鉴别发生困难。

根据起病年龄可分为先天性听力障碍和后天性听力障碍。先天性听力障碍包括外耳道先天性闭锁、中耳或内耳畸形、妊娠期及围产期各种因素所致的各种耳聋;后天性听力障碍指出生后由于各种疾病因素导致的听力障碍,如外耳道后天性闭锁、化脓性中耳炎、外耳及中耳肿瘤、各种外伤及耳硬化症等导致的外耳和中耳传导性听力障碍,以及各种中枢性感染性疾病、药物中毒、迷路炎、听神经瘤、听神经病、老年性退行性病等所致的感觉神经性及中枢性听力障碍。

（二）病因

研究显示,听力障碍的病因中,有 30%~50% 由遗传因素所致,孕期损害占 10%,围产期因素占 5%~15%,剩下 20%~30% 由儿童期感染、头部外伤或耳毒性药物所致。

1. 产前因素 在遗传性听力障碍中,有 70%~80% 为常染色体隐性遗传,没有家族史,也没有临床症状。遗传研究已证实有 60 多个基因位点和无症状的听力障碍有关。此外,还证实 500 多种有症状的听力障碍以及许多与有症状和无症状的听力障碍有关的线粒体基因。

产前获得性听力障碍的病因包括先天性感染,如弓形虫病、风疹、巨细胞病毒和单纯疱疹感染,这些产前感染会导致进展性的无症状听力损伤或合并多种脏器的受损。此外,还有产前毒物暴露（如乙醇、三甲双酮、汞、铅）、长时期暴露于噪声等。

2. 围产期因素 包括围产期的缺氧、酸中毒、低血糖、高胆红素血症,以及环境噪声、耳毒性药物的使用等因素都有可能导致听力损伤。这也导致极早早产儿的听力受损风险更高。

3. 出生后因素 高达 9% 的感觉神经性听力障碍是和细菌性脑膜炎有关,且脑膜炎后所致的听力丧失是渐进性的,因此儿童一旦患有脑膜炎后,需密切随访其听力水平。儿童长时间暴露于噪声环境中,会损害耳窝内的毛细胞,导致以高频为主的听力损伤,尤其在现代社会中频繁使用耳机,将会大大增加听力受损的风险。此外,中耳炎、脑外伤、肿瘤等也会导致传导性听力障碍。

（三）对发育与行为的影响

胎儿早在 26 周时就能对外界的声音产生行为反应,新生儿一出生就表现出更喜欢听妈妈的声音,到了 2~3 月龄,婴儿能辨别出大部分的语音和识别母语中的韵律。因此,在脑发育的最早期,语言发育就和听觉输入密切相关。

有很多因素影响听力障碍儿童的发育与行为,因此就听力障碍儿童的发育结局而言,很难有一个统一的说法,每一个听力障碍儿童都需要个体化的评估。相对比较明确的影响因素可以分成以下五类:①听力障碍的程度:轻度听力障碍儿如能得到早期干预,则对其发育的影响就很小;而重度听力障碍儿,又没有早期确诊,就会严重影响其发育与行为。②病因:遗传性听力障碍儿（其父母有听力障碍）,因其病因单纯且往往能获得早期诊断和早期干预,其在认知发育与行为方面相对受损就较少;而后天获得性听力障碍儿,往往是继发于各种感染,病情隐匿,发现较晚,且多伴有其他神经系统功能障碍,其发育与行为问题就会严重得多。③起病年龄:听力障碍发生在语言发育的关键期之前(通常在2岁以前),会严重影响儿童的发育与行为。④家庭氛围:出生在家庭成员中有听力障碍的患儿,如果有较好的交流和家庭的支持,对其发育影响较小,他们具有较好的适应和交流能力;而那些正常家庭的听力障碍儿童,如果家人能刺激并营造交流的氛围鼓励孩子交流,则同样能获得良好的发育;相反,如果家庭中没有任何替代的交流方式,对其采取过度保护,剥夺其多感官和社会心理发展所需的体验,则会对其造成严重的不利影响。⑤教育干预的时间和适宜性:早期诊断和早期干预是听力障碍儿童获得最佳语言和社会能力发展的关键因素。在具体实施过程中,需考虑儿童个体的多种因素,寻找最佳的教育干预方案,以达到最大促进儿童心理行为发展的目的。

1. 对语言的影响　听力障碍对发育的影响最主要表现在语言和言语的发展和交流。重度听力障碍儿童因听不到声音,使其口语发展能力严重受阻。儿童在获得性语言能力之前罹患听力障碍,意味着同时也失去了听觉记忆、听觉想象和听觉联想,这些患儿不仅不能用语言交流自己的思想、需求和信息,而且也影响其内部语言的发展,包括将生活体验、想法和记忆转化成语言的能力也受阻,在信息加工和"智力"发展中不能形成标准语言的角色。研究显示,与听力障碍发生在语言前期相比,已有语言能力的儿童遭受听力损伤后,更有可能保留口语表达交流的能力;与较大年龄才确诊的听力丧失儿童相比,早期发现(尤其是6月龄以前)听力丧失的儿童更有可能发展较好的语言能力。

2. 对认知的影响　大多数专家认为听力障碍本身并不影响智力。但是听力障碍儿童在某些能力方面还是显示质的差异,尤其在语言能力和认知灵活性方面。普遍而言,听力障碍儿童的学习成绩测试结果也较低,这也是由于他们在早期学校生活中,需要花更多时间和精力用于交流技能的学习,而在其他方面学习上的时间就少一些有关。有报道,在特殊教育学校中,18岁耳聋学生,其阅读理解能力只能达到四年级水平;数学达到七年级的水平。此外,在一些耳聋学生中还可能存在与前庭功能失调有关的协调、平衡和其他运动技能的困难。值得注意的是听力障碍儿童也可能发展某些代偿性的技能。有研究显示他们的视觉信息处理技能较好;通过脑电活动描记技术比较听力障碍儿和正常儿童的脑电活动,结果发现两者在皮质组织上有差异,前者在右脑半球和视觉信息处理区域有代偿性的改变。

3. 对社会和情绪的影响　语言和交流是所有社交的核心组成成分。听力障碍儿童由于语言和交流技能受损而影响社会能力的发展,如果再加上家人对他们过度保护,致使其社会成熟度更落后于同龄正常儿童,多表现为自我中心、固执。对继发于风疹的听力障碍儿童研究发现这些患儿的内在控制能力较差,有冲动、攻击行为,这可能是由于听力障碍儿童难以用语言进行自我控制和情绪表达所致。也有报道,即使在无对抗性的相互交往中,听力障碍儿童也多喜欢与他人身体上的接触,如碰触他人以引起对方的注意。

4. 其他问题　学龄期听力障碍儿童的学习困难发生率显著高于正常儿童,且相当部分听力障碍儿童还伴随其他病症,如视力问题、发育迟缓、孤独症、ADHD、情绪障碍等。

(四)评估

1. 听力筛查　儿童保健专业人员应对婴幼儿听力损伤有高度的警觉性,建议出生后3个月内进行听力筛查,并对可能有迟发或渐进性听力障碍的高危婴儿定期每6个月进行一次听力筛查直至3周岁。临床工作中须详细考虑听力障碍的高危因素,通过仔细观察婴儿的行为和聆听父母的主诉,对婴幼儿听力障碍及早作出诊断。随着新生儿听力筛查的推广普及,已将确诊的平均年龄从2.5岁下降到2~3月龄。新生儿和婴幼儿听力筛查和监测的高危指标如下:

(1) 新生儿(出生至28天):①有儿童期遗传性感觉神经性听力障碍的家族史;②与听力障碍有关的宫内感染;③颅面畸形;④出生体重低于1 500g;⑤有耳毒性药物治疗史;⑥有细菌性脑膜炎史;⑦有新生儿核黄疸史;⑧出生后1分钟Apgar评分0~4分,或5分钟Apgar评分为0~6分;⑨机械通气时间持续5天以上;⑩伴有听力障碍的综合征。

(2) 婴儿(29天~2岁):①父母或照养人怀疑儿童有听力、语言或发育迟缓;②细菌性脑膜炎或与听力障碍有关的感染;③头部外伤伴有意识丧失或颅骨骨折;④与感觉神经性或传导性听力障碍有关的综合征;⑤有耳毒性药物治疗史;⑥反复或持续的分泌性中耳炎,至少3个月。

(3)需要定期监测听力的婴幼儿(29天~3岁):①有儿童期遗传性感觉神经性听力障碍的家族史;②宫内感染,如巨细胞病毒、风疹、梅毒、疱疹或弓形虫;③神经纤维瘤Ⅱ型;④复发或持续性中耳炎伴渗液;⑤影响耳咽管功能的解剖畸形或其他异常;⑥神经退行性疾病(如Hurler和Hunter综合征可有进行性传导性和感觉神经性听力障碍)。

2. 听力评估 听力评估包括行为测听、声导抗测试、诱发性的耳声发射、脑干听觉诱发电位测试等。当临床在听力筛查中发现可疑或异常的儿童,应及时转介至听力科进行诊断性测试。

(1)行为测听:通过耳机或说话者测试儿童对声音的反应。2岁以下婴幼儿可用视觉强化物诱导小儿把头转向声源,建立行为性条件反射;2岁以上幼儿可用游戏听力测试;年长儿童可直接使用话语测试。

(2)声导抗测试:是一种测定中耳传音系统和脑干听觉通路功能的技术。测试包括声能量流入中耳系统、中耳压力的判断、耳道容积、声反射的存在和阈值、生理状况如中耳积水等。虽然声反射与听力无关,但被认为是正常听力的一个指标。

(3)诱发性耳声发射(evoked otoacoustic emissions,EOAE):是快速、非侵入性、经济的评估耳蜗功能的方法,由耳蜗的外毛细胞对声音作出的主动运动在外耳道被记录的结果。目前作为婴儿期听力筛查的首选方法。

(4)脑干听觉诱发电位(auditory brainstem response,ABR):是一种客观听力测定方法。通过观察声刺激诱发的听觉神经传导通路上出现的生物电变化,分析脑干的功能和听力受损的程度。ABR测听对听力障碍和听觉通道神经受损都高度敏感。

3. 发育和认知评估 对于听力障碍儿童,除了听力评估外,还需要进行全面的发育评估,包括认知、语言和言语、社会能力等,全面了解儿童的发育情况,为干预提供有效信息。认知测验包括格赛尔婴幼儿发育量表、贝利婴儿发展量表、Griffiths儿童发育评估量表、Hiskey-Nebraska学习能力测验(专为听力障碍儿童设计)、韦氏智力测验操作量表、Kaufman儿童智力量表等。视觉运动发育用本德尔-格式塔测验和视觉-运动测验;社会能力可用社会发育量表;行为问题采用艾森伯格

儿童行为筛查量表;情绪状态可用Meadow/Kendall听力障碍儿童社会情绪评估量表进行评估等,对于中度以上的听力障碍儿童,建议非言语的测试反映发育或认知水平。

(五)干预和治疗

一旦确诊听力障碍后,就应有一个包括发育与行为儿科医师、耳鼻喉科医师、听力评估师、语言治疗师和特殊教育老师组成的多学科团队制订全面的干预治疗计划,包括医疗、教育和社会支持。

1. 医疗干预 包括积极寻找原发病因、进行全面耳科检查、中耳疾病的治疗、助听器选配和耳蜗植入等。

儿童一旦被确诊轻中度听力障碍,就应该立即选配助听器。为前言语期的儿童选择和使用助听器与成人有很大的不同。听力障碍程度不是为儿童选择助听器唯一要考虑的因素,儿童目前的语音和语言能力、发育或智力、所处的听觉环境和学习技能的状况等都是选配合适助听器的重要因素。且为儿童选配助听器是一个渐进的过程,随着对儿童听力障碍程度了解得越清楚,其助听器配置也需要做出相应变化,达到精准的状态。

近年来,对极重度听力障碍使用耳蜗植入的方法越来越受关注,在世界范围内,这已成为治疗重度感觉神经性听力障碍的主要手段。一般选择2岁及2岁以上、双耳为重度听力障碍、使用助听器无效的儿童,并评估其认知和行为能力。耳蜗植入术后提供良好的听觉言语康复尤为重要。

2. 语音和语言治疗及发育干预(developmental interventions) 听力障碍儿童在常规健康检查的基础上,特别要注意定期发育测试和预见性指导(anticipatory guidance),强调早期干预。发育干预的重点在于增进早期语言经验,关键是早期促进听力障碍儿童与其父母间的语言交流,使其获得语言、认知和社会技能的发展,确立自我意识,感受自己成为世界的一个部分;另外,促进听力障碍儿童经验的多样丰富性,可强化其感觉、学习和记忆过程,探索环境能促进其解决问题的技巧和灵活性;促进听力障碍儿童与他人的社会互动,不仅发展其社会认知功能,也有利于其获得情感支持,建立自尊、发展道德观念。早期促进听力障碍儿童沟通技能的发展也包括了手语学习部分。

语音/语言治疗对于听力障碍的儿童是不可或缺的,绝大多数听力障碍的儿童存在言语和语

言发育迟缓，在选配助听器或人工耳蜗植入后，当听力矫正后需尽早进行语音和语言治疗。

听力障碍儿童往往存在语音问题，并且自己尚未意识到存在的问题，治疗开始时，需识别其错误发音，并与正确音作比较，一旦儿童能完全辨别，意识到自己发音的错误，则进入音素水平的治疗，选择辅音发展中最早出现的音，作为目标音，帮助儿童认识发目标音的口形及其他特征，再进行听觉训练，区分目标音和另外一个声音，比较自己发目标音和正常目标音之间的区别，建立正确的感知，然后语音定位，让儿童看着治疗师发目标音时的唇、舌、下颌的运动和口形，让儿童对着镜子模仿发音。当儿童学会目标音后，为了进一步巩固，要进入音节水平的治疗，即把目标音与其他的元音组成无意义的音节，反复训练，当儿童能完全正确地发出音节后，再进入单词水平的治疗，此时治疗师可把目标音应用到有意义的单词中，这个新的发音可以放在单词的开始或中间或末尾，而该单词应当是符合儿童认知发育水平的单词，也可与相应的图片结合起来增加趣味性。再进一步，则在句子水平进行语音治疗。治疗师选择一些符合儿童的句子，采用放慢说话速度、重复说、模仿说、与儿童一起说的方式。在重复说时，儿童必须跟随治疗师说话的音调、强度和节奏。治疗师可在说话时有意发出以往儿童不正确的发音，训练儿童发现错误并自行纠正。

听力障碍儿童绝大多数存在语言发育迟缓的问题，需实施语言治疗，主要包括4个方面：制定目标、方法、策略及儿童家庭的积极配合。制定目标时，遵循维果斯基"最接近发育水平"的理论原则，即所定的目标应略高于儿童个体的发育水平，但又能使儿童在帮助下能够达到该目标。语言治疗应在有意义的情景中进行，并伴随各种玩具和游戏活动。治疗方法目前主要分为以治疗人员为中心的方法和以儿童为中心的方法两大类。对于尚未开口，只有理解的儿童，治疗则采用前语言阶段的干预，内容包括对声音、物品的注意，共同玩游戏，在此过程中把声音与具体物体相联系，促进儿童开口发声。干预策略包括：①反复语言刺激：用1个字或叠词进行语言刺激，反复应用于环境中，亦称为"听力轰炸"；②字或叠词与儿童感兴趣的物品和玩具相匹配；③鼓励儿童发声或动作表达，不必理会其发音不准；④用最简单的语言与儿童交流；⑤纠正哭闹、发怒、扔物等不良交流；⑥创

造边说边玩的环境，促使儿童与人交流，并迅速给予应答强化。

3. 教育干预　促进听力障碍儿童日后的能力发展有3个关键因素：早期语言经验、各种经验的学习、社会交往，这也成为听力障碍教育干预的三大重点。目前对听力障碍儿童根据其具体情况进行不同的教育安置，包括聋校、普通学校或幼儿园附设特殊班级、随班就读三种形式。我国自21世纪初开展新生儿听力筛查后，听力障碍儿童得以早发现早治疗，一些城市的特殊教育聋校数量大为缩减，使得听力障碍儿童经干预和治疗后可以进入有声世界。

4. 社会支持　听力障碍给儿童养育造成很大困难父母在学习如何与听障孩子进行交流的过程中，会感到挫折和不适，且患儿及其家庭的自我感觉和自尊常受家庭和社区成员对听力障碍认识的深刻影响。因此，社会需要通过多种形式，包括行为管理、支持家庭治疗和促进家庭交流等方式，为听力障碍儿童的家庭提供足够的社会支持。在我国，每年的3月30日是"爱耳日"，通过社会组织的一系列活动，提高社会公众对听力障碍的警觉，并及早诊治。

二、视力障碍

据估计，大脑接受的外界信息，有80%以上是通过视觉通道共同传入的。因此，一旦出现视力障碍，对儿童的认知和社会心理行为发育及其生活方式会产生严重的不良影响。

（一）定义

迄今为止，视力障碍在国际上尚无统一的定义。世界卫生组织采用的是下述定义，指两眼中较好的一眼：①视力损害：标准视力在6/18m以下（矫正后）或视野<20°；②社会盲：标准视力在6/60m以下（矫正后）或视野<20°；③实质盲：标准视力在1/60m以下（矫正后）或视野<10°；④全盲：无光感。

在眼科临床中采用"低视力"和"盲"这两个专业术语，其定义分别为：双眼中较好的一只眼的最佳矫正视力0.05~<0.3为低视力，<0.05~无光感为盲。中华医学会眼科学分会斜视与小儿眼科学组，对弱视的定义为：视觉发育期内由于单眼斜视、屈光参差不一、高度屈光不正以及视觉剥夺等异常视觉经验引起的单眼或双眼最佳矫正视力低于相应年龄正常儿童，且眼部检查无器质性病变，

称为弱视。不同年龄参考值下限：年龄为 3~5 岁儿童视力的正常值下限为 0.5,6 岁及以上儿童视力的正常值下限为 0.7(表 7-4-2)。

表 7-4-2 3~7 岁儿童视力检查标准

年龄	弱视标准 (矫正视力)	正常视力
<3 岁	<0.5	0.5~0.6
4~5 岁	<0.6	0.9~1.0
6~7 岁	<0.7	1.0 以上

注：两眼在视力表上的读取范围相差两行以上也可判为弱视。

(二)病因

儿童期视力障碍的病因有多种多样。在发达国家，大约有 1/2 的先天和后天视力障碍是由基因遗传所致，包括各种类型的白内障、白化病和各种视网膜营养障碍。其他的先天性病因还包括宫内感染(风疹、巨细胞病毒、弓形虫病)、眼部畸形(缺损、小眼症、无眼)、视神经异常(视神经发育不全、视神经萎缩)和大脑畸形。此外，其他导致视力受损的原因包括早产儿视网膜病变(ROP)、脑外伤、缺氧、严重的眼部感染和肿瘤。而在一些发展中国家，维生素 A 缺乏、沙眼、麻疹和结核感染仍是导致视力障碍的常见原因。

(三)对发育与行为的影响

视力障碍对儿童发育的影响与视力障碍的程度和起病时间有关。在正常儿童的发育过程中，视觉经验能促进许多重要能力的发展，如视力正常的儿童可借助视觉经验来形成许多重要的空间和形状的概念，而空间和形状概念又对感知觉的发育非常重要。视力障碍程度不同，其发育的结局可能完全不同。部分视力受损的儿童，仍可利用残存的视力发展其空间推理能力，因此与视力正常儿童发展的功能水平基本相似；而全盲的儿童要通过触觉和听觉来感知外界信息，然而并非所有空间特征都能依靠听觉或触觉来判定，这可能是全盲儿童早期发育迟缓的原因。

视力障碍起病时间早晚对儿童发育结局有显著影响。在 1~2 岁后发生全盲的儿童，通常被认为外因致盲，他们在早期发展的重要时期视力是存在的。因此，这些后天全盲的儿童在空间和形状感觉方面都比先天全盲的儿童来得精确。6 岁以后全盲的儿童，因其已经形成了言语，随着言语的发展，其视觉表象可以保存，并在以后的认识活

动中发挥作用。而先天性全盲儿童的运动能力、理解力和依恋行为的发展有着明显的迟滞，通常在 2~3 岁后才能发展。

脑发育过程中存在着关键期。这一时期，脑在结构和功能上都有很强的适应和重组能力，易于受环境的影响。关键期内适宜的经验和刺激是运动、感觉、语言及其他中枢神经高级功能正常发育的重要前提。如视觉发育的关键期被认为生后 6 个月内最敏感，先天性白内障的婴儿生后缺乏视觉刺激，如果通过早期筛查和评估，及时手术，使患儿重见光明，预后好；反之，如果到了 3 岁不能复明，即使手术治疗，患儿仍将永久性地丧失视觉功能。

1. 对运动发育的影响 即使智力正常，先天或早期全盲儿童的运动发展都明显落后。视知觉有助于肌张力的保持，而全盲儿童视知觉的丧失，导致肌张力低下，直接影响到患儿大运动技能发展，包括坐、爬、站立和行走技能的获得年龄明显落后于正常儿童，全盲儿童可能到 8 月龄后才能坐，到 2~2.5 岁才会走。全盲儿童缺乏手眼协调的能力，因此，其精细动作的发育也明显滞后，如全盲儿童到 9 月龄才会伸手够物，听到声响只能伸手摸索，也不会将脸转向声源等。

2. 对言语和语言发育的影响 学习语言除了听声音外，还要模仿嘴巴的运动，全盲儿童只能依靠听觉线索来学习说话，因此易发生语音问题，如发音不准、口吃、对词汇理解困难，总体上全盲儿童的语言发育水平落后于同龄正常儿童。

3. 对认知发育的影响 由于大脑的代偿和适应机制，全盲儿童的听觉、触觉能力往往高于一般儿童。全盲儿童的听觉注意力更加集中，对声音的分析更细致，听觉记忆更发达；同时也更积极有效地运用触觉探索能力来区分不同事物的外形和特点，更准确地记住通常触觉感知到的物体。通过听觉表象和触觉表象的不断积累，加上言语信息，逐渐形成概念，认识社会。因此，涉及抽象推理方面，全盲儿童与正常儿童的水平是相当的，在儿童思维的发展规律上和正常儿童也没有本质的差别。但由于感性认识的局限，全盲儿童对事物的分析与综合判定易出现混乱和错误，对概念的概括容易出现泛化，而造成错误的判断和推理。

4. 对社会性发育的影响 与正常儿童相比，全盲儿童的社会交往技能也往往落后。由于缺乏

视知觉,全盲儿童不能与人进行面对面的交流,看不到他人的肢体语言和表情,无法进行非言语的交流,从而影响其社会技能的发展,也由此可能进一步导致学龄期全盲儿童的社会隔离和自我形象不佳。

(四)评估

视觉损害很少会导致全盲,大多数视力障碍儿童仍有一定的视力。因此,尽早评估儿童的视力有助于最大限度利用其残余视力,采用最佳干预措施,促进其身心发展。

视力评估方法可分成以下几类:①视力表和行为观察法:评估视觉功能根据不同年龄可使用标准视力表、图形视力表来检查儿童的视力,对婴幼儿和残疾儿童可直接观察其视觉行为来判断其视功能情况。②视动震颤(optokinetic nystagmus,OKN):是指在儿童眼前转动黑白条纹的圆柱体,当儿童慢慢跟踪一条条纹的运动,然后迅速回来看另一条条纹,其眼睛出现微微来回动(震颤)现象。通过逐渐变细条纹并确定仍引起OKN反应最细的条纹,可评估视力。③优先注视技术(preferential looking technique,PL):给婴儿呈现一系列卡片,一边是黑白条纹图案或栅栏图案,另一边是同样亮度的灰色空白靶,观察儿童注视卡片的情况。儿童可靠地注视有图案侧的最细条纹称作栅栏视力。④电生理检查:包括视网膜电流图(electroretinogram,ERG)和视觉诱发电位(visual evoked potential,VEP)。视网膜电流图用来检查视网膜功能,在诊断视网膜疾病如色素视网膜炎及其相关综合征特别有用,而视觉诱发电位是用来分析眼和视皮质之间的通路。

上海市推行的眼健康及视力筛查方案,近年来取得了很大的成效,实现了上海市儿童视力障碍的早发现、早诊断和早干预。管理对象覆盖全市各区的社区内0~6岁儿童。在三级儿童保健网络基础上建立视力筛查网络,完善管理制度及流程;针对0~6岁儿童不同年龄阶段特点,确定不同的筛查目标及内容,确立儿童眼病诊治中心,明确转诊标准及制度。视力筛查时间为:健康儿童应当在生后2月龄、6月龄、9月龄,以及1、2、3、4、5、6岁健康检查的同时进行阶段性的眼病筛查和视力检查。具有高危因素的新生儿在出生后2~7天内进行眼部初筛,从2月龄起进入健康儿童眼保健管理流程,建立0~6岁儿童眼保健电子档案。具有眼病高危因素的新生儿,应当在出生后尽早

由眼科医师进行检查。新生儿眼病的高危因素包括:①新生儿重症监护病房住院超过7天并有连续吸氧(高浓度)史;②临床上存在遗传性眼病家族史或怀疑有与眼病有关的综合征,例如先天性白内障、先天性青光眼、视网膜母细胞瘤、先天性小眼球、眼球震颤等;③巨细胞病毒、风疹病毒、疱疹病毒、梅毒或毒浆体原虫(弓形虫)等引起的宫内感染;④颅面形态畸形、大面积颜面血管瘤,或者哭闹时眼球外凸;⑤出生难产、器械助产;⑥眼部持续流泪、有大量分泌物;⑦缺血缺氧性脑病患儿。另外,出生体重<2 000g,或出生孕周<32周的早产儿和低出生体重儿,应当在生后4~6周或矫正胎龄32周,由眼科医师进行首次眼底病变筛查。

每次检查时均应进行眼外观检查(包括外眼检查、瞳孔检查及红光反射),2月龄时进行瞬目反射检查,6月龄进行红球试验,9月龄起进行眼球运动检查,3岁及以上儿童增加视力检查及眼位检查(遮盖试验)。新生儿期便可注意观察眼外观,如有异常即转诊。除专业机构检查以外,家长应主动关注儿童眼外观及视物相关行为表现,并分别在6月龄以及1、2、3岁时通过家长问卷进行儿童视物行为自评。眼健康检查主要内容包括:①外眼检查:观察眼睑有无下垂、缺损、炎症、肿物,眼睑毛内翻,两眼大小是否对称,眼裂大小是否正常;结膜有无充血,结膜囊有无分泌物、持续溢泪;角膜是否透明呈圆形,直径是否正常,有无浑浊;两眼对称、黑白眼球外观,虹膜有无缺损。②瞳孔检查:瞳孔形状是否圆形,是否居中、等大,对光反射是否存在。③红光反射:在暗室中进行。检查者在婴儿前50cm~1m处,利用检影镜将光线聚焦于角膜,以便在瞳孔区产生红光。正常情况下,瞳孔区红光反射的颜色和明亮度应该相等。红光反射中出现黑斑,单眼无红光反射,或者出现黄白色反射,都应转诊上级眼科。④瞬目反射:受检者取顺光方向,检查者以手或大物体在受检者眼前快速移动,不接触到受检者。婴儿立刻出现反射性防御性的眨眼动作为正常。⑤注视和追随运动(红球试验):用直径5cm左右色彩鲜艳的红球在婴儿眼前20~33cm距离缓慢移动,可以重复检查2~3次。婴儿出现短暂寻找或追随注视红球的表现为正常。⑥眼球运动:自儿童正前方,分别向上、下、左、右慢速移动聚光手电灯。正常儿童两眼注视光源时,两眼能够同时同方向平稳移动,反光点

保持在两眼瞳孔中央。⑦视力检查:采用国际标准视力表检查儿童视力,检测距离5m,视力表照度为500Lux,视力表1.0行高度为受检者眼睛高度。检查时,一眼遮挡,但勿压迫眼球,按照先右后左顺序,单眼进行检查。自上而下辨认视标,直到不能辨认的一行时为止,其前一行即可记录为被检者的视力。不能理解E字视力表的3岁儿童,可选用国际标准图形视力表进行评估。对3~5岁<0.5、6岁及以上<0.7的视力低常儿童,或两眼视力相差两行及以上的儿童,都应当2周~1个月复查1次。⑧遮盖试验:将手电灯放至儿童眼正前方33cm处,吸引儿童注视光源;用遮眼板分别遮盖儿童的左、右眼,观察眼球有无水平或上下的移动。正常儿童两眼注视光源时,瞳孔中心各有一反光点,分别遮盖左右眼时没有明显的眼球移动。⑨屈光度筛查、眼轴长度测量及眼底照相:二级及以上综合性医院可配备相关仪器,作为以上检查手段的补充。出现以下情况之一者,应当予以及时转诊至上级医疗保健机构专科门诊进一步诊治:①具有眼病高危因素的新生儿和出生体重<2 000g,或出生孕周<32周的早产儿和低出生体重儿;②眼睑、结膜、角膜和瞳孔等检查发现可疑结构异常;③检查配合的婴儿经反复检测均不能引出瞬目反射;④注视和跟随试验检查异常;⑤红光反射异常;⑥具有任何一种视物行为异常的表现;⑦眼球运动检查发现眼位偏斜或运动不协调;⑧复查后视力3~5岁<0.5、6岁及以上<0.7,或两眼视力相差两行及以上。

(五)干预治疗

视力障碍儿童的干预治疗需要一个强大的团队组合和社会支持系统,包括眼科医师、儿童保健医师、发育与行为儿科医师、神经科医师、遗传病医师、盲校教师、治疗师团队以及教育、社会、娱乐、职业等一系列专业设施,以满足其独特的发育需求。美国儿科学会认为,初级儿童保健医师应当常规筛查及监测儿童可能出现的视力和中枢神经系统问题,尽可能早期发现儿童视力障碍,及时转诊专业眼科医师或相关专业(神经、遗传等)得到确诊和相应的手术等处理措施。然而,这仅仅是解决问题的开始,视力障碍带来的后续一系列发育与行为问题需要由发育与行为儿科医师主导,并与盲校教师形成团队合作,帮助视力障碍儿童家庭发展应对能力,特别是在定期发育与行为监测的基础上,安排视力障

碍儿童得到适当的教育和行为干预,研究证明这种团队模式对视力障碍儿童的发展起到了极大的作用。对视力障碍儿童早期识别,适当的医学干预,家庭及社会支持,早期提供教育辅助设施,视力障碍儿童能够在学习和生活中发挥最大的潜能。

视力障碍对儿童大脑发育及学习产生不良的影响,南京妇幼保健院已经有针对性地开展各种视功能训练方法,从不同角度不同层次对视力障碍伴有发育与行为问题的儿童进行了干预和训练,取得了较大的成效。针对视觉信息处理缺陷可以通过发展运动计划,包括:发展身体左右两侧动作之间的运动记忆;发展身体两侧的内在意识(包括身体部分的鉴别);发展定向概念以组织视觉空间的能力;发展对一个对象特征的理解,如大小、形状、颜色和方向;发展从活动中选择和注意一个刺激的能力,以及该刺激相对于其他背景刺激的空间关系;发展从不完备信息识别视觉刺激的能力;发展短时的视觉记忆能力,开发能够根据先前呈现的刺激创建视觉形象对其进行操作的能力;发展视觉处理技巧和动作整合以重现复杂视觉刺激的能力;发展将视觉处理技巧和语言有效整合的能力等干预和训练的策略来完成,也可以通过游戏的形式提高儿童的视觉认知能力,利用七巧板拼图、彩纸拼图、搭积木、木珠拼图、猜谜、分类、各种智力拼图、摹写图、几何形状的匹配、纸牌游戏、数字、简单字或词的游戏、迷宫训练、手影游戏等练习眼睛对各种图形、线条和空间的认识,不断地给予练习或视觉刺激,就能由易到难地提升视知觉能力,从而改善视力障碍儿童的识字、写字和阅读的基础和能力。这些训练工作需要发育儿科医师或儿童保健医师和训练教师或康复治疗师的合作。训练教师或康复治疗师应根据临床视知觉的评估结果,以视知觉问题的干预和训练策略为指导,设计训练内容。应强调专业性、趣味性和针对性,以游戏或活动形式为主,为每个需要训练的儿童制订个性化的康复训练计划。

三、其他感觉障碍

(一)嗅觉障碍

嗅觉障碍(olfactory impairments)可分为嗅觉缺失、嗅觉减退、嗅觉倒错。嗅觉缺失是指完全丧失嗅觉功能。嗅觉减退是指可能对特定的气味出

现功能的减退。嗅觉倒错是指对气味出现嗅觉失真。嗅觉功能出现异常可能是因为鼻腔堵塞、过敏或慢性鼻炎和鼻息肉。在儿童因头部创伤导致嗅觉损伤的概率较低。外伤可以导致嗅神经断裂、嗅球出血、筛状板骨折等，但外伤所致精确到化学感受器尚不清楚。

一些遗传性疾病可以影响嗅觉，最常见的就是卡尔曼综合征（嗅觉缺失、低促性腺素性功能减退症）。21-三体综合征患者到了成人期会出现嗅觉灵敏度的逐渐下降，但在儿童期没有影响。医源性包括鸦片、抗生素如多西环素和麻醉剂包括丁卡因都能抑制嗅觉。某些金属（如钙和锌）、烟草制品和工业化合物也会对嗅觉产生一定的影响。

（二）味觉障碍

味觉障碍（gustatory impairments）包括失味觉症或味觉迟钝，通常发生在一些遗传性疾病，如家族性自主神经异常；外科损伤（扁桃体切除术时损伤舌支的舌咽神经）；和一些内分泌疾病、代谢障碍和营养性障碍。

（三）痛觉障碍（insensitivity to pain）

儿童的痛觉敏感度正常值范围非常宽。在一些儿童发育性疾病如孤独症中相对痛觉不敏感发生率非常高。但也有研究者通过对孤独症患儿使用对疼痛刺激（静脉针刺）产生反应的一个客观行为指标发现其对疼痛的典型反应，和父母亲描述的孩子反应结果不相符。在不同人群中的疼痛阈值各不相同，有报道，早产儿和饮食障碍儿童的痛阈值较高。

有一组以先天性痛觉不敏感为特征的遗传性疾病，这些患者临床上还表现有自主神经系统功能失常，如遗传性感觉和自主神经病（hereditary sensory and autonomic neuropathy，HSAN）、家族性自主神经异常。

还有一些躯体形式障碍儿童，主要特征为反复出现多种多样的疼痛或不适症状，常见部位为头、面、腰背及腹部，全面临床检查无明显器质性病因，但患者往往持久担心、不断要求更多的医学检查，多认为自己疾病未被查清，伴有苦恼、焦虑和抑郁情绪。在 DSM-V 中统一称为躯体性症状障碍（somatic symptom disorder，SSD）。在儿童和青少年中，最常见为反常发作的头痛和腹痛，女孩发病较男孩多。SSD 与社会心理因素有密切的关系，譬如通过躯体外化的症状能吸引他人的关注与同情，甚至可以摆脱责任，逐渐可发展为通过躯体疼痛和不适的形式取代内在情绪冲突的表达。

【专家提示】

感觉系统障碍有别于其他躯体障碍，多带有一定的隐匿性。而出生后的前几年又是感觉系统发育的关键期，一旦出现障碍会严重影响到儿童认知、行为和社会情绪的发育。因此，通过团队合作模式，纵向监测感觉系统发育，定期评估，以期早期发现、早期确诊感觉障碍，并及时进行医学康复、教育干预、家庭及社会支持非常重要。

（徐秀　马骏）

参考文献

1. 陈荣华, 赵正言, 刘湘云. 儿童保健学. 5 版. 南京: 江苏凤凰科学技术出版社, 2017: 220-224.
2. 邹小兵, 静进. 发育行为儿科学. 北京: 人民卫生出版社, 2005: 301-317.
3. Bachmann KR, Arvedson JC. Early Identification and intervention for children who are hearing impaired. Pediatr Rec, 1998, 19: 155-165.
4. Carey WB, Crocker AC, Coleman WL, et al. Developmental-Behavioral Pediatrics. 4th ed. Philadelphia: Saunders Elsevier, 2009: 687-716.
5. Voigt RG, Macias MM, Myers SM, Tapia CD. Developmental and Behavioral Pediatrics. 2nd ed. Itasca, IL: America Academy of Pediatrics, 2018: 687-734.
6. Wolraich ML, Drotar DD, Dworkin PH, et al. Developmental-Behavioral Pediatrics: Evidence and practice. St. Louis: Mosby Elsevier, 2008: 467-493.
7. 童梅玲. 关注学习障碍儿童的视知觉. 教育生物学杂志, 2015, 3(3): 113-117.
8. 中华医学会眼科学分会斜视与小儿眼科学组, 中国医师协会眼科医师分会斜视与小儿眼科学组. 中国儿童弱视防治专家共识（2021 年）. 中华眼科杂志, 2021, 57(5): 336-340.

第5节 致命性疾病的临终关怀

【开篇导读】

临终关怀是指对生存时间有限的患儿,当治疗措施不再有效时,医院或临终关怀医院对患儿及其家庭提供一种全面的照护,包括医疗、护理、心理和社会等各个方面,使临终患儿的生命质量得到提高。由于医疗保健进步使得儿童在面临严重疾病的情况下有更长的存活时间,因此了解儿童和青少年的致命性疾病临终关怀十分必要。本节将临终关怀的概念与实践工作相结合,对正常儿童对死亡的看法和重病儿童的护理进行了评估和联系,总结了临终关怀重要的处理方法,并简要提及进一步教育服务和研究的需要。

一、临终关怀的定义

临终关怀是指在生命的最后阶段,当治疗措施不再有效时,医院或临终关怀医院对患儿提供的舒适护理。临终关怀包括医疗护理、心理护理和社会支持等各个方面。临终关怀为患儿及家属提供有效的帮助,旨在:减轻患儿多方面痛苦,包括生理和心理的痛苦;改善患儿的生活质量,丰富他们的娱乐生活,从而帮助患儿家庭更好地度过疾病期和丧亲后沉痛期;促进医患关系;有助于临床医师和其他机构提供持续、有效的关怀。总的目的在于预防或减轻由致命性疾病产生的身体和情感的痛苦,提高这种状况下患儿和整个家庭的生活质量。儿童和家庭都应参与到治疗中,以支持性的方式做决定,并把儿童的尊严放在首位。

儿科患者临终关怀涉及4个方面的情况:第一,急性、获得性和威胁生命的疾病终末期(例如转移癌);第二,紧急的情况,如突发的、严重的外伤(例如,车祸、人为或自然灾害中所涉及的儿童);第三,慢性的、缩短生命的疾病(如囊性纤维化或艾滋病);第四,围产期或新生儿死亡(例如产前诊断患有致命性疾病婴儿的娩出)。以上任何原因都可以形成心理压力,在家庭成员之间会有不同的应对方式和适应过程。

二、儿童对疾病和死亡的认识

儿童是特殊的群体,心理发育尚未成熟,心理和行为受主观情绪支配大。临终关怀不同年龄阶段的儿童对死亡的认识是不同的。发展心理学的研究表明应该接受死亡的普遍性和不可挽回的事实,并让儿童知道他们即将面临的死亡。年龄仅仅是一个变量,伴随着情感、社会和认知能力的发展,每一个因素都影响儿童所产生的反应。失落、分离和病痛的经历也影响每个儿童的反应。特别是认知的发展,儿童对疾病的本质和后果形成一定概念,这一能力有个体的差异。

(一) 婴儿期

婴儿不像其他儿童那样能认识到自身的健康情况,也不能明白死亡的含义。婴幼儿的情感表达直接与原始冲动和感觉相联系。行为的改变可能表现为嗜睡、烦躁或在极端情况下出现发育的落后。在这个时期,父母或护理人员可以提供安慰的声音来提高婴儿的应对和顺从能力。同时让儿童保持躯体的舒适,多与家人在一起,经常进行身体的触摸和交流,满足儿童的幸福感和安全感。

(二) 幼儿期

幼儿期的儿童具有以自我为中心的思维模式,把死亡看成是一种特定的思想或行动,而不是一个生物过程的结束。例如,一个幼儿可能会认为他生病是因为对兄弟姐妹们做了坏事。他们认为死亡是一个暂时的、可恢复的状态,类似于睡眠、离开或其他已知的生活经验。幼儿可能出现退缩、渴望、自责、悲伤和愤怒的情绪。但也可以表现为倒退行为,如大小便失控,尤其是创伤性的情况下(例如汽车事故或自然灾害)。随着儿童语言和言语的发展,可以通过绘本、游戏等方法和儿童直接沟通有关疾病和治疗的过程,并增加其与父母在一起的时间。

(三) 学龄期

儿童可以在6、7岁开始有了具体的操作性思维,能明确区分自己和他人,有接受观念的能力,从而开始认识到死亡的不可逆性和永久性。学龄儿童可能对自己的病情有许多疑问,但通常没有足够的词汇去表达或被允许去询问病情。情绪和反应变得较为稳定,但整体的情绪反应上最重要的是出现幻想和恐惧。年长的儿童会体验到更多的焦虑,抑郁症状更加明显,同时比年幼的儿童有更多的躯体主诉。发育与行为儿科医师与这些儿童的咨询可能会给他们提供很大的安慰。

(四)青春期

青春期的时候,伴随着抽象推理和操作性思维的进步,青少年能更完整地理解死亡。青少年开始懂得复杂的人体系统,对疾病理解的方式就不同于年幼儿童。对疾病和死亡的反应可能会出现多系统的症状和躯体反应(例如饮食失调、转换障碍)。青少年可能出现自我专注问题和不遵守治疗计划。年龄较大的青少年对死亡的反应表现为恐惧或明显的抑郁和焦虑情绪。为青少年进行咨询的发育与行为儿科医师,可以在判定情绪的危险因素和心理干预上提供有价值的帮助。

因此,提供临终关怀的专业人士必须了解儿童们由于发展水平不同而对疾病和死亡理解的能力不同,从而针对不同发育阶段儿童给予相应的临终关怀措施,能更好地改善儿童的生存质量。

三、临终儿童对死亡的反应

对临终患儿及其家庭隐瞒诊断和预后的做法很多年前就已废弃,因为临床医师意识到隐瞒他们的严重情况并不能减轻儿童和家庭的关注。把准确和真实的医学知识告知患儿和家庭是一种进步。医护人员与患儿及家长的交流是临终前照顾的重要组成部分,应该让家长第一时间知道患儿的病情,然后由家长单独或在医护人员陪同下与患儿进行交流。所有相关医护人员都应该和病重的患儿逐步沟通死亡这样的敏感话题。有时出于保护,家长会对患儿隐瞒病情,其实患儿在一定程度上可以感觉到自己将面临的死亡。如果没有告知实情,患儿容易出现孤独、焦虑和沮丧等症状。

儿童在面对确诊或未确诊但存在潜在危险因素的疾病时,很容易出现情绪问题,如焦虑、睡眠和食欲改变、情绪退缩、抑郁、冷漠以及针对提供医疗服务的工作者出现明显的敌对情绪。这些反应被认为是急性或慢性应激反应而不是精神病方面的问题。已经有情绪障碍的儿童其症状通常会加重。当儿童感到自己将面临死亡时,伴随的紧张情绪和无助失望的感觉非常惊人。

专业的研究一直强调,5 岁或 6 岁的儿童就可以非常真实地了解自己的病情,甚至更年幼的儿童都能够感到父母的压力和绝症带给自己和家人的影响,各种临终患儿的家庭成员之间会出现不良心理症状和行为问题,因此进一步理解病重和临终患儿对死亡的认识有助于医疗工作者开展临终关怀。

四、临终关怀的相关措施

包括帮助儿童和家庭为预期的死亡作准备(例如讨论生命支持)和管理致命疾病的最后阶段(例如去除呼吸机)。临终关怀可以协助儿童及其家庭了解诊断、预后和治疗方案。医疗服务人员在考虑结束生命或提供先进的护理计划方面需要以下4 个步骤:①确定和列入决策者;②确定患儿及家人对病情和预后的了解;③建立照顾的目标;④分享关于抢救生命的措施和干预措施的决定。以下将具体介绍儿童临终关怀的相关措施。

(一)减轻分离焦虑

婴幼儿住院时与陌生人(如护理员)在一起时会更多寻求父母的保护和安慰,隔离的儿童比起正常的儿童在与父母分离的情况下更容易产生焦虑。安排父母在病房与患儿一起睡觉成为这个年龄儿童护理的非常重要的参与项目。发育与行为儿科医师应该协助家长敞开心扉地去谈论他们的情绪反应,去帮助家长解决个人及家庭的需求,并为儿童提供身体护理和精神安慰。

3 岁左右的儿童能逐渐理解和忍受父母的离开。然而,威胁生命的疾病需要长期住院的时候可导致儿童退行性行为,需要父母更多的安慰。学龄前儿童将死亡视为分离的一种形式,对于疾病和死亡的恐惧和幻想与分离的担忧相混淆。

青少年通常关注的是家庭成员因痛苦而远离自己,及因同伴担忧疾病的严重性而失去社交活动。同伴的认可对于青少年的自我意识及自尊是非常重要的。与正常伙伴的分离使许多青少年感到痛苦不堪。

在儿童及青少年的护理中,父母的积极参与非常必要。父母陪同并参与部分医疗操作能够缓解患儿的焦虑情绪。大多数卫生机构都有意识地给儿童及家长提供舒适的感觉,并让家长了解目前一些基本的治疗方法及程序,如换药及静脉穿刺。

(二)管理疼痛

威胁生命的疾病其治疗方法常常会带来许多痛苦和伤害。临终患儿的疼痛主要包括操作性疼痛和疾病本身引起的疼痛。疼痛评估的金标准是自我报告。鉴于不是所有的儿童都会表达疼痛，所以主要照料者的意见对理解儿童的疼痛表现至关重要。在疼痛控制中主要是药物治疗、规律的疼痛评估、恰当的药物管理以及非药物疗法的联合应用，这可以有效缓解患儿的疼痛。此外，为了使父母在场能更安慰和安心，治疗团队可以使用一些策略，以应付不良程序以及疼痛带来的焦虑状态。

医疗过程的解释需要与儿童的年龄和他的理解能力相称。帮助儿童了解即将发生的事情，并增加儿童的依从性。可以采用游戏治疗法，如提供儿童毛绒玩具动物，在实际操作前要求他们使用真实设备插入毛绒玩具的静脉管，这样可以让患儿能够了解穿刺的过程，缓解部分紧张情绪。在治疗过程中，较大的儿童可以学习转移注意力的办法，如深呼吸、当疼痛加剧时抓紧父母的手臂，或者用视觉图像的方法。让儿童保持一定的控制力，可帮助儿童减少恐惧及无助感。例如，临床上某些操作只要儿童保持相对的静止，可以允许其在治疗过程中大叫或哭喊。肌肉的深度松弛和催眠对学龄儿童及青少年也有用，是有助于减轻焦虑和作为控制慢性疼痛的一种策略（如截肢后的"幻肢痛"或侵入性操作中的疼痛）。心理健康咨询服务者可以帮助儿童们更好地理解自身疼痛的心理后果，还可以提供适当的行为技术。

（三）控制能力

诊断威胁生命将给一个家庭带来情感危机。在诊断中失去控制是危机中最具破坏力的方面之一。家长会体验到失去保护他们的孩子免受伤害的能力及疾病对未来的影响，他们的感情失去控制，会更加重他们对儿童的担忧，并加强对儿童的照顾或者对儿童过度的迁就。这种行为常使患儿变得幼稚或出现问题行为。

青春期前的儿童会体验到失去控制生活的能力，患儿可能因为住院的日程安排影响了他课后的活动等产生愤怒情绪。青春期前的儿童可能会通过挑战父母的极限来重新获得控制。反之，父母可能会因为内疚而失去原则或过分关心患病的儿童，这种方法可能会让儿童更加失去控制的能力。特别是当住院或出现疾病时由医务人员作出的决定阻碍青少年的健康和日常生活等一些进程时，患儿会感觉非常困扰。住院的经历可产生消极被动的依从性，从而抑制青少年对环境日益增强的控制感。治疗过程或疾病的症状可能会严重阻碍儿童在学校、社会经验及对未来的规划中所获得的能力的发展。可以采取一些简单的方法，如允许患儿在住院时穿自己的衣服，或有时让他们自己选择治疗的时间，这样可以提高儿童的控制感。

（四）信任和诚实的沟通

病重的儿童对自身的状况有很多恐惧和忧虑。他们通常能感觉到父母、亲人及医护人员对其状况的隐瞒或缩小化的倾向。这种倾向会让儿童困惑或误解治疗方法、治疗过程或护理的信息。与儿童坦诚相对，为其提供一个消除担忧的机会和专注于治疗中所需要的调整。儿童有权利适时或准确地明白护理的必要性并作出选择，从而以适当的方式参与护理过程。只有通过这种沟通的方式才能更多地了解儿童的意愿、愿望和喜好。儿童在问到疾病和治疗方法的时候如果能得到诚实的答案，他们才能更多地了解医疗方案，信任他们的护理人员，减少紧张情绪。家长和医务人员可能会受益于健康服务提供者的咨询，有助于解决在医疗过程中遇到的一些敏感的问题和确定什么是儿童需要知道的事情及应知道的程度。

（五）哀伤辅导

哀伤辅导是儿科临终关怀的一个重要组成部分，可以帮助儿童和家庭应对由死亡产生悲痛的支持过程。只要有任何威胁生命的情况出现，悲痛都会不间断地、连续地存在。首先，发育与行为儿科医师需要更好地理解悲伤的两个阶段。悲伤的初始阶段是深刻的悲哀和绝望，后期是接受和渴望，这两个阶段是循环和连续的。医务人员应提高警觉，努力帮助儿童和家庭面对病情变化过程中不同的转折点和过渡点。

通常悲伤反应会影响丧亲者的身体、情感、心理和社会行为的健康和功能。愤怒、哀伤和拒绝是最原始的反应，医师对此应该有正确的认识，同时向他们解释这些是正常的反应，并进行监测。尽管绝大多数哀伤反应都是正常的，需要被接纳的，但如果哀伤反应持续时间、痛苦程度、对生活的影响超出一定范围，就需要进一步求助专业人士。应该警惕和测试患儿及家人是否出现过度的反应。许多儿科医师，包括一些发育与行为医学的专科医师可能不具有哀伤辅导的专业知识。但当家庭成员出现抑郁、过度愤怒、敌对、暴力和自伤等行为时，他们应该提出建议，并鼓励其转介到心理咨询专业人员,对其进行哀伤辅导,必要时给予药物治疗。

五、临终关怀的地点

疾病终末期的患儿可能在各种机构接受护理。在儿童患病的适当时机,当家人能有计划地、深入地探讨这一问题时,医疗团队应该与家人和患儿讨论临终关怀的地点。目前,大多数患儿仍然是在医院死亡。随着临终关怀照护的兴起,允许患儿在有医疗护理或持续的护理设备的家中死亡是一个值得考虑的替代场所。以家庭为中心的干预被认为是非常重要的手段,可以给予患者更好的适应和支持,照护的对象为临终患儿及家庭成员,由多学科专业人员组成的团队为患儿提供个人照护和全方位舒缓疗护,以减轻患儿躯体疼痛和心灵痛苦,给其家庭以支持、安慰和帮助。医疗团队应与父母合作,帮助父母和家庭解决就医时遇到的问题,并给予精神的鼓励以缓解心理压力。还应针对患儿家庭其他成员提供基因和代谢性检查、未来生育决策的咨询服务。临终患儿的兄弟姐妹也应当得到关注,鼓励他们参与患儿的日常生活中的活动和照顾。此外,随着儿童的年龄增长和病情的发展,对护理的要求也发生了变化,家庭中的成员也必须面对自己情绪的问题及日常的生活问题。并学着去处理长期的压力、烦恼和应付长期艰难的不确定任务。

六、儿童临终关怀中的教育和研究需求

儿童临终关怀较成人起步晚,但需求巨大。目前我国医学院校教育和住院医师的培训明显缺乏临终关怀的教育内容。涉及临终关怀的正规教育和训练项目明显缺乏标准。随之而来的是很多儿科医师对处理临终关怀感到措手不及。临终关怀的培养应该成为医学院、住院医师、继续教育培训以及儿科和专科委员会认证考试的重要内容。具体来说,这些能力涉及管理疼痛和症状(包括药物和非药物的方法)的干预措施、特殊的临终关怀、沟通能力、决策支持、伦理问题、焦虑和悲伤情感问题的解决能力。儿童临终关怀的研究包括在医院贯彻执行的协议和程序,这些与医学院校的课程设计是一样的,这些研究可以给医师提供帮助,以用于为临终关怀团队提供专业治疗。这些课程必须因人而异,包括儿童不同的发展水平、文化和宗教的差异、道德和法律因素以及不同发病阶段的症状处理。同时也有必要进行相关临床研究,可以了解更多的相关经验,以确定危险因素、建立沟通、改善生活质量和协作管理。

 【专家提示】

○ 儿童致命性疾病的临终关怀对于提高患儿及家属的生活质量、减少痛苦、保持尊严有着重要的意义。

○ 儿童的临终关怀需要结合儿童心理生理的发展水平采取不同的措施以及个体化的方案进行。

○ 我国需要加强儿童临终关怀的正规教育、培训和临床的研究。

(李廷玉)

参考文献

1. Coleman WL, Crocker AC, Feldman HM, et al. Developmental-behavioural Paediatrics. 4th Edition. Philadelphia, PA: Elsevier Health Sciences, 2009:355-365.
2. Stephen R Connor, Julia Downing, Joan Marston. Estimating the Global Need for Palliative Care for Children: A Cross-sectional Analysis. Journal of Pain and Symptom Management, 2017, 53(2):171-177.
3. 冉伶,许毅. 儿童临终关怀的发展. 医学与哲学, 2014, 35(1A):37-39.
4. Sarah Norris, Sheera Minkowitz, Kathryn Scharbach. Pediatric Palliative Care. Prim Care, 2019, 46(3):461-473.
5. Christine H Smith, Carol A Graham1, Anthony R Herbert. Respite needs of families receiving palliative care. Journal of Paediatrics and Child Health, 2017, 53:173-179.
6. 张敏. 以家庭为中心的儿童临终关怀在我国的发展. 中国中西医结合儿科学, 2019, 11(6):496-498.

第八章

儿童常见行为问题

第 1 节　行为问题处理原则

【开篇导读】

　　儿童行为问题是发育与行为儿科学中的常见问题。儿童行为问题的发生要考虑儿童年龄、发育水平、气质及个性等因素。本节阐述了发育与行为儿科学中对于行为问题的评估、确认和行为问题的处理原则及策略。

　　在发育与行为学儿科门诊中,最常见的莫过于发育与行为问题,诸如发脾气、不听指令、有攻击性行为、不合群等。这些问题引起部分的功能损害,如影响交流、情绪、适应性,又造成家庭的困惑或担忧。为此,临床中对发育与行为问题儿童的处治不可小觑。

　　发育与行为问题绝大部分是通过行为矫正的方法。在行为医学中,行为矫正有一定的程序或步骤,而非零星片段的方法。尽管我们熟悉了行为矫正的一些基本原则,如正性强化、负性强化、暂时隔离法、行为塑造等,但是要灵活地应用于不同的个体身上依然有一定的难度,需要发育与行为儿科医师掌握发育与行为问题的处治流程。

一、行为问题的评估

(一) 行为问题的筛查

　　在发育与行为儿科门诊中,父母常常因为儿童的行为问题来就诊。门诊中使用标准化的行为筛查问卷是一种有效的方法,有助于医师发现行为问题。常用的筛查有儿科症状问卷(pediatric symptom checklist, PSC),该问卷有 35 项项目,适用于 4~15 岁的儿童青少年。父母填写问卷需要的时间为 5~10 分钟。此外,还有儿童行为量表(child behavioral checklist, CBCL)等。

(二) 行为问题的确认

　　在确诊过程中,医师要获得这样一些信息,即儿童的行为问题的描述,如行为问题发生在哪些场合下,发生的频率、强度及持续的时间,以区分是正常行为还是问题行为。例如,一个 3 岁的儿童发脾气似乎是正常现象,但是,当发脾气每天有多次,持续时间在 30~60 分钟,伴随在家或在幼儿园有攻击性,则要引起重视。在不同照养人或多个场合下的高频率、高强度的不良行为很可能是行为或情绪障碍,需转诊至专科医师。

(三) 行为问题的原因分析

　　在确诊行为问题之后,医师应分析行为问题

为什么会发生,即寻找原因,通常包括儿童和环境两个方面。儿童方面要考虑年龄、发育、水平、气质或个性,可能存在的行为、发育情绪或生理障碍。在解释行为时医师必须考虑儿童的年龄和发育水平,例如,一个2岁的儿童不如意时经常说"不"或哭闹,这是该年龄儿童发展自主性的一种方式,但同样的行为发生在4岁的儿童时,则可能应考虑发育迟缓。

儿童在不同场合下的行为表现多不相同,一些儿童在突然改变计划时很沮丧,另一些儿童却很能适应;一些儿童很活跃,另一些儿童则很安静,这些行为的差异与气质的类型有关。气质有9个维度,包括适应性、调节性、活动度、反应强度、坚持性、驱避性(对新环境)、对无关刺激的敏感性、情绪和分心。不同的气质构成了儿童行为的多样性。因此,儿童即使生活在很相似的环境中,其表现的行为有很明显的不同。而气质和环境的期望或要求,这两者之间的关系是非常重要的,当两者不相融洽时,则儿童易发生行为问题。

例如,一个很活跃的儿童由活跃的父母养育时,父母对儿童的活跃好动习以为常;相反,如果这个儿童由文静的父母养育,父母时常把这个儿童看作有行为问题。如果父母不理解儿童的气质特点,坚持要求其安静的活动,则儿童的不顺从易被看作对抗行为,这时要帮助父母理解儿童的气质,调整教养方式以适合儿童气质。

除此之外,医师要了解容易发生行为问题的特定场合。诱发行为问题的因素称之为前因(antecedent),包括儿童模仿他人相似的行为,发生行为问题的时间或场合,例如,当儿童疲乏、饥饿、不适、环境单调或过度刺激时易发生行为问题;或对儿童特殊的要求,如在看电视时要求其上床睡觉等。因为前因发生在行为问题之先,所以理解和找到前因,尽可能调整前因对行为问题的预防是至关重要的。

在干预之前,医师有必要了解父母对儿童行为问题的理解状况、对行为问题的应答以及试图改变行为问题已经采取的措施。首先,父母对儿童行为问题的看法受其家庭、社会、文化背景的影响。医师在家庭咨询时要考虑这些影响。其次,当儿童行为问题反复出现,很可能是由于对该行为的频繁应答,使行为问题得到了强化。造成行为频率增加的任何一种应答是强化因素(reinforcer)。家庭中最常见的例子是:儿童为了引起父母的关注,常以扰乱行为干扰正在打电话的父母,如果此时父母立即放下电话,并对儿童大声叫喊,父母以为这是对儿童的惩罚,但父母对儿童的关注却强化了儿童的扰乱行为。所谓正性强化,即当出现一个好的行为时,成人给予儿童所要的,以增加成人期望的良好行为。例如,当儿童完成作业又快又好时,家长让儿童看喜欢的电视30分钟。负性强化是通过取消对儿童额外的要求,以增加儿童良好的行为。例如,老师对学生说,如果他们能完成星期一至星期四的家庭作业,则星期五就不布置家庭作业,老师用这一负性强化增加学生完成家庭作业的行为。惩罚是对减少以后某一行为可能再发生所用的一种方法。然后,医师要详细了解父母已经采取的方法是否有效,是否存在方法上的问题而无效果,表8-1-1列出难以改变的行为的一些因素。

表8-1-1 较难改变行为的因素

行为问题发生在各种时间、多种场合和各种人面前
行为问题在家、学校或公共场合造成严重干扰
行为问题威胁儿童本人或他人的安全
以前试图改变的行为无成效
因多重心理社会应激因素产生的行为问题
父母不赞成行为处理的策略

二、常见行为问题处理原则

行为干预基于特定的问题和场合而有不同的方法(表8-1-2),通常有:①前因矫正(antecedent modification),即矫正激发行为问题的前因,从而预防行为问题的发生;②给予指令,使儿童知晓如何有良好的行为表现;③后果矫正(consequence modification),即父母对儿童行为问题和期待的行为在应答上的改变。

(一)矫正前因

矫正前因(modifying antecedent)的一个方法是改变儿童所处的环境。例如,避免对危险物的触摸,移去儿童可能发生的危险。如果儿童在玩具店发脾气,则离开玩具店;如果儿童在玩攻击性游戏后发生攻击性行为,则不让其玩此类游戏。

前因矫正包括对良好行为的技能训练。由于行为问题常发生在儿童受挫败时,例如,有些儿童因为语言表达困难而产生行为问题,前因矫正就要教会儿童有效的交流技能;又如有些儿童书写

表 8-1-2 惩罚类型

惩罚	方法
暂时隔离法	短时间地不予关注儿童,不让儿童活动
语言训斥	简短地批评不良行为
反应代价	用奖赏的方法使儿童在良好行为表现时获得奖品,在不良行为表现时失去奖品,如果儿童失去奖品多于获得奖品,则无效
冷落	在特定时间让儿童待在家里,不能和朋友交往
任务冷落	当儿童不能完成任务时,采用冷落的方法。当儿童完成任务时,则取消冷落
撤销特权	短时间内不允许儿童从事有趣的活动
自然后果	让儿童因为错误选择尝到后果,如大冷天不肯穿外衣外出,感到冷

问题而产生行为问题,则前因矫正就要进行作业治疗,训练书写运动技能。

前因矫正还可以同伴和成人为学习榜样,使儿童习得适当的行为。其中一个最重要的方法是让儿童模仿。约 2 岁的儿童就能模仿其家庭成员的许多行为方式,如用同样的话语、姿势和面部表情,并应用于功能性游戏中,儿童也能学习与他人交流中的行为方式。为了用榜样的作用改变儿童不良行为,医师要使父母仔细地思考让儿童学习什么样的行为,例如,儿童很易发怒,而适当的行为示范使儿童在沮丧时能镇定下来,并用话语代替发怒;又如儿童很焦虑时,父母需要示范镇静的方式,使自己有足够的自信。

父母能够根据儿童发育能力、气质、学习情况、生理和心理状况改变对儿童的期望,从而矫正行为问题的前因。例如,对一个十分好动的儿童,不强求儿童在用餐时安静坐着,而是允许其间有活动的时间。当儿童疲劳或紧张时,父母应尽量减少对儿童的要求。而对一个 13 岁儿童,父母应给予儿童更多的责任性,让他参与家庭的决定。

(二) 给予指令

儿童的行为塑造可通过对儿童的指令达到目标。在用这个方法时,重要的是医师要帮助父母给予儿童有效的指令,首先下指令要引起儿童的注意,而不是在儿童注意其他事物时下指令。

例如,当儿童正在全神贯注看电视时,母亲在厨房叫着"吃饭了",这时儿童是不会聆听母亲指令的。如果父母看到儿童不顺从自己的指令时,这时父母和儿童就很快进入恼怒状态。如果父母

此时先用眼神交流或确认儿童在注意时下指令则能避免上述状态。

在给儿童下指令时,一定要用简单的让儿童能理解的语言。一般来说,指令的语句长度要符合儿童的语言水平,用简单的语言指导儿童的行为能帮助儿童懂得什么样的行为是他人期待的。此外,指导时用肯定的陈述句,而非疑问句,因为疑问句是允许儿童可以选择的,如:"现在是我们打扫的时间了"而不是用"我们现在打扫好吗?"

还有,下指令时,要特定地针对期待的行为,而不是一般的要求。如用:"来,坐在妈妈身边"而不是用"乖点";用"慢慢走"代替"不许奔跑"。医师指导父母下指令时不要针对轻度行为问题,而是针对期待儿童能表现的行为。

成功的下指令需要遵循一定的步骤,见图 8-1-1。在儿童注意的状态下,父母下指令,然后静候 5~10 秒。这个时间是使儿童对指令进行信息加工。如果儿童听从父母指令,父母则应关注儿童,有时要给儿童强化;如果儿童不听,父母应重申指令,给予警告:"如果你不把鞋子放好,我就关掉电视。"如果儿童顺从了,父母要给予关注;如果儿童仍旧不顺从,父母就应该采取行动,关掉电视,同时重申指令。有些儿童常在父母多次重复指令或大声吼叫才顺从指令,这会使儿童与父母处于一个短暂的相持时间,有时父母此时减少了指令,但有的父母则用叫喊、吓唬的方法强求儿童执行指令。医师应指导父母用固定的、良好的方式让儿童执行指令。如果儿童因为不理解指令而不执行,父母应变换方法,给予儿童帮助,并示范期待的行为。如果儿童有长期的对抗性,父母在实践中要减少对儿童的指令,并在开始用这个策略时,所下的指令是儿童很可能顺从的,然后给予赞赏、鼓励和成人的关注,这可促进以后儿童能顺从更难的指令。

(三) 控制后果

控制行为的后果可以产生行为改变的效果,即通过对行为后果的奖赏或惩罚使行为发生变化。与惩罚相比,奖赏是更有效的行为干预,儿童为此需要更多地迎合父母的要求,以获得奖赏。开始用此方法时,父母对儿童的要求放得低一点(是一种前因的调整),使儿童能较容易地完成,然后逐渐增加难度,这样父母就能获得较多的成功。

采用的强化后果有正性和负性的作用,而这是父母愿意采纳的方法。大多数儿童对成人的关注有正性的强化作用。对儿童来说,奖赏随时间

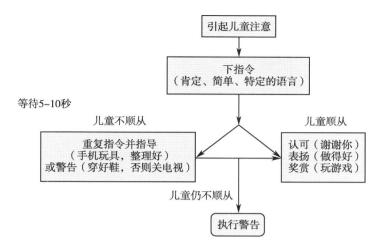

图 8-1-1　下指令步骤

推迟而失去作用。而且应根据儿童的兴趣,奖赏有多样性,但应避免用特殊的奖赏过分满足儿童。对父母来说,适当的奖赏是指父母在每次儿童表现出好的行为时给予他所在乎的小奖品;而当儿童没有表现良好行为时则对奖赏的控制或不兑现。例如,当儿童没有表现出父母所期望的行为时,父母就不能兑现诺言,即使已经买了电影票准备奖赏,此时也不让儿童去看电影,这就是行为的负性强化结果。

在给予行为后果时,要注意的是在行为发生后的当下即给予奖赏或惩罚的结果,这样才是最有效的。同时要让儿童知道什么样的行为会受到奖惩。例如,父母对儿童表扬,说"做得好"但没有指出特定的行为,则这样的表扬不会奏效;如果父母对儿童字写得好而进行赞赏"你真的努力在写字,字都在格子内,写得真棒!"这样的赞赏往往使儿童以后写好字的行为增加。大多数年长儿童可有延迟的奖赏和惩罚,但行为和结果之间必须有明显的联系。对年幼儿童或发育迟缓儿童来说,延迟的奖赏和惩罚可能是没有效果的。有时,父母会无意地强化儿童一种不良的行为。例如,儿童叫"妈妈,妈妈"时没有取得母亲的注意,接着踢母亲,母亲应答"你要干什么?"这时,奖赏的是孩子踢母亲的行为,而不是叫母亲的行为。一旦儿童对奖惩有了持续的应答,则奖惩可适当减少,即延长奖惩该行为的时间频度。

对儿童的行为要求常常不是单一的,例如让儿童静坐在车里,系上保险带等。为了强化这些行为,父母应当在要求新期望行为的时候不时地给予强化,如给予特殊的奖品或粘贴红星等方法。

如果儿童表现出不良行为时,父母可用不予理会或惩罚的方法。不理会的方法对父母来说可能比较困难。但是,正是因为父母的关注,即使是不良的关注,常常会强化儿童不良的行为。如果儿童为了引起父母的注意,则任何形式的关注都有强化作用。当父母不关注儿童不良行为时,则该行为的频度会逐渐减少,而这个过程称为消退(extinction)。医师要告诉父母,在应用消退方法改变不良行为时,在行为改善之前可能出现行为更恶化的现象。例如,儿童已经懂得发脾气是得到糖果的有效方法,父母在矫正发脾气这一行为最初时,坚持不给儿童糖果,儿童发脾气在消退之前会更加严重,往往表现为发脾气的时间更长或大声叫嚷。只有在数次的经历后,儿童才知道发脾气无结果(得不到糖果),于是发脾气的次数就会减少。

惩罚是针对不良行为的一种处理方式。与奖赏相同的是,惩罚必须用在某一特定的行为发生之后,而且惩罚的方式是父母能接受的。肉体惩罚是不可取的。大多数父母也不认可肉体惩罚的方式,而且这种方式影响亲子关系,也可能被儿童效仿,以此对待同伴或他人。其他惩罚的方式可见表 8-1-2。其中最常用于儿童的是暂时隔离法。该方法常指令儿童坐在椅子上或站在墙角 1~5 分钟。虽然父母知道这方法,但难以正确地执行。在用暂时隔离法时,要掌握数个要点:一是让儿童知道这种惩罚是针对哪个不良行为。二是父母对暂时隔离的儿童不能关注和允许其活动。三是隔离的地点是单调的地方。四是掌握好隔离的时间,如果一个从来坐不住的儿童,则隔离时间 30 秒为宜;对一个知道时间长短的儿童,最多隔离两分钟。当儿童懂得 1 分钟和 5 分钟的差别时,则隔离的时间可较长。如果儿童在未结束隔离时间就擅自离开,父母应让儿童回到原处,同时不要特意关注儿童。如果暂时隔离法即使正确应用也不奏效,则应选择其他方法。

 【专家提示】

○ 行为问题引起的界定应考虑儿童发育水平。
○ 行为问题的发生从儿童与环境两方面寻找因素。
○ 行为问题的处理原则包括3个步骤,即前因矫正、给予指令、后果控制,缺一不可。

（金星明）

参考文献

1. Voigt RG, Macias MM, Myers SM. Developmental and Behavioral Pediatrics. American Academy of Pediatrics, 2011：37-58.
2. Weitzman CC, leventhal JM. Screening for behavioral health problems in primary case. Cuss opin Pediatr, 2006, 18(6)：641-648.
3. Warschlag LS, Briggs-Gowan MJ, Carter AS, et al. A developmental framework for distinguishing disruptive behavior for normative misbehavior in preschool children. J Child Psychol Psych, 2007, 48：76-87.
4. Gardner W, Lucas A, Kolko DJ, et al. Comparison of the PSC-17 and alternative mental health careens in at-risk primary case sample. J Am Acad Child Adolesc Psych, 2007, 46(5)：611-618.

第 2 节　喂养和进食问题

【开篇导读】

喂养和进食是一种行为事件,喂养代表婴儿获得社会交往的最早体验,喂养和进食行为在塑造儿童的情绪和社会发展中具有重要意义,恰当的儿童喂养方式是确保儿童健康和父母 - 儿童之间依恋关系的基础。在本节中,我们首先讨论婴幼儿和儿童常见的喂养和进食问题,包括挑食、喂养困难、肥胖等。对每种问题的处理,重点关注与发育与行为儿科有关的内容。

一、挑剔进食

挑剔进食(picky eating)简称"挑食",是指儿童对食物种类的偏好,对自己喜爱的食物毫无节制,而对自己不喜欢的食物一概拒绝,是一种不良进食习惯,而不是一种疾病。严重挑食或偏食时间过久会导致因食品单调引发营养不良或肥胖、胃肠功能紊乱。目前我国并无准确的流行病学调查资料,仅有部分地区的局部调查资料,在全国 22 个城市对 1~3 岁儿童饮食行为问题的流行病学调查结果显示：34.7% 的儿童有至少一种饮食行为问题,其中 19.0% 强烈偏爱某种食物。

1. 病史

(1) 照养人喂养行为影响：挑食的影响因素可能是多方面的,可能因为照养人在食品种类的选择或制作方式单一、食物质地不符合儿童需要、辅食添加时间错过味觉发育敏感期及咀嚼发育关键期等。据研究资料显示,挑食有一定的家族性,

许多挑食儿童的亲属挑食的比例高于其他人群,挑食可能是儿童模仿父母、兄弟姐妹或养育者的结果。有些儿童已经出现了对某些食物的偏爱倾向,但父母出于对儿童的溺爱和迁就,明知这种偏爱不对,但担心儿童饥饿,仍经常给其提供这些食品,这样子女的偏爱就容易被逐渐强化而固定下来,成为不良习惯。另外,18~24 月龄婴儿进食技能发育过程中可能出现不愿尝试新食物的现象,即"厌新",这是自我保护行为。一般多次暴露后儿童可逐渐接受新食物,而照养人错误理解为儿童"挑食"。

(2) 微量元素铁和锌缺乏：铁缺乏影响胃肠道消化酶功能,可以出现食欲缺乏;锌缺乏可以导致味觉减退,对清淡的蔬菜更感无味,而偏爱口味浓的食物。

2. 临床表现

好发年龄为 2~6 岁,主要表现为吃得少、吃得慢、对食物不感兴趣、拒绝吃某些食物 >1 个月、不愿尝试新的食物、强烈偏爱某些

质地或某些类型的食物,造成膳食品种的单一。严重时可导致消化功能紊乱,常会出现膳食不平衡、便秘、食欲缺乏和消化功能紊乱。

3. 处理

(1)营养评价及指导:对儿童的体格生长进行全面评价,尤其是生长曲线图监测身高和体重增长情况,采用膳食频度法或24小时饮食回顾法进行膳食评价,选择必要的实验室检测,如血红蛋白、微量营养素、食物过敏筛查等,根据结果给予相应处理。

(2)家庭进食环境改善:照养人进食习惯和家庭环境对孩子有很大影响。要改善孩子的挑食必须先改变家庭环境,发挥父母及其他家人的榜样作用,创造良好的进食环境,促进孩子改变不良进食行为。

(3)进食行为指导:进食时避免分心(电视、故事、玩具等),规定进食时间(<25分钟),逐步引入新食物(8~15次/种),鼓励自己进食(>1岁),不强迫喂养,增加活动量,体验饥饿,获得饱感,限制两餐之间的零食,餐前不喝饮料,两餐之间隔一定时间(3小时左右),提供适合其年龄的食物,允许与年龄相符的进食狼藉,营造快乐进食。

(4)行为疗法:

1)认知疗法:对有挑食习惯的年长儿童、父母和老师应对其讲述挑食对人体生长发育和身体健康的危害,让儿童充分认识挑食的原因、危害及预防方法,从而达到自觉或愿意配合克服和纠正挑食的不良习惯。

2)强化疗法:分为正强化和负强化两种。挑食很大一部分是不良强化的结果,要对其爱吃的食物进行负性强化或不强化,对不爱吃的食物进行正强化,多给予表扬、鼓励、物质奖励等,以增进食品的多样化。

3)系统脱敏疗法:有计划地让儿童尝试某种不喜欢吃的食物味道,从不吃到吃一点,再到吃更多,直到正常进食。

4)饥饿疗法:这种方法主要针对年龄偏小的儿童使用。根据饥不择食的法则,饥饿时,儿童不是考虑吃什么,而是先吃饱为止。通过体力活动,使其感到饥饿后,先给其不爱吃的食物,再给其喜欢吃的食物,逐渐使爱吃和不爱吃的食物各1/2,并得到巩固,基本纠正挑食习惯。

4. 预防　强调早期预防,从小培养良好的饮食习惯,从婴儿期添加辅食做起。添加辅食时应多样化,初次给予的辅食要专门制作,不适合婴幼儿咀嚼能力的加工方式或成人膳食,会引起婴幼儿反感和拒食。一种食物连续添加的时间不宜过长,以免儿童吃腻或产生依赖。在幼儿期,对儿童喜欢吃的食物,应限量并间隔其他食物。在食物的采购制作上应多样化,使儿童保持新鲜感。饭前不吃零食和饮料。有偏食倾向要及时纠正。膳食中注意含锌、铁等微量元素食物的补充,有利于挑食的预防。同时要注意创造良好的饮食环境,照顾者的饮食习惯对儿童有潜移默化的影响,父母及家人要做好表率作用,注意不要强迫儿童进食,更不能责骂。

二、喂养困难

目前对喂养困难(feeding difficulties)无明确定义,一般是指儿童持续进食不当,或持续反刍或反胃,造成体重不增或下降。有遗传学研究显示,喂养困难单卵双生子的同病率明显高于异卵双生子,提示该病与遗传因素有关。另外,锌、铁等微量元素缺乏也可以成为本病的发病原因。

1. 病史　喂养本身是一个复杂的生理过程,正常的婴幼儿喂养行为通过一系列喂养者和婴幼儿之间正性、积极的生理和心理互动,完成婴幼儿的营养和心理需求,与婴幼儿喂养困难发生相关的影响因素主要涉及食物、婴幼儿、喂养者、喂养行为和喂养环境五个方面。这些因素相互联系,交互影响。喂养与消化系统的结构与功能密切相关,需要口腔发育正常、完整的感知觉反馈、正常的肌肉张力等,其中任何一个环节出现问题都会导致喂养困难。同时,喂养过程受环境和心理影响很大,其中最常见的环境因素是母婴关系不正常,患儿以进食行为表达对父母过度保护、过度控制的反抗,在潜意识中,以此作为解决心理冲突的一个方法。

2. 临床表现

(1)患儿对各种食物均不感兴趣,没有食欲或偏食。多数儿童只吃一两种食物,但也进食不多。

(2)患儿饮食量过少,甚至抗拒进食,有时将进入口中的食物吐出。婴儿表现不吃奶或吃奶很少、反刍或反胃,儿童表现不思饮食,常一餐饭超过一小时。

(3)照养人出于对儿童进食过少的恐惧,往往强迫儿童进食。

(4)形体消瘦、面色苍白,体重增长缓慢或下降,往往合并营养不良。

（5）体检:除消瘦外,无其他器质性疾病情况存在。

3. 诊断 婴幼儿和童年喂养困难的 ICD-10 诊断标准如下:

（1）持续进食不当,或持续反刍或反胃。

（2）在 6 岁前起病,至少在 1 个月内体重无变化或下降,或有其他明显的健康问题。

（3）排除影响进食的其他器质性疾病和精神障碍。

4. 鉴别诊断 喂养困难可见于多种疾病状态,如先天性心脏病、消化道畸形、各种急慢性感染性疾病、甲状腺功能减退症、儿童抑郁症等,应仔细鉴别。当喂养困难引起生长迟滞时,应转诊相应亚专业,排除器质性疾病。

5. 治疗

（1）积极治疗器质性疾病,当器质性疾病痊愈后,仍有喂养困难,则采用下述措施。

（2）育儿指导:在对儿童与主要喂养者的相互关系和家庭环境了解的基础上,给予父母有针对性的育儿指导,消除喂养者过度保护或过度控制的观念和行为。

（3）激发食欲:如果婴儿对食物表现出抗拒,不应采取强迫进食的手段,而应寻找足够的机会,在愉快的情况下去尝试食物,会从拒绝到接受,多数儿童会自然进食。反射性吸吮和饥饿提供最初的喂养动力。喂养成功的关键在于激发儿童的食欲,在有食欲的情况下进食,并在进食的过程中感觉愉快的口腔和消化道刺激,使进食行为得到强化。

（4）补充锌剂及健胃食物:锌的缺乏使患儿食欲下降,偏好口味重的食物,应予补充锌剂。也可适当应用健胃食物激发儿童食欲。

6. 预防 对于不同气质的儿童采用不同的方法,以解决儿童对过度控制的反抗;在日常膳食中,注意锌、铁等微量元素的补充,对确有器质性疾病的儿童应及早就医诊治。

三、肥胖

超重(overweight)或肥胖(obesity)是由于多种原因引起的脂肪成分过多且超过正常人平均量的病理状态,与营养不足、"隐性饥饿"(微量营养素缺乏)并称为营养不良的三重负担。肥胖通过 BMI 来定义。BMI = 体重(kg)/ 身高 ^{2}(m^2)。肥胖

可发生于任何年龄,但最常见于婴儿期(但在 2 岁以下一般不诊断肥胖)、5~6 岁和青春期。因此,儿童期肥胖可根据生长图表,2 岁以上儿童 BMI 达到或超过同年龄、同性别儿童的第 95 百分位符合肥胖标准,BMI 在第 85~95 百分位属于超重。

儿童肥胖是 21 世纪最严重的公共卫生挑战之一。根据 UNICEF《2019 年世界儿童状况》执行摘要的报告,全球超重与肥胖不断增加。2000—2016 年,5~19 岁儿童与年轻人超重比例从 1/10 增加到 1/5。2015 年全球 5% 的儿童肥胖。中国是儿童青少年超重和肥胖人数最多的国家,约 3 496 万。肥胖不仅影响儿童青少年正常生长发育,还会对心血管、内分泌、呼吸、消化、骨骼系统和心理智力方面等都造成严重的危害,儿童超重和肥胖可导致早发 2 型糖尿病、自卑和抑郁,而且极有可能发展为成年肥胖,对健康与经济产生严重影响。

儿童肥胖中大多数是单纯性肥胖,有关肥胖的临床表现、诊断及鉴别诊断详见《儿科学》(第 9 版,人民卫生出版社,2018)和《儿童保健学》(第 3 版,人民卫生出版社,2014),本文重点讨论肥胖的病因和治疗,关注对心理的影响和干预。

1. 肥胖原因及相关因素

（1）环境改变:是肥胖的主要危险因素。包括高能量、高碳水化合物、高脂肪、低营养食物的摄入、身体活动减少(由于建筑和居住环境变化、学习压力、电视、电脑和电子游戏的影响)、慢性睡眠不足等。

（2）遗传因素:关于肥胖的遗传或代谢的重要作用最有利的证据来源于对早期生长模式的观察。比如,母孕期肥胖会增加子代成年后肥胖发生的风险。全基因组研究的结果解释了肥胖个体间差异的很小一部分,如 16q12 的 *FTO* 基因与儿童肥胖有关。又如 Prader-Willi 综合征,是由于在 15q11.2-q13 区域缺乏父系表达的印记基因所致。基因的表观遗传环境改变可能在肥胖的发生发展中起作用,特别是在胎儿和生后早期。大多数儿童期肥胖的案例并没有可确定的基因异常。有的综合征患儿有肥胖表现,如 Prader-Willi 综合征、Bardet-Biedl 综合征、Alstrom 综合征、Cohen 综合征和 Carpenter 综合征。这 5 个综合征都与身材矮小有关,而非综合征的肥胖儿童通常身高正常或较高。

（3）神经内分泌代谢:通过连接脂肪组织、胃肠道和中枢神经系统的神经内分泌反馈环路,监

测"储存的能量"和短期控制食物摄入(胃口和饱腹感)。如胃肠激素包括缩胆囊素、胰高血糖素样肽-1、肽YY、迷走神经反馈等促进饱腹感。胃饥饿素(ghrelin)刺激食欲。脂肪组织通过释放脂联素和瘦素向大脑提供有关能量储存水平的反馈。激素水平异常和药物是肥胖原因之一。一些少见但严重的神经内分泌疾病状态,比如甲状腺功能减退、库欣综合征、广泛的下丘脑功能障碍,会导致体重过度增加以及行为异常。对伴有发育与行为问题的儿童来说,需核查其使用的药物。与体重增加相关的药物有糖皮质激素、醋酸甲地孕酮、赛庚啶、吩噻嗪类和其他抗精神病药、不典型的抗精神病药、三环类抗抑郁药、抗癫痫药(托吡酯除外)、β-肾上腺素受体阻断药、胰岛素及刺激胰岛素释放的药物、5-羟色胺选择性重摄取抑制剂。

(4)心理因素:尽管大多数肥胖儿童没有行为或心理的疾病,但这些疾病在肥胖儿童中的发生率较非肥胖儿童高。约1/2的正常儿童自述在青春期前有自尊心的下降,在同龄肥胖儿童中自尊心的下降更明显。自尊心不足会引起更多的内向行为、更少的社交活动、更多久坐在家吃东西和看电视,而这些又反过来导致体重增加,形成恶性循环。

2. 治疗　儿童期肥胖较难治疗,但这些儿童可以受益于预防和早期认知的改善。儿童期的体重下降较成人期更持久,约1/3的儿童10年后仍有体重减少。儿童期患肥胖的年龄越大,进入成年期后仍旧肥胖的可能越大。由于儿童肥胖大多为单纯性肥胖,其治疗目前提倡以患儿、照养人及医师共同参与的综合方法为主,当儿童的体重增加明显高于身长/高的增长时即应开始。包括制订出合理的计划、饮食和运动处方、行为限制和家庭的参与,一般不用药物治疗。

降低儿童超重风险的循证医学建议有:①鼓励母乳喂养;②限制加糖饮料(果汁、汽水)摄入;③减少花费在电视或电脑上的"屏幕时间";④电视不要放在卧室;⑤"屏幕时间"不吃饭或零食;⑥多进行户外活动,增加身体活动量;⑦多吃水果、蔬菜和全麦食物;⑧建立健康的饮食模式;⑨减少甜食、油脂食物的摄入;⑩限制食物分量;⑪减少进快餐店或外出就餐的次数;⑫不要用食物作为对表现好的奖励;⑬不要为了让儿童吃健康的食物而进行奖励(会导致儿童长期内对该食物没有兴趣);⑭鼓励全部家庭成员饮食行为的改变,尤其是母亲;⑮反复食用健康的饮食来增加喜好程度。

(1)饮食疗法:饮食行为改变是治疗的关键,由于儿童正处于生长发育阶段以及肥胖治疗的长期性,故不应过分降低总热能的摄入,可提高早中餐的质和量,降低晚餐的热能摄入。多推荐低脂肪、低糖类和高蛋白、高微量营养素、适量纤维素的食谱。在总热量中,碳水化合物、蛋白质和脂肪的比例一般为40%~45%、30%~35%和20%~25%。能量通常7~10岁为3 347~4 184kJ/d(800~1 000kcal/d),10~14岁为4 184~5 021kJ/d(1 000~1 200kcal/d),蛋白质不少于1~2g/(kg·d),甚至可高达3~4g/(kg·d);低脂饮食可迫使机体消耗自身的脂肪储备,但也会使蛋白质分解,故需同时供应优质蛋白质。糖类分解成葡萄糖后会强烈刺激胰岛素分泌,从而促进脂肪合成,故必须适量限制。适量纤维素食物的体积在一定程度上会使患儿产生饱腹感,新鲜水果和蔬菜富含多种维生素和纤维素,且热能低,故应鼓励其多吃体积大而热能低的蔬菜类食品,其纤维还可减少糖类的吸收和胰岛素的分泌,并能阻止胆盐的肠肝循环,促进胆固醇排泄,且有一定的通便作用。萝卜、胡萝卜、青菜、黄瓜、番茄、莴苣、苹果、柑橘、竹笋等均可选择。"红绿灯"饮食法将食物分为可以无限制食用的食物(绿色)、适量食用的食物(黄色)、偶尔食用的食物(红色)(表8-2-1)。

表8-2-1　"交通灯"饮食计划

特征	"绿灯"食物	"黄灯"食物	"红灯"食物
质量	低热量,高纤维,低脂肪,营养丰富	营养丰富,但热量和脂肪含量较高	高热量、高糖和高脂肪
食物类型	水果,蔬菜	瘦肉,奶制品,淀粉,谷物	肥肉,糖,含糖饮料,油炸食品
数量	不限制	限制	很少或避免

注:引自 Robert M Kliegman,Joseph St. Geme.Nelson Textbook of Pediatrics. 21st Edition.Philadelphia:Elsevier,2019.

良好的饮食习惯对减肥具有重要作用。蔬菜是最难说服儿童食用的食物之一,儿童的蔬菜摄入量与父母相关,家庭饮食行为模式对儿童食物喜好产生强烈的影响。因此,鼓励全家饮食行为的改变很重要。另外还需培养儿童良好的饮食习惯,如避免不吃早餐或晚餐过饱、不吃夜宵、不吃零食、少食多餐、减慢进食速度、细嚼慢咽、饭前适当饮水或吃水果等。不要经常用食物对儿童进行奖励；父母、兄弟姐妹及同伴建立平衡膳食、健康饮食习惯，多尝试新食物。

（2）运动疗法：减少久坐行为（如看电视）、增加活动量是另一个使体重减轻的重要途径。生活方式的改变比按安排进行的有氧运动有更持久的减肥效果。可鼓励和选择患儿喜欢和易于坚持的运动，如晨间跑步、散步、做操、走路到学校或商店、多走楼梯等均很有效。每天坚持至少运动30分钟，活动量以运动后轻松愉快、不感到疲劳为原则；尤其注意饭后不要立刻坐下来看电视，提倡饭后参加家务和散步，运动要循序渐进，不要求之过急，如果运动后疲惫不堪、心慌气促以及食欲大增均提示活动过度。

（3）心理行为疗法：常采用行为治疗和家庭治疗，见表8-2-2。肥胖治疗最重要的障碍是家庭或儿童的积极性。照养人对儿童体重导致的健康问题有清晰的认识，可能是驱动全家关注这一问题并愿意寻求治疗的关键。改善家庭环境，照养人和患儿都应解除心理负担，认识肥胖的危害，树立治疗的信心，照养人不应对患儿的饮食习惯过多指责和干扰。医师应定期与照养人及患儿交谈，分析患儿及家庭中易产生肥胖的不良习惯和行为原因，制订相应的治疗方案，包括目标、方法、奖惩标准等，争取得到照养人的配合。

此外，肥胖的治疗和预防需要家庭、学校、社区、医疗机构、社会的共同行动，儿童肥胖预防的具体策略可参考表8-2-3。

表 8-2-2　治疗儿童肥胖的有效的行为疗法策略

策略	定义	范例
强化刺激控制法	奖励良好行为，明确和改变与过度饮食或缺乏活动相关的环境	体重减轻的患儿得到物质奖励；在餐桌上吃饭且不看电视；在房间里不吃零食；在前天晚上准备好第二天早上用于走路或慢跑运动的衣服；对一些可能促进肥胖的场景（如聚会、旅游和休假）应有所预防
改变的阶段	行为改变的进程有不同阶段，包括思考前、思考、准备、行动、保持五个阶段。了解每个个体所处的阶段对于实现干预目标至关重要	处在准备阶段的个体可能从问题的解决和目标设定中获益；处于保持阶段的个体可能会在自我监督中获益
自我监督	系统地观察、记录目标行为；首要目标是了解自己的行为和那些对自己行为产生有利或有害影响的因素	坚持记录饮食日志，绘制每天的身体活动图表；经常测量体重；与父母回顾做好日记，对行为改变的反馈和强化
解决问题和设定目标	设定一个明确的短期目标并制订实现该目标的计划	计划下周每天运动30分钟；具体化运动的类型、地点以及实现方式
内隐致敏法	通过建立暴食等不良行为和一种不愉快的后果的联系来减少不良行为发生	学习将进食高脂的或不健康的饮食与不舒服的感觉（比如恶心）联系起来

表 8-2-3　儿童肥胖预防建议

时期及对象	预防建议
妊娠期	1. 孕前体重指数在正常范围
	2. 不吸烟
	3. 保持可耐受的适度运动
	4. 妊娠糖尿病时，进行精确的血糖控制
	5. 妊娠期体重增长适当
产后及婴儿期	1. 纯母乳喂养6个月，后继续母乳喂养，并添加其他食物
	2. 勿太早添加其他食物（<4~6个月），12月龄前不加果汁

续表

时期及对象	预防建议
家庭	1. 固定家庭吃饭的地点和时间
	2. 不要忽略正餐,尤其是早餐
	3. 吃饭时不看电视
	4. 使用小盘子,并使餐具远离其他食物
	5. 避免不必要的甜食、油腻的食物和含糖饮料
	6. 搬走儿童卧室中电视,限制看电视和玩游戏的时间,不要用食物作为奖赏
学校	1. 减少用糖果和饼干的销售来筹集资金
	2. 将自动售货机的食品替换成健康食品
	3. 安装饮水机
	4. 对老师,特别是体育和科学教师,进行基础营养与体力活动益处的教育
	5. 教育儿童从幼儿园到高中均进行适宜的饮食与生活方式
	6. 制订体育教育的最低标准,包括每周 5 次 60 分钟的较剧烈运动
	7. 鼓励儿童在大人的带领下步行上学
社区	1. 为各年龄段儿童增加适合家庭的运动和安全的游乐设施
	2. 不鼓励使用电梯和自动人行道
	3. 提供如何购买及准备更健康的符合特定文化的食品的信息
卫生保健人员	1. 解释生物因素和遗传因素对肥胖的影响
	2. 提供儿童与年龄相适应的体重预期值
	3. 把肥胖列为一种疾病,促进对肥胖的认识,医疗报销,以及提供治疗的意愿和能力
企业	1. 针对儿童,提供适合儿童年龄的食物营养标签(比如:红/绿灯食物,按量供给)
	2. 鼓励营销互动视频游戏,孩子们必须在游戏中锻炼
	3. 用名人为儿童的健康食品打广告,宣传促进早餐及规律进食
	4. 减少饮料和食物的份量
政府和监督机构	1. 定义肥胖为一种疾病
	2. 寻找新的途径来资助健康生活方式项目(比如:食品/饮料税收的收入)
	3. 政府补贴计划,促进新鲜水果和蔬菜的消费
	4. 提供财政激励措施,鼓励企业生产更多的健康产品,并对消费者进行产品内容教育
	5. 为开展创新体育活动和营养项目的学校提供经济奖励
	6. 允许税前扣除减重和锻炼计划的成本
	7. 为城市规划者提供建立自行车、慢跑和步行道的资金
	8. 禁止针对学龄前儿童的快餐食品、无营养食品和含糖饮料的广告,并限制对学龄儿童的广告范围。禁止将玩具作为礼物送给购买快餐食品的儿童

摘自:Speiser PW, Rudolf MCJ, Anhalt H, et al. Consensus statement: childhood obesity. J Clin Endocrinol Metab, 2005, 90: 1871-1887.

【专家提示】

○ 涉及婴幼儿和儿童的喂养和进食问题，要求发育与行为儿科医师、家庭、公众媒体、广告产业、多个专业学科、社区、决策者的共同参与。发育与行为儿科医师在这类疾病的诊疗过程中，在提倡整个环境共同改变中具有关键作用。

○ 与儿童喂养／进食问题发生相关的因素涉及食物、儿童、照养人、喂养／进食行为和喂养／进食环境等方面。不管是喂养／进食问题或障碍，都强调早期预防，从婴幼儿期开始培养良好的饮食习惯。注意创造良好的饮食环境及照养人的饮食习惯对儿童潜移默化的影响。发育与行为儿科医师应引导照养人和儿童进行健康饮食和适当身体活动；保持体重在正常范围；建立积极、理性的自我认知和身体形象概念。

○ 发育与行为儿科医师需要注意患病的程度，婴幼儿多见于喂养或进食问题，而年长儿童还须警惕排除因精神障碍导致的进食症状，或症状本身提示可能为进食障碍。

（李廷玉）

参考文献

1. 杨玉凤,金星明,静进.发育行为儿科手册.南京:江苏凤凰科学技术出版社,2009:108-113,185-198.
2. 王硕,黄小娜,王惠珊,等.全国1-3岁儿童饮食行为问题流行病学调查分析.中国儿童保健杂志,2012,20(2):109-111.
3. Bryant-Waugh R,Markham L,Kreipe RE,et al. Feeding and Eating Disorders in Childhood. Int J Eat Disord,2010,43:98-111.
4. Carey WB,Crocker AC,Feldman HM,et al. Developmental-Behavioral Pediatrics. 4th Edition. Philadelphia:Elsevier,2009:224-257.
5. Wolraich ML,Drotar DD,Dworkin PH,et al. Developmental-Behavioral Pediatrics:Evidence and Practice. Philadelphia:Elsevier,2008:757-790.
6. American Psychiatric Association. The Diagnostic and Statistical Manual of Mental Disorders. 5th Edition. Arlington:American Psychiatric Publishing,2013.
7. Robert M. Kliegman, Joseph St. Geme. Nelson textbook of pediatrics. 21st Ed. 21st edition. Philadelphia:Elsevier,2019.
8. Koletzko B,Fishbein M,Lee WS,et al. Prevention of Childhood Obesity. A Position Paper of the global Federation of International Societies of International Societies of Pediatric Gastroenterology,Hepatology and Nutrition (FISPGHAN). J Pediatr Gastroenterol Nutr,2020,10:1097.
9. 妇幼健康研究会,妇女儿童肥胖控制专业委员会,中国儿童代谢健康型肥胖定义与管理专家委员会.中国儿童代谢健康型肥胖定义与筛查专家共识.中国妇幼健康研究,2019,30(12):1487-1490.
10. 马冠生.中国儿童肥胖报告.北京:人民卫生出版社.2017:5-29.

第3节 婴儿过度哭吵

【开篇导读】

哭吵是婴儿期最常见的行为，但是哭吵，尤其是过度哭吵，是父母甚至医师最担心的情况。本节将介绍婴儿正常哭吵的发育过程，在此基础上分析引起婴儿过度哭吵的常见原因，神经、胃肠道、肠道菌群以及心理社会因素均影响婴儿过度哭吵的病理生理过程。治疗可采取行为、药物及饮食等综合措施，认识正常婴儿哭吵的特点，安慰和教育抚养人在婴儿哭吵的处理中相当重要。

哭——是人类正常行为的一部分，而在婴幼儿期哭吵所占据的时间比例则更多，是新生儿最早和最有效的一种与人交流的方式。婴儿哭吵的原因有很多，饥饿、不适、疼痛或者需要获得关注。但是，一旦哭吵持续时间过度或者没有可解释的原因时，就会引起父母甚至医师的担忧。在婴儿出生后的前4个月，过度哭吵是家长关注最多的问题之一。发表于2017年的一项系统综述整合了28项研究数据发现，婴儿在出生6周内过度哭吵（每天3小时以上，每周至少3天）总发生率为

17%~25%,而到第 8~9 周时降到 11%,到 10~12 周时,则仅为 0.6%。

婴儿过度哭吵不仅会对家庭,甚至会对医疗造成很大的影响。婴儿的哭吵会直接导致母亲的焦虑和压力,甚至引起母亲出现抑郁症状。也有研究发现婴儿过度哭吵还会影响母乳喂养率,影响父母关系,乃至家庭的稳定。新近研究发现超过 3 个月以上的小婴儿过度哭吵是日后出现儿童行为问题、发育障碍、睡眠饮食问题、情绪障碍、注意缺陷多动障碍以及偏头痛的高风险因素。儿科医师在处理婴幼儿哭吵或激惹时,首先需要鉴别良性哭吵与器质性疾病导致的哭吵,因此有必要了解婴儿正常的哭吵行为。

一、婴儿正常哭吵

1963 年,Brazelton 教授对 80 名婴儿进行了从出生开始到 12 周的哭吵观察研究。他发现 2 周左右的婴儿平均哭吵时间为 1.75 小时左右,而到 6 周左右逐渐增加到 2.75 小时,之后哭吵时间逐渐减少。3 周左右的婴儿,其哭吵的时间段主要集中于 18~23 点之间,哭吵比较少发生的时段为早晨 4~7 点以及早晨 9~11 点之间。在 6 周以后,哭吵发生的时间主要聚焦于 15 点 ~ 半夜 0 点之间,同样在凌晨时段哭吵比较少。而当婴儿 10 周以后,哭吵的程度明显减轻,主要时段为上午 6~12 点之间,以及下午 5 点 ~ 晚上 11 点。

在 Brazelton 之后也有不少学者对婴儿哭吵进行研究,甚至包括更大些的婴儿。这些研究基本发现类似的规律,也就是婴儿的哭吵如果用曲线来定义的话,它的高峰年龄是婴儿 2 个月的时候,之后逐渐下降,到 3 个月后就相对稳定了。从每天的哭吵规律来看,大部分的哭吵都集中于下午晚些时候以及傍晚的时候。但是这种类型的哭吵一般在婴儿 6 个月以后就越来越少了,而 9 个月以后基本以夜间睡眠中哭吵为主了。但是,大量的研究也发现,尽管婴儿的哭吵可以有规律可循,但是不同婴儿之间以及同一个婴儿不同日子或不同时段都有可能发生哭吵的规律变化,而这种较高的变异性也是认识婴儿哭吵所必须考虑的因素。

二、婴儿过度哭吵

Colic 是婴儿过度哭吵中最为人熟悉的英文术语,原意为肠绞痛。目前为止,对婴儿过度哭吵使用最广泛的还是 Wessel 和其同事在 1954 年所下的定义,被称为 "3" 法则,即婴儿一天中有超过 3 小时的发作性的激惹或哭吵,每周 3 天以上发作,除此之外,婴儿食欲好,也很健康。在此基础上,有些作者还增加了另外的标准,即该现象持续 3 周以上。然而,仅仅观察婴儿过度哭吵 3 周以上没有干预措施,对于家长和临床医师都是难以接受的,因此这一定义在实施上有较大的难度,多数研究都是通过家长的回忆来确定诊断的,故有很大的主观性。2016 年新制定了罗马 IV 的标准(表 8-3-1),则更适合儿科医师和临床研究者使用。

表 8-3-1 婴儿哭吵的罗马 IV 标准

婴儿哭吵的罗马 IV 标准
临床目的: 临床诊断标准必须包括以下所有内容: ■ 症状开始和停止发生于 <5 个月的婴儿 ■ 由照养人报告的反复发生的和长时间的婴儿哭吵、呻吟或易激惹。症状的发生没有明显的原因且不能被照养人阻止或解决 ■ 没有证据表明婴儿生长迟缓、发热或其他疾病 临床研究目的: 临床研究的诊断标准必须包括以下内容: ■ 符合以上所有的标准 ■ 在与研究人员或临床医师的电话或面对面访谈中,照养人报告婴儿哭吵或呻吟发生的频率为 7 天内至少 3 天且每天至少 3 小时 ■ 至少一次前瞻性的 24 小时行为记录,证实婴儿 24 小时哭吵和呻吟的总时间至少 3 小时

(一)病因

因为 "colic" 这个词来源于希腊语的 "colon",也就是 "肠道" 的意思,意味着这一疾病主要是由胃肠功能紊乱引起的,所以最初的中文翻译为肠痉挛",目前大部分观点认为 "肠痉挛" 这个词描述并不妥当。事实上,目前更多认为胃肠功能紊乱只是解释这一现象的理论之一,有关于其发生的具体原因尚不清楚,只是认为其可能为神经、胃肠道、肠道菌群及社会心理因素综合所致。

1. 胃肠功能紊乱 最早解释肠痉挛发生的理论就是胃肠功能紊乱,包括牛奶蛋白过敏、肠道吸收不良以及胃食管反流等。早在 1901 年有报道母乳中含有的一些蛋白质可能会导致婴儿肠道剧烈蠕动而致其持续哭吵,但是这一理论始终没有非常好的后续研究支持。另外也有一些研究报道人工喂养的婴儿在使用了低敏奶粉后哭吵减少，但是有专家指出这类研究通常都不是双盲设计，且研究中没有足够的对照组。肠道吸收不良是另一种可能导致过度哭吵的原因，因为它会引起肠道过度积气、腹部不适等。但是研究也表明，这一原因只能解释一小部分肠痉挛婴儿的发作。临床医师以及父母最多解释肠痉挛发作的原因是胃食管反流。一篇综述总结分析，尽管有研究报道部分婴儿的过度哭吵与胃食管反流有关，但是综合所有的研究认为目前尚没有足够的证据支持两者间存在必然的联系，同时在实验研究中也发现哭吵的发生与 pH 测得的反流发作也没有直接联系。近年来研究发现肠道菌群失衡与婴儿哭吵有较大的关系。

2. 发育与气质问题 有大量研究也报道了婴儿哭吵与发育以及气质类型有密切关系。婴儿的气质或情绪反应特征有相当大的变异。气质上较敏感、易激惹和紧张、适应性较差的婴儿应为感觉阈值低而容易哭吵，他们对环境中不适当的感觉输入更脆弱，易受到伤害。另一种调节不良的婴儿被认为可能存在多个方面的中枢功能异常，包括情感、喂养以及运动等。但是，很多时候这些原因之间很难完全区分，会有较多的重叠。

3. 养育问题 在过度哭吵的婴儿中，有些存在持续母婴亲子关系不良的情况，这种情况通常婴儿在 2 个月时哭吵达到高峰，但是哭吵情况并不会短期内随年龄增加明显下降，同时这些婴儿还存在喂养和睡眠问题以及家庭关系不和等因素。另外，在父母育儿方面，有些父母不懂得用适当的回应满足婴儿生理或心理的需求，这样就增加了婴儿突然哭吵的时间。缺乏经验和焦虑使父母对婴儿的应答更缺乏敏感性。而过度地不适当地应答婴儿，例如当婴儿在大哭大叫时抱起他，这一行为可以是婴儿以后哭吵的原因。这说明父母还没有学会与婴儿之间和谐地相互作用。

（二）临床表现及诊断

过度哭吵目前更多被看成是一类症状组合在一起的综合征，而不是特定的一个疾病。通常情况下，婴儿每天哭吵持续 3 小时以上，1 周至少有 3 次，并且这一情况持续在 3 周以上。发作的高峰是在出生后 6 周，在 3 个月以后明显减少。这些哭吵的特征是，用常规的安抚方法如喂养、怀抱等无法控制，有些孩子哭吵时会有双下肢蜷缩并伴

有尖叫，父母通常会认为孩子有疼痛存在。但是这些孩子在诊断的过程中，体格生长如体重和身长的监测正常，食欲好，消化功能正常，在哭吵发作的间期也完全正常。

（三）鉴别诊断

婴儿持续的过度哭吵必须与两种情况作鉴别：一是正常的啼哭；二是继发于身体疾病或喂养不当的啼哭。

1. 正常的啼哭 这在之前已经描述，正常婴儿 2 周时每天总计哭吵 2 小时，至 6 周时到达高峰，几乎每天总计 3 小时，然后逐渐减少，至 3 个月时，大约每天总计 1 小时。第 25 百分位数上限的婴儿在生后 6 周的啼哭每天总计 3.5 小时。在 3 个月的评估中发现婴儿啼哭主要发生在傍晚的时间。这些结果同样在加拿大和英国的研究中得到肯定。另外，喂养不当也会引起婴儿哭吵，如喂养不足或过度喂养、不适当的吸吮等均可致小婴儿过度哭吵。这常常在病史采集和体格检查中能排除。

2. 疾病所致的哭吵 在对婴儿作出"过度哭吵"的诊断之前，应当排除体格上的疾病。通常有下述一些情况需排除：其一是急性疾病，如尿路感染、中耳炎、腹泻时的肠道痉挛、嵌顿性疝和慢性胃食管反流，这些疾病较易在病史和体检中被排除掉；其二是食物过敏，诸如牛乳过敏、乳糖不耐受，这一原因较之前不太明显。另外还要注意排除神经系统疾病、代谢性疾病和遗传综合征，有研究发现 1 岁以下过度哭吵婴儿 5.1% 存在潜在器质性疾病。因此，详细的体格检查和生长的监测非常重要。

（四）治疗及干预

一旦诊断明确，就应该给予家长一些建议和指导。目前主要的干预方法有行为治疗、药物治疗和饮食治疗。但是，到目前为止，对现有的随机双盲临床试验进行综合分析后，未发现任何一种方法的有效性有确切的循证依据。因此，在治疗干预的过程中，目前更多观点认为给予父母以心理支持，帮助其正确认识这一情况更为重要。

1. 行为治疗 已证实咨询能帮助父母成功地应对婴儿过度哭吵。咨询应当一对一地进行，包括以下三方面的内容：

（1）正常婴儿：医师应使父母确信体格检查并没有发现婴儿有任何健康方面的问题。哭吵可能是婴儿情绪上的不适，但不是疼痛，这可使父母减

轻先前的担忧和焦虑。对于婴儿过度哭吵的咨询及处理应避免用单纯生物学的观点解释，如婴儿的疾病尚未发现，婴儿的胃肠道或神经系统的问题、过敏反应等。同样，医师应帮助父母消除不适当的解释，如因为照顾孩子的能力问题致过度哭吵，帮助父母相信自己的养育能力。另外，还应讨论父母是否有心理、社会紧张因素。

（2）正确理解哭吵：应给予父母有关婴儿哭吵的信息，所有小婴儿都比较容易激惹，有某种程度的啼哭，一天哭吵累计时间2~3小时。正常婴儿在哭吵的时间、强度、对刺激的敏感性、是否容易安抚等方面有差异。许多父母不知道婴儿疲乏是哭吵常见的一个原因。而婴儿哭吵影响父母的情绪和行为。父母对婴儿哭吵的反应是不相同的，包括羞愧、发怒、害怕、试图安抚孩子、经常过多地喂奶等，这样一些不良的应答方式容易造成婴儿的过度哭吵。

（3）过度哭吵是能够减少的：对过度哭吵婴儿的照料，父母可能需要改变方式。有的父母可能对孩子照顾过度，有的父母可能在不适当的时候给予孩子照顾。因此，父母应当改变策略，例如他们不应当在孩子过度哭吵时把他抱起来或喂奶，而代之以用安抚奶嘴、重复的声音、用奶瓶喂热水等刺激较小的方法。父母应学会这些处理的方法，纠正以往不适当的应答方式。

这种个体化的咨询帮助父母更有效地满足孩子的需求，并学会应对的策略。医师最好在诊室中观察父母和孩子的相互作用，指导父母在婴儿有某些表现时如何应答。虽然经过咨询，父母对小婴儿的过度哭吵仍然不完全理解，但医师可以肯定地告诉父母：如果能遵照医师的步骤做，孩子的过度哭吵会逐渐减少。接着便是咨询后的随访，医师可每2~3天电话随访父母，询问情况，直至婴儿过度哭吵有明显的改善为止。

2. 药物治疗　治疗婴儿过度哭吵的药物有很多经过临床有效性的评估，但是结果并不是特别肯定。

（1）西甲硅油乳剂：是一种在国外临床比较常用的药物，它是一种消泡剂，被认为可以治疗胃肠道的大量积气引起的肠胀气。婴儿服用时常将药物混合在奶或食物中服用。2篇系统综述中的分析均没有证实其在治疗婴儿肠痉挛的效果。但是目前也没有发现其明显的副作用，它的使用更多的还是基于临床医师的经验共识，我国临床一般不采纳。

（2）蔗糖：蔗糖由于其能促进内源性阿片类物质的释放，因此在婴儿中使用可以有止痛作用。有一项在19个肠痉挛的婴儿中进行的双盲交叉实验，使用12%的蔗糖水进行治疗后发现，有12位婴儿对此有效，但是效果仅持续30分钟~1小时。另一项随机研究使用48%的蔗糖水，发现其效果持续时间仅3分钟，目前临床也少有采纳。

（3）乳糖酶：有研究认为乳糖不耐受可能也是导致婴儿哭吵的原因。但是针对添加了乳糖酶的婴儿乳制品研究发现，其并没有显著降低婴儿哭吵的效果。一篇综述分析4个随机对照试验认为，目前尚没有足够的证据支持这一结论。

3. 饮食治疗　降低牛奶中蛋白质水平层被认为可以作为干预婴儿哭吵和肠痉挛的一种方法。但是一项对豆奶替代牛奶治疗婴儿肠痉挛的系统综述认为，这一方法的治疗效果非常微弱，而且再进一步对研究设计比较严谨的结果进行分析后，并没有发现其有效性。也有研究探讨母乳喂养的乳母采用低敏饮食后对降低婴儿哭吵的作用。一项随机将母乳喂养的乳母饮食分入低敏组（不食用含牛奶、鸡蛋、麦类、坚果类食物）和对照组（不食用含有人工色素、防腐剂以及添加剂的食物）的研究表明，低敏组的婴儿哭吵比对照组下降25%。另一项类似的结果也支持这一结论。近年来研究发现肠道菌群失调在婴儿哭吵中的重要作用，多项研究发现罗伊氏乳酸杆菌DSM17938治疗婴儿过度哭吵有效。

【专家提示】

○ 哭吵是婴儿最常见的行为，一般2个月是哭吵的高峰时间，之后下降，3个月之后就相对稳定。

○ Colic又称婴儿过度哭吵，指婴儿一天中有超过3个小时的发作性哭吵，每周3天以上发作，并持续3周以上，原因为神经、胃肠道、肠道菌群及社会心理等综合因素所致。

○ 诊断婴儿过度哭吵之前，需要排除急性疾病，如中耳炎、腹泻引起的肠痉挛、嵌顿疝和胃食管反流等疾病。

（江帆　马骏）

参考文献

1. Douglas P，Hill P. Managing infants who cry excessively in the first few months of life. BMJ，2011，343：d7772.

2. Zeevenhooven J，Browne PD，L'Hoir MP，et al. Infant colic：mechanisms and management. Nat Rev Gastroenterol Hepatol，2018，15（8）：479-496.

3. 李斐. 婴儿过度哭吵. 中国儿童保健杂志，2016，24（6）：564-566.

4. Drossman DA. 罗马Ⅳ：功能性胃肠病. 第2卷. 方秀才，侯晓华，译. 4版. 北京：科学出版社，2016：1140.

5. Voigt RG，Macias MM，Myers SM，et al. Developmental and Behavioral Pediatrics. 2nd ed. Itasca，IL：America Academy of Pediatrics，2018：175-177.

6. Scott-Jupp R. Why do babies cry？. Arch Dis Child，2018，103（11）：1077-1079.

7. Mai T，Fatheree NY，Gleason W，et al. Infantile Colic：New Insights into an Old Problem. Gastroenterol Clin North Am，2018，47（4）：829-844.

8. Sarasu JM，Narang M，Shah D. Infantile Colic：An Update. Indian Pediatr，2018，55（11）：979-987.

9. Indrio F，Dargenio VN，Giordano P，et al. Preventing and Treating Colic. Adv Exp Med Biol，2019，1125：49-56.

第4节　儿童睡眠及睡眠问题

【开篇导读】

睡眠对儿童生长发育有着重要的作用，而儿童期睡眠问题是最常见的儿科门诊问题。了解并熟悉儿童睡眠发展规律以及其对儿童身心健康的各种影响对于处理与应对儿童各类睡眠问题非常重要。本节将重点讨论儿童睡眠的生理特征，同时重点介绍频繁夜醒、磨牙、夜惊以及梦魇等婴幼儿及儿童期常见的睡眠问题的临床特征以及诊治要点。

睡眠是人类重要的且必需的生理现象。对睡眠的定义主要依据以下四大特征：机体活动度明显下降、与外界环境的互动及对外界刺激反应水平下降、特殊的姿势（卧位、闭眼）、容易恢复到清醒状态。尽管有关睡眠的研究已经进行了上百年，但是其实目前对睡眠功能的了解可能还只是冰山一角。随着对睡眠研究的深入，对睡眠的认识也在发生变化。过去曾认为睡眠是一种被动的休息状态，但现有的研究发现在睡眠的过程中其实大脑处于另一种活跃状态，而这种状态对人体，尤其是儿童的生长和发育都至关重要。

一、睡眠功能及儿童期特点

（一）睡眠功能

生命早期睡眠比例较高，与儿童的神经系统发育密切相关，因为生命早期是大脑发育的关键时期，而充足的睡眠对于大脑发育有着举足轻重的作用。睡眠对儿童的影响，包括对生长、发育、情绪、认知、社会能力等。一些严重的睡眠障碍甚至可以导致心血管疾病、生长迟缓、严重的情绪和行为问题以及学业失败等。例如，慢波睡眠（slow-wave sleep，SWS）是生长激素分泌的高峰期。在动物研究中，如果选择性剥夺动物的慢波睡眠，其生长激素就不能充分释放，这对处于快速生长阶段的儿童来说有重要的意义。正因如此，一些影响慢波睡眠的药物，也就存在潜在影响儿童生长的可能。近年来，越来越多研究发现睡眠不足与肥胖发生密切关系，这一结果推动了大量有关于睡眠与内分泌代谢功能关系的研究。

睡眠不足或睡眠问题还可以导致儿童出现各种情绪问题，如激惹、易怒、过度依赖等；还会表现出疲倦和躯体症状，如头痛、肌肉疼痛等；认知功能的受损主要表现为记忆力下降、注意力不集中、决策能力和解决问题的能力受到影响；睡眠不足导致的白天行为问题表现为多动、冲动、难以管教等，在青少年还容易出现物质滥用，通常从吸烟、喝酒、依赖咖啡开始；更多研究也表明睡眠不足可以影响学业成绩。因此，在许多行为问题及情绪障碍的诊疗常规中，均将睡眠评估作为重要的步骤之一，以排除睡眠不足或睡眠障碍导致的行为问题或情绪障碍。

除了对儿童本身的影响以外，儿童睡眠问题还会影响到家庭。许多有睡眠问题儿童的家庭往往会出现家庭成员的焦虑、疲倦、情绪问题，甚至影响到父母的白天工作以及父母关系。

（二）睡眠的儿童期特点

1. 人的一生中有1/3的时间是在睡眠中度过

的,而在儿童中这一比例更高。在 2 岁以前的 24 个月中,其中 13 个月是睡眠时间,11 个月是清醒活动时间。对于 2~5 岁的儿童来说,睡眠与清醒的时间各占 50%。到青春期睡眠模式基本与成人相类似,每天睡眠时间大约占到 1/3。

2. 每天总睡眠时间从婴儿阶段开始到青春期逐渐递减,主要以白天睡眠时间显著减少为特征,同步夜间睡眠也有所减少。白天睡眠时间减少使得白天小睡习惯,例如午睡习惯大约在 5 岁中止,但是午睡中止年龄的个体差异还是很大。睡眠在东西方文化差异中非常显著,亚洲的婴幼儿睡眠时间较欧美国家婴幼儿少,且夜醒也更多,这些可能与同睡以及不良睡眠习惯有关。

3. 快速眼动(rapid eye movement,REM) 睡眠随年龄增加也显著减少,从出生时 REM 睡眠占总睡眠时间比 50% 到青春期下降到 25%~30%,同时慢波睡眠占比在儿童早期达到高峰后在青春期后显著下降,之后随年龄持续下降。慢波睡眠占比在儿童早期较高与这个阶段儿童容易出现部分觉醒的异态睡眠密切相关(睡行症或夜惊),通常情况随年龄慢波睡眠占比下降这些睡眠问题的发生率也在同步下降。

4. 睡眠的次昼夜节律　指的是每晚睡眠中周而复始的小周期,在婴儿阶段大约 50 分钟一个周期,而到学龄儿童各阶段延长至 90~110 分钟。这也具有重要的临床意义,因为在一个小周期结束后通常会有短暂的微觉醒,婴儿的微觉醒周期比较短,随年龄增加这个微觉醒的周期在延长。

二、儿童青少年睡眠的发育规律

儿童青少年的睡眠随年龄增加有非常显著的发育规律。通常健康的睡眠包括充足的睡眠时间,恰当的睡眠规律,良好的睡眠质量,以及没有睡眠问题或睡眠障碍。尽管个体的睡眠在发育过程中发挥重要作用,但是出生后家庭的养育环境及父母良好的养育技巧还是对儿童青少年良好的睡眠形成发挥重要作用。表 8-4-1 为中华人民共和国卫生行业标准《0~5 岁儿童睡眠卫生指南》中儿童睡眠时间的推荐。需要注意的是,睡眠时间的推荐是在人群层面的参考,睡眠时间的个体差异还是比较大的,越是低年龄的婴儿睡眠时间的变异越大,所以在个体层面判断睡眠时间是否明显异常,还需要结合其他临床表现与症状。

表 8-4-1　0~5 岁儿童睡眠时间建议

年龄组	睡眠时间(每 24 小时)推荐 /h
0~3 个月	13~18
4~11 个月	12~16
1~2 岁	11~14
3~5 岁	10~13

不同年龄阶段的睡眠特点也是需要引起关注的。3 月龄以内的婴儿睡眠时间大约在 13~18 小时,通常早产儿睡眠可能时间更长。母乳喂养的儿童每次睡眠的时间稍短些(2~3 小时的睡眠),而人工喂养的儿童则稍微长些(3~4 小时的睡眠)。另外,在新生儿阶段睡眠基本没有白天和黑夜的规律。大概在 2~4 个月的时候,逐步开始形成睡眠的昼夜节律。新生儿在睡眠过程中有时会有各种动作出现,例如睡觉的时候会笑,会扮鬼脸,会有吸吮动作,也会因为鼻子堵塞呼吸音很重,有时在睡眠中还会不经意地突然抽动一下身体,这些现象都是正常的。

婴儿(4~11 月龄)的睡眠时间大约在 12~16 小时,婴儿阶段白天睡眠次数明显减少,从 2 个月的时候,每天白天睡 2~4 次,到 12 个月的时候,白天通常睡 1~2 次。有时生病、出牙或换环境会使婴儿原有的作息规律被打乱。有时发育过程中的明显进展也会打乱原有的作息规律,例如会爬了或者会拉着家具站起来了等阶段,都有可能出现暂时性睡眠不安。大约在婴儿 6 个月的时候,具有了一觉睡到天亮的能力,通常也不需要夜间哺喂了。

幼儿睡眠总时间在 11~14 小时左右。在 18 个月的时候,大多数幼儿基本不在上午小睡,通常他们都会在午后睡 1.5~3 小时。每个幼儿的睡眠时间都不相同,但是,对于每个幼儿来说,每天的睡眠时间应该基本保持稳定。当然,有时因为生病、生活常规变化或者家里发生了意外事件,这些都会影响到幼儿的睡眠。这个年龄阶段比较多见的是在入睡过程中因为要和父母分开而产生的分离焦虑。大多数幼儿从 2~3 岁开始从婴儿床移到床上睡觉。如果父母过早期望儿童能够离开婴儿床睡,那也可能会打乱儿童的睡眠。

学龄前儿童睡眠时间大约在 10~13 小时。每个儿童的睡眠时间都不完全相同,但是对于每个儿童来说每天的睡眠时间应该保持相对稳定。大多数学龄前儿童在 3~5 岁期间开始白天不睡觉了。

有些学龄前儿童在晚上睡眠过程中还会醒来,这往往都是不良睡眠习惯导致的。所有的儿童都会有夜间醒来的现象,但是如果儿童在傍晚入睡阶段无法自己独立入睡的话,那么在晚上醒来后也会需要父母的帮助重新入睡。

学龄儿童的睡眠时间应该是 9~11 小时。这个年龄阶段儿童常常因为功课紧张、课外的各种培训多使得上床睡觉时间延迟,使得睡眠时间得不到保证。青少年是最容易睡眠不足的一个人群,但是通常他们的睡眠时间应该在 8~10 小时左右。青春发育启动有一重要的生理现象就是会出现生物钟节律的后移,这个与青春发育有关而不是直接与年龄相关。通常青春发育启动后,青少年会倾向于晚睡晚起,节律向后移,但是由于上学时间不变,甚至变早,因为这个阶段容易出现睡眠不足。加之青少年屏幕使用较多,尤其是在睡眠使用屏幕,这些都会使得睡眠昼夜节律更加往后延,从而产生不利影响。另外,青少年还容易出现,平时睡眠不足,周末过度补觉的现象,以此来补足平时的"睡眠债",称为"社会时差",但研究表明这样的补偿还是无法克服平时睡眠不足带来的不良影响,同时会进一步导致节律紊乱。

三、儿童睡眠问题

儿童及青少年不仅睡眠时间所占比例明显高于成人,其睡眠问题发生率也非常高。尽管由于流行病学研究方法学的不同,各国及各地区关于儿童睡眠问题发生率的报道不尽相同,但是据保守估计,至少有 25% 的儿童有或者曾经经历过不同类型的睡眠问题,从轻度的短期入睡困难或者夜醒,到严重的阻塞性呼吸暂停或发作性睡病等。通常情况下,把一些伴有器质性疾病且症状较为严重的称为睡眠障碍,而把一些常见的、与抚养环境及行为习惯相关的称为睡眠问题。本节将着重介绍婴幼儿期常见的睡眠问题,其余睡眠障碍可参见第十章第三节。

(一)夜醒及睡眠启动相关障碍

夜醒(night waking)本身并不是一个睡眠障碍的诊断,它只是一个症状的描述,但夜醒是儿科门诊中父母最多提及的睡眠问题的主诉,通常是指儿童从睡眠中醒来需要父母帮助后重新入睡。尽管从儿童的发育来看,绝大多数婴儿在 6 个月的时候都应该可以一觉睡到天亮,但是研究表明 25%~50% 的婴儿仍然会有夜醒,到 1 岁左右仍然

有 30% 的儿童有夜醒,在 1~3 岁儿童中发生率则为 15%~20% 不等。很多原因可以引起夜醒,但是在婴幼儿期最常见的引起夜醒的睡眠障碍是睡眠启动相关障碍。

睡眠启动相关障碍的主要表现是,儿童在入睡的过程中父母采用各种方法帮助其入睡,例如抱着、边走边晃等。一旦没有这些帮助,儿童就无法自己独立入睡。这种习惯持续较长时间,儿童就会依赖父母的这种帮助入睡。通常情况下,这种依赖在晚上入睡的时候父母并不觉得这是问题,但是这种依赖会直接导致儿童在晚上醒来后继续寻求这种来自父母的帮助,从而形成频繁的夜醒。

睡眠启动相关障碍通常可以根据临床病史以及体格检查给予诊断。国际睡眠障碍分类中列出的睡眠启动相关障碍的诊断标准(307.42)是:

1. 患者有失眠的主诉。

2. 这些主诉的出现与缺乏某些外界条件的存在有关,这些外界条件包括被抱着、被摇晃、含着奶头睡、听音乐或者看电视等。

3. 症状持续至少在 3 周以上。

4. 如果上述外界条件存在,睡眠的启动、持续时间以及质量都是正常的。

5. 多导睡眠记录仪的检测显示

(1)如果外界依赖的条件存在,睡眠的时间以及质量都是正常的。

(2)如果外界条件不存在,入睡潜伏期明显延长,夜醒次数也显著增加。

6. 没有其他躯体或者心理问题可以解释这些症状。

7. 症状不符合其他可能导致入睡困难或者夜醒的睡眠障碍的标准。

临床诊断睡眠启动相关障碍至少必须包括上述诊断标准的 1、2、3、4 和 5 标准。

当然,在诊断睡眠启动相关障碍引起的夜醒时,必须排除其他一些可能导致儿童夜醒的情况。躯体疾病,如胃食管反流、疼痛(尤其是中耳炎引起的)引起的频繁夜醒,但是这种夜醒通常儿童在各种条件下都很难被安抚,并且哭吵持续时间也比较长,哭吵也比较剧烈。但是,有些儿童在躯体疾病治愈后,因为养成的依赖习惯,也会转化成睡眠启动相关障碍。这点也需要引起重视。其次,其他睡眠障碍,如不宁腿综合征以及阻塞性睡眠呼吸暂停也会引起夜醒,这些疾病都有其本身特

点,也比较容易鉴别。此外,还需要与暂时性睡眠问题鉴别。通常出现在原来睡眠一直都很好的儿童中,他们因为疾病或者环境改变等因素出现一过性睡眠问题。但是,在这些暂时性睡眠问题中,如果父母养成了儿童的依赖行为,也会转化成睡眠启动相关障碍。当然,其他一些环境因素,如不适宜的睡眠环境也会引起婴幼儿频繁夜醒,例如,环境过于嘈杂、室内温度过高或者被子盖得过多等,都会影响儿童睡眠。

在睡眠启动相关障碍导致的夜醒的治疗中,必须首先排除儿童有各种躯体或者心理因素引起的夜醒,治疗方法的选择也切忌生搬硬套。方法的选择需要考虑不同儿童的气质特点、家长的治疗期望与耐受,并结合家庭特点进行综合考虑。下面介绍最常用的几种治疗因为睡眠启动相关障碍所致的夜醒:

(1)消退法:要求家长在儿童出现睡意后将其放床上,然后忽略其间任何哭闹,直到第二天早晨起床时间。这种消退法曾被报道很好地治疗了一些频繁夜醒的儿童。但是,在现实生活中,绝大部分家长都无法忍受任由儿童哭闹而不去理睬的方法。

(2)逐步消退法:这一方法要求父母在婴幼儿思睡但没有完全睡着的时候将其独自放到床上,按照事先设定的时间在儿童的卧室门口等待,然后渐渐延长每次去安慰他的时间间隔,直到最后儿童独立睡着。例如,第一天,刚开始在门外第一次等待等 5 分钟后,进去看望他,首先确定儿童没有身体的不适,然后在他的床边尽量用言语而不是身体接触去安抚他,时间不超过 2 分钟。安抚结束后出来,然后第 2 次等待间隔 10 分钟去看望儿童,用同样的方法安慰他,当到达等待的最大极限时,必须坚持直至儿童在这一过程中睡去。每次夜醒时,重复使用这个方法。第二晚,看望儿童的时间间隔可以进一步延长。午睡也采用该办法,如果儿童坚持不睡则放弃午睡。治疗过程中要给予父母充分的支持,做好睡眠记录,增强其信心。一般治疗 1 周即会有明显的进展。当然,儿童不良的睡眠习惯形成的时间越长,治疗所需的时间也越长。在治疗过程中最好与大人分床,最好是分房睡。在治疗过程中可适当延迟儿童上床睡觉时间 30 分钟。治疗期间一定要保证儿童作息时间规律。

(3)改良逐步消退法:根据每个家庭的特点,可以在上述经典的逐步消退法中进行改良后使用。例如,在入睡过程采用逐步消退法,而有的家庭在儿童半夜醒来时无法采用同样的方法,这时可以允许在夜醒期间仍然维持原来的做法,例如还是抱起或者摇晃,但是入睡过程坚持用逐步消退法。通常情况下,随着儿童入睡能力的提高,治疗第二周其夜醒的次数也会明显下降。对于无法忍受儿童持续哭闹 5 分钟的家庭,第一次等待的时间可以是 1 分钟,延长的间隔时间也可以短些。当然,一般改良法最终需要的治疗时间要明显长于经典的逐步消退法。

(二)磨牙症

磨牙症(bruxism)也是儿童中常见的睡眠问题,被认为是一种强迫性的运动障碍,以睡眠时牙齿的研磨和牙关紧咬为特征。儿童磨牙的发生率报道因研究方法、定义等导致差异很大,一般认为 50% 的正常儿童曾经有过磨牙情况,但持续磨牙者发生率要明显低。磨牙的平均发作年龄为 10 个月左右。在一些特殊儿童中,如智能迟缓和脑性瘫痪的儿童,发生率明显高。无明显性别差异。

磨牙的病因尚不明确,但有许多的假设,包括局部的咬合不良、心理、发育性的问题,但并无一个确定的因素。来自成人的一些研究显示,环境因素或心理紧张与磨牙密切相关。而磨牙也有一定的家族遗传性。

磨牙症一般被认为是原发性睡眠问题,为中枢性,可能由于紧张而促发或加重。有研究表明,磨牙症实际上可能是许多不同疾病的共同症状。睡眠磨牙也可能是轻度 REM 睡眠行为障碍的表现,或广义的睡眠运动障碍的一部分。

磨牙的临床表现为,以睡眠时刻板地研磨牙齿和紧咬牙关为主要特征,牙齿的异常磨损是最常见的表现,重度的可以因为牙周组织的损伤致牙龈萎缩、炎症和牙槽的再吸收。咀嚼肌肥厚、颞下颌关节的异常也常引起面部疼痛。其他症状包括咀嚼肌和牙齿的异样感觉、不典型的面部疼痛或头痛。磨牙的强度和持续时间有很大的差异,典型的发作主要在夜晚,它通常与觉醒无关,但可从睡眠中醒来片刻。虽然大多数的磨牙发生于健康儿童,但在脑性瘫痪和智能迟缓的儿童中磨牙的发生更多。

国际睡眠障碍分类中列出的磨牙症的诊断标准:

1. 儿童或家长抱怨睡眠时磨牙或紧咬牙关。

2. 有以下一个或一个以上的表现

(1) 牙齿异常磨损。

(2) 与磨牙有关的声音。

(3) 颌肌不适。

3. PSG 有下列两个表现

(1) 睡眠时颌肌运动。

(2) 没有相关的癫痫活动。

4. 没有其他全身或精神疾病（如与睡眠有关的癫痫、睡眠异常运动）。

5. 可有其他睡眠障碍（如可同时发生阻塞性睡眠呼吸暂停）。

临床诊断磨牙症至少符合上述标准的 1、2 项。

磨牙症根据其严重度可分为三度：

(1) 轻度：不是每夜发生，无牙齿损伤或心理社交功能损害的表现。

(2) 中度：每夜发生，轻度心理社交功能损害的表现。

(3) 重度：每夜发生，有牙齿损伤、颞下颌关节异常和其他躯体损伤的表现，或有中度/重度心理社交功能损害的表现。

磨牙症必须与颞下颌关节疾病、原发性牙齿和牙周疾病相鉴别，与癫痫小发作或大发作有关的节律性颌关节运动也必须鉴别。

磨牙症通常需要采取综合性的治疗方案。治疗方法包括针对磨牙本身的对症治疗以及心理治疗和药物。例如，对症治疗可以包括咬合的矫正、夹板的使用，针对心理紧张的心理疏导及缓解处理以及针对肌肉紧张的物理治疗等；催眠疗法能使患者主观感觉有所改善。对于重度的也有报道使用肌肉松弛剂，如地西泮等。

（三）夜惊

夜惊（night terrors）是指从慢波睡眠中突然惊醒，并伴有明显的自主神经症状以及恐惧的行为表现。夜惊通常会让父母非常紧张，因为夜惊发作时儿童常意识不清且表现出极度恐惧和害怕。但夜惊儿童由于自己无法意识到发作，且没有记忆，所以它对儿童本身的影响甚至小于梦魇。夜惊在儿童中的发生率大约为 3%，主要见于学龄前儿童以及学龄儿童。夜惊有一定的遗传倾向，但是通常夜惊到青春期会自愈。另外，睡眠不足、睡眠不规律、发热，以及疾病、药物、在吵闹、在不熟悉环境中睡觉、家庭压力或应急等因素，都有可能会诱发夜惊的出现。

国际睡眠障碍分类中列出的夜惊的诊断标准

（307.46-1）是：

1. 夜间睡眠中突然发作的极度惊恐。

2. 常发生于晚上睡眠的前 1/3 时间内。

3. 对发作经过不能回忆或有部分记忆。

4. 多导睡眠记录仪显示发作发生于非快速眼动第三、四期，并且常伴有心动过速。

5. 其他躯体障碍（如癫痫等）不是发作的原因。

6. 可以同时伴有其他睡眠障碍（如梦魇等）。

临床诊断夜惊至少必须包括上述诊断标准的 1、2、3 项。

夜惊需要与梦魇、癫痫等疾病进行鉴别，详细见表 8-4-2。

夜惊发作时最重要的是保证儿童的安全。在儿童夜惊发作时不要唤醒儿童，有时这会使得儿童对突然发生的变化不知所措，变得情绪激动。有时还会增加夜惊发生次数。在发作过程中不要对儿童干预太多，有时家长的过度安慰只会让儿童表现更烦躁。当然，如果儿童有受到伤害的危险时，要及时制止。不要在第二天和儿童讨论夜惊发作的事情。因为有的儿童会因此担心，而导致焦虑情绪出现。如果他自己提起，只要告诉他没有什么就可以了。增加儿童的睡眠时间以保证他不会有潜在的睡眠剥夺。保持规律的睡眠作息。

对于每天在固定时间发作的夜惊儿童还可以采用定时提前唤醒的方法。例如，每天都是在夜间 10 点左右夜惊发作的儿童，可以在夜间 9 点 30 分定时唤醒儿童，唤醒的标准只要儿童有部分的觉醒即可，也就是只要儿童变换体位或者嘟哝几句即可。一般定时唤醒需要坚持 2~4 周，如果停止后症状重新出现，则需要重新开始并延长几周。

大多数儿童的夜惊是不需要药物治疗的，除非严重的夜惊已经有自伤行为、暴力或者影响了家庭正常生活。治疗包括药物治疗和行为矫正。最常用的治疗夜惊的药物是短效的苯二氮䓬类药物，因为该类药物能够抑制慢波睡眠，从而减少夜惊发作。就寝前 1 小时服用小剂量氯硝西泮（0.25mg）常对控制夜惊发作有效。应根据儿童不同的临床表现以及体重和年龄谨慎增加使用剂量，同时避免引起白天的嗜睡症状。一般情况下，3~6 周的药物治疗即能有效地控制症状，停药后症状不反复。用药时要避免突然停药，因为可能会出现反弹，所以药物需要逐渐减量。对于苯二氮䓬类药物效果不佳的，也有报道用三环类抗抑郁

表 8-4-2　夜间癫痫、觉醒性异态睡眠和梦魇的症状特点

	夜间癫痫	觉醒性异态睡眠	梦魇
夜间发生时间	睡眠的任何时候,经常在睡眠启动时	睡眠的前 1/3 时间	睡眠中间至后 1/3 时间
行为活动	重复、刻板,有时强烈	多样性	很少有运动行为
意识水平	发作期间没有觉醒,觉醒后意识混乱	没有觉醒,如果唤醒意识非常混乱	发作中睡着,之后完全清醒
对发作的记忆	无	无	生动的回忆
家族史	可有可无	普遍	没有
受伤可能	中等	低	低
流行率	少	普遍	非常普遍
睡眠阶段	绝大多数发生于 NREM,极少数出现在 REM	大多数在 NREM 第三期,少数在浅 NREM	REM
白天嗜睡	经常	不普遍	不普遍
中枢神经系统损伤	++++	—	—

注:NREM 指非快速眼动睡眠;REM 指快速眼动睡眠。

药物。

(四) 梦魇

梦魇(nightmares)也称之噩梦,通常发生于快速眼动期,患者因噩梦而惊醒。研究发现,有 75% 的儿童至少有 1 次以上的梦魇。慢性梦魇指的是症状持续时间 >3 个月的梦魇,其发生率在 2~5 岁为 24%,在 6~10 岁为 4%。梦魇发生的原因可能与家庭压力或者应急因素、焦虑障碍、睡眠不足以及药物等有关。

睡眠障碍的国际分型中梦魇的诊断标准(307.47)为:

1. 至少有一次突然从睡眠中醒来,伴随极度的害怕、焦虑,感觉将有危害降临。

2. 患者能立即回忆恐怖的梦境内容。

3. 醒来后立即完全清醒,几乎没有混乱或迷惑。

4. 至少有以下一个相关特征

(1) 发作后继续睡眠,但并不是迅速入睡。

(2) 发生于平时睡眠期的后 1/2。

5. PSG 的特征

(1) 从已有持续 10 分钟以上的 REM 睡眠期突然醒来。

(2) 发作时轻度心动过速和呼吸加快。

(3) 没有癫痫活动。

6. 可以与其他的睡眠障碍(如夜惊和梦游)并存。

临床诊断梦魇至少符合上述标准的 1、2、3、4 项。

夜惊、梦游与夜间发作的癫痫之间需要相互鉴别,其异同比较见表 8-4-2。

经常发作的梦魇还需要与一些精神障碍进行鉴别。因为长期频繁发作的梦魇可能与焦虑障碍、双向情感障碍以及精神分裂症有关。

对于梦魇发作的儿童,家长应该尽量安慰他。对于婴儿或小年龄儿童,仅仅抱着他们及身体的接触就可以缓解儿童的紧张情绪。对于大些的儿童,可以用语言安慰,这时可以待在儿童房间,让他知道你就在身边会保护他。大多数儿童在梦魇后会较疲倦,所以比较容易重新入睡。平时可以利用一些让儿童感觉安心的东西放在儿童身边。例如一些玩具或者妈妈穿过的衣服等对儿童也会有帮助。这些东西会帮助儿童在晚上睡觉时更安心。如果儿童坚持要开灯,就开一盏光线较暗的夜明灯,这样也可以帮助他重新入睡。

与夜惊不同的是,对于梦魇的儿童,第二天家长应该和他讨论他的梦境,看这个梦境是否还困扰他。大多数情况下,梦魇的情景往往是孤立的事件,本身没有太大的实际意义。但是,如果儿童经常提起相同反复出现的噩梦,就需要找寻原因。另外可以鼓励儿童用自己的想象把自己的梦境画下来,然后把它扔掉,以此来驱除噩梦。有的儿童会画另一些东西贴在卧室的墙上,这样噩梦就不会出现了。有时在床头挂一个会"捉噩梦"的夹子,这样噩梦也不会出现了。这些都是靠儿童的想象

力自己克服心理的恐惧和害怕情绪。

　　对于持续梦魇发作同时伴有情绪问题的儿童,应该及时转诊到心理或者精神科医师处进一步评估治疗。

【专家提示】

○ 25%的儿童及青少年经历过睡眠问题。

○ 睡眠不足及睡眠质量差可以直接影响儿童白天情绪、行为、认知甚至生长。

○ 90%左右的儿童睡眠问题与父母的抚养习惯以及环境因素有关。

（江帆）

参考文献

1. 沈晓明.儿童睡眠与睡眠障碍.北京:人民卫生出版社,2002.
2. 陈文娟,李锋,李生慧,等.常用儿童睡眠时间评估方法的比较研究.中华儿科杂志,2012,50(4):293-297.
3. 姜艳蕊,陈文娟,孙莞琦,等.学龄儿童不同睡眠状况下的学业成绩表现.中国心理卫生杂志,2011,25(6):444-448.
4. 孙莞绮,陈文娟,姜艳蕊,等.青春前期儿童睡眠卫生习惯与睡眠质量的相关性.中华预防医学杂志,2012,46(8):713-717.
5. American Academy of Sleep Medicine. International classification of sleep disorders. 2nd edition. pocket version: Diagnostic and coding manual. Westchester, Illinois: American Academy of Sleep Medicine, 2006.
6. Carskadon MA, Dement WC. Normal human sleep: an overview//Kryger MH, Roth T, Dement WC. Principles and practice of sleep medicine. 4th ed. Philadelphia: Elsevier Saunders, 2005: 13-23.
7. Mindell JA, Owens JA. A clinical guide to pediatric sleep: diagnosis and management of sleep problems. 2nd ed. Philadelphia: Lippincott Williams & Wilkins, 2010.
8. Cappuccio FP, Taggart FM, Kandala NB, et al. Meta-analysis of short sleep duration and obesity in children and adults. Sleep, 2008, 31(5): 619-626.
9. Jiang F, Vandyke R, Zhang J, et al. Effect of Chronic Sleep Restriction on Sleepiness and Working Memory in Adolescents and Young Adults. Journal of Clinical and Experimental Neuropsychology, 2011, 33(8): 892-900.
10. Jiang F, Zhu S, Yan C, et al. Sleep and obesity in preschool children. J Pediatrics, 2009, 6(154): 814-817.
11. Jenni OG, O'Connor BB. Children's sleep: an interplay between culture and biology. Pediatrics, 2005, 115: 204-216.
12. Owens JA. Introduction: Culture and Sleep in Children. Pediatrics, 2005, 115: 201-203
13. Owens JA, Dalzell V. Use of the "BEARS" sleep screening tool in a pediatric residents' continuity clinic: a pilot study. Sleep Med, 2005, 6(1): 63-69.
14. Spruyt K, Gozal D, Dayyat E, et al. Sleep assessments in healthy school-aged children using actigraphy: concordance with polysomnography. J Sleep Res, 2011, 20(1 Pt 2): 223-232.
15. Hirshkowitz M, Whiton K, Albert SM, et al. National Sleep Foundation's updated sleep duration recommendations: final report. Sleep Health, 2015, 1: 233-243.
16. Paruthi S, Brooks LJ, D'Ambrosio C, et al. Recommended amount of sleep for pediatric populations: a consensus statement of the American Academy of Sleep Medicine. J Clin Sleep Med, 2016; 12: 785-786.
17. American Academy of Pediatrics. Recommended Amount of Sleep for Pediatric Populations. Pediatrics, 2016. 138: e20161601.
18. Lin QM, Spruyt K, Leng Y, et al. Cross-cultural disparities of subjective sleep parameters and their age-related trends over the first three years of human life: A systematic review and meta-analysis. Sleep Med Rev, 2019, 48: 101203.

第5节　发脾气和屏气发作

【开篇导读】

　　儿童的生气情绪在婴儿期就已经出现,是最早出现的情绪之一。不同年龄阶段儿童生气情绪表达的方式不一样,从早期的进攻性行为到之后的语言表达。儿童发脾气的原因主要与受挫以及要求未满足有关,但是更多的是由于抚养人的不良应答导致发脾气的情况反复持续发作。因此,对家长的宣教是治疗发脾气和暴怒发作最重要的手段之一。

一、儿童生气情绪的发展过程

生气或发脾气在婴儿期就可见,是最早出现的情绪之一。在 2~6 个月的时候,通过特征性的哭吵即可以辨认婴儿的生气或发脾气状态,而到 7 个月左右,可以通过婴儿的面部表情识别。家长一般通过忽视或负应答来应对婴儿早期的发脾气,这样的反应可以早期控制儿童发脾气的情况。儿童学习并在实践中逐渐了解被社会接受的行为有哪些后,他们发脾气的行为就会逐渐减少。有研究表明,在 24 个月的时候,幼儿开始学会调节表达生气情绪的方法,例如由原本发脾气来表达生气情绪的方式,转成伤心表露的方式,而这一情绪表达的方式能更好地为抚养者及社会所接受。

不同年龄阶段儿童表达生气情绪的方式不一样。在年幼儿童中生气情绪的表达常常伴进攻性行为,即发脾气,甚至暴怒发作。但是,随着年龄增加和发育水平的提高,儿童生气情绪表达的方式也会发生改变,逐渐开始学会从之前采用进攻性行为表达愤怒情绪过渡到用语言表达自己情绪,同时他们也逐渐认识到不当情绪表达带来的后果。一般到学龄儿童阶段,儿童开始学会在不同的环境下应该如何表达自己的情绪。有研究表明一年级~五年级的学生中,最主要的是用语言表达愤怒情绪,其次是面部表情。因为在这个阶段,通常他们也已经了解哭吵和进攻性行为都是不正确表达生气情绪的方式。另外也有研究显示,儿童随着年龄增长自我控制情绪的能力在增加,而这对他们的社会适应性提高非常重要。一般,在儿童早期就应该培养其学习正确处理和表达生气情绪的方法,而这主要是通过家长的正确应答做到的。

此外,引发儿童生气或发脾气的因素随年龄变化也会发生改变。在年幼的婴幼儿中往往是因为外界因素阻碍了其试图达到的目标过程而发脾气,例如想要一个玩具,而无法获得或不被许可即开始发脾气。而大一些的儿童则更多的是因为自尊心受到影响时发脾气。这种变化主要与儿童发育过程中自我意识的发展有关,他们开始理解在社交范畴内他人对其自身价值认可的重要性。

二、发脾气和屏气发作

发脾气(temper tantrums)是指儿童在受到挫折后哭叫吵闹的现象。在城市儿童中的发生率为 5% 左右,没有明显的性别差异。尽管发脾气可以出现在各年龄阶段,甚至婴儿期,但是以幼儿和学龄前儿童更为常见。

发脾气的原因主要与儿童本身的发育水平以及外界环境尤其是抚养人的不正确应答密切相关。从发育的角度看,儿童阶段尤其是婴幼儿阶段,由于神经系统发育不完善、不成熟,其情绪反应往往不稳定,在需求不能满足的情况下,容易发脾气。但是,正如之前强调的,这种因为发育年龄较小而出现的发脾气现象如果没有给予正确的应答,则会得到不断强化,甚至导致经常暴怒发作。通常情况下,在家庭养育过程中,溺爱是引起儿童暴怒发作的主要原因,父母或祖父母对儿童各种要求一味满足,使儿童缺乏自我调控情绪的能力,长此以往养成习惯,一旦条件无法满足则出现发脾气甚至暴怒。有行为心理学家认为,发脾气是通过学习过程不断强化的,也就是说儿童刚开始偶尔发脾气,可能是由于受挫折或者要求未满足引起。若此时家长为暂时缓解其情绪满足其要求,则会强化儿童发脾气的行为,让儿童主观上认为只要发脾气就能满足要求,这就增加了儿童下次又以发脾气为手段,要挟家长让步的可能性。从学习的观点看,受挫折是始发因素,而之后家长的让步等外界环境因素,对这种行为具有显著的强化作用。另外,一些儿童因为被忽视等原因,为了更多获得家长或抚养人的关注而发脾气。这就需要对不同的儿童发脾气的病史进行详细询问,以完整了解其发脾气的诱发及强化因素。通常情况下,当儿童疲乏、饥饿、困倦或生病情况下,更容易出现发脾气。若家长能够掌握儿童发脾气的诱发因素,尽量能够在早期规避其发作,这样也可以大大降低处理发脾气问题的难度。

发脾气最主要的表现是,儿童受到挫折或个人的某些要求欲望未得到满足时,出现大哭大闹、又喊又叫,甚至在地上打滚,坐在地上不起来,或者用头撞墙,撕扯自己的头发,破坏自己的玩具或家中物品等过激行为。劝阻或关注往往会使其变本加厉。通常情况下,一定要让自己的要求得到满足后或无人理睬一段时间后才能自行收场。

发脾气和暴怒一般不会造成严重后果,但任其发展可造成儿童情绪不良,社会适应能力下降,进而影响儿童的学业成绩或职业成就。绝大多数儿童随着年龄的增长,发脾气尤其是肢体性表达生气情绪的症状会自行消失，但是有的儿童会转换成其他类型的情绪问题。本症需与攻击性行为及其他相关疾病相鉴别。

屏气发作（breath holding spells）是指儿童在恐惧、疼痛、情绪受挫或严重气愤后发生剧烈哭闹，之后突然出现呼吸暂停的现象，常伴有口唇发绀或发白，全身强直，意识丧失，抽搐发作，随后才哭出声来。哭闹可以是短暂的或者长时间的，然后逐渐加剧，在呼气末出现呼吸暂停、脸色发白或发绀。发作通常持续 30 秒~1 分钟，严重者可以持续 2~3 分钟。大多发生于 6~18 个月的婴幼儿，3~4 岁以后随着儿童语言表达能力的增强与剧烈哭闹现象的减少，屏气发作自然缓解，6 岁以后少见。在儿童中的发病率为 4%~5%。根据发作时皮肤颜色，屏气发作可分为青紫型和苍白型。一般青紫型较为常见，与呼吸调节的异常造成长时间的呼气性呼吸暂停有关。而苍白型则与迷走神经过度活跃引起心动过缓有关。

有学者认为该行为是没有语言表达能力的儿童发泄愤怒的一种方式，儿童个体气质对该行为的出现起了重要作用，往往困难气质儿童更多出现屏气发作，这些婴儿在接近 - 退缩、反应强度和情绪的气质因子得分上高于无发作的婴儿。该行为的儿童往往与环境或父母之间存在明显的矛盾冲突，通常是初次发作后受到父母不适当的抚育方式的强化而持续存在下来。有报道贫血可能会增加屏气发作的频率，也有报道使用硫酸亚铁治疗后，屏气发作的频率减少。

屏气发作应注意与癫痫发作、心律失常、脑干肿瘤或畸形等相鉴别。发作前常有诱因，且在意识丧失之前有面色改变，脑电图正常，这些可以与癫痫发作相鉴别。如果是苍白型发作，则必须排除包括长 Q-T 间期综合征。

发脾气和屏气发作儿童的治疗，主要还是以对家长宣教和行为治疗为主。应该让父母了解儿童情绪及调控发展的过程。最重要的还是帮助父母分析引起发作的原因并有效地消除、避免各种诱发因素，避免儿童进入到情绪失控阶段。指导父母在日常生活中，或儿童尚未情绪失控时，用平静且坚定的语气告诉儿童期望的行为是什么，如果期望行为不出现后果会是什么。随着儿童年龄增加，逐渐要告诉他们学会用正确的方式表达自己的意愿。另外，父母应根据儿童的发育年龄学会适当的等待与情绪调控的方法。当症状严重时，可进行"暂时隔离法"的行为治疗。但是，实施该方法时需要注意，一定不能在儿童脾气暴发的一定的阶段放弃并满足儿童的要求，这样会更进一步强化其行为。因此，要告诫家长对儿童实施"暂时隔离法"后可能会出现的一过性的情绪暴发。这一行为治疗方法比较适合 2~10 岁的儿童，当儿童发脾气时，将儿童置于设置简单、与外界没有联系的隔离室或空房子中数分钟，一般情况根据按年龄控制隔离时间（分钟），隔离的分钟数与年龄相当，例如 2 岁儿童隔离 2 分钟，5 岁儿童 5 分钟，依此类推。症状消失 15 秒作用即可解除隔离。在儿童症状减少时应立即采用正性强化的方法，如奖赏、赞扬等巩固良好的行为。越是年龄小的儿童，正性强化的反馈需要越及时。如果正确应用"暂时隔离法"后，仍然无法解决发脾气问题，就需要进一步评估亲子关系，通常情况下缺乏足够的亲子互动，会直接影响"暂时隔离法"的实施效果。此外，如果儿童发脾气及暴怒情况加重，或者持续到学龄期，建议需要进一步进行精神科评估。

对于屏气发作的儿童，父母往往会非常紧张，要告诉父母，儿童这种现象对其并无损害，以消除他们的紧张疑虑情绪，同时让家长明白一旦儿童失去知觉，他们便开始恢复呼吸。对于严重的和发作频繁的苍白型发作者，可以使用阿托品缓解症状。对伴有贫血患儿服用铁剂，可改善症状。也有研究报道，即使一些没有贫血的儿童服用铁剂后也可以减少屏气发作的次数，其机制尚不清楚。屏气发作随年龄增加次数减少，且预后良好。

【专家提示】

○ 发脾气可以出现在婴儿期，是最早出现的情绪之一。

○ 反复、持续的发脾气往往与抚养人的不正确应答有关。

○ 屏气发作是儿童发泄情绪时极度哭吵后出现的短暂呼吸暂停，通常是良性的，预后良好。

○ "暂时隔离法"是治疗发脾气和暴怒有效的行为治疗方法。

（江帆）

参考文献

1. 沈晓明,金星明. 发育和行为儿科学. 南京:江苏凤凰科学技术出版社,2003:232-245.

2. Chang H,Olson SL,Sameroff AJ,et al. Child effortful control as a mediator of parenting practices on externalizing behavior:evidence for a sex-differentiated pathway across the transition from preschool to school. J Abnorm Child Psychol,2011,39(1):71-81.

3. Kiff CJ,Lengua LJ,Zalewski M. Nature and nurturing:parenting in the context of child temperament. Clin Child Fam Psychol Rev,2011,14(3):251-301.

4. Lengua LJ. Growth in temperament and parenting as predictors of adjustment during children's transition to adolescence. Dev Psychol,2006,42(5):819-832.

5. Lipscomb ST,Leve LD,Harold GT,et al. Trajectories of parenting and child negative emotionality during infancy and toddlerhood:a longitudinal analysis. Child Dev,2011,82(5):1661-1675.

6. Stright AD,Gallagher KC,Kelley K. Infant temperament moderates relations between maternal parenting in early childhood and children's adjustment in first grade. Child Dev,2008,79(1):186-200.

7. Zhou Q,Wang Y,Deng X,et al. Relations of parenting and temperament to Chinese children's experience of negative life events,coping efficacy,and externalizing problems. Child Dev,2008,79(3):493-513.

第 6 节　重复行为和习惯

【开篇导读】

重复性行为是儿童期非常常见的行为,可以发生于发育完全正常的儿童,但是在发育迟缓或发育障碍的儿童中发生率更高。本节将重点介绍常见的重复性行为的表现及诊治要点,包括吮吸手指、咬指甲、拔毛发癖、习惯性擦腿动作、撞头和摇摆身体。

重复行为(repetitive behavior)是一种反复的、无目的的、无意识的动作或行为,常见于发育正常的儿童,一般情况下,重复行为通常是自限性的和良性的。但是,由于重复性行为发生率较高,同时这些行为持续存在有的会导致组织损伤,有的会影响社交功能等,因此还是需要引起充分的重视。

重复性行为有生物因素,也有环境的因素,婴幼儿发育过程中一些重复性行为存在较为普遍,见表 8-6-1。对发育中的婴儿来说,手的吸吮在出生 2 小时的新生儿可高达 89%;腿的踢动始于生后 2~3 个月;物品撞击或摇摆身体约在 6 个月;而手的拍动则开始于 7~8 个月。

常见的重复性行为或习惯主要包括有吮吸手指、咬指甲、拔毛发癖、习惯性擦腿动作、撞头、摇摆身体等。

一、吮吸手指

吮吸手指(sucking fingers)是指儿童自主或不自主地反复吸吮拇指、示指等手指,是一种幼稚的行为。吮吸反射是一种原始反射,婴儿期发生吮吸手指的行为可高达 90%,这一时期出现这一行为属于正常生理现象,通常被认为有助于婴儿

表 8-6-1　儿童早期某些重复性行为的发生时间和发生率

重复性行为	平均开始时间 / 月	该行为的百分率 /%			注释
		0~1 岁	1~2 岁	2~6 岁	
吸吮手指或手	出生	100%	40%~50%	14%~19%（在 5 岁时）	在美国及其他文化背景下报道从 0 至 >50%
咬或吸吮下嘴唇	4~5	93%		1%~10%	
脚踢动	2~3	99%			可持续至年长儿童
身体摇摆	6	91%	9%~30%	3%	
撞头	8~9	7%	5%~19%	1%~3%	男女约 3∶1,9% 儿童在 3 岁时有撞头表现,可持续该行为至 7 岁

自我安抚,可以减少婴儿哭吵、帮助入睡等。有研究表明母乳喂养儿童吸吮手指的比例高于人工喂养儿童,但是前者吸吮手指平均持续时间较后者短。吸吮手指常在与父母分开、疲劳、嗜睡、沮丧时发生。随着年龄增长,这一行为的发生率在逐渐下降,4岁时的发生率仅为5%,学龄期以后则应逐渐消失。但如果这一问题持续存在,成为难以克服的吮吸手指行为,并且干扰儿童的其他活动,或引起牙齿咬合不良等口腔方面的问题时应视为异常。

反复吸吮手指的原因很多。首先是婴儿还不能把自己从周围环境的客体中分出来,将自己手指视为与乳头一样的外部客体而吸吮,常从最初的生理反射逐渐演变过来,多数幼儿在吸吮过程中还伴有咬的行为;其次,婴幼儿被忽视也有可能导致吸吮手指发生,例如当幼儿因为饥饿而哭闹,未能及时给予哺乳,就会很方便地把手指作为进食对象而吸吮,长此以往即会养成吸吮手指习惯;再次,有的儿童因为紧张、害怕等情绪问题,也容易形成吸吮手指的习惯;此外,有的家长在培养婴幼儿入睡习惯时,在没有睡意的情况下,让其躺于床上,在此过程中很多儿童会将手指含在口中,久而久之,便形成固定的入睡习惯,有的甚至影响睡眠质量。

尽管吸吮手指本身大多是良性的,短时间内不会造成太大的影响,但是长时间吸吮手指还是会因局部刺激而使手指变粗、变大,影响美观和精细运动,有的甚至会引起局部感染。如此这一不良习惯持续存在,延续至换牙以后,则可引起下颌发育不良、牙齿咬合异常,最终可能妨碍咀嚼功能。

吸吮手指这种行为的处理应采取综合性方法。首先要去除病因,例如要及时解除可能引起儿童情绪紧张和焦虑的诱因,缓解其紧张情绪,让父母不要过度焦虑,尤其4岁以前出现的吸吮手指习惯,过度地阻止反而会强化行为,所以应早期转移婴幼儿的注意力,不要强行制止。此外,还应注意纠正不良的婴幼儿喂养习惯,如因饥饿而哭吵时要及时给予喂哺。培养入睡习惯时要注意,不要过早让其躺在床上,应该待儿童困倦时再将其放到床上,争取做到上床就能睡着。治疗过程中,尤其要注意对儿童要予以关爱,避免讥笑、训斥,鼓励其改掉这种不良行为。对于难以克服者,可以采用厌恶疗法,即在其手指上涂上苦味剂、酸味剂或辣酱等,当儿童吸吮时便成了厌恶刺激,可收到一定疗效。行为治疗对于年长儿童的吮吸手指行为有较好的矫正效果,如近年常用习惯矫正训练方法纠正这种行为。对于用行为疗法及其他方法处理无效者,也有报道在口腔内安装一种金属性腭槽,它可以附着在牙齿上并遮盖口腔顶部,当儿童吸吮手指时不能与硬腭部接触,减少或者消除了手指对硬腭的刺激,持续放置6个月能达到纠正这种行为的目的。

吸吮手指的预后良好,随年龄增加会自然消失。

二、咬指甲

咬指甲(nail biting)是儿童期常见的不良习惯性行为,主要表现为儿童反复出现的自主或者不自主的啃咬手指甲的行为,也有的可以表现为啃咬脚趾甲。常见于10~18岁的儿童,开始于3~6岁,可持续至青春期,甚至可持续终生,高峰年龄男性为12~13岁,女性为8~9岁,通常随年龄增加,发病率下降。国内有报告3岁的发生率在17%左右,到5岁时则为25%。国外有报道10岁儿童咬指甲行为的发生率为30%~60%,至青春期时为20%,成人时仍有约10%。虽然在5~10岁这个年龄段,发生率男女无显著差异,但是在青春期及之后则男性多于女性。

咬指甲的发生与情绪紧张不安心和焦虑有关。儿童开始咬指甲前往往有诱因,如家庭不和、父母关系不好、学习成绩不理想、家长或老师对自己的批评等,通过咬指甲这种行为可以减轻这些因素导致的紧张不安,长此以往便形成习惯行为。有些儿童的咬指甲与未养成剪指甲的习惯有关,而也有儿童是在模仿其他人咬指甲后而形成习惯的。此外,还有报道咬指甲有一定的遗传性。

咬指甲的程度轻重不一,大多数情况不严重,但常因咬指甲而使其指甲顶端凹凸不平,不能覆盖指端。严重时可咬到手的大小鱼际处的皮肤,有的咬较多手指,几乎每个手指都被咬过,多数将指甲咬得凹凸不平,严重时可将指甲全部咬掉,一些儿童因反复咬指甲致使手指受伤、疱疹、甲沟炎或甲床炎。情绪紧张时更易出现这种行为。

治疗上首先找到引起儿童紧张不安的原因,消除引起精神紧张的因素,多给予儿童关爱,鼓励其树立自信心,训斥、歧视往往会使症状加重。另外,还要改善学习和家庭环境,减轻生活学习中的各种压力,养成按时剪指甲的习惯。对于症状较重且难以克服者,可采用行为疗法,如厌恶疗法和习惯矫正训练。使用厌恶疗法时,可以在手指上涂黄连或奎宁水等苦味剂或戴指套。习惯矫正训练的重点是让儿童自我意识到咬指甲的害处,培养和强化性行为,增强自我控制能力。对甲沟、指端皮肤等处的损伤要及时包扎处理,防止感染进一步加重。

咬指甲行为一般随着儿童年龄增大可逐渐消失,但有部分儿童的这种习惯可持续进入成年期。

三、拔毛发癖

拔毛发癖(trichotillomania)是指儿童反复不自主地将自己身体的毛发拔除的行为,最常见的是拔自己头发以致秃顶的现象,也有的儿童拔自己的眉毛、睫毛、腋毛和阴毛等处毛发,极少数甚至拔和拉扯玩具、宠物等的毛发。据估计,患有拔毛发癖致秃顶的患病率为1%~2%,未致秃顶的为10%。该行为男性平均发病年龄8岁,女性12岁,女孩比男孩多见。

有学者认为拔毛癖可能与精神紧张和心理冲突有关,也有人认为是一种强迫行为。常见导致儿童情绪紧张的因素有入托、入学、换学校、与同伴吵架、家庭矛盾、受虐待、亲人死亡等。一般来说,发病年龄较早的,如5岁以前开始的,其临床过程是发作性的,有时会有间歇期,有的还会同时伴有吸吮手指或捻头发等。而另外一类发作开始较晚,通常在青春期以后发作的,常常伴有一些情绪障碍,如抑郁症、焦虑症或人格障碍等。

儿童当其能够抓到自己的头发时便可有拔头发的行为,这种行为出现呈发作性和冲动性,往往难以自控。该行为多发生在睡前、阅读或者看电视时,常常在情绪紧张时加剧。有的儿童还会吃掉拔除的毛发,又称拔食毛发癖,而这可能会引起消化道内毛肠石,有时会引起腹痛乃至肠梗阻。

在诊断拔毛癖前,必须排除甲状腺功能亢进或减退、缺钙或缺锌、皮肤疾病或长期应用药物等引起的脱发。

治疗上首先应找出生活中可能导致精神紧张的因素,采取积极、主动应付方式去面对和解决。调整情绪,减轻生活和学习压力,改善睡眠。大部分拔毛癖采用单纯行为治疗即有较好的效果,如可采用正性强化疗法、厌恶疗法和习惯矫正训练等行为治疗措施。正性强化疗法,即当儿童出现减少或停止拔毛行为时,立即给予奖励或积极的反馈,给予的奖励和反馈一定是儿童迫切希望得到的,但不能代价太大,且可以反复给予的,当出现疗效后,应逐渐减少使用。但是若儿童存在明显的情绪问题时,有时需要使用抗忧郁剂或抗焦虑药治疗。近年来有报告使用5-羟色胺抑制剂,如氟西汀和氯丙米嗪等取得良效。

这一行为随儿童年龄增长可逐渐消失,一般发病在6岁之前,发病晚的预后较好。

四、习惯性擦腿动作

习惯性擦腿动作(masturbation)是指儿童摩擦会阴部(外生殖器区域)的习惯性行为。6个月左右的婴儿即可出现,但多数发生在2岁以后,在学龄前比较明显,上学后大多数会消失,但是到青春期后又有明显增加的趋势。女孩较男孩多见。

会阴部的局部刺激往往是该病起病的诱因,如外阴部的湿疹、炎症、蛲虫症、包皮过长、包茎或衣裤过紧等均有可能诱发。儿童因局部发痒而摩擦,在此基础上发展为习惯性动作。但也有不少病例无明确诱因可寻。

婴儿期发作表现为在家长怀抱中两腿交叉内收进并伴有擦腿动作。幼儿则表现为将两腿骑跨在凳子或木块上,或将被子、枕头或衣物塞到两腿之间,以达到挤压自己外生殖器的目的。女孩有时两腿交叉上下移擦。儿童进行摩擦动作时常两颊泛红,两眼凝视,额部微微出汗,呼之不应,如果强行制止则会遭到不满和反对。年长儿童该行为多发生在入睡前或醒后或单独玩耍时,持续约数分钟,有的还会伴有性高潮或性幻想。而年幼儿童则发作可不分地点和时间。习惯性交叉擦腿必须与颞叶癫痫相鉴别,需要进行脑电图检查以鉴别。

由于这种行为很难为我国传统文化道德观念所接受,因此家长往往会对此有过度恐慌和焦虑情绪,甚至会因此打骂儿童。因此,治疗过程中首先应该让父母了解,偶尔发生的交叉擦腿动作是儿童发育过程中的正常现象,家长不需要过度关注,一般采取忽视态度,分散儿童注意力。另外,要注意儿童外生殖器的清洁,检查有无寄生虫等疾病。不要穿得太多太热,不穿紧身内裤,宜穿较宽较长的衬衣,使手不能触及外生殖器。此外,还需要养成良好的睡眠习惯，困倦时上床，醒来后即起床，尽可能减少儿童清醒时在床上的时间。只有频繁发作影响儿童身体健康时，才需要额外进一步的药物干预。

随着年龄的增大，这种习惯性动作会逐渐减少，最后消失。

五、撞头和身体摇摆

撞头（head breaking）行为一般始于9个月左右，其发作形式多样，有的儿童表现为俯卧位用头撞击枕头或者床垫，也有撞击硬的物体表面如墙等。据国外研究报道婴幼儿中的发生率约为22%，18个月后明显减少，多数于5岁以后消失。一般情况下，与睡眠相关的撞头在男女发病率相类似，而其他情况下的撞头则男孩发生率高于女孩。撞头常常是婴儿最危险且最令家长担心的行为。

撞头的原因尚不清楚。可能的原因有儿童需要更多的前庭刺激；另外，一些睡眠障碍导致的夜间觉醒增多也可能增加撞头概率；还有报道与父母过度关注有关，强化了这一行为。另外，耳部感染或者头痛也可能诱发撞头。此外，尽管撞头的儿童大部分还是发育正常的儿童，但是发育障碍儿童中，如精神发育迟滞、孤独症谱系障碍以及其他心理疾病的儿童中撞头的情况明显增加。也有研究发现，撞头现象还有一定的遗传性。

儿童表现为用头有节律地撞击物体表面，包括枕头、墙面等。一般撞头持续约15分钟，有时长达数小时。撞头时儿童往往表现得很安静且放松。撞头还可以发生在不愉快或情绪激动时，有时听到节律的音乐后也可出现节律性撞头。有的儿童因为经常将头撞击硬物，因此撞击部位常有骨痂形成、擦伤等，但脑部通常没有损害，也不影响儿童的生长。该症常与其他行为如吸吮手指、拔头发、摇摆躯体等同时存在，部分儿童撞头动作消失后代之其他习惯性行为或出现其他心理疾病。但是撞头儿童的家长通常会非常焦虑，担心头部外伤等。

身体摇摆（body rocking）与撞头相类似，均为节律性发作，主要表现为缓慢的、有节律的前后摇摆躯体，最多见于婴儿手膝位跪着时，前后摇摆。最早可以发生于6个月婴儿，6~18个月达高峰，多数于4岁消失。国外报道，身体摇摆是最常见的节律性行为，大约43%的婴儿曾有身体摇摆发作。

撞头和身体摇摆一般发生于睡眠前、醒后，因此在睡眠障碍国际分类中将其列入其中，被称为睡眠相关节律性运动障碍。

这类问题干预的重点是首先应该进行家长教育，让家长了解节律性的撞头或身体摇摆本身一般不会对儿童造成直接伤害，但是家长可以考虑在儿童撞头经常发生的地点放置缓冲垫。同时在发作的时候，在保证儿童安全的前提下，不建议过度关注。同时治疗潜在的相关疾病，如睡眠障碍、中耳炎等，只有严重的且持续发作的撞头，才需要药物治疗，一般采用苯二氮䓬类药物，如地西泮等，一般使用2~3周调整了睡眠结构后即可。

 【专家提示】

○ 重复性行为发生率较高，可见于正常儿童，但是在发育障碍的儿童中发生率更高。

○ 很多重复性行为会同时发生，治疗的重点是寻找诱发的因素加以控制，同时根据儿童发育水平选择合适的行为治疗方法。

（江帆）

参考文献

1. 沈晓明，金星明. 发育和行为儿科学. 南京：江苏凤凰科学技术出版社，2003：232-245.
2. Langen M, Durston S, Kas MJ, et al. The neurobiology of repetitive behavior. Neurosci Biobehav Rev, 2011, 35 (3): 356-365.
3. Lewis M, Kim SJ. The pathophysiology of restricted repetitive behavior. J Neurodev Disord, 2009, 1 (2): 114-132.
4. Muehlmann AM, Lewis MH. Abnormal repetitive behaviours: shared phenomenology and pathophysiology. J Intellect Disabil Res, 2012, 56 (5): 427-440.

第 7 节　脆弱儿童综合征

【开篇导读】

　　儿童脆弱性综合征(the vulnerable child syndrome)用来形容那些被父母错误界定为对疾病过度敏感、死亡可能性很高的儿童。伴随科学技术的快速发展以及对一些疾病预警和诊断手段发展，本症对儿童以及其家庭影响进一步加大。本节重点阐述以下几个问题：脆弱儿童综合征的定义、流行病学趋势、病因、临床表现、诊断、干预和治疗措施等。

一、定义

　　1964 年，Green 和 Solnit 首次用"脆弱儿童综合征"这一术语来描述一些有严重行为问题的儿童，他们在早期经历了严重的疾病或者突发生活事件。虽然这些孩子已经从先前的负性事件中恢复，但父母还是认为他们很容易生病甚至夭折。父母这种持续性恐惧以及在此基础上形成的与孩子不良互动，导致了儿童心理发展异常。从心理动力学角度来讲，目前认为父母对儿童脆弱性的错误认知是导致儿童脆弱性最主要的病因。

　　通常情况下，"脆弱儿童综合征"用来形容那些被父母错误界定为对疾病更加敏感、死亡可能性更高的儿童，其诊断标准为具备如下三种症状的儿童：①儿童生命早期发生过负性事件，而且父母认为此事件可能威胁儿童生命；②父母持续性抱有不切实际的信念，即认为自己的孩子更容易生病或可能早亡；③儿童存在行为问题和学习障碍。

　　所谓"脆弱"症状，实际上是一个谱系范围，"脆弱儿童综合征"是其中最极端的一种。脆弱的病因和由此引起的后果因人而异，一方面本症常由一些被父母过分夸大危害性的经历引起，比如认为婴儿早期哭闹是不正常的脆弱表现；另一方面，一旦父母认为孩子脆弱，会经常带他们去做生理检查、服用药物，但很少考虑这些孩子行为表现背后的心理问题。

二、流行病学和相关病因学研究资料

　　由于既往对"脆弱"的定义不同，目前关于脆弱儿童的相关流行病学调查很难追溯。1996 年，Forsyth 等采用儿童脆弱性量表(child vulnerable scale)对 1 095 名 4~8 岁儿童的社区调查研究发现，约有 10% 父母认为他们的孩子是脆弱的，20%

父母报告之前曾担心过自己孩子会夭折。继而，采用"脆弱儿童综合征"的定义进行比较性研究，发现被调查儿童中仅有 1.8% 具备"脆弱儿童综合征"的定义的三类症状。另一项基于医院的研究则发现，约 27% 的就诊儿童被父母认为是脆弱的，事实上，这其中 40% 的儿童身体根本没有任何问题。

　　在病因学研究方面，Green 和 Solinit 等认为本病是由于父母在儿童出生时习得的一种负性持续性错误认知造成的，这一观点强调父母的过度保护而非缺乏亲子情感交流是造成儿童脆弱综合征的重要原因。很多不良生活事件和疾病都会增加父母对儿童脆弱性的认知，例如孕期不良经历、早产、新生儿黄疸、长期住院经历、早期喂养困难和哭闹等。其中一些不良事件的确可能对儿童生命构成威胁，但其余大部分在医师看来是无足轻重的小事件，也会因为父母理解和认知不同，导致其过度敏感，从而增加了对儿童脆弱性认知的焦虑。以临床上常见的功能性心脏杂音现象为例，在医师看来这对儿童健康影响不大，但家长却忧心忡忡，从而采用过度保护等不良教养方式对待这些儿童，最后导致儿童后期出现行为问题。一般来说，儿童经历突发事件的时间越早，父母越容易认为儿童脆弱。譬如，对于一些在既往怀孕期间出现过流产的父母，他们对孩子的担忧早在其出生之前就存在了；其他孕期突发事件，如至亲患重病或者死亡，也会导致父母非理性的恐惧。此外，新生儿期疾病也特别容易引起父母过度担忧，且这期间父母产生负性焦虑的时间效应常常越过新生儿期，有的甚至影响整个婴儿期。

　　在父母方面，相比已婚、适龄、受教育水平和收入高的母亲，未婚、年轻、受教育水平和家庭收入低的母亲，对自己孩子的脆弱性感知程度更加严重。心理因素也会影响父母对孩子脆弱性的感知,如缺乏社会支持和亲密情感关系、罹患抑郁(特别是应激事件之后出现抑郁症状)以及感觉不能承担父母角色、对生活失控的父母对自己孩子脆弱性感知也更加严重。此外,研究发现早产儿母亲对孩子脆弱性的焦虑可一直持续到1岁。

三、临床表现

(一)分离焦虑

即儿童与照料者在分离时表现出不安和焦虑。父母由于总是持有儿童脆弱的看法会导致他们在与儿童互动中总是传递错误的信息,从而降低了儿童的独立和自主性。父母可能还会反映孩子有睡眠障碍,殊不知这种情况与他们总让孩子与自己同睡以及习惯性检查孩子睡眠是否安好紧密相关。

(二)"幼稚"症状

由于父母一味溺爱和过度保护孩子,不能给儿童制定规则,导致儿童逆反、无理取闹,出现打人、咬人等不良行为;对于这种状况,父母不能合理应对和处置。一项研究显示,在控制早产、孕期不良事件、临床疾病、儿童期心理发展等因素后,父母对儿童脆弱性认知的持续性错误看法与儿童许多不良行为紧密相关。

(三)过度关注细微问题

父母由于对儿童脆弱性认知持有错误看法,故常常因为一些微不足道的问题带儿童去看医师。反过来,父母的种种行为也会影响儿童,导致部分孩子因此出现躯体疾病,如周期性头痛和腹痛等,并且以此为借口逃学。

(四)学业问题

目前认为学业问题并非"脆弱儿童综合征"的典型症状。部分儿童的学业受到影响,可能是因为在课堂上注意涣散、多动造成的。也可能是由儿童入学适应问题以及父母过度担心儿童安全造成的。父母将过度恐惧传递给儿童,可影响儿童在学校的适应能力以及学业成绩。

四、诊断

当医师发现儿童存在以上提到的一个或多个问题时,需要考虑早期生活事件以及父母对儿童脆弱性的感受和认知等病因学原因。为了诊断这些病症,医师需要追溯并确认这些早期生活事件以及父母对儿童健康的担心程度,了解父母这种担心是否渗透到亲子交流中。这种对早期生活事件的追溯使得医师对父母更加了解,并与父母产生情感共鸣,从而帮助父母克服疾病。

此外,了解儿童期病史、母孕期病史、家族史等也很重要。由于父母爱子心切,对于既往发生的一切可能影响孩子目前身心健康的事件,他们都会如实告知医师。当父母表述儿童以往问题以及他们的担忧时,不管是否有价值,医师都要耐心倾听,记录事件发生的时间和父母担心的程度,以便于准确诊断。一些情感性的提问,如"那您当时一定吓坏了?"或者追问"您那时是否担心孩子挺不过去了?"可以帮助父母回想起当时的真实情境和感受。在医学访谈基础上,临床中还常利用儿童脆弱性量表来测查父母对儿童脆弱性的感知。虽然该量表不能用于确诊本病,但是若能结合访谈内容则有助于进一步确认导致本症的病因。

五、预防

在科学技术快速发展的今天,一些疾病早期预警和诊断手段发展过程中,常常发生假阳性实验结果现象。以母孕期常进行的产前筛查为例,虽然一些筛查结果在胎儿出生后被证实为假阳性,但是筛查结果本身已经对父母以及父母看待孩子的方式产生了重要影响。因此,在应对脆弱儿童的父母时,询问母亲怀孕史,细致了解孕期相关筛查实验和检测结果非常必要。此外,医师在对假阳性结果进行解释时,一定要挖掘父母对此结果的理解情况,并澄清这些产前测试的本质是筛查,且筛查也并不准确,帮助他们树立自己的孩子会健康发展的信念。

在现实中,父母对疾病的理解千差万别,即使面对微不足道的小毛病,医师也需要理解父母并且澄清病情。以婴儿胃食管反流病(infantile reflux)为例,在对美国家长的一项调查中,67%的儿童在4~6个月时曾患此病,其中16%患儿需要通过改变饮食配方才能得到治愈。相反,在泰国只有8.4%的4月龄婴儿出现上述问题,通常父母可自行处理这一问题。研究表明,虽然种族可能是造成两国婴儿出现患病率和治疗手段差异的部分原因,但父母对待这一问题的态度则是更重要的原因。

对于康复出院的儿童而言,医师也需要和父母深入沟通,强调儿童已经完全康复,而且不再脆弱,会和其他儿童一样健康发展。如果父母对此还存在担忧,可以尝试问一些问题,比如"此次经历是否让你想起了你以前经历的其他事情?""还有没有事情是你特别担心的?"合理澄清上述问题有助于打消父母顾虑,预防本病发生。此外,在出院随访过程中,医师也可多次询问家长此类问题,以帮助家长进一步改变他们的错误观念。

六、治疗

当发现父母持有儿童脆弱性的错误看法,并发现其可能会影响到儿童行为或发展时,可尝试建议下列方法进行治疗。

(一) 儿童体检

在告知父母孩子的健康状况之前,与父母进行深入访谈,对儿童进行相应体检。避免使用一些模棱两可的说法如"他看起来其实没有那么糟"。此时,实验室检查可能并不一定奏效,因为这会让父母有错觉:孩子不是没有问题,只是还没有找到问题在哪里。

(二) 对父母进行认知矫正

目的是帮助父母理解他们对儿童脆弱性的错误认知是由于其对早期经历的一种反应。医师要向父母解释这些早期事件很多人都经历过,已成为过去;如果对此不能释怀,这种持续性担忧会影响父母与孩子的互动方式,对孩子发展造成不利影响。

(三) 向父母提供建议

告知如何与儿童进行合理健康的交流。此时,需要区分父母是否存在过度性保护行为,提倡回应性照护。例如,当儿童确实存在潜在问题(如早产),而父母又过度担心这种状况时,医务人员首先需要帮助父母甄别出哪些问题是真正需要关注的,哪些问题只是由以往事件和经历引起的过度担心,这些需要医师根据儿童的具体情况因人而异。

回应性养育照护意味着保证儿童的安全、健康和良好的营养状况,关注和回应他们的需求和兴趣,鼓励他们探索,并为他们提供学习的机会。在生命最初几年,父母、亲密的家庭成员和照护者与幼儿的关系最为密切,因此他们是提供养育照护的最佳人员。这就是稳定安全的家庭环境对幼儿十分重要的原因。

回应性照护包括对儿童的动作、声音和手势敏感,并且做出解释和适当的回应。回应性照护是保护儿童免受伤害、识别和应对儿童疾病、丰富儿童学习机会、建立信任和社会关系的基础。

在幼儿学习说话之前,照护者和他们之间的交流通过拥抱、眼神接触、微笑、发声和手势来表达。这些愉悦的互动创造了一个沟通渠道,能够帮助幼儿学习语言,形成认知及认识周围的世界。这些社交互动能够刺激大脑内部神经联系的形成。

养育照护有助于保护儿童免受毒性压力的影响,提升回应性照护和早期学习机会的干预措施需要:

1. 通过赞扬和帮扶来鼓励和支持照护者,以使他们努力对儿童做出回应。

2. 强化亲子关系,关注儿童对照护者表现出的特殊偏好和为贴近他们而做出的手势,以及如何开展照护者和儿童可以一起做的有趣活动。

3. 示范和引导照护者和儿童之间的交流和玩耍,这一点要建立在儿童的主动性上,并鼓励照护者与儿童谈论他们眼中儿童的所感、所见、所想和所好。

(四) 及时转诊

当基层儿童保健医师无法处理时,需要及时转诊至发育与行为儿科医师或精神科医师。在治疗过程中,治疗核心是矫正父母固有的儿童脆弱性错误认知,其治疗对象则根据情况不同,既可针对患儿,也可针对父母。

通常,医师基于系统性病史采集和体检不难作出儿童脆弱综合征的诊断。此外,病史还为寻找病因学基础和治疗随访提供了线索。

七、脆弱儿童的自我修复功能

并非所有经历严重生活事件的儿童都会有儿童脆弱综合征,在经历短暂、急性的负性生活事件之后,其实大部分家长对于儿童成长和发展还是抱积极心态的。自我修复通常指机体存在保护性心理修复过程,这使得那些原本存在高风险因素的儿童最终得以健康发展。这些风险因素可来自社会(如贫穷),也可来自家庭(如父母抑郁)。

心理的自我修复是通过多种因素综合起保护作用的。就个体而言,机体自我修复功能受个体遗传、年龄和环境等诸多因素影响。目前认为,至少有如下三类因素影响心理自我修复功能:①个体遗传因素,如气质(高活动性、社会性及注意广度等)、认知水平等;②家庭因素,如父母对儿童幸福感的关注;③外界支持因素,如父母之外其他人的关注。在慢性疾病儿童中,家庭支持对于儿童自我恢复尤为重要,例如倡导家庭成员间和谐交流,共同努力克服困难,以积极姿态应对儿童疾病并协调与家庭其他需求的关系等。

目前,鲜有研究关注脆弱综合征儿童的父母,以及哪些因素可以降低他们对儿童脆弱性的感知,哪些因素使得儿童免于这种错误感知的负性影响。有研究提出,可能那些促进慢性病儿童自我修复的保护性因素(包括一些个人和家庭因素),对于避免儿童受到父母错误感知的负性影响也是有作用的,这一部分内容尚需深入研究。

【专家提示】

○ "脆弱儿童综合征"用来形容那些被父母错误界定为对疾病更加敏感、死亡可能性更高的儿童,其诊断标准为具备如下三种症状的儿童:①儿童生命早期发生过负性事件,而且父母认为此事件可能威胁儿童生命;②父母持续性抱有不切实际的信念,即认为自己的孩子更容易生病或可能早死;③儿童存在行为问题和学习障碍。

○ 从心理动力学角度来讲,目前认为父母对儿童脆弱性的看法是导致儿童脆弱性最主要的病原学因素。

○ "脆弱儿童综合征"的主要表现是:分离困难、幼稚行为、过度关注细微问题、学业问题等。

○ "脆弱儿童综合征"的预防治疗主要是母孕期卫生保健、父母养育指导(如提倡回应性照养)、儿童教育训练和心理社会支持方法等。其中,降低父母对儿童脆弱性的错误认知是治疗的核心。

(李斐)

参考文献

1. Carey, Crocker, Coleman, et al. Developmental-Behavioral Pediatrics. 4th Edition. Philadelphia, Pennsylvania: WBSAUNDERS Co, 2009:330-335.
2. Estroff DB, Yando R, Burke K, et al. Perceptions of preschoolers' Vulnerability by mothers who had delivered preterm. J Pediatr Psychol, 1994, 19:709-721.
3. Forsyth BWC, Canny PF. Perceptions of vulnerability 3 1/2 years after problems of feeding and crying behavior in early infancy. Pediatrics, 1991, 88:757-763.
4. Forsyth BWC, Horwitz SM, Leventhal JM, et al. The child vulnerability Scale: an instrument to measure parental perceptions of child vulnerability. J Pediatr Psychol, 1996, 21:89-101.
5. Patterson J, Blum RW. Risk and resilience among children and youth with disabilities. Arch Pediatr Adolesec Med, 1996, 150:690-698.

第8节　拒绝上学

【开篇导读】

拒绝上学(school refusal)可发生于任何年龄儿童,其背景多与情绪焦虑有关。近年发病率有上升趋势,严重时可影响儿童基本学习和社会适应能力,且可持续至成年期。本节主要阐述以下几个问题:拒绝上学的概述、它的发病原因和可能的机制、表现特征、诊断和干预等。

一、概述

拒绝上学(school refusal)是儿童对学校特定环境的异常恐惧,强烈地拒绝上学的一种表现,大多与家庭有关,可能在于早期的母子分离焦虑或幼儿园不适应,也有可能由学习的压力或家庭期望要求过高所致。因为这些情况在疾病本质上有着共同特征——害怕去学校。对于拒绝上学的研究最早见于1911年Jung对一名11岁女孩的观察报道。1932年,Broadwin首次对那些长时间不愿上学的儿童病例做了描述,并称其为"逃学"(truancy)。1941年,Johnson报道了由于分离焦虑(separation anxiety)而产生学校恐惧的一组病例,将其命名为"拒绝上学"。其后的研究,对儿童产生的恐惧究竟是与母亲分离焦虑所致,还是对学校本身恐惧所致有了不同看法,因此有了拒绝上学(school refusal)一称。第二次世界大战后,日本学校中恐惧上学和拒绝上学的学生日渐增多,

2002 年,其全年中有 30 天及以上天数拒绝上学的儿童总数达到 13 万多人,日本学者将其称为"不登校",并定义为"儿童由于心理的、情绪的、身体的或某种社会的因素导致无法去学校或即使有意愿上学却无法去学校的状态,但排除因疾病或经济原因导致的无法上学"。但是,当今未将拒绝上学的症状列入任一特定的疾病,而是作为问题行为来看待。拒绝上学的发生各国报道不一,应试教育体制下似乎更多发,如日本、中国、韩国等国的发病率较欧美要高,各国报道约为 1%~5% 之间,似乎有 3 个高发年龄段,3~7 岁为第一高峰,可能与儿童分离性焦虑有关;11~12 岁为第二高峰,可能与升中学、功课增多、考试焦虑、学习压力加大、改换学校重新适应新环境和人际交往困难等因素有关;14 岁后为第三高峰,可能与青春期发育、独立意识增强、人际关系紧张、学业受挫、情绪问题等有关。拒绝上学可发生于各种智商水平儿童,有些则是学业优异且为乖巧性格内向儿童,有些可能是行为发育有问题的儿童,该症男女发生率基本相同。青春期的拒绝上学行为包含了厌学、独立意识、违拗和对立情绪等因素,与儿童拒绝上学可以是连续体抑或独立发生。发病率通常与患儿的家庭经济和社会地位无关。

二、病因和发病机制

拒绝上学缺乏特异的病因基础,是多种因素综合作用的结果。其生物学因素研究至今未发现明确的阳性结果,因此相关研究很少。社会心理因素在其发病中可能起到重要作用。

精神分析学派认为,母亲的养育焦虑和过度保护可使儿童形成过度依恋,当儿童上学时通常造成母子双方的分离焦虑,从而加深儿童的恐怖情绪,并演化为躯体症状。行为学理论认为,对学校的恐怖是一种反应性或操作性的学习行为,因在学校遭受挫折或情绪冲突,则这种经历固化为恐惧诱因,产生回避性行为,具有分离焦虑倾向儿童尤其明显。自我意识歪曲论认为,家长的过高期望与过度评价使儿童养成不现实的自我意识,这种意识很难在现实的学校中得以实现和维持,一旦受到挫折与失败则产生自我意识威胁感,从而形成对学校的恐惧。综合来看,拒绝上学与母亲养育焦虑、对儿童过度干预与呵护、儿童个性的内向脆弱、分离焦虑、学业挫败、学校应激事件等因素有关。从学校角度,教师过分严苛、同学欺侮、

朋友关系破裂、在校遭受恐吓或虐待等均可导致或加重儿童学校恐怖。部分父母具有刻板和强迫行为特征,对子女期望过高,对儿童过于苛求等亦可导致拒绝上学的发生与加重。

少数患儿来自养育者的虐待(体罚、辱骂、情感忽略)、创伤后应激障碍(PTSD)、父母感情不和、争吵暴力、父母离异的家庭。有些患儿起初学习成绩优秀,为维护个人学绩排名而超负荷投入学习,一旦遭受挫败,则会引起强烈焦虑与恐惧,害怕再度遭受失败而拒绝上学。另外,青春期儿童自我意识(self consciousness)发展迅速,可形成不符合实际的"自我形象",认为自己长相丑、身材矮、不善学习、运动能力不佳等,导致不愿上学。方言重、肢体残疾、长相不佳、肥胖或瘦弱、身材矮小、长青春痘、常遭同学讥笑和羞辱的青少年也可发生拒绝上学。

三、临床表现

最典型症状是儿童害怕和拒绝上学,按其程度可分为如下等级:①威胁或哀求父母不上学;②早上反复出现各种体征和回避上学的行为;③早上反复"要赖",要求父母陪同上学;④偶尔不上学或缺课;⑤反复交替出现不上学、缺课;⑥在某一学期某一阶段完全不上学;⑦完全长期休学在家。

(一) 行为症状

本症最初的表现通常是每到上学时儿童提出各种理由与条件,以达到不去学校或拒绝上学。多在晨起时主诉头痛、发热、腹痛、没食欲、浑身无力等以获得父母同情而不去学校或上医院就医。以后每到上学时哭泣、吵闹、乞求不去学校,并有明显焦虑不安,出现头痛、腹痛、恶心、呕吐、发热、尿频、遗尿等症。留在家里则上述症状消失,表现如常人。父母强制送校则可勉强回校,但不去学校行为常有反复。有的患儿会向父母提出各种要求作为上学条件,且要求越来越多、越来越苛刻,即使父母给予再多奖励与承诺也无济于事。即或回到学校,在校表现退缩、不愿与他人招呼,上课忧心忡忡、提心吊胆、怕老师提问,若被提问,则心慌意乱、张口结舌。在校期间可能会经常给家长打电话,哀求父母接自己回家;一旦放学如释重负急盼回家,常企盼到周末,周六兴高采烈,周日晚上开始焦虑不安,次日症状明显而不肯上学,个别患儿有逃学现象。有考试焦虑的儿童通常自我评价低下、缺乏自信,学习成绩也会受影响。

（二）躯体症状

患儿易表现肌肉紧张、肠胃不适、尿频尿急、呼吸急促、眩晕、睡眠问题等交感神经兴奋表现，通常在上学前或前一晚出现头痛、咽痛、头晕、腹痛、恶心、呕吐、腹泻等症状，个别儿童会出现低热或持续发热，体倦卧床。症状加重时活动水平明显下降，从每周一两次到几周几个月不上学。症状持续还会出现：①攻击行为，如通过毁物、攻击父母、自伤等达到不去学校；②情绪低沉和倦怠，如从起初获允留在家里情绪马上平静好转，到后来变得情绪低落消沉和嗜睡；③活动减少和社交回避，如独自在房间里，不与父母交流，生活规律紊乱，拒绝户外活动，拒绝与人交往。

有些儿童以躯体化症状为首发症状。这些躯体化症状的一个显著特点是一般非上学日不出现，周末及假期不出现，周一最为严重。一天之中以清晨最为明显，下午减轻。不上学留在家中看书、游戏时一切正常。就诊时检查不出原因，未行特殊治疗可自行缓解。

四、诊断与鉴别诊断

1. 去学校产生严重困难，常导致长期缺课。
2. 上学有严重情绪紧张，表现为害怕、发脾气、无器质性原因的躯体不适。
3. 父母明知患儿在家是因害怕而不去上学。
4. 无明显的反社会行为。诸如犯罪、物质滥用、破坏性或危险的性行为。

典型的拒绝上学诊断并不难，早期诊断应详细询问症状及其发作的时间、地点、诱发因素等规律，应了解家庭关系、儿童性格与情绪、学习情况、学校生活事件等，以探寻可能关联的因素帮助诊断。本症应与焦虑障碍和逃学相鉴别；拒绝上学一般无品行问题、无攻击行为，可能还是品学兼优学生，自幼成长顺利和家庭条件较好，父母可能期望较高，或属于过度保护过度干预；不排除父母有神经症或强迫性人格特征。

五、治疗与干预

拒绝上学的治疗原则是根据不同患儿的情况采取综合的治疗方案，查明学校恐惧的原因和影响因素，帮助消除社会心理因素，目的是减轻其焦虑的情绪，增强学校的吸引力，以期返回学校。更高的目标是改善或促进儿童个性及行为方面的缺陷，培养良好的生活技能和健全的心理素质。近年认知行为疗法较受认可，主要有系统脱敏法、阳性强化法、暴露疗法、心理剧等。例如可用放松训练、逐级暴露或想象脱敏等方法帮助儿童返校。预演暴露和认知重组方法可提高患儿的社交技巧，减少社交焦虑，改变歪曲认知，达到返校。治疗还需要医师、学校、家庭三个方面积极配合，建立良好的协调与协作，是治疗成功的关键。如患儿经常诉说头痛、腹痛，应先予以检查排除躯体疾病，解除顾虑，以利治疗。同胞或同学可起到示范行为作用，父母避免强制或斥责，更不宜强制送回学校，应予儿童同情、理解与支持，多沟通多鼓励，适当调整期望水平。教师应和蔼相对，给予关心鼓励，切忌粗暴对待，同时可鼓励其同学到患儿家陪同作业、一起上学，避免嘲笑，改善同学关系，提高集体归属感。学校和家庭应积极安排一些患儿专长的活动以提高其自信和获得成就感。若因学校应激事件引发，治疗者和父母可与校方沟通协调，尽可能避免和减少学校方面的诱因。如必要时，还可进行家庭治疗。

有严重焦虑、恐惧和抑郁的儿童，应当及时转介精神科作进一步的评估、诊断和治疗。

六、预后

拒绝上学预后较好，与年龄、起病缓急等有关。急性发作往往为年幼儿童，常伴有各种躯体和环境的诱因，在家中及学校人际关系可，预后较好。慢性患儿则往往需要耐心地获取，这些儿童表现为逐渐退缩而变得更加好争辩、挑剔、过多依赖家庭，同伴关系不密切，适应能力较差。这类患儿起病年龄越低，预后越好，如青春期开始则干预较为困难，年长患儿拒绝上学的现象往往可延续至成年，发育与行为儿科医师必须在接诊治疗效果不佳的情况下及时转介，以防误诊或遗漏精神类疾病。

【专家提示】

○ 拒绝上学在我国有上升趋势，男女发病率相当，应试教育制度下多发。

○ 拒绝上学表现特征主要是害怕上学和不去上学，并伴有各种心理行为症状。

○ 拒绝上学的发生与儿童性格、父母养育方式、分离焦虑、学校应激事件等因素有关，青春期拒绝上学与自我意识、违拗对

- 抗、自我体像有关。
- 拒绝上学的治疗主要为认知行为治疗、家庭指导。该症状拖延过久应及时转诊。

(静进)

参考文献

1. 杜亚松.儿童心理障碍治疗学.上海:上海科学技术出版社,2005,8:426-432.
2. 静进.儿童青少年厌学和拒绝上学现状分析.中国学校卫生,2007,28(10):865-866.
3. 王洪芳,张建新.日本拒绝上学概念的演变和原因探讨.心理科学进展,2007,15(4):648-651.
4. Carey WB,Crockor AC,Coleman WL,et al. Developmental-Behavioral Pediatrics. 4th ed.Philadelphia,PA:WB SAUNDERS Co,2009:518-520.
5. Dube SR,Orpinas P. Understanding Excessive School Absenteeism as School Refusal Behavior. Children & Schools,2009,31(2):87-95.
6. Maynard Brandy R,Heyne David,Brendel Kristen Esposito,et al.Treatment for School Refusal Among Children and Adolescents. Research on Social Work Practice,2015,28(1):56-67.

第9节 成瘾行为

【开篇导读】

成瘾行为在人类历史长河中已有漫长的历史,至今仍大量存在,这种行为非常复杂。如果青少年阶段出现成瘾行为,将对他们的健康和发展产生深远影响。本节将重点讨论如下问题:儿童青少年群体中成瘾行为的发病情况和种类是怎样的? 最突出的临床特征是什么? 可能的发病机制是什么? 目前有最佳的防治模式吗?

一、成瘾行为概述

近年来,成瘾和相关行为障碍如物质滥用、网络成瘾等给个人和社会带来极大的危害,引起了人们的广泛关注。儿童青少年群体中网络成瘾也较为突出,对儿童青少年的健康成长构成严重威胁。在《2009年中国青少年上网行为调查报告》显示,截至2009年12月底,中国青少年网民规模已经达到1.95亿人,其中74%的青少年使用手机上网。青少年手机网民达1.44亿,手机成为青少年第一位的上网工具。根据中国互联网络信息中心(China Internet Network Information Center,CNNIC)发布的第44次《中国互联网络发展状况统计报告》,截至2019年6月我国网民已经有8.54亿人,是10年前的2.5倍,其中一个突出的变化是手机网民规模已达8.47亿,青少年使用手机上网的人数正在迅速增加。

2002年,一份研究报道,北京某一中学的学生吸烟、饮酒、网络成瘾率分别达到10.3%、31.0%和12.2%,各成瘾行为发生率男生高于女生,高中生高于初中生。而在2013年、2015年、2017年使用全球青少年烟草流行调查问卷,连续调查北京市顺义区初中生烟草使用流行趋势的研究显示,该区初中生烟草使用整体呈上升趋势(10.9%、16.2%、15.1%)。研究提示,青少年群体中成瘾行为并不少见,应尽早开展预防和针对性干预,减少成瘾行为对青少年健康的危害。

(一)与成瘾有关的几个概念

成瘾通常是指个体不可自制地反复渴求从事某种活动或滥用某种物质,以获得快感或者避免痛苦为目的的一种特殊的精神或身体病态状况。WHO在20世纪50年代将"成瘾"定义为:由于反复使用某种药物(物质)而引起的一种周期性中毒状态。随着科研的发展,行为学家提出以行为为基础的"成瘾"概念,强调了对心理和社会功能的损害,是指一种异乎寻常的行为方式,由于反复从事这些活动而导致痛苦,或明显影响其生理、心理健康、职业功能或社会交往等。以下是与成瘾有关的几个概念:

1. 成瘾行为(addictive behavior) 是一种偏离正常的嗜好和习惯性行为,这种嗜好和习惯性行为是通过刺激中枢神经系统造成兴奋或愉快感而逐渐形成的,在儿童青少年群体中,主要包括物质成瘾和网络成瘾。

2. 依赖(dependence) 是指物质使用者虽然明明知道其行为会给自身带来不利后果,但仍旧无法控制,继续使用。

3. 耐受性(tolerance) 是指物质使用者为获得所需的效果,必须增加使用剂量,维持原有剂量则达不到预期效果的一种状态。

4. 戒断状态(withdrawal state) 指停止或减少物质使用剂量后所出现的特殊的心理生理综合征。不同物质所致的戒断症状因其药理特性而异,一般表现为与所使用的物质的药理作用相反的症状。例如,乙醇(中枢神经系统抑制剂)戒断后出现的是兴奋不眠,甚至是癫痫样发作等表现。

(二)成瘾行为的特征

成瘾行为主要有 2 个重要特征:

1. 进入体内的"致瘾原"(人工合成的或天然的)或者某种行为方式已成为成瘾者生命活动中的必需部分,由此产生强烈的心理、生理、社会性依赖。

(1)生理性依赖:指已进入体内的循环、呼吸、代谢、内分泌等生理活动过程中。

(2)成瘾后的心理性依赖:已成为完成智力、思维、想象等心理过程不可缺少的关键因素。

(3)社会性依赖:指在某种社会环境或某种状态,就必然出现该行为。

2. 一旦停止"致瘾原"的应用或某种行为方式,将立即引起戒断症状,如空虚、无聊、无助、不安、嗜睡、流涎、绝望、寻死觅活等,是一种生理和心理的综合改变。

不同的"致瘾原"在成瘾后,会有各自特异的戒断表现,但共同的是:一旦恢复成瘾行为,戒断症状将完全消失,同时产生超欣快感。为此,成瘾者会产生强烈地寻求某种物质或活动的冲动,甚至不择手段去获得"致瘾原",似有一种不可抗拒的力量强制地驱使其连续使用该物质并有逐渐加大剂量的趋势,或者实施某种行为并不断增加强度和时间。由此达到预期的生理和心理效应。

(三)成瘾行为的形成过程

1. 诱导阶段 人与"致瘾原"偶尔接触,尝试到欣快感,这些欣快感对易成瘾有很大的吸引力,但如果在这一阶段终止后,没有明显的戒断症状出现。

2. 形成阶段 初期形成阶段的成瘾者常有羞愧、畏惧感和自责心理,在此时期及时进行健康教育,抓住时机及时加以矫治,能取得较好效果。

3. 巩固阶段和衰竭阶段 成瘾行为已经巩固,并成为生命活动的一个部分。长期的成瘾行为给个体带来不同程度的健康损害,已酗酒成性者出现酒精性肝硬化症状,吸毒者身体衰竭,可引起死亡。

二、青少年成瘾行为的形成原因

成瘾行为是个体对某些社会情境的真实反应,这些社会情境会引发个体借助成瘾行为去逃避现实,或者形成应对问题的成瘾行为。除心理和社会因素外,生物学因素也参与成瘾行为的形成,某些个体可能带有遗传易感性,更容易出现成瘾行为。当前研究认为,成瘾行为是生物、心理和社会因素相互作用的结果。

(一)社会因素

成瘾行为的发生,在很大程度上取决于对易成瘾性事物的可获得性和社会文化认可程度,如社会道德缺失、文化环境污染、服务体系不完善等。

(二)家庭因素

不良的家庭关系使儿童得不到父母的关爱,缺乏家庭的温暖,造成情感缺失,性格孤僻,人际关系敏感,不良情绪和压力得不到释放;不良的亲子关系和不恰当的教养方式,使青少年学习目的不明确,产生厌学和逆反心理,进而出现人格缺陷和扭曲;父母对成瘾类物质或网络成瘾的危害认识不足,有的甚至纵容和鼓励儿童使用烟酒类物质,认为使用烟酒是儿童长大社交的正常行为;有的父母自身就深陷于成瘾行为中无法自拔,无形中给儿童树立不良的榜样。这都促使青少年成瘾行为的发生。

家长间的冲突或是家庭破裂常导致父母养育质量下降,无暇顾及其子女成长过程中的变化。这种家庭环境下的青少年容易产生自卑心理,脱离家庭和学校,走上歧途。

另外,在重组的家庭里,有些继父母对子女不能平等对待,致使一些青少年离家出走,流落社会,与社会闲置人员混在一起,在同伴影响下开始接触成瘾物质,易出现成瘾行为。

(三)学校原因

1. 教育体制的不完善 由于现在的教育体制还是以应试教育为主,学校的工作重点、教育资源的配置(包括人力、物力的配置以及教育的时间、空间分配)都自觉不自觉地偏向了以升学为首要任务的应试教育。不少学校对青少年问题行为的教育只是流于形式,思想品德教育受到不同程度的影响和削弱,素质教育收效甚微。

2. 教育培训不足 我国有些教师尚缺乏系统心理管理培训,对预防青少年违法犯罪的经验不足。

3. 同伴影响 儿童青少年具有向群性特点,因此容易受到同伴群体的影响。在影视作品的示范和个别家长的误导下,有些青少年出现吸烟、饮酒、过度上网等不良行为,迫于伙伴压力,其他群体成员也开始效仿。

(四)个体原因

青少年时期的特点:青少年处于生理、心理发展和人格完善期,具有强烈的好奇心、求知欲和强烈的人际交往渴求等特点是造成成瘾行为的主要原因。

1. 心智发育不成熟 青少年的心智成熟度远不如成年人,现代社会的网络化和多元化发展态势,又使得青少年接触各类事物的机会增多。在是非判断能力不足的情况下,极易受到不良事物的诱惑。

2. 好奇心、虚荣心过重 新奇事物对青少年有着天然的吸引力,几乎所有的人第一次尝试吸烟、饮酒、吸毒、赌博、上网等都是出于好奇。如果青少年在学校或是家庭中遭遇挫折后,又不善于正确应对以化解烦恼,反而不断采用上述方式来减轻烦恼,有些方式甚至当作炫耀的资本,久而久之便逐渐形成了不同的成瘾行为。

3. 性心理扭曲 正处身心发育关键时期的青少年,对身体充满了好奇。当今社会对青少年的性生理和心理教育远远满足不了他们的需求,在"求助"于淫秽物品的同时,其心理健康极易遭到破坏,出现性心理的失常,行为固着于某种方式,如网络色情成瘾。

4. 不良的人格特征和遗传素质 个性特征往往是成瘾的基础,称为"成瘾人格"。通常认为有三种人格缺陷者易产生物质依赖,即变态人格、孤独人格和依赖性人格。其共同特征是:易焦虑、紧张、欲求不满、情感易冲动、自制能力差、缺乏独立性、意志薄弱、外强中干、好奇、模仿。心理学家更常用"依附性人格"来解释吸毒的原因,他们缺乏自控,低自尊,享乐主义,不计后果寻求即刻满足,而精神和情绪常处于抑郁状态。某些人格特征也与网络成瘾形成有关,如自我意识不良,孤僻而不善交往,冷酷而无情,自我灵活性差,喜欢穷思竭虑。研究表明,某些个体天然对成瘾物质易感,比其他个体更容易出现成瘾行为,这也被称为遗传易感性。

(五)成瘾机制

致瘾类物质和网络自身的特性以及神经系统的工作机制是成瘾行为的基本原因。近年来,物质成瘾的动物实验研究和人脑成像技术的研究均支持脑内神经分布存在与成瘾行为密切关联的奖赏通路,包括脑内负责计划、控制、学习、记忆、情绪体验的前额叶、海马、杏仁核、蓝斑核、弓状核和中脑边缘系统等多个脑区,涉及多巴胺、谷氨酸以及 GABA 能神经纤维之间的复杂相互作用。其中最主要的神经分布区域位于中脑边缘多巴胺系统。边缘系统中脑腹侧背盖区(VTA)神经元在成瘾性物质作用下,释放多巴胺,作用于伏隔核(NAC)的壳部,伏隔核的核部则接受杏仁核和海马神经元发出的兴奋性谷氨酸能传入纤维的刺激。伏隔核中多巴胺释放增加,过多的多巴胺连续刺激下一个神经元受体,便产生了一连串强烈而短暂的刺激"高峰",向全身传递这种神经兴奋,使用者主观上产生某种陶醉感、欣快感、飘飘然等深刻的体验和记忆,以至于从最初的尝试使用发展到耐受、渴求,从而难以自拔。犒赏环路的神经元一旦停用,就会出现戒断症状。

此外,网络成瘾者长时间上网,也会导致体内多巴胺水平升高,激活脑内奖赏中枢,令个体兴奋,进而出现依赖性,导致生理、心理的不适和社会功能的损害,这与物质成瘾具有相似的生物学基础。

三、青少年成瘾行为的分类及成长危机

随着社会的发展和对成瘾行为认识的加深,成瘾不再单纯指物质方面的依赖,即物质成瘾(substance addiction),也包括行为成瘾(behavioral addiction)。

(一)物质成瘾

物质成瘾是指非医疗目的反复使用精神活性物质并造成了躯体或心理方面对某种物质的强烈需求与耐受性。精神活性物质是指能够影响人类心境、情绪、行为,改变意识状态,具有依赖潜力的化学物质。人们使用这些物质的目的在于满足某种生理、心理的需要。这些物质按药理特性分为7类,包括阿片类,如吗啡、海洛因、鸦片、美沙酮等;中枢神经系统兴奋剂,如咖啡因、苯丙胺类、可卡因

等;中枢神经系统抑制剂,如镇静催眠药、苯二氮䓬类和乙醇等;大麻类药物;致幻剂,如麦角酸二乙酰胺(LSD)、氯胺酮(K粉)等;挥发性溶剂类,如汽油、稀料、甲苯等;烟草。青少年成瘾物质中常见的有:烟草、乙醇、咖啡因、挥发性有溶剂、镇静类药物以及摇头丸(苯丙胺类)、K粉等一些非法物质。

1. 烟酒成瘾 调查显示,吸烟或是养成吸烟的习惯往往始于青少年时期。据世界卫生组织预测,在我国0~29岁的3亿男性中,将有2亿会成为烟民。青少年从最初尝试吸烟到最后严重的尼古丁成瘾的过程不超过1年。并且有研究指出,吸烟3次以上的青少年,同时伴随饮酒的可能性会更高,吸烟8次以上的发生吸大麻的可能性更高,而吸烟22次以上的更可能去尝试可卡因。因此,吸烟可以被认为是发展成滥用成瘾性药物的开始,且以减轻紧张型吸烟和心理嗜好型吸烟上瘾最难戒除。

另外,我国青少年饮酒问题也日益严重。在一项对全国18个省份中学生的调查中发现,我国有51%的中学生曾经饮过酒,其中男生饮酒率高达59%。同时,在这些饮酒者中约1/2的中学生为大量饮酒者。同时,青少年饮酒的年龄呈现逐年下降的趋势,研究表明我国60%以上饮过酒的中学生开始尝试饮酒的年龄在13岁之前。因此,如何应对青少年饮酒成瘾问题已迫在眉睫。

2. 吸毒成瘾 吸毒也往往始于从儿童到成年的过渡——青少年时期。多数青少年最初接触毒品几乎都是出于好奇,由于他们对毒品(包括新型毒品和兴奋剂)的认知能力有限,毒品,特别是新型毒品对青少年的成长威胁日趋严重。

据联合国毒品与犯罪事务办公室(UNODC)报告,2005年全球至少约2亿人滥用过违禁药品,其中以15~25岁年龄组居多。来自世界各国的报道也显示:2003年美国学生中大麻、摇头丸、可卡因等非法药物尝试率高达10%~40%。在德国和澳大利亚等国家,青少年滥用摇头丸的人数已经超过海洛因。

在传统毒品和新型毒品的双重夹击下,我国青少年吸毒成瘾的形势也不容乐观。更为严重的是毒品已开始向学校渗透,有些地区甚至形成稳定的青少年新型毒品消费群体。这一现象给个人健康、家庭团结和社会稳定均会带来极大的危害。

(二)行为成瘾

"行为成瘾"是以对某一行为具有强烈心理渴求并产生行为效应为基础的、具有药物成瘾特征的成瘾形式。行为成瘾有赌博成瘾、电子游戏成瘾、色情成瘾等多种类型,且可通过互联网实现上述行为。对于青少年而言,互联网的普及为青少年拓宽了求知的渠道和获取信息的便利性,但部分青少年因为沉迷网络不能自拔,严重影响日常生活、心理发展和社会功能。1996年,金伯利·杨在美国心理学年会上报告了电脑/网络成瘾的研究内容,这是世界上首次提出电脑/网络成瘾,引起参会学者极大兴趣和后续的深入研究。智能手机作为网络终端增加了网络的可及性,使青少年通过网络实现上述行为更加便利,其中具有游戏和社交功能的手机应用软件在青少年中得到广泛应用。青少年通过手机上网的广泛普及使网络成瘾行为更加严重。以下列举几种常见的成瘾行为:

1. 网络游戏成瘾 自1971年诞生第一台街机电子游戏机以来,电子游戏对"70后""80后"群体曾产生过巨大影响,不少人因为沉迷电子游戏机而荒废学业,甚至误入歧途。进入21世纪,互联网快速普及,网络游戏对传统的娱乐方式产生了剧烈的冲击,不少青少年受到以虚幻、暴力、打斗为主要内容的网络游戏深深吸引,难以控制地打网络游戏。涉世未深的青少年,容易将真实世界与虚拟世界混同,受网络游戏暴力情境影响,遇事喜欢用暴力解决,且手段残忍,危害极大。不过,研究者对游戏痴迷到何种程度应列为成瘾尚在讨论中,需要有足够的临床实证研究来支持才能形成游戏成瘾的诊断标准。美国精神医学会在2013年发布的第5版诊断标准——DSM-5(Diagnostic and Statistical Manual of Mental Disorders,5th Edition)中首次单独设立了"行为成瘾"的分类,但是并没有把网络游戏成瘾(internet gaming disorder,IGD)列为正式诊断,而是在附录中列为"尚需要进一步研究和观察的精神障碍"。

2. 网络技术成瘾 网络技术成瘾是指对计算机技术能力的盲目崇拜和沉迷。因为在网络世界里,拥有高超的计算机技术就能成为众人崇拜的对象。与现实生活中的挫败感相比,青少年更倾向于将精力投入到修炼游戏级别,或是通过网络散播计算机病毒、非法入侵计算机系统、破坏计算机数据等非法活动中,借此显示自己的能力,引起大众的注意,满足自己的虚荣心、好奇心。但他们由于社会经验不足和法律观念不强,几乎都没有意识到其行为或许已经触犯了法律,为其健康成长带来严重威胁。

3. 网络色情成瘾　我国青少年接受的性教育已经跟不上时代的发展。国外"性解放"和"色情文化"借助无边界的网络载体，对我国青少年毒害甚重。多数人都有过有意或无意点击浏览过黄色网页的经历。对于青少年而言，若是不能正确认识和应对网络色情文化带来的冲击，很容易深陷其中，难以自拔。网络色情成瘾将会使他们的身心健康遭受严重影响，甚至使之走上了违法犯罪的道路。

4. 赌博成瘾　青少年作为脆弱群体，极易受到这种不良思想与行为的侵蚀。加之，一些不法经营者在游戏厅、网吧、校园周边，以新奇的形式来吸引青少年参与赌博，使得青少年赌博具有较高的发生率。而由赌博引起打架、偷窃等事件也不在少数，严重的还会酿成伤亡案件。

在网络赌博成为新的赌博形式后，这一局面更是变得难以控制，这是因为：一方面，青少年难以抗拒网络赌博的极大诱惑；另一方面，由于网络赌博的隐蔽性，使得家庭与学校对青少年的监控出现死角。青少年的赌博行为与他们人生目标和成就感的缺失、社会关怀及支持不足等因素紧密相关。如今，青少年赌博已成为青少年违法犯罪的一个重要诱发因素。

（三）对成长的危害

研究者对青少年网络游戏行为进行的研究发现，对游戏极度渴求伴有戒断症状者，频繁而持续进行的网络游戏行为者常常与其对游戏相关线索的注意偏向、抑制控制、行为决策等认知调节，和对现实压力和挫折的情绪反应调节功能失效相关，潜在的神经机制是大脑控制功能和奖赏系统异常。因此各种成瘾行为将严重影响青少年的健康成长。发生成瘾行为的青少年常伴有其他精神障碍，心理发展方面常出现内心孤独感，自我封闭，社交减少，自卑感强，行为反叛，可能导致不同程度的社会适应不良。这些已经使得青少年的成长之路阴霾密布、危机重重，还会影响到将来成年时期的健康和生活质量，并可能带来严重的家庭和社会问题，这不得不引起社会各方面的密切关注。由成瘾行为所引发的一系列违法犯罪问题，业已逐渐成为一个世界性的难题。

四、青少年成瘾行为的矫正

矫正青少年成瘾行为是个系统工程，需要社会、社区、学校、家庭和青少年共同参与，才能收到良好效果。而更重要的是防范青少年成瘾行为，预防是减少成瘾行为的关键。

1. 加强政府部门网络监管力度，优化网络环境。对于防范成瘾行为，防控青少年违法犯罪，制度建设也将发挥重要作用。首先，我国应建立健全青少年法律制度体系。其次，完善就业制度和社会保障制度，并做好中间的衔接工作。杜绝青少年因为就业与生计上的困难，而消极沉迷，流连于网吧、酒吧等场所，进而走上违法犯罪的道路。良好的社会环境可以排除对健康心理的不良干扰，消除成瘾行为的诱因。

优化社会环境可以从以下两个方面着手：第一，加强对文化市场的规范和监管力度，建立健全青少年安全上网的制度和法律保障。消除暴力、色情、封建迷信、网络赌博等文化现象对社会的负面影响，严格监控书刊、音像制品及电子出版物的内容，建立相应的网络分级和游戏分级制度，努力营造健康的文化环境和网络环境；第二，加强法制宣传的力度，扩大宣传的范围。对青少年加强普法教育，提高他们的法律意识，避免因成瘾行为而走上违法犯罪的道路。

2. 家庭和学校的预防　一方面，家长理应以身作则，避免不良行为对青少年的负面示范作用。维护家庭和谐，防止因为家长冲突、家庭破裂等原因而漠视青少年的健康成长，放纵其行为。另一方面，家长应多加关注青少年的心理状况，保持良好的亲子关系，有意识地引导他们选择健康有益的生活方式；对于有成瘾行为的青少年，应积极开展家庭治疗，通过家庭成员的共同努力，消除青少年成瘾行为。

学校方面，一方面要加大健康教育，帮助青少年认识成瘾类物质的危害，引导正确使用网络，防范成瘾行为的发生。另一方面，加强对学生的心理辅导，提高学生心理素质，帮助青少年疏导不良情绪，培养积极的生活态度，及早发现问题和干预或防范于未然。

3. 社区预防　在社区范围内，组织开展防范成瘾行为的各项活动，广泛宣传成瘾行为的危害，对青少年进行重点教育，提高他们对成瘾行为的认知程度，使其远离成瘾行为。对已成瘾者，需要借助精神专家或心理学家帮助，终止其使用致瘾物质或停止进行成瘾活动，并严防成瘾行为的复发。

4. 培养青少年健康的心理素质　青少年期是心理的成熟期，也是心理发展的不稳定期，因此这一阶段应注意培养青少年健康的心理素质。包括树立正确的世界观、人生观和价值观；引导青少年形成正确的自我意识，客观地认识自我、评价自我；养成良好的行为习惯，学会适应复杂的社会环境，学会与他人相处，有自我保护意识；善于调节自己的情绪情感；以积极、健康的心态面对生活，敢于向困难挑战，同时能正视生活中的挫折和困难，对生活充满信心和希望。青少年自身心理发展的不成熟性使他们会不断地陷入矛盾和困惑之中，对此我们应及时发现，及时给予帮助和开导，以免青少年一时冲动或想不开而误入歧途。

5. 在预防青少年各种成瘾行为的同时，要对已有成瘾行为的青少年进行必要的心理辅导和干预治疗。通常采用认知行为疗法，通过改变认知来改变情绪和行为，再由行为改变强化认知；家庭疗法通常不可或缺，通过治疗改善家庭功能，建立青少年与父母之间有效的沟通和良好的亲子关系，是促进青少年脱瘾的重要方法。此外，通过家庭外系统如同伴和社会支持等方面的干预，可以帮助青少年树立正确的成长观，恢复同伴交往、学习能力和其他社会功能。焦点解决短期疗法、团体治疗等方法的使用也较广泛。

五、关于青少年成瘾行为矫正的经验及现状

现时中国香港的中小学都正在推行旨在重建"抗逆力"的心理素质教育及预防、治疗服务，即"成长的天空"计划。该计划的理念是，将少年人的外在资源与内在资源结合起来，辅助少年人身处逆境时减低负面行为的出现。

另外，不得不提到的是中国香港青少年社会服务工作。目前，中国香港在青少年社会工作中，除了为所有青少年提供各种社会福利服务之外，其主要任务是矫正青少年的行为偏差，重新达到与家庭和社会的和谐。

澳门青少年犯罪研究学会经过多年的社会调查，推出了为期一年的"破茧行动"计划。"破茧行动"的服务对象是一些曾经有违法犯罪行为和处在违法犯罪边缘的青少年，社会工作咨询小组成员及破茧大使制订个体化的方案，明确具体行为矫正目标，这些做法可以借鉴。

【专家提示】

○ 近年来，青少年中成瘾行为发病率呈上升趋势，物质滥用和网络成瘾较为多见。

○ 生理、心理和社会依赖以及戒断症状是成瘾行为最为突出的临床特征。

○ 大脑犒赏中枢调节障碍可能是成瘾行为的发病机制。

○ 最佳治疗策略是形成社会、家庭、社区和个体干预方式的结合，预防是关键。

（金宇）

参考文献

1. 陈荣华，赵正言，刘湘云. 儿童保健学. 5 版. 南京：江苏凤凰科学技术出版社，2017.
2. 沈晓明，金星明. 发育和行为儿科学. 南京：江苏凤凰科学技术出版社，2003.
3. Alavi SS，Ferdosi M，Jannatifard F，et al. Behavioral Addiction versus Substance Addiction：Correspondence of Psychiatric and Psychological Views. Int J Prev Med，2012，3（4）：290-294.
4. Carey，Crocker，Coleman，et al. Developmental-Behavioral Pediatrics. 4th Edition. Philadelphia：Saunders，2009.
5. Kim J，Kim H，Kang E.Impaired feedback processing for symbolic reward in individuals with Internet game overuse. Front Psychiatry，2017，8：195.
6. 李喆君，李媛，郭伟. 大学生网络游戏过度使用者"冷""热"表征下的优势反应抑制功能. 中国心理卫生杂志，2014，28（5）：374-380.

第九章

发育与行为障碍的诊断

第1节 诊 断 流 程

【开篇导读】

发育与行为障碍的诊断以轻者居多，重者为少。临床根据 Capute 三角的模式，分别从运动、认知和社会行为发育三个领域进行评估，依据障碍的不同程度即谱系而有不同的诊断。文中列出运动、认知、语言 / 交流、非言语、社会行为障碍的谱系，并强调诊断中的连续统一体特征。

发育与行为障碍越严重，越容易发现特定的病因，反之，则不然。纵观发育与行为障碍的严重度，轻度障碍在临床中占主导，因此，对于大多数儿童将难以发现特定的病因。例如，有报道称43% 的中 - 重度的智力障碍（IQ<50）儿童能明确由生物学病因所致，而在轻度智力障碍的儿童中，病因的发现仅仅是 13%。在将来，随着基因检测和神经影像技术的进步，越来越多的发育与行为将揭示病因诊断。特定的病因诊断可以针对家庭进行遗传咨询，可以发现相关的异常或者医疗问题和预防并发症，让家长能够坦然地接受为何他们的孩子有这个障碍。

尽早发现发育与行为异常是至关重要的，然而我们应该认识到轻度的发育与行为障碍比严重的障碍更常见。此外，发育与行为障碍程度越轻，通过筛查识别这些儿童异常的比率越低。相反，障碍越严重，异常的比率则越高。例如，严重的智力障碍儿童在 1 周岁时就能发现发育明显迟缓，

但是，大约 85% 的轻度智力障碍儿童，至少要在 3 岁以后才能识别异常，那时他们的发育水平可能在 2 岁或者更低，显著落后于他们同年龄的水平，因此绝大多数有轻度智力障碍的儿童在出生后的 3 年内不能通过筛查识别。此外，大多数轻度的认知障碍，特定的学习障碍如阅读障碍，肯定不能在生命开始的 3 年内确诊，直到该儿童在学习中出现不能与同年龄儿童的发展节奏同步才被诊断。同样，科学的早期干预策略已经证实对罹患孤独症谱系障碍的儿童有效，通常仅有中度至重度的患儿可以在 3 岁前通过筛查确诊。因此，虽然早期识别和干预通常是主要的目标，但是在出生至 3 岁这个时期使用标准的筛查技术识别常见的轻度障碍依然很困难。

基于筛查的局限性，需要充分了解发育与行为障碍的谱系和连续统一体，才能作出正确的发育与行为障碍的诊断。通过本节可以帮助了解这些诊断之下的发育进程及对共患病提供更好的理解。

一、主要的发育诊断和相关的并发症（共患病）

儿童时期发生的发育与行为障碍的神经通路趋向于更加弥散。而每个罹患发育与行为障碍的儿童将有一个主要诊断，如脑瘫（cerebral palsy，CP）、发育协调障碍（developmental coordination disorder，DCD）、智力障碍（intellectual disability）、学习障碍（learning disabilities，LD）、语言障碍（language disorder）等，在这些障碍中，共患病是常见的。例如，大约25%的智力障碍儿童共患有脑瘫，30%有注意缺陷多动障碍（attention deficit hyperactivity disorder，ADHD）；大约50%罹患脑瘫（cerebral palsy，CP）儿童共患智力障碍；2/3以上的孤独症谱系障碍（autism spectrum disorder，ASD）的儿童有智力障碍。此外，ADHD的儿童大约60%有学习障碍和50%有运动协调障碍。

弥散的神经功能失调是导致发育与行为障碍的病因，其他如缺氧缺血性脑病、代谢性疾病、感染或者中毒导致的大脑功能失调、环境的不良影响，或者在发育中的大脑刺激过少将导致更弥散的而不是局灶性的发育与行为的损伤。我们必须记住发育与行为障碍的连续统一体，例如运动障碍的儿童可能存在相关的认知、学习或者行为障碍；认知障碍可能存在相关的运动或者行为障碍；社会行为障碍的儿童可能存在相关的学习或者认知困难。

二、Capute 三角

发育与行为障碍根据谱系和统一连续体可以分为高患病率低功能损害，如运动协调障碍、学习障碍、注意缺陷多动障碍；低患病率高功能损害，如脑瘫、智力障碍和孤独症等。

Capute 三角：Capute 和 Accardo 为了诊断发育疾病开发了一套模式，把复杂的大脑功能分为3个主要能区，每条边代表发育与行为障碍的谱系和连续统一体（图 9-1-1）。为了使用这个模式，本节将在3个主要能区内，即运动、认知和社会交往，描述发育与行为障碍的谱系。

发育与行为障碍的严重程度从轻度至重度，在每个发育能区中，轻度障碍的数量远远多于严重障碍。同时贯穿3个发育能区的发育与行为障碍又关乎连续统一体的特征，即一个主要诊断同时伴随其他的共病或症状导致的功能缺陷。

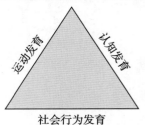

图 9-1-1　Capute 三角

三、运动障碍谱系

运动发育能区包括大运动、精细运动和口腔运动（言语、咀嚼/吞咽）技能。每个能区中有其运动障碍的谱系，程度由轻至重（图 9-1-2）。

轻度大运动发育障碍在《精神障碍诊断与统计手册》（第 5 版）（Diagnostic and Statistical Manual of Mental Disorders，5th edition，DSM-5）中被称为发育性运动障碍。儿童出现轻度的大运动延迟和动作计划困难，很多儿童有"软"神经征象，如联带运动、舞蹈症样运动等。严重大运动障碍的儿童往往伴随着"硬"的神经征象，如持续的原始发射、痉挛、共济失调等，用脑瘫作为诊断可能更正确。轻度的精细运动缺陷导致书写困难，如失写症，日常生活技能落后，如解纽扣和系鞋带困难。重度的精细运动延迟可以在麻痹型和偏瘫型脑瘫中看到。轻度口腔运动障碍，包括喂养问题、流口水、轻微的语音清晰问题，而严重的口腔运动障碍出现构音障碍和吞咽困难。与其他能区发育障碍一致的是轻度运动障碍的数量占绝大多数，包括大

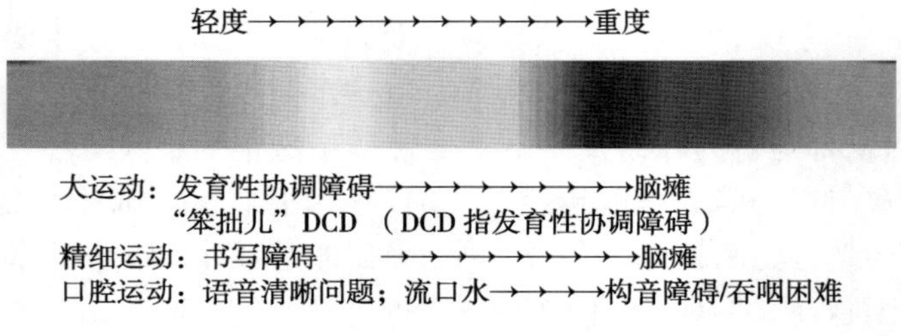

轻度➡➡➡➡➡➡➡➡➡➡➡重度

大运动：发育性协调障碍➡➡➡➡➡➡➡脑瘫
　　　　"笨拙儿" DCD　（DCD 指发育性协调障碍）
精细运动：书写障碍　➡➡➡➡➡➡➡➡脑瘫
口腔运动：语音清晰问题；流口水➡➡➡构音障碍/吞咽困难

图 9-1-2　运动障碍谱系特征

运动笨拙、书写困难和语音清晰问题。

四、认知障碍的谱系

认知障碍的诊断谱系是根据 IQ 和适应性行为分值的正态分布决定的。

轻度的认知障碍,韦氏儿童智能量表(WISC-R)界定"迟钝"的范围是 IQ 在 80~89。目前,在 WISC-Ⅳ中,儿童的智力在这个范围内被归为"低常",他们通常被认为"慢学习者",因为在正常的班级中,他们难以达到平均学习水平。随着认知障碍的严重程度增加,IQ 在 70~79 的儿童界定为智力边缘,IQ 在 70 以下并出现异常的适应性行为则被定为智力障碍。如同其他所有能区的发育障碍,轻度的智力障碍占绝大多数。而人群中22% 的人存在慢学习或者边缘智力的问题,统计学上有 2%~3% 的人有智力障碍,根据认知障碍的谱系特征,由轻至重(图 9-1-3)。

五、语言 / 交流障碍

当一个儿童表现出语言理解和表达或者语言发育延迟时,我们应该首先确认该儿童的听力状况。语言 / 交流障碍由轻至重,其特点是有的儿童表现为语言发育延迟,还有的儿童出现语言发育的偏离。

轻度的语言障碍会有语音处理的缺陷,阅读困难的表现为押韵、读字和发音的困难。尽管他们有能力通过视觉记忆记住所有看到的单词列表,但是存在阅读困难。他们中的大多数有语音处理困难,临床表现出 IQ 与学习的分离现象,即高智商低学习成绩。他们可能在学习中出现阅读

理解、书面表达、数学解应用题等困难。

重度语言障碍出现在言语和非言语方面的交流和语用的偏离或延迟,造成社会交流的不良影响。严重语言障碍是基于语言的社会交流障碍。这些儿童存在表达和感受性语言发育和非语言视觉运动技能发育的不一致,有社会交流障碍的儿童尽管能说会道,但存在语言交流显著的落后,表现为目光交流差和缺乏肢体语言,语言沟通问题如持续的回声样语言、代词混乱、不懂得交流中的轮流规则、"一厢情愿"、难以保持话题。当儿童存在社会交流困难时,就需要考虑孤独症或社会(语用)沟通障碍[social（pragmatic）communication disorder]的诊断。

如其他发育与行为障碍一样,语言障碍以轻度障碍占主导(图 9-1-4)。

六、非言语障碍谱系

当儿童存在非言语或视觉加工问题时,则考虑为非言语障碍。轻度非言语障碍儿童表现为字母的识别和字母在单词中位置的视觉处理问题。有拼写处理缺陷的儿童存在视觉 - 空间特征分析的困难,导致难以记住单词的形状和如何正确书写单词,在阅读和书写时会导致字母的反向（"b"变成"d"）和单词的偏旁错误;有拼写处理障碍的儿童他们存在视觉记忆单词的困难,但是他们可以按读音拼写。

中度非言语障碍儿童在 IQ 测试中言语推理能力显著超过非言语推理能力,对此我们称之为非言语学习障碍,表现为视觉 - 空间、视觉 - 知觉、视觉 - 运动处理的困难,儿童并不只是孤立的拼

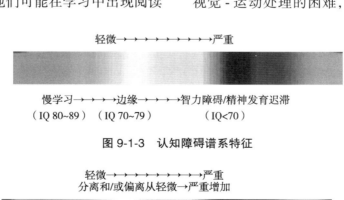

轻微→→→→→→→严重

慢学习→→→边缘→→→智力障碍/精神发育迟滞
（IQ 80~89）（IQ 70~79）　　（IQ<70）

图 9-1-3 认知障碍谱系特征

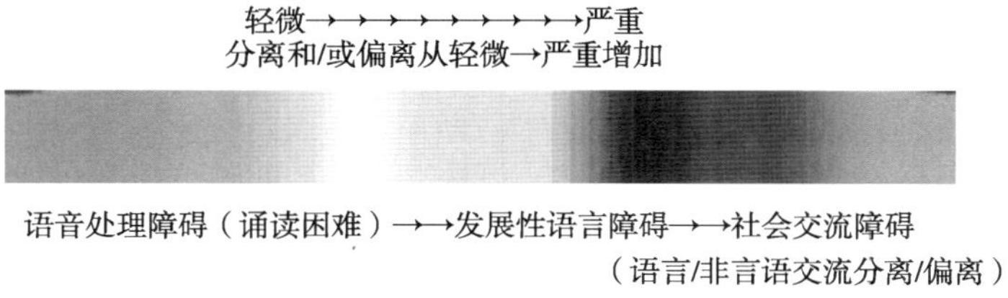

轻微→→→→→→→→→严重
分离和/或偏离从轻微→严重增加

语音处理障碍（诵读困难）→发展性语言障碍→社会交流障碍
（语言/非言语交流分离/偏离）

图 9-1-4 语言 / 交流分离障碍

写字母和单词的困难,还有辨别和区分视觉细节和视觉-空间方向的困难,如左右方向的混淆。这些儿童也存在理解空间关系困难,包括理解人际交往的恰当空间。学习方面出现数学视觉-空间和概念方面的困难(多位竖式计算,几何解题等),而他们的视觉-运动的缺陷对书写也造成不利的影响。

严重的非言语障碍儿童,他们的言语和言语推理能力相对优势,但是在非言语社会交往的延迟或偏离,也可以被诊断为非言语的社会交往障碍,包括目光交流差、难以理解和使用肢体语言和面部表情,不能读取社会环境信息等。非言语障碍中,轻度障碍占大多数。存在书写处理困难的儿童,大多数不存在社会交往缺陷,中重度的非言语障碍儿童出现非言语社会交往的功能损害(图9-1-5)。

七、社会行为障碍谱系

我们必须认识到正常发育的儿童他们的行为存在很多的变化,应该在了解发育水平和家庭/社会/文化环境的前提下解释儿童的行为。在社会行为发育中,正确诊断儿童的行为问题或障碍应该先分析儿童的气质,其次儿童气质与照养人的气质是否匹配。更进一步,考虑到正常儿童的行为多样性,在社会行为障碍的范围中,通常很难把困难气质的儿童从轻度社交-行为障碍的儿童中区分出来。根据社会行为障碍的谱系(图9-1-6),害羞的儿童或者启动缓慢型气质的儿童属于社会

行为障碍谱系的轻度。他们可能表现出行为问题,但是不会导致明显的功能损害。然而,当出现干扰同伴社会交往的不恰当行为,如轮流、正确发起和回应同伴交往,攻击性等问题,有显著的社会交往中的焦虑时则认为社会行为的中度障碍。严重障碍是社会交往、共同关注、想象性游戏和共情的严重缺陷。

社会行为谱系的另一个例子与气质维度的注意广度/持续性、分散度、活动水平和感觉阈相关。当一个儿童表现出粗心大意,但无功能损害时,则可视为正常;当存在注意困难、冲动控制差、过多的活动,符合注意缺陷多动障碍的诊断标准时,则考虑为注意缺陷多动障碍(图9-1-6)。

八、发育与行为障碍的连续统一体

在发育与行为障碍的儿童存在相关的共病是常见现象。因此,除了谱系外,还需关注发育与行为障碍的连续统一体(continuum)。

发育与行为障碍的连续统一体也存在着发育缺陷的轻重之分。临床中任何一个发育能区中出现的延迟、分离、偏离很少伴有次要的诊断。而轻度发育与行为障碍可能伴有其他神经发育功能的缺陷,但不一定符合障碍的标准,例如注意缺陷多动障碍从连续统一体来看,可出现学习困难、交流问题等。但是严重的发育与行为障碍往往是从运动、认知和重复、刻板行为三方面关注其他的障碍(图9-1-7),例如大约50%的脑瘫儿童存在智力障碍;而25%智力障碍的儿童是脑瘫儿童;还有很

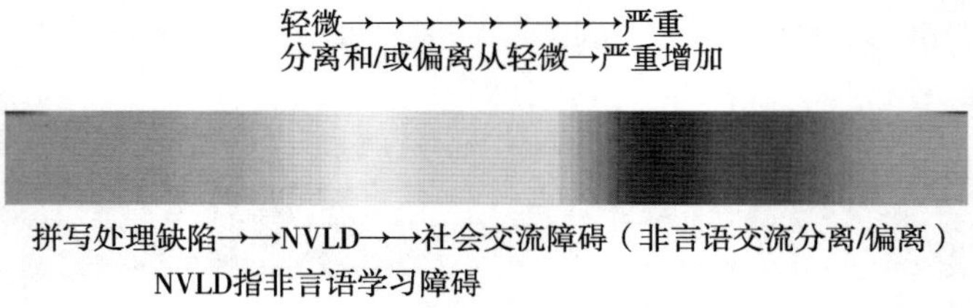

轻微→→→→→→→→→严重
分离和/或偏离从轻微→严重增加

拼写处理缺陷→→NVLD→→社会交流障碍(非言语交流分离/偏离)
NVLD指非言语学习障碍

图9-1-5　非言语分离障碍

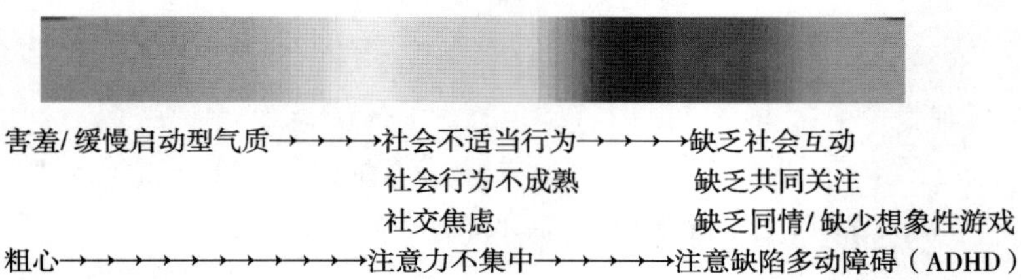

正常变异/→→→轻度问题→→严重障碍

害羞/缓慢启动型气质→→→→→社会不适当行为→→→→→缺乏社会互动
社会行为不成熟　　　　缺乏共同关注
社交焦虑　　　　缺乏同情/缺少想象性游戏
粗心→→→→→→→→→→注意力不集中→→→→→注意缺陷多动障碍(ADHD)

图9-1-6　社会行为障碍谱系

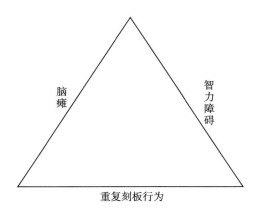

图 9-1-7 社会行为障碍谱系

多严重智力障碍儿童伴有重复、持续的刻板性为。有重复刻板行为并符合孤独症谱系障碍标准的儿童很多有智力障碍和社会认知缺陷。

除此之外，发育与行为障碍的连续统一体中还须注意临床诊治是否及时的问题。一般来说，发育与行为障碍如果早发现早治疗，功能缺陷或共病相对比晚发现晚治疗的要少，而后者即便是轻度的发育与行为障碍，一旦延误诊治，功能缺陷更趋明显，共病增多，且症状越加严重。例如如果注意缺陷多动障碍久久未治，随之出现学习困难、对立违抗、焦虑等。因此，临床对发育与行为障碍的诊治必须注重谱系和连续统一体两个特征，这就需要我们进行全面的评估和长期的随访，才能保证万无一失。

总之，发育与行为障碍的临床诊断必须注重全面评估、综合分析、长期随访、及时调整诊治方案。此外，发育与行为障碍强调主导诊断过程中功能缺陷的同时，还要思考共病的问题、主要诊断和次要诊断的问题，否则很易在临床以偏概全，即出现单一诊断的误区。

九、发育与行为评估

完整的发育与行为评估从临床访谈和病史采集开始，在发育与行为儿科学中，对儿童发育史的详细评估占据了核心地位，发育与行为评估要达到如下 5 个目标：

1. 把握主要症状的性质，随时间变化特点，关联的其他症状，症状引起的功能障碍，障碍在谱系中的位置，连续统一体的其他障碍及问题，勾勒出发育与行为障碍的多维度发育图。

2. 确定可能的病因诊断，明确发育障碍一般或特定的病因，尤其是发育与行为退化性疾病的病因诊断。

3. 对发育障碍的预后有一定评估。

4. 评估其他相关因素，如医疗、社会、社区、学校、家庭等，可能对预后产生有利或不利的影响。

5. 为针对性的干预方法提供依据

（1）病史询问与体格检查：发育障碍的主诉往往是某些方面功能的迟缓或异常行为表现，家长通常意识到儿童某些行为发育比较慢，但并不了解问题的严重程度，主诉最好由家长或患儿主动述说。现病史则是围绕主诉及本次就诊核心问题，包括主要症状、发展过程、症状的加重或减轻、与主要症状相关的其他症状，还要询问生理、心理、社会因素，弄清症状随时间演化的过程。

发育史是发育与行为障碍病史询问的重点，完整的发育史应从母孕期开始，到出生再到当前就诊时段，探查发病史，有助于医师和家长从全面发育的角度看待儿童问题，而不是仅限于一组当前出现的症状。母孕期，分娩期，新生儿期发育史相关危险因素详见表 9-1-1。另外，还要注重从新生儿开始对儿童的大运动、精细运动、视觉 - 运动解决问题、表达性语言、理解性语言、社会和自助适应性行为六大方面发育进程进行系统回顾，了解问题行为的发展历程，出现的时间、频率、严重程度，对日常生活的影响，以及可导致适应性行为发生变化的环境因素。

完整的发育与行为儿科病史还应包括既往史、家族史和社会环境史。既往史应包括所有既往发生的疾病，尤其是经常复发的、严重的疾病。另外，既往的创伤史，对疾病的治疗过程都要详细地询问了解，既往和当前药物使用情况，既往所做过的发育筛查和社区医院体检情况也应记录，尽管详细回顾既往史可能发现一些轻微的疾病并不直接与儿童当前的发育与行为问题相关，但也能帮助家长了解儿童身心健康的整体综合状况。

家族史包括是否存在不孕不育史，流产史，不明原因的婴儿死亡史，家长的精神行为问题，抽烟酗酒，家族中类似疾病及遗传病史。社会环境史包括一系列应对发育与行为障碍的家庭可获得资源的能力，如家庭经济状况，所处社区，大家族情况、宗教信仰，是否存在婚姻不合等，详细了解这些问题有助于提出针对性对策，增强家庭应对儿童发育与行为障碍的能力。

发育与行为儿科体格检查除了进行一般儿科系统的全身体格检查外，尤其要注意身体形态

表 9-1-1 胎儿期和围产期病史

妊娠期

母亲年龄

父亲年龄

胎次

孕周

母亲体重增长

胎动(开始、性质、停止)

妊娠期前后的妇产科问题

产前检查或诊断程序

并发症因素:

- 出血、血斑
- 皮疹、感染、暴露、发热
- 妊娠毒血症
- 血型不合
- 妊娠期糖尿病
- 外伤史
- 药物治疗史(妊娠前、妊娠时)
- 毒品使用(妊娠前、妊娠时)
- 酗酒史
- 吸烟史
- 辐射暴露

分娩期

医院

分娩时长

监测

止痛剂和镇静剂

分娩方式

Apgar 评分

分娩期

问题:

- 早产(类型、分娩中的处理)
- 胎膜早破
- 母亲发热,感染
- 毒血症
- 不正常出血
- 难产
- 引产
- 剖宫产
- 钳或仪器
- 心肺复苏
- 出生时异常
- 胎盘异常
- 其他

新生儿期

生长参数(包括不同胎龄的百分位数):

- 体重
- 身长
- 头围

住院期间问题:

- 呼吸窘迫综合征
- 呼吸暂停
- 发绀
- 氧疗法、窒息
- 缺血缺氧性脑病的症状(惊厥、易激惹、肌张力减弱、昏迷、麻木)
- 感染

新生儿期

住院期间问题:

- 黄疸
- 先天性异常(畸形)
- 喂养问题
- 检查异常(新生儿筛查措施因地而异)
- 脑影像(脑出血、脑积水、结构异常)
- 眼睛或视网膜筛查
- 听力筛查
- 其他

畸形的检查,如面容,颅脑形态发育是否异常,腭弓发育,五官发育,身体四肢比例,手指、脚趾及掌纹,有助于鉴别遗传综合征的存在。神经系统检查是重点,特别要注意儿童姿势,各种反射是否异常,肌张力情况,神经系统软体征存在情况,关键在于理解这些体征的出现对应哪些脑区可能存在异常。

通过病史询问和体格检查,一旦发现存在发育倒退或有意义的阳性体征,应该进一步探查病因,不应仅仅满足于临床发育诊断,最好能建立造成发育与行为障碍的病因诊断。

(2) 发育与行为障碍的病因诊断:尽管目前对发育与行为障碍的病因诊断仅很少一部分儿童可以得到明确,然而病因诊断建立的意义重大,某些导致发育障碍的疾病可以得到有效治疗(如先天性甲状腺功能减退症、苯丙酮尿症),病因诊断应基于临床病史体检发现的线索,有针对性地进行相

关实验室辅助检查,例如化验血铅、血甲状腺素、血红蛋白、内分泌代谢检查(串联质谱)、遗传学检查(染色体和基因)、神经电生理学检查(脑电图)、神经影像学检查(CT 及磁共振等)。另外,某些遗传综合征(如糖原贮积病),年龄越大发育和面容异常才越来越明显,故要达到明确的病因学诊断,定期发育评估监测十分重要,根据监测中发育轨迹和新出现的症状体征,考虑进行有针对性的病因学诊断测试。

十、发育与行为障碍的诊断流程

发育与行为儿科学中的诊断基本上为描述性的,而评估中要寻找影响发育与行为的不良因素,包括神经生物学因素和环境因素,通过 Capute 三角的运动、认知和神经行为三个方面的功能损害而作出诊断,见图 9-1-8。

发育与行为障碍的诊断流程详见图 9-1-9。

病因诊断

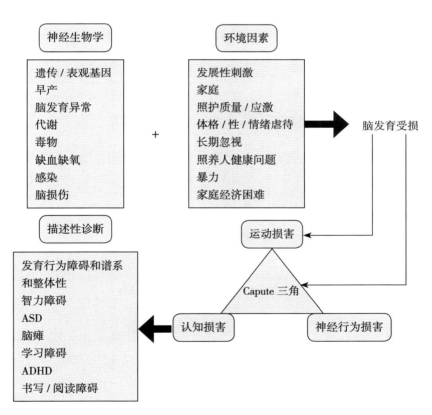

图 9-1-8　发育与行为障碍的病因和描述性诊断

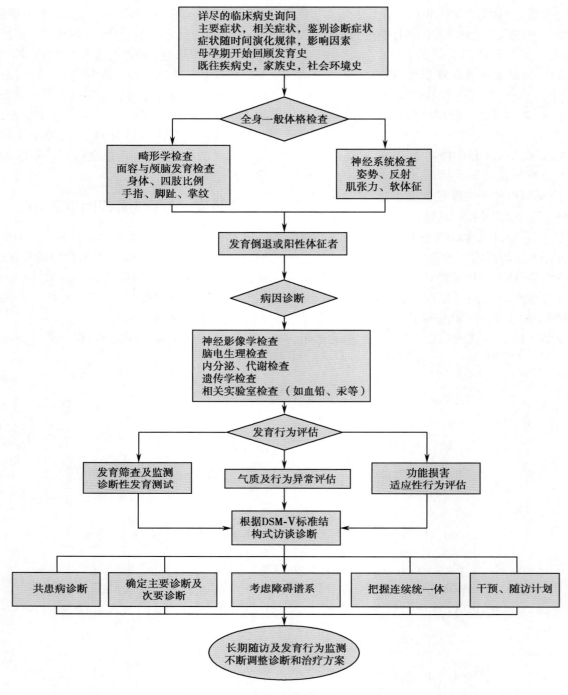

图 9-1-9 发育与行为障碍的诊断流程

【专家提示】

○ 发育与行为障碍根据 Capute 三角,分别从运动、认知和社会行为发育进行评估。

○ 发育与行为障碍轻者居多。

○ 诊断中的第 1 个特点是根据障碍的谱系而有不同的诊断。

○ 诊断中的第 2 个特点是重视发育与行为障碍的连续统一体特征。

(黄敏辉 马骏 金星明)

参考文献

1. 金星明 . 儿科专科医师规范化培训教材——发育行为学分册 . 北京:人民卫生出版社,2017:26-38.

2. Accado PJ. Capute&Accardo's Neurodevelopmental Disabilities in Infancy and Childhood. 3rd Edition. Baltimore:Paul H.Brookes Publishing Co.,2008,1:3-26.

3. Vogit RG,Maias MM,Myers SM.Developmental and Behavioral Pediatrics. American Academy of Pediatrics,2011:121-146.

第2节　运动障碍

【开篇导读】

运动障碍(motor disorder)是儿童发育期常见症状,因各种原因造成神经系统和／或肌肉骨骼系统发育缓慢或成熟障碍所致。了解与运动障碍相关的运动谱系障碍(motor spectrum disorder),尤其易致残疾的障碍如脑性瘫痪(cerebral palsy)及脊柱裂(spina bifida)十分必要。本节将着重讨论如下问题:脑性瘫痪定义及分类系统,早期发现脑性瘫痪与脊柱裂和治疗与预防策略。

运动发育(motor development)始于宫内时期,在儿童期延续,于成年早期完成,分为粗大运动(gross motor)与精细运动(fine motor)发育。前者指的是粗大的全身运动,主要涉及躯干及腿部发育,与坐、爬、走及跑等运动密切相关;后者指的是肩膀、手臂及手的使用,将运动细化至手及手臂运动,如抓、握、捏及掷物。在运动发育的各环节,不同体位或精细动作之间的转换都可能出现运动障碍。

因中枢神经系统、外周神经系统、骨骼肌肉系统的发育缓慢或成熟障碍,导致获得运动技能的年龄延迟,可导致运动谱系障碍(motor spectrum disorder,MSD),是儿童发育期常见的发育与行为障碍之一。谱系范围可从轻度的运动协调障碍,至严重的以中枢神经系统损害为基础的疾病如脑性瘫痪,或以周围运动系统为基础的神经肌肉疾病如杜氏肌营养不良症(Duchenne muscular dystrophy,DMD)。有些运动障碍是暂时的,随原发病的治愈而消失,而有些运动障碍,特别是神经系统或肌肉骨骼系统发育所致的运动障碍可能持续时间较长,甚至终身。这一章节我们将详述两个常见的运动障碍性疾病:脑性瘫痪及脊柱裂。

一、脑性瘫痪

1. 定义及流行病学　脑性瘫痪(cerebral palsy,CP)简称脑瘫,传统定义指出生前、出生时或出生后一个月内各种原因所致的非进行性的脑损伤,主要表现为中枢性运动障碍及姿势异常。这一定义排除了进行性及退行性疾病(如各种遗传代谢病或变性疾病)。新建议的脑瘫定义为持续存在的中枢性运动和姿势发育障碍、活动受限综合征,这种综合征是由于发育中的胎儿或婴幼儿脑部非进行性损伤所致。脑瘫的运动障碍常伴随感觉、感知、认知、沟通、行为障碍,或癫痫,或继发性肌肉骨骼障碍;运动障碍常在18月龄前出现。

脑瘫患病率介于(1.5~2.5)/1 000,是目前小儿时期最主要的影响运动功能的伤残疾病。据不完全统计,国际上脑瘫发病率可达0.20%~0.35%,国内报道六省区脑瘫患病率为1.92/1 000。低出生体重儿成活率的提高造成了这一群体脑瘫患病率的提高,但出生体重2 500g或更高的儿童脑瘫的患病率总的来说保持不变。

脑损伤或发育缺陷导致脑瘫可能发生在出生前、围产期或出生后。有研究发现,除外出生后因素,出生前及围产期因素各占22%与47%,剩下的病例致病原因不明。低出生体重儿组别中,59%有围产期致病因素,主要为脑室周围软化(periventricular lucency,PVL)及脑室内出血(intraventricular hemorrhage,IVH)。一般而言,患PVL的早产婴儿占患脑瘫儿童的35%~40%。出生后致病因素仅占约10%的比例。脑瘫的危险因素包括极低出生体重、未经治疗的高胆红素血症、多胎、绒毛膜羊膜炎、母亲感染、产前阴道出血、第二产程持续超过4小时、胎儿缺氧、胎儿感染(包括神经系统的感染)等。近年还发现脑瘫与遗传因素如遗传性血栓形成基因、细胞活素基因、载脂蛋白E等候选基因有一定关联。

2. 临床表现及分类　脑瘫临床表现多样,但运动功能障碍是本病特征,主要表现为:运动发育落后,粗大运动如抬头、翻身、坐、站立、行走,以及精细运动指标不同程度地落后于同龄儿,且主动活动减少;反射异常,如原始反射延迟或消失,保护性反射减弱或不出现;肌张力异常及姿势异常。不同年(月)龄肌张力表现有所不同。异常姿势多种多样,与肌张力异常及原始反射延迟消失有关,如痉挛性脑瘫患儿直立位下肢内旋伸直,足下垂,双腿交叉呈剪刀状。

脑瘫共病常见,常伴随脑功能障碍及发育异常,通常涉及发育与行为领域的共病如智力障碍、听力及视力障碍、语言障碍、及癫痫等。

(1)共病智力障碍:约半数以上脑性瘫痪儿童共病智力障碍。国内孙殿荣等对4~6岁学龄前脑瘫儿童的调查研究显示智力障碍占53.81%。其中痉挛型四肢瘫、共济失调型较其他类型脑瘫共病智力障碍更为明显。脑瘫患儿如并发癫痫或小头畸形则是共患智力障碍相关的危险因素。同样,脑瘫患儿共病智力障碍也比其他患儿更易患癫痫及其他慢性健康问题如胃食管反流等。共患智力障碍严重影响脑瘫患儿的生命质量,对培养患儿学习能力和生活能力极为不利,影响其之后的职业发展和社交。

(2)共病语音和语言障碍:脑瘫患儿中70%~80%伴有不同程度的语言障碍,严重影响患儿的交流、交往和社会心理发育。脑瘫患儿语言障碍的原因一部分是因为同时共患智力障碍所致,这部分患儿语言中枢功能发育本身发育受到影响,另一部分原因是发音器官如口、腭、咽部功能障碍或结构畸形所致,或两者兼而有之。

(3)共病视/听障碍:目前脑瘫评估和治疗主要针对运动障碍、语言障碍及智力障碍,而对感知觉障碍尚缺乏足够重视。感知觉障碍中发病率最高的是视听觉障碍,其对儿童运动、认知、语言、交流、心理等方面发育均存在一定的影响。视觉功能障碍是脑瘫患儿的常见临床表现之一,有些病例可继发于眼科本身疾病的异常,如继发于白内障或视网膜病变等,但更多的患儿是由于其中枢性视觉通路损伤所致。各种各样的视觉功能异常阻碍了患儿姿势控制、认知及精细技能的发展,对其日常生活与学习带来巨大影响。国内林滨榕等研究显示视觉障碍发生率为42.40%。脑瘫儿童的视觉障碍以斜视与屈光不正发生率最高。痉挛型脑瘫患者发生视觉障碍者常见;早产、低出生体重等围产期高危因素的脑性瘫痪儿童合并视觉障碍

的发生率高。

听力障碍严重影响儿童的语言及智力发育,可因听力学器官如外耳道、鼓膜、耳蜗的发育畸形所致,也可能是因为听神经、脑干功能先天发育障碍,或后天损害,如高胆红素血症等因素所致。

(4)共病癫痫:癫痫在脑瘫儿童当中的发病率较普通儿童明显升高,是脑瘫常见的合并症。基于脑瘫的不同类型,以及是否合并智力障碍,脑瘫儿童癫痫发病率显著不同。约20%~40%脑瘫共病智力障碍的儿童患有癫痫。患四肢瘫的脑瘫患儿更易患癫痫,且更难控制。脑瘫共患癫痫可有各种发作类型,且常为难治性癫痫,癫痫会加重脑瘫患儿的脑损伤,对脑瘫的影响不容忽视。

(5)其他共病:包括注意缺陷多动障碍(attention deficit heperactivity disorder,ADHD)、抽动障碍等,均会对患儿的学习、生活造成不同程度的影响。

根据神经系统累及类型、功能障碍解剖学分布,脑瘫分类如下:

(1)按运动障碍的特征分类:

1)痉挛型(spasticity):80%的脑瘫患儿以痉挛为主要核心症状,主要累及锥体系统。表现为肌肉僵硬,上肢屈曲,下肢内收或交叉,足尖着地,行走时呈踮足、剪刀样步态。腱反射亢进或活跃,踝阵挛阳性,2岁后巴氏征仍阳性。

2)手足徐动型(athetosis):约占20%,主要累及锥体外系,表现为难以用意志控制的不自主运动。单纯手足徐动型脑瘫腱反射不亢进,巴氏征阴性,肌张力呈齿轮状增高。

3)共济失调型(ataxia):表现为小脑症状,步态不稳,走路摇晃,四肢动作不协调,上肢常有意向性震颤,肌张力低下。

4)肌张力低下型(atonia):表现为肌张力低下,四肢呈软瘫状,仰卧位时四肢呈外展外旋位,状似仰卧着的青蛙,此型常为婴幼儿型脑瘫暂时阶段,以后多转为痉挛型或手足徐动型。

5)混合型(mixed):同时患有两种或多种类型,如痉挛型伴手足徐动型。

(2)按瘫痪部位分类:多应用于痉挛型。

1)四肢瘫(quadriplegia):四肢及躯干均受累,上下肢受累程度相类似。

2)双瘫(diplegia):亦是四肢受累,但以两下肢受累为主,上肢及躯干比较轻。

3)截瘫(paraplegia):双下肢受累明显,躯干及上肢正常。

4）偏瘫(hemiplegia)：一侧肢体及躯干受累，有时上肢损害较明显。

5）三肢瘫(triplegia)：一个上肢及两个下肢受累。

6）单瘫(monoplegia)：单个肢体受累，此型较少见。

（3）新建议的脑瘫分类系统：

1）新建议的脑瘫分类系统组成见表9-2-1。

2）分类要求发现何种肌张力占优势或运动异常，及继发于肌张力或运动障碍的异常。

3）这一分类系统排除了双瘫、四肢瘫等分类法。强调除四肢外，还应描述其他身体部位可能存在的功能失调，包括躯干及头部，以及相关的健康及发育性疾病或缺陷。

4）假如存在造成脑瘫的原因，应清楚描述。

表 9-2-1　新建议的脑瘫分类系统组成

类别	内容
运动异常	肌张力及运动异常 功能的运动异常
相关损害	癫痫；听力或视力损害；注意、行为、沟通、和/或认知损害
解剖及影像学发现	解剖学分布 影像学发现 成因及起病时间

3. 早期发现

（1）新生儿：新生儿及婴儿早期，轻型脑瘫儿的识别较困难。超声检查发现持续的脑室扩张、囊性PVL及Ⅲ~Ⅳ级颅内出血，高度预测随后脑瘫发生的可能。美国神经病学会(American Academy of Neurology, ANN)及小儿神经病学会(Child Neurology Society, CNS)建议对所有<30周孕龄的极低出生体重儿，在第7~14天常规进行头颅超声检查，并最好在足月及第36周之间重复一次。头颅磁共振(magnetic resonance imaging, MRI)包括弥散加权成像(diffusion weighted imaging, DWI)关注内囊后肢在孕36~40周髓鞘化情况，对早期发现PVL及预测之后发生脑瘫可能性有很大价值。它比颅脑超声能更好地发现早产儿弥漫性的PVL，并在评估早产儿急性缺血方面有帮助。近年研究发现，针对极低出生体重儿，头颅MRI检查结果可预测其运动发育情况。神经影像学检查可能是目前早期诊断脑瘫与判断预后最有前景的诊断

工具。

（2）婴儿及幼儿：准确发现患脑瘫婴儿及幼儿，除外运动发展进程的评估及传统神经学检查，有赖于在不同年龄段持续的评估以及评估的质量。重要的运动模式包括原始反射，如非对称性颈强直反射，随发育成熟而消失；自主反射，如躯干平衡反射及降落伞反射，随年龄增长而出现。常用筛查评估项目包括：Alberta婴儿运动量表、Chandler运动评估婴儿筛查测验、婴儿运动筛查测试、Milani Comparetti运动发育筛查测试等。预测发育最好的结果是基于纵向的系列评估。

4. 诊断

（1）诊断主要依靠病史、体检及辅助检查：详细的病史及神经系统的查体是必不可少的。美国神经病学会(ANN)及小儿神经病学会(CNS)建议对所有脑瘫患儿，如病因不明确，应行神经影像学检查，如MRI检查，并对偏瘫性脑瘫及不能解释的出血性梗死患儿考虑行凝血功能检测。患有中枢神经系统畸形还需行遗传学检测或评估。分清神经运动损害的类型及分布，发现致病原因及发病时间，筛查发育与行为问题，常规筛查包括认知发育情况、听力检查、视力检查等，及早识别发育障碍，如智力障碍、视力损害、听力损伤、营养、生长及吞咽问题等。诊断评估疑似脑瘫患儿应由多学科专业团队共同执行，包括神经科医师、发育儿科医师、儿童神经康复医师等。表9-2-2列出了脑瘫患儿代表性的发育评估工具。

表 9-2-2　脑瘫患儿代表性的发育评估工具

分类	工具
语言技能	学龄前语言量表Ⅳ(PLS)
运动技能	Peabody运动发育量表-2(PDMS-2) 粗大运动功能评价(GMFM)
功能技能	儿童残疾评价量表(PEDI) 儿童功能独立检查量表(WeeFIM)
认知发展	贝利婴儿发育量表(第2版) 韦氏智力量表(第4版)
注意与行为	注意缺陷、多动、冲动：SNAP-Ⅳ评定量表 儿童行为量表：父母、教师及青少年版(CBCL)

共患病的诊断要参照该共患病的具体诊断标准，比如共患癫痫，出现临床发作时，需结合脑电图综合考虑；共患智力障碍，要具体评估智力发育

水平;共患 ADHD、抽动障碍等,要符合 DSM-5 的相关诊断标准等。

(2) 鉴别诊断:许多疾病易与脑瘫相混淆。包括其他静态障碍如习惯性趾尖行走,临床医师可能将习惯性的趾尖行走误认为是轻度的痉挛性双瘫痪,这些儿童没有痉挛性证据,或其他神经学疾病,他们可有或无跟腱挛缩,以及可能有趾尖行走阳性家族史,肌电图可帮助疑难病例区分两者不同;多巴胺反应性肌张力不全(dopa-responsive dystonia,DRD)发病初期常被误诊为脑瘫,它是常染色体显性遗传病,对低剂量 L- 多巴胺反应迅速;如疾病表现为神经系统进展性及退行性病变,应考虑遗传性痉挛性截瘫或共济失调毛细血管扩张症。还应注意行相关代谢产物的筛查,与代谢性疾病鉴别,如先天性甲状腺功能减退、有机酸血症等,尽管这些疾病并非常见的运动发育障碍病因。婴儿型脊髓性肌萎缩症患儿在疾病早期就表现出显著的运动发育障碍,早期神经系统查体就应警惕是否存在膝反射显著减弱或消失的情况。遗传性或先天性肌病患儿也可表现出运动发育迟缓,对疑似患儿早期常规的血生化检查必要,存在以肌酸激酶显著升高为主的患儿尤应注意鉴别诊断。

5. 治疗 脑瘫损害包括口腔运动失调、关节挛缩、髋关节半脱位与脱臼,以及脊柱形状的改变(脊柱侧弯、脊柱后凸及脊柱前凸)。功能问题包括喂养失调、言语延迟、独立活动受限、书写障碍及自我照顾困难等。造成脑瘫儿童损害及功能问题的原因可能是因一种或多种的病理生理性损害:高张性(痉挛性与张力障碍)及低张性;肌无力及易疲劳;失去选择性运动控制;平衡损害以及不自主运动。健康相关问题,如不合适的营养及难于控制的惊厥发作可能严重影响了脑瘫儿童的功能。

(1) 评估:对于存在高危因素如母孕期异常、早产、出生窒息、出生后颅内出血、新生儿期颅内感染等高危因素的儿童应尽早开展初次神经发育评估,可在生后 1 月龄进行,且再次评估的时间不宜迟于 3 月龄。对于脑瘫患儿通常要求每 6~12 个月进行重新评估或监测他们的运动进展情况、相关健康问题及治疗后的再评估。评估的内容包括肌张力、步态及生命质量评估等。

1) 肌张力:张力增高可因为强直、痉挛、张力障碍或所有这些障碍的综合。张力评估可通过 Ashworth 量表、改良 Ashworth 痉挛评定量表、Tardieu 量表及改良 Tardieu 量表执行。张力障碍的严重性可通过 Barry Albright 张力障碍量表定量。痉挛及张力障碍的鉴别对治疗计划的确定是非常重要的。

2) 步态分析:三维计算机步态分析能够帮助制订手术前的计划,特别是多水平段骨科手术,以及能够记录手术治疗前后的变化。步态分析的组成包括肌电图分析、运动学录像评估(关节角度及速度)及动力学情况(关节的运动力、场地反应力、反作用力测定板分析及有氧耗量)。标准步态参数包括踏步及跨步长度、步态速度及步调。

3) 生命质量:生命质量是现代医学生物 - 心理 - 社会模式的综合体现,关注生命质量对脑瘫患儿及其家庭非常重要。除了疾病本身带来的痛苦外,治疗如针灸、电疗、体疗等可能在治疗的同时也给患儿带来疼痛不适;脑瘫患儿及其家庭常常有自卑、焦虑、恐惧、睡眠障碍、适应障碍等问题;经济因素也给一部分家庭带来影响,并且患儿与家庭成员之间的可能的心理问题的相互消极作用,可能也会影响治疗,不利于以后融入社会生活。对上述相关问题进行评估对脑瘫尤其是重症脑瘫儿童及其家庭具有重要意义。

积极的心理咨询、行为治疗、社会支持综合干预,正确识别患儿的社会能力并尽早进行职业规划,有助于提高脑瘫患儿的生活质量,提升家庭的幸福感。例如针对 GMFM 分类为 V 级脑瘫及正在接受鞘内巴氯芬治疗的脑瘫患儿,其目的是为了能够更容易照顾及帮助患儿睡眠,减少疼痛及不适,并非以改善功能技能为首要目的;心理问题可由心理咨询师对患儿及家属进行心理辅导,年长儿适合两者分开进行,了解并解决存在的心理障碍有助于更好地接受康复治疗和适应社会生活。虽然已认识到生命质量及疼痛评估的重要性,但当前评价生命质量及与健康相关生命质量量表仍存在局限性。常用的评估量表有日常生活能力量表(activity of daily living scale,ADL)和脑瘫儿童生命质量问卷量表。目前研究者正在研发几个针对脑瘫儿童评估健康相关生命质量及疼痛量表。

(2) 治疗:脑瘫治疗计划包括物理治疗与作业治疗;支架及适应性器材;坐具及定位装置;口部、肌内、鞘内的药物治疗;矫形及神经外科手术;其他治疗如电刺激等。总的来说,针对脑瘫患儿的各种治疗,循证依据仍有限,但已有进步。

1）物理治疗与作业治疗：物理及作业治疗的指征指学龄前常规治疗及之后间断的治疗服务，用来改善肌力、耐力及速度；有循证基础支持物理及职业治疗的功效，但也很有限。针对脑瘫幼儿，美国脑瘫及发育医学学会（American Academy of Cerebral Palsy and Developmental Medicine，AACPDM）治疗结果委员会发现支持神经发育疗法的功效证据有限。其他研究报道一种相对新的针对偏瘫的儿童治疗方法，即限制引导治疗，这一治疗方法是将没受到影响的手臂限制在石膏中或用其他的方法限制，为了强迫儿童使用受到影响的手及手臂。

2）支架、适应性器械及姿势装置：上下肢支架（矫形器）可维持关节正常位置、阻止畸形及改善功能。但支持一种支架好过另外一种支架的证据有限，故目前多依据临床经验来决定矫形器的选择。适应性坐姿对改善一些患脑瘫儿童（GMFM 水平Ⅳ及Ⅴ）的功能十分关键，包括喂养及言语，改善生命质量，阻止继发性问题进展，如脊柱侧弯，以及提供安全独立的活动机会。

3）张力治疗：早期张力治疗的目的是阻止矫形科的并发症，如屈曲挛缩，以避免之后可能需要矫形外科手术。张力治疗的计划包括口服药物、肌内注射肉毒素、苯酚或乙醇神经阻滞，鞘内注射巴氯芬，及选择性脊髓后根离断术（SDR）。显著痉挛和/或张力障碍的儿童可能得益于这些治疗的组合：

A. 口服药物：治疗痉挛性及张力障碍的口服药物包括巴氯芬、地西泮、苯唑安定、丹曲林和替扎尼定及其他针对肌痉挛 α_2-肾上腺激动剂及左旋多巴-卡比多巴、苯海索。口服抗肌痉挛性药物系统综述发现相关支持证据尚非常有限。虽然小样本的随机对照试验（RCT）研究报道夜间给予地西泮可显著地降低肌张力，改善脑瘫患儿的活动程度，对那些无法使用其他治疗方法（如肉毒素及鞘注巴氯芬）的患儿可能是有帮助的。需要特别注意的是，巴氯芬不可突然撤药，因为可能导致严重副作用，包括瘙痒症、痉挛状态增加、意识错乱、幻觉及惊厥发作等。使用丹曲林及替扎尼定已经发现与肝功能失调相关，必须监测肝功能。

B. 肉毒毒素、苯酚及乙醇：传统上，苯酚及乙醇已被注射到运动点或在运动神经上，用来减少痉挛状态。治疗的指征包括改善对痉挛状态的照顾、改善步态及治疗继发于痉挛状态的疼痛，但存在慢性疼痛或感觉障碍风险。肉毒毒素已成为神经肌肉阻滞规程的选择，因其易操作、副作用低及起效快速。它在神经肌肉接头处与释放乙酰胆碱相互作用。使用肉毒毒素的主要限制是疗程相对短（从起始注射后达到 3 个月）及有限数量的肌肉能够一次接受注射。两个血清型（A 和 B）当前适合于临床使用，且它们的剂量及作用的期限不同，目前已有剂量指引共识。

C. 鞘注巴氯芬：巴氯芬是 GABA 激动剂，它的激动部位是脊髓。能够给予鞘内注射小的剂量以达到最大的益处及限制副作用。单独巴氯芬鞘内注射的作用仅持续数小时，所以，它通过持续的泵注给药。美国脑瘫及发育医学学会（AACPDM）治疗结果委员会发表系统综述发现巴氯芬鞘注可减轻上下肢肌张力，改善照顾容易度及睡眠，减少疼痛，且减轻躯干张力。

D. 选择性背根切断术（selective dorsal root amputation，SDR）：SDR 是一个治疗痉挛性脑瘫的神经外科规程，对肌张力低下脑瘫患者无效。它涉及从 $L_2 \sim S_1$ 或 S_2 水平割断背根脊神经根。但每个中心针对切断神经根数量及其他程序问题不同。理想 SDR 候选者为早产儿童、患痉挛性双瘫、活动能力受限或没有躯干无力。手术之后数周，多数儿童可出现显著无力，最大程度的功能改善要到术后 6~12 个月才发生。SDR 之后的功能改变随时间持续。值得注意的是，儿童行 SDR 人数显著减少，而鞘内注射巴氯芬患者人数在增加。少有研究对比 SDR、鞘注巴氯芬或矫形干预之间的疗效。

有研究报道脑瘫患儿在疾病早期如经过上述积极的张力治疗计划干预，8 岁时，针对挛缩及骨骼扭转畸形的手术发生率由 40% 减少至 15%。

4）矫形外科治疗：脑瘫患儿肌肉骨骼问题包括髋关节半脱位及脱位、脊柱侧弯及其他脊髓畸形、屈曲挛缩、脚及踝变形、手及手臂变形、腿旋转变形、手及手臂变形、下肢不等长、高位髌骨、骨质减少及骨折、关节疼痛、术后肥大性骨化。临床步态异常包括蜷缩步态及膝僵硬步态。矫形外科是多数这些问题治疗方法的选择之一。总的来说，除非结构问题确实需要早期手术来确保功能，矫形手术常在 5~8 岁之后，腿的所有方面的畸形可在同一个时间处理（多水平的手术）。

5）相关问题：儿童脑瘫相关健康问题包括骨质减少、口腔运动失调、胃食管反流、失禁、便秘、流涎、惊厥发作及疼痛等。

A. 儿童脑瘫患儿的骨质减少是因骨矿化作用生长速率慢,治疗包括维生素 D 和钙添加及站立计划。

B. 口腔运动失调征象包括上下唇闭合差、流涎及无能力处理分泌物、吮吸差、缺少年龄相适应咀嚼、强直性的咬和伸舌、喂养时咳嗽及作呕、处理不同质地食物及稀的流质困难。脑瘫患儿流涎多数源于口腔运动失调,不是因为唾液过度产生。流涎治疗需要个体化,包括作业治疗、药物、注射肉毒毒素及外科手术。甘罗溴铵是常用的药物。腺体内肉毒毒素注射是相对较新的干预措施。外科手术干预包括唾液腺切除及唾液管道结扎等。

C. 喂养问题在脑瘫儿童中常见,与健康状况差及营养不良高度相关。患有严重口腔运动失调的儿童可能需要肠道喂养以保持合适营养;胃食管反流在神经损伤儿童当中常见,也常与营养差、口腔运动失调以及误吸危险相关联。给予少量、稠厚的食物喂养及姿势矫正也许能改善胃食管反流;持续胃食管反流的儿童需药物来减少胃酸、中和胃酸或增加肠蠕动性。患严重胃食管反流婴儿可能需要 Nissan 胃底折叠术。

D. 多数脑瘫儿童身上,成功如厕训练年龄显著地延迟,约 1/3 脑瘫儿童有排泄失调。治疗需要个体化,主要涉及使用抗胆碱能药物。在个别病例,需要间断的插管;慢性便秘是很常见的疾病状况,发病率为 70%~90%。治疗慢性便秘及继发性嵌塞包括评估上厕所姿势及坐姿的调整、分析可能相关的行为问题、调整进食方案等。对有嵌塞的儿童实施"清除"计划(灌肠、口服刺激剂或聚乙二醇),以及开始每天的维持计划(添加纤维及流质、矿物油、山梨醇、乳果糖,或聚乙二醇等)。

E. 儿童患脑瘫疼痛的评估是困难的,可能与沟通或认知缺陷相关。有研究分析了 43 个脑瘫家庭,67% 的父母报告他们的孩子在过去一个月里有疼痛。辅助牵张是最常与疼痛相关联的生活活动。另一个研究发现,11% 脑瘫儿童(GMFM 水平Ⅲ~Ⅴ)的父母报道他们的孩子每天有疼痛,疼痛与运动损害严重性及缺课天数相关。

6) 补充及替代疗法:补充及替代疗法(CAM)在儿童患慢性病及残疾中常用,包括脑瘫。56%脑瘫患儿的家庭使用一个或更多 CAM 治疗。患四肢瘫不能自由活动的儿童更常使用 CAM 治疗。研究报道常用的补充及替代疗法包括顺势疗法、针灸、中药、高压氧、阈值电刺激(TES)、颅骶治疗、按摩疗法、及水疗等。

7) 发育、共病及精神健康问题:脑瘫患儿的共病常见。共病的早期发现及早期干预对改善脑瘫患儿的生命质量重要。脑瘫患儿如共患多种疾病应注意同时平衡兼顾。

A. 共患智力障碍:早期干预应在 3 岁之前甚至存在发育落后或相关高危因素时及早开始,相关的心理行为训练、技能训练、注意力及记忆力训练,以及日常生活能力的训练是核心内容。传统中医药调理、针灸等,及辅助的神经营养药可能使部分患儿有所收益。

B. 共患语言障碍:语言障碍的治疗包括构音器官的治疗、构音治疗、语言治疗、日常生活交往能力训练等,需要有专业的治疗师耐心、细致地进行,并且之后在家庭环境中要给予反复操作。

C. 共患视/听障碍:了解脑瘫患儿视觉及听觉障碍的情况及特点,制定多学科的综合康复计划,促进患儿的视力和听力康复,如果患儿有早产儿眼底病,更应该早期转介及早干预以免视网膜脱离永久性失明。对于共患弱视、近视、斜视、先天性白内障等应有眼科专业医师诊治,给予及时佩戴眼镜或对应的手术矫正。及早发现并进行合理的医学干预有助于防止因共患聋致哑等进一步继发的其他不良损害。干预方法从佩戴助听器到应用人工耳蜗等,应遵从耳科学专业医师的指导。

D. 共患癫痫的治疗:及时有效地控制脑性瘫痪患儿的癫痫发作可减少患儿的脑损害,促进患儿康复,改善患儿预后。临床应有神经内科或癫痫专业相关医师进行指导,完善的检查包括脑电图、头颅 MRI、常规检查及代谢物筛查等,严格按照国际抗癫痫联盟(International League Against Epilepsy, ILAE)的建议和指南,根据患儿的发作类型,综合考虑各种药物的作用,并充分评估其副作用,对患儿选用合适的药物进行治疗和长程管理,当一种药物治疗无效或不能完全控制,需要多药联合应用,或应用其他疗法,比如生酮治疗、迷走神经刺激术,甚至外科手术干预等。要充分认知各种治疗的收益或可能不良反应,并有相关专业人员指导或全程参与。

脑瘫患儿共患注意缺陷多动障碍、学习障碍或抽动障碍等,除了心理行为的相关干预外,必要时给予规范的药物治疗。青少年脑瘫患者与他们的同辈相比较自信心更低,在社交上更易被孤立。虽然,他们认为交朋友非常重要,但在校外,他们与朋友的联系是有限的。

6. 预防 近年来有研究开始关注脑瘫的预防问题。早产儿脑瘫病因研究已经关注脑损害的2个机制：母亲或新生儿的感染潜在地触发了脑灌注不足及细胞因子介导损害。例如，许多研究已经表明在绒毛膜羊膜炎（感染）时，炎症细胞因子及白质损害之间存在关联。其他研究为了发展有效预防策略以及发现保护性因子如甲状腺激素或糖皮质激素等。脑性瘫痪的诊治流程详见图9-2-1。

二、脊柱裂

脊柱裂（spina bifida）可影响儿童的诸多器官及功能。脊髓脊膜膨出症（myelomeningocele，NMC）及相关神经管缺陷（neural tube defects，NTDs）是最常见的影响儿童的复杂畸形。

1. 定义与流行病学 脊髓畸形发生在胚胎发育早期，是发病率和致残率都很高的先天性疾病。在美国，当前活产婴儿脊髓脊膜膨出症的发生率为0.2‰。有研究分析中国30个县（市）1993—2000年神经管缺陷（NTDs）在出生人群中的患病率及变动趋势，发现总出生人群中的神经管畸形率为10.63/10 000，其中无脑儿及脊柱裂所占的比例较高，分别为44.3%及41.3%。1993—2000年NTDs率呈显著下降的趋势。近年国内也有相关文献报道国内某些地区的NTDs的发病率，如广西壮族自治区2006—2011年6年间围产儿的NTDs发生率为4.77/10 000；也有文献报道山东省围产儿NTDs发生率由2008年的2.9/10 000下降到2013年的1.5/10 000。各地区不尽相同。

造成NTDs的有多种危险因素，包括食物、环境及遗传因素。详细的营养研究以及实验室研究指出，叶酸缺乏可能是重要的危险因素。还有强的证据支持遗传是NTDs的危险因子。其他怀孕过程中已知的危险因子包括高热、丙戊酸、卡马西平、暴露于高剂量维生素A、母亲糖尿病及肥胖。染色体异常，如13-三体及18-三体异常，及一些

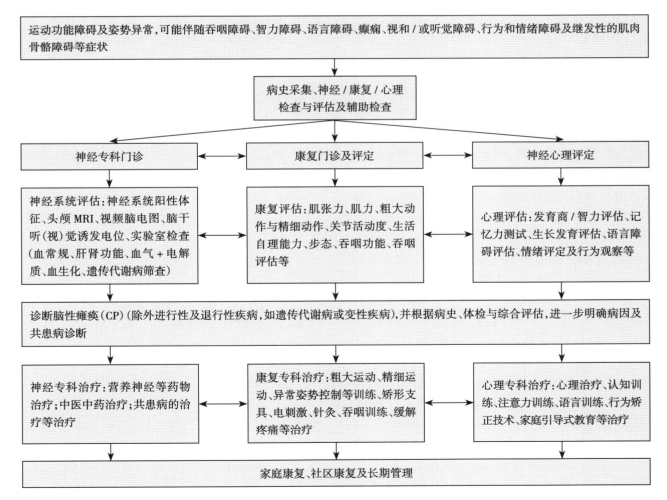

图9-2-1 脑性瘫痪的诊治流程

其他综合征也能够出现脊柱裂。当一个母亲有了一个患 NTDs 的孩子,再发的风险是 2%~4%;如生育的孩子有两个患 NTDs,则风险增至 11%~15%。

2. 临床表现 脊柱裂包括开放性脊柱裂与隐性脊柱裂。目前的分型术语规范不一,开放性、闭合性、显性、隐性、囊性这些术语常常混淆。开放性脊柱裂包括脑脊膜膨出(meningocele)及脊髓脊膜膨出症(myelomeningocele)。开放性脊柱裂指神经基板外露、及脑脊液漏。显性与隐性是指有无脊膜和神经组织通过脊柱裂膨出至椎管外形成囊性包块,属于闭合性脊柱裂的范畴。隐性脊柱裂的缺损隐藏在皮肤下,最常见的类型是腰骶部脊柱后弓孤立的融合失败。这在普通人群非常普遍(15%~20%),且多无临床表现。许多这一类型的患者在低位腰骶皮肤或皮下组织有异常,如深的骶骨的浅凹、血管瘤、一小片的毛发、一团脂肪等。脂肪性脊膜膨出,团块仅包括单独脂肪组织。脂肪瘤型脊髓脊膜膨出也包括了一些脊髓。其他闭合性脊柱裂的例子可能是简单的神经管闭合不全状态,如终丝牵拉、硬膜内脂肪瘤、永存终末腔、皮下窦道等,或更复杂畸形,如脊柱纵裂。其他脊柱畸形与脊索形成相关,包括尾部发育不全及脊柱节段性发育不全等。假如脊柱缺陷是位于胸部水平,很可能对运动有很大限制或下肢不能活动。当缺陷发生在腰部,较难决定预后,应视具体椎体受损情况而定。多数患有骶部缺陷儿童的活动性预后好。无脑畸形则是最严重的 NTDs 形式。

3. 评估 孕妇筛查包括 3 个指标的筛查(α- 甲胎蛋白,人绒毛膜促性腺激素及非结合雌三醇)。常规筛查在孕 15 及 18 周进行。假如母亲 α- 甲胎蛋白水平增加,可能怀疑为开放性脊柱裂的早期诊断或无脑儿,应行高分辨率超声检查。这项检查能够帮助分辨其他相关异常,如脑积水、Chiari 畸形(又称小脑扁桃体下疝畸形)及脊柱畸形。美国妇产科医师学会(American College of Obstetricians and Gynecologists,ACOG)指出,如果 α- 甲胎蛋白水平增高,应行羊膜腔穿刺术。在羊水中高水平的 α- 甲胎蛋白及乙酰胆碱酯酶能够确诊 NTDs。虽然并不推荐孕期常规检查,但是 MRI 可能对缺陷及相关畸形提供更详细的评估。

4. 治疗 运动处理主要目标是独立行走及自我照顾,使功能最大化。为了达到这些目标,患者需要一个合适的姿势,且可能需要行走的辅具或轮椅协助其运动。患儿的运动范围需要终生关注。

合适姿势取决于脊髓脊膜膨出的严重程度、合适的矫形外科及术后功能。治疗计划应尽可能跟随正常发育阶段,如从直立姿势、站立到活动。患腰及胸高位缺损的孩子在 12 月龄使用站立器能够帮助成功建立站立姿势。在 2~3 岁,高位腰部缺损的孩子,需要高水平的矫形及步态训练以获得独立运动能力,使用轮椅可提供独立的活动性。周期性的躯体及职业治疗评估是所有患脊髓脊膜膨出症治疗的一部分,评估内容包括运动范围、肌力及功能。脊髓脊膜膨出症规范化的物理及职业治疗评估应于婴儿期就开始提供。

总的来说,外科手术针对胎儿期开放性脊柱裂是无效的。脊柱缺陷的胎儿手术确实可减少脑积水的发病率,但对感觉运动功能没有明显效果。剖宫产对比阴道分娩是否有益处,尚存争议。

5. 预防与管理

(1) 预防:现已认识到叶酸添加可有效地减少 NTDs。FDA 在 1998 年 1 月开始强制性用叶酸强化谷类。脊柱裂发病率从 1991 至 2001 年降低了 20%。当前建议所有孕期妇女每天服用 0.4mg 叶酸。有高风险妇女应该每天服用 1~4mg 的叶酸。高风险妇女指有生产过 NTDs 患儿,具有肥胖、糖尿病或服用丙戊酸或其他导致 NTDs 相对风险的抗癫痫药物的妇女。避免其他已知致畸物,如酒精、高剂量维生素 A、异维 A 酸,或阿维 A 酯也很重要。中国妇女妊娠前后每天服用叶酸 0.4mg 能降低婴儿患 NTDs 的风险。产前诊断和人群干预相结合是降低神经管缺陷发生的有效措施。

(2) 初期保健:出生后及心肺功能稳定,应进行仔细体检,应避免脊柱裂囊包损伤。如果囊包是开放的,须立即关闭。当缺损完整且覆盖皮肤,可在数天或数周之后关闭。初始评估应包括完全神经学检查(包括上下肢运动观察)及使用针刺评估感觉功能。这一检查可能帮助预测将来的运动功能。骨骼检查可能揭示脊柱及下肢畸形。假如儿童有其他与缺损不相关的躯体异常,染色体分析及遗传学咨询应被执行。

(3) 多学科保健:因为此病涉及多种健康问题,且十分复杂,要求由多学科的专家队伍关注并协同处理。神经外科专家关注在新生儿期关闭缺损及处理脑积水。肾盂积水须紧急手术,而尿及大便失禁的处置可延迟到学龄前。矫形问题罕见,需及时关注。对关节及脊柱侧弯问题的控制及处理需动态跟踪。发育与行为儿科医师应关注儿童发育问题,严重发育延迟需在婴儿期就开始关注。共患轻度学习问题可能在青少年期才突出。故不同年龄段皆要及时评估发育与行为相关的问题。

【专家提示】

○ 脑性瘫痪或脊柱裂的治疗方案已经从强调病理生理的治疗(例如痉挛性)及损害(例如关节挛缩),扩展到强调改善功能或技能、并利于参与到社会活动中。

○ 处理患运动障碍如脑瘫和脊柱裂儿童的目标是通过为早期运动发展提供干预和治疗,以期达到最高可能的生命质量。

○ 改善步态质量及效率。

○ 改善儿童的功能技能。

○ 阻止继发问题。

○ 治疗相关健康疾病。

○ 关注共患病的诊治。

○ 鼓励儿童终生的自我决定和独立发展。

(陈文雄)

参考文献

1. Waters E,Maher E,Salmon L,et al. Development of a condition-specific measure of quality of life for children with cerebral palsy:Empirical thematic data reported by parents and children. child care health dev 2005 Mar;31(2):127-135.

2. 中国康复医学会儿童康复专业委员会,中国残疾人康复协会小儿脑性瘫痪康复专业委员会,《中国脑性瘫痪康复指南》编委会. 中国脑性瘫痪康复指南(2015):第一部分. 中国康复医学杂志,2015,7:747-754.

3. 中华医学会儿科学分会康复学组. 儿童脑性瘫痪肉毒毒素治疗专家共识. 中华儿科杂志,2018,56(7):484-488.

4. 林滨榕,徐国兴,刘家瑞,等. 脑性瘫痪儿童视觉障碍的研究. 中国康复医学杂志,2016,3(9):979-983.

5. 李静. 脑性瘫痪合并视听觉障碍的临床康复研究进展. 国际儿科学杂志,2016,43(11):844-846.

6. 杨敏玲,肖农. 小儿脑性瘫痪共患癫痫研究进展. 中华实用儿科临床杂志,2017,32(11):878-880.

7. 修波. 应重视规范脊神经管畸形的分类. 中华医学杂志,2017,97(48):3761-3762.

8. 陈文雄. 神经发育评估与早期发展. 教育生物学杂志,2017,5(3):113-118.

第3节　言语语言障碍

【开篇导读】

言语和语言障碍是儿童期常见的发育障碍,可影响儿童将来的阅读、写作、学习和社交能力。早期发现语言、言语障碍并及时进行干预尤为重要。本节重点讨论以下内容:语言及言语障碍的病因、临床表现、诊断及治疗。

语言是人类交流和思维的工具,语言能力是体现儿童发育水平的重要组成部分。语言障碍和言语障碍是儿童期常见的发育障碍。国外报道,2岁儿童语言迟缓的发生率约为15%~17%,学龄前儿童语言障碍的发生率为10%~15%,学龄儿童约为7%。国内上海市(2005年)的流行病学调查结果显示,24~29个月的男女儿童语言发育迟缓的检出率分别为16.2%和15.2%,30~35个月为8.3%和2.6%。语言和言语障碍的共病率可以高达30%~70%。语言及言语障碍可影响儿童将来的阅读、写作、学业和社交能力,因此,早期发现并及时进行干预尤为重要。

一、语言和言语

(一)定义

1. 语言(language)　语言是人类社会用来交流思想、感情和愿望等的特定符号系统。语言能力包括对这些特定符号的接受(理解)和运用(表达)两方面的能力。在生活中听和读的能力属于语言的理解,而说和写属于语言的表达。

语言的组成部分包括:形式、内容和使用三个部分。语言的形式是和语言的构架和规则相关的部分,语言的形式包含音韵系统(phonology)(发音组合的规则)、词法(morphology)(词语之间组合的规则,比如英文当中的复数名词要加"s")。有很多语言学家认为中文没有词法、句法/语法(syntax)(词语组成句子的规则);语言的内容是语言的符号系统要传达的信息和意思的部分,语言的内容包括语义(semantics);语言的使用包括语用(pragmatics),是这套系统在实际社交使用中的潜在规则的部分,即如何以约定俗成的方式使用语言来对话、交谈、沟通(图9-3-1)。从另一个角度看,语言又可以分为语言理解和语言表达两个部分。

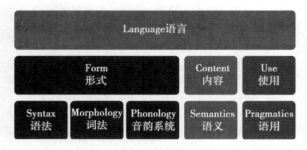

图 9-3-1 语言的组成

2. 言语(speech) 言语是通过动力源(肺)、振动源(声带,即发音体)、共鸣腔(咽腔、口腔、鼻腔)共同产生的复杂的声音信号。言语是口语交流的机械部分。这些声音信号,通常也称为语音,需要和语言信号对应,而语言沟通就包含在声音信号中解码语言信号的过程。言语包括以下4个部分:①语音的清晰度;②语音的流畅度;③语音口腔和鼻腔发出的控制(共鸣);④发音质量、声调和声强的控制(嗓音)。

(二)正常儿童语言和语音的发育

语言和语音的发育中有一个典型婴幼儿发育的里程碑的概念,即一般来说大多数婴幼儿在某个月龄都会发育出的一些技能。在临床上使用发育里程碑时值得注意的是:首先,这些技能出现的月龄有个体差异性;其次,婴幼儿在面诊时可能展现出一些技能,而有些技能则要通过问诊和详细的家长问卷评估来判断。

下面运用发育里程碑的概念,把婴幼儿的语言和语音发育分为下面4个阶段:

1. 前语言阶段 通过和成人的社交互动,婴儿的沟通在这个阶段不仅要表达其基本身体需要,也需要建立和照养者的情感联结。在6个月内婴儿就可以分辨照养者,比如妈妈的声音,会通过表情和手势等表现出更喜欢熟悉的人,比如妈妈。可见在前语言阶段,婴儿在和成人互动中,不仅在发育接受和协调人和环境发出的信息的能力,建立健康的情感联结,而且可以开始用眼神、表情、手势动作等非语言的方式来进行沟通。一般说来,前语言阶段婴儿发育的基本沟通技能包括:①沟通欲望;②共同注意;③模仿技能三个方面。沟通欲望指婴幼儿从简单的要求物件、拒绝等到要求动作、打招呼、回应和分享等。共同注意指两个人出于沟通的目的共同关注于一件事或一个物品上的能力。模仿能力指婴幼儿的动作模仿和声音模仿。值得重视的是,这些基本沟通技能是儿童发育语言,包括照养人最关注的语言表达的必备基础,而且这些基本沟通技能不仅在前语言阶段就开始发育,还贯穿婴幼儿之后的几个发育阶段。

在前语言阶段,婴幼儿通过社交互动发育基本沟通技能的同时,也推动了语言理解、语言表达和语音的发育。6个月的婴儿开始对自己的名字有反应,10个月的婴儿在听到"不可以"时,会从在做的事中停顿一下。此时的婴儿也可以对简单指令做出反应,如跟他说再见时,他会招手。婴儿在4~5个月时开始学会控制自己的口腔发出元音和一些辅音,从6个月开始进入咿呀学语期(可以不断重复辅音加元音的音节组合,比如"bababa""mamama",并有音量和音调的变化),但是婴儿发出这些声音不会特指某样物件或某个人。1岁以前的婴幼儿能通过非言语的方式如用手指、点头或手势等表示要求。

2. 命名阶段 婴幼儿1岁左右。语言理解能力发育到可以指认他人命名的各种常见物品和熟悉的人。在这个阶段婴幼儿指物件的功能,随着其沟通欲望能力的发育,除了用"原始要求性的指(protoimperative pointing)"来表达要求物件,还开始用"原始宣告性的指(protodeclartive pointing)"来表达分享自己有兴趣的事物,后者的结果就是基本沟通技能中的共同注意。在10~12个月的时候,婴幼儿的语言表达开始出现第一个真正的有意义的词,比如"ma"代表"妈妈","yao"代表"要××"等。一般婴幼儿先开始使用的是名词,其次是动词。对中文习得的初步研究中发现,婴幼儿对中文动词的使用早于使用英语语种的儿童。

3. 短语阶段 婴幼儿在18个月可以理解约150个词。当婴幼儿的表达词汇接近50个词的时候,他们开始组合词语,比如"妈妈"+"抱"、"要"+"果果"。同样在这个时候,词汇量的增加开始更为迅速,进入词汇暴发期。

4. 句子阶段　大约90%的儿童在2岁都能使用上面提到的2个词的短语。到了3岁,大部分的儿童都可以使用3个词的简单句子,比如"妈妈抱我""我要果果",并开始使用更长的句子。3岁的儿童也会遵循连续的2~3步简单指令,开始对"谁、哪里、什么"的问题作出应答,并且逐渐学会用方位词和代词。4~5岁时儿童掌握语法规则。他们能主动参与对话交流,会讲故事,遵循3步以上连续的指令。开始出现更复杂的语言形式,如条件句(如果……那么……)、连接词(因为……所以、但是……),能更为熟练地表达自己的意图和思想,在不同的情境下使用适当的语言进行交流。

儿童在6岁以前通过和成人的互动中学习语言的语义、句法以及一些基本的语用技能。而在6岁以后儿童需要用这些掌握的语义、句法以及语用技能在学校学习其他知识技能和恰当地参与学校生活中各种社交沟通。

语言理解和表达均遵循一定的进程,若超过一定的月龄仍未具备该能力,提示可能存在语言发育迟缓,需要做进一步的发育评估和全面的语言评估。临床医师在问诊时需要特别留意下面的语言发育迟缓预警征。

比如婴幼儿:

(1) 在12个月对名字还没有反应。

(2) 15个月的时候还不能说出第一个真正的词。

(3) 24个月还没有50个表达性词汇,或者还没有开始把词和词组成短语,比如"妈妈抱""要果果"。

(4) 3岁还没有3个词的句子,比如"我要果果",不能自发交流或者说话的清晰度达不到75%。

标准化的发育筛查或标准化的语言筛查可以帮助临床医师对婴幼儿进行常规的筛查,是尽早发现儿童语言发育迟缓的最有效的方法。具体的筛查和方法在第4节 语言和言语评估部分讨论。

(三) 语言发育的差异性

正常儿童之间语音和语言的发育进程有个体差异,这些发育早期的差异不影响将来的语言发育水平。正确认识语言发育差异性在临床上有很重要的意义。下面列举的是临床上经常遇到的例子:

1. 研究显示,正常发育的男女儿童之间词汇量及语法发育进程大约相差1~2个月。而语言障碍在男孩中比女孩发病率高。临床上要特别注意当男孩出现语言发育迟缓时不要解释为男孩的语言发育比女孩慢,而应该及时提供全面的发育评估和全面的语言评估。

2. 著名的"三千万词鸿沟"队列科研显示,在家长受教育程度低的家庭中,儿童的早期语言发育,特别是词汇增长明显比家长受教育程度高的家庭慢。研究发现,家长受教育程度,或家长社会经济地位(social economic status,SES)本身不是影响儿童词汇量的直接原因。受教育最高的组别的家长(具有大学和大学以上学历)比受教育程度最低的组别的家长(享受国家福利)在儿童4岁前输入的词汇总量要多3 000万。而受教育最高的组别儿童的词汇量大约是受教育程度最低的组别儿童的3倍。研究还表明,受教育最高的组别的家长比受教育程度最低的组别的家长语言输入不仅在"量"上要多很多,而且在"质"上也更符合前语言阶段的社交互动,能更好地推动基本沟通技能的发育。总结上面的研究可见,直接影响儿童早期语言发育的一个重要的直接因素是"语言环境"。正确地运用这个结论在临床上非常重要。比如,不同出生胎次儿童的语言能力也有差异,但是这个差异和胎次本身没有直接关系,而往往是不同胎次儿童的语言环境变化而造成的。

3. 在双语或方言环境中的婴幼儿,他们的发育进程和单语的儿童非常相近:比如第一个有意义的词出现的时间都是12个月左右,双词组合的出现在单语或双语环境中的婴儿大约都是18~19个月。临床上要特别注意在双语环境中成长的婴幼儿出现语言发育迟缓时,不要简单解释为双语环境造成了语言发育迟缓,而应该在问诊中详细了解婴幼儿双语环境的详细情况,是否两种语言都得到了有效的互动刺激,而且提供全面的发育评估和全面的语言评估。如果婴幼儿因为讲普通话的父母工作忙而只得到非常有限的普通话社交互动,而在评估中测试的是儿童普通话的词汇量,有可能儿童是因为语言环境中缺乏有效语言刺激而表现得滞后。如果婴幼儿在双语环境中得到两个语言的有效刺激,但是仍然表现出语言发育迟缓,及时的全面的发育评估和全面的语言评估就更加重要了。

4. 儿童沟通、语言、言语发育的临床思考框架　根据正常发育的婴幼儿的语言发育,Liu在

Pediatric Clinics of North America 2018 年的特刊中提出了儿童沟通、语言、言语发育的临床思考框架（图 9-3-2）。

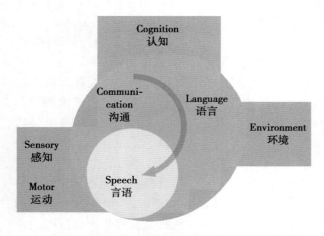

图 9-3-2　儿童沟通、语言、言语发育的临床思考框架

（1）儿童语言和语音的发展有 3 个核心部分：沟通、语言和言语。

1）沟通：回顾一下，在正常儿童的语音语言发育部分已经讨论过，婴儿在前语言阶段发育的基本沟通技能是其发展口语语言的必备基础。婴儿在学会说第一个词之前就通过这些基本沟通技能开始沟通了，如当妈妈和宝宝玩躲猫猫（peek-a-boo）游戏的时候，宝宝虽然还不会说话，但是他可以用咯咯笑、踢腿等动作来表示他喜欢这个游戏，因此妈妈可以和他一遍又一遍地玩。可见，婴儿的凝视、手和脚的动作、面部表情等都在和妈妈的社交互动中表达其需要，也和妈妈在互动中建立情感联结。同时，在这些前语言基本沟通中，婴儿建立的共同关注、轮流（咯咯笑之后要停下来轮到妈妈再玩一次躲猫猫）等沟通技能也是将来儿童在语言的社交使用语用能力的基。

2）语言：在给语言下定义的时候已经讨论过语言的组成部分包括语义、句法、音韵系统、词法（有很多语言学家认为中文没有词法）和语用，也可以分为语言理解和语言表达。临床上大部分来就诊的儿童通常是因为语言表达落后，比如儿童迟迟不开口。在了解语言的组成部分之后，可见家长常常关注的语言部分其实只是冰山一角（图 9-3-3）。值得强调的是 6 岁以前，婴幼儿通过和成人的互动习得基本沟通技能，在理解和表达两个方面发展语义、句法以及一些基本的语用技能等。这段时间是语言习得的关键的时期。

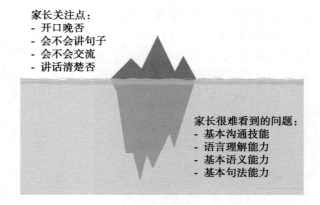

家长关注点：
- 开口晚否
- 会不会讲句子
- 会不会交流
- 讲话清楚否

家长很难看到的问题：
- 基本沟通技能
- 语言理解能力
- 基本语义能力
- 基本句法能力

图 9-3-3　家长对儿童语言关注示意图

3）言语：在给言语下定义的时候已经讨论过言语是口语交流的机械部分，包括语音的清晰度、语音的流畅度、嗓音（比如是否沙哑）和共鸣（比如是否过度鼻音等）。在临床上最常见的家长主诉除了"开口晚、不交流"，还包括"儿童吐字不清楚"（图 9-3-3）。家长容易把注意力都放在儿童的口部发育。比如，家长担心舌系带短或儿童的口部肌肉发育不良是导致儿童开口晚或吐词不清楚的原因。有关舌系带短和语音发育的关系是这样的：舌系带短是指儿童出生后舌底下正中的薄的带状结构没有退缩到舌根下，使舌部运动只限于口腔底部很小范围，舌头伸不出口。舌系带短在新生儿中发病率约为 4%~5%。因为在儿童舌的发育过程中，舌系带逐渐向舌根部退缩，舌尖逐渐远离舌系带，舌系带短的现象一般在儿童 4~5 岁时就自然消失了。临床上，除非存在明显的母乳吮吸困难，否则新生儿期或婴儿期不建议进行舌系带过短的手术治疗。大量的临床研究已证明，舌系带短与语音发育无关。除非舌系带短的儿童同时伴有其他口腔异常或口部运动问题，或其舌系带短极度严重，一般程度上舌系带短不会导致儿童发音不清。家长把注意力都放在儿童的口部发育上，往往就会忽略婴幼儿发育中的沟通和语言的发育（图 9-3-3）。因开口晚、不会说话、吐词不清楚来就诊的儿童，临床儿科医师需要对儿童的整体发育、基本沟通技能、语言技能和语音技能都进行全面的评估。

（2）儿童语言和语音发育密切相关的部分包括认知、感知觉、运动和环境。

1）认知：认知是儿童到成人的发育中认识环境、学习知识、运用知识解决问题和适应环境的过程，主要包括注意、学习、记忆、问题解决和决策制定等的发生和发展。不论是皮亚杰的认知发展理论还是维果斯基的社会文化理论都认为儿童的语言发育和儿童的认知发育关系甚密,尤其与其反映早期认知发育的互动玩耍能力有关。比如,在皮亚杰认知发展理论中的前运算阶段(2~7岁)的一个重要特征就是儿童在前运算阶段通过象征性玩耍(symbolic play)来获取知识,如看见妈妈打电话,自己拿起一根香蕉放在耳朵边也开始说话,说明儿童对"电话"这一物件和"打电话"这一动作的社交功能开始理解,虽然儿童的语言表达可能还比较有限,但已经用自己现阶段可以表达的象征性玩耍在和妈妈进行恰当的社交互动。临床上,如果婴幼儿的年龄到了两岁,玩耍能力却仍然迟迟停留于早期的探索性玩耍,比如捏、敲、咬玩具阶段,或只是简单的功能性玩耍,比如把几个积木搭起来,而没有开始象征性玩耍,这个儿童的语言发育一定也会表现得迟滞。

2)感知觉:包括视觉、听觉、嗅觉、触觉、味觉以及负责平衡和速度的平衡觉。儿童这些感知觉的发育会直接或者间接地影响儿童的语言发育。比如,如果儿童的触觉超敏,那么当其处于皮亚杰的认知发展理论的运动感知发育阶段(0~2岁)时,他可能会不自主地减少用触觉来从周围获取信息的机会,而这个阶段的儿童恰好需要通过触觉结合其他感知觉来探索周围的世界以增加词汇量,所以这个儿童词汇发育的速度可能就会较同龄人慢。又比如,一个双侧极重度听力障碍的婴儿,如果听力障碍没有被及早发现,从而没有及早接受听力干预(如配戴助听器和人工耳蜗植入),那么他通过听力来发育的语言能力肯定会受到严重影响。临床上值得注意的是新生儿听力筛查和任何怀疑有语言发育迟缓儿童的听力筛查都是必需的。

3)运动:运动功能的发育主要包括粗大运动、精细运动和肌张力的发育。粗大运动的经典动作包括翻身、起、坐、爬、走以及跑等,这些粗大运动可以让婴儿移动自己的身体进而可以从周围的环境中获得不同的体验。儿童在户外和其他儿童一起互动玩耍的过程中需要进行很多粗大运动。精细运动包括抓握、画画、写字,以及常规事件参与,如吃饭、穿衣等。处于皮亚杰认知发展理论中运动感知阶段的婴儿会通过触摸、抓握以及手动的其他操作等来感知自我,来了解物体、他人以及环境的特征,这些对于他们学习用事物名称来指代

事物奠定了基础。肌张力是指处于休息状态的肌肉所保持的潜意识的低水平的肌肉收缩。如21-三体综合征(唐氏综合征)儿童有可能会出现肌张力低下。肌张力低下的患儿有可能出现头部控制障碍或也有可能有姿势异常,继而可能直接或者间接地影响其粗大和精细运动。这种连带的运动问题也会影响其呼吸功能以及言语功能。

4)环境:在语言发育的差异性的部分已经详细阐述了婴幼儿发育环境中输入语言的质和量的不同,都会影响儿童的语言发育。临床上儿科医师鼓励家长通过互动性的玩耍和婴幼儿建立情感联结,在互动中提供"刺激语言发展"的语言环境。同时,针对语言发育迟缓的儿童家长,强调以家长辅导方式进行的早期儿童语言干预的重要性。

随着网络和各种平板电脑及智能手机在家庭的广泛使用,婴幼儿的屏幕暴露时间不断增加,家长和儿童的有效互动时间减少,儿童发育基本沟通技能和玩耍技能的机会减少,从而也对儿童语言发育造成负面影响。临床上美国儿科学会(American Academy of Pediatrics, AAP)对婴幼儿屏幕时间的建议:18个月以下的儿童,除了有家长在旁引导的视频通话,不建议有其他屏幕时间;18~24个月儿童可以有少量屏幕时间,但必须以家长互动的形式帮助儿童理解屏幕活动,不建议儿童有任何单独的屏幕时间;2~5岁的儿童:每天不超过一小时屏幕时间,仍建议家长以互动的形式帮助儿童理解屏幕活动。在屏幕时间时,挑选符合您儿童年龄的歌曲、游戏和故事。和儿童一起看和玩,谈论共同关注的内容,帮助儿童把屏幕上看到的和生活中场景联系在一起。

总结:儿童沟通、语言、言语发育的临床思考框架强调临床儿科医师不要孤立地看待儿童的语言和语音问题,而要从儿童的整体发育、语言发育环境以及儿童语言中沟通、语言和言语发育的全面考量来看待儿童的语言和语音发育。

二、语言障碍

(一)定义

根据临床和学术的需要,语言障碍这个概念经常有不同的术语,这些术语含义有重叠,但又不完全相同,经常造成专业人士感到混淆不清,也会影响到对语言障碍的诊断和鉴别诊断。所以,清楚这些术语是了解语言障碍的第一步。

语言发育迟缓(language developmental delay)

指儿童语言发育遵循正常儿童的顺序,但比正常速度要慢,未达到与其年龄相应的水平,而且有可能追赶上同龄人。

语言障碍(language disorder)是指儿童的语言理解或/和语言表达大幅度地低于同龄儿童语言水平,而且这个差异会长期持续。语言障碍可能涉及语义、句法、语用等语言的组成部分。

狭义的语言障碍是指特定性语言障碍(specific language impairment,SLI),其传统定义指儿童的障碍仅限于语言。诊断过程需要确认儿童语言能力显著落后于同龄人,非语言智商正常,同时排除听力障碍、孤独症谱系障碍、神经性损伤(neurological damage)等情况下语言技能的显著缺陷。

临床观察和研究表明,在患有语言障碍的儿童中,部分儿童非语言智商略低于正常值的临界点,部分注意不集中、多动,或有社交困难。2016年,英国牛津大学发展神经心理学教授Dorothy Bishop就特定型语言障碍的定义、名称、症状及诊断方式系统征询了59位全球教育心理、言语障碍和医学专家的意见。这些专家们提议在临床上使用发育性语言障碍(developmental language disorder,DLD)。发育性语言障碍的诊断过程也要求确认儿童语言能力显著落后于同龄人,但是对儿童的非语言智商不做直接要求,同时排除智力障碍、听力障碍、孤独症谱系障碍和神经性损伤等情况下语言技能的显著缺陷。正如儿童沟通、语言、言语发育的临床思考框架中讨论过沟通、语言、言语、认知等的密切关系,专家们指出,很多患有发育性语言障碍的儿童可能同时患有常见

的共病,比如注意缺陷多动障碍(attention deficit hyperactivity disorder,ADHD)、语音障碍、口吃和学习障碍等。除了发育性语言障碍的概念,这些专家们也提出了继发性语言障碍的概念,即与其他障碍关联的语言障碍,比如与智力障碍、听力障碍、孤独症谱系障碍等关联的语言障碍。

广义的语言障碍包括上面讨论的各种语言障碍(图9-3-4)。而在DSM-5的诊断标准中的语言障碍[315.39(F80.9)]则和发育型语言障碍的定义相似。

语言发育迟缓和语言障碍诊断的根本区别就在于语言发育迟缓有可能追赶上来,而语言障碍则会持续到学龄期、青少年期,甚至到成人期。在2~3.5岁儿童中,语言发育迟缓的比例约为13.5%~17.5%。随着年龄的增长,约有一半的语言发育迟缓儿童会在学龄前自然追赶上同龄人的语言发育进程,而另一半则有持续的语言发育困难。在4~7岁的年龄段,约有9.4%儿童的语言发育仍然大幅度落后于同龄人,而且这一现象会持续。患有特定型语言障碍的儿童的发病率约为7.4%。

(二)病因

伴随其他的神经发育障碍的语言障碍的病因:

1. 听力障碍　听觉是声音感知的重要途径,听力受损的儿童不能正常地感知声音,从而影响儿童早期语音和语言的发展。

听力障碍儿童所能感知的语音取决于听力障碍的程度和音频范围。轻度听力障碍的儿童难以识别某些高频音。尤其是在背景噪声中,比如在幼儿园中,即使有轻度听力障碍或单侧听力障碍

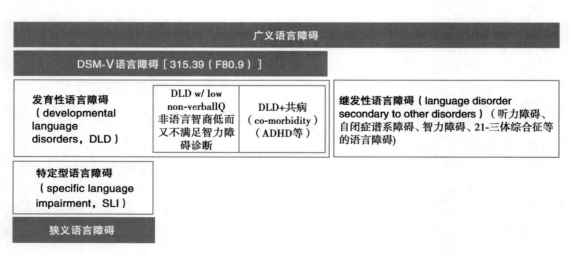

图9-3-4　广义语言障碍诊断标准

的儿童,从噪声中解码语音信息中的语言信息会有困难。但是,轻度听力障碍或单侧听力障碍对儿童在安静环境中和照养人一对一的互动几乎没有影响。中度听力障碍儿童对很多语音的识别都有困难,从而无法在语音中解码语言信息,也无法在前语言阶段对这些听不到的语音进行早期的模仿。重度和极重度听力障碍的儿童基本上无法听到语音。值得一提的是,即使是患有重度和极重度听力障碍的儿童前语言期也会发出一些咿呀学语的声音。听力障碍的儿童会出现不同程度的语言理解和口语表达困难,这些儿童的语言发育状况受多种因素的影响,如听力障碍的程度、干预(包括听力干预和语言干预)的年龄、干预的连续性等。随着新生儿听力筛查技术的普及,在儿童发育早期即可识别出中度、重度和极重度听力障碍的儿童,验配助听器和植入人工耳蜗,并且尽早进行语言干预可显著提高其语音和语言技能。

慢性或复发性分泌性中耳炎儿童有可能出现语言发育落后,但是两者关系没有必然性。虽然因为慢性或复发性分泌性中耳炎有可能造成暂时性听力障碍,但是这些儿童语言发育出现落后一般发生的原因往往并非慢性或复发性分泌性中耳炎本身,而是合并的其他因素如低社会经济家庭语言输入的质和量都不足所致。正如儿童沟通、语言、言语发育的临床思考框架强调,临床儿科医师要从框架中的各个部分来考量真正影响该儿童的语言和语音发育的多重因素。

2. **智力障碍** 轻度智力障碍患儿的语言发育遵循正常的程序,但发育速度持续较慢,词汇和语法技能差;中度、重度和极重度智力障碍患儿常有异常生物学因素,如遗传性疾病、代谢性疾病或神经系统发育异常。

唐氏综合征(21-3 体综合征)患儿语言理解能力差,尤其表现在语法技能上,有些患儿发音不清,语言不流利。脆性 X 染色体综合征男性患儿有语速和韵律异常,回声样语言或重复语言,语用技能差,不能保持话题,缺乏目光对视,焦虑。

威廉姆斯综合征患儿在发育早期即可出现语言发育明显落后,随着年龄增长,其社交技能有所发展,但是语法和语言理解能力仍较差。

3. **孤独症谱系障碍** 以社交、沟通障碍及重复、刻板行为为特征。严重的孤独症患儿没有功能性语言,缺乏共同注意等前语言的基本沟通技能,可能有重复没有功能性的语言或有夸张的韵

律。即使是轻度孤独症患儿,也表现出语言的语用部分技能差,无法发起、保持谈话或根据情景变化改变谈话的主题。大多数介于轻度和重度之间的孤独症谱系障碍的儿童不仅语用能力差,而且语义和句法的发育也有很多问题。语言障碍的儿童语言落后也会表现在语义、句法和语用这三个方面。这就是为什么语言障碍的儿童在临床上容易被误诊为孤独症谱系障碍儿童的原因。因为孤独症谱系障碍患儿的语言能力跨度非常广:从单纯的语用问题到完全没有功能性语言,所以语言问题,特别是语义和句法问题不是 DSM-5 孤独症谱系障碍诊断标准中的一项。但是,值得注意的是大量临床科研证明,孤独症患儿的早期语言能力是预测其预后情况最重要的一个指标。

4. **神经系统疾病** 各种累及语言中枢的器质性病变,如脑炎、脑发育不全、脑瘫、脑血管病变等,均可能导致不同程度的语言障碍。癫痫状态、频繁持续的癫痫样放电,也会影响语言功能和认知能力。

5. **Landau-Kleffner 综合征** 一种少见的癫痫,又称获得性癫痫性失语,表现为语言能力的倒退。影像学研究未发现明确的脑部异常,EEG 异常表现多样。对认知和语言有远期不良影响。另一种影响认知和语言的获得性癫痫为慢波睡眠中的持续性尖波,通常在 5~7 岁起病,影像学检查脑发育异常率较高,常伴有记忆力差和行为问题。

6. **严重脑外伤** 易出现持续性的语音和语言障碍,严重程度受多种因素影响,如外伤严重程度、外伤类型、部位、年龄和社会经济状况等。左侧大脑半球损伤的儿童,语言能力受损较成人轻,多表现为轻度语言落后。功能性磁共振研究显示,这些患儿的语言加工可在右侧大脑半球进行,提示儿童期脑损伤后,神经系统具有可塑性,可以在右侧大脑半球重建语言功能。

7. **特定性语言障碍或发育性语言障碍** 大量家族史收集研究、双胞胎研究和分子遗传研究(即可能与特定性语言障碍相关的候选基因,如 *FOXP2*、*CNTNAP2*、*ATP2C2*、*CMIP* 和 *K1AA0319* 等)以及神经生物学研究证明,特定性语言障碍儿童的病因是基因的易感性(genetic predisposition)和环境因素交互的结果。比如,患有 SLI 的儿童的左右大脑半球不对称性和正常儿童相反。但是同时研究也发现,SLI 儿童家族中没有患 SLI 的其他成员,虽然其左右大脑半球不对称性也和正常儿

童的相反,但是这一神经解剖学的差异并没有导致这些家庭成员的语言发育异常。而且大量的功能性磁共振成像(fMRI)和事件相关电位(ERPs)的研究也显示,两个确诊为 SLI 儿童即使有相似的神经生理学或神经解剖学的结果,数年后他们的神经生物学和语言障碍的具体症状都非常不一样。这些研究说明社会和语言环境等外界因素影响 SLI 的发病机制。在临床上使用这些科研结果可以总结为两点:第一,有 SLI 家族史是一个高危因素;第二,再次强调社会和语言环境对儿童语言发育的重要性。

8. 极端环境因素引发的语言障碍　儿童沟通、语言、言语发育的临床思考框架强调了环境对语言发育的影响。早期发现负面环境影响,并及时调整环境以提高儿童接受有效的互动语言刺激,可以有效地帮助儿童追赶语言发育进程。在一些极端的情况下,在儿童发育的早期如果脱离语言环境,如家人严重缺乏与儿童的语言交流、语言环境剥夺、遭受虐待和严重的忽视时,由于儿童极度缺乏语言刺激,无法学习和发展语言,最终导致语言障碍。

(三) 临床表现

有些儿童表现为语言的理解和表达都困难,既不能明白大人的指令或只能明白几个简单指令,也迟迟不开口,不会表达;有些儿童能够理解日常生活中的指令和对话,但迟迟开不了口或开口比同龄人晚,表达极其简单;还有的儿童虽然可以说不少话,但内容肤浅,词汇贫乏,词不达意,不能恰当地开启和延续一个话题。除了语言缺陷外,语言障碍儿童往往还表现出情绪上易发脾气、急躁,以及行为问题,如注意分散、冲动、攻击性和自我伤害行为。

(四) 临床分类

临床上有五种类型的语言障碍:

1. 语言理解障碍　由于理解是表达的基础,通常语言理解障碍的出现也伴有语言表达障碍。有一些特殊的情况下,比如,一部分患有孤独症谱系障碍儿童可能为因为有很多鹦鹉学舌式的说话(echolalia)或因为背下来整段整段的句子表现出正常或超常的语言表达能力,而其语言理解能力在功能性的沟通过程中会表现出明显缺损。患脑积液的儿童在幼儿期有一个典型的症状,叫"鸡尾酒会症状",即这些儿童的语言表达能力在幼儿期会表现出容易和人交流,并使用完整句子,讲自

己会讲的,但是语言理解能力缺损,经常会言不达意。当这些儿童到了 6~7 岁的年龄,整体的语言,包括阅读等能力都落后于同龄人。

2. 语言表达障碍　儿童的语言理解正常,而语言表达显著落后于同龄人。临床上语言表达障碍的儿童早期表达词汇少、迟迟不会组句子,即使可以讲句子,描绘一件事时经常会用很多不特指的词,比如"东西""这个""那个"或用很多"嗯"。语言表达障碍在特定性语言障碍的儿童中比较常见。

3. 语言理解和表达混合性障碍　儿童的语言理解和语言表达能力都显著落后于同龄人。从儿童沟通、语言、言语发育的临床思考框架来看,这些儿童往往除了语义和句法落后,还在其他方面,比如认知、沟通、感知觉、运动中的一方面或多方面落后。特定性语言障碍患儿中,有一部分会有语言理解和表达混合型障碍。发育性语言障碍和继发性语言障碍的患儿中,非语言智商偏低的儿童继发性语言障碍,通常会有语言理解和表达混合性障碍。临床研究发现,在这些儿童中,语言理解能力相对强的儿童的预后比语言理解能力相对弱的要好。

4. 听觉处理障碍　听觉处理障碍(auditory processing disorder,APD),又称中枢听觉处理障碍(centralauditory processing disorder,CAPD)。和听力障碍相比,患有 APD 的儿童有正常的听阈,但是对语音信息的处理困难,从而对解码这些语音中的语言信息也会出现问题。临床上最常见的症状是在噪声环境下,比如在幼儿园中,儿童处理语音和语言信息尤为困难,所以同时他们在行为上也容易出现不专注,容易走神。APD 和 ADHD 在症状上容易混淆。APD 的诊断需要听力医师经过一系列的 APD 诊断相关的听力测试,比如二重听觉语言辨别测试(dichotic word testing)等才能确诊。

5. 语用障碍　儿童在语言的社交使用上出现困难,比如无法在沟通中识别别人的情感,无法理解言外之意和幽默等,和很难去发起、保持或终止谈话或根据情景变化改变谈话的主题。患有孤独症谱系障碍和脑积液的儿童的一个明显的症状就是语用障碍。一部分患有发育性语言障碍的儿童也有一定程度上的语用障碍。DSM-5 中虽然已经加入了社交语用沟通障碍(social pragmatic communication disorder,SPCD)的诊断,但是因为还没有循证的诊断工具,这个诊断暂时在临床中用

得比较少。

（五）常见共病

1. 言语障碍 言语障碍是语言障碍的常见共病。其中言语障碍和语言障碍的共病率大约在30%~70%之间。所以，即使家长主诉只是"吐词不清楚"，儿童也需要接受语音评估和语言评估。

2. 注意缺陷多动障碍（attention deficit hyperactivity disorder，ADHD） 儿童沟通、语言、言语发育的临床思考框架中指出认知和语言发育的密切关系。由于注意也是认知中的一个部分，很多临床研究发现注意缺陷也是发育性语言障碍的潜在共病。患有语言和语音障碍使儿童被诊断为ADHD的概率是没有语言语音障碍儿童的6.75倍。在去除样本中有语音障碍的儿童后，风险率也达到了3.7倍，超过了随机概率。

3. 诵读困难（dyslexia） 常常和阅读障碍（reading disorder）混淆。临床上诵读困难是阅读障碍中的一类，主要症状为字词解码（word decoding）困难。字词读音和字词配对是字词解码的基础。而语音意识（phonological awareness），即对字词中语音的组合的意识，比如字词中音节划分和音节组合等技能又是字词解码能力的基础。阅读障碍还有一类是语段理解困难（reading comprehension difficulty）。语段理解困难实际上属于语言理解障碍，其问题的关键是对书写表达出来的语义、句法等的理解困难。如果儿童早期有对口语的语言理解障碍，到了学龄就很可能会有语句段落理解困难。研究表明，患有语言障碍的儿童在学龄期有约25%患有诵读困难的共病。

（六）临床评估

儿童沟通、语言、言语发育的临床思考框架（图9-3-2）强调即使家长主诉中提到的只是"开口晚、不交流"或"儿童吐词不清楚"（图9-3-3），临床儿科医师不要孤立地看待儿童的语言和语音问题，而要从儿童的整体发育以及儿童沟通、语言和言语发育以及语言环境等方面全面考量来进行评估。

1. 病史 了解目前儿童的语言理解和表达情况，询问母亲孕期情况、儿童出生史、生长发育史、既往史、家族史和照养环境等。家族中有说话延迟是儿童语言发育迟缓和语言障碍的一个高危因素。儿童的早期语言环境也是影响儿童语言发育的一个重要因素。

2. 发育测试 根据儿童的行为表现、游戏技能反映儿童的发育水平。常用的诊断性发育测试，如贝利发育测试（Bayley developmental test）和格塞尔发育测试（Gesell developmental test）。通过发育测试结果，分析儿童的语言与整体发育水平包括认知水平之间是否有差异。

3. 听力测试 儿童语言异常首先要排除听力问题，常规作听力筛查。如果听力筛查不通过则需要转诊耳鼻喉科接受全面的听力测试，包括耳声发射法、声阻抗测听法、脑干诱发电位、游戏测听等了解听力状况。

4. 辅助检查 根据具体临床需要而定。

（1）遗传学检测：随着分子遗传学技术的发展，可以进行染色体微缺失和相关语言基因检测。

（2）影像学检查：通过颅脑MRI检查，了解是否有中枢神经系统病变。

5. 语言评估

（1）儿童语言发育进程：儿童语言发育进程遵循规律如表9-3-1所示。

表 9-3-1　儿童语言发育规律

儿童年龄	语言发育规律
0~4 个月	无意识交流
4~9 个月	有意识交流
9~18 个月	单词阶段
18~24 个月	词组阶段
24~36 个月	早期造句阶段
3~5 岁	熟练造句阶段
>5 岁	语法派性阶段

儿童的词汇爆发期在16~19个月。儿童最初表达的50个词语如下，并且当儿童能主动表达50个词语时，就出现了短语或句子（表9-3-2）。

表 9-3-2　儿童最初表达的 50 个词

类别	词语
人物	爸爸、妈妈、奶奶、爷爷、姐姐、宝宝、阿婆、弟弟、妹妹、哥哥、阿姨、叔叔、舅舅
物品	花、蛋、虾、球、饭、糖、袜、脚、手、嘴、鼻、头、车、耳朵、眼睛、电话、帽子、灯、菜、肉、饼
动物	狗、鸡、猫、鸭、鸟、马
动词	吃、拿、不要、要、谢谢
象声词	喵、呜呜、汪汪、咦

30个月的儿童所掌握的语法结构主要如表9-3-3所示。

表 9-3-3　30 个月儿童掌握的语法结构

类型		掌握率
名词 - 动词	如"我要"	100%~98.9%
动词 - 名词	如"拿饼饼"	99.1%~98.9%
否定 - 动词	如"不去"	91.6%~93.3%
介词 - 名词	如"在桌上"	93.5%~94.4%
名词 - 动词 - 名词	如"妈妈吃饭"	88.8%~95.5%
介词	"的"	97.2%~97.8%
介词	"在"	88.8%~97.5%

3 岁儿童逐渐学习和应用代名词:"你、我、他",有问必答,3 岁后儿童的平均句子长度逐渐加长;4 岁儿童逐渐学会讲故事,4.5 岁儿童有 40% 能讲完整的故事结构,5.5 岁儿童达到 75%,6 岁儿童则可达到 90%。

(2) 标准化语言测试:标准化语言评估是儿童语言发育迟缓和儿童语言障碍诊断中不可缺少的一部分。参照常模的标准化语言评估可以帮助儿科医师客观地了解儿童的语言能力和同龄人相比落后的程度。测评工具的详细讲解请参见第四章第 4 节。

(3) 非标准化语言测试:标准化的语言评估是在每个年龄段使用预先设计好需要测试的题目,在不给儿童提示的情况下,测试儿童已经发育的语言技能和还没发育的语言技能。而非标准化语言测试侧重于在自然的情景下,同时提供各种提示支持的情况下儿童显出的语言技能。

语言障碍和语音障碍的共病率非常高,所以不论是因为语言问题还是语音问题来就诊的儿童,语言评估和语音评估都应该是临床上全面评估中不可缺少的。

(七) 诊断

在 DSM-5 的诊断标准中,有一大类统称沟通障碍,语言障碍[315.39(F80.9)]和刚才提到的社会(语用)沟通障碍[315.39(F80.89)]都属于沟通障碍。

语言障碍在 DSM-5 的诊断标准如下:

1. 因理解或表达缺陷而在说、写、肢体语言及其他形式上出现语言获得和使用的持续困难,包括:

(1) 词汇量少(词语理解和使用方面)。

(2) 句子结构受限(将词语组成不同句子的能力)。

(3) 叙述缺陷(使用词汇和句子解释或描述一系列事件或对话能力)。

2. 语言能力大幅度地、可量化地低于所期望的年龄水平,导致有沟通、社会参与、学业成就或职业工作出现上述单一或多个能力的功能限制。

3. 症状始于发育早期。

4. 非听力或其他感觉损伤、运动障碍、其他医学或神经疾病;也非智力障碍(智力发育障碍)或全面发育迟缓导致的上述缺陷。

儿科医师在临床上使用 DSM-5 诊断标准时要考虑的要点:

第一,虽然诊断标准没有给出可以诊断儿童语言障碍的最小年龄,根据大量临床研究发现 3.5 岁以后有超过 1/2 的语言发育迟缓的儿童的语言技能赶超上来,进入正常值,建议在 4 岁以前慎用语言障碍的诊断。

第二,从诊断标准来看,有一个关键词"持续困难"值得关注。语言障碍的诊断是一个动态的过程。比如,一个 2 岁的儿童语言评估的结果虽然是明显落后于同龄人,临床上要给出语言障碍这个诊断可能需要 6 个月、1 年等定期随访之后才可以作出语言障碍的诊断。这从另一个角度也说明 4 岁以下的儿童语言落后的诊断为儿童语言发育迟缓可能更为恰当。同时也说明语言障碍诊断中一个很重要的部分是病史和定期随访。

第三,在临床上也需要注意的是语言障碍的诊断不可以只基于一个测试词汇的语言评估,比如图片词汇测试。在诊断标准中要求对语义、句法和语言在叙事中使用的理解和表达部分都要测试。

第四,诊断标准中还有两个关键词:"大幅度"和"可量化"。参照常模的标准化语言评估给临床医师提供的测评结果是"可量化"的。经过信度和效度研究的标准分和百分位分数可以提供儿童的语言落后是否是"大幅度"的。所以参照常模的标准化语言评估在儿童语言障碍诊断中必不可少。

第五,诊断标准中的另一个关键词"功能限制"也很重要。虽然参照常模的标准化语言评估在语言障碍的诊断中不可缺少,儿科医师不可以单凭标准分或百分位分数来诊断语言障碍。非标准化语言评估和家长以及老师的问卷评估可以帮助儿科医师对语言能力落后于同龄人是否造成了"功能限制"有很重要的作用。

第六,诊断标准和前面讨论的"发育性语言障碍"非常相似。也和世界卫生组织 国际疾病分类第 11 版（ICD-11）中的"发育性语言障碍"诊断很相似。

社会（语用）沟通障碍［social（pragmatic）communication disorder，SPCD］在 DSM-5 的诊断标准如下：

社交使用口头和非口头交流存在持续困难特征如下：

1. 把用于社交目的的沟通（例如问候和分享信息）使用在合适的社交场合出现缺陷。

2. 根据不同场合或在和不同的人打交道时调整自己语言的能力（例如在教室中讲话与在操场上说话不同，与孩子说话的方式不同于成人，以及有时需要避免使用过于正式的语言）出现缺陷。

3. 遵循谈话和讲故事时的社交规则（ 例如轮流谈话，被误解时重新换个说法讲一遍，以及知道如何使用口头和非语言信号来调节互动 ）出现缺陷。

4. 难以理解不明确的陈述（如推理）、非文字意思或意思模糊的语言（如谚语、幽默、隐喻及取决于上下文的多重含义）。

（1）该缺陷导致有效沟通、社会参与、学习或职业工作中一方面或多方面的功能缺陷。

（2）症状始于发育早期（但缺陷是在社会交流需求的受限超过其能力时才充分暴露出来）。

（3）症状非医学或神经疾病，或词语结构及语法能力低下所致，也非孤独症谱系障碍、智力障碍（智力发育障碍）、全面发育迟缓或其他精神障碍所致。

值得一提的是：虽然因为还没有循证的诊断工具，社会语用沟通障碍（SPCD）这个诊断暂时在临床中还用得比较少，在诊断过程中 SPCD 和高功能的孤独症谱系障碍容易混淆。SPCD 关注的核心功能缺损在语言和非语言在社交沟通中的持久困难，而诊断标准中没有刻板行为和感知觉异常等症状。

再次强调根据儿童沟通、语言、言语发育的临床思考框架，临床儿科医师在诊断过程中要从儿童的整体发育、儿童沟通、语言和言语发育、儿童语言环境的全面考量来看待评估和诊断语言障碍。

（八）治疗

儿童语言发育迟缓和语言障碍治疗的循证基础是大脑的发育性神经可塑性。大量科研的结果可以总结为两点：第一，婴幼儿期大脑皮层的神经突触显著增加；第二，通过语言互动经历增加或加强了和语言互动经历有关的神经联结，推动了儿童语言发展。临床上对这些科研结果使用也总结为两点：第一，积极推动基层妇幼保健、家长和早教老师关注儿童语言发育，并且通过定期语言筛查实现早期发现和早期干预；第二，语言干预的一个重要的要素是有效的语言互动。

1. 根据评估制定治疗目标和方案　语言评估主要有两个目的：第一，协助儿科医师作出循证的诊断；第二，协助语言治语言疗师制订治疗目标和方案。有针对性、个体化目标的治疗才是最有效的治疗。治疗师在语言评估的过程中，会根据儿童在标准化和非标准化语言评估中表现出的具体基本沟通技能、语义、句法、语用等强项和弱项制定个体化的治疗目标。根据语言评估的结果制订有针对性的和个体化的治疗方案和目标是语言治疗中至关重要的一步。

标准化和非标准化语言评估可以呈现出儿童沟通和语言方面很多需要治疗的具体目标。在根据评估结果制定治疗目标时要遵循下面优先选择治疗目标的原则：

（1）儿童语言发展的规律。比如，儿童在还没有一定量的功能性名词和动词的积累之前不会使用短语和句子。

（2）各个年龄段的沟通和语言需要：

1）0~3 岁：儿童主要在家，帮助父母建立和婴幼儿的情感联结，在互动中推动基本沟通技能和认知玩耍技能发育，也在互动游戏中创造既有量又有质的语言环境。

2）3~6 岁：儿童开始过渡到进入幼儿园，儿童需要在老师的口头指导下参与集体互动的活动。所以儿童不仅要在游戏互动中运用基本沟通的技能，而且要掌握语义和句法知识来听懂指令和在社交活动中表达需要。在这个年龄段，语言治疗也要开始考虑儿童入学准备（school readiness）所需要的语言能力和相关技能。

3）学龄期：学龄期儿童开始使用语言在学校学习知识和生活技能。这个阶段的儿童越来越多地使用已掌握的语言来处理更多内容复杂、数量较多的课程，同时使用分析、综合、关联、调整、判断和预测新信息等一系列复杂的和语言有关的认知功能。此外，在学龄期，治疗目标还需要包括口语、阅读和写作等多方面的语言技能。

（3）维果斯基（Vygotsky）的最接近发展区理论（zone of proximal development，ZPD）：即所定的目标应略高于个体儿童的发育水平，但应使儿童不在帮助下即能够达到。

（4）SMART原则：

1）Specific——明确具体："可以理解'不＋动词'的简单句子"的治疗目标就比"可以懂得句子"明确具体。

2）Measurable——可量度："可以在自然互动中讲'动词＋宾语'的简单短语，准确率为80%"的治疗目标就比"可以开口讲话"可量度性好。

3）Attainable——可能达到的："一个基本沟通技能很差的还没有口语技能儿童"在三个游戏活动中表现出恰当的共同关注，准确率达60%"的治疗目标就比"能讲简单句子"更可能达到。

4）Relevant——和儿童生活相关："能恰当回答'有/没有'的简单问题"的治疗目标就比"能背5首唐诗"更和儿童的生活相关。

5）Time-bound——有时间限制：一般短期计划是3个月，长期计划是6个月。

2. 语言治疗的方法和技巧 有了个体化的治疗目标和方案，在各个年龄段根据儿童的发育和语言能力，需要运用合适的治疗方法和技巧。

（1）0~3岁儿童：在这个阶段临床上最经济有效的干预方法是以家庭为中心的父母培训和指导。临床研究显示，"前语言情景教学法"（prelinguistic milieu teaching，PMT）和"语言情景教学法"（milieu teaching）两种策略对这个年龄段的儿童来讲是有效的治疗方法。前语言情景教学法和语言情景教学法的前提都是：语言治疗要在儿童生活的自然环境里。前语言情景教学法侧重于前语言技能的干预，如手势模仿、发声、共同关注等。从儿童沟通、语言、言语发育的临床思考框架来看，前语言情景教学法推动儿童基本沟通技能的发育，而语言情景教学法侧重于功能性词汇和简单组句子等语言技能的干预，推动以基本沟通技能为基础的语言技能，比如早期语义和句法能力的发育。

两个教学法的必要部分总结为两项：

1）提示：提示的方法通常偏成人主导，包括仿说（比如，"你来说'果果'"），指令（比如，给两个口头回答让儿童选），或非语言提示（比如，延迟回应时间）。

2）功能性的回应：功能性回应包括给予儿童想要的物品，扩展或延伸儿童的话语等。

对父母进行系统、完整的前语言情景教学法和语言情景教学法的训练是婴幼儿期最循证和最有效的干预方式。通常家庭训练培训需要结合两个教学法，通过视频示教的方法教家长利用游戏、儿童图画书、儿歌童谣等在家里自然环境下提供恰当和有效的家庭干预。

（2）3~6岁儿童：临床研究显示，"回应治疗法"（responsive approaches）对语言能力达到"开始说简单短语"的儿童语言干预最为有效。"回应治疗法"源于班杜拉（A. Bandura）等提出的观察学习理论。从儿童沟通、语言、言语发育的临床思考框架来看，回应治疗法是在儿童已经有一定的基本沟通技能的基础上，推动儿童语言技能的治疗方法。回应治疗法强调在治疗活动中跟随儿童的主导，同时创造机会使用一系列的语言治疗技巧来推动儿童的语义和句法能力的发育。

"回应治疗法"中的语言治疗技巧非常丰富，下面列举了一些主要技巧：

平行谈话（parallel talk）：妈妈和儿童一起玩时，儿童正在给小洋娃娃戴小帽子，妈妈配合儿童正在做的动作说："芳芳在给娃娃戴帽子，耶，戴好了。"

扩展（expansion）：把儿童不完整的句子在句法方面讲得更完整、更复杂。儿童说："要果果。"妈妈说："哦，你要果果。"

重建（recasting）：在不改变意思的情况下，妈妈把儿童的句子用另一个句型讲出来。儿童说："我要果果。"妈妈说："果果好吃，我要吃果果。"

还有一种常用的治疗方法，"加强的语言情景教学法（enhanced milieu teaching）"，是语言情境教学法和回应治疗法结合的一种方法。这种方法适合于已经有一些前语言沟通技能，语言发展略低于组词阶段的儿童。

如果儿童的基本沟通技能非常低，比如对于一些与孤独症谱系障碍关联的语言障碍儿童，即使儿童处在3~6岁年龄段，最佳的治疗方法仍是前语言情景教学法对于这些基本沟通技能非常低的儿童，特别是沟通欲望特别低的儿童，还有可能在治疗中结合使用辅助沟通工具（augmentative and alternative communication devices，AAC）。

（3）学龄儿童：学龄期儿童的语言治疗，需要将直接的语言治疗方法和补偿方法结合使用。比如，通过图片来提供支架，帮助儿童来组织语言的补偿治疗方法称为视觉图片组织法(visual organization)。通过一个叙事的视觉辅助图片提供框架结构来帮助语言障碍学生口头表达和/或书写一段叙事,具体视觉框架中可能包括:叙事背景、人物、心理状态(比如开心、焦急等)、叙事中的冲突和解决方案等。

三、言语障碍

(一) 定义和分类

言语障碍(speech disorder)是对语音产生能力受损的障碍的统称,包括:

1. **语音障碍** 语音清晰度和准确度的问题。
2. **流利障碍** 讲话流畅度的问题。
3. **嗓音障碍** 发音质量、音调、声强控制问题。
4. **共鸣障碍** 语音从口腔或鼻腔发出的控制的问题。

(二) 病因

1. 感知性的听力障碍引起的言语障碍。
2. 结构性的唇/腭裂或其他因为结构异常引起的言语障碍。
3. 运动/神经性的

(1) 发育性神经构音障碍(developmental dysarthria):是神经系统中控制发音的呼吸、发声、共鸣、构音和音调的肌肉的部分在发育过程中出现问题,导致发音器官在发音时肌肉需要的力度、速度、准确性、协调性和持久性等受损。发育性神经构音障碍一般在脑瘫、脑肿瘤等患者中常见。

(2) 儿童期言语失用症(childhood apraxia):是从大脑到口部肌肉之间的运动计划出现问题,导致发音器官在发音时的准确性、协调性和一致性等受损。

儿童期言语失用和发育性神经构音障碍的根本区别在于前者的问题出在"运动计划"上而后者的问题出在"运动执行"上。儿童期言语失用的患者没有神经肌肉性的缺损。

4. **与综合征相关的言语障碍** 与综合征相关的言语障碍往往具有多重病因。比如,患21-三体综合征(唐氏综合征)的儿童在结构和生理上导致其张口姿势和舌头前置,同时,感知觉方面,其口部周围的触觉高度敏感或高度不敏感,肌张力方面在整个身体包括发音器官相关的肌肉的肌张力都可能弱。

5. **功能性语音障碍** 这一类语音障碍也称为"病因不明的语音障碍"。也分为两类:第一类是从构音的角度,不正确的发音位置或方法影响了某些音的发音,通常被称为构音障碍(articulationdisorder)。构音障碍这个术语真正意义上指的只是神经性构音障碍,但是往往也被泛用于功能性语音障碍的第一类;第二类是从语言学的音韵系统角度,发音的错误在于一个音系,所以影响的是一组的发音,通常被称为音韵系统障碍(phonological disorder)。临床上值得儿科医师注意的是因为"吐词不清楚"前来就诊的儿童,绝大部分是功能性语音障碍。而功能性语音障碍的儿童的语音问题不是口面部肌肉功能缺损所致。

6. **流利障碍** 虽然家长主诉中非常常见,但是语言环境、儿童的情绪、儿童的性格和儿童学到的坏习惯都不是流利障碍的病因。流利障碍的病因是发育神经性的。同时,语言环境和儿童的情绪等会影响儿童流利障碍的症状、严重程度和预后。

7. **嗓音障碍** 大部分儿童期嗓音障碍的病因是不正确发音习惯导致的声带小结。其他病因也包括喉乳头状瘤、先天性声带发育不良、声带囊肿等。

(三) 临床表现

1. **构音问题** 表现为说话不清晰,有的存在某些发音的错误,比如患构音障碍的儿童;有的则是广泛性的发音错误,比如患音韵系统障碍的儿童。发音的错误可见于词语的开头、中间或末尾,音节首辅音是最容易出现错误的部位,常见几种构音异常为:

(1) 替代:以舌根音如"g、k",代替某些语音如"d、t",例如把"兔子"说成"裤子"、"领带"说成"领盖"。

(2) 歪曲:发音与目的音相似,但不正确。

(3) 省略:即省略语音的某些部分。例如:"轮子"省略辅音"l"后变成"蚊子";或把复韵母ao、ie、iu、ang等省略或简单化,如把"穿衣服"说成"出衣服"。

2. **流利问题** 分为口吃(stuttering)和语言错乱(cluttering)。口吃的表现为说话的流利度、语速和节奏受到重复(声音、音节、单词、短语)、声音拖长、卡顿和过高频率插入("嗯""那个"等)的影响。同时,这些语言不流畅还可能伴随身体不同部位紧张甚至逃避说话等情况。语言错乱表现在极快速和/或不规则语速,导致语音清晰度和/或流利性下降。

3. 嗓音问题 可以是功能性的,也可以是器质性的,表现为音调、响度、音质共鸣的异常。这些异常可以单独存在,但常同时存在语音或语言的问题,从而形成复合的沟通障碍。最常见的音质问题是声音嘶哑,持久的或进行性的声音嘶哑,特别是伴有喘鸣或可听得见的呼吸音,需要进一步用纤维镜检查,以发现咽乳头状瘤、先天性声门蹼或声带结节。儿童声带结节常常因为大声说话或不停地说话所致。声带瘫痪表现为嗓音柔软、微弱的、喘息样的哭声。

4. 共鸣异常 表现为鼻音过重或过轻,儿童腭裂、黏膜下腭裂、神经功能障碍影响声门关闭问题造成鼻音过重;而严重上呼吸道感染或鼻炎可造成鼻音过轻。儿童腺样体肥大可出现慢性的无鼻音的发声。

(四) 临床评估

1. 病史 了解目前儿童的语言情况、发音的清晰度、音质、音调及流利性等,了解儿童的认知、运动、社交和行为状况。询问出生史、母亲孕期情况、生长发育史、既往史、家族史等。

2. 体格检查 常规体格检查,检查发声器官是否有唇腭裂、舌系带异常等。口腔运动功能的检查,包括下颌的位置是否居中、口唇运动及力量、舌的位置和运动、口的轮替运动、发声情况等。

3. 行为观察 行为观察常在与儿童的游戏中获得信息,观察内容包括游戏的技巧、眼手协调、大运动、注意力、自发语言和沟通技能等。

4. 听力测试 儿童语言异常首先要排除听力问题,常规作听力筛查。如果听力筛查不通过则需要转诊耳鼻喉科接受全面的听力测试,包括耳声发射法、声阻抗测听法、脑干诱发电位、游戏测听等了解听力状况。如儿童表现为嗓音的问题,则应转诊耳鼻喉科作相应的检查。

5. 辅助检查 根据具体临床需要而定。

(1)遗传学检测:随着分子遗传学技术的发展,可以进行染色体微缺失和相关语言基因检测。

(2)影像学检查:通过颅脑 MRI 检查,了解是否有中枢神经系统病变。

语言评估和言语评估一般由临床团队里的言语语言治疗师来执行。儿科医师根据儿童沟通、语言、言语发育的临床思考框架整合评估结果,和跨学科的临床团队一起作出诊断。

6. 语言评估 语音障碍和语言障碍的共病率可以高达 30%~70%,所以每一个家长主诉是语音问题的儿童都应该同时做语言评估和语音评估。有关语言评估详见语言障碍的语言评估的部分。

7. 言语评估

(1)发音器官结构和功能评估:

1)评估的器官包括:脸、唇、舌、牙、下颚。

2)评估的内容包括:结构的对称性、活动幅度、活动协调性、活动的力度和活动速度等。

3)评估工具:压舌板、医用小手电筒、手套(要特别注意儿童对手套的材质不过敏)。

(2)汉语语音和可懂度发育进程:

1)语音发育进程:汉语儿童语音的发育顺序,首先是声调,然后是元音和音节尾的辅音(普通话音节尾的辅音只有 n、ng,通常和元音一起组成韵母,比如:an、ang 等),最后是音节首的辅音(汉语拼音里称为声母)。汉语的声调发育顺序:一声,然后是四声和二声,最后是三声。声调的发育儿童一般在 1.5 岁就已基本结束。汉语的元音的发育一般在 1~2 岁之间。汉语的音节首的辅音发育时间较长。辅音中 d、t、m、n、h,75% 以上的儿童在 2 岁以下就可以正确发出这些音。但辅音中的 z、c、s、zh、ch、sh、r、l 则要到四五岁才能发育完成(表 9-3-4)。

表 9-3-4 语音音素发展进程

年龄	90% 标准	75% 标准
1 岁 6 个月	d,m	d,t,m,n,h
2 岁	n	b,p,g,k,x,j,q
2 岁 6 个月	b,r,f,h,x	f
3 岁	g,k	l
3 岁 6 个月	p	
4 岁	s,j,l,r,q	s,sh,z
4 岁 6 个月	sh,zh,ch,z,c	zh,ch,z,c

了解汉语语音发育的基本进程是临床必要的知识。比如一位家长担心自己 3.5 岁的儿童吐词不清楚,但是语音测试之后发现儿童出现错误的音是 j、q、l、c、ch、z、zh、r。如果在其他部分的评估也没有其他异常,临床医师给家长的建议可能就不是立刻开始这些错误发音的语音干预,而是帮助家长了解正常发育儿童的语音发育进程,以及帮助家长了解这些错误的发音对儿童的社交沟通语言功能上有没有影响,和如何在儿童的发育过程中减少这些影响。

2)音系历程(phonological processes):处于发

育时期的儿童语音功能还未成熟,他们出现一系列语音的偏误现象被认为是"合理的变异规则",或称之为音系历程(phonological processes)。比如,根据表9-3-4语音音素发展进程,90%正常发育的儿童k和g音要到3岁才掌握。75%正常发育的儿童c音要4.5岁才掌握。那么,一位2.5岁的儿童把"哥哥"说成"dede",把"菜菜"说成"daidai"就属于发育过程中正常的偏误,是正常的音系历程,不需要临床上进行语音干预。国外对儿童音系历程已经有非常长期深入的研究。针对儿童在汉语中常见的音系历程,祝华等(2000)做了系统的研究。判断儿童语音发育中和年龄匹配的音系历程、是否有滞后的音系历程以及是否有非常规的音系历程是语音评估中的一个重要部分。

3)清晰度发育进程(表9-3-5):根据清晰度的发育进程,如果一位3岁儿童家长主诉"讲话不清楚",但是评估中发现可懂度在50%和75%之间。在排除听力障碍、语言障碍及器质问题之后,如果儿童语音的错误和音系历程都符合正常语音发育进程,就可以初步判断儿童语音发育可能是正常的,需要进一步了解家长担心儿童"讲话不清楚"是因为过度焦虑还是有其他的症状和原因。

表9-3-5　清晰度发育进程

年龄		可懂度
6月龄~ 2岁	25%~50%	熟悉的人理解50%,不熟悉的人理解困难
2~3岁	50%~75%	仍有较多的发音错误,但总的信息能理解
4~5岁	75%~90%	当知道谈话主题时,完全能理解,个别发音似有错误
5岁	90%~100%	完全理解,个别发音仍有错误

(3)构音评估:构音评估详细记录儿童的汉语辅音和元音发音,并标识出现的语音错误和音系历程。国外已有成熟的语音评估体系,由于文化背景和种族的差异,需要经过标准化和修订方可使用。国内评估测试工具较少,近年来国内学者陆续引进一些语音测试工具,目前国内汉语构音障碍评估方法虽然还没有进行全国的标准化建常模的研究,临床上开始使用的包括普通话语音测验、梦想普通话语音测评SWAM-C、中国康复研究中心构音障碍检测法等。

1)普通话语音测验:是苏周简开和周兢在南京师范大学出版社2000年出版的测评工具。分两部分:第一部分是44个独立的目标单词覆盖汉语的辅音和元音;第二部分是故事中的目标单词。

2)梦想普通话语音测评SWAM-C是博鳌培声国际医学中心根据普通话语音错误特点编制,通过平板电脑记录和分析目标单词中的替代、歪曲、省略等儿童语音错误,以及异常的音系历程的测评。

3)中国康复研究中心构音障碍检测法:中国康复研究中心结合汉语特点所编制的,简称中康构音检测法。可诱发性测验(stimulability testing)也就是测试在构音评估中发现的错误音,当提供儿童正确的刺激(stimulation)音时,儿童在多个语音情境下(例如:单音、音节、词汇、短语)是否能正确模仿。

(4)其他言语评估:

1)流利障碍的评估:家长主诉除了类似"吐词不清楚"之外,如果对儿童说话的流畅度还有担心,或者在语言和语音的评估过程中儿童呈现出流畅度方面的问题,言语评估中需要进行流利障碍的评估。

2)语料评估:采集不同语言环境情况下儿童的语料。转录并标识所有的不流利。语料评估中一个重要的部分就是辨别正常不流利和口吃:比如,正常说话中也会偶尔出现短语重复("我要去,我要去超市")而患口吃的儿童可能出现音节和单字的重复,声音拖长、卡顿,还可能出现身体不同部位紧张等。

3)家长访谈评估:详细的家长访谈评估对流利障碍的评估非常重要。除了对口吃症状的客观语料评估,因为口吃表现出来的流畅度受损的症状只是口吃评估和治疗需要关注的一小部分,因为口吃引起的继发身体上、情绪上的症状和障碍可能是口吃评估和治疗更需要关注的地方。同时在临床上决定儿童是否需要口吃干预的一个重要因素是口吃是否会持续的高危因素:有口吃的家族史、3.5岁后发生口吃,男性,口吃持续超过6个月,口吃的程度几个月以内没有减轻,伴有其他语音或语言的问题。

(5)其他评估和转诊:嗓音障碍首先要评估声带生理和结构,所以建议转诊耳鼻喉科医师和嗓音言语语言治疗师。共鸣障碍最常见是在唇腭裂儿童中,建议转诊颌面外科言语语言治疗师。值得一提的是,临床上,患唇腭裂的儿童家长一般会带患儿在颌面外科就诊。当儿童患有黏膜下腭裂(即隐性腭裂,腭部的黏膜是完整的,但是黏膜下面的肌肉组织或/和骨组织没有闭合)时,家长不是很直接可以看到结构缺损,有些患儿会出现喂养困难、频繁中耳炎和过度高的鼻音。当患儿出现上面的症状,发音器官的检查中要特别留意腭部检查,隐性腭裂需要首先排除或转诊。

(五)诊断

语音障碍在 DSM-5 的诊断标准如下:

1. 语音产生的持久困难,干扰了语言的清晰性,或阻碍了信息的口头语言沟通。

2. 该障碍导致有效沟通上的限制,影响了社会参与,学习成就,或职业工作上的单一或多方面的受限。

3. 起始症状出现在发育早期。

4. 并非先天或获得性疾病,如脑瘫、腭裂、聋或听力损害、外伤性脑损伤,或其他医学或神经疾病所致。

功能性语音障碍和儿童期失用症的鉴别诊断的关键点在于,儿童期失用症的语音错误通常是不一致的,比如"蝴蝶"第一次说成"pu ti",第二次说成"pa ta",同时患儿童期失用症的儿童还常常会出现在发音之前,发音器官(口、唇、下颚)摸索尝试发音的动作(groping)。而功能性语音障碍的儿童的语音错误通常是一致的,也没有发音前发音器官摸索尝试发音的症状。

儿童时期发生的流利障碍(口吃)在 DSM-5 的诊断标准如下:

1. 与个体年龄和语言技能不相符的语言流利度和发音时长模式上的障碍,症状持续一段时间,而且在频度和明显临床表现上有下述 1 个或多个特征:

(1) 声音和音节重复。

(2) 辅音和元音的拖长音。

(3) 词语不连贯(如词语中间的停顿)。

(4) 可听得到或无声的卡顿(讲话时有声的或无声的停顿)。

(5) 迂回地说(用词语代替或避免说不流利的词语)。

(6) 词语表达伴有过度身体紧张。

(7) 单音节词的重复(如:"我、我、我看见他了")。

2. 该障碍引起说话焦虑,或引起有效沟通、社会参与或学习、职业工作上单一或多方面的限制。

3. 症状始于儿童早期发育时期(注意:迟发症状则诊断为成人期发生的流利障碍),见[307.0 (F98.5)]。

4. 流利度受损非其他运动或感觉相关的言语障碍所致,也非神经损害所致(如脑卒中、肿瘤、外伤),也非其他疾病所致,也不能用其他精神障碍更好地来解释。

(六)治疗

1. 语音障碍的治疗

(1) 语音障碍的早期预防和干预:早发现和早干预能提高语音障碍治疗的有效性。儿童沟通、语言、言语发育的临床思考框架提醒专业人士儿童早期的发声、咿呀学语(babbling)、和成人互动中的发声和表达需求,以及第一个有意义的词的出现都说明儿童的早期语音发育和其基本沟通技能和早期语言技能的发育是密不可分的。由此可见早期的语音干预应该融入儿童的基本沟通技能和早期语言技能的活动中。早期干预的方法可以选用 Camarata 等提出的"自然环境方法"(naturalistic approach)。"自然环境方法"的关注点是提高儿童的可懂度,而不是发音的准确度。传统的语音障碍干预都需要对儿童错误的发音做详细的评估,选定好目标辅音或元音之后,干预的重点是帮助儿童可以从单独的辅音或元音到这些辅音和元音的组合,到有这些辅音和元音的词、短语和句子把这些辅音和元音发正确。"自然环境方法"的一个重要干预技巧是"重建"(recast)。在这里的"重建"和语言治疗中的"重建"虽然定义不同,但是精髓都是把儿童发音有错的词用正确的发音在不纠正儿童的情况下在互动中重说。"自然环境方法"适合临床专业人士培训和指导家长在家里的自然互动中进行。

2. 语音障碍构音和音韵体系治疗方法 绝大多数因为"吐词不清楚"前来就诊的儿童患有功能性语音障碍。值得注意的是,根据儿童沟通、语言、言语发育的临床思考框架,当儿童的基本沟通技能和早期语言技能还非常弱的时候,应该首先推动儿童的基本沟通技能,同时提高早期功能性的词汇的语言技能,而不是把干预的重点放在儿童是否可以清楚地发出某个音。功能性语音障碍的治疗针对构音障碍和音韵体系障碍分为两大类:第一类是传统构音动作方法(motor approach);第二类是语言的音系方法(phonological approach)。

和自然环境法相比,这两种方法都需要详细的语音错误,特别是辅音错误的评估。

构音动作方法的理论根据是通过重复地针对目标音的发音训练,发音时需要的构音动作得到足够练习之后,目标音的发音所需的构音动作就可以顺利完成。构音动作方法一般分为以下的步骤:

(1) 语音听辨训练(speech sound discrimination training):大多数发音错误的儿童并不能意识到自己的错误。儿童首先要能辨别目标音的错误发音和正确发音才能意识到自己发目标音是错误的,从而才可以开始构音动作训练。

(2) 单个音的训练:包括使用仿说(imitation)、构音器官位置摆放(phonetic placement)、渐进式调整发音(shaping)、上下文发音环境辅助(facilitating contexts)等方法来训练。

(3) 从单个音到音节、单词、短语和句子的训练。音系方法的理论根据是构音音系异常的原因是儿童还没有掌握特定的某些音系规则,即语言的组成部分的音韵系统在发育中出现的缺失,而不是单单因为某个目标音的构音问题。音系方法不仅需要治疗师列出单个发音的错误,而且也要梳理儿童的构音音系历程与音系发育常模之间的差异。一些常见的音系方法包括:最小语音特征差异法(minimal oppositions approach)、最大语音特征差异法(maximal oppositions approach)、多个语音特征差异法(multiple oppositions approach)、循环取向治疗法(cycles approach)等。

临床上常难以判断儿童的语音错误是因为构音动作能力不足、语言的音系发育问题,还是两者皆有。实际上儿童的某些错误可能与构音动作能力有关,另一些错误可能与音系发育有关,还有一些错误可能与两者皆有关。治疗师需要通过对语音评估结果的充分分析以及对儿童的互动观察来决定治疗计划偏向于哪个方向。

除了功能性语音障碍,儿童期言语失用症的治疗方法包括:运动程序方法(motor programming approaches)、语言学方法(linguistic approaches)、组合方法(commination approaches)、节律方法(rhythmic approaches)。而发育性神经构音障碍的治疗方法还包括减慢语速、通过调整呼吸更大声地发音和更夸张地构音(over articulate)等。患非常严重语音障碍的儿童的治疗方法还可能是辅助沟通工具(augmentative and alternative communication devices, AAC)。治疗师在儿童语言发育期运用 AAC 在治疗中帮助儿童发育沟通和语言能力,同时也帮助儿童建立使用辅助沟通的工具来进行表达。

3. 流利性问题的治疗　临床上对有儿童时期发生的流利障碍诊断的儿童需要干预同时,特别对幼儿期的儿童(3~5 岁),口吃是否会持续的高危因素也是决定儿童是否需要干预的重要根据。

口吃治疗包括:

(1) 流利塑造法:基本原理包括减慢语速、轻柔发音、适时换气、调整节律和韵律来提高流利度。

(2) 口吃矫正法:发现和了解自己口吃发生时发音的困难点和身体紧张的行为,治疗的重心是帮助减少这些口吃时发音困难和身体的紧张度。

(3) 其他辅助方法:比如听觉延迟反馈,主要是佩戴仪器进行语言表达和交流。

幼儿期的儿童(3~5 岁)口吃的治疗主要有三大类:

(1) 系统家长辅导方法:帮助家庭接受儿童的口吃,改变家人与儿童的交流方式,使得交流气氛变得更宽松。家长不要刻意指出儿童的讲话不流利,家长的过分关注及紧张会给儿童造成心理负担,加重不流利。要耐心倾听儿童讲话的内容,及时对他说的话做出反应,避免惩罚或歧视。让儿童用自己的词汇慢慢将想要表达的话说出来,不要轻易打断或催促,在他表达困难时适当给予提示,家长做到语速缓慢、语言简单。

(2) 直接治疗:通常运用到流利塑造法或口吃矫正法里的方法。

(3) 条件操作法(operant approach):即用适当比例的口头表扬来强化流利和要求重说来减少不流利。条件操作法需要经过严格培训的治疗师来培训和指导家长进行。

学龄期儿童口吃的治疗不仅是用流利塑造法或口吃矫正法来直接治疗,而且还要帮助儿童克服对口吃的恐惧和自卑,接受口吃,从而减少身体不同部位紧张或逃避沟通等间接症状

4. 嗓音障碍(voice disorder)及共鸣异常的治疗　嗓音问题和共鸣问题的诊断和治疗建议转诊耳鼻喉科和颌面外科。治疗的原则是放松呼吸、发声和共鸣器官,学会正确的用嗓方式,恢复正常的嗓音。治疗策略是针对音调、响度、音质以及言语呼吸等方面的处理,共鸣器官位置的调节,如发声时咽、喉、口腔、软腭、唇、舌位置的调整。通过呼吸放松训练、声带放松训练、增加发音的呼吸支

持、提高呼吸发声协调性、放松喉部肌肉等方法，进行音调、响度、起音和声时训练，嗓音问题得到改善和恢复。

![专家提示图标] **【专家提示】**

○ 语言障碍指儿童在理解和/或使用口语、书面语言或是其他符号系统时有持续困难，语言发育偏离了正常的顺序，包括语言理解、语言表达和语言信息处理异常。语音障碍指语音产生能力受损，干扰了语言的清晰度和可懂度。流利障碍指语言表达时的节律、韵律、流利性的异常。

○ 儿童早期的语言和语音发育的定期筛查非常重要，推动临床早发现、早预防和早干预。

○ 在语言和语音的评估中应该结合标准化的量表和自然状态下的观察、调查问卷、父母报告、采集语言样本等方法评估儿童早期语言发展。

○ 婴幼儿的早期语言干预最循证的方法是培训家长在日常生活中进行家庭干预。应根据儿童沟通、语言、言语临床思考框架在语言、言语及认知评估基础上，明确儿童语言和言语的发育水平，制订个性化的沟通、语言、言语治疗方案。

○ 图 9-3-5 显示了从早期预防家庭辅导到鉴别诊断和跨专业团队综合干预的模式，供大家参考。

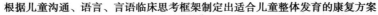

根据儿童沟通、语言、言语临床思考框架制定出适合儿童整体发育的康复方案

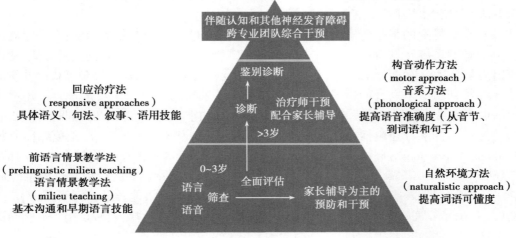

图 9-3-5 从早期预防家庭辅导到鉴别诊断和跨专业团队综合干预的模式

(刘雪曼)

参考文献

1. Tardif T, Shatz M, Naigles L. Caregiver speech and children's use of nouns versus verbs: A comparison of English, Italian, and Mandarin. Journal of Child Language, 1997, 24: 535-565.
2. Hulit LM, Howard MR. Born to talk. Toronto: Allyn and Bacon, 2002.
3. Pinker S. The language instinct: How the mind creates language. New York: Morrow and Co, 1994: 262-296.
4. 金星明. 儿童言语语言障碍的临床治疗进展. 中国儿童保健杂志, 2002, 10(5): 328-329.
5. 金志娟, 金星明. 学龄前儿童普通话平均句子长度的多因素研究. 中国儿童保健杂志, 2009, 17(1): 24-26.
6. 梁卫兰, 郝波, 王爽, 等. 中文早期语言与沟通发展量表-普通话版的再标准化. 中国儿童保健杂志, 2001, 9(5): 295-296.
7. 刘晓, 金星明, 章依文, 等. 上海市婴幼儿语言发育常模研究. 中华儿科杂志, 2007, 45(12): 942-943.
8. 沈晓明, 金星明. 发育和行为儿科学. 南京: 江苏凤凰科学技术出版社, 2003: 385-390.
9. 章依文, 金星明, 沈晓明. 语言障碍的临床进展. 中国实用儿科杂志, 2003, 18(1): 48-50.
10. Archibald LMD. Oathercole SE Prevalence of SLI in language resource units. J Res Spoc Educ Needs, 2006, 6(1): 3-10.
11. Cheng HC, Chen HY, Tsaj CL. Comorbidity of motor and language impairment in preschool child of Tai Wan. Res Dev Disabil, 2009, 30(5): 1054-1061.
12. Matron K. Imitation of body postures and hand movements in children with specific language impairment. Exp Child Psychol, 2009, 102(1): 1-13.
13. Pennigton BF, Bishop DV. Relations among speech,

language and reading disorders. Anna Rev Psychol,2009,60(1):283-306.

14. Sharp HM,Hinenbrand K. Speech and language development and disorders in children. Pediatr Clin North Am,2008,55(5):1159-1173.

15. Mueller KL,Tomblin JB. Examining the comorbidity of language disorders and ADHD. Topics in Language Disorders,2012,32(3):228.

16. Lewis BA,Short EJ,Iyengar SK,et al. Speech-sound disorders and attention-deficit/hyperactivity disorder symptoms. Topics in language disorders,2012,32(3):247.

17. 苏周简开,周兢. 普通话语音测验. 南京:南京师范大学出版社,2000.

18. Zhu Hua.Phonological Development in Specific Context:studies of Chinese-Speaking Children. Clevedon:Multilingual Matters Ltd,2002.

第4节　睡　眠　障　碍

【开篇导读】

睡眠障碍相对于睡眠问题,更多指伴有器质性身心疾病的睡眠障碍。儿童期的睡眠障碍因会对儿童身心健康造成显著影响,因此需要积极评估治疗。本节将重点讨论学龄前及学龄期儿童常见的阻塞性睡眠呼吸暂停综合征(sleep apnea syndrome),以及在青春期起病的失眠(insomnia)以及发作性睡病(narcolepsy)的诊治要点。

睡眠障碍(sleep disorder)从广义的角度讲,指的是出现于睡眠各阶段的生理或行为的异常,有些可能会对白天功能造成一定影响。有学者曾认为儿童期的睡眠障碍是自限性的,但是随着近年来对儿童睡眠障碍的研究越来越深入,更多的研究证明这一观点存在很大的局限性。一些内源性或者外源性因素可能可以使儿童期睡眠障碍转化成慢性,例如困难型气质类型、慢性疾病、神经心理发育迟缓、母亲抑郁以及家庭压力等。早期的睡眠问题早期得不到积极有效的处理,则非常容易转变为慢性睡眠障碍。曾有研究报道8个月的婴儿若睡眠问题不处理,则这一问题很可能会持续到学龄前期。而2岁儿童的睡眠问题若不被重视,则非常容易导致在青春期表现出睡眠障碍。另外,有些睡眠障碍如阻塞性睡眠呼吸暂停综合征以及某种类型的失眠症可以持续到成年期,或者到成年期后重新出现。另外,一些睡眠障碍则是持续终生,如不宁腿综合征以及发作性睡病,这些疾病可以在儿童或者青少年期发现,但需终生治疗。本节将重点介绍阻塞性睡眠呼吸暂停综合征、失眠以及发作性睡病等儿童期典型的睡眠障碍。

一、阻塞性睡眠呼吸暂停综合征

阻塞性睡眠呼吸暂停综合征儿童主要的表现为打鼾以及睡眠过程中反复、短暂的呼吸停止。呼吸的暂时停止导致了血液中氧气含量的下降,二氧化碳浓度的升高。这些生理改变的信号会传递给大脑,大脑会发出信号让身体短暂觉醒然后重新开始呼吸。正因为如此,呼吸暂停的结果导致在睡眠中经常短暂觉醒。尽管每次短暂觉醒持续的时间很短,但是这种反复短暂地打断原有连续的睡眠模式,类似于晚上睡觉的时候被别人反复打扰、惊醒15~20次,这样会使得睡眠变得不连续、片段化。当然儿童本身可能并不会意识到这种短暂的觉醒,家长的反映是认为儿童睡眠很不安稳,但是不会说儿童会在晚上经常完全醒来。

阻塞性睡眠呼吸暂停综合征的发生率在儿童中为1%~3%,男女发病率无显著差异。有研究报道家族中有该病患者的,其中儿童的发病率明显高于没有家族史的。大多数儿童阻塞性睡眠呼吸暂停综合征的原因是扁桃体和腺样体肥大,阻塞了气道,在肥胖的儿童中该病的发生率更高。年幼儿童有阻塞性睡眠呼吸暂停综合征的会影响到生长发育,因为睡眠片段化影响到生长激素的分泌。其他导致阻塞性睡眠呼吸暂停综合征的高危因素有颅面部骨骼狭窄、有腭裂的病史以及先天愚型等。另外,儿童患有过敏、哮喘、胃食管反流以及反复鼻窦炎的也容易导致阻塞性呼吸暂停。

原发性鼾症是以打鼾为主要特征,但是在夜间多导睡眠监测中没有发现明显的通气异常或者因为呼吸事件引起的觉醒,不符合阻塞性睡眠呼吸暂停的诊断标准,通常被认为是良性的。但是现有的研究认为,儿童期原发性鼾症还是存在睡眠中轻微的呼吸异常且有明显的呼吸阻力增加,可能会对儿童神经发育产生影响。

儿童青少年健康体检时应该询问是否有打鼾情况,如果回答是非常肯定的且打鼾持续存在(不是仅在感冒或鼻炎发作时存在打鼾),而且提示有阻塞性睡眠呼吸暂停的症状,应该建议转诊到睡眠专科医师或耳鼻咽喉科医师进行进一步评估,必要时进行整夜的多导睡眠监测检查。

2005 年出版的第 2 版睡眠障碍国际分类(ICSD)在对儿童阻塞性睡眠呼吸暂停综合征的诊断标准进行了修订,较第 1 版有了明显的提高。但是其仍然没有公布诊断该疾病的多导睡眠记录仪的各项参数的标准,因此目前关于该疾病在儿童中的诊断,各睡眠实验室仍然标准不一。以下是目前相对比较公认的儿童阻塞性睡眠呼吸暂停综合征的诊断标准。

1. 家长主诉儿童睡眠时有呼吸声响。

2. 睡眠时有完全或部分气道阻塞现象。

3. 伴随症状 包括:

(1) 明显打鼾。

(2) 吸气时反常性胸廓内收。

(3) 晨起头痛或嘴干。

(4) 白天过度嗜睡。

(5) 行为问题,如多动、注意力不集中等。

(6) 用口呼吸。

(7) 肥胖。

(8) 遗尿。

(9) 生长落后。

4. 多导睡眠记录仪的检测结果

(1) 呼吸暂停 / 低通气指数 ≥5,或者呼吸暂停指数 >1。

(2) 动脉氧饱和度低于 92% 或者动脉血氧饱和度较基线值下降 4% 以上。

(3) 呼气末 CO_2 分压 >53mmHg。

(4) 呼气末 CO_2 分压 >45mmHg 的时间占总睡眠时间的 60% 以上。

5. 通常伴有其他的疾病,如腺样体和扁桃体肥大。

6. 可有其他睡眠障碍的表现,如发作性睡病或周期性腿动。

临床诊断阻塞性睡眠呼吸暂停综合征至少符合上述标准的 1、2、3 项,但是通常明确诊断仍需要进行多导睡眠记录仪的检查,也就是需要同时根据 D 项相关指标进行诊断。

阻塞性睡眠呼吸暂停综合征的儿童有的以白天嗜睡作为主要症状就诊,需要与发作性睡病、原发性嗜睡症、睡眠不足、周期性腿动等鉴别。嗜睡也需要与一些精神疾病进行鉴别,如抑郁症等。

阻塞性睡眠呼吸暂停综合征的儿童还需要与其他一些睡眠呼吸障碍的疾病相鉴别,如中枢型呼吸暂停、原发性鼾症等。

对于阻塞性睡眠呼吸暂停综合征的儿童是否需要治疗需要综合考虑其症状的严重程度、持续时间以及可能的病因。呼吸暂停 / 低通气指数 >10 的属于中重度,通常都需要积极干预;呼吸暂停 / 低通气指数在 5~10 之间的,因为目前轻度阻塞性睡眠呼吸暂停综合征的患者的长期神经行为及认知影响尚不明确,所以大部分儿童睡眠专家还是建议予以治疗,尤其是伴有血氧饱和度低于 85% 的。呼吸暂停 / 低通气指数 >1 且 <5 的,可以根据是否伴有其他临床症状决定是否需要治疗,例如是否伴有白天嗜睡、神经行为问题等。

治疗的首选方案为腺样体和扁桃体切除术。有 70%~90% 儿童在手术后症状可以得到明显的缓解,目前大多数专家还是建议同时切除腺样体和扁桃体,以避免复发。一些患者手术效果不佳的原因可能与肥胖、21- 三体综合征以及合并其他颅面部畸形有关。

对于手术失败、无手术指征的儿童可以考虑采用呼气末正压通气的方法控制症状。但是在儿童中使用该方法需要进行适应性训练,有时需要行为治疗师的参与。

其他治疗方法包括药物治疗、控制体重以及体位治疗等。

二、失眠

失眠可以表现为入睡困难、维持睡眠不能以及早醒。在很多情况下,失眠是其他疾病的一个早期表现。而原发性失眠则通常与不良生活习惯、作息不规律等有一定的关系。在儿童及青少年失眠的发生率尚无很好的研究报道,但是有不少研究提示在青少年中有 12%~33% 抱怨睡眠不佳。失眠的发生女性多于男性。有很多关于原发性失眠的机制报道,但是目前为止关于失眠的原因尚没有完全被了解。成人研究显示,失眠与患者的个性、情绪特点、躯体状况、性别以及家族史等有一定的关系。

（一）诊断标准

国际睡眠障碍分类中列出的精神心理性失眠的诊断标准（307.42）是：

1. 有失眠的主诉同时伴有白天功能受影响。

2. 存在以下不良睡眠相关性习惯

（1）在想睡觉时无法入睡，但是在其他一些单调活动时容易入睡，如看电视或阅读时。

（2）在卧室或者其他与睡眠相关的场景下就会变得清醒，表现为在家睡眠很差，但是在外睡眠质量明显好于家里。

3. 同时有一些躯体紧张症状，如易激惹、肌肉紧张度高等。

4. 多导睡眠记录仪显示

（1）入睡潜伏期延长。

（2）睡眠效率下降。

（3）睡眠期间觉醒的次数和持续时间增加。

5. 排除其他躯体障碍导致的症状。

6. 可以同时伴有其他睡眠障碍（如不良睡眠习惯、阻塞性睡眠呼吸暂停综合征等）。

临床诊断至少须包括上述诊断标准的1、2项。

因为失眠可以是其他一些睡眠障碍或者疾病的表现，所以诊断原发性失眠必须排除以下一些疾病：

（1）暂时性失眠：暂时性失眠通常发生于之前睡眠正常的人群，因为换了环境或者有突发事件出现暂时性失眠。

（2）不宁腿综合征/周期性腿动障碍：该疾病患者也可以表现为入睡困难、夜醒等。主要的区别在于该睡眠障碍患者会有明显的腿部不适症状，尤其在入睡过程中。

（3）阻塞性睡眠呼吸暂停综合征：阻塞性睡眠呼吸暂停综合征也会有入睡困难以及夜醒症状，但是同时会有打鼾、呼吸暂停等症状。

（4）睡眠时相延迟综合征：该类患者在通常的睡觉时间让其睡觉会出现入睡困难，但是让其自行选择睡眠时间，则没有任何睡眠问题。

（5）不良睡眠习惯：如睡眠作息不规律、使用咖啡因或其他兴奋性物质等。

（6）精神类疾病：抑郁和焦虑症患者都可能表现出失眠症状，在成人失眠症患者中有25%~30%同时伴有精神障碍。

（7）躯体疾病：包括哮喘、过敏、头痛等都会导致失眠的表现。

（二）治疗

治疗失眠的过程也是学习的过程，所以需要患者自己努力并且要有足够的耐心，方法主要有：

1. **良好的睡眠习惯**　良好的睡眠习惯是治疗失眠的基础，它包括每天保持固定的作息时间；避免喝咖啡、吸烟等；卧室的环境应该是安静、舒适、黑暗并且室温稍低些；入睡前的活动应该是比较平和，有助于睡眠的，不应该在睡觉前玩电脑游戏或看电视等。

2. **放松法**　教会儿童放松的方法，例如在入睡前深呼吸，想象平静的画面（如平静的海面等），或者想一些有趣轻松的事情。

3. **改变对睡眠的想法**　因为失眠患者通常都会对睡眠有负面的想法，所以必须要以积极的态度对待睡眠。例如以前想着"我今晚又睡不着了"，现在应该想着"今晚上床睡觉前我会很放松"。

4. **不要经常看钟**　把卧室的钟拿走，晚上睡不着经常看钟会使得儿童变得焦虑，更加无法入睡。

5. **限制在床上的时间**　每天在床上的时间就是每天晚上睡觉的时间，也就是非常困了才上床睡觉，醒了就起床。在非常困倦的情况下会很容易入睡，并且不容易醒来。一旦建立了这个规律，就开始逐渐提前睡觉的时间，每次提前15分钟，直到调整到治疗的目标时间。

6. **不要在床上翻来覆去**　如果20分钟以后还是无法入睡，就起床做一些放松的事情（可以看书，但是不可以看电视！），等到困了，再睡下，如果过20分钟还无法入睡，再起来。直到在这个过程中睡着。

7. **药物**　对于儿童和青少年失眠患者，不建议应用药物治疗。药物治疗通常是在健康教育以及心理行为治疗无效的基础上才考虑。在美国，尽管目前在儿科临床中有很多药物应用于儿童失眠，但是没有一种药物得到FDA的批准可以使用于儿童人群。所以现有的药物都没有儿童推荐剂量。通常，临床医师的做法都是从小剂量开始，逐步调整，并严密监测副作用。表9-4-1列举了一些常用的儿童失眠的治疗药物。

表 9-4-1　儿童失眠治疗中的常用药物

药物	类别	半衰期 $T_{1/2}$/h	代谢途径	起效时间或高峰浓度时间 t/min	对睡眠结构作用	成人使用剂量/$(mg \cdot d^{-1})$	副作用	停药反应	安全性	说明
氯硝西泮	苯二氮䓬类	19~60	肝脏	20~60	抑制慢波睡眠;减少夜间微觉醒次数	0.5~2.0	白天残留镇静作用;长期大剂量使用影响精神运动认知损害,顺行性遗忘;影响呼吸功能	停药后失眠	有显著药物依赖作用	还可以应用于部分觉醒性异态睡眠(夜惊,梦游等);对于入睡困难的,使用短半衰期的药物;对于睡眠维持困难的,则使用长半衰期的药物
氟西泮		48~120		20~45		15~30				
夸西泮		48~120		20~45		7.5~30		可能会反弹		
替马西泮		3~25		45~60		15~30		停药可能会诱发惊厥		
艾司西泮		8~24		15~30		1~2				
三唑仑		8~24		15~30		0.125~0.25				
水合氯醛		10h;儿童中随年龄增加时间缩短;婴儿 $T_{1/2}$ 是成人的 3~4 倍	肝脏/肾脏	30	缩短入睡潜伏期	50~75mg/kg;每次最大剂量 1~2g	呼吸抑制,胃肠道反应(如果不与食物一起服用容易导致恶心和呕吐),嗜睡/头晕	长期服用后停药可能导致焦虑/惊厥	过量服用可导致中枢神经系统抑制,心律失常,低体温以及低血压	报道有肝脏毒性,呼吸抑制
可乐定	α-受体激动剂	6~24	肾脏	快速吸收;1h 内起效,2~4h 达到峰值	缩短入睡潜伏期	0.025~0.3(最高到 0.8),以 0.05 幅度增加剂量	口干,心动过速,低血压,停药后反弹性高血压		过量易导致心动过速,意识模糊以及低血压	也应用于注意缺陷多动障碍
胍法辛		17			对睡眠结构稍有影响	0.5~2				
唑吡坦	嘧啶延伸物	2~4	肝脏	30~60	缩短入睡潜伏期,对睡眠结构几乎没有影响	5~10	头痛,逆行性遗忘,次日少量残余作用	停药后可能出现失眠反弹	过量容易导致中枢神经系统抑制,低血压	儿童中应用经验很少
扎来普隆		1~2	肝脏			5~10				
曲唑酮	非典型抗抑郁药物	双峰,第一阶段 $T_{1/2}$ 为 3~6h;第二阶段为 10~36h	肝脏	30~120	缩短入睡潜伏期,延长睡眠持续时间,减少快速眼动睡眠,增加慢波睡眠	20~50	眩晕,中枢神经过度刺激症状,心律失常,低血压,阴茎异常勃起		过量容易导致低血压,心脏副作用	可能可以用于同时合并抑郁的患者
褪黑激素	激素类似物	30~50min;4~8h 后回到基线水平	肝脏	30~60(缓释制剂高峰时间 4h)	缩短入睡潜伏期,主要用于昼夜节律紊乱	2.5~5	尚不清楚;报道有低血压,心动过速,恶心,头痛,可能会加重自身免疫性疾病		尚不清楚	可以应用于同时伴有发育障碍的儿童,例如智能发育迟缓,孤独症,广泛发育障碍,神经系统功能障碍等,以及盲人和克服时差时
苯海拉明	抗组胺药物	4~6	肝脏	快速吸收,高峰时间 2~4h	缩短入睡时间,可能会降低睡眠质量	25~30(每天不超过 300mg)	白天嗜睡(食欲下降,恶心/呕吐,便秘,口干,异常兴奋)		过量容易导致幻觉,惊厥,过度兴奋	轻度催眠作用;家长及医师的接受度很高
溴苯那敏		4~6				4				
氯苯那敏		4~6				4				
羟嗪		6~24				25~100;0.6mg/kg				

三、发作性睡病

发作性睡病是以白天无法控制的嗜睡为主要临床症状的神经系统疾病，患者往往有明显的功能损害，影响日常生活，通常在青春期或成年早期开始起病。发作性睡病不是一种常见病，美国的发生率为(3~16)/10 000。近年来发现，发作性睡病的发生率相对增加，分析其主要原因是由于很多患者出现首发症状后并未立即得到诊断，而是随着功能损害日益明显，数年后才得以明确诊断，如美国预计可能有20万例发作性睡病患者，但目前被确定诊断者不足5万例。全球发作性睡病发生率调查结果发现，不同地域及人种间发生率差异很大：日本发生率为1/600；北美及欧洲为1/4 000；而以色列则为1/500 000。

发作性睡病的病理生理改变主要位于中枢神经系统，尤其是调节睡眠-觉醒的区域功能受到损害。发作性睡病的核心症状(猝倒、睡眠瘫痪及觉醒-睡眠移行期幻觉)与快速眼动(rapid eye movement，REM)睡眠的调节功能失常有关。近年很多研究发现，参与食欲调节的神经递质orexin/hypocretin系统与发作性睡病的发生密切相关。在发作性睡病猝倒儿童中很多出现了hypocretin水平显著降低，甚至无法检测到。近年来，越来越多研究发现发作性睡病发病与免疫机制相关，尤其是在链球菌、流感、H1N1及其他病毒感染似乎是重要的诱发因素，与遗传易感性以及其他环境因素共同作用后发病。有报道2009—2010年在接种了AS03作为佐剂的H1N1流感疫苗后，欧洲部分地区儿童中伴有猝倒的发作性睡病的发病

增加了12~13倍。人类白细胞抗原检测(human leukocyte antigen，HLA)与该病发生密切相关，白色人种中90%以上伴猝倒的发作性睡病儿童HLA-DR2(DR15亚型)及HLA-DQ(DQB1-0602亚型)阳性。部分发作性睡病继发于其他疾病，如头颅外伤后导致中枢神经系统损伤、脑肿瘤(尤其是第三脑室、后部丘脑以及脑干区域的肿瘤)及脱髓鞘病变(如尼曼-皮克病类型C)。也有报道在抽动症、特纳综合征、多发性硬化、性早熟患儿中出现发作性睡病的症状。继发性发作性睡病患者的发病年龄往往较小，常为学龄期儿童。

发作性睡病的诊断主要依据临床病史、体检以及相应的实验室检查，包括多导睡眠监测仪进行的整晚睡眠监测以及白天进行的多次小睡潜伏试验(multiple sleep latency test，MSLT)，脑脊液中发现hypocretin-1浓度水平也有助于帮助诊断。最新版的美国睡眠医学会建议的指南将原先的发作性睡病分成伴有猝倒和不伴有猝倒两类，具体见表9-4-2。

慢性睡眠剥夺及睡眠无规律、长睡眠者、潜在的导致睡眠紊乱的疾病，如阻塞性睡眠呼吸暂停综合征、不宁腿综合征、周期性腿动等，还有Kleine-Levin综合征、精神疾病、创伤后嗜睡症、药物及物质滥用所致嗜睡，均需与发作性睡病进行鉴别诊断。另外，特发性嗜睡症与发作性睡病有许多相似之处，唯独猝倒发作仅存在于发作性睡病儿童，详细的鉴别诊断见表9-4-3。

发作性睡病的治疗通常需睡眠专科医师或神经科医师进行，尤其是必须使用药物治疗时。发作性睡病将持续终生，不能完全治愈，但其临床症状可通过治疗加以控制，由此患者能够正常生活。

表9-4-2　2005年美国睡眠医学会发作性睡病伴及
不伴猝倒的诊断标准

发作性睡病伴猝倒须同时满足以下4项条件：	发作性睡病不伴猝倒须同时满足以下4项条件：
A. 患者每天白天过度嗜睡状态至少持续3个月 B. 有明确的猝倒发作，表现为情绪亢奋的情况下突然、暂时性的骨骼肌肌张力消失 C. 发作性睡病伴猝倒的诊断，若条件许可均需于整晚多导睡眠监测(PSG)后，进行多次小睡潜伏试验(MSLT)。结果满足两项之一即符合诊断标准：①前一夜至少保证6小时睡眠时间以上，MSLT结果为平均睡眠潜伏期≤8分钟，且2次以上出现睡眠开始时REM睡眠(SOREM)；②患者脑脊液中发现hypocretin-1浓度≤110pg/ml或<正常参考值的1/3 D. 无其他睡眠障碍、神经系统疾病、精神障碍、药物或物质滥用等情况可以解释的嗜睡症状	A. 患者每天白天过度嗜睡状态至少持续3个月 B. 无明确的猝倒发作 C. 发作性睡病不伴猝倒的诊断，必须在进行整晚多导睡眠监测(PSG)后，进行多次小睡潜伏试验(MSLT)。若前一夜至少保证6小时睡眠时间以上，MSLT结果提示，平均睡眠潜伏期≤8分钟，且有2次以上睡眠开始时REM发作(SOREM)，即符合诊断标准 D. 无其他睡眠障碍、神经系统疾病、精神障碍、药物或物质滥用等情况可以解释的嗜睡症状

表 9-4-3　发作性睡病与特发性嗜睡症的鉴别诊断要点

症状		诊断标准	
		PSG	MSLT
发作性睡病	（1）夜间睡眠不安 （2）经常白天小睡，且可帮助恢复精力 （3）猝倒 （4）不会自动缓解 （5）其他相关症状	（1）睡眠潜伏期短 （2）REMS 睡眠潜伏期短 （3）夜间睡眠周期正常	（1）睡眠潜伏期 <8min （2）≥2 次 SOREM 发作
特发性嗜睡症	（1）睡眠深且长 （2）白天小睡无恢复精力作用 （3）无猝倒发作 （4）有缓解病例 （5）可能出现在病毒感染或头部外伤后	（1）睡眠潜伏期短 （2）正常 REMS 睡眠潜伏期 （3）夜间睡眠周期长	（1）睡眠潜伏期 <10min （2）<2 次 SOREM 发作

注：PSG 为多导睡眠监测；MSLT 为多次小睡潜伏试验；REMS 为快速眼球运动睡眠；SOREM 为睡眠开始时 REM 睡眠。

1. 儿童及家庭的健康教育　健康教育对发作性睡病的儿童及家庭成员来说非常重要，倘若没有良好的健康教育，儿童及其家庭生活会受到很大影响。许多儿童因嗜睡而被误认为懒惰、不努力、能力低下等，因此受到歧视；儿童的猝倒和幻觉可能被误诊为精神疾病而被错误治疗。健康教育不应仅局限在家庭成员中，还应对儿童的老师及朋友进行必要的健康教育，使儿童周围的接触者均能很好地认识疾病，以利于儿童治疗。

2. 建立良好的睡眠习惯　良好的睡眠习惯对于保证发作性睡病儿童充足的夜间睡眠时间非常重要。包括无论上学还是放假期间均应保持规律的睡眠作息、良好的入睡前习惯、睡前 3~4 小时避免吃含咖啡因的食物、不要在卧室看电视等。家长及儿童不应简单地依赖药物治疗，而忽视了培养良好睡眠习惯的重要性。

3. 保证白天小睡　每天 1~2 次小睡对于减轻发作性睡病白天嗜睡症状非常重要。因发作性睡病儿童大多白天在校学习，因此应让老师了解这一情况，并为儿童创造条件以保证其白天可以小睡。此项对于提高儿童在校表现很关键。

4. 生活方式的改变　某些生活方式的改变可在很大程度上帮助儿童改善症状。①严格的睡眠作息时间是保证儿童充足睡眠时间的基础；②增加体育锻炼，同时避免一些乏味、重复性的活动；③非常重要的是，除非很好地控制了白天嗜睡症状，否则发作性睡病儿童须避免从事跳水、游泳等有一定危险的活动。

5. 药物治疗　药物主要用于控制白天嗜睡症状，其目标是帮助儿童在学校、家庭及其他社会场合能够正常地学习、生活。同时，还有一些药物用来控制与 REM 睡眠相关症状，如猝倒、幻觉及睡眠瘫痪等。但是用于治疗发作性睡病的绝大多数药物在儿童及青少年中长期使用的经验很少，大部分信息来自于成人研究，所以使用时需慎重考虑。儿童及青少年的具体治疗方法见表 9-4-4。也有一些中医治疗发作性睡病的报道，但现有的研究证据级别不高，有待进一步探索研究。

表 9-4-4　学龄儿童期及青春期发作性睡病的治疗方案

	学龄儿童期	青春期
一般指导	（1）与学校及老师联系 （2）中午小睡片刻 （3）下午 4:00~5:00 小睡片刻	（1）与学校及老师联系 （2）强调规律睡眠作息的重要性，夜间睡眠在 9 小时以上 （3）中午小睡片刻 （4）下午 4:00~5:00 小睡片刻
嗜睡药物治疗	盐酸哌甲酯（清晨空腹时服用 10mg，中午和下午 3:00 各服 5mg） 莫达非尼（100~200mg）[1]	（1）盐酸哌甲酯（清晨空腹时服用 10mg，中午和下午 3:00 各服 5mg）或长效制剂 （2）莫达非尼（100~400mg）[1]
猝倒的药物治疗	氯米帕明[1]（25~50mg，睡前） 百忧解[1]（10~20mg，晨服） 万法拉新[1]（75~150mg，晨服）	氯米帕明（50mg，睡前） 百忧解（10~40mg，晨服） 万法拉新（75~150mg，晨服）

[1] 目前在美国等一些发达国家临床中大量应用抗抑郁类药物治疗猝倒，但其应用指征尚未通过 FDA 批准。

发作性睡病是慢性、持续终生并需长期治疗的疾病。治疗的最终目标是保证患者能够适应正常生活,提高生活质量。

【专家提示】

○ 整夜监测的多导睡眠记录是诊断阻塞性睡眠呼吸暂停综合征的金标准,也是是否需要进行手术治疗的重要评判依据。

○ 良好的睡眠卫生习惯是避免以及治疗青少年失眠的重要措施。

○ 发作性睡病是终生疾病,治疗的最终目标是使儿童能够适应正常生活,提高生活质量。

（江帆）

参考文献

1. 沈晓明.儿童睡眠与睡眠障碍.北京:人民卫生出版社,2002.
2. 江帆.儿童发作性睡病的诊治.中国实用儿科杂志,2010,25(09):676-680.
3. American Academy of Sleep Medicine. International classification of sleep disorders. 2nd edition. Pocket version:Diagnostic and coding manual. Westchester, Illinois:American Academy of Sleep Medicine,2006.
4. Jenni OG,O'Connor BB. Children's sleep:an interplay between culture and biology. Pediatrics,2005,115:204-216.
5. Owens JA. Introduction:Culture and Sleep in Children. Pediatrics,2005,115:201-203.

第5节　注意缺陷多动障碍

【开篇导读】

注意缺陷多动障碍(attention deficit hyperactivity disorder,ADHD)是儿童最常见的神经行为障碍之一,ADHD 是遗传因素、神经生物因素、社会心理因素共同作用的结果,其治疗需要教师、家长和医师共同参与,采用心理支持、行为矫正、家庭和药物治疗的综合措施,才能收到良好的效果。本节着重讨论如下问题:ADHD 的病因,临床表现,评估与诊断,治疗和预后。

ADHD 是儿童最常见的神经行为障碍之一,临床上以持续存在且与年龄不相称的注意力不集中、多动、冲动为核心症状,可造成儿童的学业成就、职业表现、情感、认知功能、社交等多方面的损害。早在 100 多年前,医学文献就已经对儿童多动的症状进行了报道。1902 年,George Still 观察到儿童中存在动个不停、注意力不集中、过度警觉这样一种行为模式。1917—1918 年流行性脑炎,随后在恢复期的儿童中出现动个不停、注意力不集中、冲动、易被唤醒的症状,在当时这种症状被描述为"脑炎后行为障碍"。之后对这种状态的命名不断发生变化,1947 年 Strauss 将之命名为"轻微脑损伤综合征";1949 年,Clements 改称为"轻微脑功能失调";1977 年的国际疾病分类第 9 版(International Classification of Disease,9th edition,ICD-9)命名为"儿童期多动综合征";1980 年美国精神疾病协会出版的《精神障碍诊断与统计手册》(第 3 版)(Diagnostic and Statistical Manual of Disease,3rd edition,DSM-3)将本病正式命名为"注意缺陷障碍(attention deficit disorder,ADD)";1987 年的 DSM-3-R 改称为注意缺陷多动障碍;1995 年我国自然科学名词审定委员会定名为 ADHD;2001 年《中国精神疾病分类与诊断标准》(第 3 版)(Chinese Classification of Mental Disorders,3rd edition,CCMD-3)称之为多动与注意缺陷多动障碍(又称儿童多动症)。

一、流行病学资料

目前,对 ADHD 患病率的调查结果相差较大,除了由于国家和地区的不同引起的患病率差异之外,还与诊断标准的不一致有关。国际上最具影响力的 ADHD 诊断标准是国际疾病分类第 11 版(International Classification of Disease, 11th edition, ICD-11)和《精神障碍诊断与统计手册》(第 5 版)(Diagnostic and Statistical Manual of Mental Disorders, 5th edition, DSM-5),我国 ADHD 的诊断标准采用的是中国精神障碍分类方案与诊断标准第 3 版(Chinese Classification of Mental Disorders, 3rd edition, CCMD-3),根据不同的诊断标准所得的 ADHD 患病率也不相同。2019 年美国儿科学会发表了儿童青少年 ADHD 诊断、评估和治疗的临床实践指南,ADHD 的发病范围是 4~18 岁,全球的荟萃分析,ADHD 患病率为 7.2%,男女发病之比为 2∶1;国内报道 ADHD 患病率为 4.31%~5.83%,男女发病之比为(4~9)∶1。粗略估计我国有 1 461 万~1 979 万 ADHD 患儿。70% 的 ADHD 患儿症状将持续到青春期,部分可持续到成人。

二、病因

ADHD 病因复杂,同时具有个体差异性,至今尚未阐明 ADHD 发病的生物学机制。大多数学者认为,ADHD 是多病因引起多重障碍的一种综合征,与遗传、神经生物及社会心理等多种因素有关。

(一)遗传因素

遗传因素是 ADHD 发病的主要原因,其遗传度高达 80%。家系研究表明,ADHD 具有明显的家族聚集性,ADHD 患儿的父母和兄弟姐妹患 ADHD 的风险是正常人的 2~8 倍。如果患 ADHD 的儿童到成人期仍有 ADHD,其子女患 ADHD 的可能超过 50%。双生子研究发现 75% 的 ADHD 亚型的变异可以归因为遗传因素。如果双胞胎中的一个确认为 ADHD,另外一个有 50% 以上的可能患 ADHD。领养子的研究表明,ADHD 患儿领养人的患病风险低于其生物学亲属。

近年来,分子遗传学的研究已经发现了几种可能与 ADHD 相关联的易患基因,涉及多巴胺能神经递质系统、去甲肾上腺素能神经系统、5- 羟色胺能神经系统,包括多巴胺 D4 受体基因、多巴胺转运体基因、多巴胺 D5 受体基因、儿茶酚胺氧甲基转移酶基因、去甲肾上腺素转运体基因、肾上腺素 α 受体 2A 及 2C 基因、编码 5- 羟色胺转运体基因、5- 羟色胺受体 1B 基因及 5- 羟色胺受体 2C 基因等。这些基因中与 ADHD 关系最大的是多巴胺 D4 受体基因。多巴胺 D4 受体是 G 蛋白偶联受体,属于多巴胺 D2 样受体家族,在前额叶皮质,

尤其是前扣带回皮质表达丰富,这些脑区在注意与控制方面起重要作用。ADHD 患儿多巴胺受体 D4 基因突变使其对多巴胺的敏感性下降,从而引起了脑内输出 - 输入环路的异常。多巴胺等中枢神经递质的不足易导致患儿活动过度、警觉性、心境、认知等异常。

(二)神经生物因素

大脑的发育过程中,额叶进化成熟最迟,最易受损,有学者认为 ADHD 与大脑额叶发育迟缓有关,其依据是 1/4~1/3 的 ADHD 患儿到青少年期症状趋于好转,因此凡影响额叶发育成熟的各种因素均可致病。神经生物学和神经影像学的研究发现,额叶功能和皮质连接缺陷,尤其在尾状核、壳核和苍白球。

近期的证据表明 ADHD 患儿的皮质发育按照正常的脑发育程序发展,但比正常发育的儿童落后数年。说明 ADHD 表现为脑皮质成熟延迟而不是异常。皮质发育的延迟突出表现在外侧前额叶皮质,这一区域与执行功能有关。执行功能主要包括注意和抑制、任务管理、工作记忆、计划、监控等方面。皮质发育的延迟导致执行功能障碍,从而出现反应抑制、注意控制、奖赏、较高级的运动控制和工作记忆方面的问题。

多巴胺和去甲肾上腺素失调导致了 ADHD 的核心症状。这些神经递质可增加前额叶皮质活动对皮质下的抑制作用。兴奋剂和其他一些药物治疗 ADHD 是通过提高多巴胺和去甲肾上腺素的作用,来提高对前额叶活动的抑制作用。

(三)社会心理因素

ADHD 病因还包括社会心理学因素。单亲家庭,父母患有精神或行为问题,父母离异,家庭氛围紧张,童年早期暴露于高水平的铅环境,母亲吸烟、酗酒等都与 ADHD 的症状相关。尽管家庭和社会因素对 ADHD 的发病所起的作用仍不明确,但诸多因素对于 ADHD 的发展和结局的作用得到了多数学者的肯定。

三、临床表现

ADHD 的核心症状是注意缺陷、多动、冲动,DSM-5 根据症状维度将 ADHD 分为 3 个表型:注意缺陷为主型,主要表现为难以保持注意力集中、容易分心、做事有始无终、日常生活杂乱无章等;多动冲动为主型,主要表现为过度活动、喧闹和急躁;混合型,注意缺陷症状及多动冲动症状均较突出。

（一）注意缺陷

ADHD患儿注意力的特点是无意注意占优势,有意注意减弱,因此ADHD患儿对身边所有刺激都有反应,不能滤过无关刺激(如,当你专注于一道数学题时,对朋友走过教室门口没有反应),表现出上课时注意力不集中,思想常开小差,就像"白日做梦",对老师的提问茫然不知,做作业易受外界刺激而分心。对于感兴趣的游戏、电视节目、书刊等则能全神贯注或注意力相对集中,因此常被家长误以为其注意无问题。

正常儿童的有意注意维持时间为:5~6岁维持10~15分钟,7~10岁维持15~20分钟。ADHD患儿注意力集中的时间短暂,注意强度弱,注意范围狭窄,不善于分配注意。表现为常丢三落四,作业、考试容易漏题,马虎粗心、易犯低级错误,做事拖沓、没有计划性等。

（二）多动

ADHD患儿自我控制能力差,行为常呈现活动过度的现象。表现为与年龄不相称的多动,包括躯体活动、手的活动以及言语活动的明显增多。部分患儿在胎儿期即出现胎动频繁的现象;婴儿期表现为易兴奋,好哭闹,睡眠差,排便、洗澡、穿衣时不安分,喂养困难,不怕摔跤,开始走路时往往以跑代步,不喜欢安静的游戏,喜欢来回奔跑;学龄前期表现为手脚动个不停,显得格外活泼,难以有安静的时刻,在幼儿园不遵守纪律,难以静坐,好喧闹和捣乱,玩耍也无规则,难分享;学龄儿童表现为课堂上小动作不停,坐在椅子上扭来扭去,上课纪律差、无法静心作业,话多且容易插嘴或打断别人的对话。

ADHD患儿多动的特点是不分场合、无目的性,在静止性游戏中表现尤为明显。动作杂乱无章,有始无终,缺乏完整性,乱写乱画,招惹是非,甚至离开座位在教室乱跑。全然不顾环境对其行为的要求。生活中也经常做事虎头蛇尾,难以善始善终。

多动大多开始于幼儿早期,进入小学后表现得更为显著,之后随着年龄增加,尤其是年长儿,多动的症状逐渐减少,而注意缺陷和冲动的症状常常维持不变。如,DSM-5诊断标准中"经常在不合适的场合跑来跑去或爬上爬下",这一行为在学龄前儿童表现较多,而在青少年中则表现较少。

（三）冲动

ADHD患儿常对不愉快的刺激反应过度,易兴奋和冲动,不分场合、不顾后果,难以自控甚至伤害他人,不遵守游戏规则,缺乏忍耐或等待。在家翻箱倒柜,对玩具、文具任意拆散、毫不爱惜。容易犯错误,对老师、家长的批评置若罔闻、屡教屡犯。参加游戏活动不能耐心等待轮换,易插队或放弃。ADHD患儿常因冲动行为发生意外事故,甚至出现严重后果,如喜欢爬高、翻越栏杆、横穿马路,心血来潮时想干什么就干什么等。ADHD患儿与人谈话交流或回答问题时,不能耐心地倾听别人说话,往往是别人的话还没讲完或问题还没有问完就插嘴、抢答,打断别人的对话。做作业或考试时,题目还没有看完就开始答题,考试中粗心大意,常常看错题、漏做题,越是容易的题目越容易做错。遇到困难急躁不安、缺乏信心。

（四）其他

ADHD患儿除注意缺陷、多动、冲动三大核心症状外,还常在发展社交技能、应对挫折和控制情绪方面存在困难。好发脾气、执拗、任性、脾气暴躁、鲁莽,稍不如意即大吵大闹、蛮横无理,经常干扰别人,容易与人冲突、争吵、打架。ADHD患儿常伴有学习障碍,但其学习障碍并非由于智能障碍所致,ADHD患儿的智力与正常儿童一样,多在正常范围内,少数伴有轻度智能障碍。但其学习成绩一般与其智力水平不相匹配,主要是由于注意力分散造成的,因而学习成绩不佳,成绩波动较大。由于ADHD患儿也常共患对立违抗,患儿常不被同龄人所接受,人际关系差,与同伴、教师、父母的关系常存在问题,社会适应能力也较差。因经常被老师批评、家长责备、同学嘲笑,而常出现退缩、回避、害怕上课、逃避考试甚至逃学,有的患儿一到学校就出现胸闷、头痛、胸痛等不适。过多失败和挫折的经历,使得他们忧郁少言,悲观失望,不愿与同学交往。ADHD患儿常常自我评价降低,自信心不足,部分患儿出现情绪问题,表现为烦躁、易激惹、不高兴,甚至出现自伤、攻击他人的行为。此外,ADHD患儿常动作笨拙,精细协调困难,手指不灵活,手眼协调差。

四、评估与诊断

ADHD的临床表现是一些非特异性症状,多动、冲动和注意缺陷儿童青少年的正常发育进程中也能观察到。只有当这些症状持续、广泛(多个场景出现)存在,并损害了学习能力和社会交往等重要功能的时候才考虑 ADHD。诊断前需要进行详细的评估,进行父母和儿童的访谈,收集来自父母或照养人、教师和学校其他人员的信息,必要时进行相关的心理学评估和实验室检查,以判断是否符合 DSM-5 的诊断标准。

(一) 评估

1. 采集病史 由孩子的主要照养人和教师提供的正确、完整的病史,对于 ADHD 的诊断非常重要。包括现病史(就诊原因、主要行为问题、环境适应问题等)、个人史(出生史、生长发育史、生活史等)、既往史(既往神经系统疾病、抽搐、精神疾病等)、家族史(父母健康状况、性格特点、家族中是否有类似现象)等。

2. 一般体格检查 包括神经系统检查、生长发育情况、营养状况、听力、视力以及精神状态等。

3. 心理评估 主要包括智力测验、注意测定和其他一些评估量表。智力测验常用韦氏学前儿童智力量表(Wechsler preschool and primary scale of intelligence,WIPPS-CRR)和韦氏学龄儿童智力量表(Wechsler intelligence Scale for Children,WISC-CR)。智力测定对于判断 ADHD 的功能损害非常重要,以及个体的优势、与智力障碍相鉴别时也具有重要的参考意义。注意测定常用持续性操作(continus performance test,CPT)。此外,常用的评估量表还有 Conner 父母问卷(parents screening questionare,PSQ)、教师用量表(teacher rating scale,TRS)、学习障碍筛查量表(pupil rating scale,PRS)、阿肯巴克儿童行为量表(Achenbach Child Behavior Checklist,CBCL)以及气质量表等。

4. 辅助检查 必要时进行影像学检查,脑电图,血液、尿液生化等辅助检查。

5. 非正规的神经发育筛查 见表 9-5-1。

表 9-5-1 非正规的神经发育筛查

任务	功能
写句子	书写表达和书写问题
叙述最近所见所闻	口头表述、记忆、条理性
阅读一段短文	阅读流畅和理解
画人或模仿画图形	精细运动和视觉 - 空间技能
完成多步骤任务	注意、记忆、听觉处理

(二) 诊断标准

根据 DSM-5 的诊断标准见表 9-5-2。

表 9-5-2 ADHD 的 DSM-5 诊断标准

1. 多动冲动症状中描述的 9 条行为,至少要符合 6 条 经常手脚动个不停或坐着身体不停扭动 经常在教室或其他需要静坐的场合离开座位(如离开座位、办公室、工作处等) 经常在不适宜的场合跑来跑去或爬上爬下(如在青少年或成人只是有坐立不安的主观感受) 经常难以安静地玩或参加娱乐活动 经常动个不停或表现得像被马达驱动停不下来(如在饭店、会议中难以长时间静坐,他人感觉其坐立不安、难以忍受) 经常说个不停(多嘴多舌、冲动) 经常问题还没说完答案就脱口而出(如抢接别人的话,交流时总不能等待) 经常出现轮流中的等待困难(如排队) 经常打断别人或扰乱别人(如,打断对话、游戏、活动,不经询问或同意就用他人的东西, 青少年 / 成人干扰或打断他人在做的事情)
2. 注意缺陷症状中描述的 9 条行为,至少要符合 6 条 经常出现难以注意到细节或在作业、工作或其他活动中粗心(如忽视或遗漏细节、不正确的工作) 经常在任务或游戏活动中难以维持注意(如在上课、交谈或长时间阅读中难以集中注意) 经常在对其说话时似听非听(如在无明显干扰下的分心) 经常出现不遵循指令,不完成作业、家务或工作职责(如开始工作,很快失去注意,易分心) 经常出现任务或活动的组织困难(如难以处理序列性任务,难以有序保管所属物品,杂乱无章的工作、时间观念差,不能按时完成任务) 经常逃避、不喜欢或不愿意去做需要持续贯注的任务(如学校、家庭作业,年长青少年和成人则在准备报告、完成填表和看长篇文章困难) 经常丢失任务或活动需要的东西(如学校用品、笔、书、文具、皮夹、钥匙、眼镜、手机) 经常容易受外界刺激而分心(年长青少年和成人可包含不相关的想法) 经常忘记日常活动(如做家务、跑腿等,年长青少年和成人忘记回电、付账单、遵守约定等)
3. 注意或多动 - 冲动症状在 12 岁前出现
4. 症状出现在 2 个或以上场景(如学校和家庭),持续 6 个月以上
5. 症状不是在精神分裂症或其他精神障碍过程中,也不能用其他心理障碍很好地解释(如心境障碍、焦虑障碍、分离障碍、人格障碍、物质中毒或撤退)

诊断时需明确 18 项 ADHD 相关行为中有多项频繁发生;这些行为仅限于某一特定环境或场合,还是存在于不同的场合;且症状持续时间超过 6 个月。需明确 ADHD 的核心症状发生在儿童的主要环境,包括家庭和学校。如果 ADHD 的症状

仅发生在学校里,而在家庭或其他场合都没有,那么这些症状可能就不能诊断 ADHD;相反,如果儿童的 ADHD 症状仅出现在家庭中,而在学校或其他场合都没有,那么这些症状的主要原因可能是亲子交流问题、父母期望过高、环境问题或父母的精神疾病状态等。

有 ADHD 症状但无学习技能或社会交往等方面的功能损害,就不符合 ADHD 的诊断标准。功能损害的评估错误往往是过度诊断的一个原因。例如,学龄儿童的多动、冲动、注意缺陷不严重或仅为情景性的,只出现在教育或社交环境,但不出现在家庭中。学龄期儿童有多动或情景性的注意问题,但课堂表现好、学业成绩高、社会交往良好者也不是 ADHD。在评估 ADHD 核心症状对学业成就、课堂表现、家庭生活、社交技能、独立能力、自尊、娱乐活动和自我照顾方面的负面影响时,需要进行详细的评估来帮助临床诊断。

在 DSM-5 的诊断标准中,≥17 岁的青年或成人,注意缺陷或多动 - 冲动症状≥5 条即可诊断。

除了 DSM-5 中的 ADHD 标准作为诊断依据之外,还需参照中国注意缺陷多动障碍防治指南(第 2 版,2015)、注意缺陷多动障碍(王玉凤,2019)和注意缺陷多动障碍标准化门诊建设与规范化管理(金星明,禹东川,2019)。

近年所关注的学龄前儿童的 ADHD 诊断在 DSM-5 中与学龄儿童的标准是相同的。但特别强调,注意缺陷、多动冲动的症状很突出,明显损害儿童的学习和生活,诊断年龄至少 3 岁以上。对这个年龄段儿童的 ADHD 诊断,不宜生搬硬套现有的 ADHD 诊断标准,尤其要注意两个方面:一是要根据儿童的发育年龄衡量其行为表现;二是要根据家庭养育环境及育儿技能看待儿童行为是否因溺爱导致。

此外,诊断过程应强调多元化信息渠道,不能单凭家长一方面的陈述为依据,还需要有教师的信息,反映儿童各场景下的行为表现。目前临床医师要采取 SNAP- Ⅳ 筛查量表由家长带给教师填写,虽然临床不是第一时间的信息获取,但比教师信息缺失要强得多,随着医教整合的深入人心,ADHD 诊断中特别在初诊中获得一份教师的报告是我们努力的方向。

(三)功能损害

ADHD 的诊断需要有功能损害的证据支持。研究发现 ADHD 患儿在学业成就、家庭关系、同伴关系、自尊、自我概念、意外伤害和适应功能方面有明显的不良影响。他们往往学业成就低下,因而常被转介特殊教育、留级、辍学或开除出校。ADHD 患儿的家庭往往经历父母不和、教养困难、亲子交流问题等。ADHD 的儿童也经常被同伴轻视,因此自尊心低下。

(四)共患病

大多数患 ADHD 的儿童青少年都存在共患病,绝大多数儿童青少年伴有多种共患病。最常见的包括破坏行为如对立违抗(ODD)和品行障碍、焦虑障碍、抑郁障碍、学习障碍、睡眠障碍、智力障碍和孤独症谱系障碍,见表 9-5-3。这些共患病会加重 ADHD 患儿的功能损害。

表 9-5-3　ADHD 共患病的患病率

共患病	ADHD 儿童	非 ADHD 人群
对立违抗障碍	35%	2%~16%(男)
品行障碍	25%	6%~16%(男);2%~9%(女)
焦虑障碍	25%	5%~10%
抑郁障碍	18%	2%(儿童);5%(青少年)
阅读障碍	51%(男)47%(女)	14.5%(男)7.7%(女)

共患病对 ADHD 的治疗目标和结局有很大的影响。例如,ADHD 患儿共患 ODD 可能发展为品行障碍,这会增加青少年物质滥用的风险。共患心境障碍的 ADHD 患儿在青少年期的结局比单纯 ADHD 患儿差。共患抑郁障碍的患儿对兴奋剂的反应可能与单纯 ADHD 患儿不同。

过去比较多地强调了 ADHD 共患精神类的疾病,而对儿科的共患病提及不多。而我国 ADHD 诊治的专业人员不是儿科医师,而是包括神经科、发育与行为儿科、儿童保健科医师等,因此,从儿科的视角,更多的关注是儿科的共患病诸如遗尿症、语言障碍、睡眠障碍、抽动障碍、癫痫等,并分别对这些共患病提出诊治流程(图 9-5-1)。之所以强调 ADHD 的共患病,这是因为临床上单纯 ADHD 仅占发病总数的 28.1%,发育与行为儿科学的基本概念之一——连续统一体(continuum),在 ADHD 这一神经发育障碍中得到充分的印证,从横向来看,即一种障碍犹如牵一发动全身,随之而来的出现一系列的共患病或症状,如 ADHD 共患 ODD 或焦虑或学习困难;从纵向来看,ADHD 如果早发现早诊断,可能是单一的诊断,如果晚发现晚诊断或贻误治疗,则非但症状加重,而且共患病增多至 2~3 个甚至更多。

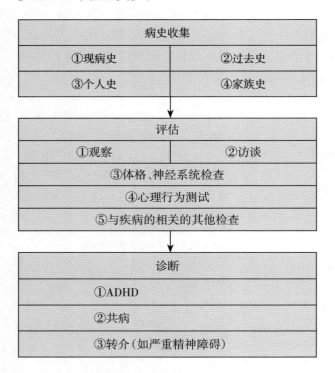

图 9-5-1　ADHD 的诊断流程

(五)鉴别诊断

ADHD 的诊断需要排除一些可能引起类似 ADHD 症状的情况或伴发 ADHD 症状的综合征,如脆性 X 综合征。此外,还必须与情景性多动、正常儿童多动、智力障碍、抽动秽语综合征、品行障碍、孤独症谱系障碍、儿童精神分裂症、适应障碍、躁狂发作和双相障碍、焦虑障碍、特殊性学习技能发育障碍等相鉴别,还要排除一些器质性疾病(如甲亢)和药物的副作用引起的类似 ADHD 症状的情况。

1. 正常儿童与问题儿童　临床上不能把活动量大或活跃的儿童轻易地归类为 ADHD。正常儿童在婴幼儿期、学龄期及青少年时期的多动 / 冲动行为如表 9-5-4 所示。

尽管如此,儿童没有明显的功能损害,并不影响学习、交流或情绪等。

2. 多种疾病导致的类似 ADHD 或 ADHD　类似 ADHD 或 ADHD 的疾病或障碍源于多个专业或领域,包括遗传、神经、代谢或环境及感染或一些躯体疾病。

(1)遗传性疾病:下述各遗传性疾病在临床具有一定的特征之外,均有或注意问题或多动 / 冲动的行为特征:

1)脆性 X 综合征:该综合征在男性的特征为长脸,大而外突的耳,关节松弛和睾丸大。女性易有相似的脸部特征,无论男性或女性,除了认知功能损害外,还有对执行功能的损害,包括计划性、认知灵活性、工作记忆抑制功能等,而这些与 ADHD 十分相像。

大多数男性有多动行为,伴有刻板、孤独样的特征及多动和冲动;女性呈现的是执行功能缺陷、注意问题、冲动、社会交往问题等。有研究报道用兴奋剂治疗男性脆性 X 综合征的上述功能损害。

2)21- 三体综合征:这是一个引起智力障碍的最常见的染色体疾病,该综合征也会伴有注意问题和多动。这些问题随年龄增长而减少。

3)腭 - 心 - 面综合征(22q-11 缺失综合征):该综合征常伴有神经发育、行为和精神异常。典型的面部特征为鼻翼发育不良、眼睑狭小、小的招风耳、小嘴、缩唇。心血管异常包括室间隔缺损、主动脉弓异常或法洛四联症。腭异常,腭咽关闭不全等。在此综合征的儿童青少年中,ADHD 混合型和注意缺陷型占 35%~55%。有报道用兴奋剂治疗能有效改善行为症状。

4)威廉姆斯综合征(7q 11.2 微缺失):该综合征常出现面部、心血管异常,如主动脉瓣上狭窄、

表 9-5-4　正常儿童在婴幼儿期、学龄期及青少年时期的多动 / 冲动行为

	多动 / 冲动行为	行为表现
幼儿及学龄前儿童	常很活跃、冲动,使精力不足或无耐心的成人感到烦恼	活跃,动个不停,不能静坐,喜欢身体大运动,如跑、跳、爬等
学龄儿童	儿童游戏时很兴奋;可出现正常的冲动行为,尤其在竞争性的情景下	喜转圈、提问、撞击物品或人
		可长时间玩很兴奋的游戏,偶尔出现冲动行为
		喜欢长时间活跃的活动,如跳舞等,有时与同伴做一些有危险的活动

结缔组织异常和婴儿样高钙血症、智力障碍、学习困难、ADHD等。ADHD的表现为注意问题,对兴奋剂治疗有一定的疗效。

5) 其他遗传性综合征:性染色体异常如特纳综合征(47,XXY),普拉德-威利综合征(PWS),神经纤维瘤均可伴有ADHD。

(2) 神经性疾病:大脑缺血、缺氧、外伤,脑发育不良如白质软化,抽动障碍等均可产生或伴有ADHD。我国近年来已关注癫痫所致的ADHD,在诊治上以神经科为主导。有些ADHD儿童的脑电图有癫痫波,但临床未见发作,除了详细的问诊之外,建议与神经科医师共同探讨治疗方案。

(3) 代谢性疾病:苯丙酮尿症患儿在产前的苯丙氨酸升高,往往伴有多动和冲动的症状,而如果产后苯丙酮尿症的控制仍很差,则很可能导致注意力缺陷。甲状腺功能亢进和甲状腺功能减退常伴有注意问题。Smith-Lemli-Opity综合征是常染色体隐性遗传和代谢障碍,主要是胆固醇生物合成缺陷。儿童表现为小头、肌张力减退,第2~3趾并趾等,常出现多动和ADHD、智力障碍等。

(4) 环境因素:①铅暴露:持续的环境毒素铅的暴露损害认知功能,也可能呈现ADHD的行为症状;②铁缺乏:铁是多巴胺合成的辅酶。动脉实验表明,铁缺乏可改变多巴胺受体浓度及活性。已有的研究也报道铁缺乏影响智力和行为发展。也有研究报道ADHD儿童与对照组比较,血清铁红素水平较低,而且下降的水平与症状的严重程度相关。

(5) 感染:感染性疾病,如人类免疫性缺陷病毒感染或病毒性脑炎,患儿可呈现多动、冲动和注意缺陷。此外,基底神经核疾病、因链球菌感染所致的儿科自身免疫性神经精神障碍(pediatric autoimmune neuropsychiatric disorders associated with streptococcal infection,PANDAS)也可引起类似多动冲动注意缺陷的症状。PANDAS主要引起强迫性行为症状和抽动。其中40%符合ADHD标准。

此外,Sydenham舞蹈病本身可伴有多动、注意缺陷,但发病时间较典型ADHD晚,症状通常为急性。

(6) 其他:各种躯体疾病,如视觉和听觉受损、睡眠障碍、中枢神经系统感染、脑外伤、癫痫等均可导致注意问题和行为改变。临床可根据相应的实验检查,如脑电图、CT、MRI等进行特定的诊断,

从而与ADHD区分开来。

五、治疗

ADHD的治疗需要教师、家长和医师共同参与,采用心理支持、行为矫正、药物治疗的综合措施,才能收到良好的效果。2015年,中华医学会精神医学分会发表了第2版中国注意缺陷多动障碍防治指南,2019年科学出版社出版了《注意缺陷多动障碍标准化门诊建设与规范化管理》一书,2020年中华医学会儿科学分会发育与行为儿科学组在《中华儿科杂志》发表了ADHD早期识别规范诊断和治疗的儿科临床实践专家共识,2020年北京科学出版社出版了家庭科普书籍《医教整合:让ADHD儿童健康成长》。

(一)治疗和管理原则

2006年,《中华儿科杂志》编委会联合中华医学会儿科学分会神经学组、儿童保健学组和中华医学会精神病学分会儿童精神学组,发表了儿童注意缺陷多动障碍诊疗建议,阐明:各相关学科的医师应该认识到ADHD是一个慢性疾病,并制订相应的治疗计划;医师的治疗计划应取得家长和教师的配合;若治疗方案没有达到预期目标,医师应评估最初的诊断是否正确,治疗方法是否恰当,治疗方案的依从性如何,是否有合并疾病等;医师应对ADHD患儿有计划地进行定期随访,汇总家长、教师和患儿的反馈信息,以评估疗效及不良反应。

2011年美国儿科学会儿童青少年ADHD诊断、评估和治疗的临床实践指南推荐,对于4~5岁的学龄前期儿童建议以行为治疗为主,如行为治疗无效考虑药物治疗;6~11岁学龄期儿童建议首选药物治疗,推荐药物治疗和行为治疗的联合疗法;12~18岁的青少年建议以药物治疗为首选,推荐辅以心理治疗。ADHD的治疗程序见图9-5-2,规范的治疗流程见图9-5-3。

(二)父母培训

当ADHD儿童青少年进入治疗阶段时,紧接着的第一步就是父母培训,通过培训达到如下目的:

1. 使父母了解有关ADHD的知识。尽管他们也能从媒介获得相关信息,但仍有不少误区和忧虑。因此,父母培训能使之对ADHD有一个正确的认识。

2. 使父母作出明智的决定。许多父母对药物

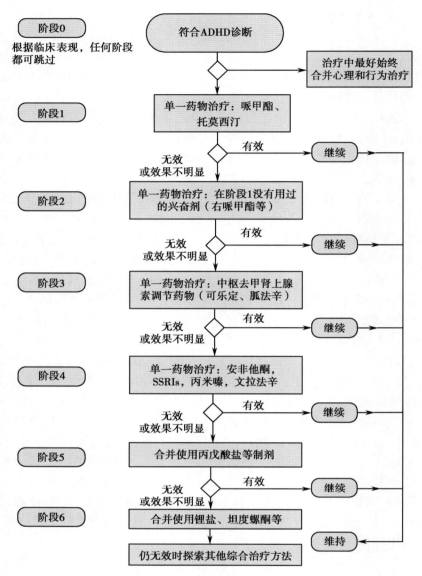

图 9-5-2 ADHD 的治疗程序

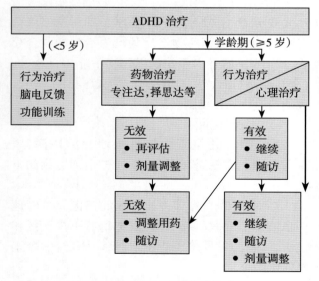

图 9-5-3 ADHD 规范的治疗流程

治疗不无担忧,迟迟不能进入规范治疗过程,贻误病情,接踵而来的是产生一些共患病,如对立违抗障碍、学习障碍等,而父母培训能够使之接受正规的药物治疗。

3. 使父母改善亲子关系,更好地理解 ADHD 患儿的行为表现,并进行良好的沟通,而不是按主观意愿,一味地指责和批评 ADHD 患儿。

4. 使父母配合药物治疗,学习行为矫正的基本方法,针对 ADHD 患儿的行为症状,给予指导和教育。

父母培训的内容除了介绍 ADHD 知识,如发病率、病因、临床表现、干预和治疗之外,还包括亲子关系和家庭教育、ADHD 儿童的学习干预、行为管理、情绪调控等系列培训活动。既使父母们在培训中加强了医患沟通和互动,又能积极地应对患儿的学习、情绪、交流等行为表现。培训活动贯穿于治疗过程中。

目前国内一些医院已经开展了父母培训,获得了一些体验,也受到了一些临床效果,如较多的ADHD家庭能接受规范的药物治疗,在治疗过程中,依从性较好,儿童的功能获得了改善,生命质量得到明显的提高。

(三)药物治疗

治疗ADHD的药物主要包括中枢兴奋剂和去甲肾上腺素再摄取阻断剂。药物治疗原则:根据个体化原则,从小剂量开始,逐渐调整,达到最佳剂量并维持治疗;在治疗过程中,采用恰当的方法对药物的疗效进行评估;注意可能出现的不良反应。

1. 兴奋剂 兴奋剂作为多巴胺和去甲肾上腺素再摄取阻断剂,提高尾状核和前额叶皮质中多巴胺和去甲肾上腺素的水平。我国治疗ADHD的中枢兴奋剂主要为盐酸哌甲酯,根据疗效持续时间为10~12小时,剂型有18mg、27mg、36mg,我国目前只有18mg和36m两种。长效盐酸哌甲酯从18mg/d、1次/d开始,剂量滴定期间每1~2周调整一次剂量。盐酸哌甲酯6岁以下的儿童慎用,禁忌证包括青光眼、药物滥用、服用单胺氧化酶抑制剂的患儿或急性精神病的患儿。盐酸哌甲酯可能出现的不良反应有头痛、腹痛、影响食欲、入睡困难、眩晕,运动性抽动也在一些患儿中发生。这些副作用常在治疗早期出现,症状轻微,多在剂量调整后或服药一段时间后改善。兴奋剂可以提高在学校的任务行为,降低干扰和坐立不安;家庭中可以缩短作业时间、改善亲子沟通和依从性。在使用兴奋剂之前应进行慎重的评估,包括心脏病病史、心慌、昏厥、癫痫、猝死家族史、肥厚型心肌病、长QT综合征,并进行心血管系统的检查。总体来说,兴奋剂治疗ADHD是安全有效的,但需要进行身高、体重的定期监测,并在治疗之前和治疗期间对血压和心率进行检查。

2. 非兴奋剂 盐酸托莫西汀是ADHD治疗的一种非兴奋剂药物。它是去甲肾上腺素再摄取阻滞剂并能阻断前额叶突触前去甲肾上腺素的转运。体重<70kg的ADHD患儿,每天初始总剂量可从0.5mg/kg,3天后增加至1.2mg/kg,单次或分次服药,每天总剂量不可超过1.8mg/kg或100mg。体重>70kg者,每天初始总剂量可从40mg/d开始,3天后可增加至目标剂量80mg/d,单次或分次服药,每天总剂量不超过100mg。停药时不必逐渐减量。盐酸托莫西汀每天服药一次,作用时间可维持24小时,全天都能缓解ADHD的症状。2019年盐酸托莫西汀增加了口服液剂型,蓝莓口味,有效成分每毫升含4mg盐酸托莫西汀,对于那些难以吞咽胶囊的儿童,增加了用药治疗的依从性。盐酸托莫西汀的副作用与兴奋剂相似,与兴奋剂相比,盐酸托莫西汀在延迟入睡方面的副作用较小,但更易出现疲劳和恶心。目前尚未发现托莫西汀与抽动之间的联系。另外,盐酸托莫西汀可能对共患焦虑障碍的ADHD患儿有效。

3. 其他 三环类抗抑郁药(TCAs)包括丙米嗪、地昔帕明和去甲替林。作用机制是通过抑制去甲肾上腺素的再摄取起作用。地昔帕明对ADHD症状的有效率可比得上兴奋剂。约20个随机、对照试验支持TCAs治疗ADHD的有效性。但是,TCAs具有心脏的副作用,还可能与猝死相关,使用中需要进行心脏监测和血浆水平的监测。安非他酮是一种去甲肾上腺素能和多巴胺能的氨基-酮类抗抑郁药,总体上使用安非他酮改善ADHD的核心症状效果不如兴奋剂,但对ADHD共患抑郁障碍的情况有改善作用。可乐定和胍法辛是中枢 α_2-肾上腺素激动剂,作用机制是影响蓝斑区去甲肾上腺素的释放速率,可以间接影响多巴胺。临床上可乐定被用于消除兴奋剂入睡困难的副作用,以及一些有明显攻击行为的ADHD患儿。胍法辛对于儿童ADHD、抽动障碍和攻击性也是有效的。以上这些药物是治疗ADHD的二线药,只有在兴奋剂和去甲肾上腺素再摄取阻断剂无效或禁忌的情况下才考虑使用。

(四)行为治疗

研究发现ADHD患儿一般对刺激表现为觉醒不足,其行为问题难以矫正。因此需要在药物治疗的基础上对ADHD患儿进行行为治疗。行为治疗的原则包括行为矫正技术和社交学习理论,强调预防性管理,通过观察与模仿恰当的行为、态度和情感反应,来塑造ADHD患儿的行为。当前大量的研究证据表明行为治疗对ADHD小学儿童有效。常用的行为治疗方法包括正性强化、消退、惩罚等。要使某种行为继续下去或增多,就使用正性强化等方法;要使某种行为减少或消失,可使用消退、惩罚等方法;消退与正性强化合用来促进恰当行为的出现,减少不良行为。

1. 正性强化　通过表扬、赞许、奖赏等方式使儿童良好的行为得以持续。在应用正性强化之前应先确定儿童的靶行为(不良行为)和需建立的恰当行为。当儿童出现恰当行为时应立即给予正性强化,使儿童感到满足。如 ADHD 患儿作业速度慢,做作业中玩耍铅笔橡皮作为靶行为,而认真写作业就是恰当的行为,当儿童能自觉坐下来写作业时,应立即给予赞赏、表扬和奖励。正性强化的使用需要注意:立即反馈,频繁反馈,突出反馈,正性强化与惩罚、消退等合并使用。

2. 惩罚　惩罚有助于减少或消除儿童的不良行为。对于孩子的不良行为要避免开始就进行严厉的处罚。坚持多鼓励少惩罚的原则,惩罚可以采用暂时隔离法,通过去除可能的强化因素一段时间,以达到减少或消除不良行为的目的。轻微的处罚应与鼓励相结合,鼓励多于惩罚,鼓励与惩罚的比例达到(4~5):1,对不良行为的消除会起到良好的效果。

3. 消退　对某些会强化不良行为的因素予以撤除,不良行为得不到强化后就会减少或消失。如儿童不合理的发脾气或哭闹,家长采取冷处理的方法,不再给予关注,儿童的发脾气或哭闹就会逐渐减少。

(五)补充和替代治疗

很多家长寻找补充和替代治疗的方法,目前补充和替代治疗有中医治疗、脑电生物反馈训练、有氧运动训练、执行功能训练、虚拟技术等,不过,补充或替代治疗不能取代 ADHD 的一线药物治疗。对于父母准备尝试替代治疗或已经使用且有效的,医师可以考虑将这种替代治疗结合在循证的治疗方案中,具体流程见 ADHD 规范化的治疗流程(图 9-5-3)。

(六)规范化管理

根据我国指南中所提的 ADHD 治疗基本建议和明确的治疗目标,主要包括 5 个方面:①专业临床医师应首先制订一个长期的治疗计划;②个体化的治疗目标;③恰当的药物和心理行为治疗师;④治疗方案没有达到治疗目标时应再评估;⑤定期随访,监控目标、预后和不良反应。

ADHD 是一个慢性病,ADHD 的治疗目标管理属于慢性病管理。儿童和青少年一旦诊断为 ADHD 就进入了此病的管理程序中。目标管理可分为两类:一类是 ADHD 治疗短期目标管理;另一类是 ADHD 治疗长期目标管理。就目前国情来说,

我国的 ADHD 大多数还是处于短期的治疗目标管理为主,正在向治疗的长期目标管理努力中。

在儿科范畴中,ADHD 的目标管理相比神经科的癫痫、呼吸科的哮喘要困难得多。因为我们面对的是貌似正常且又"生龙活虎"的一个群体。只有当 ADHD 产生明显的功能损害,如造成学习成绩越来越差;同伴关系和亲子关系紧张,破坏集体规则,情绪自控力很差时,才会考虑带孩子来就诊。近 10 余年来,儿科医师与其他专业医师一起致力于 ADHD 的科普宣传,使得公众对 ADHD 的诊治意识逐渐提高。

就 ADHD 治疗的短期目标管理而言,应当包括:①建立个人档案;②制订个体化的治疗方案;③定期随访,监测疗效和用药的不良反应;④举办父母学校;⑤家-校-医三结合。

而 ADHD 治疗的长期目标管理是建立在短期管理的基础上的,如果短期管理做得比较好,家长的依从性就好。

ADHD 治疗的长期目标管理包括:①个体化治疗中的定期全面评估;②及时调整治疗方案;③医教结合;④家-校-医三结合。

这对每一位临床医师而言,挑战很大。但这就是当今 ADHD 长期治疗的目标,即:①消除症状;②改善功能;③促进功能的最大化;④提高其生命质量。

六、预后

ADHD 患儿的远期结局与症状的严重程度和类型,共病(如精神障碍、学习障碍)、智力、家庭环境和治疗有关。经综合治疗的 ADHD 患儿的预后较乐观,如不治疗 ADHD 儿童到成人时,约有 1/3 持有 ADHD 的残留症状;反社会人格障碍;酒精依赖;癔症、焦虑症和一些精神分裂症状。70%~85% 患 ADHD 的儿童,症状会持续到青少年期和成年期,虽然 ADHD 状会随时间而减少,但冲动和注意力不集中会持续存在。患 ADHD 的青少年在同伴交往中常表现得不成熟。ADHD 的青少年交通事故发生率较高,甚至出现致命的意外。患 ADHD 的青少年吸烟的比例较高,共患品行障碍,物质滥用的风险增大,一生中物质滥用的风险是单纯 ADHD 患者的 2 倍以上。患 ADHD 青少年女孩与男孩相比,更易患抑郁、焦虑、师生关系差、易受外界影响。ADHD 的儿童青少年发生缺课、留级和退学概率较高。共患学习障碍和精神障碍加重了

学习不良的结局。成人 ADHD 的研究表明,他们的社会经济地位较低,工作更困难,工作变更更加频繁,此外受教育程度较低,工作的机会较小。成人 ADHD 患者也出现较多的心理失调、驾驶超速、吊销驾照、工作表现差、常辞职或被辞退。

七、预防

ADHD 的预防主要是避免各种危险因素,为儿童创造温馨和谐的家庭环境、良好安静的学习环境、正确培养儿童的行为习惯、养成良好的卫生习惯和饮食习惯,有助于减少 ADHD 的发生、减轻 ADHD 的症状或改善 ADHD 的结局。对于有高危因素的儿童应定期随访观察;对在婴幼儿早期和学龄前期就有注意力分散、活动过多、冲动任性等症状的儿童,在进行行为矫正的同时,应及早进行提高注意力的训练。

八、医教整合

ADHD 的医教整合是医学和教育两大领域交流的一个典范。发育与行为儿科临床依托学校的诸多有利条件如学校对家长的影响力、儿童的问题行为在不同场合的暴露状况、教师提供的信息等,为精准诊治打开沟通渠道,而临床的评估和诊治又解释了教育的成败,由此开辟了医院与学校之间的合作机制。医院帮助学校建立初筛和转介体系,向教师和家长介绍 ADHD 的基本概念、行为表现、行为干预的方法,推动医学行为干预融入教育管理中,同时使教师更深地理解 ADHD 儿童的学习、交流、情绪和其他行为特征,使得教师在筛查、医疗中的信息反馈以及教育干预中起到积极的参与作用。

ADHD 医教整合不能单纯地解释为医师与教师的联合,而是注重将 ADHD 的科普知识传送到千家万户,提高公众的觉察性,避免家长对 ADHD 的认知进入误区;对已经明确诊断的 ADHD 儿童,家庭要规范治疗,并做好长期治疗的准备,也要学习基本儿童行为管理策略,营造家 - 校 - 医三者的密切联系,全方位地干预和治疗 ADHD。

【专家提示】

- ○ ADHD 患病率较高,学龄儿童为 4.31%~5.83%,男女比(4~9):1。
- ○ 家系研究、双生子研究、领养子研究、分子遗传学研究均提示遗传因素是 ADHD 的主要病因。但众多环境因素不仅仅对 ADHD 的发病起作用,还会影响 ADHD 的预后,因此 ADHD 治疗中环境因素的作用不容忽视。
- ○ ADHD 的核心症状是注意缺陷、多动、冲动。除此之外,还常伴有情绪调控不佳、学习障碍、社交问题等症状。
- ○ ADHD 的诊断需要进行儿童和家庭的访谈,结合体格检查、心理评定和辅助检查的结果,判断是否符合 DSM-5 的诊断标准和功能损害的情况,才能确诊 ADHD。在诊断的同时,还需关注共患病的问题。
- ○ ADHD 规范化治疗和管理可以收到较好的效果,且疾病的预后良好。

(金星明)

参考文献

1. 杜亚松. 儿童心理障碍治疗学. 上海:上海科学技术出版社,2005:373-389.
2. 邹小兵,静进. 发育行为儿科学. 北京:人民卫生出版社,2005:237-244.
3. 徐通. 小儿多动症. 北京:中国医药科技出版社,2009:157-158.
4. 儿童精神病学组,儿童神经学组,儿童保健学组. 儿童注意缺陷多动障碍诊疗建议. 中华儿科杂志,2006,44(10):758-759.
5. 蒋良函,杜亚松. 注意缺陷多动障碍执行功能的研究进展. 上海精神医学,2009,21(6):373-375.
6. 刘智胜,静进. 儿童心理行为障碍. 北京:人民卫生出版社,2007:160-167.
7. 沈晓明,金星明. 发育和行为儿科学. 南京:江苏凤凰科学技术出版社,2003:254-263.
8. 王勇慧,周晓林,王玉凤,等. 执行功能与注意缺陷多动障碍. 中华精神科杂志,2002,35(4):245-247.
9. 杨莉,王玉凤,钱秋谨,等. 注意缺陷多动障碍患儿的临床分型初探. 中华精神科杂志,2001,34(4):204-207.
10. 赵滢,杜亚松. 注意缺陷多动障碍的分子遗传学进展. 上海精神医学,2010,22(3):183-185.
11. 金星明,禹东川. 注意缺陷多动障碍标准化门诊建设与规范化管理. 北京:人民卫生出版社,2019:21-23,85-86.
12. American Academy of Pediatrics. Clinical Practice Guideline ADHD:Clinical Practice Guideline for the Diagnosis,Evaluation,and Treatment of attention-Deficit/Hyperactivity Disorder in Children and Adolescents. Pediatrics,2011:1007-1022.
13. American Psychiatric Association. Diagnostic and

statistical manual of mental disorders. 5th edition. Washington DC：American Psychiatric publishing，2013：59-65.

14. Reiff MI，Stein MT. Attention-Deficit/Hyperactivity Disorder//Voigt RG，Macias MM，Myers SM. Developmental and Behavioral Pediatrics. Elk Grove Village，IL：American Academy of Pediatrics，2011：327-345.

15. Voigt RG. Developmental and Behavioral Pediatrics. American Academy of Pediatrics. 2nd edition. Philadelphia,

PA：W.B.SAUNDERS CO.，2018：386.

16. Wolraich M L，Hagan J F，Allan C . Clinical Practice Guideline for the Diagnosis，Evaluation，and Treatment of Attention-Deficit/Hyperactivity Disorder in Children and Adolescents. Pediatrics：Official Publication of the American Academy of Pediatrics，2020（3）：145.

17. 中华医学会儿科学分会发育行为学组. 注意缺陷多动障碍早期识别，规范诊断和治疗的儿科专家共识. 中华儿科杂志，2020，58（03）：188-193.

第 6 节　情绪、情感和应激相关障碍

【开篇导读】

　　情绪和情感在精神医学中常作为同义词，是个体对客观事物的态度和相应的内心体验，体现此时此刻情绪反应的适当性和范围。情绪障碍意味着情绪调控出现困难，对日常生活、学习、交往造成了影响。心境（mood）是在一段时期中的情绪基调或性质，变化较微弱，是一种相对稳定而持续的情绪状态。目前发现很多成年期的情绪障碍还是源自儿童期的经历和不良情绪发展。儿童的情绪障碍如果不及时有效地干预则影响人格发展，并成为成年心理障碍的基础。本节的情绪障碍是广义的情绪类障碍，不仅特指起病于童年期的情绪障碍，也涉及可见于成年的情感障碍，包含病理程度较轻的情绪障碍以及属于重性精神病范畴的心境障碍。

一、概述

　　广义的情绪（emotion），包含原始的、先天性的初级情绪，如害怕、高兴、恐惧、愤怒等，和随着社会化而发展起来的高级情感（affect），如害羞、内疚、同情、情爱，与高级的认知过程密切相联系。情绪和情感在精神医学中常作为同义词对待，是个体对客观事物的态度和相应的内心体验。

　　ICD-10 中有对儿童情绪障碍的单独分类，即 F93. 特发于童年的情绪障碍，主要指起病于儿童时期的焦虑、恐惧等情绪异常。由于很多研究表明儿童期情绪障碍与成人焦虑障碍有一致性，所以在美国的 DSM-5 中和 ICD-11 中，焦虑障碍不再区分儿童和成人，都采用相同的分类，主要包括分离性焦虑障碍、选择性缄默、社交性焦虑障碍、特定性恐惧症、惊恐障碍、场所恐怖症、广泛性焦虑障碍、物质/药物引起的焦虑障碍。

　　心境障碍（mood disorder）是一种以显著的心境紊乱为核心表现的病理心理状态，抑郁或情绪高涨的程度强烈并且持久，一般时间超过 6 个月，其症状表现超过了对生活事件应激反应的程度，主要包括双相障碍和重性抑郁障碍。

　　创伤和应激相关的障碍是一类明确与创伤或灾难性事件暴露有关的障碍，以及强迫性障碍，都曾在 DSM-4 中被分类在焦虑性障碍中，而在 DSM-5 和 ICD-II 中都被单独分类，不再属于焦虑障碍。虽然这两类障碍不再列入情绪类障碍，但情绪症状仍是其中主要或常见的临床表现。此外，转换性障碍并不以情绪症状为主要表现，但其症状的心理动力学机制是与情绪表达有关。

　　发生于童年期的情绪障碍不一定持续至成人期，如果得到恰当的干预则预后较好。这些情绪障碍不仅出现在大年龄儿童中，在婴幼儿时期也会出现。

二、应激相关障碍

（一）定义和流行病学

　　儿童、青少年与成人一样，在经历了各种程度的应激事件后，可出现躯体和心理上的反应，明显影响日常生活、学习和人际交往，可达到精神性障碍，被称为应激相关障碍，主要包括急性应激障碍（acute stress disorder，ASD）、创伤后应激障碍（post-traumatic stress disorder，PTSD）和适应性障碍（adaptive disorder，AD）。急性应激障碍被 ICD-11 取消，但尚存在于 DSM-5 中，故本节仍对其做简单介绍。此外，反应性依恋障碍（reactive attachment disorder)和脱抑制性社会参与障碍(disinhibited social engagement disorder)刚被ICD-11归为应激特定相关障碍中。

应激事件,小到日常生活中所带来消极影响或挫折的事件,大到产生强烈的威胁人身安全的创伤性事件。单个应激事件或多个应激事件的积累都能引发应激反应,导致应激障碍。

PTSD和ASD都是在暴露于创伤性事件后发生的精神障碍。当事者经历、目睹或遭遇真实的死亡或死亡的威胁、严重伤害、威胁到自身或他人的躯体完整,这类事件或情境几乎能使每个人产生痛苦,如天灾人祸、战争、严重事故、目睹他人惨死、身受酷刑、恐怖活动、强奸或其他犯罪活动的受害者。

在创伤性事件发生之时可有极度的恐惧、惊恐或无助,PTSD是个体在创伤事件出现1个月后出现的和/或长期存在的异常反应,事件发生后出现再体验、回避、麻木和警觉性增高以及与创伤性事件相关的症状,这些症状持续超过1个月,导致社会功能或职业功能失调。儿童PTSD的发生率没有以人群为基础的流行病调查,在创伤事件高危儿童中的调查,发生率变异很大,美国曾对12~17岁青少年的国家调查显示,用DSM-4的PTSD的诊断标准,创伤事件发生后6个月的PTSD发生率男孩为3.7%,女孩为6.3%。荟萃分析显示大约5%的儿童青少年在18岁前符合PTSD的终生诊断标准,10岁以下儿童的流行率没有很好的研究(A1)。然而,更多PTSD的儿童虽没有被诊断,但也可能有PTSD的症状。

ASD是个体在受到急剧、严重的精神刺激后立刻(1小时内)发病的精神障碍,持续时间不超过1个月,由于发病急且持续时间短,其发生率很难调查。一项对儿科受伤住院患儿的调查显示:8%符合ASD诊断,14%有ASD临床症状,6%符合PTSD诊断,11%有PTSD症状。

AD是在明显的生活改变或环境变化时产生一定阶段的心理痛苦、情绪紊乱和行为变化。儿童青少年对自身生活中的应激事件或生活改变产生的不健康反应,其心理痛苦超出了预期,超过了一般儿童的情绪和行为反应,并导致日常生活功能和活动的损害。儿童AD的发生率高于成人,曾有调查约16%或更高。

反应性依恋障碍表现为童年早期特别异常的依恋性行为,脱抑制性社会参与障碍表现为特别异常的社交行为,二者都是发生于童年早期存在严重的照顾方式不当的背景下,发生率较低,缺乏可靠的相关数据。

(二)病因与发病机制

导致PTSD和ASD的应激源必须是极端的,有些并不少见,如强奸、儿童虐待、目睹家庭暴力、社区暴力等,自己经历或目睹能造成死亡的伤害,或威胁到自己或他人躯体完整性的事件;或了解到其他重要人物正面临这样的事件。自主神经系统和下丘脑-垂体-肾上腺素轴是主要的应激系统,在应激状态下,肾上腺素系统、下丘脑-垂体-肾上腺素轴(HPA)、下丘脑-垂体-生长激素轴(HPG)的活动性增高,肾上腺素、外周血糖皮质激素分泌增加,人体进入生理的高唤醒、高激活状态。过强和慢性应激导致HPA系统的改变以及神经内分泌功能的紊乱(如皮质醇和甲状腺素分泌失调)。很多研究显示生命早期的应激或童年期创伤(如童年期虐待)会导致大脑结构和功能的改变,如胼胝体、前额叶背外侧、眶额叶、前扣带回、海马等脑区的体积减小以及杏仁核体积改变,这些改变或在儿童期显现或在成人期显现(A1)。

适应障碍的发病与应激源、儿童的易感性(如气质特点、自我调控能力)、内在因素(如自身的应对方式)和外在因素(如环境的支持系统)有关。

反应性依恋障碍和脱抑制性社会参与障碍的发生是由于童年早期存在严重的照顾方式不当,如严重的忽视、虐待、机构剥夺。

(三)临床表现

1. PTSD的症状 可以表现出广泛的临床症状,包括强烈的害怕、恐惧、无助或紊乱、不安的行为。但最核心性的3个症状群是与创伤有关的再体验、持续回避和唤醒度增高。此外,DSM-5中还有认知和心境的负性改变症状群。儿童的发育性因素在这些症状中起着重要作用,幼儿可能很少表现出PTSD的典型症状,随着年龄增长,症状表现更与成人接近。

(1)创伤的再体验/插入性症状:反复重现创伤体验,包括反复和插入性的对事件的痛苦记忆,如不由自主地脑中反复出现创伤时情境(画面、声音等)。年幼儿童可以表现为:反复玩创伤主题的游戏;重现关于创伤的痛苦梦境或未意识到内容的噩梦;举止或感情仿佛创伤事件重现,如儿童重现在性虐待中的性举动;面对引起创伤回忆的线索或与创伤某方面相似的线索时产生强烈的痛苦,而且面对这样的线索时有躯体反应。

(2) 持续回避创伤提醒物:回避与创伤事件有关的刺激,并且反应麻木。可表现为尽量回避与创伤有关的想法、感受或谈话;尽量回避令人想到创伤事件。

(3) 持续性唤起:必须是在创伤后新出现的持续觉醒、高警觉症状,一直感觉目前受到威胁,表现为睡眠障碍(入睡困难或易醒)、容易激惹或发怒、注意力难集中、夸张的惊跳反应。

(4) 认知和心境的负性改变:遗忘创伤事件的重要部分;对正常活动的兴趣减退;感到与他人疏远;持续的负性情绪,感受不到正性情绪;关于自我的信念、对世界的看法变得过于消极。类似的表现被 ICD-11 称为自我组织紊乱症状,纳入复杂性 PTSD 的诊断中。

婴幼儿可表现为:容易烦躁、哭泣、不愿意分离,或发呆、反应迟钝。

学前儿童可表现为:广泛性焦虑或恐惧的症状,如怕与亲人分离、怕见陌生人、怕鬼怪或动物,回避与创伤事件有关联的情景,容易哭泣、不愿意独处,坐立不安,容易发脾气。

学龄儿童的表现可有:不愿意上学,不愿意与家人分离,担心自己或家人安全,注意力不集中。儿童经常通过退缩行为表现恐惧和焦虑,重新出现已消失的“幼稚”行为,如尿床、舔手指、要求帮助其喂食和穿衣。

青少年的表现可有:违抗、叛逆,兴趣丧失,缺乏情感,自伤、自虐,情绪容易波动,内疚、自责,成绩明显下降,逃学,偏激,注意力不集中,过多关注创伤事件等。在急性期,青少年会报告插入性图像的体验,有坐立不安、攻击或丧失活动兴趣、社交退缩,以及集中注意困难、睡眠困难的表现,以及观点和态度发生改变;在慢性期,还可能表现心境不稳定、与他人疏远、情感受限、麻木、悲伤、分离性症状和自伤。

2. 急性应激障碍的症状　出现上述 PTSD 症状群中的一些症状,如再体验、回避、负性情绪、解离、唤起等症状。临床特点是精神运动性兴奋或精神运动性抑制,同时表现为茫然、注意狭窄、意识清晰度下降和定向困难。精神运动性兴奋的表现是激越兴奋、活动过多、恐惧性焦虑,精神运动性抑制的表现是抑郁退缩、木僵。

3. 适应障碍的症状　儿童适应障碍的症状广泛,在情绪、认知、行为和生理功能多方面的多

种形式异常。情绪异常包括抑郁、焦虑、烦恼;行为异常可表现为极端化的行为,暴发性暴力、攻击行为(打人、骂人、破坏东西、违纪等),青少年可有反社会行为,儿童常有退行性、幼稚行为(重新出现尿床、说话稚气、吸吮手指等);患儿不能应付当前的生活、学习、交往,如拒绝上学、上幼儿园,拒绝与人交往,大年龄儿童会感到对未来无所适从、没有信心;饮食、睡眠等生理节律失调,并有多种躯体不适的症状,如头痛、心慌、腹痛。

4. 反应性依恋障碍和脱抑制性社会参与障碍　反应性依恋障碍的儿童表现为难以向照顾者寻求安慰、帮助或喂养,极少有向成人寻求安全的行为,对照顾者给予的安慰没有回应。脱抑制性社会参与障碍的儿童不加选择地接近成年人,对接近成年人缺乏拘谨与矜持,和不熟悉的成人外出,以及对陌生人表现出过度熟悉的行为。

(四) 诊断与评估

诊断 PTSD 和 ASD 首先要考虑是否经历了创伤性事件。这些事件涉及儿童或其他人,现实发生或威胁到死亡、严重受伤的事件,是儿童直接经历或亲眼所见,威胁到心理或躯体的完整性。

1. 创伤后应激障碍的诊断　暴露于重大应激事件的经历是 PTSD 的首先标准。6 岁以上儿童的 PTSD 诊断与成人标准相同,应符合 ICD-11 或 DSM-5 诊断标准的症状,如:不自主地反复插入痛苦记忆、噩梦;回避引起回忆创伤性事件的人、物和事件发生的地方;对事件重要部分的遗忘;对朋友或日常活动退缩;与其他人疏远;情绪消极,对自我、他人和世界的看法消极;高唤醒,如睡眠困难、警觉性增高、惊跳反应增高。

DSM-5 中对 6 岁或以下儿童的创伤后应激障碍有单独分类。儿童的反应必须包括插入性或再体验、回避/麻木和唤醒度增高三类症状群中的某些条目。DSM-5 的 PTSD 诊断对症状的要求是,儿童必须呈现出至少一条插入性症状、一条回避/麻木或认知负性转换症状和两条唤醒度增高的症状,症状必须持续出现至少一个月,并造成临床意义的痛苦或功能损害。

在非游戏性的创伤回忆或噩梦中,有任何一条症状都算是符合再体验的标准。在回避或麻木症状标准中,以下只需要一条符合即可:游戏局限(有或无创伤性游戏),社交退缩,情感受限,已经获得的发育性技能丧失。在年幼儿童中,唤醒增加的症状也只需要一条符合诊断 PTSD 的相应症状,

但至少需要一条额外的症状,新出现的恐惧和 / 或攻击。

对幼儿 PTSD 的典型临床症状没有明确的一致意见。有学者建议在回避 / 麻木因子中,在以下条目中幼儿只需要符合一项即可:游戏受限(有或无创伤后游戏),社交退缩,情感范围受限,应获得的发育技能丧失。唤醒度增高的症状,幼儿只需符合一项但要有恐惧或攻击。

另有特别分型,PTSD 伴解离性症状和 PTSD 伴延迟表达(完全符合症状但在创伤后至少 6 个月才诊断)。

2. 急性应激障碍的诊断　异乎寻常的和严重的精神刺激为原因,创伤事件发生后的 4 周内出现严重的分离、插入、回避和高唤醒的症状并导致学习功能、社会功能受损。至少有下列 1 项:有强烈恐惧体验的精神运动性兴奋,行为有一定盲目性;有情感迟钝的精神运动性抑制(如反应性木僵),可有轻度意识模糊。

3. 适应障碍的诊断　症状的出现有明显的生活事件为诱因,尤其是生活环境或社会地位的改变,有理由推断生活事件和人格基础对导致精神障碍均起着重要的作用。症状以忧虑、烦恼、抑郁、焦虑、害怕等情感症状为主,并至少有下列 1 项:适应不良的行为障碍,如退缩、不注意卫生、生活无规律等;生理功能障碍,如睡眠不好、食欲缺乏等;存在见于情感性精神障碍(不包括妄想和幻觉)、神经症、应激障碍、躯体形式障碍或品行障碍的各种症状,但不符合上述障碍的诊断标准。严重程度导致社会功能受损,精神障碍始于心理社会刺激(但不是灾难性的或异乎寻常的)发生后 1 个月内,符合症状标准至少已 1 个月,应激因素消除后,症状持续一般不超过 6 个月。

伴抑郁心境的适应障碍:抑郁心境,哭泣,无望感。

伴焦虑的适应障碍:紧张,担忧,过分敏感,害怕与依恋者分离。

伴焦虑和抑郁心境的适应障碍:同时具有焦虑和抑郁心境两类症状。

伴品行紊乱的适应障碍:违抗他人的权力,违抗社会规则(违纪、破坏、打架等)。

伴情绪和品行紊乱的适应障碍:同时有以上情绪和品行的症状。

4. 诊断反应性依恋障碍和脱抑制性社会参与障碍　都要考虑童年早期有严重的照顾方式不当的经历,因此发展出的显著异常的依恋行为或社交行为。需要与孤独症谱系障碍相鉴别。

5. 心理评估

(1) 儿童青少年的创伤检查:半结构化的访谈有儿童青少年精神评估:生活事件章节和 PTSD 模块(CAPA-LES);儿童 PTSD 调查表(CAPA-PTSD),适用于 9~17 岁;临床医师使用的创伤后应激障碍量表(儿童和青少年版)(CAPS-CA),适合 6 岁以上儿童。6 岁以下儿童使用 DIPA 家长访谈,其中有针对 PTSD 的模块。

(2) 筛查性问卷:家长的问卷儿童应激障碍检查表(CSDC)已经引入国内并使用。自我报告问卷有儿童创伤后应激反应指数(CPTS-RI)、儿童创伤症状检查表(TSCC)、儿童 PTSD 症状量表(CPSS)。

6. 鉴别诊断　儿童的应激障碍容易诊断不足和误诊,尤其对小年龄儿童诊断困难。要与焦虑障碍、心境障碍、孤独症谱系障碍、注意缺陷多动障碍、品行障碍、精神分裂症相鉴别。学龄儿童可能表现出与多动、注意缺陷有关的学习、社交困难和行为问题,如果并非在明显的应激事件后发生则考虑注意缺陷多动障碍或其他障碍。患孤独症谱系障碍、注意缺陷多动障碍的儿童中容易发生应激相关障碍,如果两者均符合标准则作为共患病诊断。很多药物或酒精滥用的青少年在童年时期有过创伤经历,但没有被发现,可能被误诊为 ADHD、对立违抗障碍和 / 或品行障碍、情感障碍、边缘型人格障碍。

诊断关键要考虑应激事件与发病在时间上的关联、症状严重程度、症状或综合征的特点。

(五) 治疗和预防

1. 处理创伤性应激的基本原则　①保证安全。②确保提供给儿童基本的需求;帮助儿童和家长了解创伤和其影响的知识。③强化常态性的行为习惯。④识别和支持儿童的情绪状态。⑤支持帮助儿童的人。⑥建立儿童的创伤叙事,并帮助儿童与他们有重要关系的人分享他们的叙述。⑦建立同情和修复对创伤的反应。

2. 心理行为治疗　宗旨是帮助儿童提高处理应激的能力,争取早日康复,防止病程恶化或慢性化。根据不同的年龄特点采用情境游戏、绘画、故事等方式表达情感,学习调控情绪的策略和处理问题的方法,帮助思考行动结果,选择处理问题的方法等。

(1) 急性应激障碍 / 反应的心理治疗:①重建

安全感;②迅速建立治疗联盟,提供与创伤和干预相关的信息;③鼓励进行公开的情绪讨论,不鼓励讨论持续的惊恐、恐怖;④消除对事件不恰当的自责;⑤强化自我照顾的需要;⑥协助社会支持。

(2)儿童PTSD的主要治疗方法:聚焦创伤的认知行为治疗(TF-CBT/CBT-T,用于儿童个体或儿童与照养人)和眼动脱敏再加工治疗(EMDR)是世界卫生组织(2013)和国际创伤应激研究学会(ISTSS,2019)强烈推荐的两种对儿童青少年PTSD或创伤后应激相关症状有充分证据的治疗方法;儿童团体CBT-T、团体心理教育和增强亲子关系是ISTSS作为有新出现证据的干预方法推荐。其他有报道但证据不足的治疗如:PTSD的焦虑管理训练;虚拟-现实暴露;PTSD的应激预防训练、催眠技术、心理动力学治疗、家庭治疗、创伤聚焦的表达艺术治疗。

(3)适应障碍的心理治疗:心理治疗方法包括指导性咨询、支持性心理治疗、短程动力治疗、认知行为治疗。治疗应抓住3个环节:消除或减少应激源;提高应对能力;消除或缓解症状。通常应激消除则症状缓解、预后良好。处理不当,则发展为其他更严重的问题,如厌学、自伤(自杀)、沉溺于电子游戏、网络成瘾、物质滥用,乃至成人期的人格障碍。

3. 药物治疗 可对症治疗,需要权衡药物对缓解症状、提高功能、生活治疗与不良反应之间的利弊。应选择适合儿童且有证据的药物,有研究显示舍曲林可缓解应激相关症状尤其焦虑、抑郁症状,但推荐证据不充分。用心境稳定剂和抗精神病药物缓解精神病性症状。

4. 预防 帮助儿童发展适应能力,学习情感识别和表达的策略,学习应对能力,学习处理应激情境的技能,提供支持、安全的环境,给予关心和温暖。儿童心理危机干预培训课程可以提高儿童的情绪管理和应激处理能力。

三、焦虑障碍

(一)定义和流行病学

焦虑障碍(anxiety disorders)是以不安和恐惧为主的情绪障碍,无明显原因的或不现实的、先占性的情绪反应,伴恐惧、不安的认知和自主神经活动亢进的焦虑性躯体症状。儿童的焦虑障碍主要包括分离性焦虑障碍、恐惧性焦虑障碍(特定性恐惧症)、社交性焦虑障碍、广泛性焦虑障碍、惊恐障

碍和选择性缄默。选择性缄默原来归于其他类别(社会功能障碍),但多年研究发现其症状核心仍是焦虑,在DSM-5和ICD-11中将其归于焦虑障碍的分类,本书在其他章节中介绍。患病率调查数据因年龄和类型而异,有些少见的焦虑类型数据缺乏:分离性焦虑障碍患病率儿童约4%,美国青少年约1.6%;特定性恐惧症的儿童患病率约5%,13~17岁的青少年约16%;儿童中的惊恐发作很少,14岁以下惊恐障碍总体患病率<0.4%;广泛性焦虑障碍在青少年中的年患病率0.9%。有报道根据DSM-Ⅳ的诊断学龄前儿童焦虑障碍患病率,广泛性焦虑障碍6.5%,分离性焦虑障碍2.4%,社交恐惧2.1%,特定性恐惧23%,任何一种焦虑障碍是9.4%。

(二)病因与发病机制

生物学、家族史和环境因素对焦虑的发生、发展都很重要。家长焦虑,则儿童的焦虑发生率较高,广泛性焦虑障碍儿童的生物遗传学因素更为明显。家庭和环境因素如不恰当的教养方式(溺爱、忽视、虐待)、不安全性依恋、应激生活事件、创伤经历。

广泛性焦虑障碍在学前幼儿可以发生但较青少年少见,生物学、家族史和环境因素对该障碍的发生、发展都起着不可忽视的作用。

(三)临床表现

焦虑障碍的症状在行为、生理和认知三个方面。

行为的症状表现:回避行为,如拒绝上幼儿园或上学;烦躁、哭泣、吵闹而且难以安抚;胆小、退缩、缄默;缠人或不愿与照养人分离;不能静坐,坐立不安;茫然、失神、发呆;退行性行为,如吸吮手指、婴儿样说话、言语幼稚;神经性或紧张性行为,如易分心、咬指甲、咬笔、绞手指、捲衣服或头发、咳嗽、清嗓子;"僵住"不动;对立违抗,攻击。

躯体的症状表现:气促、心慌、胸闷、多汗、口干、头晕、恶心、呕吐、腹部不适、食欲减退、尿频、遗尿、便秘或便裤、睡眠不安、噩梦多、肌肉紧张、麻木、身体颤抖或抽搐,以及容易感到乏力、疲劳等。但儿童的躯体主诉及自主神经症状均较成人少。

认知的症状表现:不能集中注意、注意减退;过分担心、害怕,如害怕失去家长、家长离异或死去,害怕自己会死去,害怕学校作业、考试、被老师批评等;感到现实不真实(非真实感或非现实感),

感到思维一片空白,感到要逃跑。很多学龄儿童可以说出焦虑的认知症状,如担心发生灾难,虽然这些担心是不现实的,但儿童意识不到。

不同年龄阶段的儿童其表现有较大差异。

低龄儿童以行为和躯体症状为主。婴儿的行为症状常表现为烦躁、哭闹不安,并伴有不肯睡觉、进食减少。学前幼儿常表现出胆小、缠人、哭闹、拒绝上幼儿园以及退行性行为。

大龄儿童和青少年的躯体症状较多,还经常可表现出认知症状,能体验到自己的紧张、害怕并能自己诉说出来。行为症状多为紧张性行为、易激惹、不愿上学、不安地走动,认知症状表现出反复说害怕的事情或寻求保证、爱抱怨、注意困难。

1. 分离性焦虑障碍 分离焦虑是一种相当常见的焦虑障碍,在年幼儿童中常见。儿童与家长或依恋对象分离或将要分离时,产生与发育水平不符的过度焦虑(如主要的照养人、亲密的家庭成员)。临床可表现出:没有主要依恋者陪伴就不肯入睡;面临分离时过分忧伤(如发脾气);做与分离有关的噩梦;非常想家(被分离时渴望回家或与抚养人联系);经常性生理有躯体症状,如腹痛和心悸。

分离焦虑可表现为以下形式:

(1)不现实地、先占性地忧虑他的主要依恋之人可能遇到伤害,或害怕他们会一去不回。

(2)不现实地、先占性地忧虑某种不幸事件,如儿童走失、被绑架、住院或被杀,会使得他(她)与主要依恋的人分离。

(3)因害怕分离而总是不愿或拒不上学(不是由于其他原因,如害怕学校里的事)。

(4)没有主要依恋的人在则总是不愿或拒不就寝。

(5)持久而不恰当地害怕独处,或白天没有主要依恋的人陪同就害怕待在家里。

(6)反复出现与离别有关的噩梦。

(7)当与主要依恋的人分手,如离家去上学时,反复出现躯体症状(恶心、胃痛、头痛、呕吐等)。

(8)在与主要依恋的人分离前、分离中或分离后马上出现过度的、反复发作的苦恼(表现为焦虑、哭喊、发脾气、痛苦、淡漠或社会性退缩)。

2. 恐惧性焦虑障碍 包括特定性恐惧症、场所恐惧症。儿童对某对象或处境产生过分的害怕,并且回避这类引起其产生害怕的情景。儿童可对各式各样的对象或处境产生恐惧,并可因年龄而异,例如:恐惧坐飞机、某种动物、血液、打针、乘电梯、高处空旷地区、学校等,或同时恐惧几种事物。这些恐惧中有些(如广场恐怖)在正常心理社会发育过程之中并不会出现。儿童在恐惧时,常表现为哭闹、发脾气、发呆或黏人,导致回避或影响正常的活动、学习,如果很少接触恐惧的对象则对日常生活影响不大。大些的儿童明知恐惧的对象不会对自己有特别的危险,而仍反复、突然地因此而产生强烈的恐怖情绪。

3. 社交性焦虑障碍 患儿对陌生人的持久或反复的害怕或回避,其程度超出了与患儿年龄相符合的正常范围,并出现社会功能失常。但同时,患儿仍选择性地与熟悉的家人和小伙伴保持正常的交往。患儿经常对自己有消极的先占观念,如怕自己说话或行为愚蠢,怕当众出丑、怕被同伴拒绝、怕说话脸红、怕当众失败等。同伴关系、学校功能和家庭功能因社交恐惧而受损。年幼的儿童往往不能认识到自己在社交场合的过分不安,而是表现为行为问题,如不肯离开父母、让他们见人就发脾气、拒绝与朋友玩、以躯体不适为由回避社交场合。恐惧的表现在学校和在家中有所不同。

4. 广泛焦虑障碍 是持久、过分和不现实的担心,没有特定的对象或情景。在同样的环境中,这类儿童比其他儿童更过分地担心自己的成绩和能力,担心个人和家庭成员的安全,或担心自然灾害和将来要发生的事件。担心的内容有多种,可以变换,而且这种担心很难得到转变。过分的担心使儿童的日常生活、学习和完成其他活动的能力受损。不安全感导致儿童经常要寻求重复保证,干扰了他们的个人成长和社会关系。患儿的个性经常过分顺从、完美主义、自我批评,坚持重复做不重要的事情以达到他们认为"好"的标准。担心的焦点不符合焦虑障碍的其他诊断特点。

5. 惊恐障碍(panic disorder) 反复出现的恐惧发作,属于急性焦虑发作。在发作期间表现出胸闷、呼吸困难、窒息感、心悸、出汗、口感、恶心、头昏,有濒死感。伴随着躯体症状,患儿可能有"要疯了""要死了"以及失控感受和想法。症状在10分钟之内达到高峰,一般30分钟内缓解。发作可能没有明显诱发因素,或在某种有压力的场合中发作,如人多拥挤的地方。

(四)诊断与评估

1. 恐惧性焦虑障碍的诊断 对某对象或处境产生过分的害怕以及回避是其诊断要点。该诊断只能用于具有发育阶段特定性且符合以下附加标准的恐惧:①发病于特殊的发育年龄阶段;②焦虑达到临床异常的程度;③焦虑不是更广泛的障碍的一部分。对于症状的严重程度,如果症状导致了回避性行为(如日常生活受限),严重程度就达到了临床的显著性和受损。

2. 分离性焦虑障碍的诊断 对分离的恐惧是核心的症状,通常表现为明显的临床焦虑症状,如不现实地和反复地担忧所喜爱人的安全,尤其与主要依恋者分离或分离时受到威胁。

在 DSM-5 和 ICD-11 中对该诊断均取消了年龄限制,儿童与成人均可诊断,特别指出儿童分离焦虑的集中点通常是主要的照料者、父母或其他家庭成员。分离焦虑的表现可包括:害怕依恋对象受到伤害或遭遇不测,不愿离家上学或上班,分离时反复而过度的痛苦。这些症状持续至少数个月,且足够严重以导致显著的痛苦,或导致个人、家庭、社交、学业、职业或其他重要领域功能的显著损害。

DSM-5 的症状标准与 ICD-10 接近,症状需要符合至少三项条目,儿童的症状标准持续时间至少 4 周,成人则至少 6 个月,症状的严重程度和排除标准与 ICD 相同。

3. 恐惧性焦虑障碍的诊断 儿童暴露于所恐惧对象时出现焦虑不安的恐惧表现,这种恐惧是过分、不合理的。ICD-11 中关于该障碍诊断的描述是:表现为暴露于或接触某个或多个物体或情境时反复出现的、明显而过度的恐惧或焦虑,(例如,接近某种动物,乘坐飞机,站在高处,幽闭的恐惧按,看到血或损伤)明显超出这类物体或情境的实际危险性。症状持续至少数个月,且足够严重以导致显著的痛苦,或导致个人、家庭、社交、学业、职业或其他重要领域功能的显著损害。包括单纯恐惧症、恐高症和幽闭恐惧症。

A. 以对某一特定的物体或情境(如飞行、高处、动物、接受注射、看见血液)的显著害怕或焦虑为特征。注:儿童的恐惧或焦虑可能表现为哭泣、发脾气、僵住或黏人。

B. 恐怖性的物体或情境几乎总是能立即诱发出害怕或焦虑。

C. 主动回避所恐怖性的物体或情境,或忍受着强烈的害怕或焦虑。

D. 对特定物体或情境的害怕或焦虑超出了实际危险。

E. 出现害怕、焦虑或回避,持续至少 6 个月。

F. 恐惧、焦虑或回避导致临床意义的不安或其他重要领域的功能受到损害。

G. 障碍不能用其他精神症状解释。

编码根据恐惧性刺激分为:动物;自然环境;血液 - 注射;情境;其他。

4. 社交性焦虑障碍的诊断 患此障碍的儿童表现出对陌生人的持久或反复的害怕和 / 或回避,这种害怕可主要针对成人或小伙伴,或两者兼有。同时伴有正常的选择性依恋父母或其他熟悉的人。害怕或回避见人在程度上超出了患儿的年龄所应有的正常界限,并伴有具临床意义的社会功能失常。其表现应达到异常程度并伴有社会功能失调,而且不是某种更广泛的情绪紊乱的一部分。

ICD-11 对该障碍的诊断要求症状持续至少数个月。

在 DSM-5 中,儿童与成人用相同的社交性焦虑障碍标准,但对儿童给予备注,强调:儿童在社交场合的恐惧必须是出现在有同伴的场合,并非只是在与成人交往的过程中;恐惧和焦虑可以表现为哭泣、发脾气、僵住、缠人、颤抖或在社交场合中讲不出话。总体上,儿童的症状标准与 ICD-10 相同,但症状持续时间需要 6 个月。

5. 广泛焦虑障碍的诊断标准 存在不能控制的对多种事件或活动的过分焦虑和担心,既往的 ICD-10 和 DSM-5 都要求至少已 6 个月,但 ICD-11 则无具体的要求。

ICD-11 关于该障碍诊断的描述是:广泛性焦虑障碍,表现为显著的焦虑症状,持续至少数月的大多数日子中出现。有以下两者之一:广泛性的忧虑,或聚焦点在诸多日常事件的过度的担忧(多为家庭、健康、经济情况、学业、工作)。同时伴有附加症状,如肌紧张、运动性坐立不安、交感神经过度活跃、主观体验的精神紧张、难以维持注意集中、情绪易激惹,或睡眠紊乱。这些症状导致显著的痛苦,或导致个人、家庭、社交、学业、职业或其他重要领域功能的显著损害。症状不是另一种健康情况的临床表现,也不能是某种作用于中枢神经系统的药物或物质所致。

DSM-5 的广泛性焦虑障碍标准与 ICD-10 相同,对于儿童,焦虑和担心的症状中只要求满足 1 项。

6. 评估 需要来自多方面的信息,完成对焦虑症状病史的全面采集,包括躯体检查、心理行为发育状态检查、心理发育测验等。明确焦虑是否是与特定的刺激有关,社会和家庭中是否对症状的存在有强化因素。

躯体检查:进行如心电图、甲状腺素功能检查,排除可能导致类似焦虑症状的躯体疾病。

心理评估:了解儿童的生长发育过程、家庭教养方式和社会环境情况,包括焦虑障碍的家族史、个人成长经历中的相关事件、儿童本人气质特点、环境和同伴交往情况以及社会能力。家庭中是否存在经常强化焦虑的情况,如,儿童没有被鼓励要适当地分离,反而奖励不分离(如当儿童拒绝离开时被给予过多的关注)。需要区分在儿童发育过程中可能出现的害怕、恐惧。这些害怕是切合实际的害怕,还是不太切合实际的害怕或过分担心。

对于 7 岁以上儿童可用自我评估问卷儿童焦虑性情绪障碍筛查表(SCARED,7~16 岁)。

6 岁以上儿童可适用的结构化访谈问卷有 Kiddie-SADS 和儿童精神病综合征访谈问卷(CHIPS,家长版和儿童版,Weller)。

7. 鉴别诊断

(1) 与正常儿童的焦虑鉴别:

1) 分离性焦虑障碍与正常的分离焦虑:婴幼儿当实际或可能与他们所依恋的人离别时出现某种程度的焦虑是正常的。鉴别点在于其严重程度在统计学上属于少见(包括持续时间超长,超出了通常的特定年龄段),并且社会功能也伴有明显的问题。

许多涉及分离的情景也涉及其他潜在的应激源或焦虑源。诊断取决于能否证实,在各种场合下,引起焦虑的共同因素是与主要依恋之人的分离这一情景。它在发生时可能常常与拒绝上学(或"恐怖症")有关。拒绝上学常是分离焦虑的表现,但有时(尤其在少年)并非如此。

2) 恐惧性障碍与正常的恐惧:某些恐惧具有显著的发育阶段特定性并且(程度不等地)发生于大多数儿童,例如学龄前期害怕动物就可能属于这种情况。

3) 社交恐惧性障碍与正常的社交焦虑:对陌生人的警惕在 0.5~1 岁时是正常现象。在童年早期,当儿童遇到崭新的、陌生的或具有社会性威胁的情景时出现一定程度的担心或焦虑也是正常的。

(2) 分离性焦虑障碍与广泛性焦虑障碍的鉴别:分离焦虑障碍是儿童与所依恋的人(通常是父母或其他家庭成员)离别而产生的过度焦虑,不单是针对许多场合的广泛性焦虑的一部分。对离别的恐惧构成焦虑的核心。广泛性焦虑是没有特定对象的过分担心,担心的内容多种多样、多变。

(3) 躯体疾病、药物、躯体疾病及其他精神疾病或发育障碍所致的焦虑。

(五) 治疗和预防

焦虑障碍的总体治疗原则,一般以心理行为治疗为主,药物治疗为辅。家长参与治疗过程很重要,对儿童的治疗应与家长教育结合起来。

1. 心理行为治疗　以支持性和认知行为治疗为主。首先要建立良好的医患关系,消除家长和患儿对躯体疾病的担心以及家长的焦虑情绪。行为治疗,如系统脱敏法、榜样示范法、角色扮演、想象、行为奖励、放松训练、游戏疗法等。对 3、4 岁后有一定认识领悟能力的幼儿,教给积极的自我言语、矫正不恰当的信念,教给应对策略。鼓励进行有规律的体育活动。

对于分离焦虑,建立应对分离的新反应方式,鼓励儿童和家庭尽量正常生活,预防继发性获益,预防功能受损。对于拒绝上幼儿园或上学的儿童,排除其他分离之外的恐惧因素,然后逐级练习分离,令儿童尽快回到学校。

2. 家长教育和家庭治疗　给儿童提供一个稳定和支持性的家庭环境对预防和治疗焦虑有重要意义。家长需要参与治疗过程,了解焦虑的发生和持续原因,明确治疗目标、过程和预后。教给父母和其他主要抚养者应对儿童焦虑的策略和如何给儿童做榜样,尽量减少心理社会应激或创伤事件。如,发现儿童过分依恋障碍和倾向就应开始预防分离焦虑和拒绝上学的出现,进行咨询检查,教给家长与儿童分离的技术,处理家庭应激和同伴关系的方法。对有心理问题的家长进行咨询和治疗,改变家庭成员的精神躯体症状、焦虑、抑郁等问题。

3. 学校和社会治疗　了解与儿童拒绝上学有关的学校和社会因素,判断拒绝上学与分离有关的原因,如被欺负或担心学业失败、学习困难等,给予相应处理。

4. 药物治疗　严重焦虑时,可选择小剂量的抗焦虑药或有抗焦虑作用的抗抑郁药。幼儿尽量不用药物治疗。

(六) 预后

分离焦虑和恐惧性焦虑预后良好,症状往往随着年龄增长而减轻或消失。社交性焦虑和广泛性焦虑如果得到早期、有效的治疗,则预后良好,但仍有以后发生同类或其他类型焦虑的倾向。

四、强迫性障碍

(一)定义和流行病学

强迫性障碍(obsessive-compulsive disorder,OCD)以强烈地要反复思考(强迫性思维)或反复做某个动作、仪式(强迫性行为)为主要特征的障碍,这种重复性思维和行为并非患者本意但不能控制,对日常生活造成严重影响。OCD 通常起病于青少年或童年早期,1/3~1/2 的成人 OCD 起病于儿童期或青少年期,儿童 OCD 的平均发病年龄大约 10.3 岁,被作诊断的年龄在 13.2 岁,最早 3 岁发病。男孩比女孩更早发病,10 岁之前男女比例为 7:1,青春期开始,男女患病率之比为 3:2。家族中有 Tourette 综合征者早发病。

成人强迫性障碍的年患病率约 2.3%,男女患病率相当。OCD 在儿童和青春期中的患病率调查很少,较早的报道儿童期 OCD 患病率为 0.2%~1.2%,儿科人群中 OCD 的估计患病率为 0.5%~4%。青春期时点患病率 1%,终生患病率 1.9%。

在童年早期或中期的儿童中,有时很难将 OCD 的症状与儿童发育性仪式动作区分开。总体而言,正常的思维和行为不会导致实质性的功能损害或回避行为,如果有,则通常是焦虑障碍或 OCD 的特点。儿童对 OCD 的症状缺乏自知力,但儿童和成人的 OCD 诊断标准相同。从儿童期到成人期,OCD 的症状相对稳定。

强迫性和相关的障碍,除外典型的强迫障碍,新增加身体变形障碍、收藏障碍、拔毛症、抓挠(皮肤搔挠或抠皮)障碍、物质/药物引发的强迫性和相关障碍、由于其他医学疾病导致的强迫性和相关障碍。

强迫性障碍有时共患焦虑障碍、抑郁障碍、进食障碍、物质滥用、注意缺陷多动障碍或其他类型的焦虑障碍。共患其他障碍时,OCD 的诊断和治疗更加困难。强迫症的症状可以存在于其他广泛性的脑神经障碍中,如 Tourette 综合征。

(二)病因与发病机制

OCD 主要以神经生物学病因为基础,儿童期与成年期的症状相似而且有家族遗传倾向,OCD 与亚临床的 OCD 症状出现在 18%~30% 的一级亲属中,患病儿童的家庭成员中相对危险性为 25%,2 倍于成年期发病者的亲属危险性。

研究证据显示 OCD 具有大脑病变的生理学机制,并非只是社会心理因素所致(例如有家庭问题或儿童期习得的信念问题)。OCD 患者的脑环路的功能存在异常,可能与纹状体有关,尤其是其中尾状核的功能异常有关。OCD 与抽动障碍等基底神经核病变有关,也提示 OCD 的基底神经核可能异常。脑影像学研究(如 PET)显示出 OCD 患者的脑激活水平与正常人群或患其他精神障碍的人群都有所不同,OCD 儿童的下丘脑体积比健康儿童的大。PET 还显示出行为治疗和药物治疗都可以改善纹状体的这种异常,说明两种治疗方式都能对大脑产生影响。由于 5-羟色胺再摄取抑制剂能治疗 OCD,提示该神经递质的异常与 OCD 的表达和发展有关。

(三)临床表现

典型的强迫症状包括强迫性思维和强迫行为,可有多个强迫症状或单一症状,可伴有抽动。儿童强迫症的症状要考虑起病年龄、病程、共患病以及相伴随的神经系统疾病。儿童 OCD 的症状具有多样性,低年龄儿童的强迫症状会被发脾气、学习成绩下降、限制食物或皮炎所掩盖。发脾气可能是强迫症状受到阻止,学习成绩下降,也可能是因追求完美而反复检查影响了效率,限制食物可能是担心食品被污染,皮炎则是反复洗涤的结果。对儿童 OCD 的自知力不做要求,他们可以良好也可缺乏。高年龄儿童或青少年自知力较好者,可能意识到自己的想法或行为不合理、有问题,并较好地描述自己的内心困扰体验。自知力缺乏的儿童则不认为自己有问题,不能描述自己的内心困扰。强迫思维和强迫行为随着时间可能发生变化。

1. 强迫性思维 是重复和持续出现的想法、冲动或意象(图像),患者不希望出现但却无法控制,造成明显的焦虑或不安。这些想法经常是不现实或不合理的,并非是对现实生活中问题的过分担心或先占性观念。内容涉及怕脏、攻击、性、贮藏、谨慎、对称等。

常见的强迫思维包括:怕脏(怕灰尘、细菌或疾病),怕受到伤害(过分担心危险或灾难性事件、死亡、亲人患重病等),过分节约,要求对称、有序,做事要求完美、要得到"正好",青少年中关于"性"的强迫思维比儿童多。

强迫性思维随着年龄而变化,低龄儿童的强迫性思维可能是持续地反复出现自己或家人受到伤害的念头,例如担心门窗没有锁小偷进来了,因此反复检查门窗。即便刚刚锁上门窗又会担心万一没有锁上,于是重复地一遍又一遍地检查。患 OCD 的年长儿童或青少年可有过分担心被细菌、AIDS 感染或血液被污染而致病。处理这类担心,患儿发展可能出某种"仪式"。最常见的强迫观念是怕被污染、怕脏、担心安全。因怕脏而拒绝在外面上厕所。关于身体、幸运数、攻击等强迫思维较少见。强迫性迟缓是动作明显放缓,例如非常缓慢地行走。

2. 强迫性行为　是重复的行为、仪式或精神/心理活动。如反复清洗(洗手、洗澡等)、检查、重复性仪式、按顺序排列、触摸收集、拔毛发,精神活动如计数、反复默诵词语等。进行这种行为经常是因为希望消除强迫性思维,但这样的行动只能暂时性缓解焦虑,不去做则焦虑增强。青少年强迫行为按频度降低的次序为:洗涤仪式、重复动作(做或不做)、检查性仪式、计数。较少见的是保护或回避认为令自己生病的客体("脏"东西)。一些强迫行为与焦虑或强迫思维有关,联系在一起,如一定要将东西摆得左右对称直到自己认为对了才罢休,一定要左右手反复做一个动作都要达到奇数或偶数次才舒服。

有时强迫思维和强迫行为联系在一起,如"我害怕如果不去检查或洗手就会发生不好的事情,所以,即使没有意义,我也要这么做"。强迫思维或动作导致显著的焦虑或烦恼,干扰儿童的正常生活、学业、社会活动或人际关系。经常让家人跟他们一起完成强迫性仪式或动作,如帮他们一起计数、一起检查。

OCD 儿童的功能通常是选择性缺陷,表面上功能较好,学校和社会功能保留,除非症状很严重。至少有 4 个症状维度(怕脏/洗涤,对称/排序,贮藏,检查)从儿童期到成人期症状相当地稳定,而且表现方式很相像。

DSM-5 中,其他类型的强迫相关障碍包括:关注身体的重复性行为障碍(咬指甲行为,咬嘴唇行为和咬腮),强迫性嫉妒和其他未特别分类的。

(四)诊断与评估

1. 诊断依据　OCD 的特点是重复出现的想法和/或反复的动作,给患者带来痛苦,而且无法自己控制。总体上,多数患 OCD 的儿童对强迫性思维感到不舒服,希望消除。作为诊断,要求症状必须造成明显的不安和功能上的干扰。

OCD 的诊断来自病史和心理状态检查。所以尽量全面地收集病史资料很重要,资料来源包括儿童本人、照料者、教师等知情者。诊断标准采用 ICD、DSM 中关于强迫性障碍的诊断。与其他心理障碍的评估相同,全面的心理评估包括发育水平、社会和学业功能、躯体疾病史、个性特点和家族史等,如果有 OCD、抽动障碍或其他焦虑障碍的家族史则更加支持 OCD 的诊断。

2. 诊断标准　ICD-110 中强迫及相关障碍所包含的种类较多,强迫性障碍是最主要的一种,对其诊断标准描述如下:表现为持续性的强迫观念或强迫行为,或两者皆有(占大多数情况)。强迫思维或强迫观念定义为反复和持续的思想、表象或冲动/渴望。这些思维是侵入性的、不必要的,且通常是与焦虑相关的;强迫行为(或"强制")既包括反复的行为,也包括反复的精神运动。个体执行强迫行为的动机,可以是对强迫思维的反应、也可以是为了遵守一种严苛的规则、或为了获得一种"完整了"的感觉。诊断强迫症,强迫思维或强迫行为必须是耗时的(例如,每天花费 1 小时以上),并且导致显著的痛苦,或导致个人、家庭、社交、学业、职业或其他重要领域功能的显著损害。

DSM-5 中,强迫性障碍的标准将强迫思维和强迫行为分开定义,强迫行为是对强迫思维的反应,是为了预防、减轻焦虑或预防一些可怕的事件情景,但注明年幼儿童可以不能清楚地讲出强迫行为或心理动作进行的目的。

3. 检查和心理评估　OCD 没有特异性的实验室病理检查,综合性的基础检查用来排除与 OCD 相关的躯体疾病。躯体检查时,特别注意神经性和感染性疾病的症状和病史。必须排除继发于 β 溶血性链球菌感染的强迫性症状。在药物治疗之前进行常规性心电图、全血、肝功能、肾功能检查。

心理评估:包括对儿童的访谈和对家长的访谈,了解全面的发育史和家族史。对强迫症状和程度的评估采用儿童耶鲁-布朗强迫性量表、Leyton 儿童强迫症调查表。筛查也可用儿童行为问卷(CBCL)。必要时进行智力测验。

4. 共患病诊断和鉴别诊断　首先要区分正常的重复行为,正常重复或强迫性行为与症状的区别最重要方面是思维和行为给本人造成不适和功能损害的程度。但是,儿童正常发展的仪式性行为经常难以与儿童青少年的 OCD 症状区分。

强迫性障碍可有多种疾病共患病或是其他

障碍的症状,需要鉴别。可共患或需要鉴别的障碍常见有抽动障碍、焦虑障碍、广泛性发育障碍、破坏性行为障碍、注意缺陷多动障碍、躯体形式障碍、抑郁障碍和其他心境障碍等。

首先要鉴别有重复性动作的躯体疾病。与链球菌感染有关的自身免疫性疾病,可以表现出强迫性的症状,但起病突然且严重,除了抽动还有异常的舞蹈病样运动。因支气管炎或喉炎而产生的反复咳嗽,也有相应的组织病理学改变。

抽动障碍/Tourette 综合征与 OCD:抽动障碍/Tourette 综合征经常与 OCD 共同存在。抽动是一种不随意的、快速、反复出现的身体某部位肌肉或肌肉群的非节律性运动或发声。OCD 所表现出的行为和思维往往带有难以控制的感觉,不去做便感到不舒服、难受。

早发性精神分裂症:在发病初期可有强迫样的症状,称为强制性症状,但整个人显得行为怪异、情感平淡、退缩、孤僻,随着病程发展可出现幻觉、妄想等症状。

伴有重复性思维的抑郁症:这种反复思考的特点是过分担心一些生活琐事,而不是个体的生活(如学业、朋友和家长)。但强迫思维主要是怕脏、要求对称、排列整齐、自我怀疑等。

(五)治疗和预防

强迫症是慢性、反复发作性疾病,如果不治疗,则可能影响终生。治疗一般采用药物和心理治疗的结合。大多数儿童经过联合心理和某种药物的治疗可取得效果。家庭支持和心理教育是治疗中不可缺少的部分。

1. 心理治疗 以行为治疗或认知行为治疗为主。

行为治疗如逐级暴露于引发焦虑的刺激和预防仪式化,被推荐为一线干预方法。

家庭治疗和家庭的行为干预着重于在亲子关系中的情感和认知方面,可以取得良好的效果。

2. 药物治疗 一线药物包括 5-羟色胺再摄取抑制剂(SSRI 类)和三环类抗抑郁药中的氯米帕明。氯米帕明、氟西汀、舍曲林和氟伏沙明被批准可以用在儿童和青少年的维持治疗阶段。在症状改善后至少维持治疗 1~2 年,病情复发比较常见,所以两次复发后建议长期治疗。如果一种药物无效,可换用另一种药物。

3. 联合治疗 儿童青少年 OCD 的治疗,可以先用认知行为治疗和药物治疗中任何一种。联合

两种治疗取决于几种因素,包括严重程度和需药物治疗的共患病。

(六)病程和预后

OCD 是慢性病程、功能损害明显的疾病。发病年龄(越早)、疾病持续时间(越长)和住院治疗都是预示疾病长时间持续的不利因素。此外,共患病的状态、初始对药物反应不良也是病情进展不良的预示因素。

五、分离(转换性)障碍

(一)定义和流行病学

这是一类不能用躯体疾病解释的自主性运动和感觉功能异常或障碍,在 DSM-5 中属于躯体化症状和相关的障碍中的一个疾病,成为转换性障碍(conversion disorder),在 ICD-11 中采用术语分离性障碍(dissociative disorders)。

(二)病因与发病机制

病因与生物学因素和社会心理因素有关。症状由心理因素引发或诱发,与心理冲突、应激关系密切。"分离"和"转换"意味着个人无法解决的问题和冲突所引起的不愉快情绪以某种方式变形为症状。转换性症状是继发获益。研究发现该障碍与遗传有关,发病前具有癔症性人格,可能有躯体的器质性病变但不明确。

发病机制不清楚。一种观点认为这是一种原始的应激现象,在面临危机时的本能反应。还有观点认为这是出于"无意识的"有目的性反应,使患者能脱离困境或免除某些义务。经常可以发现,症状所关联的功能丧失有助于患者逃避不愉快的冲突,或是间接反映依赖或怨恨。

(三)临床表现

分离性或转换性障碍表现为各种自主运动和感觉障碍的症状,发作和缓解都比较突然。症状可以涉及各种儿童青少年的运动和感觉的症状,如"感觉丧失""失听""失声""失明""行走不能""失用""抽搐""麻木"、夸张的震颤等。但感觉的异常和丧失都是患儿的主诉,实际的神经系统检查完全正常。儿童的表情似乎对自己的疾病漠不关心,没有痛苦的表现,但运动功能的异常显得夸张、做作,有表演性,有吸引人注意的特点。暗示性强,可在暗示下发病、加重或好转。

(四)诊断与评估

1. 诊断依据 诊断的前提是全面而仔细的躯体检查。表现为各种自主运动和感觉障碍的症

状,发作和缓解都比较突然,有证据表明特征性症状的发作与应激事件、问题或需要之间有令人信服的时间关系。符合 ICD-11 中分离性障碍或 DSM-5 中转换性障碍的诊断标准,儿童与成人相同。

ICD-11 中要求分离性障碍的诊断首先必须符合上述定义和临床特点,不存在可以解释本障碍特征症状的躯体疾病证据;有证据表明特征性症状的发作与应激事件、问题或需要之间有令人信服的时间关系。分离性障碍中,分离性症状必须足够严重,导致个人、家庭、社交、学业、职业或其他重要领域功能的显著损害。

分离性运动障碍:下述两者之一,即完全或部分丧失正常时由意志控制的运动能力(包括言语);程度不等的或因时而异的共济失调、运动失调或无人扶持时站立不能。

分离性抽搐:突然的、出乎预料的痉挛性运动,十分类似于癫痫发作的某种形式,但并不继之以意识丧失;症状不伴有咬舌、严重摔伤或碰伤、小便失禁。

分离性感觉麻木和感觉丧失:下述两者之一,即部分或整个躯体的某种或所有正常皮肤感觉的部分或全部丧失(触觉、针刺觉、震动觉、热觉、冷觉);部分或全部丧失视觉、听觉或嗅觉。

此外还有分离性遗忘症等多种症状。

2. 评估　诊断需非常慎重,应先进行躯体检查排除相应的躯体疾病。仔细进行全面的病史采集、访谈,从而发现症状发作与心理因素的关系。在目前躯体医学诊断条件下,有些躯体疾病难以发现器质性改变或早期的改变不明显,需要随访检查,观察疾病的发展变化规律。

3. 鉴别诊断　主要与相应症状的躯体疾病鉴别,如行走不能需要与器质性病变导致的瘫痪鉴别,抽搐、晕厥需要与癫痫鉴别。一般而言,躯体疾病可有相应的病变所见或用躯体疾病的病理生理学解释。躯体疾病可伴随着躯体痛苦而出现的焦虑、恐惧、抑郁情绪,但转换性障碍的儿童没有痛苦的表现。本障碍的发作与心因有关,躯体疾病即使某次发病前有心因,但可能只是巧合,需要根据数次发病的起因寻找规律。

(五)治疗和预防

心理治疗为主。治疗的目标不只是缓解症状,更是要提高儿童的功能,避免其慢性迁延。

1. 心理健康教育　首先要对家长进行心理健康教育。与家长讨论对儿童的态度和方法,教育家长避免过于关注发病时状况,避免因儿童的发病而满足要求,从而降低继发获益。鼓励平日积极的行为。

2. 心理治疗　强调学习恰当的情绪表达方式,改善家庭功能,提高患儿的功能。帮助儿童学习合理的情绪表达方法,如言语倾诉及各种恰当的压力释放方法。治疗方法包括放松技术、家庭治疗、游戏治疗、暗示性技术、催眠治疗等。

功能不良的家庭关系可以运用家庭治疗得到有效的改善,建立积极的家庭关系,从而改善儿童的症状。

游戏治疗和绘画治疗都可以有效地改善儿童的内在情绪冲突,其他还可酌情应用精神动力性心理治疗等。

暗示治疗是治疗转换性障碍的常用方法。对于暗示性较强的患儿效果较好。暗示的方法根据具体情况可采用言语暗示、注射 10% 葡萄糖酸钙、针刺等。

3. 药物治疗　在症状严重时或难以尽快通过心理治疗改善的大年龄儿童,可用药物对症治疗。以抗焦虑、抑郁药物为主,必要时使用新一代的抗精神病药物。

六、心境障碍

(一)定义和流行病学

心境障碍是一组以情感的低落或高涨为特点的疾病。如果在整个病程中包含了抑郁发作和躁狂发作则成为双相障碍,在高涨(躁狂发作)和低落(抑郁发作)的间期则情感正常。如果整个病程只有抑郁发作则为抑郁障碍。

DSM-5 中抑郁障碍主要包括破坏性心境失调障碍、重性抑郁障碍、持续性抑郁障碍(恶劣心境)。

Pittsburgh 双相障碍的后代研究:父亲或母亲中有双相障碍的,儿童患双相障碍谱系障碍的比例(10.6%)明显高于父母无双相障碍的儿童患病率(0.8%)。双亲患双相障碍的发病率是单亲患双相障碍的 3.6 倍。6~18 岁儿童青少年中家长有双相障碍的,子女患双相障碍的危险度 OR 值为 13.4,95% 置信区间(CI)为 2.9~61.6,校正的 OR 值为 5.2,95% CI 为 2.3~11.4;焦虑障碍 OR 值为 2.3,95% CI 为 1.3~4.0。

缺乏儿童的现患率调查。婴儿临床人群的患病率为 0.5%~3%。学前儿童重性抑郁为 1.4%,其他未定型的抑郁为 0.7%,0.6% 为恶劣心境。青少年中,社区和临床样本的患病率为 1.5%~8%,青少年终生患病率为 20%。用 K-SADS 评估 14~18 岁青少年的双相障碍终生患病率约 1.4%,5.7% 有亚临床症状。40%~60% 的成人双相障碍患者报告症状在 19 岁前出现,在 5~25 岁之间,首次发作通常为抑郁。据回顾性研究:10 岁前抑郁的发病率为 0.3%~0.5%;青春期前儿童的抑郁发病率为 0.4%~2.5%,青少年抑郁的发生率为 0.4%~8.3%。抑郁的性别比例随年龄而不同。儿童中,男孩和女孩的比例相当,青少年中女孩的比例明显增高,男女比例 2∶1,与成人接近(2005—2014 美国全国调查,12~17 岁青少年在过去 12 个月中至少一次重性抑郁发作比率为 9%~11%。2016 年为 13%)。

儿童期抑郁是慢性、复发性疾病,需要早期识别和治疗。研究显示儿童抑郁如果得不到充分治疗,则预后不良。导致学业成绩差、社会功能缺陷、自杀行为、他杀意念、乙醇和物质成瘾的危险性增高。因此,识别和充分治疗很重要。

(二)病因与发病机制

1. 遗传学因素 心境障碍有明显的遗传学证据。双相障碍的遗传倾向高于单相抑郁。家系、双生子和寄养子的研究均显示遗传对儿童青少年心境障碍有影响。有证据表明早发性心境障碍的遗传倾向更高,相比晚发性心境障碍,早发性心境障碍与家庭成员的心境障碍发生率的相关性更高。家长中有抑郁患病者是儿童和青少年患病的强烈预测因子。家长有双相障碍的儿童,精神障碍的患病率为 52%,是家长无双相障碍儿童的 2.7 倍,26.5% 发展为心境障碍,是家长无双相障碍的 4 倍。儿童重性抑郁的发生也与双相障碍的家族史有关。

2. 生物学因素 成人的研究发现一些生物学因素与心境障碍有关,包括基础皮质醇、皮质醇调控、促肾上腺皮质激素释放激素、甲状腺素、生长激素的调控以及睡眠脑电的异常。儿童患者与成人一致的发现是,对地塞米松抑制试验和 5- 羟色胺选择性重摄取抑制剂有反应。青少年睡眠脑电图的发现与成人相似,快速眼动睡眠的潜伏期缩短,快速眼动的密度增加,儿童则没有这些典型的发现。但基础皮质醇、甲状腺素等异常的发现则不一致。神经影像学提示心境障碍患者的前额叶、前扣带回等部位有异常。总之,多项对儿童青少年头部的磁共振研究发现早发性心境障碍患者脑区的功能性、解剖学和生化异常,包括边缘系统 - 丘脑 - 前额叶环路和边缘系统 - 纹状体 - 苍白球 - 丘脑环路。

3. 环境因素 家庭的遗传和环境因素对心境障碍共同起作用。家长心境障碍可以影响亲子互动,这些家庭对儿童的指责批评较多、关怀少、冲突多、沟通差。家庭的婚姻矛盾、物质滥用、缺乏支持也会影响亲子关系,是儿童抑郁的高危因素。应激事件明显增加抑郁症状的发生。

4. 个人内在素质和应激事件 个人内在素质和应激事件的交互作用常导致抑郁的发生。个人素质或与遗传和生物学倾向有关,或与认知因素有关,如不良的应对技能和消极的认知模式。

(三)临床表现

儿童心境障碍的核心症状与成人相同,但受儿童认知和情绪发展水平的影响,儿童的临床表现经常与成人的典型临床表现不同,并因年龄阶段而有所差异。

1. 抑郁的常见表现 抑郁发作的典型症状是情绪低落、兴趣或愉快感减退甚至丧失、精力不足或乏力,以及易激惹、睡眠障碍、食欲改变、缺乏自尊和自信、自我评价过低、社会退缩、自杀观念或行为等。不同年龄阶段的抑郁表现有所不同。

儿童抑郁的常见表现:缺乏动力或不爱玩,没有理由地不想做事情,缺乏好奇和探索欲,感到无聊或心烦;负性的自我评价,如"我令人讨厌""我很笨""我是累赘";不能集中注意或静坐困难;记忆下降,反应变慢,学习成绩下降;不活跃或缺乏互动,或过度好动、杂乱无章;易激惹,激越,攻击;难入睡或嗜睡;喜欢谈论死亡,如说"我没出生该多好"或"我希望我死了"。抑郁的儿童通常不会说他们感到"压抑""伤心"等常见的抑郁感受,他们可能会说"没劲""没意思""生气"。快感缺乏在学前儿童的抑郁症状中更有特异性。

婴儿的抑郁可以是继发于与亲密照养人的分离,表现出漠然、无兴趣或伤心的表情,对其他接替的照养人无反应,生长延迟和严重的精神运动性发育迟缓。

儿童抑郁也可表现出很多焦虑症状(包括恐惧和分离焦虑)和躯体主诉(如,腹痛、头痛),抑郁经常被躯体症状所掩饰。

青少年抑郁的常见表现:情绪消极或过于敏感,易激惹,容易争辩,冲动,孤僻,无主动性,显得没有动力,不愿意参加活动;感到无聊或厌烦;静坐困难,坐立不安;不活跃或缺乏互动,或过度好动但无条理性；负性的自我评价，如"我胖""我丑""每个人都恨我"；注意力难集中，容易分心；难入睡、早醒或睡眠过多；躯体不适的主诉；食欲和体重改变；感到绝望，反复想死或与死亡有关的主题，声称想死或企图自杀。严重者有精神病性症状，多疑、偏执、幻觉、妄想。

2. 躁狂发作的常见表现　在一段时间内持续明显兴奋或易激惹、话多、精力和活动增多。青少年的躁狂表现则比较典型，与成人类似，情感高涨、自我评价过高、思维奔逸、语速增快、冲动和闯入性行为，睡眠需要减少。儿童常同时表现出抑郁和躁狂的特征，抑郁或烦躁的心境与精力增加、睡眠减少、行为紊乱、对挫折的耐受差和极端易怒混合在一起。

与正常时相比，儿童、青少年都会表现得非常欣快、兴奋、很爱交往，但显得很轻浮或愚蠢；自我感觉过分得好，低龄儿童感到自己有特殊的能力或是超人，青少年突然感到自己比同伴更聪明、漂亮、很伟大；话多，语速快，不停地说；活动的量和时间增多，过于忙碌，行为无条理性；不想睡觉，入睡时间延长，或只睡很少几小时，甚至几乎整夜不睡；注意困难表现为难集中、容易转移；冲动，不能遵守要求或规矩，不能等待，粗鲁无礼，打扰别人；对挫折的耐受性差；易发脾气、发怒，破坏性增高，暴发性攻击行为增多；兴趣短暂；青少年的行为判断力降低，不分是非，违反纪律或违法；大龄儿童和青少年还表现出对性的兴趣增高、与色情有关的事情增加；青少年还经常开始新计划或不切实际的计划，但对每个计划都不能持续。

（四）诊断

1. 诊断依据　诊断标准采用 ICD 系统、DSM-5，3 岁之前可采用婴幼儿精神和发育障碍诊断分类（DC:0-5）。

儿童心境障碍的诊断标准与成人基本一致，在儿童青少年中易激惹可替代抑郁心境的表现。诊断的关键是异常低落和 / 或高涨的心境，且会反复出现。

2. 抑郁障碍　抑郁的基本特征是心境低落、兴趣和愉快感丧失、精力降低，重性抑郁障碍的诊断需要符合抑郁发作的诊断标准至少 2 周。儿童青少年恶劣心境的诊断，需要轻度的、慢性的抑郁症状或易激惹的心境持续 1 年即可。

破坏性心境失调障碍（disruptive mood dysregulation disorder）：是 DSM-5 增加的一种轻度抑郁障碍，以

严重反复的发脾气为特征，表现在言语或行为上，如说话怒气冲冲、攻击他人或破坏财物，在程度和持续时间上超出所处情境，与发育水平不相称。首次诊断应在 6~18 岁的儿童青少年中。

3. 双相障碍　躁狂发作症状的基本特征是心境高涨、躯体和精神活动增加。所以，兴奋、话多或夸大对儿童躁狂的诊断更有帮助，符合发作的诊断标准至少 1 周，轻度躁狂需至少 4 天。异常心境的症状不是由于乙醇、药物使用（如，药物滥用和使用某些治疗药物），不是因内分泌疾病（如甲亢或甲减）所致，或任何器质性病变所致。ICD-11 对该障碍的诊断要点与 DSM-5 的类似，将双相障碍分为双相障碍 Ⅰ 型和双相障碍 Ⅱ 型，不在此详细展开。

DSM-5 躁狂发作的标准（未在儿童和青少年中修订）

A 标准：在发作期间，显著的心境高涨或膨胀加上 B 标准中的至少 3 条症状，或易激惹加上 B 标准中的至少 4 条症状；这些症状持续 ≥7 天（除非需要住院或出现精神病性症状）。

B 标准：

（1）自我感觉（自尊）过高或夸大。

（2）睡眠需求减少。

（3）说话过多。

（4）思维奔逸、联想加快。

（5）易分心。

（6）目的性的活动增多或精神运动性不安。

（7）过多地参与高危险性的娱乐活动。

DSM-5 中关于破坏性心境失调障碍（disruptive mood dysregulation disorder）的诊断，如下：

A. 以严重反复的发脾气为特征，在轻度和持续时间上严重超出所处情形。

B. 频率：平均发脾气每周至少 3 次。

C. 发脾气之间的心境：

（1）几乎每天，一天中大多数时间，发脾气之间的心境持续易激惹或发怒。

（2）易激惹或发怒的心境可以被别人观察到（如家长、老师、同伴）。

D. 标准 A 或 C 出现在至少 2 个情境中（在家、在校或与同伴）并且至少在 1 种情境中严重。

E. 6 岁前或 18 岁后不能首次诊断。

F. 兴奋发作或话多从不超过 1 天，躁狂"B"标准加重（如，夸大或自我感觉过高，言语过多，易分心）。

异常的情绪高涨应与发育相关的心境高涨鉴

别,如发生在高度积极性事件背景中或是参与者。

(1) 行为不是发生在重性抑郁发作期间,不是由于其他发育性障碍所致(如,孤独症谱系障碍,创伤后应激障碍,分离性焦虑障碍,恶劣心境障碍)。(注释:该诊断不与对立违抗障碍或双相障碍共同诊断,可以与注意缺陷多动障碍、品行障碍、物质滥用共同诊断。符合破坏性心境失调性障碍和对立违抗障碍者应只作破坏性心境障碍诊断。如果个体有过躁狂或轻躁狂,不作破坏性心境失调障碍诊断。症状不是由于药物作用或总体的躯体或神经系统问题所致。)

(2) 检查和心理评估:躯体、内分泌检查排除药物、躯体疾病所致心境异常。

1) 筛查问卷:精神症状筛查量表(pediatric symptom checklist,PSC);儿童行为筛查量表(child behavior checklist,CBCL);青少年自我报告量表(youth self-report scale,YSR);贝克抑郁症状量表Ⅱ- 儿童抑郁调查表(depressive symptom scales:Beck depression inventory-Ⅱ,the child depression inventory,CDI);儿童抑郁自评量表(depression self-rating scale for children,DSRSC,Birleson,1981)。

2) 结构化和半结构化访谈:2~5 岁学前儿童精神病评估(the preschool age psychiatric assessment,PAPA:preschool children aged 2 to 5);6 岁以下可使用访谈父母的婴儿和学龄前儿童诊断性评估(diagnostic infant and preschool assessment,DIPA);6 岁以上的儿童可使用儿童精神障碍诊断性访谈工具(kiddie-schedule of affective disorders and schizophrenia,Kiddie-SADS)、儿童青少年国际神经精神障碍访谈(MINI international neuropsychiatric interview for children and adolescents)、儿童临床诊断性会谈(clinical diagnostic interview scale,CDIS)。

(3) 鉴别诊断:

1) 注意缺陷多动障碍(ADHD):与双相障碍之间的共同症状有兴奋、易激惹、活动过多、语速快、注意分散。但是,ADHD 是神经发育性障碍,症状出现更早而且持续,兴奋性相对较轻,与情境有关,无夸大症状;心境障碍发病较晚些,呈阶段性发作,在发作期间症状持续,发脾气的时间过长并破坏性大。心境障碍患儿常有同类疾病的家族史。另外,ADHD 与心境障碍共患率总体较高,心境障碍不随 ADHD 症状的缓解而缓解。

2) 对立违抗性障碍:以易激惹、发脾气、过分的不服从、违拗为主要表现,但具有情境性,在不涉及需要服从、听指令的场合则情绪表现正常,发脾气的程度较躁狂发作轻。

3) 焦虑障碍:广泛性焦虑障碍、社交焦虑障碍和选择性缄默需要与抑郁发作鉴别,焦虑障碍以持久的过分担忧为主,选择性缄默的不言语有情境性,而兴趣、愉快感基本保持正常。

4) 创伤后应激障碍:有闪回、回避、警觉性增高的症状表现,心境低落和高涨不明显,无发作性特点。

5) 其他:精神发育迟滞、广泛性发育障碍(孤独症谱系障碍)和精神分裂症也可有兴奋、易激惹等与心境障碍类似的特点,但都有各自障碍的典型特征,无明显的发作性心境异常。

(五)治疗和预防

心境障碍的病程常是慢性或反复发作的病程,伴持续的功能损害。重性抑郁障碍的平均发作时间为 7~9 个月,2 年内的复发率为 40%,5 年内的复发率为 70%。不论采取什么方法的治疗,都有必要先进行家庭心理教育,告诉家长或青少年关于心境障碍的病因、病程等相关知识和治疗计划。

1. 心理治疗 心理治疗适合轻或中度抑郁发作的患儿,以及在发作缓解期间进行心理支持。对于儿童青少年常采用认知行为治疗、家庭治疗、游戏治疗等。认知行为心理治疗更适合于轻 - 中度抑郁,寻找并确认患儿的负性信念,替代以积极合理的认知模式,予以放松、愤怒管理、沟通等行为技能训练。家庭治疗适合因家庭问题所致的抑郁,改善家长角色、养育模式和家庭成员之间的冲突,建立积极的沟通方式和家庭关系。对于低年龄儿童游戏治疗或沙盘治疗更容易进行。

2. 药物治疗 双相障碍的抑郁发作期、中度 - 重度抑郁障碍心理治疗无效,合并有精神病性症状或有自杀倾向时,应采取药物治疗。药物治疗原则是足量、足疗程、长期治疗。分 3 个治疗阶段:急性期、缓解期和维持期。详见药物治疗章节。

(1) 急性期治疗:

1) 抗抑郁药:首先要分辨是抑郁障碍还是双相障碍的抑郁发作。抑郁障碍在抑郁发作期间可单独使用抗抑郁药,对于儿童的抗抑郁治疗药物首选 5- 羟色胺再摄取抑制剂(SSRIs),其他第二代抗抑郁药用于儿童青少年重性抑郁尚缺乏支持性证据。双相障碍的抑郁发作慎用抗抑郁药,主要使用心境稳定剂或第二代抗精神病药中治疗双相抑郁有效的药物,如果抑郁严重则采用心境稳定剂联合转躁狂可能小的抗抑郁药。另外需要注意儿童和青少年的适应证。

2) 心境稳定剂:躁狂发作首选心境稳定剂治疗。传统的心境稳定剂常用锂盐、丙戊酸盐治疗。

3) 第二代抗精神病药物:也称非典型抗精神病药物,已成为儿童躁狂发作治疗的一线药物,如利培酮、喹硫平、奥氮平、阿立哌唑。伴或不伴精神病性症状的严重抑郁发作,或抑郁发作有激惹、自杀行为,躁狂和抑郁混合发作以及在抑郁转躁狂时期,需合并用非典型抗精神病药物治疗。病情严重时,还可酌情使用第一代抗精神病药物。

(2) 缓解(巩固)期治疗:治疗剂量同急性期。一般抑郁发作 4~6 个月,躁狂发作 2~3 个月。

(3) 维持期治疗:抑郁发作见抑郁障碍一节。躁狂发作的药物维持时间无统一说法,至少 6 个月,剂量根据所用的药物而定,比治疗期减量或相同,缓慢减量停药。

3. 电休克治疗 在住院患者中,对药物治疗无效的难治性患者,电休克(ECT)治疗是一个有效的方法,但对儿童和青少年慎用。

【专家提示】

○ 情绪、情感和应激相关障碍属精神科范畴。
○ 发育与行为儿科医师对情绪、情感和应激相关障碍应掌握的是早期识别和转介。

(张劲松)

参考文献

1. 世界卫生组织. ICD-10 精神与行为障碍分类研究用诊断标准. 刘平,于欣,汪向东,译. 北京:人民卫生出版社,1995.
2. AACAP. Practice Parameter for the Assessment and Treatmentof Children and Adolescents With Bipolar Disorder. J Am Acad Child Adolesc Psychiatry,2007,46(1):107-125.
3. American Psychiatric Association. Diagnostic and Statistical Manual of Mental Disorders. 5th Edition. American Psychiatric Publishing,2013.
4. Geller B,Zimerman B,Williams M,et al. DSM-Ⅳ mania symptoms in a prepubertal and early adolescent bipolar disorder phenotype compared to attention-deficit hyperactive and normal controls. J Child AdolescPsychopharmacol,2002,12:11-25.
5. Kassam-Adams N,Winston FK.Predicting child PTSD:the relationship between acute stress disorder and PTSD in injured children. J Am Acad Child Adolesc Psychiatry,2004,43(4):403-411.
6. Keith Cheng,Kathleen M.Myers. Child and Adolescent Psychiatry:the Essentials(Second Edition). Philadelphia,PA:Lippincott Williams & Wilkins,a Wolters Kluwer business,2011.
7. Mark L Wolraich,Dennis D Drotar,Paul H Dworkin,et al. Developmental-Behavioral Pediatrics. Evidence and Practice. Philadelphia,PA:MOSBY Elsevier,2008.
8. William B Carey,Allen C Crocker,William L Coleman. Developmental-Behavioral Pediatrics:Expert Consult:4th Edition. Philadelphia,PA:Elsevier Health Sciences,2010.

第7节 学习障碍

【开篇导读】

学习障碍(learning disabilities,LD)很早就为儿科学和精神医学界所认识,最早可追溯至 19 世纪对阅读障碍的报道。在强调儿童学习和掌握各类技术符号的今天,世界各国学习障碍的患病率似乎均呈增高的趋势,LD 通常对儿童本人的学习生活质量造成诸多负面影响,也可对其家庭及职业走向产生深远影响。本节重点阐述以下几个问题:学习障碍是什么? 流行病学有怎样的趋势? 病因 / 发病机制、临床表现、诊断、预防及具体治疗是什么?

一、定义

关于学习障碍(learning disabilities,LD)的医学研究历时一个多世纪,其原型主要是欧洲最早报道的儿童阅读障碍(dyslexia)。LD 是最常见的童年期的功能障碍,易对儿童健康和职业成就构成长期影响。严格意义上的 LD 是指儿童在阅读、数学或写作表现及成就方面在标准化测试下远低于总的认知水平,且并非由听力或视力障碍所致。学习障碍可仅一种或数种并存(阅读障碍、计算障碍或／和书写障碍）。此外，沟通障碍在入学后可继发特殊性学习障碍，如阅读障碍、数学学习障碍和书写障碍。LD 在 DSM-5 标准中归属于神经发育障碍范畴。

二、流行病学资料

LD 是个隐性缺陷，在学龄前儿童中很难发现，多在入学后逐渐表现出读写、计算方面的学习困难，我国 LD 儿童似乎更多表现为混合型 LD。LD 属于儿科学中常见的神经发育障碍之一。其发病率因研究年代和角度不一存在较大差异，国外报道多在 3%~5% 之间。Bryant 复习有关文献所报道的患病率为 3%~28%，而 Kirk 等认为符合诊断的 LD 约占儿童总数的 7%。国内 20 世纪 90 年代静进报道为 6.6%，男女比例为 4.3:1，近年来的报告检出率为 7.4%~15.71%，有增高的趋势，日本则是幼儿园约 3%、小学和中学约 6%，男女比例为 4:1。研究表明阅读障碍患病率为 5.3%~11.8%，计算障碍患病率为 5.9%~13.3%。

三、病因和发病机制

儿童学习障碍一般存在出生前后潜在的生物学背景，除遗传因素外，可能还有出生缺陷、神经发育落后、语言发育迟缓等情况。诸多研究显示 LD 儿童存在不同程度的出生缺陷和"创伤性经历"等问题，如母孕期感染、胎儿营养不良、母亲物质依赖、胎儿脐带绕颈、宫内窒迫、早产、低出生体重、产伤、母亲养育排斥（产后抑郁）、亲子依恋不足、虐待、寄养等。LD 原本存在某种神经生物学基础，儿童胎儿期、出生时或生后不良处境与遭遇可能诱发或加重原有问题。目前对 LD 的发病机制研究，多集中在阅读障碍，而对计算障碍、书写障碍研究较少；数学学习包括视觉信息处理、语言、逻辑推理、空间想象、记忆等过程，这些研究将在未来得到深入。

（一）遗传

LD 单卵双生子同病率明显高于双卵双生子或对照组，50%~75% 特殊性语言发育障碍儿童具有阳性家族史，许多 LD 儿童的父亲或母亲幼时也有过学习问题或其他类行为问题。以阅读障碍为例，阅读障碍的家系和双生子研究调查证明阅读困难的主要病因是遗传因素而不是环境和发育因素，候选基因为 *DYX1C1*、*ROBO1*、*KIAA0319*、*DCDC2* 基因。研究发现，1 和 6 号染色体某些

片段与音韵识别功能关联，15 号染色体则与语句认知关联，主要影响儿童对某些语音的解码发生困难，即"时间加工缺陷（temporal processing deficits）"。研究还发现，LD 较多出现自身免疫缺陷疾病和过敏性疾病，且左利手者居多。左利手儿童矫正为右利时较多出现口吃、阅读和书写困难等现象，精神发育迟滞儿童中左利的比例高于正常儿童。

（二）语音学缺陷

西方多数研究认为，语音学是儿童学习储存语音的能力，也是将声音组合成有意义词汇或单元的法则；婴幼儿期的语音意识（phonological awareness）薄弱或缺陷将导致言语发育落后。年幼儿童呀呀学语起，就逐渐辨别音素（如 b、m、w、k、q 等），进而组合音素构成词语、名词、概念，这就需要语音连接；大约 80% 儿童在 7 岁前能够将单词和音节分割成合适的音素，其余 20% 的儿童会显出延迟或落后，这些儿童中即可发展出典型的 LD。语音意识不良的儿童，后期学习符号与读音连接也会困难，从而发展为文字的读和写困难。可以说，语音意识缺陷和语音处理过程障碍（impaired phonological processing）是导致儿童阅读障碍（dyslexia）的主要原因，它也与语言表达能力高度相关，语音意识缺陷还会导致区分归类音素、检索普通事物和名词、将语音编码储存于短时记忆以及发出某些语音方面出现困难。如果儿童学习语言时解码能力缓慢而不准确时，其阅读理解和口头沟通均会出现困难。影像学研究发现，语言功能大多定位于大脑左侧颞叶，语言接受和表达发展中，语言环路不断得到语言的重复强化；儿童对口头语言的理解越好，其自我表达也越好，得到自己发音反馈，利于儿童进一步发展言语能力；反之，理解和反馈缺乏可减少言语输出，进而妨碍清晰发音技能的发展。

（三）脑神经解剖

研究发现，LD 大脑半球存在异位（ectopia）现象，且两半球对称性改变等异常。异位可能发生在神经元向皮质移行前或移行期间（妊娠 6 个月时终止）。异位通常发生在神经胶质细胞及其软膜分化时期，导致神经元排序紊乱，此现象尤以大脑外侧裂、额叶中下回为多，且以左侧为多。异位使大脑神经通路改变，并影响脑整体功能。有些典型阅读障碍者可见两侧大脑外侧裂周围的功能损害和逆行性内侧膝状体病变，左右颞叶底部对称

性异常明显,左前额叶发育不全等改变。颞-顶联合区(角回及其周围脑区)功能活动的变异是阅读障碍的主要的神经学基础,但其他脑区也起一定的作用。研究发现,阅读障碍者小脑结构以及对称性也存在异常,正常人小脑前部与后部都具有不对称性(右侧>左侧),而阅读障碍者只有小脑后部具有不对称性(右侧>左侧);正常被试的小脑双侧灰质明显不对称(右侧>左侧),而成年阅读障碍者的双侧小脑灰质却非常对称。

(四)影像学研究

主要有正电子发射断层扫描技术(PET)、功能磁共振(fMRI)、单光子计算机断层扫描(SPECT)、近红外成像。

1. **PET**　PET研究发现阅读障碍患者的大脑非对称性现象异于常人,正常阅读者的大脑通常是左颞叶与后脑区占优势,阅读障碍者却有很高的对称性或者相反的后脑非对称,皮质功能障碍主要集中在左脑颞叶和顶叶。另外,阅读障碍儿童在语音任务和单个词阅读过程中颞叶和顶下皮质区局部脑血流减少,推测左颞-顶联合区的低激活反映了儿童在字形和语音转换上的困难,而左额下回的超激活则可能对语音加工困难是一种视觉上的补偿机制。

2. **fMRI**　发现有些LD患者左右脑半球前部形态无差别,或右侧反而小,而后部与正常人无异,有些LD儿童表现第三脑室扩大现象,左右脑室不对称,右侧间脑灰质和左脑后侧部语言中枢以及双侧尾状核体积缩小。有研究用fMRI在临床上检测用于分析物体之间的关系和运动的"短时系统(transient system)"功能,提出这一系统的视觉激活模式可作为LD的诊断特征。听觉方面fMRI发现,LD存在快速听觉加工脑区——左额叶的功能损伤。

3. **近红外成像**　该技术研究发现正常右利手被试的语言优势脑区主要是左侧额下回,而LD在语言加工(命名、交谈、数数)时脱氧血红蛋白的增加值高于正常人。国内学者用近红外技术发现汉语阅读语音加工时,发现LD组儿童氧合血红蛋白和总血红蛋白呈下降趋势,前额叶普遍激活不足,尤其Broca区和左侧额叶背外侧激活明显不足为显,推测汉语阅读障碍儿童同样存在语音加工缺陷,左前额叶是产生汉语阅读障碍的异常脑区之一。

4. **SPECT**　LD儿童双侧脑半球外侧裂区域及尾状核部位血流偏低。对其施加视觉负荷检测时发现,在单词范畴分类刺激下其左半球脑血流量增加倾向较正常人显著;在划线和角度判断负荷下其右半球前部和后部血流量差异减少。研究还发现,右半球优势的阅读障碍儿童其右前额叶血流量减少,发育性Gerstmann综合征则左颞上回和右前额叶血流量减少,发育性失用者右前额叶血流量减少。

(五)神经心理

国内学者对汉语阅读障碍儿童的系统研究发现,语音加工能力、快速命名技能以及规范化的文字书写和拼读对儿童阅读发展具有预测作用。汉语阅读困难儿童普遍存在语音技能、快速命名速度和正字法意识等的缺陷;且在图形刺激下的眼动实验发现,LD儿童的视觉空间即时加工的眼跳幅度小和眼跳距离短,他们阅读文章时具有异常的眼动模式。诸多研究还发现,LD儿童在视知觉、视觉-运动协同能力、听知觉、意义理解、书写技能、口语能力、书面表达、阅读习惯、注意力方面均较落后于正常儿童,且存在感觉统合失调,主要表现为好动、注意力不集中、平衡能力差、手脚笨拙等。

(六)神经电生理学

研究发现LD主要表现基础脑波型异常,甚至个别表现发作性脑波异常,但这些异常脑波不具特异性。脑波定量分析和频谱分析发现,阅读障碍儿童α波活动性偏高或正相反,低频功率相对增加,β波频率减少,这些特征主要表现在左脑半球和顶枕区域。视觉诱发电位研究认为,在文字信号刺激下左侧顶部出现晚期成分的低振幅,各波型潜伏期延长,波型分离偏少等。研究发现,在呈现低对比度棋盘格时,LD的视觉电位波幅低于对照组,推测是大细胞系统损伤所致,对其外侧膝状体解剖学研究也证实了此点。事件相关电位(ERP)中常呈现振幅降低、潜伏期延长表现。

(七)母语和文字特性影响

有研究认为儿童阅读障碍的发生与其母语的文字特性有关,依据是使用表音文字(如英语)国家儿童阅读障碍的发生率较使用表意文字(如汉字)国家儿童高。有关研究认为,汉字具有图形特征,文字具有形音义为一体特点,音节单一,读音与书写一致性强,易于解码识记,并且汉字的认知加工需依赖较强的视觉空间认知能力。这对英语阅读障碍儿童主要原因是听觉音韵辨别困难所致的观点是个合理的解释。因为,表音文字音素或音节多,阅读时需要解码音素或音节,有时口语与书写一致性差,增加了儿童学习和阅读识记时的辨认困难。

(八)环境因素

有报道受虐待儿童中发生 LD 频率较高,这些儿童自幼遭致父母的忽略、排斥,父母养育中对儿童有过多禁止或过度要求现象。社会经济条件差的家庭,LD 儿童较少受到补偿教育,其预后较家庭条件好的 LD 儿童要差。LD 易出现焦虑、注意困难、适应困难和学业失败,可导致挫败感和不良自我意识,还易遭致父母教师训斥、体罚和排斥等,从而削弱儿童学习动机。父母不睦或离异、打骂或过度干预、培养目标和期望过高、教师教学简单粗暴或教学法不当等均可导致和/或加重儿童的学习困难。不被接纳和称赞的儿童容易表现压抑、自尊低下、动机薄弱,易成为同伴欺负的对象,继发情绪问题。环境铅水平过高可致儿童血铅增高,导致注意困难、易激惹、睡眠困难、记忆下降以及学习困难,睡眠少或睡眠剥夺也可使儿童注意缺陷和学习困难。有报道称食品中的过高添加剂、防腐剂、色素等也可影响儿童神经系统功能,使学习能力受损。

四、临床表现

(一)早期表现

自幼表现好动和哭闹,对刺激敏感和过激反应;建立母子依恋关系困难和养育困难。可能有说话迟、发音不准,伴有啃咬指甲、攻击或退缩、伙伴交往不良、语言理解和表达欠缺等。学龄前表现认知偏离,如视觉认知不良、运动不协调、精细动作笨拙、沟通和书写困难等。

(二)学校表现

总的来说,学习障碍在临床上出现一系列的功能损害,影响学业,有的是阅读或语言方面的缺陷,有的是计算上的障碍,还有的是书写方面的困难。

1. 语言理解困难 语言理解和语言表达不良、词汇量少、语音或辅音发音困难。若伴有音乐理解困难则同时缺乏节奏感。常表现"充耳不闻"、不大理会父母或老师的话,易被视为不懂礼貌。智力测试操作智商可能高于言语智商。

2. 语言表达障碍 说话迟,开始说话常省略辅音,语句里少用关系词;言语理解尚可而语言表达困难;可模仿说出单音,但无法模仿说出词组。有类似口吃表现、说话词不达意、节律混乱、语调缺乏抑扬、说话伴身体摇晃、形体动作偏多等。

3. 阅读障碍 表现为听理解能力差、听或视知觉速度过慢、察觉符号特性困难、缺乏阅读所需的知识、无法注意语句的关键字或段落、无法了解书写文字单位。持笔困难、字迹潦草、错别字多;排斥读写,阅读时遗漏或加字,容易出现"语塞"或阅读太急,读同音异义字困难或经常相互混用,默读不专心,好用手指指着字行读;写字潦草难看、涂抹过多、不愿写字;因而语句过短、语法和标点错误、文章组织低劣、词不达意,小学三年级以后尤为显著。

4. 视觉空间障碍 手触觉辨别困难、精细协调动作困难、顺序和左右认知障碍、计算和书写障碍。符号镜像颠倒,如把 p 视为 q,b 为 d,m 为 w,was 为 saw,6 为 9,部为陪,姐为妹,举与拳等。计算时忘记计算过程的进位或错位,直式计算排位错误,数字顺序颠倒,数字记忆不良,从而导致数量概念困难和应用题计算困难。结构性障碍使视觉信号无法传入运动系统,从而使空间知觉不良,方位确认困难。

5. 非言语性 LD(non-verbal learning disability, NLD) 又称右脑综合征(the right hemisphere syndrome),认为是由脑半球神经心理功能缺陷所致,导致社会认知和人际交往显著困难;包括对新情景适应困难、非言语性符号辨认困难,在人际关系和沟通方面理解困难,伴有动作发育不良、平衡能力差、精细动作协调困难、视觉空间能力欠缺、不大理解察言观色等。

6. 计算障碍 主要表现为对数学运算和数学概念的学习存在较大的困难,比如不能对数学问题归纳组织,不能完成多步的计算,不能列竖式进行加减乘除,不能准确地重新排列数字,甚至在计算器上都不能准确输入数字重复先前的计算,常不分左右,难以运用数学符号等。

7. 书写障碍 主要表现为书写潦草,经过反复指导仍难以改进,字体变化大,极不稳定,英语书写大小写混淆,写字不在一条直线或框格内,精细运动差,握笔困难,使用剪刀等小工具困难,涂色不均匀或出格,尤其是书写表达非常困难,写作慢,错别字多,写出的句子让人看不懂,使用标点符号错误,语法错误,书写组织语句文不对题。

8. 情绪和行为 多伴有多动、注意力集中困难表现、继发情绪问题,自我评价低、不愿上学、拒绝作业、焦虑或强迫行为动作(如啃咬指甲、拔毛发或眉毛),从而加重社会适应困难和人际关系不良,严重者可发展为品行障碍类问题。

五、心理评估

心理测评包括:

1. 学业成就测验　侧重于听觉理解、语言表达、书写、阅读理解、计算和基本推理几个方面,有一项较同年级水平均值明显落后,≥2个标准差。目前国内尚无修订的学业成就测验工具,因此使学习障碍的诊断受到极大的限制。

2. 智力测验　常用韦氏儿童智力量表如WPPSI或WISC-R。目的之一是排除智力障碍或孤独症;其二是了解LD类型及其智力结构,并为教育训练提供依据。LD儿童常表现言语智商与操作智商较大差异(>15分)。也可依此大致分类出言语型LD或非言语型LD。

3. 神经心理测验　如利脑测验(Letter-Shape Composite Test,LSCT)、Luria-Nebraska儿童成套神经心理测验、K-ABC测验、记忆测验、单项神经心理测验等,主要用于检测LD儿童的神经心理模式或探索其神经心理机制。LD儿童往往在这类测验上表现明显的结构偏异或分值低下。

4. 学习障碍儿童筛查量表(The Pupil Rating Scale Revised Screening for Learning Disabilities,PRS)　该量表为LD筛查用,总分数<60分者为可疑LD,须进一步进行检查。

国内目前仍缺乏中国标准化的学业成就及相关神经心理测试工具,对LD的诊断比较模糊,尤其在教育界往往把学习成绩差等同于学习困难,多对此类儿童采取融合教育随班就读的方式,因此亟待通过医教结合的途径对这类儿童进行详细的评估和诊断,以利于制定有针对性的干预策略。

六、诊断

LD主要包括阅读障碍(dyslexia)、书写障碍(dysgraphia)和计算障碍(dyscalculia)。应考虑LD因素:①个体差异,指正常发育偏异;②发育迟缓,指特定发育延迟;③器质性损害,指发育时期脑功能障碍。病史中需了解儿童的出生情况、发育过程、发病过程及其表现特征,并对儿童行为做观察记录,且应了解儿童在校(幼儿园)的表现。必要时进行影像学、电生理方面的辅助检查。DSM-5

诊断标准为:

1. 特定的学习技能损害必须达到临床显著程度,如学绩不良、发育先兆(如语言发育迟缓)、伴随行为问题(如冲动、注意力集中困难)等。

2. 这种损害必须具有特定性,不能完全用智力障碍来解释。

3. 损害必须是发展性的,即入学前已存在,入学后逐渐暴露,而非在教育过程中才出现。

4. 没有任何外在因素可以充分说明其学习困难。

5. 它不是由于视听损害所导致的。

DSM-5的诊断标准如下:

1. 学习和使用学习技能困难,尽管已针对这些困难为目标提供了干预,仍存在至少以下1个症状,至少持续6个月。

(1)阅读不正确或慢,并且读词语费力(例如响亮读单词时不正确或慢,犹豫不决,常常猜词语,发词语声音困难)。

(2)对阅读意思理解困难(例如能正确读课文但不理解顺序、关系、推论或阅读内容更深的意思)。

(3)拼音困难(例如可出现增加、省略或元音、辅音的替代)

(4)书写表达困难(例如句子中出现多种语法或标点符号错误,段落条理性差,想法在书写表达中不清晰)。

(5)掌握数字数据或计数困难(例如对数字其大小及关系的理解困难,在算术计数上迷失方向,可出现用手指计加法,不能像同伴那样做算术,而是程序的变换)。

(6)数学推理困难(例如应用数学概念、数据或程序解答数量问题时有严重困难)。

2. 受累学习技能在质和量上均低于个体生理年龄所期望达到的水平,明显影响学业或职业操作,或日常生活中的活动,在个人接受标准化的成就测试和综合性的临床评估中得到证实。年龄≥17岁时,其受损的学习困难史可代替标准化的评估。

3. 学习困难始于学龄时期,但直到学业要求高于个体受影响的能力时,才充分显现出来(例如有时间限制的测验,在截止较紧的时间内读或写长篇、复杂报告,过重学习负担)。

4. 学习困难并不能用智力障碍、未予矫正的视力或听力障碍,其他精神或神经障碍、心理社会不良因素、缺乏语言熟练性的学习辅导或不当教育解释之。

注:根据临床综合个人发育、医学、家庭、教育情况,学校报告和心理教育评估,符合上述4项诊断标准。

诊断注释:明确规定所有学习领域及各技能受损,当1个以上的领域受损,应根据如下规定对每一个领域作出诊断:

315.00(F81.0)阅读损害:词语阅读正确性;阅读速度正确性;阅读理解。

注:阅读障碍是另一个可选的术语,用以指学习困难中的一个类型,其特征是:有词语认知正确或流利问题,解译差、拼音能力差。如果用阅读障碍规定这一困难的形式,则其他困难诸如阅读理解或数字推理也要明确规定。

315.2(F81.1)书写表达损害:拼写正确性;语法和标点符号正确性;书写表达清晰或有调理性。

315.1(F81.2)数学损害:数字感;数字记忆;正确或灵活的计数;正确数学推理。

注:计算障碍是另一个可选的术语,用以指出困难的形式,其特征是数字信息加工问题,学习数据和正确或灵活计算的困难。如果用计算障碍规定数学困难这一特定的型式,重要的是所存在的其他困难诸如数学推理或词语推理正确性也要明确规定。

LD的现行严重程度定义:

轻度:在1~2个学业领域中的学习技能困难,但程度仅属于轻度,因个体能代偿或在提供适当的帮助或支持后,功能良好,这尤体现在学校学习期间。

中度:在1个或更多学业领域中的明显学习技能困难,学校学习期间,在无某些间断的强化和特殊辅导下,个体不能熟练掌握。白天在校、在工作场所或在家可能需要某些帮助或支持来正确和有效地完成多项活动。

重度:学习技能严重困难,影响多个学习领域,因此个体在校学习大部分时间如持续强化的个别化和特殊辅导下不可能学习这些技能。及时在家、学校、工作场所安排了适当的帮助和支持,个体也不能有效地完成所有的活动。

记录程序:每个学业领域和特殊学习障碍的从属技能应记录之。因此,ICD编码有要求的是阅读损害、书写表达损害、数学损害及伴有的相应从属技能损害必须分别编码。例如,阅读和数学损

害及从属技能的阅读速率或流利性、阅读理解、计算正确性或灵活性、数字推理正确性的损害,应编码,记录为315.1(F81.2)特殊学习障碍伴数学损害,伴计算正确性或灵活性损害和正确数学推理损害。

鉴别诊断:

1. **学习的正常差异** 学习障碍与学习的正常差异主要鉴别点在于后者由外部因素导致,譬如缺乏教育机会,持续不良的学习指导,第二语言环境下学习等,而学习障碍则出现在同样的教育机会、同样的学习指导和语言环境下,学习却非常落后于同伴。

2. **智力障碍** 学习障碍与智力障碍最大的鉴别点在于,特定学习障碍往往发生于正常智力范围(IQ≥70±5),而当特定学习障碍与智力障碍共存时,必须是特定学习障碍在某一特定学习领域表现大大低于该智力发育水平。

3. **神经或感觉系统疾病引起的学习困难** 学习障碍与神经或感觉系统疾病(如儿科脑卒中、脑外伤、听力障碍、视力障碍)引起的学习困难鉴别点在于后者神经系统检查可有明显异常体征。

4. **神经退行性认知障碍** 学习障碍与神经退行性认知障碍引起的学习困难鉴别点在于,学习障碍多出现在儿童发育期,并且不会出现非常明显的能力逐渐退化表现。

5. **注意缺陷多动障碍**(attention deficit hyperactivity disorder,ADHD) 学习障碍与ADHD鉴别点在于ADHD多不表现为特定项目的学习困难,而是比较广泛的执行功能方面的缺陷。但值得注意的是,临床上学习障碍常常与ADHD共患,如同时符合学习障碍和ADHD的诊断标准,则应给予两个诊断。

6. **精神障碍** 学习障碍与精神分裂症或精神障碍引起的认知学习困难主要在于后者存在多个功能领域快速的倒退,而学习障碍不会。

七、预防和矫治

由于LD或沟通障碍存在明显的神经生物学原因,其矫治干预有赖于母孕期卫生保健、父母养育指导、儿童的教育训练和心理社会支持方法等。

(一)优生优育

诸多研究显示LD儿童存在不同程度的出生缺陷和"创伤性体验"等问题,如母孕期感染、胎儿营养不良、母亲物质依赖、胎儿脐带绕颈、宫内窘迫、早产、低出生体重、产伤、母亲养育排斥(产

后抑郁)、亲子依恋不足、虐待、寄养等。虽然 LD 存在某种神经生物学基础,但生后不良处境与遭遇可能促发或加重原本存在的问题。因此,通过专业人员的健康指导、孕产妇咨询教育、父母管理指导、家庭功能培训等,可有效预防和降低儿童发生 LD 的风险。当今,我国妇幼保健系统日趋发展完善,因此有必要积极开展孕产妇相关知识的健康教育,完善发育与行为儿科学体系建设,做到对 LD 的早期发现、早期诊断和早期教育干预。

(二)教育治疗

儿童语言落后的治疗干预,主要还是教育训练和心理援助方法。迄今有很多治疗理论及其衍生的方法,其中北美实施的"融合运动(inclusion movement)"的常规教育倡导(regular education initiative, REI)最著名,即把语言落后儿童安置在常规班级里,由受过特殊训练的教师结合常规教育对其实施指导训练;REI 的突出特点是对教学方案进行分类,而非对学生做评价分类,这也避免了"标签"作用对儿童的负面影响。因此,家长和治疗师需要了解儿童语言发展的基本规律及其相关知识,这对确定儿童仅是语言一般性发育落后还是语言发育缺陷至关重要。由于阅读障碍儿童大部分存在语音缺陷,因此在单词结构方面开展直接指导是必需的,如在阅读中,直接指导和强调特殊单词的结构学习和脱离上下文的阅读。因为儿童在学会阅读理解之前,必须先有精确快速的解码和识别语词的能力。REI 中贯穿了以下具体指导理念:为预防儿童出现阅读困难,在早期训练儿童的语音意识和言语能力极为重要,主要由父母或幼教了解相关知识情况下早期开展;儿童不但要学习语音解码,而且必须理解单词的意思,进而理解词组的意思,要求这种渐进式教学理念应贯穿于儿童的整个学习过程。具体方法包括:练习操作音素(发单音)、词组、提高理解力以及流畅性,这利于增强大脑联结符号与语音的能力。显然,我国现行的早教、学习速度、超负荷教育和"满堂灌"的方式容易导致语言能力落后儿童的恐惧、逃避和厌学。

无论是预防还是治疗,对儿童有效阅读指导的内涵与路径基本是相同的,即关注语音意识和语音解码技能、单词识别的流畅性、意义理解、词汇、组词书写等关键要素。相关研究发现,REI 确实有效降低了儿童阅读问题发生率,且得到脑影像学的验证依据。REI 在具体操作中,采用了行为策略(behavioral strategies)和认知-行为干预(cognitive-behavioral interventions)两种方法。该方法认为,儿童出现阅读困难和缺乏动机,与教学展示的材料呈现太快有关;因此,在行为训练的策略上,强调给儿童一套能够重复使用的书面语言规则。结果显示,这种策略对仅靠记忆迅速掌握概念的策略更有效,即简单、渐进式的方法比满堂灌输或要求速度的学习对阅读困难儿童更有效果。这种方法需要为每位"问题"儿童建立一个直接的指导方案,在此基础上用渐进的、结构化式的方法实施训练,并且过程中予以中肯的鼓励、明确的纠正、强化和提升训练体验等,并且要求每一概念必须清晰地表达出来,从而达到"正强化"目的。直接行为指导步骤包括:①评价儿童现有能力;②每节课开始时提出一个简短的目标;③用小步渐进方式呈现新概念和新材料,每步都要儿童练习;④提供清晰而准确的指导与解释;⑤给儿童大量的练习时间;⑥通过观察,不断检查儿童对概念与词的理解;⑦开始练习时,给儿童提供明确的指导;⑧及时提供反馈与纠正。对阅读障碍而言,基于提高语音意识的阅读训练是得到循证支持的,在训练中要强调个体化,每个阶段都要有明确的特定学习目标,计划训练的时间和强度。在学业测试中,遵循最小限制环境(LRE)原则,即对阅读障碍儿童,减少阅读材料的长短,增加给予完成的时间,或辅助口头读给这部分儿童听来完成测试,以适合不同学习优势和弱势儿童的需要,保障阅读障碍儿童对学习的自信心。

(三)电脑辅助学习

随着全球电脑和网络化普及,电脑越来越成为儿童青少年学习的重要工具。然而,在我国目前许多家长惧怕儿童沉湎于网络游戏或成为网瘾而拒绝儿童使用电脑,尤其是学习困难儿童,看来这显然不可取,也无益于学习困难的矫正。电脑虽然不能解决儿童阅读困难面临的所有问题,但它相对于传统纸笔书写和阅读方式,在提高儿童拼写、阅读和数学的学习兴趣方面却有积极意义,且成为矫治儿童阅读障碍的一种重要手段。研究发现,大脑中的语音意识必须有足够的时间来激活,而沟通和学习障碍儿童通常无法掌握快速闪现的信息或符号,比如"姐""妹""陪""部""举""拳"等偏旁部首类同的语词特别容易干扰这类儿童的言语过程。有研究发现,用计算机将呈现的辅音延长到正常速度的 1.5 倍,可使接受训练的学习困难儿童成绩大为提高,随着儿童的进步,逐渐加大训练难度,使发音速度加快,仅用4周,那些言语落后1~3年的儿童的语言能力提高了2年的水平。进一步研究证实,使用声学调整的言语(acoustically modified speech)和电脑辅助指导,有助于改善儿童的早期学习成绩和言语能力。

(四)阅读与沟通指导的关键要素

1. 在语言分析中提供直接指导　在儿童早期进行高危儿鉴别,对发育有问题儿童进行直接的语音意识技能训练。

2. 提供直接的字母文字编码指导　编码指导要紧密结合结构化和系统化程序,遵循由简单到复杂的顺序。如先教语言的常规用法,再教非常规用法。期间避免给儿童遗留任何疑惑不解,要尽可能说清楚。对过于依赖逐字解码的儿童,教会他们学会习惯连用词组模块的掌握技巧。

3. 训练儿童的阅读与书写协调进展　即教会儿童准确地书写所阅读的词句。

4. 提供强化阅读指导　可考虑为阅读障碍儿童提供3年以上的直接指导。随着儿童进步,提供越来越多的结合上下文阅读的训练,阅读材料中应该控制词汇量,保证这些词汇是儿童能够解码懂得的。让儿童猜测和误读词汇不利于学习进展。

5. 自动阅读指导　一旦儿童掌握了基本词汇量及解码能力,就应该加强提高足够的词汇量,使其形成自动解码能力与习惯。这需要通过反复练习和训练,且需结合儿童兴趣,及时予以奖励和鼓励。

(五)计算障碍

由于数学学习强调基础扎实,故对计算障碍儿童要尽早干预,与其他类型的学习障碍相比,计算障碍儿童更难赶上学习进度。直接的干预手段基于强化计算障碍儿童神经发育方面较弱的部分,譬如把一个复杂的数学问题分解成几个需强化的部分,要求计算障碍儿童对每个部分强化训练,为解决更难的数学问题打下基础。对数学记忆过程存在困难的儿童,可以强化训练特定时间内解决多少数学问题作为目标;对于记忆数学算式过程有困难的儿童,可以让他们用语言讲给他人听解题过程,再让他们自己运算。另外,对于视觉-空间存在缺陷的计算障碍儿童,需要通过反复观看教师具体图示如何一步一步解决问题。

还有一种方法称为规避(circumvent),即正视计算障碍儿童存在的某种缺陷,在数学考试中给予计算障碍儿童更多的时间完成,允许使用计算器或乘法表等。由于数学障碍可能带来儿童低自尊、焦虑等一系列心理问题,家长和教师应提供相应的支持,防止对儿童造成心理创伤。

(六)书写障碍

迄今为止,对书写障碍尚无标准统一的治疗方法,国内外文献缺乏高质量的随机对照临床研究。书写是一项比阅读更为复杂的技能,书写障碍可独立存在或与阅读障碍共患。书写障碍与阅读障碍一样可能存在语音意识(phonological awareness)解码的问题,阅读是将文字编码为语音,书写则是将语音解码为文字输出。在书写障碍中,眼手协调和对语音进行分段的能力是关键技能。目前文献报道较多的是作业治疗,眼手协调练习,书写运动训练。作业治疗就是对年幼儿童使用捏黏土、穿串珠、做手工艺品、手指敲击键盘练习等。近年来利用平板电脑进行书写训练,可同步反馈书写运动速度、流畅度和用笔力度,取得了一定的成效。然而,总的来说,目前尚无学术界公认的书写障碍治疗手段,其疗效也无定论,需将来加强深入研究。

(七)医教整合

学习障碍的诊治应遵循医教整合的模式,强调各专业间的团队合作,医学团队包括发育与行为儿科医师、神经发育儿科医师(neurodevelopmental pediatrician)、全科医师、社区儿童保健医师,以及相关疾病的专科医师,如眼科、耳鼻咽喉科、神经科、精神科、遗传科、康复中的作业治疗师、物理治疗师、语言治疗师等,教育团队包括教师、教育心理学家和特教工作者。团队的核心为发育与行为儿科医师或神经发育儿科医师,对LD进行诊断、鉴别,确定正确的医学治疗和教育干预方向,指导团队从不同侧面对LD儿童进行全方位的干预。发育与行为儿科医师要对LD儿童进行长期和定期的发育与行为监测,注意共患病情况,及时调整治疗方案,关注儿童学习、社会、情绪发展及其与环境的调适状况,保障每一位LD儿童均能得到恰当的医学和教育干预,促进其社会适应与潜能的最大发挥。

八、预后

研究表明,半数以上的LD儿童的症状会随年龄增长而自行缓解或减轻,部分特殊技能的缺陷可能持续至成年期以后。15%~30%的患儿可能继发品行障碍和反社会行为,或导致长期社会适应不良,青春期后出现抑郁、自杀或精神疾病的风险高于一般人群。

👨 **【专家提示】**

- 儿童中 LD 检出率呈上升趋势,男女比率约为 4∶1。
- LD 的发病因素有多方面,包括出生缺陷、遗传、脑神经功能异常、母语特性影响、家庭和学校等环境因素。
- LD 的主要表现是:语言理解和表达困难、阅读困难、数学困难、视觉空间辨别障碍、书写困难、继发情绪和其他行为问题等。
- LD 的诊断要排除视力、听力障碍、ADHD、智力障碍、慢性疾病的影响(如哮喘),并注意共患病的存在(如 ADHD,多种 LD 共存)。
- LD 的预防治疗主要是母孕期卫生保健、父母养育指导、儿童的教育训练和心理社会支持等,医教结合起到十分重要的作用。

（静进　马骏）

参考文献

1. Mash EJ,Wolfe DA. 异常儿童心理. 徐浙宁,苏雪云,译. 3 版. 上海:上海人民出版社,2009:424-429.
2. 静进. 对儿童学习障碍的理解及其诊疗. 中国儿童保健杂志,2011,19(3):195-198.
3. American Psychiatric Association. Diagnostic and Statistical Manual of Mental Disorders:DSM-5. 5th ed. Arlington VA:American Psychiatric Association,2013:66-74.
4. 杨斌让. 特定学习障碍. 中华实用儿科临床杂志,2015,30(11):810-817.
5. Peterson RL,Pennington BF. Developmental dyslexia. Annu Rev Clin Psychol,2015,11:283-307.
6. Grigorenko EL,Compton DL,Fuchs LS,et al. Understanding, educating,and supporting children with specific learning disabilities:50 years of science and practice. Am Psychol, 2020,75(1):37-51.
7. Sanfilippo J,Ness M,Petscher Y,et al. Reintroducing Dyslexia:Early Identification and Implications for Pediatric Practice. Pediatrics,2020,146(1):e20193046.

第 8 节　智　力　障　碍

【开篇导读】

　　智力障碍或智力发育障碍是儿童时期常见的发育性障碍,严重影响患儿的生活质量,给患儿本身及其家庭带来了沉重的精神和经济负担。病因复杂,涉及遗传和环境等多种因素。智力障碍临床表现复杂多样,异质性强,致残率高,早发现、早诊断、早干预显得尤为重要。

一、定义

　　智力障碍(intellectual disability,ID)或智力发育障碍(intellectual developmental disorder),是指发育阶段出现的障碍,包括智力和适应功能缺陷,表现在概念、社交和实用三个领域中。

二、流行病学

　　智力障碍在全世界人群中的患病率约为 1%~3%,严重智力障碍的患病率约为 0.6%,男女比例 1.6∶1.0。2016 年美国国民健康调查(National Health Interview Survey,NHIS)显示,儿童智力障碍患病率为 1.34%,不同年龄人群智力障碍患病率有差异(0~5 岁 4.5‰,6~17 岁 20.3‰, 成人 5.2‰)。欧洲的患病率 <1.0%,其中严重智力障碍患病率为 0.3%~0.4%。据我国 1987 年和 2006 年的两次全国残疾人抽样调查的数据,智力障碍患病率为 0.43%~0.96%。2017 年国内局部地区流行病学研究显示,儿童智力障碍患病率为 0.61%。

三、病因

　　智力障碍病因复杂,包括遗传和环境因素。遗传学因素占 2/3,主要包括单基因病、多基因病、染色体数目或结构异常等。随着分子生物学和遗传学技术的发展,为探索 ID 病因研究提示了新的方向,但仍有 1/3~1/2 的患儿病因不明。

　　(一) 环境因素

　　环境因素包括产前、围产期和产后因素。

　　1. 产前因素　常见因素为先天性感染;接触致畸物或环境毒物(如药物、酒精、铅、汞、辐射、化学致畸物);宫内严重营养不良;母孕期患严重躯体疾病如高血压、心脏病、糖尿病、严重贫血、缺碘等均可能影响胎儿发育;母孕期情绪因素如长期焦虑、抑郁或遭受急性精神创伤等。

2. 围产期因素 包括异常分娩,如早产、羊水早破、母亲败血症、胎位不正、第二产程延长、脐带绕颈、产伤;窒息、缺氧缺血性脑病、新生儿低血糖、高胆红素血症;新生儿营养不良,如蛋白质的严重缺乏;新生儿颅脑损伤、脑血管意外、中毒性脑病等;新生儿感染性疾病,如败血症、脑膜炎、脑炎等。

3. 产后因素 中枢神经系统感染如各种致病菌引起的脑炎、脑膜炎;低血糖;脑外伤如脑震荡、脑挫伤或裂伤、颅内出血;各种原因引起的脑缺氧;代谢性疾病如甲状腺功能减退;中毒性脑病或重金属、化学药品中毒如铅中毒、汞中毒等;严重营养不良;核黄疸;听力障碍;肿瘤以及社会文化经济心理因素等。

(二)遗传性因素

遗传性因素在中重度智力障碍患者中尤为突出,比例达 2/3 甚至更高。遗传性因素包括染色体异常、单基因病、线粒体病、多基因和/或表观遗传异常等。

在已经探明原因的智力障碍中,染色体异常是智力障碍最常见的遗传病因。染色体异常包括染色体数目和染色体结构异常两大类。其中,染色体结构异常包括染色体缺失与重复、易位染色体、环状染色体、双着丝粒染色体、标记染色体等。如 21- 三体综合征(Down 综合征)、18- 三体综合征(Edward 综合征)、13- 三体综合征(Patau 综合征)、5p- 综合征(猫叫综合征)、Prader-Willi 综合征(PWS)和 Angelman 综合征(AS)、先天性睾丸发育不全综合征(Klinefelter 综合征)、先天性卵巢发育不全综合征(Turner 综合征)、脆性 X 染色体综合征、47,XXX 综合征等。

1. 21- 三体综合征 21- 三体综合征是导致智力障碍的最常见的染色体病,发病率 1/600,随着母亲的年龄增加,发病率逐渐增加。它是由 21 号染色体的额外拷贝引起的。它的表型是公认的,包括肌张力减退、小头、内眦赘皮、Brushfield 斑、低鼻梁、小嘴巴、小耳朵、颈部皮赘、通贯手、第五指短指(小指内弯),以及第一和第二脚趾之间增宽("凉鞋间隙")。该综合征通常会发生甲状腺功能减退,这些患者应当监测一些潜在的合并症,见表 9-8-1。

表 9-8-1 21- 三体综合征常见合并症

疾病	21- 三体综合征共患率 /%
先天性心脏病	50
胃肠道闭锁	12
巨结肠疾病	<1
甲状腺疾病	15
白血病	<1
听力损失	75
中耳炎	50~70
视力(严重屈光不正)	50
白内障	15
髋关节脱位	6
阻塞性呼吸睡眠暂停	50~75

引自:American Academy of Pediatrics Committee on Genetics. Health supervision for children with Down syndrome. Pediatrics,2001,107:442-449.

美国儿科学会(AAP)已经发表了"21- 三体综合征儿童健康监测"(表 9-8-2)。在政策上规定对该综合征的管理包括生长发育的定期评估(见表 9-8-2)。尽管这些儿童的智力障碍在轻 - 中度范围,但是认知和行为的表现范围很广。有 10% 的儿童达到孤独症谱系障碍的诊断标准,患有 21- 三体综合征的儿童与其他相同智力障碍水平的儿童相比有较少的严重的行为问题。患有 21- 三体综合征的个体随着年龄的增加患抑郁和阿尔茨海默病的发生风险增加。

2. 脆性 X 综合征 智力障碍最常见的遗传原因是脆性 X 综合征。脆性 X 综合征是由脆性 X 精神发育迟缓基因(*FMR1*)三倍体重复扩增(CGG)造成。*FMR1* 通常包含约 30 个重复。携带前突变的个体通常有 54~200 个重复。在过去,具有前突变的个体被认为不受影响;然而,有越来越多的证据表面这些个体有特定的表型。具有前突变的妇女卵巢早衰的发生率高。具有前突变的男性发生脆性 X 相关震颤 - 共济失调综合征(FXTAS)的风险增高。脆性 X 相关震颤 - 共济失调综合征是一种进行性的神经退行性障碍,通常发生在 50 岁以上前突变的男性携带者上。具有前突变的个体具有正常水平的 *FMR1*,但是信使 RNA 水平增加。在一般人群中,大约 1/250 的妇女和 1/1 000~1/800 的男性是前突变的携带者。当携带前突变的妇女遗传给子代重复数量通常会增加。当重复的大小扩展到 200 或者以上,基因将甲基化和沉默化,导

表 9-8-2 21-三体(唐氏)综合征儿童健康监测

| □ 该年龄段执行一次 □ 如果先前未做再执行 □ 按照间隔重复执行 |

唐氏综合征儿童健康监测	产前	0~1月龄	1月龄~1岁	1~5岁	5~13岁	13~21岁
产前筛查 & 影像结果咨询	█					
计划分娩	█					
遗传咨询	█					
类似父母交流、支持小组、相关书籍和册子	█	█				
21-三体体征的体格检查		█				
染色体分析确诊		█	█	█	█	
讨论唐氏综合征的再发风险		█				
超声心动图		█				
如果出现显著的肌张力减退、进食困难、呛咳、反复或者持续的呼吸道症状,营养不良,需进行放射影像学吞咽评估		█				
先天性白内障筛查		█				
听力筛查和随访		█				
十二指肠或者肛门闭锁的评估		█				
告知乳牙萌出延迟或者牙列不齐是常见的		█				
如果便秘,评估饮食或者液体限制、肌张力减退、甲状腺功能减退、消化道畸形、先天性巨结肠		任何时候随访时				
全血细胞计数检查或者其他的短暂性骨髓增殖性疾病、红细胞增多症		█				
每年检查 Hb(血红蛋白);当存在缺铁风险或者 Hb<11g/dl,检查 CRP 和铁蛋白或者 CHr(网织红细胞血红蛋白含量)				1年1次		
血红蛋白						1年1次
TSH(促甲状腺激素)			6~12月龄	1年1次		
讨论呼吸道感染的风险		█				
如果心脏手术或肌张力低:在出院前评估呼吸暂停、心动过缓或转运过程中氧饱和度下降的风险		█				
讨论补充和替代疗法		系统随访时				
当麻醉、外科手术或者放射手术时,评估颈椎定位		系统随访时				
评估肌病的体征和症状		系统随访时				
如果出现肌病体征或症状:拍脊柱中立位片,如果正常,拍摄屈伸位片并转诊具有评估和治疗寰枢椎不稳专业知识的儿童神经外科医生或整形外科医生		任何时候随访				
转介康复医生以了解步态变化、手臂或手的使用变化、肠道或膀胱功能变化、颈部疼痛、头位倾斜、斜颈或新发无力				2年1次		
指导接触性运动、蹦床等存在的风险		系统随访时				
6月龄时评估听力						
直到可以进行双耳特异性测试,确定听力正常,否则进行行为测听和鼓室测量。将听力异常的孩子转诊至耳鼻喉科			每6个月			
如果确定了双耳的特定听力,则进行行为测听				1年1次		
评估阻塞性睡眠呼吸暂停症状		系统随访时				
4岁时睡眠评估				█		
眼科转诊以评估斜视、白内障和眼球震颤			█			
转诊至有唐氏综合征经验的儿童眼科医生或眼科医生				1年1次	2年1次	3年1次
如果有先天性心脏病,监测充血性心力衰竭的体征和症状		任何时候随访				
评估父母的情绪状态和家庭内部关系		系统随访时				
检查乳糜泻的症状;如果出现症状,获取组织转谷氨酰胺酶 IgA 和定量 IgA				系统随访时		
早期干预:物理、作业和言语治疗				系统随访时		
30月龄时,讨论向托育过渡或者特教				█		
探讨行为和社交的进步		系统随访时				
探讨自助技能,注意缺陷多动障碍、强迫障碍、走失,向中学过渡				系统随访时		
如果患有慢性心脏或肺部疾病,年龄 >2 岁时接种 23 价肺炎球菌疫苗				█		
再次解释牙齿萌出延迟和牙列不齐				█		
建立最佳的饮食和体育锻炼模式		系统随访时				
与父母讨论皮肤病问题					█	
讨论青春期的生理和心理变化,青春期女性需要的妇科护理					█	█
促进过渡:监护、财务规划、行为问题、学校安置、职业培训、卫生和自我保健的独立性、集体之家、工作环境						系统随访时
探讨性发育和性行为,避孕,性传播疾病,后代再发风险						系统随访时

致 FMR 的缺乏和产生经典的脆性 X 综合征表型。FRM 是一种 RNA 结合蛋白,存在于大多数人体内的细胞中,直接参与大脑的发育。

完全突变(重复 >200)的表型因性别不同而不同,因为女性有 2 个 X 染色体拷贝并经历随机的 X 染色体失活。在每个细胞中 X 染色体上的部分不能在 Y 染色体上表现的将随机失活。女性的表型至少部分取决于 X 染色体的失活。如果失活的方式朝一个方向或者另一个方向倾斜,则这个女性可能受到轻度的或者比较严重的影响。一般来说,女性比男性受到的影响更加轻微。大多数男性将表现出轻度 - 严重的智力障碍。

男性的表型除了大睾丸,大耳朵,长瘦脸、突出的下巴和前额,在青春期前不太明显。与脆性 X 相关的合并症包括癫痫、斜视、中耳炎、胃食管反流、二尖瓣脱垂和髋关节脱位。行为表型包括注意缺陷多动障碍(ADHD)、焦虑、睡眠紊乱、话多、拍打手、厌恶的目光、孤独症以及对环境刺激的过度敏感。由于这些体格特征可能不在小年龄儿童中表现,并且这是一种相对常见的障碍,复发率为 50%,所以有认知迟缓的儿童都应该进行脆性 X 综合征的特异性 DNA 检测。

由于脆性 X 综合征的复发率为 50%,而且对其他家庭成员有影响,因此必须对患有脆性 X 综合征儿童的家庭进行遗传咨询。例如,儿童的母亲和外祖父可能有前突变相关的风险,如 FXRAS 或者卵巢功能早衰。

3. **单基因遗传疾病** 苯丙酮尿症、半乳糖血症、结节性硬化症、口面指综合征等。

4. **多基因遗传疾病** 多基因遗传疾病为多个基因共同作用的结果。常见的多基因遗传病,如家族性智力低下、先天性脑积水、神经管畸形、胼胝体发育不全等。

5. **线粒体基因突变** 线粒体基因突变会引起线粒体遗传病,这些疾病中有些有智力低下的症状,如线粒体肌病脑病伴乳酸中毒及脑卒中样发作综合征、慢性进行性眼外肌麻痹等病都有程度不同的智力低下,且随着年龄的增大进行性加重。

四、临床表现

根据 DSM-5 适应功能缺陷的严重程度,将智力障碍分为轻度、中度、重度和极重度四级(表 9-8-3)。

五、诊断

(一)诊断标准

世界卫生组织发布的国际疾病分类第 11 版(International Classifi-cation of Diseases 11th Revision, ICD-11)、《精神障碍诊断与统计手册》(Diagnostic and Statistical Manual of Mental Disorders, DSM-5)和我国的 CCMD-3 诊断标准,尽管三者的用词不同但本质是相同的,诊断标准均基于 3 个共同特征,即智力功能缺陷、适应能力缺陷和起病年龄。

智力障碍是起病于发育时期,在概念、社交和实用领域中的智力和适应功能的缺陷。

须符合以下 3 个诊断标准:

1. 经临床评估和个体化、标准化的智力测验确认的智力功能障碍,如推理、问题解决、计划、抽象思维、判断、学业学习和基于经验的学习等。

2. 适应功能缺陷造成未能达到发育及社会文化相称的个人独立性及社会责任标准。在没有持续帮助的情况下,该适应功能缺陷限制了其在多个环境中(如家庭、学校、工作单位和社区)一个或多个活动的功能,如交流、社会参与和独立生活。

3. 智力和适应缺陷起病于发育时期。

DSM-5 规定对智力障碍的诊断包括了对智力和适应功能的标准化测试。强调在对标准化测试结果进行解释时需要加入临床判断,其目的是为了更准确地理解个体在生活情境中的实际功能,作出正确的诊断,并据此编制出合适的治疗计划。

(二)智力测验和适应行为评定

1. **智力测验** 韦氏智力量表是目前使用最为广泛的智力测验工具,儿童中常用的是韦氏儿童智力量表(WICR-CR)和韦氏学前及初学儿童智力量表(WPPSI),目前,韦氏儿童智力量表 - 第 4 版中文版(简称 WISC- Ⅳ 中文版)已在国内修订并发行。通过测试获得语言和操作分测验智商和总智商,智商的均数定为 100,标准差为 15,ID 是指总智商低于均数减 2 个标准差,即 70 以下。

2. **社会适应能力评定** 在我国一般采用中国标准化的"婴儿 - 初中生社会生活能力检查量表"。婴儿 - 初中生社会生活能力检查表于 1980 年由日本修订,1987 年北京医科大学等单位完成了国内标准化工作。适用于 6 个月 ~15 岁儿童,全量表共有 132 个项目,包括 6 个行为领域,分属于独立生活、运动、作业操作、交往、参加集体活动和自我管理 6 个方面,每通过 1 项得 1 分,测出总的粗分,

表 9-8-3 智力障碍严重度分级

程度	概念领域	社交领域	实用领域
轻度	学前儿童可能无明显概念上的差异。学龄儿童和成人则有学业技能的学习困难，包括阅读、书写、计算、时间概念或金钱的管理，需在1个或多个领域帮助支持才能达到与年龄相符的预期水平。成人表现为抽象思维、执行功能(计划、制定策略、优先级设置和认知灵活性)，以及短期记忆、学业技能应用(如阅读、金钱管理)功能更缺陷。与同龄人相比，仍会用一些具体的方法解决问题	与正常发育的同龄儿相比在社交上幼稚，例如难以正确感知同伴的社交线索。沟通、对话和语言与其期望的年龄水平相比简单、幼稚。调节与其年龄相符的行为和情绪存在困难，这些困难常在社交场合为同伴关注。对社交风险的体察受限，社交判断幼稚，存在被他人操控的风险(易受骗上当)	表现与年龄相符的自理能力。与同龄人相比，较复杂的日常生活任务仍需帮助。成长过程中，在日常杂货购买、交通、组织家庭、照顾儿童、营养食物准备、银行业务及金钱管理等方面需要支持。娱乐技能则与同龄人相仿，但对幸福的判断和娱乐活动组织仍需要帮助。成人可胜任不强调概念性技能的重复性工作。通常在医疗卫生、法律决策和学习技能性工作时需要帮助。在供养家庭时特别需要支持
中度	在发育过程中，个体的概念性技能明显落后于同龄人。学龄前儿童语言和入学前学习技能发展缓慢。学龄儿童的阅读、书写、计算技能，对时间和金钱的理解进展慢，与同龄人相比明显受限。成人的学习技能发展相当于小学水平。工作和个人生活中的技能应用均需要支持。完成日常生活中概念性任务时需要持续的帮助，甚至需要他人完全担负	在整个发育阶段，社交及交流行为与同龄儿相比有显著差异。口头语言是社交的主要工具，但语言复杂性远不及同龄人。人际交往的能力体现在与家人和朋友的关系上，在生活中可有成功的友谊，有些成年后可建立恋爱关系，但不能准确察觉或解读社交线索。社会性判断和决策能力受限，照顾者需要协助其作生活决策。与同龄人的友谊常因交流或社会性限制而受影响。需要有力的社会和交流上的支持才得以胜任工作	成年人可以照料个人需求，诸如进食、穿衣、排泄及卫生等，需要更多的教育、时间和提醒。同样，成人可完成家务活动，但是同样需要长时间，并且要达到成人水平需要持续帮助。可以参与概念性和交流技能有限的工作，但需要同事、上级等提供大量的帮助来应对涉及社会期望、复杂性工作及附带责任的事务，如计划安排、交通、健康管理及金钱管理。可发展一些娱乐技能，但通常需要较长时间的额外支持和学习，极少数人出现适应不良行为并导致社会问题
重度	概念性技能获得受限，几乎不能理解书面语言或数字、数量、时间及金钱概念。终生需要照顾者提供大量支持解决问题	口语的词汇、语法非常有限，为单词或短语，或其他辅助方式补充。语言和交流集中于当下发生的事情。语言多用于社会交流目的非阐述事实。能理解简单的话语和肢体语言，与家庭成员和熟悉人的交往是愉悦和求助的主要来源	日常生活的所有活动均需要帮助，包括进食、穿衣、洗澡及排泄。终生需监护。无法作出愉悦自己或他人的有效决策。成人参与家务、娱乐和工作上需要持续的帮助和支持。学习各种技能需长期的教导和持续支持。极少数人出现适应不良行为，如自伤
极重度	概念性技能一般只涉及实物而非象征性过程。使用实物在自我照顾、工作和娱乐中表达意图。可习得一定的视觉空间技能，如基于物质特征的匹配和分类。共患的运动和感知损害可能影响对物品的功能使用	几乎不能理解语言或手势的交流。可理解一些简单的指令或手势。大多通过非言语、非象征性交流表达需求和情绪。喜欢熟悉的家庭成员、照顾者和其他亲近的人建立友好关系，并通过手势和情绪发起或回应社会性交往。共患的感知觉或躯体损伤可能会阻碍很多社会性活动	在日常身体护理、健康及安全方面完全依赖于他人，虽然有时也能参与其中的某些活动。无严重躯体损害者可以参与一些家庭日常工作，如把菜端到桌子上。在高强度持续的支持下，能参与使用物品的简单操作。娱乐活动如听音乐、看电影、散步、水上活动均需他人帮助。共患躯体和感知觉损害常阻碍其参与(非观看)家庭、娱乐和职业活动。极少数个体出现适应不良行为

根据年龄可换算为标准分,根据标准分评定的多少评定儿童适应行为,简单易行。

4 岁以下儿童神经、运动系统发育尚不成熟,所观察到的行为主要还是一些动作发育及一些初级的智力活动,除非有明显的发育异常,一般难以作出 ID 的诊断,因此,对这一阶段的儿童,可根据发育诊断量表和社会生活能力检查先做临床估计,待随访观察到 6 岁以后再作出最后诊断。常用婴幼儿发展量表测查发育商(developmental quotient, DQ)以评估年幼儿童的发育水平。常用的婴幼儿发展量表有:格塞尔(Gesell)发育诊断量表、贝利(Bayley)发育量表。格塞尔发育诊断量表在国际上应用普遍,包括适应行为能区、大运动能区、精细运动能区、语言能区及个人社会行为能区 5 个方面。格塞尔发育诊断量表中适应行为能区 DQ≤75 分,应怀疑有智力发育迟缓。为此,在 DSM-5 中对 5 岁以下儿童总体发育延迟的诊断标准[315.8(F88)]如下:在儿童早期,即 5 岁以下的儿童,其临床严重水平不能可靠地作出评估时即诊断为发育延迟。这一类的儿童需要在其后进行标准化智力测验的再评估。

六、鉴别诊断

(一)儿童孤独症

孤独症除了不同程度的智力低下以外,还有与智力发育水平不相当的社会交往困难,伴有重复、刻板动作,兴趣狭窄,与他人无眼神交往,与父母无情感表示。孤独症儿童智力发展不平衡,智力障碍则是智力测验各分测验都是普遍性低下。

(二)脑性瘫痪

脑性瘫痪是指出生前到生后 1 个月内由各种原因所致的非进行性脑损伤,症状在婴儿期出现,主要表现为中枢性运动障碍及姿势异常。由于脑性瘫痪表现有运动发育落后,通常易误诊为智能发育迟缓,但脑性瘫痪同时还伴有肌张力异常、反射异常和姿势异常,且智力发育可以正常。25%~80% 的脑性瘫痪患儿合并有智能发育迟缓。

(三)儿童精神分裂症

多在 10 岁后起病,主要表现为被害妄想、幻觉、情感淡漠等精神活动的分裂,对智力的影响不明显。精神症状会影响患者正常的学习、生活、人际交往等社会功能,但精神分裂症患者病前智力正常,有起病、症状持续及演变等疾病过程,有确切精神病性症状,根据这些特点可与智能发育迟缓相鉴别。

(四)语言障碍

儿童明显地表现为语言功能低下,如开口迟,词汇贫乏、词不达意,在生活环境中因不能与他人进行有效的沟通而不合群,甚至出现行为问题如易发脾气、有进攻性行为等。在智力测验中,语言智商明显低于操作智商,通常在一个标准差以上,而操作智商在正常范围中。智能迟缓儿童是全面能力的落后,不仅仅表现在语言功能上,这是两者之间明显的差别。

七、治疗

该病的治疗原则是:早期发现、早期诊断、查明原因、尽早干预。应运用教育训练、药物治疗等综合措施改善患儿症状,促进患儿智力和社会适应能力的发展。

(一)对因治疗

只有少数病因所致的智能发育迟缓可进行对因治疗,包括遗传代谢性疾病,如苯丙酮尿症确诊后给予低苯丙氨酸饮食;半乳糖血症停用乳类食品,给以米麦粉或代乳粉;枫糖尿症给予维生素 B_1 治疗;先天性甲状腺功能减退给予甲状腺激素补充治疗;先天性颅脑畸形如颅缝早闭、先天性脑积水可考虑相应外科治疗。上述疾病只有在对患儿智力尚未造成明显损害之前积极治疗,才有可能取得较好的疗效。

(二)对症治疗

针对合并存在的其他精神症状或躯体疾病,应予以相应的治疗。对于伴有精神运动性兴奋、攻击或冲动行为、自伤或自残行为者可用抗精神病药物,如奋乃静、氟哌啶醇、可乐定、维斯通等。过于激动者可给予地西泮等。对活动过度、注意缺陷和行为异常者可用中枢神经兴奋剂或其他精神药物。对合并癫痫者要用抗癫痫治疗。对屈光不正、斜视、听力障碍者应予以相应的矫正。

(三)康复训练

1. **物理治疗** 针对大肌肉大关节运动的训练,提高患儿站、走、跑、跳等大运动能力,避免不良姿势的形成和畸形,改善生活技能。

2. **作业治疗** 进行针对性精细运动,特别是手的功能训练,改善患儿的生活技能,如自喂、穿衣、画图、写字。

3. **言语和语言治疗** 针对儿童说话含混不清、不开口说话、说话不流利等进行治疗,提高儿童的语言交流能力。

4. 中医治疗　采用针灸、推拿、按摩等对 ID 肌肉神经的刺激及功能的改善能起到一定的作用。

5. 教育训练　教育训练是智力障碍治疗的重要环节。教育训练越早开始,效果越好。应根据患儿严重程度的不同,确定适合于患儿的个体化教育训练目标。内容涉及劳动技能和社会适应能力两大方面。结合我国国情,除了有专门的特殊教育学校、幼儿园、训练中心外,还要强调家庭和社区的力量,培训父母和基层保健和幼教人员,将训练的理论知识和基本方法教给他们,基层保健人员应定期访视。对于该病重度、极重度患儿,因其生活不能自理,故照顾和监护非常重要,同时,仍需要进行长期的训练以使患儿学会简单卫生习惯和基本生活能力。对于中度患儿,应该加强教育训练,通过学校、家庭、社会的帮助使患儿学会生活自理或部分自理,并能在他人指导照顾下进行简单劳动。对于轻度患儿,更应加强教育训练,加强职业培训,使其学会简单的非技术性或半技术性劳动,以利其独立生活。

6. 心理治疗　心理治疗包括支持治疗、认知疗法、精神分析治疗、小组治疗、家庭治疗等。心理治疗的原则与同等发育水平的智力正常儿童相同。但应给予更多的支持,每次治疗的时间更短些。

八、预防

1981 年联合国儿童基金会提出了智力障碍三级预防的概念,即将预防、治疗和服务紧密结合起来。一级预防:做好婚前检查,开展医学遗传学咨询,普及优生优育,加强孕前管理,预防遗传性疾病的发生。二级预防:症状前诊断和预防功能残疾,对可疑患儿消除不利因素,定期随访,早期干预。三级预防:对于智力已经低下的患儿,积极干预,尽可能减少其残疾,恢复其功能。

【专家提示】

○ 根据国际上 WHO 的 ICD-11、美国的 DSM-5 和我国的 CCMD-3 诊断标准,均要符合以下 3 个方面的诊断要点,即智力功能缺陷、适应能力缺陷和起病年龄。

○ 国际上广泛采用 ID 的 4 级分类:轻度、中度、重度和极重度。不同程度的 ID 病因有所不同,遗传因素是 ID 发病的主要因素。

○ 治疗原则是早期发现、早期诊断、查明原因、尽早干预。运用康复治疗、教育训练、药物治疗等综合措施改善患儿功能。

(张凤华　黄敏辉)

参考文献

1. American Psychiatric Association. Diagnostic and Statistical Manual of Mental Disorders. 5th ed. Washington, DC: American Psychiatric Association, 2013.

2. Gilissen C, Hehir-Kwa JY, Thung DT, et al. Genome sequencing identifies major causes of severe intellectual disability. Nature, 2014, 511 (7509): 344-347.

3. 中华医学会儿科学分会神经学组, 中国医师协会神经内科分会儿童神经疾病专业委员会. 儿童智力障碍或全面发育迟缓病因诊断策略专家共识. 中华儿科杂志, 2018, 56 (11): 806-810.

4. Moeschler JB, Shevell M. Comprehensive evaluation of the child with intellectual disability or global developmental delays. Pediatrics, 2014, 134 (3): e903-918.

5. Puri Ratna Dua, Tuteja Moni, Verma IC. Genetic Approach to Diagnosis of Intellectual Disability. Indian journal of pediatrics, 2016, 83 (10): 325-330.

6. 滕紫藤, 王华. 智力障碍或发育迟缓的分子遗传学研究进展. 国际儿科学杂志, 2018, 45 (10): 768-771.

7. 杨璞, 桂宝恒, 邬玲仟. 智力障碍的病因及诊断方法. 中国当代儿科杂志, 2015, 17 (6): 543-548.

第 9 节　进食障碍

【开篇导读】

进食障碍(eating disorders, ED)始于婴幼儿时期的异食癖或反刍障碍,其他大多发生在年长儿童或青少年中,如神经性厌食和反刍障碍。发育与行为儿科医师的作用在于排除进食障碍的器质性病因、寻找社会心理因素和家庭咨询,及时转介精神科进行进一步的评估、诊断和治疗,或在跨团队组合中进行综合干预和治疗。

进食障碍（eating disorders，ED）指以进食行为异常、对食物及体重和体型的过分关注，伴有显著体重改变和 / 或生理、社会功能紊乱为主要临床特征的一组疾病。包括神经性厌食、神经性贪食、暴食障碍等。DSM-5 将"进食障碍"诊断分类扩大为"喂养及进食障碍"，将"起病于婴幼儿及童年期的喂养障碍"纳入该分类中。

我国尚无大规模流行病学调查资料，国内外文献报道的各类进食障碍的总发生率接近 5%，患者以发达国家的白人女性为主。在美国疾病控制与预防中心 2006 年对青少年存在的危险行为调查中，62% 的女孩和 30% 的男孩都在调查之前的 30 天内尝试过减肥，46% 的女孩和 30% 的男孩都曾有过暴食的经历。这些现象可能是患进食障碍的先兆。

神经性厌食症主要发生在发达国家或发展中国家的城市地区。在美国所有青少年女性中，神经性厌食症是第三大常见的慢性病。此病的发生率自 20 世纪 30 年代开始就不断增长，研究表明有 1%~2% 的青少年患有神经性厌食症，2%~4% 的青少年患有神经性贪食症。患进食障碍的青少年人数是成年人的 5 倍。此病的发病率在儿童中也逐渐上升。患者以女性为主，男性患儿比例不断增加，但依然只占约 10%。

一、异食癖

异食癖（pica）是指儿童长期（至少 1 个月）嗜食无营养的、非可食的物质，而并非由其他神经精神障碍所致。可见于儿童各个年龄阶段，多发生于 2~6 岁的儿童，男童较女童多见，青春期逐渐消除。一般农村儿童多于城市儿童。似乎在智力障碍和孤独症谱系障碍患者中更为常见。本病预后较好，症状随年龄增长而逐渐消失。

1. 病史 本病病因尚不明确，可能的原因从心理社会原因到生理原因。除了观察和询问儿童的异食情况、持续时间、营养、生长之外，社会经济因素低（如接触铅涂料）、物质剥夺、儿童虐待和忽视、精神障碍、习得行为、潜在的（尚未确定的）生化障碍、家庭混乱（如缺乏监管）、父母分离、家庭破裂等心理因素也可以成为本病的发病原因。

2. 临床表现

（1）一般情况：儿童一般较消瘦，常出现食欲减退、疲乏、呕吐、面黄肌瘦、便秘、营养不良等。

（2）嗜食非食品物质：儿童自觉或不自觉地嗜食一些通常不作为食物和营养品的物质。常见物质有泥土、墙灰、纸屑、沙子、油漆、毛发、带子、纽扣、衣布、指甲、肥皂、石膏、木炭、石头等。较小的物品能吞下去，较大的物品则放在嘴里咀嚼。患儿常不听照养人的劝阻，躲着照养人偷偷吞食，症状表现顽固且持久，虽受照养人训斥，但一有机会仍继续进行。

（3）并发症：患病日久则产生不同的并发症，吞食灰泥、油漆可产生铅中毒；吞食大量污物、粪便者造成肠寄生虫病；吞食黏土可造成贫血与缺锌；吞食头发、石头等可造成肠梗阻。

（4）情绪和行为障碍：多数患儿性格怪异，伴有其他情绪和行为障碍。

3. 诊断 《精神障碍诊断与统计手册》（第 5 版）（Diagnostic and Statistical Manual of Mental Disorders，DSM-5）诊断标准如下：

（1）持续进食非营养性、非食用性的物质至少 1 个月。

（2）进食非营养性、非食用性的物质与个体的发育水平不相符。

（3）这种饮食行为并非文化支持的或正常社会实践的一部分。

（4）如果进食行为出现在其他精神障碍［例如，智力障碍（智力发育障碍）、孤独症（自闭症）谱系障碍、精神分裂症］或躯体疾病（包括怀孕）的背景下，则它要严重到需要额外的临床关注，才作出异食癖的诊断。

缓解：在先前符合异食癖的全部诊断标准后，持续一段时间不符合诊断标准。

4. 鉴别诊断 异食癖作为一种精神症状，在多种精神疾病中均可出现，如孤独症谱系障碍、严重智力障碍、精神分裂症等，应仔细鉴别。

5. 处理

（1）治疗原发病和并发症：如果患有肠寄生虫病，应积极进行驱虫治疗。常用驱虫药有：阿苯达唑、左旋咪唑。如有贫血应积极治疗，补充铁剂和维生素 C。尽量避免接触含铅高的物质。出现肠梗阻者必要时手术治疗。

（2）心理行为治疗：

1）改变生活和学习环境，对父母进行指导。

2）用心理治疗表，每天记录患儿异食的内容、次数、诱因及行为矫治方法的效果。

3）把异食癖行为作为靶症状，加以评分和奖惩措施，强化其正性行为。厌恶疗法可采用中度刺激、催吐药物等，效果较好。

6. 预防 日常生活中关心儿童的心理变化，加强与儿童的交流和沟通；注意平衡膳食和锌剂的补充。

二、神经性厌食症

神经性厌食（anorexia nervosa，AN）是一种多见于青少年女性的进食行为障碍。特征为由于对肥胖病态的恐惧和对体型、体重的过度关注，故意限制饮食，并采取过度运动、呕吐、导泻等方法减轻体重，使体重降至明显低于正常的标准，常伴有一系列生理、行为和心理的改变。本症的体重减轻并非躯体疾病所致，患儿节食也不是其他精神障碍的继发症状。

1. 诊断标准 神经性厌食症 DSM-5 诊断标准：

（1）相对于需求而言，在年龄、性别、发育轨迹和身体健康的背景下，因限制能量的摄取而导致显著的低体重。即低于正常体重的最低值或低于儿童和青少年的最低预期值。

（2）即使处于显著的低体重，仍然强烈害怕体重增加或变胖，或有持续的影响体重增加的行为。

（3）对自己的体重或体型的体验障碍，体重或体型对自我评价的不当影响，或持续地缺乏对目前低体重的严重性的认识。

2. 亚型划分 世界卫生组织国际精神障碍分类诊断标准第 11 版（ICD-11）对 AN 的亚型划分如下：

（1）限制型：在过去的 3 个月内，个体没有反复的暴食或清除行为（即自我引吐或滥用泻药、利尿剂或灌肠）。此亚型所描述的体重减轻的临床表现主要是通过节食、禁食和 / 或过度锻炼来实现。

（2）暴食 / 清除型：在过去的 3 个月内，个体有反复的暴食或清除行为（即自我引吐或滥用泻药、利尿剂或灌肠）。

严重程度分级：对于成人而言，严重性的最低水平基于目前的体重指数（body mass index，BMI）（参见如下），对于儿童和青少年而言，则基于 BMI 百分比。

1）程度（成年人）：轻度，BMI≥17kg/m²；中度，BMI 16~16.99kg/m²；重度，BMI 15~15.99kg/m²；极重度，BMI<15kg/m²。

2）缓解：

A. 部分缓解：在先前符合神经性厌食的全部诊断标准之后，持续一段时间不符合诊断标准 1（低体重），但诊断标准 2（强烈害怕体重增加或变胖，或有影响体重增加的行为）或诊断标准 3（对体重或体型的自我感知障碍）则仍然符合。

B. 完全缓解：在先前符合神经性厌食的全部诊断标准之后，持续一段时间不符合任何诊断标准。

如果在青春期前发病，则青春期发育会减慢甚至停滞（生长停止，女童乳房不发育和原发闭经；男童生殖器会呈幼稚状态）。随着病情的恢复，青春期多可恢复，青春期发育多可完成，但月经初潮延迟。

3. 管理和治疗 医师需详细告知家属神经性厌食症的并发症（表 9-9-1）并帮助家属对患儿进行恢复治疗。有营养、躯体、心理、药物等多种治疗方法。决定干预方式的水平关键取决于：营养不良的程度、体重减轻的速度以及威胁到生命的电解质紊乱的情况。没有绝对的标准来决定干预治疗的阶段。医师必须评估好医疗的程度，还得考虑到目前的风险，并且评估患儿自己可以改变此情况的潜力。首先需要决定患儿是否严重到有必要住院治疗，通常情况下的住院指征详见后述。要让一个体重迅速下降（每周 >1kg）的患儿靠自身的力量恢复体重是非常困难的，因为人的身体处于一个新陈代谢的状态。在疾病的早期干预可以使体重恢复，预后较好。

表 9-9-1　神经性厌食症的常见并发症

影响系统	常见并发症
心血管	心动过缓、直立性低血压、心律失常、猝死、充血性心脏衰竭（再喂养期间）、心包积液、二尖瓣脱垂、心电图异常（Q-T 间期延长，低电压，T 波异常，传导障碍）
血液	白细胞减少症、贫血、血小板减少症、红细胞沉降率下降、细胞免疫受损
内分泌	促黄体激素下降、卵泡刺激素下降、月经不调、闭经、皮质醇增多症、生长迟缓、青春期延迟
代谢	脱水、酸中毒、低钾血症、低钠血症、低氯血症、低氯性碱中毒、低钙血症、低磷血症、低镁血症、高胡萝卜素血症
胃肠道	牙侵蚀、腮腺肿胀、食管炎、食管撕裂、胃排空延迟、胃扩张（很少破裂）、胰腺炎、便秘、腹泻（泻药滥用）、肠系膜上动脉综合征、高胆固醇血症、肝功能结果升高（肝脏脂肪的过滤）
神经功能	皮质萎缩、周围神经病变、癫痫发作、体温调节异常、快速动眼睡眠和慢波睡眠时间缩短
骨骼	骨质疏松、骨折
肾脏	血尿、蛋白尿、肾浓缩能力下降

治疗方案包括门诊管理、一日住院治疗或较长时间的住院治疗。对于那些还不需要住院治疗但是在门诊治疗效果欠佳的患儿来说，日间治疗是一个很好的方式。由发育与行为儿科医师、心理学家、精神科医师、营养治疗师组成的多学科团队可为饮食失调提供最全面的治疗方案。影响干预治疗的因素有：疾病的严重程度、病程、疾病表现的具体程度、是否经过治疗、结果、计划的可行性、财力和保险范围。

（1）门诊患儿的治疗：如果情况允许，推荐多学科联合治疗。治疗最重要的目标是使患儿体重至少达到正常平均体重的 90%~95%，恢复月经，恢复正常饮食，从控制他们持续胡乱饮食的思想中解脱出来。每周应与患儿、他们的父母以及其他组员商量治疗方案。首要目标是要扭转新陈代谢状况和体重的减轻。

（2）住院治疗：需住院治疗的情况见表 9-9-2，或通过门诊治疗失败、强烈地拒绝食物等，以维持生命体征稳定。多数 AN 儿童只需短期住院治疗，出院随访每天治疗方案。严重 AN 儿童需较长时间住院治疗。

表 9-9-2 神经性厌食症住院治疗的指征

检查	指征
体格检查和实验室检查	心率 <50 次 /min 其他心律失常 血压 <80/50mmHg 直立性低血压导致血压下降 10mmHg 或心率增加 >25 次 /min 低钾血症、低磷血症、低血糖症、脱水 体温 <36.1℃（97℉） < 健康体重的 80% 肝、心或肾损害
精神检查	有自杀意图及计划 非常缺乏恢复的动力（在家庭和患者中） 太执着于不正确的自我认知 共患其他精神疾病
其他	进餐后和使用厕所时的行为需要监督 门诊和日间治疗失败后

（3）营养治疗：是 ED 治疗的第一步。在恢复的最初阶段通过适当的营养咨询引导患儿和家属很重要。通过细心指导可帮助青少年及其家属消除对营养的误解，制订现实的营养目标，使饮食正常化。在最初阶段，要对青少年进行营养教育，使他们慢慢消除对含脂肪食物和体重增加的

害怕，开始信任营养理疗师，最终通过良好平衡的健康的饮食方式恢复体重。为帮助对付营养不良的状态，补充含铁和锌的多种维生素是很有效的。研究发现神经性厌食症患儿体内的锌被耗尽，补充锌有助于恢复食欲，转变压抑低落的情绪。营养治疗具体可参考《中国进食障碍防治指南》（2015），注意避免发生再喂养综合征。

（4）心理治疗：是 AN 的重要治疗方法。主要包括支持性心理治疗、家庭治疗、认知行为治疗和精神动力性心理治疗等。其中家庭干预是青少年厌食症最有效的治疗方法。

（5）药物治疗：目前尚无明确证据证实药物对 AN 患者的体重增长或核心症状有显著改善作用，通常随着营养改善，患者伴发的抑郁、焦虑、强迫等症会逐渐缓解，因此不建议将药物治疗作为单独或主要治疗方法。如果营养、体重逐步恢复，而患者的前述症状仍较突出，可考虑在营养治疗基础上合并小剂量药物治疗。常用药物主要包括 5- 羟色胺选择性重摄取抑制剂（SSRIs）类抗抑郁药和非典型抗精神病药。前者主要用于减轻患者的焦虑、抑郁、强迫等症状，包括氟西汀、舍曲林等；后者主要用于减轻患者的体象障碍、肥胖恐惧以及易激惹、敌对等情绪症状，包括利培酮、富马酸喹硫平、奥氮平、阿立哌唑等。使用时需密切注意副作用。

（6）其他支持治疗方案：包括增加社交活动、适当体育活动、进食安排规律等。

4. 预后 有研究显示厌食症在所有心理障碍中病死率是最高的，达 5%~15%。约 40%~50% 的患儿康复，20%~30% 有间歇性复发，20% 的患儿病情慢性、反复发作。随着病程的延长，神经性厌食症的康复率下降，死亡率会上升。厌食症患儿的死亡多因自杀、电解质紊乱以及继发性心功能异常。神经性厌食症的治疗过程通常包括明显的体重波动，完全康复需要很多年。高达 50% 的厌食症患儿会发展成贪食症，并伴随着心理上的后遗症，包括情绪低落、焦虑以及滥用药品。对于年龄是否会影响疾病的病程还不清楚，开始出现症状和开始治疗的时间间隔越短，往往治疗结果越好，各种各样的治疗方式可能均同样有效。

三、神经性贪食症

神经性贪食（bulimia nervosa，BN）特征为反复发作和不可抗拒的摄食欲望及暴食行为。患儿有担心发胖的恐惧心理，常采取引吐、导泻、禁食等

方法以消除暴食引起发胖的极端措施。可反复发作,多见于女性,可与神经性厌食交替出现。

1. 诊断标准　神经性贪食症 DSM-5 诊断标准:

(1) 反复发作的暴食,有如下两个特点:①在一段时间内(例如,2 小时内)进食量比大多数人在相似时间内和相似情况下的进食量大;②发作时感到无法控制过度进食(例如,感到不能停止进食或不能控制食物的品种或数量)。

(2) 反复出现不适当的代偿行为以预防体重增加,如自我引吐、滥用泻药、利尿剂或其他药物,绝食或过度锻炼。

(3) 暴食及不适当的代偿行为同时出现,在 3 个月内平均每周至少 1 次。

(4) 自我评估过度地受体型和体重影响。

(5) 上述症状并非仅仅出现在神经性厌食的发作期。

目前的严重程度:严重程度的最低水平基于不适当的代偿行为的频率(参见如下),严重程度的水平可以增加到反映其他症状和功能障碍的程度。

轻度:每周平均有 1~3 次不适当的代偿行为的发作。

中度:每周平均有 4~7 次不适当的代偿行为的发作。

重度:每周平均有 8~13 次不适当的代偿行为的发作。

极重度:每周平均有 ≥14 次不适当的代偿行为的发作。

缓解:部分缓解,在先前符合 BN 的全部诊断标准之后,持续一段时间符合部分的诊断标准。完全缓解,在先前符合 BN 的全部诊断标准之后,持续一段时间不符合任何诊断标准。

2. 治疗

(1) 心理疗法:认知行为疗法是最常见的帮助 BN 患儿了解病情以及给他们增多的暴饮暴食和清肠行为有效建议的心理疗法。也可以使用逻辑行为治疗指导被压力困扰的患儿一些特殊方法去解决问题。家庭疗法也非常重要,它可以帮助条件有限的家庭以及那些有可能发展成为进食障碍的患儿家庭。

(2) 营养治疗:治疗干预的目标是营养状况的恢复和正常进食行为模式的重建,打破由于营养不良引起的躯体和心理后遗症,以及所形成的持续的进食障碍行为模式的恶性循环。远期目标是寻找和帮助解决与贪食有关的心理、家庭、社会问题,以预防复发。

(3) 药物治疗:如营养康复治疗和心理治疗无法获益,可以用药物治疗。氟西汀(60mg/d)仍是美国 FDA 唯一许可用于 BN 治疗的药物。未成年患者也有舍曲林治疗有效的证据。托吡酯会降低体重,因此不适用于体重正常或偏低的 BN 患者。盐酸安非他酮因可增加癫痫发作危险而禁止使用,情绪稳定剂如丙戊酸钠可能有效(但碳酸锂可引起电解质紊乱,这在神经性贪食患儿中是常见的,因而禁用)。在有些患儿抗焦虑药也许有效,但必须注意监测其滥用的潜在可能性。

3. 预后　经过恰当的干预,神经性贪食症患儿常比神经性厌食症患儿恢复速度更快。但是很易复发,患儿需要接受更长时间的治疗。神经性贪食症患儿的死亡率与神经性厌食症患儿相当或更高。死亡原因通常见于自杀或电解质紊乱。神经性贪食症患儿常发展为精神疾病,但很少会发展为厌食。预示预后不良的因素包括:初始治疗的体重低、强制运动、发病前缺少社交行为以及不良的家庭关系。

四、神经性呕吐

神经性呕吐又称"心理因素呕吐",常见于女性青少年,幼儿和学龄前儿童愿望不能满足而哭闹时也可发生。发生的原因常为在心理因素的作用下,进食不久突然发生呕吐或哭闹时出现呕吐,可呈喷射状。一般呕吐后可继续进食,食欲和食量不受影响。周期性呕吐为本病的一种特殊表现。

1. 病因　神经性呕吐的常见原因有:①有明显的应激史和心理因素,应激原因如,学习压力、受挫折、恐学、厌学、与照养人和同学关系紧张;②个人要求和欲望得不到满足时;③病前有癔症性格缺陷者易发病。本病患儿具有情绪多变、反应强烈以及以自我为中心的人格倾向,实质上是心理矛盾的躯体化转换的症状表现。既往有消化道疾病常起促进作用。通常无明显的营养障碍和严重的并发症。

2. 临床表现

(1) 反复出现餐后呕吐,呕吐的量多少不一,严重时呕吐可呈喷射状。

(2) 一般无恶心,呕吐亦不费力,部分患儿呈周期性发作,且发作时间和方式相同。

(3) 一般病前应有应激史,情绪波动时呕吐发作频繁。

（4）患儿虽呕吐但不影响食欲、进食量和体重，多数无明显营养障碍，不发作时玩耍如常。

（5）有反复发作倾向。

3. 诊断标准

（1）反复发生进食后自发性或故意诱发的呕吐，呕吐物为刚吃进的食物。

（2）体重减轻不超过原体重的 25%。

（3）无减肥的主观愿望。

（4）排除器质性疾病。

4. 鉴别诊断

（1）神经性厌食症（见"神经性厌食"部分）。

（2）颅内高压所致的呕吐。有原发病的其他症状和器质性病变，呕吐前常有剧烈的头痛，呕吐呈喷射状可鉴别（表 9-9-3）。

5. 治疗

（1）心理行为治疗：通过协调医患关系取得患儿的信任，深入了解患儿的致病应激因素和心理问题，通过心理疏导及心理干预消除患儿的心理顾虑和心理症结，改善患儿的情绪状态。

（2）暗示治疗：在心理治疗的同时，可以给予一般性药物的暗示治疗，常可收到一定的效果。

（3）药物治疗：此类患儿常进行抗抑郁、抗焦虑治疗。对于伴有抑郁、焦虑的年长儿童，也可采用氯丙嗪、氟西汀、帕罗西汀等治疗，常能收到一定的效果。应用阿托品、维生素 B_6 对症处理，呕吐严重者进行补液等全身支持治疗。

6. 预防

从小培养儿童的健全人格，避免娇惯儿童，预防儿童形成以自我为中心的人格倾向。加强沟通，避免暗示，发现有心理障碍及时解决。

五、反刍障碍

反刍障碍（rumination disorder，RD）作为"婴儿和儿童早期喂养障碍"之一被收录于 DSM-5，但其与异食癖一样，在各年龄段都可能发生。特征是反复出现食物反流及再咀嚼部分已消化的食物导致体重减轻或体重不增，而不伴恶心、干呕或相关的胃肠道疾病（如胃食管反流），亦不伴有全身性疾病（如裂孔疝）。反刍障碍在年长患儿中的表现有所不同，青少年及成人不太可能倒嚼回流的食物。年长患儿描述对于是否吞咽或呕吐回流到口咽的食物取决于当时的情况，还会抱怨伴随反刍行为的恶心感及胃灼热感。反刍障碍常伴随在孤独症谱系障碍及智力障碍中出现，有时也由于自我刺激而发生。有报告称，反刍障碍患儿有 1/3 出现过

一系列心理障碍及症状，例如抑郁、焦虑、强迫症。

1. 反刍障碍 DSM-5 诊断标准

（1）反复的反流食物至少 1 个月，反流的食物可能会被再咀嚼、再吞咽或吐出来。

（2）反复的反流不能归因于有关的胃肠疾病或其他躯体疾病（例如，胃食管反流、幽门狭窄）。

（3）这种进食障碍不能仅仅出现在神经性厌食、神经性贪食、暴食障碍或回避性 / 限制性摄食障碍的病程中。

（4）如果症状出现在其他精神障碍的背景下［例如，智力障碍（智力发育障碍）或其他神经发育障碍］，则它要严重到需要额外的临床关注，才作出反刍障碍的诊断。

缓解：在先前符合反刍障碍的全部诊断标准之后，持续一段时间不符合诊断标准。

2. 治疗和管理

必须对婴儿与主要照顾者的相互关系和家庭环境进行深入动态的评估。在咨询中应注意发现隐藏在家庭内部的冲突。要想干预成功，必须加强养育指导、家庭治疗和环境的控制。心理治疗必须结合行为矫正。行为治疗特别适用于治疗患有发育性残疾的儿童和青少年最常出现的自我刺激型反刍障碍。对正确的进食行为采用阳性强化，而对反刍和不适当的行为则给予轻微的惩罚。通过教育和培训，帮助父母，使用正确的方法对待患儿的喂养和改变患儿的社会及生理环境。

必须纠正热量的缺乏。因伴有胃食管反流致反复吸入消化液而导致气管炎或肺炎、反流性喉痉挛、支气管痉挛和哮喘反复发作时，必须进行胃食管反流的治疗。在那些对强烈的内科治疗、心理和行为治疗反应不佳的患儿，可考虑进行抗反流的外科治疗（胃食管胃底折叠术），可能使反刍停止，但却既不能消除其基础的问题，也不能改善其他有关的症状。

【专家提示】

○ 进食障碍应根据 DSM-5 了解诊断标准。

○ 发育与行为儿科医师须排除器质性病因，寻找社会心理因素和做好家庭咨询，及时转介精神科。

○ 在干预和治疗方面，发育与行为儿科医师应参与以精神科为主导的团队中，这是一个方向。

（李廷玉）

表 9-9-3　有进食障碍的儿童和青少年常见的饮食和体重控制习惯

饮食及相关行为	突出特征		关于饮食失调习惯的临床评论	
	神经性厌食（AN）	神经性贪食（BN）	神经性厌食（AN）	神经性贪食（BN）
总摄入量	虽然食物和饮料的摄入量可能很高，但因为选择低能量密度和非脂肪饮食而导致能量摄入不足	变化多，能量正常至高于正常；暴饮暴食时摄入的食物或饮料通常是"禁止的"，与用餐时摄入的不同	持续不足的热量摄入导致身体消瘦是诊断的一个基本特征	摄入、运动和呕吐的平衡不一致，但严重的热量限制是短暂的
食物	计算和限制热量，特别是来自脂肪的热量；强调所谓"健康的食物选择"，降低能量密度 单调、有限地选择"好"食物，往往导致素食 吃的比计划的多以后，强烈的内疚感会导致运动和重新节食	在热量和脂肪的控制上比 AN 更少 频繁的节食伴随着暴饮暴食，暴饮暴食通常是由抑郁、孤独或愤怒引起的	对食物标签上的营养数据强迫性关注，可能对高度管制模式下的食物选择有"逻辑"上的原因，如参加体育活动或家族有脂质障碍史	更少选择结构化的饮食，更频繁地进食
饮品	水或其他低热量或无热量饮料；脱脂牛奶	变化的，无糖汽水常见；可能会过量饮酒	为了避免体重增加，经常限制液体	为帮助呕吐或弥补损失而摄入的液体
正餐	一致的时间计划和饮食结构 减少或避免热量摄入，通常从早餐开始，然后是午餐，最后是晚餐 以新鲜水果、蔬菜和沙拉为主要食物来源来增加进食量	膳食受管制和计划比 AN 少 更可能是冲动和不受管制的，往往在暴饮暴食后消除	严格遵守控制饮食的"规则"会带来控制感、自信和掌控感	在暴饮暴食后不吃东西只会在一天的晚些时候增加暴饮暴食的动力
零食	减少或取消零食	通常避免在正餐时吃，但随后会冲动地吃	因为"不健康"，零食被提前拿走了	吃点"安慰食品"会引发暴饮暴食
节食	一种逐渐受到限制的新习惯，尽管表面上看似乎很"健康" 强烈持有关于患者特殊的营养需求和对食物的反应的信念和"规则"	最初的节食让位于混乱的进食，患者通常认为这是"虚弱"或"懒惰"的表现	区分健康饮食计划与低热量和节食可能是困难的	节食往往是冲动的和短暂的，"节食"经常导致意想不到的体重增加
暴食	在限制亚型中没有，但在暴食/清除亚型中是一个基本特征	基本特征，通常是秘密进行的 羞耻感和内疚感在暴食之后凸显出来	经常是"主观的"（比计划的多，但不是很大量）	缓解情绪困扰，可有计划
锻炼	典型的强迫性的，仪式化的，逐渐增加的 可能采取舞蹈、长跑的方式	难以预测，也许强度较大，也许是完全避免运动	可能很难区分运动性消瘦和饮食障碍	男性通常用运动来"清除"
呕吐	暴食/清除亚型的特点 依食物不同，可能咀嚼，然后吐出，而不是吞咽	大多数常见的习惯是为了减少暴饮暴食的影响 可以发生在餐后以及暴食后	生理和情绪不稳定突出	强烈的"上瘾"和自我惩罚，但并不能消除摄入的能量——许多仍然被吸收
泻药	如果使用，一般在限制亚型用于缓解便秘，但在暴食/清除亚型中作为泻药	第二常用来减轻或避免体重增加的行为，常增加剂量以起到导泻作用	生理和情绪不稳定突出	强烈的"上瘾"，自我惩罚，但减肥无效（能量在小肠吸收，但泻药作用于结肠）
减肥药	非常罕见。如果使用，在暴食/清除亚型中更常见	用于降低食欲或增加新陈代谢	使用减肥药意味着不能控制饮食	可以用任何方法控制饮食

注：AN, anorexia nervosa, 神经性厌食；BN, bulimia nervosa, 神经性贪食。

参考文献

1. American Psychiatric Association. The Diagnostic and Statistical Manual of Mental Disorders. 5th Edition. Arlington：American Psychiatric Association，2013.
2. 杨玉凤，金星明，静进. 发育行为儿科手册. 南京：江苏凤凰科学技术出版社，2009：108-113，185-198.
3. Bryant-Waugh R，Markham L，Kreipe RE，et al. Feeding and Eating Disorders in Childhood. Int J Eat Disord，2010，43：98-111.
4. Carey WB，Crocker AC，Feldman HM，et al. Developmental-behavioural Paediatrics. 4th Edition. Philadephia：Elsevier Inc. 2009：557-601.
5. Wolraich ML，Drotar DD，Dworkin PH，et al. Developmental-Behavioral Pediatrics：Evidence and Practice. Philadelphia：Elsevier，2008：757-790.
6. American Psychiatric Association. The Diagnostic and Statistical Manual of Mental Disorders. 5th Edition.Arlington：American Psychiatric Publishing，2013.
7. Robert M. Kliegman，Joseph St. Geme. Nelson textbook of pediatrics. 21st Edition. Philadelphia：Elsevier，2019.
8. 王向群，王高华. 中国进食障碍防治指南. 北京：中华医学电子音像出版社，2015.
9. 陈涵，陈珏. 中国神经性厌食的诊治进展. 中华医学信息导报，2019，34（20）：12.
10. 亢清，陈珏. 中国进食障碍的诊治进展. 中华医学信息导报，2019，34（17）：14.

第10节　排泄障碍

【开篇导读】

排泄障碍为儿童期常见的问题，与发育水平密切相关。排泄障碍可以分为遗尿症和遗粪症。本节着重介绍的是在排除了显著的神经系统或其他器质性疾病后的功能性遗尿或遗粪症的诊断及治疗方法，以行为治疗为重点进行介绍。

排泄障碍均涉及不恰当地排尿或排便，首诊通常发生在儿童或青少年时期。这类疾病包括遗尿（反复排尿到不适当的地方）和遗粪（反复排便到不适当的地方）。提供亚型以区分昼夜排尿（用于遗尿症）以及是否存在便秘和溢出性失禁（用于遗粪症）。虽然对这两种疾病的诊断有最低年龄要求，但都基于发育年龄而不是单纯的实足年龄。这两种障碍可能是自愿的，也可能是非自愿的。虽然这些疾病通常单独发生，但也可以观察到同时发生。

一、正常儿童排泄功能的发育

排泄（elimination）是人体重要的生理功能，通过排泄可将人体代谢终产物及食物残渣排出体外，维持机体内环境的稳定。新生儿的排泄由低位神经中枢控制，故无论何时何地，只要直肠粪便或膀胱尿液充盈到一定程度，大小便即刻排出。自主控制排泄功能也是需要复杂的神经生理调节功能相互协调、完善后才得以发展。通常情况下，儿童能够自主控制排泄尿或粪便首先需要儿童认知水平发展到一定的程度，了解排泄的过程应该是在合适的地方，同时其运动功能还需要能够满足自主前往厕所或固定排泄地点的水平，并且主观上愿意在独立自行前往厕所。对于发育正常的儿童来说，一般2~3岁能够发展成为稳定的自主控制排泄功能。

（一）日间排尿控制的发育

新生儿的排尿为反射性排尿，由于膀胱容量小，少量的尿液即可兴奋膀胱的牵张感受器，神经冲动传导至骶髓逼尿肌中枢，仅需低位大脑（脑桥-中脑网状结构）的参与调制，引起逼尿肌收缩，括约肌舒张，开放尿道，排空尿液。这一过程几乎无需大脑意识的参与，故称为反射性排尿。随着年龄的增长，膀胱容量逐渐增加，婴儿即能产生尿的意识，并逐渐达到随意启动排尿，有意延迟排尿，但仍经常出现日间或夜间遗尿的现象。随着膀胱的进一步增长，排尿间隔逐渐延长，儿童的社会活动逐渐丰富，开始要求在特定的条件和地点排泄尿液，如膀胱胀满时走到厕所排尿，这是儿童达到日间排尿控制能力的重要里程碑。

达到日间排尿控制发育里程碑的前提条件是：①儿童能感受到尿意的存在；②能够指示和口

头表达排尿的需要;③有较长的二次排尿间隔时间(至少30分钟以上);④能够独立行走;⑤能够使用简易的卫生设施;⑥不喜穿戴尿布,喜欢干净和整洁的环境。

多数儿童取得日间排尿控制的发育里程碑时间为18月龄左右。

(二)排尿控制发育的中枢-膀胱联系机制

随着儿童大脑的不断发育完善,排尿控制的监管中心有从低位脑向高位脑转移的趋势,大脑皮层高级中枢越来越多地参与排尿控制过程,使得排尿和延迟排尿皆受人脑意识驱动。婴儿期即能感知膀胱充盈,表现为躁动、不安或哭闹。语言发育到一定程度后,婴儿即可用语言或手势表达排尿的需求,排尿过程可由意识启动,逼尿肌收缩,尿道括约肌舒张,并达到协调同步的活动。意识活动还能发放抑制性神经冲动,使逼尿肌收缩得以抑制;同时影响阴部内神经中枢,发放兴奋性神经冲动,收缩尿道括约肌,使排尿延迟,寻求合适的地点、时间排尿。

婴儿期的膀胱为反射性膀胱,逼尿肌常不自主收缩而发生尿失禁,正常成年人的逼尿肌在储尿期则稳定无收缩活动。排尿控制的一项重要的内在功能发育是通过中枢神经完善抑制逼尿肌收缩。部分儿童由于中枢神经抑制逼尿肌功能发育不完善,采用代偿性的强烈收缩尿道外括约肌的方式防止尿失禁,则可表现为用手捏牢阴茎,交叉双腿压迫尿道或用手压迫尿道,骑跨硬物压迫尿道等行为。中枢神经系统内两个亚系统的发育成熟,才能达到完全抑制逼尿肌的收缩,至储尿期不会发生尿失禁现象。一为无意识性逼尿肌收缩抑制系统,其中枢位于脑干网状结构和基底神经节内,当储尿期膀胱神经冲动到达此中枢,可反射性发出抑制性神经冲动抑制逼尿肌的收缩;二为随意性逼尿肌收缩抑制系统,其中枢位于额叶逼尿肌中枢内,可通过随意性神经活动抑制逼尿肌收缩,反映出随年龄增长而越发强大的延迟排尿功能,憋尿时间可以越来越长。

(三)夜间排尿控制的发育

儿童获得夜间排尿控制能力的标志是能长期(3~6个月以上)稳定地在睡眠中保持床铺的干燥。这一发育里程碑的建立与机体多个器官、系统的内在功能完善密切相关。

1. 膀胱容量和夜间稳定性的发育 新生儿平均膀胱容量仅为20~40ml,很难长时间储存不断

增多的尿液,随着年龄的增长,膀胱容量也不断地增长,使得两次排尿间隔逐渐延长,为较长时间的睡眠不受排尿干扰创造了良好的条件。正常预期膀胱容量与年龄的关系可以用公式计算:预期膀胱容量(ml)=[年龄(岁)+1]×30。膀胱容量发育可参照表9-10-1。

表 9-10-1 不同年龄预期膀胱容量、最大排尿量及夜间总尿量正常参考值

年龄/岁	预期膀胱容量(EBC)/ml	日间最大排尿量(MVV)/ml[a]	夜间总尿量(TVV)/ml[b]
5	180	117	234
6	210	137	273
7	240	156	312
8	270	176	351
9	300	195	390
10	330	215	429
11	360	234	468
12~18	390	254	507

注:[a]MVV的测量(早晨第一次排尿除外)至少需进行3~4天;周末或假日是理想的时间。日间发生任何漏尿和液体摄入量均应被记录。液体摄入量与治疗/建议的相关性尚未得到证实,但应记录以确保日记的最大可用性;当低于表中所示数值(即EBC的65%)提示膀胱容量偏小。[b]TVV的测量须将早晨第一次排尿与夜间排尿量(包括尿布增重)相加以计算夜间产生的尿量;当高于表中所示数据(即EBC的130%)提示夜间多尿。

膀胱容量随年龄增长发育,并不代表儿童夜间膀胱容量一定随年龄增加而增大,其间必须考虑另外一个重要因素,即夜间膀胱的稳定性。因新生儿及婴儿早期的膀胱为反射性膀胱,缺乏高位中枢对逼尿肌的控制,故逼尿肌极不稳定,夜间也经常发生不自主的收缩,使其实际储尿量变小。随着儿童年龄的增长,大脑皮层对膀胱逼尿肌的控制功能也在不断增强,即使在睡眠中也能控制逼尿肌使其达到稳定,结果使夜间膀胱容量与白天一致,说明夜间膀胱稳定性的发育良好。增大的膀胱容量和夜间逼尿肌的稳定,为儿童夜间较长时间的睡眠和摆脱遗尿创造了良好的条件。

2. 肾脏泌尿昼夜生理节律的发育 肾脏是产尿器官,其产尿量受神经系统、内分泌系统、循环系统的调节。与夜间排尿控制能力发育相关的是肾脏泌尿24小时生理节律的发育。生理节律发育的中枢是下丘脑,随着年龄的增大,人体生物钟调节机制发育完善,在泌尿方面表现为白天尿量较多且尿比重较低,而夜间尿量较少,尿液浓

缩,比重增加。由于夜间尿量减少,儿童夜间排尿间隔大大延长,至 2 岁时,多数儿童可以达到安睡一夜而不起床排尿,这也是一种天然的睡眠保护机制。

肾脏泌尿的 24 小时昼夜节律受机体多种激素的分泌节律调节,其中最重要的一种激素为抗利尿激素,其分泌高峰常出现在夜间睡眠中,而白天分泌大大减少,从而使机体的泌尿和水盐调节呈现明显的昼夜节律性。

另外,肾素 - 血管紧张素 - 醛固酮系统、心房钠尿肽、褪黑素、前列腺素等激素的昼夜分泌节律也参与了肾脏泌尿昼夜生理节律的调节,血压的昼夜起伏也与该节律的形成有关。

3. 夜间大脑 - 膀胱对话(brain-bladder dialogue)功能的发育 夜间排尿控制的核心功能是夜间睡眠状态中大脑对膀胱的控制,包括尿意的传输,中枢发出指令维持逼尿肌的稳定和括约肌收缩,尿意强烈时激活觉醒神经网络,达到觉醒起床排尿。这一功能发育完善需在大脑中形成一个复杂的与膀胱夜间沟通的神经网络,其中任一环节的发育不全或病损均可导致功能障碍。

在睡眠状态中能够感受尿意而达到觉醒的功能并非与生俱来,在动物中并不需要这样一种功能,人类也是通过进化机制产生和保留了这种功能,对于维护睡床的干净卫生,适应群居社会环境具有较大的意义。夜间大脑 - 膀胱对话功能发育比较成熟约在 2~2.5 岁,一旦这一功能发育成熟和完善,儿童均不再发生夜间遗尿,故对夜遗尿而言,夜间大脑 - 膀胱对话功能发育是一个核心的问题。

多数儿童取得夜间排尿控制的发育里程碑为 2 岁左右。

(四)大便排泄的功能发育

排便是将食物残渣及机体代谢废物(如肝脏排出的胆色素衍生物)排出体外的过程。新生儿排便反射由脊髓或大脑低位中枢控制,随着年龄的增长,大脑高位中枢对排便的控制作用越来越强,造成意识地参与加强或抑制排便行为的发生。一般认为,粪便进入直肠,刺激直肠壁内感受器,引起神经冲动经盆神经和腹下神经传至脊髓初级排便中枢,再传入大脑经过一系列处理,引起便意和排便反射,如时间、地点等状况合适,大脑发出指令,通过盆底神经传出冲动,使降结肠、乙状结肠和直肠收缩,肛门内括约肌舒张,同时阴部神经冲动减弱,肛门外括约肌舒张。与此同时,支配腹肌和膈肌的神经使腹肌、膈肌收缩,增加腹压,促使粪便排出。

对于不同文化、种族、家庭经济状况下的儿童排便行为差异很大,但一些基本的发育进程还是存在共性的。2001 年美国学者研究威斯康星地区儿童排便发育进程,发现"能自己擦拭清洁肛门"是排便发育最后达到的里程碑,平均在 4~4.5 岁可达到。大便排泄功能发育一般遵循:整夜不排出大便→理解排便口头词语指令→对使用排便设施感兴趣→能用动作示意家长自己想去大便→能在便器上坐 5 分钟→自己按按钮冲洗马桶→便后自己拉起裤子→自己拉下裤子去大便→能用语言告诉家长要去大便→白天不再把大便排在裤子里→自己上厕所大便→能自己擦拭清洁肛门。

二、遗尿症

遗尿症(enuresis)分为原发性(功能性)遗尿症和继发性(器质性)遗尿症两大类,按发生的时间又分为日间遗尿和夜间遗尿。临床上 85% 以上为原发性夜间遗尿症。遗尿症通常系指儿童年龄和智龄达到 5 岁后仍不自主地排尿而尿湿了裤子或床铺的问题。

(一)病因

遗尿症的原因包括生理、心理和社会等多种因素。除了一些器质性疾病,如泌尿道感染、泌尿道畸形、膀胱不稳定性、隐性脊柱裂、癫痫、糖尿病、尿崩症和睡眠呼吸暂停等可以引起遗尿以外,大多数功能性遗尿的发生因素主要包括:

1. 遗传因素 遗传是遗尿症病因学中最主要的因素。如果双亲中有一方有遗尿病史,则儿童罹患遗尿症的概率为 44%;若双亲中双方都有遗尿病史的,则儿童罹患遗尿症的概率为 77%。一些研究表明,与遗尿相关的染色体主要有 13、12、22 和 8 号染色体的长臂。但是,目前为止遗传检测仍然不是诊断遗尿症的主要方法。

2. 膀胱因素 遗尿症发生的另一个重要原因是功能性膀胱容量减少。功能性膀胱容量指的是膀胱在开始收缩和排空前所容有的尿量,功能性膀胱容量减少使得膀胱无法容纳正常产生的尿液量。在正常的生理节律中,机体在夜晚的产尿量要少于白天,在一些儿童中会出现夜尿量未明显减少,从而使得膀胱无法容纳大量的夜尿而最终导致遗尿发生。研究表明,遗尿症儿童的功能性膀胱容量通常为非遗尿症同龄人的 50%。功能性膀胱容量减少的儿童其症状表现为，小便较频繁，排尿量比非遗尿症同龄人少。一般儿童膀胱容量的计算方法是 30×［年龄（岁）+1］ml，遗尿症儿童的平均尿量每次 <10ml/kg。

3. 抗利尿激素的缺乏　正常情况下，抗利尿激素在夜间升高，使尿液浓缩，儿童在睡眠中尿量减少。有一些仅夜间遗尿的儿童因为抗利尿激素缺乏正常的昼夜分泌节律，致使夜间尿量增多，超过膀胱的容量，造成遗尿。患儿常在入眠后不久即遗尿，一般在夜眠最初 1/3 的时间发生遗尿，且尿渍大，如家长唤醒儿童排尿，则可无遗尿现象。这些人群可能在使用去氨升压素治疗时效果会比较显著。

4. 睡眠因素　睡眠因素在遗尿的发生中也得到较多关注。从睡眠分期来看，遗尿通常发生在非快速眼动睡眠期，而极少发生在快速眼动睡眠期。在睡眠与遗尿的研究中，更多研究关注遗尿与唤醒度的关系。例如，有研究发现，同样一个刺激在对照组可以唤醒 40% 的人，而在遗尿组只唤醒了 9% 的人群，这一现象在男孩中尤其明显。

5. 发育因素　近年来中枢神经系统发育与遗尿症的关系研究进展很大，目前普遍认为大脑-膀胱对话（brain-bladder dialogue）功能的发育迟缓是夜遗尿症的核心问题，导致儿童在睡眠中不能因膀胱胀满而觉醒，当这一功能得到发展成熟，便不再遗尿。另外，遗尿症也与多数发育障碍有关，如注意缺陷多动障碍、智力障碍、ASD、学习困难以及睡眠障碍等。

6. 便秘　遗尿症儿童常有便秘的问题，特别多见的是日间遗尿的儿童，这是因为便秘时，直肠壶腹部的粪块强烈地刺激感觉神经，影响大脑对膀胱的充盈的感知而造成遗尿。也有人认为严重的便秘会间接引起膀胱容量减少。

7. 心理及社会因素　强烈的外界应激因素，如早期的不良遭遇（父母离异、亲人死亡、儿童与父母突然分离、因病住院或意外事故）、不适应新的学习环境等，均可导致儿童在控制排尿的关键时期因心理紧张而遗尿。

（二）流行病学

遗尿症在儿童中非常常见，有研究表明 7.5 岁儿童中，有 15.5% 仍然有夜间尿床，尽管这其中只有 2.5% 被诊断为遗尿症。每年，大约有 15% 的儿童尿床症状自然缓解，因此在 15 岁时仅有 1%~2%

的儿童仍然有尿床。遗尿症在男孩的发生率明显高于女孩，但其原因尚不清楚。但这一疾病在不同文化背景、不同种族间以及在不同社会经济状况下，其发生率无显著差异。例如，美国调查显示，7 岁的男孩中遗尿的发生率为 9%，而同年龄女孩为 6%；10 岁男孩为 7%，而女孩则为 3%。英国报道，一年级的儿童中有至少 20% 会偶尔尿床，其中 4% 每周有 2~3 次的尿床现象。上海交通大学医学院附属上海儿童医学中心曾调查了 2 万余名中国学龄儿童，发现遗尿症的发生率为 4.6%。

（三）临床分类及表现

遗尿症可以有 3 种分类方式。一种是传统的分类，也就是遗尿症分为原发性遗尿和继发性遗尿。原发性遗尿指从未连续 3 个月以上的不尿湿床（或裤子）现象；继发性遗尿是指在已经至少有 3 个月以上没有该类症状情况下，再次出现尿湿床（或裤子）现象。另一种分类方式将遗尿分为单一症状性遗尿和非单一症状性遗尿。单一症状性遗尿是指患者除了夜间睡眠中遗尿以外，没有白天任何排尿方面异常，包括尿频、尿急以及白天排尿控制问题等。而非单一症状性遗尿指除了夜间遗尿以外，还有白天排尿方面异常。另外，遗尿症可根据发生的时段分为日间遗尿症、夜间遗尿症以及日夜遗尿症。

（四）诊断和鉴别诊断

1. 病史询问　详细的病史询问是遗尿症诊断的基础。应当详细地采集病史，包括遗尿发生的时间段、是白天还是夜间遗尿、发生的频率、是否有 3 个月以上的无症状期等。白天是否有尿频等，因功能性膀胱容量偏低的儿童常会有尿频以及夜间多尿的情况，但是也有些功能性膀胱容量低的儿童没有白天尿频的症状。这主要与这些儿童在白天饮水比较少有关，如果给予相应的水量，小便频率会明显增加。为了更加明确地了解病史，最好的方法是让家长记录儿童的排尿日记，日记内容应该包括每次排尿的时间和量、饮水的时间和量、进餐时大概水量、排尿与一些日常活动的关系（如吃饭、活动等）、是否有尿急或者白天尿湿裤子等情况。

许多遗尿的儿童都同时伴有便秘，而便秘的存在对治疗效果有显著的影响，因此需要对儿童的排便情况进行询问，最好能记录 2~4 周的排便记录，包括排便次数、大便量及粗细以及大便的软硬程度。

除此之外,病史中还需了解有关社会心理方面的问题,包括儿童的以及家长的心理情况。了解家族史、疾病史以及既往治疗史等。

2. 体格检查 体格检查需要进行腹部的触诊,了解大便情况,检查骶尾部皮肤是否有凹陷、窦道或者毛发等,评估肛门括约肌的收缩情况,同时还需要进行生殖器的检查、神经系统检查,以发现一些肌力、肌张力、反射异常及软体征,注意排查遗尿症的器质性病因。

3. 实验室检查 所有的遗尿症儿童都需要进行尿常规检查,主要是排除尿路感染以及尿糖增高的情况,同时要检查上午尿和夜间尿比重,上午尿比重明显增高的儿童,提示白天饮水量偏低。夜间尿比重偏低的提示夜尿量过多。腹部 B 超在遗尿症诊断中也有重要价值,一般需要进行两次 B 超检查。第一次在儿童膀胱充盈的情况下进行的 B 超检查可以了解膀胱容量,而在排尿后再次的检查则可以评估膀胱壁厚度(正常值排尿后应在 5mm 以下)以及残余尿量(正常值 5ml 以下),上述两项检查指标异常提示可能为非单一症状遗尿症。体格检查有异常者行腰骶部 X 线片及磁共振检查,排除脊髓栓系综合征等问题。

4. 诊断标准

(1) DSM-5 中对遗尿症的诊断标准见表9-10-2。

表 9-10-2　遗尿症诊断标准(DSM-5)

诊断标准	307.6(F98.0)
A. 无意或有意地把尿反复排入床上或衣服中	
B. 这种行为在临床上表现为每周至少 2 次,连续至少 3 个月,或出现临床上明显的苦恼,或社会、学业(职业)或其他重要功能领域的损害	
C. 实足年龄至少 5 岁(或同等发育水平)	
D. 这种行为不能归因于某种物质的生理作用(如利尿剂、抗精神病药物)或其他疾病(如糖尿病、脊柱裂、癫痫)	

指定是否:

只在夜间:只在夜间睡眠时排尿

只在日间:在清醒时间排尿

昼夜都有:上述两种亚型的组合

(2) 目前临床中多用国际儿童尿控协会(ICCS)遗尿症的诊断标准,具体为:

1) 儿童年龄与智龄≥5 岁。

2) 不自主的尿床或尿湿裤子,每月至少 1 次。

3) 除外癫痫发作或神经系统疾病所致的遗尿,也不是泌尿系统结构异常或任何其他非神经系统疾病的直接后果。

4) 不存在其他精神障碍的证据,如精神发育迟滞、焦虑、抑郁症等。

5) 病程至少 3 个月。

(3) 亚型:夜遗尿症的亚型,有时被称为单症状遗尿症,是最常见的亚型,仅在夜间睡眠时发生尿失禁,通常发生在夜晚的前 1/3。仅日间遗尿的亚型,没有夜尿,可以称为尿失禁。这种亚型的个体可分为两组。患有"急迫性尿失禁"的人会出现急迫性症状和逼尿肌不稳定,而患有"排尿延迟"的人会有意识地延迟排尿,直到尿失禁。昼夜遗尿症的亚型也被称为非单症状性遗尿症。

(4) 诊断特征:遗尿症的基本特征是白天或夜间反复将尿液排泄到床上或衣服上(标准 A)。最常见的排尿是不自主的,但有时也可能是有意的。若诊断遗尿,则尿的排泄必须发生 1 周至少 2 次连续至少 3 个月,必须引起临床意义上的苦恼或社会、学业(职业)损害,或其他重要领域的功能(标准 B)。必须达到期望可以控尿的年龄(如实际年龄至少 5 岁);对于发育迟缓的儿童,心理年龄至少 5 岁(标准 C)。遗尿不能归因于一种物质的生理作用(如利尿剂、抗精神病药物)或其他疾病(如糖尿病、脊柱裂、癫痫)(标准 D)。

(5) 支持诊断的相关特性:在夜间遗尿期间,偶尔在快速眼动(REM)睡眠期间排尿,儿童可能会回忆起一个涉及排尿行为的梦。在白天(日尿),儿童推迟排尿,直到尿失禁发生,有时是因为社会焦虑或专注于学校或游戏活动导致的不愿使用厕所。遗尿事件通常发生在上学日的下午早些时候,可能与破坏性行为的症状有关。在适当治疗相关感染后,遗尿通常还会持续。

(6) 流行率:遗尿的患病率在 5 岁儿童中为 5%~10%,在 10 岁儿童中为 3%~5%,在 15 岁或 15 岁以上的人群中约为 1%。

(7) 发展进程:有两种发展进程类型的遗尿已被描述,一种是"原发性"遗尿,患者从未有过控制排尿;另一种是"继发性"遗尿,患者在可控制排尿一段时间后出现遗尿症状。在两种类型在共病性精神障碍的患病率上没有差异。根据定义,原发性遗尿症始于 5 岁。继发性遗尿最常见的发病年龄是 5~8 岁,但也可能任何年龄发生。5 岁以后,每年的自发性缓解率为 5%~10%。大多数患有这种障碍的儿童在青春期时症状得以缓解。但在大约 1% 的病例中,这种障碍会持续到成年。日间遗尿在 9 岁以后是不常见的,但偶尔的日间遗尿在儿童中期并不少见,在那些同时患有持续性夜尿症的人中日遗尿更为常见。当遗尿持续到儿童晚期或青春期时,遗尿的频率可能会增加,而在儿童早期就达到排尿控制通常与夜间遗尿频率下降有关。

(8) 风险和预后因素:环境因素:一些诱发遗尿的因素已被提出,包括延迟或松懈的如厕训练和心理社会压力。

(9) 遗传和生理:遗尿与正常尿液生成的昼夜节律的发育延迟有关,从而导致夜间多尿或中枢抗利尿激素受体敏感性异常,以及膀胱亢进(不稳定膀胱综合征)导致膀胱功能性容量降低。夜遗尿是一种遗传异质性疾病。遗传度在家系、双生子和分离分析中都有表现。儿童期夜遗尿的风险在有遗尿症的母亲的后代中大约是 3.6 倍,在有父亲遗尿症的情况下是 10.1 倍。夜遗尿和日遗尿的危险度相似。

(10) 文化相关的诊断问题:欧洲、非洲、亚洲的许多国家以及美国都报道过遗尿症。不同国家遗尿症的发病率相似,发展轨迹也非常相似。在孤儿院和其他住宿机构中,儿童遗尿症发病率很高,原因很可能与其如厕训练的方式和环境有关。

(11) 性别相关的诊断问题:夜间遗尿症在男性中更常见,而日间遗尿在女性中更常见。父亲有遗尿症病史,其孩子也患遗尿症的风险相对于母亲有遗尿症病史的儿童更大。

(12) 遗尿症的功能性损害:遗尿症所导致的功能损害来自儿童的社交活动受到限制(例如:没有资格参加露营)或者来自该病对儿童自尊心的影响、同伴不同程度的排斥以及部分监护人愤怒、惩罚、拒绝的态度或方式。

5. 鉴别诊断

(1) 神经源性膀胱或其他疾病:对于遗尿症的诊断需排除神经源性膀胱,其他导致多尿、尿急的疾病(例如:未治疗的糖尿病或尿崩症)或尿路感染。然而,如果遗尿出现在上述疾病发生之前,或者对上述疾病进行治疗后遗尿仍持续存在,则同样可以诊断遗尿症。

(2) 药物的副作用:抗精神病药、利尿剂或其他可能导致尿失禁的药物的使用都可能会导致遗尿症。在这种情况下,不能单独诊断遗尿症,需要

考虑到药物的副作用。但如果尿失禁规律出现在药物治疗之前,则可独立诊断遗尿症。

(3) 共患病:虽然大多数遗尿症儿童没有合并精神疾病,但是遗尿症儿童行为问题的患病率高于正常儿童。部分遗尿症儿童也存在发育迟缓,包括语音、语言发育迟缓、运动发育迟缓和学习障碍。也可能存在遗粪、梦游、夜惊问题。尿路感染在遗尿症儿童中很常见,特别是在患日间遗尿的儿童中。此外,遗尿症儿童还可能伴有注意缺陷多动障碍。

(五) 治疗

遗尿症的治疗原则应强调综合性治疗,包括心理支持和健康教育、报警器治疗、排尿功能训练、行为治疗、药物治疗和中医治疗,对遗尿症个体进行详细的评估,选择针对性治疗措施是成功的关键。

在排除了显著的神经系统或其他器质性疾病后,排泄问题大多可以在门诊进行治疗。行为治疗的原则是通过反复训练,让身体能够感受到需要排便或者排尿的信号并及时进行排泄,同时通过行为治疗缓解儿童及家长对排泄问题产生的焦虑情绪。治疗过程必须充分考虑帮助儿童克服因排泄问题而产生的羞愧感或自责情绪,因为这些情绪因素会明显阻碍治疗的进程。

1. 心理支持和健康教育　首先,要对患者及其家庭提供适当的心理支持和健康教育,使其了解尿床不是故意行为,而是在遗传因素的作用下身体支配排尿部分的功能尚未发育完善。帮助儿童及家长建立治疗的信心非常重要。

2. 报警器治疗　报警器治疗是目前功能性遗尿症的一线治疗方法,其原理是通过条件反射方法让遗尿症儿童在夜间睡眠中达到因膀胱胀满而觉醒。报警器治疗至少持续 2~3 个月。每当报警器响的时候,父母和儿童都应该被唤醒,父母应该要求儿童自己把报警器关掉,同时去厕所排尿,然后再回来睡觉。刚开始治疗时会比较困难,需要给家长和儿童提供足够的支持,并增加随访频率。同时使用正性强化的行为疗法加以配合。通常报警器治疗失败的最主要的原因是儿童没有在报警器响了以后被唤醒,包括没有被父母唤醒。据报道,2/3 的遗尿儿童使用报警器治疗有效,其复发率比较低。

3. 行为治疗　行为治疗的目的是在膀胱达到充盈时帮助放松膀胱以及盆底肌肉,从而改善

儿童白天尿频、尿急以及白天尿湿裤子的症状,最终帮助儿童养成良好的排尿、排便习惯。行为治疗的方法包括:鼓励儿童养成每天早晨起床后排尿的习惯,平时尽量不要憋尿,可以做尿意-放松训练,白天至少每2小时排尿1次,保证每天有7次左右的排尿,以避免尿急和白天尿湿裤子,当然治疗期间需要和老师沟通并取得配合。每天保证一定量的饮水,饮水时间饮水应主要集中于早晨和午后早些时候,水温37℃左右,这样有利于膀胱的训练。晚餐后则尽量避免或者减少饮水。此外,一定要保持大便通畅,多吃一些软化大便的食物,鼓励养成每天早餐后排便的习惯。还要多鼓励儿童适度运动,而不是经常坐在电脑前或者电视前。

4. 药物治疗 目前用于遗尿症治疗的药物主要有去氨升压素、三环类药物、抗胆碱能药物以及中药,但是有循证依据的目前主要集中于去氨升压素和三环类药物。但是鉴于三环类药物的副作用较大,所以只在所有药物无效情况下先作为三线药物使用,而去氨升压素是药物治疗中的一线用药,尤其适用于膀胱容量正常、夜间明显多尿的儿童。去氨加压素主要是用于减少夜间尿量,使用方法是睡前1小时口服100~400μg。其副作用主要是水中毒症状,因此必须注意在服药前1小时至服药后8小时期间应尽量避免喝水。抗胆碱能药物的机制是增加膀胱容量,减少逼尿肌过度收缩,现作为遗尿症药物治疗的二线药物,如奥昔布宁,睡前5mg,需要注意的是该药会引起便秘的副作用,而便秘本身会加重遗尿症状,所以需要密切观察。中国传统中医在遗尿的治疗方面也积累了不少经验。中医认为,遗尿与膀胱不能固摄有关,多为肾与膀胱虚冷所致,以温补肾阳、补中益气、泻肝清热为治法。也有用针灸、贴耳穴及推拿进行治疗,有一定的效果。

综上所述,遗尿症诊疗流程见图9-10-1。

三、遗粪症

遗粪症(fecal incontinence/encopresis)是指儿童在生理和心理年龄4岁以后仍经常在不恰当的地点自主或不自主排出正常粪便到内裤的现象,遗粪对个人和家庭造成较大的不良影响,易使儿童产生病耻感,遭受社会拒绝和受欺凌,久之形成社交退缩。4岁儿童尚无法控制排便就被认为异常。事实上,大部分遗粪症的儿童在7岁以前都已经开始出现症状。

(一)流行病学

流行病学的资料相对比较缺乏,欧美国家儿童流行率在0.8%~4.1%之间,亚洲国家流行率较高,为2%~7.8%之间。来自荷兰的一项基于人群的流行病学研究发现,遗粪症的患病率不同年龄阶段略有不同,5~6岁为4.1%,6岁为1.9%,10~12岁为1.6%,有随年龄下降趋势。在有心理及行为问题的儿童中,患病率更高,且男孩比女孩患病更多,约为(3~6):1。在功能性遗粪症中,可分为与便秘密切相关的保留性遗粪症(retentive fecal incontinence)和与便秘不相关的非保留性遗粪症(nonretentive fecal incontinence)。保留性遗粪症的发生率约为非保留性遗粪症的4.5倍,在临床上更为常见。

(二)病因

遗粪的病因分为器质性和功能性两大类。器质性病因主要包括直肠肛门先天发育不全、先天性巨结肠术后后遗症、先天性脊柱裂、脊髓损伤、脊髓肿瘤、脑瘫,以及影响盆底肌群和肛门外括约肌的肌病。

临床上功能性遗粪症占绝大多数。功能性遗粪症的病因又分为保留性功能性遗粪症(functional retentive fecal incontinence,FREI)和非保留性功能性遗粪症(functional nonretentive fecal incontinence,FNREI)。75%~90%的遗粪症与便秘有关,即FRFI。由便秘引起的FRFI可发生在白天,也可发生在夜间,临床上白天发生的遗粪症占绝大多数,只有当直肠内大便贮留非常严重时才会发生夜间遗粪症。FRFI发生前数月或数年,儿童常出现主观拒绝排便,强忍大便或大便疼痛的问题,当儿童感觉大便时疼痛或不适等不良心理体验,便会刻意强忍大便,不断收缩肛门外括约肌,臀肌和盆底肌群,使大便长期贮存于直肠中并不断增多,导致一系列的生理和病理反应。大脑有意抑制排便久之引起结肠蠕动减慢,便秘不断加重,可导致大便充满整个结肠(后天性巨结肠),肠腔扩张又通过反射抑制使乙状结肠等上段肠蠕动受到抑制,从而使人体正常排便功能抑制性损害。肠黏膜不断吸收水分又使大便变得很干硬,久之直肠黏膜神经敏感性不断下降,正常排便反射减弱或消失,最终直肠壁渗出黏液于肠腔和干硬的大便之间,当肛门括约肌稍松弛时,大便即滑出体外,通常只是污染内裤,量比较少。

FNRFI临床较少见,对其发病机制目前了解

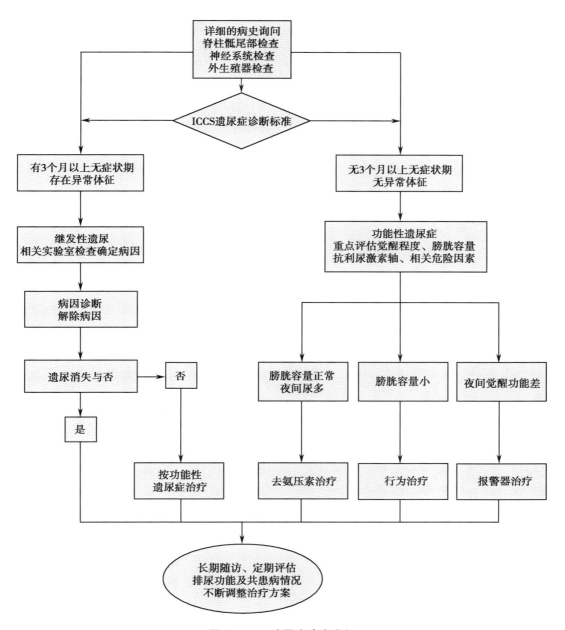

图 9-10-1　遗尿症诊疗流程

较少。遗粪通常与便秘无关,多数情况下排出较多的大便在内裤中,目前对 FNRFI 儿童的排便动力学(defecation dynamics)及直肠肛门测压研究均显示正常,粪便贮留,结肠蠕动,直肠顺应性和肠壁敏感性均在正常范围。目前学术观点更多认为 FNRFI 与中枢神经系统排便功能发育异常有关,多种社会心理因素影响 FNRFI 的病程进展,对 FNRFI 的病因及发病机制需要进一步深入研究。

功能性遗粪症的危险因素包括社会环境、心理、生物学多个方面,见图 9-10-2。描绘了功能性遗粪症的多种危险因素。

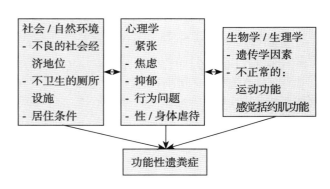

图 9-10-2　功能性遗粪症的生物心理社会模型

（三）临床表现

遗粪症的主要临床症状就是在不恰当的时间和地点排泄大便。每月至少有 1 次以上，持续 3 个月，虽经家长、老师指正亦难以改正。儿童常伴有便秘等排便困难。但是有些家长可能并不是特别关注到儿童的便秘问题，认为只要儿童每天都有大便，便认为儿童并无便秘。但事实上，每天排便的儿童可能每次并未有效排空直肠中的粪便，日积月累粪便堆积便可造成遗粪。儿童可能出现强忍大便姿势，便血，大块状干硬大便排出。50%~60% 遗粪症儿童会有腹痛症状，这是大便潴留较严重的症状，腹胀和食欲缺乏症状也常见。有 22%~40% 的儿童伴有遗尿症。此外，遗粪症还可能导致儿童反复尿路感染，尤其女孩中多见。

一般情况下，儿童的外观无明显异常，有时体检可以发现儿童有腹胀或左下腹扪及无痛性腊肠状肿块（粪团）。肛指检查可以感觉肛门括约肌张力较低、直肠有扩张，内有大量粪团。体检和辅助检查的过程中，尚应注意儿童肛周有无瘢痕、瘘管、异位肛口和脊柱裂等。

（四）诊断和鉴别诊断

1. 诊断 遗粪症诊断标准主要有以下几点：①反复在不适当的地方排便（如裤子里或地板上），包括有意和无意的排便；②1 个月内至少发生 1 次，累计 3 个月以上；③儿童至少已有 4 岁（或同等发育年龄）；④该类事件不是药物（如泻药）及全身性疾病的直接作用结果。但便秘引起的除外。

（1）DSM-5 中遗粪症诊断标准见表 9-10-3。

表 9-10-3 遗粪症诊断标准（DSM-5）

诊断标准 307.3（F98.1）
A. 无论是故意还是无意，反复将粪便排泄到不合适的地方（例如：衣服或地板）
B. 此类事件每月至少发生 1 次，持续 3 个月以上
C. 实足年龄≥4 岁（或与发育年龄相等）
D. 这种行为不能完全归因于药物（如泻药）的效应或身体疾病的作用结果，便秘除外
是否出现以下情况：
伴有便秘及溢出性失禁：体格检查或病史有便秘的证据
不伴有便秘及溢出性失禁：体格检查或病史无便秘的证据

（2）亚型：伴有便秘和溢出性失禁的亚型，患儿遗粪主要发生在白天，很少发生在睡眠中，粪便形态往往不成形（但不绝对），遗粪频次由少到持续。患儿仅将少部分粪便排泄到厕所。通过对便秘的治疗，遗粪也会得到缓解。

不伴有便秘和溢出性失禁的亚型，患儿遗粪的粪便形态正常，遗粪频次呈间歇性。患儿会将粪便排泄到显眼的地方，这通常与患儿存在对立违抗性障碍或行为障碍有关，也可能是肛门手淫的结果。伴有便秘的遗粪较不伴有便秘的遗粪更常见。

（3）诊断特点：遗粪症的基本特征是反复将粪便排泄到不恰当的地方（例如：衣服或地板）（诊断标准 A）。大多数情况下，这种不恰当的排泄是无意识的，但偶尔也有故意为之。此类事件每月至少发生 1 次，持续 3 个月以上（诊断标准 B）。实足年龄至少达到 4 岁（对于发育迟缓的儿童，智龄至少达到 4 岁）（诊断标准 C）。大便失禁不能完全归因于药物（如泻药）的效应或身体疾病的作用结果，除外便秘引起的（诊断标准 D）。

不自主地粪便排泄，通常与便秘、阻塞、潴留然后溢出相关。便秘可因心理因素发展（例如：在某个特定地方排便的焦虑，普遍的焦虑或对立行为模式）所导致避免排便。便秘的生理原因包括无效的用力排便和矛盾的排便动力学，在用力排便时外部括约肌或盆底肌收缩而非放松。与发热性疾病相关的脱水，甲状腺功能减退或某种药物的副作用也可引起便秘。一旦便秘发生，就可能会引发肛裂、排便疼痛，从而进一步导致粪便潴留。排泄粪便的稠度不尽相同，一些人的粪便可能是正常或是接近正常，另一些因粪便潴留导致溢出性失禁的人，他们的粪便是稀的。

（4）支持诊断的相关特征：患有遗粪症的儿童常常感到羞愧且希望避免类似于露营、学校这样可能会带来尴尬的场所。功能损害的程度取决于对孩子自尊心的影响、同伴的社会排斥程度以及部分监护人愤怒、惩罚、抗拒的态度或方式。孩子会企图通过擦拭粪便来清洁或隐藏其不自主排泄的粪便。如果遗粪是故意而为之，很有可能是对立违抗性障碍或行为障碍的特征。许多有遗粪症和慢性便秘的孩子也存在遗尿症，同时可能伴有导致慢性尿路感染的膀胱或输尿管反流。上诉症状会随着便秘的治愈而缓解。

（5）患病率：据估计，约有 1% 的 5 岁儿童有遗粪症，男性比女性更常见。

（6）发育和病程：儿童至少达到 4 足岁（或对

于发育迟缓的儿童,至少 4 岁的智力年龄)才能诊断遗粪症。不适当、不一贯的如厕训练和心理社会压力(例如,上学、兄弟姐妹的出生)可能是诱因。已经描述了两种类型的病程:一种是"原发"型,个体从未建立控粪能力;另一种是"继发"型,在一段时间内已建立的控粪能力后来出现紊乱。遗粪症可持续数年并伴有间歇性加重。

(7)风险和预后因素:遗传的和生理的排粪疼痛会导致便秘和一连串的憋粪行为,这使得遗粪症的可能性增加。使用某些药物(如抗惊厥药、止咳药)可能会促进便秘和遗粪症。

(8)诊断指标:除体检外,胃肠造影(如腹部 X线片)可能有助于评估结肠中滞留的粪便和气体。额外的检查,如钡剂灌肠和肛门直肠造影,可以用来帮助排除其他疾病,如先天性巨结肠。

2. 鉴别诊断 只有当涉及便秘的症状无法由其他疾病解释时,才能在同时有其他临床表现的情况下诊断遗粪症。与其他疾病(如慢性腹泻、脊柱裂、肛门狭窄)相关的大便失禁不会由 DSM-5诊断为遗粪症。

(1)先天性巨结肠:先天性巨结肠儿童由于顽固性便秘可伴有遗粪症状。与遗粪症的鉴别要点是,先天性巨结肠儿童常常是:①遗粪症状出现早,有时有胎粪排出延迟;②排出的大便为细小柱状,遗粪症则多为粗柱状粪条;③常伴有营养不良、发育迟缓,而遗粪症儿童外观大多健康;④便秘、腹胀等症状较遗粪症重;⑤肛门直肠测压压力较高,而遗粪症压力多正常或下降。

(2)伴有遗粪症状的精神疾病:多以其他精神障碍为主要表现,如精神分裂症,但是这些儿童遗粪发生的频次常达不到上述诊断标准。

(3)遗尿症:遗粪症和遗尿症两者同时伴存时可下双重诊断。

(4)共患病:尿路感染共患遗粪症在女性中更为常见。

(五)治疗和预防

遗粪症治疗首先需要帮助家长和儿童正确认识这一问题,让其了解这不是罕见的问题,也不需要为之感到特别的羞愧。另外,与其他发育与行为障碍性问题一样,对遗粪症也应采用综合治疗措施,只有行为治疗和药物治疗综合实施才能达到最优效果。

1. 心理支持和健康教育 遗粪症的儿童往往同时有生理和心理的问题,因此要向儿童和家长阐明本病的起因和病理生理过程,使他们理解问题的起源和必要对应治疗的合理性。改变和去除本节病因中所述的各种致病因素。

2. 习惯培养治疗 遗粪症非常重要且关键的因素就是帮助儿童养成定时排便的习惯,因为遗粪症的儿童常常因为肠腔长期扩张后无法感知正常的排便信号,所以定时排便的习惯必须要坚持直到这种正常排便信号感知能力恢复。通常要求儿童每餐饭后 30 分钟定时排便,至少坐 10 分钟以上。年幼儿童可以通过奖励粘纸等方法鼓励其养成良好的习惯。此外,还要鼓励儿童多吃富纤维素的饮食等。

3. 药物治疗 凡确定为保留性遗粪症伴有便秘的患者,对肠道潴留的大便应予导泻。可在第 1 天用灌肠排便、第 2 天予栓剂通便、第 3 天服轻泻剂,进行 3 天为一周期的治疗,连续 4 个周期后观察疗效。使用轻泻剂和大便软化剂通便促使直肠处于相对空虚状态,同时有利于直肠壁重新恢复其正常的结构状态,使儿童对便意的敏感性得以加强,从而能控制大便的排泄。大便失禁伴便秘的患儿有必要长期使用这类药物,直至完全恢复正常。对于非保留性遗粪症,不适用大便软化剂,反而可能加重症状。目前,对非保留性遗粪症治疗手段较少,主要治疗方法是排便训练,辅助使用阿片受体激动剂洛哌丁胺可缓解症状。

(六)预后

遗粪症是一个慢性问题,其症状较顽固且易复发,有报告在严格实施有效的治疗措施 1 年后,有 63%~94% 的病例症状可获改善。若未得到适当的治疗,有 15%~33% 遗粪症患者在成年期仍有遗粪发生。但治疗结果显示:治疗时间越长,症状改善越明显。

(七)其他特定的排泄障碍

此类别适用于以排泄障碍为主要症状,且在临床上造成社交、职业或其他重要功能领域的重大痛苦或损害,但不符合排泄障碍类别中任何疾病的诊断标准。另一个特定的排泄障碍类别用在临床医师描述不符合任何特定排泄障碍诊断标准的具体病因的情况。这是借由"其他特定的排泄障碍",然后记录具体的病因(例如"低频遗尿")来实现的。

DSM-5 中编码说明:代码 788.39(N39.498)为其他有泌尿症状的特定排泄障碍;787.60(R15.9)为其他有排粪症状的特定排泄障碍。

（八）非特定的排泄障碍

此类别适用于以排泄障碍为特征的症状,这些症状在临床上造成社会、职业或排泄障碍诊断类别中显著的痛苦或损害。非特定排泄障碍类别用于临床医师不确定病因而无法与特定排泄障碍的诊断标准相符的情况下,且其中没有充足的信息来进一步明确诊断(例如在急诊室环境中)。

DSM-5 编码说明:代码 788.30(R32)表示有泌尿症状的不明排泄障碍;787.60(R15.9)表示与排粪症状有关的不明排泄障碍。

【专家提示】

○ 遗尿症诊断是儿童的年龄与智龄应≥5岁,而遗粪症的诊断年龄是生理和心理年龄≥4岁。
○ 报警器治疗和药物去氨升压素治疗是功能性遗尿症治疗的一线治疗方法。
○ 治疗遗尿或遗粪症时都需要注意必须积极处理常伴发出现的便秘症状。

（江帆　马骏）

参考文献

1. Austin PF, Bauer SB, Bower W, et al. The standardization of terminology of lower urinary tract function in children and adolescents:Update report from the standardization committee of the International Children's Continence Society. Neurourol Urodyn, 2016, 35(4):471-481.
2. American Psychiatric Association. Diagnostic and Statistical Manual of Mental Disorders:DSM-5. 5th ed. Arlington VA:American Psychiatric Association, 2013:355-360.
3. 夏正坤,徐虹. 儿童遗尿症诊疗规范. 北京:人民卫生出版社,2018:115-116.
4. Nevéus T, Fonseca E, Franco I, et al. Management and treatment of nocturnal enuresis-an updated standardization document from the International Children's Continence Society. J Pediatr Urol, 2020, 16(1):10-19.
5. Voigt RG, Macias MM, Myers SM, et al. Developmental and Behavioral Pediatrics. 2nd ed. Itasca, IL:America Academy of Pediatrics, 2018:204-218.
6. Rajindrajith S, Devanarayana NM, Benninga MA. Review article:faecal incontinence in children:epidemiology, pathophysiology, clinical evaluation and management. Aliment Pharmacol Ther, 2013, 37(1):37-48.
7. Koppen IJ, von Gontard A, Chase J, et al. Management of functional nonretentive fecal incontinence in children:Recommendations from the International Children's Continence Society. J Pediatr Urol, 2016, 12(1):56-64.

第 11 节　破坏性行为或反社会障碍

【开篇导读】

本文介绍破坏性行为及反社会障碍中的对立违抗障碍和品行-反社会障碍,这两种障碍在儿童青少年期精神障碍中患病率较高。对立违抗障碍的症状以易怒/易激惹、争吵、对立的行为方式或怨恨、报复为特征。童年期起病的破坏性行为更持久,成年后有反社会行为的倾向更严重,常出现犯罪、物质滥用等。品行障碍的症状以严重违纪、违反社会规范或他人权益为特征。确定破坏性行为障碍的存在应考虑到儿童的发育水平。病因和发病机制与心理因素有关,但也有生理学的病理机制。采用综合性治疗和干预方法,包括药物治疗、心理治疗,和以家庭、学校、社区为基础的干预计划。

一、定义和流行病学

破坏性行为障碍(disruptive behavior disorder,DBD)是《精神障碍诊断与统计手册》(第 5 版)(DSM-5)中一组行为障碍的总称,主要包括对立违抗障碍(oppositional defiant disorder,ODD)和品行障碍(conduct disorder,CD),在 DSM-5 中 DBD 被重组为"破坏性、冲动-控制和品行障碍",包含 ODD、CD、间歇暴发性障碍、反社会型人格障碍等其他类型的障碍,常见于儿童青少年的仍为 ODD 和 CD。在 ICD-10 中 ODD 属于 CD 类别,而在 ICD-11 中被列入重新组合的"破坏性障碍或反社会障碍"(disruptive behaviour or dissocial disorders,反社会障碍也被翻译为去社会障碍)中,本文简称仍为品行障碍。ODD 和 CD 对儿童的学习、生活有明显的影响,甚至影响到人格的正常发展。具有品行障碍的某些病例可以发展为反社会型人格障碍。本文主要介绍 ODD 和 CD。

对立违抗障碍多见于 9 岁或 10 岁以下的儿童，具有显著的违抗、不服从和挑衅行为，而且没有更严重的、冒犯法律或他人权利的社交紊乱性或攻击性活动。ODD 的对立和违抗性行为在学龄前期男孩中更加常见，而女孩要到青春期问题才会凸显。

品行障碍是指在儿童青少年期反复持续出现的攻击性和反社会性行为，这些行为违反了与年龄相适应的社会行为规范和道德准则，影响他们本身的学习和社交功能，损害他人或公共利益。CD 常常见于男孩。CD 按起病年龄分为童年期起病型（≤10 岁）和青春期起病型（>10 岁），青春期起病的 CD 与个体发育、社会、环境等因素关系更密切，常是一种发展过程，问题行为局限于青春期，在青春期过后即停止。童年期起病的 CD/ODD 的破坏性行为更持久，成年后有反社会行为的倾向更严重，常出现犯罪、物质滥用等。

ODD 和 CD 在儿童青少年期精神障碍中患病率较高，一项世界范围内的调查报告 ODD 发病率在 6%~10%，CD 总体发病率在 4%~14% 左右，男女比例为（3~4）：1。国内缺乏可靠的调查。在全球 5~17 岁儿童青少年精神障碍患病率中，CD 总体为 5.03%，但各地区的差异很大，亚洲为 5.46%，西欧为 16.6%。

二、病因与发病机制

品行障碍常与不良的心理社会环境有关，包括家庭关系不良或家庭功能、学业不佳、交友不当、媒介的负面影响。近年来，随着研究方法的发展，通过行为学、神经电生理、脑功能影像学等手段，越来越多的研究发现有些 DBD 的儿童存在生物学上的异常，他们在情绪认知偏差和加工方面的缺陷与脑神经生理学上的异常密切相关。

基本情绪的反应偏差是导致产生破坏性行为的原因之一，例如：DBD 儿童青少年倾向于攻击性线索，存在敌意性归因倾向；情绪反应整体呈现出低愉悦、低唤醒、低优势的特征，对恐惧和厌恶刺激低唤醒，对愤怒和厌恶刺激的不愉快体验强烈。大多 ODD、CD 患儿具有冷漠无情特质，尤其在童年期起病的 CD 儿童中多见。这类儿童缺乏共情、缺乏行为抑制、对惩罚不敏感，并且对情绪刺激、对危险都不敏感。而不伴冷漠无情特质的儿童所表现出的品行问题与父母养育方法不得当关系更密切。研究中发现，冷漠无情特质明显者，其品行问题的持续性较高。

神经电生理研究中，采用事件相关电位（event related potentials，ERPs），有研究发现 ODD 儿童在持续作业测验 P3a、P3b 波幅明显减小，而且与破坏性行为水平正相关。学龄前有无情特质的儿童 N170 对恐惧面孔的情绪加工反应减弱。

功能性磁共振（fMRI）的研究发现：ODD 儿童青少年额叶（尤其前额叶）的抑制功能低下，边缘系统、杏仁核、眶额叶、前扣带回的激活减弱。Herpertz 发现童年期起病的 CD 负性和中性图片都可以引起他们左侧杏仁核的激活增强。

三、临床表现

ODD 的基本特征是持久性的违抗、敌意、对立、挑衅和破坏行为，这些行为明显超出了同龄儿童青少年在相同社会文化背景中行为的正常范围，而且具有冲动性。ODD 的儿童倾向于频繁主动地蔑视成人的要求或规定，故意惹恼别人。患儿易怒，常怨恨别人，因自身的错误或困难而责备别人。典型病例中，患儿的违抗带有挑衅性质，由此引发对立，并常显示出过分粗野、不合作和抵抗权威。这些行为常常在与熟悉的成人或同伴的交往中表现得最突出，在临床检查中可能并不明显。患儿从小对挫折的耐受力一般都很差，好发脾气。

ICD-11 中诊断为对立违抗障碍后，再按是否伴慢性易激惹 - 愤怒和亲社会情感受限分为四种类型。

品行障碍的儿童则表现为，经常违反社会规则、违反学校纪律，如更严重的不服从合理性管理、以欺负他人为乐、经常说谎、打架、故意欺负他人等。年长的品行障碍儿童在早年常有过 ODD，但通常还伴有社交紊乱性或攻击性行为，而且早已超出了违抗、不服从或破坏行为的界限。

ICD-11 中，品行 - 反社会障碍按发病年龄和亲社会情感受限，分为四种类型，即：品行 - 反社会障碍，童年期起病伴亲社会情感受限；品行 - 反社会障碍，童年期起病伴正常的亲社会情感；品行 - 反社会障碍，青春期起病；品行 - 反社会障碍，青春期起病；品行 - 反社会障碍，青少年期起病伴亲社会情感受限，品行 - 反社会障碍，青少年期起病伴正常的亲社会情感，他特定的品行 - 反社会障碍，青少年期起病。

四、诊断与评估

(一) 诊断要点

破坏性行为障碍的特征是反复而持久的社交紊乱性、攻击性或对立性品行模式。当发展到极端时,这种行为可严重违反相应年龄的社会规范,较之儿童普通的调皮捣蛋或少年的逆反行为更为严重。只有严重的调皮捣蛋或淘气不足以作出诊断。ODD 的症状以易怒或易激惹、争吵、对立的行为方式或怨恨、报复为特征,症状至少持续 6 个月。

CD 的症状以严重违纪、违反社会规范或他人权益为特征。

确定破坏性行为障碍的存在应考虑到儿童的发育水平。例如,暴怒在 3 岁儿童是发育过程中的正常表现之一,单单存在这一项不能作出诊断。同样,大多数 7 岁儿童不具备侵犯他人(如暴力犯罪)的能力,这一表现也就不能作为诊断的必需标准。作为诊断依据的症状举例如下:过分好斗或霸道;残忍地对待动物或他人;严重破坏财产;放火;偷窃;反复说谎话;逃学或离家出走;过分频繁地大发雷霆;故意的挑衅行为;长期严重的不服从。明确存在上述任何一项表现,均可作出诊断。孤立的社交紊乱性或犯罪行为本身不能作为诊断依据,因为本诊断意味着某种持久的行为模式。

DSM-5 与 DSM-4 在很大程度上没有变化,新增加亲社会行为受限。针对符合 CD 诊断标准并且表现缺乏亲社会情绪的个体加了一个描述性特征说明,如缺乏共情和内疚。

品行障碍以违反他人权力的行为或主要的社会规则为特点,症状至少持续 3 个月,症状必须导致显著的社会、学业或职业功能的损害。具有冷漠无情特质的个体属于更严重的类型。以重复和持续的行为方式违犯他人的权力或与年龄相应的社会规范,在过去的 12 个月中以下 15 项标准至少明显存在任何范畴中 3 项,至少 1 项是最近 6 个月中出现的:

攻击人和动物:

1. 经常欺负、威胁或恐吓他人。

2. 经常挑起躯体打斗。

3. 使用能对他人导致躯体伤害的武器(如:短棍、砖头、碎瓶子、刀和枪)。

4. 残忍对待他人。

5. 残忍对待动物。

6. 对受害者实施抢劫(如,路劫、偷钱包、勒索和武装抢劫)。

7. 强迫他人进行性活动。

破坏财产:

8. 故意导致严重损害。

9. 故意破坏他人财产。

欺骗或偷窃:

10. 闯入他人的住所、建筑或机车中。

11. 经常说谎以获得好处、优待或避免责任。

12. 偷价值不菲的东西而不面对受害者。

严重违反纪律:

13. 即使家长阻止,经常夜间外出过夜,始于 13 岁之前。

14. 与家长住时,整夜外逃至少两次或至少一次有一段时间不回家。

15. 经常逃学,始于 13 岁前。

具体说明是否:

1. 儿童期起病。

2. 青春期起病。

3. 未特定。

是否伴有亲社会性情绪受限:缺乏懊悔或内疚;冷漠 - 缺乏共情;不关心成绩;情感肤浅或有缺陷。

(二) 评估

对立违抗障碍和品行障碍的评估是多种方式、多情境的评估,没有特异的评估工具,也没有与诊断很密切的核心症状,当儿童的行为症状符合了这两种诊断所需要的标准就作诊断。

需要对家庭状况、教养方式、亲子关系、精神病家族史和儿童的同伴关系进行评估,这些都是制订治疗计划所需要的。必要时,也应对学校情况和学习问题进行教育学评估。

对治疗前后的行为进行功能分析,以评估治疗效果。

家长或他评问卷:Eyberg 儿童行为调查问卷(Eyberg child behavior inventory),是常用的评估 ODD 和 CD 的问卷,由他人完成,适用于 2~17 岁,36 条目。其他可用的但不是专门评估 ODD 和 CD 的问卷,如儿童行为问卷(CBCL)中有与攻击相关的题目、Conner 儿童行为问卷

自我报告式评估:国外有数种,但尚未在国内使用,如,儿童行动倾向评估(children's action tendency scale)(Deluty),适用于 6~15 岁儿童青少年,30 项条目;青少年反社会行为自我报告问卷(adolescent antisocial self-report behavior checklist)

(Kulik 等),在青少年中使用,52 项条目。

访谈评估:6 岁以上的儿童可使用 Kiddie-SADS 或其他适龄的儿童心理健康简式问卷。学龄前儿童用 DIPA 的家长访谈。

共患病的评估:由于 ODD 与 ADHD、心境障碍、焦虑障碍等共患率较高,有必要运用相应的评估工具进行检查。

五、治疗和预防

采用综合性治疗和干预方法,包括药物治疗、心理治疗,和以家庭、学校、社区为基础的干预计划。

(一) 药物治疗

因为缺乏疗效可靠的临床研究,所以没有标准化的药物治疗方案。一般只是对症治疗,以控制攻击性、情绪不稳定为主。

1. 兴奋剂如安非他明和哌甲酯类,有些研究发现,对于不论是否共患 ADHD 的 ODD 和 CD,兴奋剂都可以在某种程度上缓解攻击行为。

2. 心境稳定剂锂盐和选择性抗惊厥药,可以缓解冲动性、情绪暴发和心境波动。

3. 抗抑郁药如 5- 羟色胺再摄取抑制剂和三环类抗抑郁药,可以在有心境症状时缓解攻击性和冲动性。

4. 其他药物肾上腺素类药物如可乐定等在欧美等国家也经常用于治疗 OBD,可能是减少了肾上腺素的释放而降低攻击性、激惹性和暴怒。

5. 抗精神病药物第二代抗精神病药物比第一代更常用于 OBD,可以有效降低攻击性和暴力行为,如利培酮、奥氮平、阿立哌唑和喹硫平,都可用于症状严重的青少年,但低年龄儿童慎用。

(二) 心理治疗

1. 家长管理培训由于很多儿童的破坏性行为与家长对待儿童的方式有关,因此,首先应重点培训家长如何与儿童互动以促进儿童的亲社会行为。教给家长积极的教养方式,聚焦于当引发行为的事件出现时,家长如何进行强化(奖励或惩罚),从而发展儿童的亲社会行为,以及其他帮助儿童发展适应性行为的技术,最终减少破坏性行为。

2. 认知行为治疗该治疗的原理基于攻击和反社会行为的儿童青少年有认知扭曲或错误,如果个体对知觉的编码和释义或个人经历中有问题,则会造成负性的信念、期待等。认知问题解决技能训练可以帮助儿童识别改善错误的认知加工,

学习处理人际关系问题的方法。如识别有破坏性的负性认知,替代以合理的认知,学习识别情绪和愤怒管理技术,学习有效的表达和沟通技巧(如社交性言语、协商),学习替代性的行动。治疗过程中需要在治疗室和其他环境中反复地练习直至掌握。

3. 其他多系统的治疗着眼于家庭、学校、同伴等凡是与儿童的问题行为有关的各种系统,在这些系统中找到引发问题的因素并改善,如促进教养方式、改善家庭环境和功能、促进同伴互动、降低学校压力等。

(三) 预防

家庭早期干预计划可有效降低儿童的破坏性行为问题。在幼儿期,就应对儿童的家庭进行风险评估,高风险家庭中,如有婚姻问题、生活环境不良、家长有人格或精神问题,以及有不良的教养方式的家庭(过于溺爱或忽视、暴力的教养方式),都应尽早干预。对于从小就显示出消极气质特点的幼儿,要教给家长应对方式。学校教育计划中应开展相应的预防性培训。

 【专家提示】

○ 童年期起病的对立违抗障碍和品行障碍的破坏性行为更持久,成年后有反社会行为的倾向更严重,需要重视,早期干预。

○ 采用综合性治疗和干预方法,不仅是心理治疗,必要时也可以采用药物治疗,和以家庭、学校、社区为基础的干预计划。

(张劲松)

参考文献

1. 世界卫生组织. ICD-10 精神与行为障碍分类研究用诊断标准. 刘平,于欣,汪向东,译. 北京:人民卫生出版社,1995.
2. 韩晶晶,张劲松. 破坏性行为障碍儿童青少年情绪反应特征研究. 中国儿童保健杂志,2010,18(3):184-188.
3. 张劲松,王朋朋,韩晶晶,等. 儿童对立违抗性障碍、品行障碍和注意缺陷多动障碍中精神病态特质的分析. 教育生物学杂志,2014,2(1):16-20.
4. American Psychiatric Association. Clinical Practice Guidelines for Treatment of Depression in Children and Adolescents Diagnostic and Statistical Manual of Mental Disorders, 5th Edition. American Psychiatric Publishing,

2013.

5. Keith Cheng, Kathleen MMyers. Child and Adolescent Psychiatry: the Essentials. 2nd Edition. Lippincott Williams & Wilkins, a Wolters Kluwer business, 2011.

6. Mark LWolraich, Dennis DDrotar, Paul HDworkin, et al. Developmental-Behavioral Pediatrics. Evidence and Practice. MOSBY Elsevier, 2008.

7. Geller B, Zimerman B, Williams M, et al. DSM-Ⅳ mania symptoms in a prepubertal and early adolescent bipolar disorder phenotype compared to attention-deficit hyperactive and normal controls. J Child Adolesc Psychopharmacol, 2002, 12: 11-25.

8. Longman T, Hawes DJ, Kohlhoff J. Callous-Unemotional Traits as Markers for Conduct Problem Severity in Early Childhood: A Meta-analysis. Child Psychiatry Hum Dev, 2016, 47(2): 326-34.

9. Susa Erdogan G, Benga O, Marină C. Attentional Orientation Patterns toward Emotional Faces and Temperamental Correlates of Preschool Oppositional Defiant Problems: The Moderating Role of Callous-Unemotional Traits and Anxiety Symptoms. Frontiers in Psychology. Front Psychol, 2017, 8: 1928.

10. Sentse M, Kretschmer T, De Haan A, et al. Conduct Problem Trajectories Between Age 4 and 17 and Their Association with Behavioral Adjustment in Emerging Adulthood. J Youth Adolesc, 2017, 46(8): 1633-1642.

第 12 节　性行为障碍

【开篇导读】

性行为障碍的产生大多源于儿童期,因此早期识别和预防、干预就显得很重要。判断儿童性行为障碍面临着两大挑战。首先,如何划分正常还是异常。其次,是否需要干预。这两个问题将在概述中得到综合阐述,并在不同类型的性行为障碍中分别阐述。儿童期的性行为障碍包含哪些类型、如何判断、如何干预。本节主要介绍性别认同问题和性偏好障碍的流行病学、病因、临床表现和诊治。

一、概述

划分儿童正常与异常的性行为是一个长期有些争论的问题。因为,儿童的性心理行为与儿童的发育、种族文化背景或社会观念有关。即使对于成人,一些过去被认为需要治疗的性行为或认为是障碍的性行为也有了重新的认识,如手淫、同性恋。

从婴儿时期开始到学龄前,多数儿童都有性兴奋的能力和性兴奋的体征,并且知道如何能使自己产生躯体快感。但兴奋时间短暂,男孩比女孩更常见,一般仅偶尔发生。5、6 岁以后儿童的性行为减少,11、12 岁随青春期发育又增多。

正常的儿童可以有多种性行为现象,多与以下情况相关:人体界限、身体暴露,性角色,自我刺激,窥视他人裸露的躯体。人体界限指人与人之间应保持的距离,如:男孩随年龄的增长不应看母亲洗澡、触摸母亲乳房。人体界限有文化背景的差异,一般从幼儿期开始就要了解自身所在文化中要保持的人际适当距离,但幼儿在刚开始理解此问题时出现与他人的距离过近、摩擦他人身体、偶尔触摸母亲乳房或父亲外生殖器属于正常现象。儿童暴露身体的行为是指故意向其他人裸露自己的身体,尤其是性器官,如玩"医师看病""打针"的游戏。自我刺激包括手淫和触摸或摩擦性器官以寻求快乐。儿童的所有性行为都与成人性行为相对应,并有一致性。如露阴,儿童在一定年龄阶段(尤其是幼儿期)暴露外阴是正常的,而进入青春期后若仍出现反复在公共场合暴露外阴则是病态,被称为"露阴症"。在对性身份的认同上,儿童期的性身份障碍在成年很可能发展为同性恋。

性行为受生物学因素、个人经历和社会因素的影响。生物学因素如性激素水平。个人经历如家长对性别的抚养态度,还有的性行为与性虐待的经历有关。所处的社会文化对性行为的观念相差很大。所以,判断某种性行为是正常还是异常,要考虑年龄阶段、种族文化背景以及个人经历,其行为对个人和他人所带来的不良影响。

二、儿童的性别认同问题

(一)定义和流行病学

儿童对自己性别的认同与生理性别明显地

不一致曾被称为性别认同障碍（gender identity disorder in children），又称童年性身份障碍。在DSM-5中称为性别烦躁（gender dysphoria）。正常儿童3岁左右即可识别自己的性别，随后知道性别在跨时间上是稳定的，喜欢与同性幼儿一起玩，自然而然地遵从着内在的性角色要求，表现出行为上的性别差异，男孩通常表达出男性的行为，女孩表现为女性行为，性别的差异随年龄增长更加明显，即使在相当中性的环境下长大也如此。但有些儿童对自身性别的认识、言语行为却与自己的真实性别（生理解剖特征）相反，即在穿着和行为爱好上像异性或坚持否认自己的真实性别，该现象曾被ICD-9、ICD-10和DSM的诊断分类称为"性别认同障碍"，而ICD-11则修改为性别不一致，并将其移除了精神障碍的分类，纳入性健康相关情况。

参考过去对性别认同障碍的调查，这种问题男孩多于女孩，3岁以后至青春期之前均可发生，通常发生于童年早期，一般在青春期前已充分表现。其特征为对本身性别有持续的、强烈的痛苦感，同时渴望成为异性（或坚持本人就是异性）。持续地专注于异性的服装和/或活动，而对患儿本人的性别予以否认。

由于目前的诊断分类系统仍处于更替时期，在此主要根据DSM-5的性别烦躁介绍。

（二）病因和影响因素

儿童出现性身份障碍与解剖生理异常、天生的素质和教养环境有关。①生理性因素：主要是先天性的，任何一个与性别发育有关的生理因素（性染色体、性腺、性激素、生殖器）出了问题，都可能造成性别认同障碍，例如异性的性激素水平较高，即女孩睾丸激素水平高则男子气较重。②先天素质：女孩天生具有男孩气质，生性好动、强壮；男孩天生具有女孩气质，性格文静、长相秀气。③后天教养环境：家庭教养和生活环境对儿童的性别认同有着重要的影响，儿童通过观察学习和性角色的强化而认同自己的性身份。

在家庭环境方面，虽然家庭和社会对男孩和女孩的期望和要求有差异，但有些父母是出于本人的性格和偏好，从小让儿童穿着异性服装、鼓励异性活动，直到3、4岁仍然如此，或是家庭中缺乏父性角色。调查显示，男孩性身份障碍者大多数在5岁前失去父亲（父母离异、父亲长期在外等原因），因长期与母亲生活并多与女孩玩耍，则在行为举止和心理上也倾向女孩特点。

（三）临床表现

典型情况下，有性身份障碍的男孩在幼儿期就表现出喜好穿女装、沉湎于女孩的游戏和活动，但穿异性服装的举动并不会引起性兴奋。他们会有很强的欲望，想参加女儿童的游戏和娱乐活动，常钟爱洋娃娃，喜欢与女孩玩。他们甚至厌恶自己的外生殖器，希望变成女孩，上学后会因此受到其他男孩的羞辱、嘲笑，并越来越被孤立。在青春期，女性化的举止会有所减轻，但有随访研究显示，1/3~2/3有性身份障碍的男孩在青春期中或以后表现出同性恋倾向。

有性身份障碍的女孩喜欢穿男装、结交男伴，对洋娃娃没有兴趣，对体育运动和激烈争斗的游戏极为喜爱，不喜欢在游戏中扮女性角色，不愿乳房发育、来月经，甚至声称自己是男孩等。大部分在青春期会收敛对异性活动或服装的追求，同时仍有一部分保留男性性别的认同，逐渐显露出同性恋倾向。患有性身份障碍的女孩在学校中不像男孩患者那样受到同等程度的孤立，然而她们在童年后期或青春期也会遭到嘲笑。

在这类儿童中，不论男孩或女孩都可能会出现否认本身性别的解剖结构，如：女孩反复声称将要长出阴茎，坚持立位小便，不愿乳房发育或来月经。男孩反复声称自己将长成女人，讨厌阴茎和睾丸、希望没有。但持续排斥本身性解剖结构的情况较少见或罕见。

（四）诊断要点

否认自己本人的性别和性器官，对自己本身的性别有持续、强烈的痛苦感，强烈排斥自身性别的行为、特性和/或衣着，渴望成为异性或坚持本人就是异性，持续地专注于异性的服装或活动。这种想法根深蒂固，难以说服。尽管他们因与家庭、好友的期望相冲突而苦恼，并受到嘲笑和排斥，但却不因为自己的性身份障碍而苦恼。这一障碍必须在青春期前就已经十分显著才能确诊，典型的儿童在入学前就首次出现症状。

（五）诊断和鉴别诊断

视临床情况而选择依据ICD-11或DSM-5的相关诊断标准进行诊断。

在DSM-5中，性别烦躁根据年龄进行分类，包括儿童性别烦躁、青少年和成人性身份障碍。

DSM-5对儿童期的性别烦躁（gender dysphoria）的诊断标准[302.6（F64.2）]如下：

（1）个人经验／表现的性别与生理性别之间明显地不一致，已至少持续 6 个月，且有以下至少 6 个特征（其中必须包括第 1 条）：

1）强烈希望是另一种性别，或坚持认为自己是另一性别（或与生理性别不同的另一性别）。

2）生理性别为男孩的强烈偏爱异性着装或模仿女性装扮；生理性别为女孩的强烈偏爱穿典型的男装，并强烈抵制穿典型的女装。

3）在假扮性游戏或幻想游戏中强烈偏爱扮演异性的角色。

4）强烈偏爱异性玩具、游戏或典型异性常玩的活动。

5）强烈偏爱与异性做玩伴。

6）生理性别为男孩的强烈抵制典型男孩的玩具、游戏和活动，强烈回避打闹游戏；而生理性别为女孩的强烈抵制典型女性的玩具、游戏和活动。

7）强烈不喜欢自己的性生理特征。

8）强烈期望自己原本是或改变成异性的特征，以满足自己的异性体验。

（2）在社会、学习及其他重要的功能方面伴随临床明显的困扰或损害。

DSM-5 对青少年和成人的性别烦躁标准［302.85（F64.1）］如下：

（1）个人体验／表现的性别与生理性别之间明显地不一致，至少持续 6 个月，且具有以下至少 2 个特征：

1）个人体验／表现的性别与生理或第二性别特征之间明显不一致（或在年轻人中，期待第二性别特征）。

2）因为个人体验／表现的性别明显不一致，强烈期望摆脱自己原来或第二性别特征（或年轻人期望阻止第二性征的发育）。

3）强烈期望自己成为生理或第二性别的异性特征。

4）强烈期望自己成为异性（或不同于生理性别的异性）。

5）强烈期望他人以异性对待自己（或不同于生理性别的异性）。

6）强烈确信自己有异性典型的异性感觉和反应（或不同于生理性别的异性）。

（2）在社会、职业或其他重要功能方面伴随临床明显的困扰或损害。

进入青春期后才出现则诊断不能成立。此障碍必须至少持续存在 6 个月才可诊断。

性角色与行为不一致的现象较常见，如果仅仅是女孩像"假小子"，男孩有"女儿童气"并不能算是性别不一致或性别烦躁。只有正常意义上的男性或女性概念出现了全面困扰时，才可考虑儿童性别烦躁的诊断。

（六）治疗原则

对于性别认同问题的治疗有较大的争议。

在正常情况下，对于儿童的性别认同，家长应在儿童能分辨性别的时候及时告诉他们自己的真实性别，在性别特点的培养上顺其自然。若是由于生理和遗传方面的因素造成儿童发生性别不一致或性别烦躁，则尽可能治疗和矫正，注意培养同性的特点，但常难以矫治。由于该障碍本身不会对儿童的将来有特别危害，而往往是他人的态度会造成一些不良影响，所以，如果不能矫正儿童的性别认同问题，则从加强心理适应能力上培养儿童的良好心态。

治疗方法包括行为治疗、精神动力学治疗、小组治疗、家庭咨询和治疗等。干预目的在于降低继发于性别问题的情绪问题（如焦虑、抑郁、低自尊），使儿童对自己的身体感到更舒适，更接纳自己，减轻排斥和降低精神障碍的共病。治疗的两个短期目标：减轻或消除社会性排斥，缓解潜在的或相关的精神障碍。长期目标聚焦于预防因后天不利成长环境导致的易性症和／或同性恋。

对儿童的个体治疗主要是解决与性别认同相关的潜在的因素，包括：探索并处理妨碍一致性性别认同的不良经历，对于由于不良经历导致的性别认同问题则鼓励接纳自我，鼓励对出生性别的认同、鼓励同性友谊。家长咨询包括对儿童超越性别的行为设安全性的限制；鼓励中性或典型性别的活动；检查家庭因素，改善家庭不利因素和不当的教养方式；检查家长因素，如精神障碍。最主要的治疗干预在于，"母亲对男性有敌意，父亲的家庭责任或情感缺失"的家庭动力特点。心理治疗如果将重点放在改变性别认同上，其疗效并不大。

目前，"世界变性健康职业协会"认为，将改变性别认同作为目标使之符合出生性别的治疗不再被认为是伦理的范畴。

案例：男，10 岁，因言行举止似女孩，并想成为女孩而就诊。从小发育正常，相貌清秀，文静，母亲对其性别态度中立，父亲性格内向少言，长期出差在外，即使在家也很少关心儿童。常与邻居一个大其 3 岁的小姐姐玩耍。四五岁时即出现喜欢女孩的衣服和玩具，别人逗他问"你是男孩还是女孩？"时，答"我是女孩"，母亲以为是其天真。上学后，患儿喜欢找女同学玩，说话声调模仿女生，不愿穿男生校服，多次告诉他是男孩，但不愿接受，称想要成为女孩，回避男生的活动。体检正常，为男性生殖器官，暂未做染色体和性激素检查。该患儿问题的原因主要是先天特点及从小缺乏男性榜样所致，治疗过程中邀请其父亲出席，要求其承担起父亲角色，经常带儿童活动，鼓励男性化行为，并指导家长联系老师配合治疗，督促参加男生活动，安排一些友好、温和的男生邀请其共同活动，参加时注意给予表扬。1 年后，虽仍有女子气，但有所减轻、男性特点增加，如说话模仿女生的情况好转。

三、性偏好障碍

（一）定义和流行病学

原称性倒错（paraphilia），指一系列异常的性行为，如露阴症、摩擦症、恋物症、窥阴症、异装症、性施虐或受虐症、恋兽症等，其中恋物症最多见。在 ICD-11 中称为性欲倒错障碍或性心理障碍（Paraphilic disorders），其特征是持续而强烈的异常性唤起模式，对他人或本人带来明显的痛苦或有伤害的显著风险。

这类性行为障碍在青春期前的儿童中很少见，但调查发现成人的这类问题大多开始于青春期，18 岁以前开始的约占半数。国外有报道显示：在儿童性骚扰事件中，30%~50% 的骚扰者是青少年。很多患儿是多种异常的性癖好于一身。

恋物症的发生率不详。女性发生性倒错比男性少见。

（二）病因和病理机制

恋物症的病因可能是患者在物体和性兴奋之间偶然建立起的联系被强化，对于青少年可能是好奇，或物体性快感之间的偶然联系。例如，男性碰巧在触摸到女性内衣、袜子时引起性兴奋，最初，这种愉快的感觉只是偶尔出现，以后可能这种接触女性内衣或袜子的行为就变成了性活动的一部分并得到强化。恋物症可能也与性虐待有关联。

异装症的病因可能是小时候被家长当女孩穿衣服、打扮，并以此为乐，这种行为一直持续成为

潜意识的快感。有时与母亲对异性的愤怒或偏爱女孩有关，男孩受母亲态度的影响而喜欢女性着装。若青春期出现则可能一开始是出于好奇。有的则是与性别认同有关。穿异性服装的动机随发展进程而改变，从寻求性兴奋到只是为了缓解压力、抑郁或焦虑。

摩擦症病因不清楚，可能是与儿时经历有关，也可能是偶然生殖器触碰到他人身体时产生性兴奋，之后行为得到强化。

（三）临床表现

儿童青少年的性偏好障碍中常见恋物症、异装症、露阴症和窥阴症。

1. 恋物症（fetishism）　指迷恋非生命物体，以此作为刺激物唤起性幻想和性冲动。常见于男孩，迷恋对象常为女性的服饰。恋物症的早期症状只是涉及对触摸物体的渴望。随着时间，恋物不断发展，最终变成获得性快感和性满足的需求。

案例：一名 13 岁男孩，多次偷拿母亲的胸罩和内裤，躲起来嗅其气味，被母亲发现后遭责骂。幼时父母离异，母亲对其关心较少且缺乏耐心，主要由祖母照看；体格和智力正常，青春期刚发育；称想接近母亲但又怕，嗅母亲内衣时感到很愉快甚至兴奋。

2. 异装症（transvestism）　指穿着异性服装，主要是为了获得性兴奋，也可无性兴奋。

女性很少被诊断异装癖，与文化接受性有关，女性穿男装容易被接受，而男性穿女装则在很多社会中不被接受。不过，重要的是在穿异性服装的行为中是否是为了获得性满足，此外，真正的异装癖还涉及在举止等方面也追求异性的特色。异装癖早期表现有喜欢触摸或穿戴明显是女性的衣物。逐渐发展为躲起来穿异性的内衣或其他服饰，以此引起性兴奋。再继续发展为经常将自己打扮成女性，戴女性假发，用女性化妆品和首饰。与性别认同相关的异装癖有的还要求进行改变性别的手术。症状的确定来自病史和直接观察。

3. 窥阴症（voyeurism）　反复出现的窥视他人裸体或性活动，通常引起性兴奋和手淫。窥视活动在被窥视者无察觉时进行。男性多见，如经常窥视母亲或女同学换衣服、洗澡。

4. 摩擦症（frotteurism）　未经别人同意，为了寻求性快感，出现强烈、反复产生的性幻想，并

且发生了以外阴或外生殖器接触并摩擦他人的行为，该行为经常发生在拥挤的地方或容易逃走的地方。首次发生多数在15~25岁。

5. 露阴症（exhibitionism） 反复或持续出现在公共场合向他人暴露生殖器，暴露时出现性兴奋。几乎仅见于男性。

（四）诊断

根据ICD-11、DSM-5的诊断标准。诊断要点是符合上述相应的临床症状。症状都需要已至少持续6个月，摩擦症和露阴症可导致社会、职业或个人其他重要功能上有临床意义的受损。

对于恋物症，只有当确实通过使用所迷恋的物体而获得性满足，而不使用或这种行为受限制则可引起明显的不安情绪，才作诊断。偶尔发生触摸物体引起性快感并不意味着什么，偶然出现和首次出现都不应诊断为该障碍。

对于异装癖，仅在当患者经常穿异性服装、不穿就感到明显的烦躁不安这种情况下，才可诊断。偶尔地穿异性服装或在节日里将穿异性服装作为娱乐，不应算是异装癖。

（五）治疗和预防

性偏好障碍的患者通常没有改变愿望，很少会主动寻求专业化治疗。异装癖者即便来咨询也是因为家人或朋友对自己不满。摩擦症和露阴症因危害他人，被认为是犯罪行为而会被抓获或被起诉，患者往往是被抓过后才寻求治疗，或公安机关发现其行为动机与其平日的行为或身份不符，而推荐就医。

由于儿童青少年性倒错者尚未完全定型，因此比成人容易治疗。以心理行为治疗为主，特别要关注患儿的家庭和社会背景，由于发生的原因常与童年抚养经历和受色情宣传的影响有关，所以不能仅简单地治疗儿童，而是需要进行家庭治疗和社会干预。从小建立适当的亲子关系，从青春期开始进行与文化相适应的性知识教育和指导。

但对性偏好障碍的行为治疗通常并不成功，如厌恶治疗，以及帮助建立与文化相符合的性刺激方式，甚至电休克，都不能取得满意效果。

恋物症和异装癖并不会给他人带来什么伤害，尤其异装癖者同时也保持文化认可的性满足方式。20世纪以来，人们更接受或容忍恋物症和异装癖的存在，不再极力推荐治疗。但恋物症可能对自己带来意外伤害，如将丝袜勒住脖子引发性兴奋，应提醒预防。预防异装癖的形成是比治疗更有效的方法。应在儿童期和青少年期给予与文化相符合的性角色和性教育，避免不恰当的教养方式，如男孩当女孩养。对于少数性兴奋过强的患儿可服用抗精神病药物治疗，以降低性兴奋。

对摩擦症的治疗通常学习控制接触受害方，但治疗效果不理想，有人多次因其此行为入狱但仍不能改变。可尝试并用一些药物降低性冲动。

（六）预后

由于有此问题的人不愿意接受治疗，所以难以缓解。但有些恋物行为具有一定的危险性，可能会伤害自己。摩擦癖和露阴癖患者则经常被抓获入狱。

【专家提示】

○ 对性行为障碍的分类正发生变化，既往主要包括性别认同障碍、性偏好障碍，目前ICD-11不再将对性别认同的不一致列入障碍，在DSM-5中称为性别烦躁。

○ 儿童早期的性别认同教育不可忽视。

○ 识别、干预和治疗性行为障碍是一大挑战，是否或如何干预性别不一致\性别烦躁则根据对本人带来的痛苦而定。

（张劲松）

参考文献

1. 世界卫生组织. ICD-10精神与行为障碍分类（临床描述与诊断要点）. 范肖东，等译. 北京：人民卫生出版社，1995.

2. Association AP. Diagnostic and Statistical Manual of Mental Disorders (DSM-Ⅳ-TR). Washington：American Psychiatric Association, 2000.

3. Diagnostic and Statistical Manual of Mental Disorders. 5th Edition：DSM-5 American Psychiatric Association. American Psychiatric Publishing, 2013.

4. Keith Cheng, Kathleen M. Myers. Child and Adolescent Psychiatry：the Essentials. 2nd Edition. Lippincott Williams & Wilkins, a Wolters Kluwer business, 2011.

5. 张劲松. 儿童心理行为及其发育障碍第15讲：儿童青少年的性心理问题. 中国实用儿科杂志，2003, 18(3)：184-186.

第13节　抽动障碍

【开篇导读】

抽动障碍(tic disorders,TD)是指以单一或多部位肌肉运动性抽动(motor tics)和/或发声性抽动(vocal tics)为特征的神经精神疾病,发病近年有增多趋势,其发病由社会和环境因素与多种遗传异常之间的复杂相互作用所致,对儿童和家庭的身心发展产生不利影响。本节重点阐述抽动障碍的定义、流行病学趋势、病因、临床表现、诊断、鉴别诊断及治疗措施,以期为临床诊断和有效干预提供线索。

一、定义及流行病学

抽动障碍(tic disorders,TD)是指以单一或多部位肌肉运动性抽动(motor tics)和/或发声性抽动(vocal tics)为特征的神经精神疾病,在儿童期起病。常伴有其他心理行为障碍,如注意缺陷多动障碍(ADHD)、强迫障碍(OCD)、学习困难(LD)等。该病最早由法国内科医师 J. M. G. Itard 于 1825 年描述,1885 年法国神经科医师 Georges Gilles de la Tourette 详细报道了 9 例,故近代医学文献多采用"Tourette 综合征(Tourette syndrome,TS)"命名。

TD 的发病近年有增多的趋势,患病率分别为短暂性 TD(5%~7%)、慢性 TD(3%~4%)、抽动秽语综合征(Gilles de la Tourette syndrome,TS)(0.3%~1.0%)及分类不明的 TD(non-specific tic disorder,TD-NOS)(1.2%~4.6%)。抽动障碍诊断有时被忽略,疾病的发病率估计可能偏低,有报道从起病至诊断的平均时间超过 5 年。男性明显多于女性,男女之比为 4:1。Tourette 综合征的危险因素包括男性、具有抽动障碍、强迫障碍及可能的注意缺陷多动障碍的家族史。

二、病因及发病机制

病因及发病机制尚未明确,可能与神经生物学因素、遗传因素、免疫因素、环境因素等相关。

(一)神经生物学因素

近年来,与本病相关的皮质-纹状体-丘脑-皮质通路和多巴胺神经递质系统研究受到关注。动物实验发现纹状体多巴胺能受体激活会产生刻板行为,而一些 Tourette 综合征个体的脑功能成像研究表明纹状体内具有更多的多巴胺能神经分布。额叶对纹状体的输入产生影响,被认为能够抑制重复行为的发展,而与额叶变性相关的神经

性障碍也已被认为能够引起重复行为。尸体解剖研究发现基底节环路上的异常。对 TD 患者的神经病理检查没有发现一致的脑部异常,但是许多神经影像学检查发现了脑结构改变或代谢改变的证据,TD 患者与对照者相比,左额叶灰质体积更小,中央前沟、中央后沟、额上沟、额下沟和额中沟的灰质深度和厚度减小,有尾状核体积缩小。此外,TS 儿童抽动的严重程度可能与感觉运动皮质体积缩小相关。

(二)遗传因素

TD 具有遗传性。大多数患者的双系传递(从父母双方遗传)非常明显,研究显示,在家族先证者的一级亲属中,有 10%~15% 也被诊断为 TS,20% 被诊断为抽动障碍。尽管进行了大量遗传研究,但尚未发现单一或甚至是多重的 TS 致病基因。尽管早期研究表明该病为常染色体显性遗传,但新近研究显示该病可能存在更加复杂的遗传模式,且涉及多基因遗传模式。连锁分析研究发现数个重要的染色体区域,包括 11q23、13q31.1、4q34-35、5q35、15q21-22 及 17q25。一些候选基因已被关注,包括各种多巴胺受体(DRD1、DRD2、DRD4 及 DRD5)、多巴胺转移蛋白、去甲肾上腺素能基因(ADRA2a、ADRA2C、DBH 及 MAO-A)及一些 5-羟色胺能基因(5-HTT)。最近研究发现 Slit 及 Trk-样家族 1 基因(SLITRK1)及 L-组氨酸脱羧酶基因(HDC)是 TS 的易损性基因;SLITRK1 基因表达于 TS 已经涉及的脑部区域(皮质、海马、丘脑、丘脑底核和苍白球核、纹状体及小脑),似乎在神经树突的生长中发挥作用。但是,尚不清楚变化的基因产物如何引起复杂的神经行为障碍。在数百例接受检查的 TS 患者中并没有发现这种基因突变,因此该突变似乎是 TS 的罕见病因。HDC 基因编码 L-组氨酸脱羧酶,这种酶是催化组氨酸生物合

成组胺过程的限速酶。组胺能神经元位于下丘脑后部,但与其他脑区有广泛的轴突联接。这些发现提示,使用药物控制组胺能神经传递也许能治疗 TS。然而,尚不清楚组胺异常如何导致或促进 TS 症状。此外,研究还发现,TS 的一级亲属患有强迫障碍的概率比一般人群高。

(三) 感染相关性免疫因素

近年来,研究显示一些感染性疾病也与抽动障碍有关,其中,研究最多的是 A 族 β- 溶血型链球菌,与这类相关的儿童自身免疫性神经精神障碍,统称为链球菌感染相关的儿童自体免疫神经精神障碍(pediatric autoimmune neuropsychiatric disorders associated with streptococcal infections, PANDAS)。有研究提出个体抗链球菌抗体与链球菌抗原的交叉反应作用于基底神经节,是导致抽动障碍的病因。链球菌感染是加重或导致一部分患者抽动障碍的因素之一,表现出符合链球菌感染的体征和症状的儿童应进行链球菌感染的评估。

(四) 环境因素

目前认为,抽动障碍受环境因素影响。神经系统过高或过低唤醒状态均能增加抽动频率和严重程度。在年长的儿童中,报道指出重复行为经常出现于低唤醒状态,如疲劳、乏味、被其他刺激分心状态(例如读书、看电视等);过高唤醒状态,如精神压力、焦虑、高度集中精神、愤怒、沮丧等状态也会增加抽动频率。值得重视的是,抽动症状的发生与症状严重程度与心理压力和紧张密切相关。研究证实生活应激事件可诱发具有遗传易感性的个体发生抽动障碍,长期的心理压力和紧张氛围可持续并加重抽动症状。抽动症可能是儿童对压力的一种反抗表达。目前研究发现压力、强烈刺激、生活事件等是当前诱发儿童抽动症的主要原因之一,其中包括:早期母子关系不和谐、父母期望值过高、超负荷早教、学业课业压力大、生活事件过频、儿童人际交往不良或丧失友谊等;这些经历可成为儿童"创伤性体验"印刻于记忆里,以后的某些生活经历或刺激有可能起到"扳机"作用,诱发抽动症发作。

儿童对某些环境刺激特别敏感,如上呼吸道感染、过敏性鼻炎、过敏性结膜炎、胃肠道感染等都可能诱发抽动发作。长期过频地观看电子产品,屏幕时间暴露多,如依赖电子游戏也会诱发或加重抽动症的发生。产前母亲吸烟可能增加 TS 风险。

三、临床特征及分类

1. 临床表现

(1) 自然病程:该病多于儿童和青少年时期起病,TS 起病年龄通常在 2~15 岁,但有时诊断可延迟至 21 岁,平均发病年龄约为 6 岁,以 5~10 岁最多见。病程不一,可为短暂性的,也可为长期性的。TS 的自然病程呈现波动性的特征,抽动的性质(抽动种类)、频率及强度可能在一个相对短的时期内发生变化。8~12 岁病情最重。此后病情的严重性渐减。在青春期后期或成年早期,超过 1/3 不再抽动,少于 1/2 的仅有轻微的临床证候,无须临床关注,仅约 20% 的患者持续具有中或重度抽动障碍,有持续抽动的患者中,存在共病或共存精神问题。约少于 5% 的个体报道在成年早期经历了比在儿童期更严重的发作。

(2) 抽动特征:抽动(tic)一词从法语"tique"演变而来,指身体任何部位肌群出现不自主的、突发的、重复及快速的收缩动作;在运动功能正常的情况下发生,且非持久地存在;抽动的时限通常是短暂的,分成阵挛性(clonic)(少于 100 毫秒)或张力障碍性(dystonic)及强直性(tonic)(长于 300 毫秒)。张力障碍性较少见,以反复的异常姿势为特征(如斜颈)。

(3) 抽动形式:分为运动性抽动和发声性抽动。

1) 运动性抽动指累及头面部、颈肩、躯干及四肢肌肉的抽动,在发声样抽动开始前几年出现,始于 4~6 岁。表现为眨眼、皱眉、面部扭曲、噘嘴、咬唇、张口、歪嘴、摇头、耸肩、扭颈、甩手、举臂、步态异常、踢腿、收腹、跳跃、身体旋转、抓挠动作等;随着年龄的增长,运动样抽动可能演变成更为精细的运动(如有目的样的运动、诱惑性或猥亵性手势等)。

2) 发声性抽动实质上是累及发声肌群(如呼吸肌、咽肌、喉肌、口腔肌及鼻肌)的抽动,这些部位的肌肉收缩通过鼻、口腔及咽喉的气流产生发声。表现为干咳声、清嗓声、吸鼻声、吐痰声、呼噜音、犬吠声、尖叫声、打嗝声、各种各样的动物叫声及无音节的喊叫等。发声性抽动常始于 8~12 岁,随着年龄的增长,发声样抽动常发展成重复性模仿言语、无意义的语音、无聊的语调、重复性习语或猥亵性言语(说脏话或无故骂人)。约 5% 患者首先出现发声性抽动。

3）许多 TS 患者经历先兆性冲动（premonitory urges）。先兆性冲动是一种在抽动之前立即发生的感觉现象，有不可抗拒的冲动，类似于抓痒或打喷嚏的需要。这种先兆性冲动感觉不适感包括压迫感、痒感、痛感、热感、冷感或其他异样不适感。肩带、喉咙、手、腹部的中线、大腿的前部及足是经历这些先兆性冲动的"热点"区域。先兆性冲动常驱使抽动发作，在抽动之后常产生一种缓解的感觉。8~10 岁以下儿童总的来说还没有意识到这些感觉冲动，随年龄的增加这种意识增加。在抽动开始 3 年之后，感觉冲动出现在大约 90% 的青少年 TS 患者当中。

4）抽动演化：TD 的症状通常从面部开始，逐渐发展到头、颈部肌肉，而后波及肩、躯干及上下肢等大肌群的抽动，呈现出多种多样的运动性抽动和 / 或发声性抽动。抽动形式可以改变，能够从一种形式转变为另一种形式，在病程中可以不断有新的抽动形式出现。短暂性 TD 可向慢性 TD 转化，而慢性 TD 也可向 TS 转化。抽动症状往往起伏波动，时好时坏，可以暂时或长期自然缓解。

5）抽动诱因：某些诱因可使抽动症状加重或减轻。通常当需要注意力及从事精细活动时（如弹拨乐器、跳舞或体育活动）或睡眠时，儿童能够抑制短暂性抽动并降低抽动强度和频率。焦虑、压力、激动、惊吓或者疲劳因素会加重抽动。有关抽动的谈话或讨论也可使抽动频率增加。

（4）共患病：约半数 TD 患儿伴有 1 种或 1 种以上心理障碍，被称为共患病（comorbidity），包括注意缺陷多动障碍（ADHD）、学习困难（LD）、强迫障碍（OCD）、睡眠障碍（SD）、情绪障碍（ED）、自伤行为（SIB）、品行障碍、攻击行为、焦虑障碍、心境障碍、睡眠障碍、秽语症、偏头痛和紧张型头痛等。其中，以共患 ADHD 最为常见，约占 50%，且 ADHD 症状表现常先于抽动的出现。其次，共患病 OCD 概率约为 33%。此外，尚有 20%~30% 个体出现焦虑、抑郁和学习障碍。

2. **临床分型**　根据病程可分为短暂性抽动障碍、慢性抽动障碍（运动性或发声性）、TS 及分类不明的抽动障碍（tic disorder not otherwise specified，TD-NOS），各类型之间具有连续性，为同一疾病的不同临床亚型，但在病程长短及病情轻重不同。短暂性 TD 是最常见的一种类型，病情最轻，指有 1 种或多种运动性抽动和 / 或发声性抽动，

病程在 1 年之内。慢性 TD 指运动性抽动或发声性抽动，病程 1 年以上。TS 是 TD 中病情相对较重的一型，既有运动性抽动，也兼有发声性抽动，但运动性抽动和发声性抽动并不一定同时出现，且病程在 1 年以上。至于不能归类的 TD，被认为是属于未分类的 TD（TD-NOS），如 18 岁之后发病的 TD。

四、评估、诊断、鉴别诊断

（一）评估

目前尚无特异性诊断方法。TD 诊断基于疾病临床特征（尤其是存在多种运动和发声抽动），采用临床描述性诊断方法，依据患儿抽动症状及相关伴随精神症状表现进行诊断。详细询问病史是正确诊断的前提，体格检查包括神经、精神检查；可选择的辅助检查包括脑电图、神经影像、心理测验及实验室检查，目的在于评估共患病及排除其他疾病。

全面的评估应该包括详细的围产史、发育史、家族史、药物史及心理社会史，同时伴随 ADHD、OCD 及学习困难史。临床问诊最为重要，包括症状的起始时间及发生的场所、发展历程、症状导致的后果、加剧或者减轻症状的因素、有无相关的感染、有无过敏症状、儿童及父母如何应对症状、家庭冲突情况、社会交往情况等。一旦确诊 TD，对症状的持续监测是需要的，以评估它们的严重性、波动性及对生活质量的影响。使用标准的量化的工具用来评估抽动的严重性对长期的跟踪是有帮助的，如耶鲁全面抽动严重性量表（YGSS）、临床全面印象量表（CGI-S）、生活质量量表、SNAP-Ⅳ、CBCL、Conners 父母问卷，可以提供此病的信息及监测治疗效果。评估抽动严重程度可采用耶鲁综合抽动严重程度量表进行量化评定，其 TD 严重程度判定标准：耶鲁全面抽动严重性量表（YGSS）总分 <25 分属轻度，25~50 分属中度，>50 分属重度。对于共病 ADHD 的儿童也需要对抽动症儿童进行发育水平评估，常用发育水平测试有格赛尔发育量表（Gesell developmental schedule）、韦氏儿童智力量表（Wechsler intelligence scale for children revised，WISC-R）、韦氏幼儿智力量表（Wechsler preschool and primary scale of intelligence，WPPSI）等，用于判断患儿目前的认知发育水平，症状是否与发育水平一致，对于 ADHD 儿童的功能损害评估常用 Weiss 功能缺陷量表，用于评估当前功能损害及治

疗后功能改善情况。抽动症可能合并更多的疾病，故应加强共病筛查和评估，如强迫症、对立违抗障碍、品行障碍、学习障碍、孤独症谱系障碍等。神经心理学测试推荐开展系列神经心理学测试，可更好地了解临床异质性很高的共病，为临床个体化干预提供线索。常用的神经心理学测试方式，包括反应抑制、工作记忆、延迟奖赏等。抽动症有可能被错误地诊断为肌张力不全、风湿性舞蹈症、肌阵挛、迟发性运动障碍或其他高运动功能亢进性运动障碍等。

当前无实验室检测可诊断 TD。辅助检查包括脑电图检查，在具有可疑神经系统症状、体征的情况下，进行脑影像学检查、听力学检查、眼科检查及咽拭子细菌学检查、链球菌抗体检测、过敏测试等。辅助检查主要用于明确病因及鉴别诊断。脑电图检查主要有助于鉴别癫痫发作（除外肌阵挛性癫痫或简单部分性发作）；除外链球菌感染相关性儿童自身免疫性神经精神障碍可做红细胞沉降率、抗链球菌溶血素 O 检测；排肝豆状核变性可做铜蓝蛋白检测；此外，必要时行影像学检查（如除外锥体外系疾病），标准解剖神经影像学检查（如常规头部 CT 和脑部 MRI）结果无显著异常，药物毒理学检测（除外药物源性不自主抽动）及其他代谢性疾病等筛查。

（二）诊断标准

诊断标准：TD 的诊断标准主要涉及 3 个诊断系统，包括美国《精神障碍诊断与统计手册》（第 5 版）（DSM-5）、中国精神障碍分类与诊断标准第 3 版（CCMD-3）、国际疾病分类第 11 版（ICD-11）。目前美国、欧洲及国内多数学者倾向于采用 DSM-5 的诊断标准。

DSM-5 关于暂时性抽动障碍的诊断标准为：①单一或多种运动和 / 或发声抽动；②自第一次抽动发生起持续少于 1 年；③于 18 岁之前发生；④这种障碍不能归因于某种物质（例如可卡因）的生理效应或其他躯体疾病（例如亨廷顿舞蹈症、病毒性脑炎）；⑤从不符合 TS 或持续性（慢性）运动或发声抽动障碍的诊断标准。CCMD-3 关于短暂性 TD 诊断标准为：①有单个或多个运动性抽动或发声性抽动，常表现为眨眼、扮鬼脸或头部抽动等简单抽动。②抽动每天均发生，1 天多次，至少已持续 2 周，但不超过 12 个月。某些患者的抽动只有单次发作，另一些可在数月内交替发作。③18 岁前起病。④不是由于 TS、风湿性舞蹈症、药物或神经

系统其他疾病所致。

DSM-5 关于持续性（慢性）运动或发声抽动障碍诊断标准为：①单一或多种运动或发声抽动持续存在于疾病的过程中，但并非运动和发声两者都存在；②抽动的频率可以有强有弱，但自第一次抽动发生起持续至少 1 年；③于 18 岁之前发生；④这种障碍不能归因于某种物质（例如可卡因）的生理效应或其他躯体疾病（例如亨廷顿舞蹈症、病毒性脑炎）；⑤不符合 Tourette 障碍的诊断标准。CCMD-3 关于慢性 TD 的诊断标准为：①不自主运动性抽动或发声，可不同时存在，常 1 天发生多次，可每天或间断出现；②在 1 年中没有持续 2 个月以上的缓解期；③18 岁前起病，至少已持续 1 年；④不是由于 TS、风湿性舞蹈症、药物或神经系统其他疾病所致。

DSM-5 关于抽动秽语综合征诊断标准为：①在疾病的某段时间内存在多种运动和一个或更多的发声抽动，尽管不一定同时出现；②抽动的频率可以有强有弱，但自第一次抽动发生起持续超过 1 年；③于 18 岁之前发生；④这种障碍不能归因于某种物质（例如可卡因）的生理效应或其他躯体疾病（例如亨廷顿舞蹈症、病毒性脑炎）。CCMD-3 关于抽动秽语综合征的诊断标准为：TS 是以进行性多部位运动性抽动和发声性抽动为特征的 TD，部分患儿伴模仿言语、模仿动作，或强迫、攻击、情绪障碍及注意缺陷等行为障碍，起病于儿童时期。①症状标准：表现为多种运动性抽动和一种或多种发声性抽动，多为复杂性抽动，两者多同时出现。抽动可在短时间内受意志控制，在应激下加剧，睡眠时消失。②严重标准：日常生活和社会功能明显受损，患儿感到十分痛苦和烦恼。③病程标准：18 岁前起病，症状可延续至成年，抽动几乎每天均发生，1 天多次，至少已持续 1 年以上，或间断发生，且 1 年中症状缓解不超过 2 个月。④排除标准：不能用其他疾病解释的不自主抽动和发声。

（三）鉴别诊断

1. 风湿性舞蹈病 该病四肢动作较多，以肢体远端为著，多涉及面部，可伴有构音不全或咽下困难，但不会出现不自主发声或秽语，而且精细动作常常不能完成。实验室检查可有血沉升高、抗 O 抗体阳性、C 反应蛋白升高，而抽动症则无此表现。此外，该病症抗风湿治疗有效。

2. 亨廷顿舞蹈症 通常发生在 25~40 岁的成年人，青少年发病少见。该病会逐渐发生手足

徐动、僵直及共济失调,进行性智力低下,因构音障碍而出现口吃,而抽动症则无。脑 CT 或 MRI 可发现尾状核萎缩,而抽动症无此表现。

3. 肝豆状核变性　多发生于 5~40 岁。通常有肝损害,也可有神经精神症状或者溶血性贫血。眼角膜可见 Kayser-Fleisher 环。实验室检查肝功能异常,血清铜蓝蛋白降低,尿铜排泄增加可资鉴别。

4. 癫痫　癫痫在同一患儿身上发作形式比较固定,且抽搐发作次数远较抽动症少。抽动症多伴有喉异常发声,而癫痫则无。抽动症能够受意志控制一段时间,而癫痫发作则无法受意志控制。抽动症发作时脑电图多数无癫痫放电,而癫痫发作时脑电图为癫痫样放电。抽动症患儿智力正常,而部分肌阵挛性发作癫痫患儿有智力低下。

5. 迟发性运动障碍　主要见于应用抗精神病药物期间或者突然停药后所发生的不自主的运动障碍。患儿的精神病史及长期服用抗精神病药物史可予以鉴别。

6. 注意缺陷多动障碍　其表现的活动过多、任性冲动和学习困难综合征,患儿有时故作怪相及大声叫喊可混淆。抽动症是以肌群抽动为主,而单纯 ADHD 无抽动的表现。

7. 癔症和儿童精神分裂症　癔症痉挛性发作和儿童精神分裂症装相做鬼脸症状类似抽动症,但具有精神病的特征,而且一般无发声抽动。

8. 肌张力障碍　是一种不自主运动引起的扭曲、重复运动或姿势异常,亦可在紧张、生气或疲劳时加重,易与 TD 相混淆,但肌张力障碍的肌肉收缩顶峰有短时间持续而呈特殊姿势或表情,异常运动的方向及模式较为恒定。

(四)共病

抽动障碍共病多,诸如强迫障碍,可占 10%~50%;注意缺陷多动障碍,约占 30%~50%,其他还会共病学习障碍、情绪障碍等,因此,临床上还需关注共病的问题。我们特别要注意的是抽动障碍与共病之间的孰先孰后,例如注意缺陷与抽动障碍之间有时很难搞清楚起病的先后,发育与行为儿科医师在病史的采集中必须详细询问,同时要了解家庭的求助动机,方能作出明智的治疗决定。

五、治疗

美国、欧洲等各国对抽动障碍的指南治疗建议包括关注抽动障碍的病史、教师和患者的心理教育、评估共病性疾病、定期重新评估及持续的治疗。治疗方案应该是个性化的,而且治疗的选择应该是患儿、照养人和临床医师之间的共同决定,在此期间实施个体化治疗以及对共病的治疗。治疗选择包括随访观察、对抽动的综合行为干预以及药物治疗。我国指南建议 TD 的治疗应确定治疗的靶症状,即对患儿日常生活、学习或社交活动影响最大的症状。治疗应首先进行行为矫正,行为矫正不能够有效控制抽动症状后再考虑应用药物治疗,应同时关注抽动及共患病对儿童功能的影响。抽动通常是治疗的靶症状,对于轻度 TD 患儿,主要是心理行为疏导,密切观察;中重度 TD 患儿的治疗原则是药物治疗和心理行为治疗并重。治疗不仅要针对抽动本身,还要着眼于共患病的治疗,当患者共患 ADHD 或 OCD 等,常常需要优先治疗这些共患障碍,因为它们成功的治疗常可减轻抽动的严重性,也需在精神科医师等多学科指导下制订治疗方案。

治疗主要包括一般治疗、心理行为治疗及药物治疗。

(一)一般治疗

抽动障碍的治疗目标应该关注他们在学校及社交功能最大化地发展他们的潜力,而不是仅仅为了消除他们的抽动。对抽动症的治疗,首先应在详细临床评估的基础上制订多阶段治疗计划,抽动症对患儿的生活、学习、家庭带来不同程度的影响,抽动的症状易受精神创伤、情绪波动或者学习负担过重等因素的影响而加重,因此心理行为治疗很重要。

1. 健康教育　采用健康教育指导患儿、家长、老师正确认识本病,淡化患儿的抽动症状。治疗前首先要对患儿及家庭进行咨询,让患儿、家长、老师理解抽动症的性质和特征,理解这是一种病,而不是调皮或故意做作,得到他们的配合与支持。对抽动症儿童及他们的家庭进行有关 TD 自然病程及压力对抽动潜在的影响的教育有利于促进更好的耐受,并可能能够正面地影响疾病的过程。

提醒家长不必过分担心和紧张,仔细观察和分析引起抽动发作的可能原因,并避免这些因素的出现,改善家庭环境。教育家长要理解和宽容孩子的病情症状,对患儿不要训斥和批评,也不要过度关注和提醒症状,否则会加重症状的发作,应正确教育,耐心帮助,体贴安慰。家长可多与孩子聊天交流,注意与孩子交谈时的语气,语言和蔼,多使用表扬和鼓励的语言。耐心地了解孩子的所思、所想、所感，尽量避免表现出不耐烦和焦虑。家长需重视信守承诺，为孩子办事认真求实，答应的事一定办到。要帮助患儿建立正确的认知，不必为此感到自卑自责，正确对待同学的嘲笑，处理好与同学的关系，增强对治疗的信心，努力培养孩子良好的性格，让自己和孩子都尽可能保持一个稳定的情绪。家长还需要争取与学校老师取得联系，寻求老师的帮助，引导同学们多给予其帮助和关爱，其目的在于减少同学或周围人对孩子的歧视，让孩子觉得自己不会因为疾病的问题而不被接纳，从而消除焦虑、自卑，降低心理防御水平，有利于缓解抽动症状。

2. 合理安排儿童的生活学习　指导家长应合理地安排好儿童的日常作息时间和活动内容，做到生活有一定的规律性，如每天的作息时间相对比较固定等。要保证孩子有充足的睡眠时间，避免过度疲劳、紧张情绪及各种心理刺激等。可以做一些家务，开展节律性的体育锻炼，体育运动的参与，学习特别的才能（如弹乐器）及保持好的睡眠卫生有利于缓解抽动。没有具体的饮食已经证明对缓解抽动有益，但建议避免咖啡因、含糖、含添加剂的饮料及零食，因为对一些儿童而言，这可能加剧抽动。抽动症儿童不宜过多接触视频，关于游戏活动，不要让孩子玩电子游戏机、手机电脑游戏，禁止看一些惊险、恐怖的影片或电视节目，以避免精神过度紧张而诱发抽动症状加重。抽动障碍患儿的居室环境除了要注意开窗通风、一定的湿度、温度以外，应该使患儿生活在一个相对安静的环境中，将有利于疾病的康复。患有抽动障碍的儿童智力一般不受影响，应该正常上学，但要注意孩子的学习负担不要过重，指导家长更不要对孩子提一些不切实际的要求，更不要过分强求孩子课外学习。孩子通常可以参加学校组织的各种活动，如春游、参观和课外文体活动等。决定是否开始药物治疗抽动应该取决于他们的严重性以及抽动症状本身对日常生活所造成的干扰。

（二）心理行为治疗

包括心理咨询及行为干预、生活环境调整、父母治疗及生气控制的训练、学校（教师及同学）的通力合作等。治疗目标是改善抽动症状、社会功能及干预共患病，减少患儿的焦虑、抑郁情绪，消除发作诱因（紧张疲劳、过度兴奋等）。对具有社会适应能力的轻症 TD 患儿，可只进行心理行为治

疗。行为治疗常采用习惯逆转训练（habit reversal training）。这主要包括如下四步，循序渐进完成：第一步，增强患儿对抽动的自我意识，又分为 4 个小步骤：①描述症状：当抽动发生时，让患儿自己对着镜子描述抽动症状。②发现症状：每次发生抽动时，均告诉患儿；如此反复，直到最后患儿能自行意识抽动发生。③识别并描述抽动早期预警症状：指导患儿识别欲矫正的靶行为（抽动）在早期的预警症状。④描述抽动易发生场合：指导患儿描述各种容易出现抽动的场合。第二步，引入正确的竞争性拮抗动作：这种竞争性拮抗动作需与所矫正的抽动症状有拮抗效应，且是一种可持续 3 分钟左右的骨骼肌等长收缩。根据抽动症状的不同，可将对应的竞争性拮抗动作编排为一些具有舒缓节律的韵律操，在日常的韵律操锻炼中克服抽动症状。对于清嗓子等与喉部发声有关的抽动症状，则常常通过放松性呼吸来加以拮抗。第三步，持续矫正：①抽动导致的后果回顾：让患儿陈述抽动症状带来的所有不良后果，以增强矫正抽动症状的动力和决心；②社会支持：当抽动症状有所缓解时，家庭成员和老师、朋友都给予患儿鼓励和支持，以增强患儿矫正抽动症状的信心；③适度的社交暴露：在抽动症状被矫正后，将患儿带到一些曾经常常发生抽动的场合进行社交活动，证实患儿有能力克服抽动，进行正常社交活动。第四步，假想性演练（symbolic rehearsal），固化抽动的拮抗性行为：针对每一个容易发生抽动的场合，治疗师指导患儿想象自己最初出现抽动，但最后均采用竞争性动作成功对抗抽动。有关习惯逆转训练的疗效研究表明，增强患儿对抽动的自我意识和引入正确的竞争性拮抗动作是该训练中最重要的组成成分。此外，社会支持对于治疗儿童抽动也格外重要。

（三）药物治疗

治疗的目的主要是控制症状。针对日常生活、学习或社交活动等社会功能受损的中 - 重度 TD 患儿，单纯心理行为治疗不佳时，可加用药物治疗。一般治疗从最低起始剂量开始，逐渐缓慢加量（1~2 周增加 1 次剂量）至治疗剂量。病情基本控制后，需继续治疗剂量至少 1~3 个月，称为强化治疗。强化治疗阶段后病情控制良好，仍需维持治疗 6~12 个月，维持剂量一般为治疗剂量的 1/2~2/3。强化治疗和维持治疗的目的在于巩固疗效和减少复发。经过维持治疗阶段后，若病情完全控制，可考虑逐渐减停药物，减量期至少 1~3 个

月。用药总疗程为 1~2 年。若症状再发或加重，则应恢复用药或加大剂量。目前两个种类的药物广泛地应用于控制 TS 的抽动：α_2- 肾上腺素能激动剂及精神安定药物。

1. **硫必利**　副作用小，可有头昏、乏力、嗜睡、胃肠道反应等。推荐剂量 5~10mg/(kg·d)，每天分 2~3 次口服，最大量不超过 600mg/d；阿立哌唑，试用于治疗 TD 患儿，取得较好疗效，推荐剂量为 5~20mg/d，每天分 1 次或 2 次，常见不良反应有恶心、呕吐、头痛、失眠、嗜睡、激惹及焦虑等；氟哌啶醇，开始剂量 0.05mg/(kg·d)，以后渐增至 0.075mg/(kg·d)，每天分 2 次或 3 次口服，副作用包括镇静、体重增加、抑郁、静坐不能、急性肌张力障碍、心电图改变等，需加服等量苯海索（安坦），以防止锥体外系不良反应。

2. **中枢性 α 受体激动剂**　可乐定片 0.15~0.25mg/d，口服治疗。也可用可乐定透皮贴 1mg/周起始剂量，治疗剂量为 1~2mg/周，同时改善伴发的注意力不集中及 ADHD 状。疗效不及氟哌啶醇，但较安全。常见副作用有镇静、口干、一过性低血压、头晕、嗜睡、易激惹等。

3. **选择性单胺能拮抗剂**　如利培酮、奥氮平等。利培酮常用治疗量为 1~3mg/d，每天 2~3 次；常见不良反应为失眠、焦虑、易激惹、头痛和体重增加等。

4. **5- 羟色胺选择性重摄取抑制剂**　为新型抗抑郁药，如氟西汀、舍曲林、氟伏沙明等，与利培酮合用可产生协同作用，还可用于 TD+OCD 治疗。

5. **其他**　对于难治性抽动障碍也可选用氯硝西泮、丙戊酸、托吡酯、丙戊酸钠等药物治疗。丙戊酸钠治疗剂量为 15~30mg/(kg·d)，2 次 /d 或 3 次 /d，注意肝功能损害等不良反应；托吡酯治疗剂量为 1~4mg/(kg·d)，2 次 /d，应注意食欲减退、体重下降、泌汗障碍、认知损害等不良反应。通常对于难治性 TD 患儿，除了联合用药外，也需要寻求多学科协作，及时转诊至儿童精神科或功能神经外科治疗。

6. **共患病的治疗**　抽动症共患 ADHD 是最常见的临床共患病。通常优先治疗 ADHD，对于轻度抽动障碍的患儿在治疗 ADHD 过程中抽动症状会有所改善，首选盐酸托莫西汀进行治疗。对于抽动症状严重，上述治疗抽动改善困难的患儿，在治疗 ADHD 症状的同时可合并使用非典型性抗精神病药物，如可乐定、阿立哌唑等，或者经典抗精神病药如氟硫必利等。共患其他行为障碍：如学习困难、强迫障碍、自伤行为等，在治疗抽动症的同时，应采取教育训练、心理干预、联合用药等疗法，并及时转诊至儿童精神科进行综合治疗。

六、预后

TD 症状可随年龄增长和脑部发育逐渐完善而减轻或缓解，抽动常常在青春期减轻，很多患者甚至会消退，总体预后相对良好，但共患病也许持续及常造成更多功能的损害。大部分 TD 患儿成年后能像健康人一样工作和生活，但也有少部分患者抽动症状迁延或因共患病而影响工作和生活质量。TD 患儿到成年期的 3 种结局：近半数患者病情完全缓解；30%~50% 的患者病情减轻；5%~10% 的患者一直迁延至成年或终生，病情无变化或加重，可因抽动症状或共患病而影响患者生活质量。TD 患儿的预后与是否合并共患病、是否有精神或神经疾病家族史及抽动严重程度等危险因素有关。出现不能治疗的共患的心理性疾病，如 ADHD 及 OCD，能够消极地影响 TS 患者的长期的结果。在成年抽动障碍患者的社会心理功能方面，表现有发声性抽动症状的患者比表现有运动性抽动症状的患者影响更大。

 【专家提示】

○ 儿童中 TD 检出率呈上升趋势，男女比率为 4 : 1。

○ TD 的发病因素有多方面，包括遗传因素、免疫因素、生化代谢因素、器质性因素、社会心理因素（精神创伤和心理应激）、药源性因素等，是多因素相互作用的综合结果。

○ TD 诊断以临床现象学为主，依据患儿抽动症状及相关伴随行为表现进行诊断，根据病程可分为短暂性 TD、慢性 TD、TS 及 TD-NOS。

○ 治疗方案应针对靶症状施行，注重个体化及多学科治疗。抽动障碍的治疗不仅要针对抽动本身，更应当着眼于共患病的治疗，主要包括心理行为治疗和药物治疗。药物治疗主要针对日常生活、学习或社交活动等社会功能受损的中至重度 TD 患儿。

（李斐）

参考文献

1. Groth C, Mol Debes N, Rask CU, et al. Course of Tourette Syndrome and Comorbidities in a Large Prospective Clinical Study. J Am Acad Child Adolesc Psychiatry, 2017, 56: 304.
2. 中华医学会儿科学分会神经学组 . 儿童抽动障碍诊断与治疗专家共识 (2017 实用版). 中华实用儿科临床杂志, 2017, 32(15): 1137-1140.
3. 中华医学会儿科学分会 . 儿童保健与发育行为诊疗规范 . 北京：人民卫生出版社, 2015: 232-240.
4. 金星明, 禹东川 . 注意缺陷多动障碍标准化门诊建设与规范化管理 . 北京：科学出版社, 2019: 37-42.
5. Pringsheim T, Okun MS, Muller-Vahl K, et al. Practice guideline recommendations summary: Treatment of tics in people with Tourette syndrome and chronic tic disorders. Neurology, 2019, 92(19): 896-906.

第 14 节　孤独症谱系障碍

【开篇导读】

孤独症谱系障碍（autism spectrum disorders, ASD），亦称自闭症，是一类以不同程度的社会交往和交流障碍，狭隘兴趣、重复刻板行为以及感知觉异常为主要特征的神经发育障碍性疾病。ASD 病因可能与基因突变和 / 或基因环境相互作用有关。未予及时发现和科学干预，多数患儿预后不良，表现为较复杂的行为异常、精神障碍或情绪障碍，成年后往往不具备独立生活、学习和工作能力，成为家庭和社会的沉重负担。但有研究证据表明，及时发现、科学干预可以显著改善 ASD 患儿的不良预后。近 30 年来，包括我国在内的世界各国 ASD 发病率显著升高，引起家庭、社会和政府的高度关注。

1926 年，苏联儿童精神病学家 Grunya Sukharewa 以 "精神分裂样人格障碍" 这一名称记录和报道了 6 名儿童，被认为是 ASD 最早的文献报道。1943 年美国 Leo Kanner 首先使用了 "孤独症" 这一名称，但直到 1980 年孤独症才被美国《精神障碍诊断与统计手册》（第 3 版）（DSM-3）收录为一类独立的疾病。1994 年，DSM-4 提出广泛性发育障碍概念，在广泛性发育障碍名称下，包括孤独症、阿斯伯格综合征、雷特综合征、儿童瓦解性精神障碍、广泛性发育障碍待分类五种亚型。2013 年 5 月，DSM-5 发布新的诊断标准，将此类疾病合并命名为孤独症谱系障碍（ASD）。

一、流行病学

在相当长的一段时间，孤独症被认为是罕见病，患病率大约为（2~4）/ 万。1980 年后，欧、美、日等国孤独症患病率逐渐升高，尽管各国患病率报道不一，但患病率上升的趋势却是相同的。"谱系" 障碍概念提出后，患病率更是显著上升，在主要发达国家，孤独症发病率为 1.5% 左右。从 2000 年起，我国有多个城市也对 ASD 的患病率做过调查，报道的患病率在 0.1%~1.0% 之间，尽管也表现为患病率上升的趋势，但患病率与发达国家相比，依然处于较低的水平。鉴于我国各地特殊教育机构和残疾人康复机构收治的疾病中，ASD 已经成为排名第一的病种，估计 ASD 在我国有较高的患病率。一些国际组织估计世界范围内 ASD 患病率在 1% 以上。普遍认为，医学界和公众对 ASD 认识水平的提高以及 1980 年后孤独症定义和诊断标准的修订、诊断替代是患病率增高的重要原因。但也有学者认为存在 ASD 绝对数量上升的状况。

二、病因与发病机制

20 世纪 70 年代以前孤独症被认为是心理疾病，即认为孤独症是由于父母亲在情感方面的冷漠和教养过分形式化所造成。现已证实 ASD 是先天性的神经发育障碍，"冰箱母亲" 理论被彻底否定。

ASD 非单一疾病，而是由不同病因（病因异质性）引起的、有着不同表现（临床异质性）的一组疾病。近 20 年来，通过研究已经明确，ASD 遗传度高达 80%，遗传或基因变异是 ASD 的主要原因；环境因素可能起到了一定的作用，但具体环境因素不详。

（一）遗传因素

双生子研究发现，ASD 的单卵双生子同病率为 36%~95%,异卵双生子同病率为 10%~20%,远高于一般群体,存在明显家族聚集现象。家族成员中即使没有 ASD 患者,也可以发现存在类似的社交或认知功能缺陷,例如孤独症性状或广泛孤独症表型(broad autism phenotype,BAP)、语言发育迟滞、学习障碍、精神障碍和显著内向等。此外,患者中较高的癫痫患病率意味着 ASD 的生物学或遗传性病因。

近年来大量的研究集中于查找 ASD 患者存在的基因异常,有诸多重要发现,包括 CHD8 基因、SCN2 基因、UBE3A 基因、SHANK3 基因、MECP-2 基因、FMR 基因等逾百个基因被认定为 ASD 致病基因。这些突变,根据来源可以分类为:①遗传性(inherited)基因突变,即突变基因由父母传递下来;②新发(de novo)基因突变,即突变基因非父母传递,而是胚胎发育过程中个体细胞发生了基因突变。根据突变性质,可以分为:①点突变;②缺失和重复,或称为基因拷贝数量变异(copy number variations,CNVs)。又可以根据突变频率,分为:①罕见(rare)突变,通常为确定的单基因致病性突变;②常见变异(common variations),之所以称为常见变异,意指这些变异在正常群体中也存在,过去认为,这些变异并不致病,但新近有学者认为,多个常见基因变异形成组合,其本质就是多基因遗传,可以采用多基因风险评分(polygenic risk score)进行预测。

迄今,约 10%~20%ASD 病因可以直接用上述单个、罕见、遗传性或新发基因突变以及 CNV 解释,这些病例也往往被称为综合征性孤独症(syndromic autism)或继发性孤独症(secondary autism);而 80% 以上的 ASD 病因无法用上述基因突变解释,属于病因未明的原发性 ASD(primary autism)或特发性 ASD(idiopathic autism),这其中有一部分与上述常见基因变异有关。从某种意义上说,原发性 ASD 才是真正的经典孤独症(classical autism)或纯孤独症(pure autism),是当前 ASD 病因研究的重点和难点所在。

(二)环境因素

环境因素在 ASD 发病中的作用一直以来都受到重视。其中,1998 年英国医师 Wakefield 在 *The Lancet* 杂志撰文,指出 ASD 的发病可能与接种麻疹、风疹、腮腺炎三联疫苗(MMR)有关。该研究提出 MMR 或是通过直接和/或间接作用导致所谓肠道通透性变化使患儿吸收了对大脑发育有害

的大分子物质,或是 MMR 所含硫柳汞保存剂引起敏感个体慢性汞中毒导致大脑发育障碍。然而之后的研究不能重复这一发现,同时还调查出 ASD-MMR 联系的原始研究存在学术不端和数据造假,事实上否定了 ASD 与 MMR 有关。

在其他环境因素研究上,有调查发现,较高比例 ASD 患儿父母育龄较高;ASD 患儿中早产低出生体重比例偏高;剖宫产儿童患 ASD 比例较高;抗癫痫药丙戊酸钠可以在实验室中诱导出具有孤独症行为的 ASD 动物模型;孕前和孕早期补充叶酸可以降低 ASD 患病率;一些农业杀虫剂可能与 ASD 发病有关;母亲孕期和围产期病毒感染,如巨细胞病毒感染、风疹病毒感染与 ASD 相关;最近我国学者发现广泛存在于消毒洗涤用品中的化学物质三氯生可能与 ASD 有关;ASD 患儿中自身免疫性疾病发生率较高,T 淋巴细胞亚群也与正常人群有差别,提示 ASD 存在免疫系统异常。这些研究都预示着 ASD 可能与环境因素有关系,然而由于研究结果或不一致,或是结果难以复制,未形成共识,在 ASD 病因学中的意义尚不明了。

值得重视的是,英国 Mandy 近年提出的遗传易感性导致的社交趋向降低与照养人不良交互作用导致 ASD 假说。我们认为,ASD 易感儿童的社交趋向降低可以对照养人的养育技能提出严峻挑战;同时还可以引发照养人的严重焦虑、抑郁和恐惧等情绪,从而导致继发性育儿失能;家长在盲目求医的过程中接受的不当治疗又可能耽误患儿得到恰当干预;社交趋向降低儿童或 ASD 患儿在成长过程中会面临的严峻社会压力,是导致 ASD 从易感性(可能性)发展成为现实性(诊断)或症状加重的三大社会环境危险因素。

表观遗传学(epigenetics)异常的观点近来受到关注,即可能在 ASD 等复杂神经精神疾病中,有一些并不存在 DNA 水平的突变或异常,但可能在基因调控水平(主要是甲基化或组蛋白作用)出现了异常,从而导致在 DNA 表达方面的异常,在这个过程中,某些目前未知的环境因素可能扮演着重要作用,这些环境因素调控着基因的表达并由此影响发育编程(developmental programming),通过影响共同的神经通路,导致神经系统发育障碍,最终表现为 ASD。

(三)神经系统异常

通过神经解剖和神经影像学研究,发现部分 ASD 患儿存在小脑的异常,包括小脑体积减小、

浦肯野细胞数量减少;其他发现包括海马回、基底节、颞叶、大脑皮层以及相关皮层的异常;在神经生化方面发现超过30%ASD患儿全血中5-羟色胺水平增高。近年较多研究采用fMRI技术研究ASD患者脑功能,发现ASD患儿脑功能有异于正常儿童,主要包括杏仁核、海马回的大脑边缘系统、额叶和颞叶等部位。近年来,有学者根据在灵长类动物研究的发现,提出镜像神经元(mirror neuron)受损理论,指出ASD儿童可能镜像神经元有缺陷,导致患者模仿和情感发展异常以及揣摩他人心理能力障碍,值得重视,不过也有反对意见。迄今并没有在这些神经生物学发现的基础上提出系统的令人信服的病因和发病机制理论。

(四)神经心理学异常

目光注视可能是人类本能性的能力和行为,最近一项研究发现从6月龄开始,ASD患儿与母亲间的目光注视比正常发育儿童减少,提示这是可以发现的最早行为异常;而共同注意(joint attention)缺陷目前被认为是ASD的早期重要异常心理特征,即从婴儿开始患儿不能与抚养者形成共同注意,而这一能力显然需要以目光注视为基础;"心智理论"(theory of mind,Tom)缺陷,指ASD患儿缺乏对他人心理的认识解读能力,该理论较好地解释了ASD患儿的交流障碍、依恋异常和"自我中心"等行为;执行功能(executive function,EF)障碍指ASD患儿缺乏对事物的组织、计划等能力,可以解释患儿相关的行为混乱、多动等行为;中枢整合功能(central coherence)缺陷指ASD患儿偏重事物的细节而常常忽略整体,即"只见树木,不见森林",可以解释患儿的刻板行为和某些特殊能力;然而上述学说均不能完整解释ASD的全部行为异常。ASD患者Temple Grandin提出"图像思维"理论,指ASD患儿是用"图像"进行思维的,即患儿在思维时,脑海中浮现的是一幅又一幅的图像,而不是语言或文字。在笔者的病例中也有一位成年的ASD患者自称是"图像启示症者",与前者不谋而合。最近被美国深入研究的印度ASD患者Tito尽管存在明显的异常行为,但是却能够将自己的内心世界用文字清晰准确地表达,这些例子以及历史上一些科学和艺术伟人被认为有ASD倾向的报道似乎说明ASD患者可能存在与我们普通人不同的另外的一种思维方式,值得深入研究。神经心理学的这些发现对临床干预有重要指导作用。

三、临床表现

(一)核心症状

社会交往与交流障碍、狭隘兴趣、刻板行为及感知觉异常是ASD的核心症状,是ASD确诊的必需条件。然而,必须充分认识到,与普通发育儿童的个性和行为复杂多样一样,不同的患儿因为个性、年龄、病情程度、智力和是否有共患病而表现迥异;同一个患儿随着年龄的增长,如未获科学干预,临床表现存在所谓瀑布效应(cascade effect),多数患儿症状逐渐明显或典型。早在0.5岁左右,多数在2岁前后,家长开始注意到患儿与同龄普通发育儿童存在不同,主要体现在社会交往方面。对此,不少家长和初级保健医师认为患儿情况"大一点会好"而忽视,错过早期诊断和干预机会。因此,临床医师熟悉和掌握正常儿童生长发育,尤其是社会交往和交流能力的发生和发展规律非常重要。

1. 社会交往/交流障碍 社会交往障碍是ASD的核心症状,最早期的发现多数为父母发现患儿似乎叫不应、眼不看。患儿通常喜欢独自玩耍,对父母的多数指令常常充耳不闻,但是父母亲通常清楚地知道儿童的听力是正常的,因为儿童会执行其所感兴趣的指令,例如上街、丢垃圾、吃饼干等。在父母在一起时通常缺乏目光接触或对视短暂、游离;有需要时通常拉着父母亲的手到某一地方,但是并不能用手指指物,也不能依指令用手指指认亲人;患儿或是完全没有与人交往的兴趣,或是缺乏与人交流的技巧,不愿意、不懂得或不擅长与父母或小朋友之间进行合作性、分享性、对话性、模仿性、轮流性、竞争性、对抗性游戏;多数患儿不怕陌生人,与父母亲之间似乎缺乏安全依恋关系或是表现为延迟的反应,在多数时间对亲人的离去和归来缺乏应有的或恰当的情感表现,似乎不能用余光注意父母是否在场;肢体语言表达能力落后,较少运用点头或摇头表示同意或拒绝;很少主动寻求父母的关爱或安慰,甚少用眼神参照、示意。无论是否具备语言能力,都甚少有向父母告知或分享的行为,也不会向父母显示、炫耀自己,不会撒谎,很少告状;不能与他人共同注意周围发生的事情,例如显著的声响、东西的跌落、人物的出现等;给人感觉在交流方面与他人不同步、不协调。需要指出,社会交往障碍也存在程度差异,从严重的几乎完全无交往状态到愿意交往但交往互动技巧欠缺，呈谱系（spectrum）分布，这也是谱系障碍概念的体现。

语言是社会交流的手段，然而并非仅有的手段。ASD 患儿在语言交流方面存在障碍，这是多数 ASD 患儿家长带来医院就诊的首要原因。不同患儿因病情轻重，存在不同程度的语言障碍，也体现了谱系特征，多数患儿语言发育落后，通常在 2 岁甚至 3 岁时仍然不会说话；部分患儿在正常语言发育后出现语言倒退或停滞；部分患儿具备语言能力，但是语言缺乏交流互动性质，表现为无意义的发音、难以听懂的语言、重复刻板语言或是自言自语，语言内容单调，有些语言内容奇怪难以理解，模仿言语和"鹦鹉学舌"很常见，不能正确运用"你、我、他"等人称代词。拥有语言的患儿多使用"指令"语句，例如"上街""要吃麦当劳"，很少会使用疑问句或征询意见的语句；少数患儿语言过多，显得滔滔不绝，重复提问、明知故问、自问自答、自说自话，即使与人对话，语言多数显得单向交流，不能顾及对方的言语和情绪，难以轮流说话，言语内容与场景往往不相符，而与患儿自身兴趣有关，自我中心特征明显。

2. 狭隘的兴趣和重复刻板行为　主要体现在身体运动的刻板；对物件玩具的不同寻常的喜好和方式；特定的仪式性行为；坚持同一性。患儿可能对多数儿童喜爱的活动游戏和玩具不感兴趣，但却会对某些特别的物件或活动表现出超乎寻常的兴趣，并因此表现出这样或那样的重复刻板行为或刻板动作，例如反复转圈、摇晃、敲打、看手、双手舞动、嗅味；开关门、拨弄开关按钮、敲打键盘、翻书、来回奔走、排列玩具和积木、转动玩具车轮；特别依恋某一种东西，如纸盒、饮料罐、树枝或其他物品；反复观看电视广告或天气预报、爱听某一首或几首特别的音乐、爱看某些固定的节目、坚持走某一条路线；重复问相同问题、重复说相同的话语、近似强迫性地讲述自身感兴趣的话题。患儿往往在某一段时间有某几种特殊兴趣和刻板行为，随着时间的推移，狭隘兴趣和刻板行为也会发生变化，但总是维持着几种兴趣和刻板行为。通常严重类型者频繁的身体运动刻板常见，而病情轻微者可能更多体现在思维的强迫性方面。

与狭隘兴趣和重复刻板行为密切相关的是多数 ASD 患儿存在感知觉异常，一些感官显得过度敏感，另外一些感觉又显得过度迟钝。如有些患儿对某些声音特别恐惧或喜好；有些表现为对某些视觉图像的喜好或恐惧，或是喜欢用特殊方式注视某些物品（例如格子门窗、电梯门的开关等），一些患儿喜欢歪头斜眼视物（并非斜视）现象；很多患儿不喜欢被人拥抱；喜欢嗅、啃、咬物品；挑食现象常见；部分患儿痛觉迟钝；本体感觉方面也显得特别，例如喜欢长时间坐车或摇晃，特别喜欢或惧怕乘坐电梯等。这些异常与一些异常情绪表现可能存在密切关系。

（二）共患病

ASD 患儿除了体现在上述核心症状的程度差异外，也同时体现在以下各个方面：

1. 智力状况　智力或认知的准确定义甚为复杂，标准化智力测试是了解智力的手段之一。临床上也会根据儿童对自身和外在世界"知道"或"懂得"多少作出初步判断。例如可以指认自己的身体五官；命名人物（例如爸爸、妈妈、舅舅、叔叔等）和事物（例如桌子、萝卜、兔子、颜色、形状、大小等）；知道事物之间的关系（例如熊猫吃竹子、兔子爱吃胡萝卜、宝宝是妈妈的儿童、远近、上下等）；学业能力（认识字和数字、会做作业、学习成绩等）；人际关系（模仿、交流、对话、揣摩等）等。

ASD 患儿的智力从显著低下到天才能力呈谱系分布。过去认为，多数（70%~90%）ASD 患儿智力落后，近年来，随着 DSM-5 谱系障碍概念提出，众多轻度 ASD 被诊断发现，调查发现仅 30%~50% 左右的 ASD 患儿智力落后，50%~70% 智力在正常或超常。智力正常（韦氏智力测试 >70）和超常的 ASD 称为高功能孤独症谱系障碍（high functioning autism, HFA）。HFA 往往较智力落后的 ASD 发现较晚。应注意，在采用标准化智力测验测试 ASD 患儿时，由于患儿社会交往障碍，测试时可能不合作，导致分数偏低，与患儿实际能力有明显差距。这可能也是过去发现较大比例 ASD 患儿智力落后的原因。

观察发现，无论是智力正常还是落后的 ASD 患儿，无论测试中合作与否，在智力分测验的"领悟能力"中多数得分很低。说明包含有社会交往内容的标准化智力测试也可以提供 ASD 诊断线索。

在前述的病因描述中，提出存在综合征性 ASD 和经典 ASD。一般综合征性 ASD 往往合并中至重度的智力障碍，而经典 ASD 智力正常者比例较高，尤其是在低年龄阶段。作者认为，ASD（尤其是经典型）患儿智力发展受社交障碍影响甚大，随着年龄增大，如未予科学干预，会逐渐落后。

尽管智力各异，但有较多 ASD 患儿表现有较好的机械记忆能力,尤其是在记忆数字、时刻表、地图、国旗、车牌、标志、日历计算等方面,往往给他人很深的印象。部分(约 5%~10%)轻度或 HFA 患儿在音乐、美术、艺术领域和某一些科学(例如天文、地理、生物、数学等)知识方面显得能力较强甚至超强,值得关注。

2. 动作能力 动作能力包括粗大运动和精细动作两个方面。粗大运动如走、跑、跳等,精细运动如抓握、捏小球、抓筷子、用汤勺等。人体运动是肌肉的功能,但受外周感觉和运动神经控制,而外周感觉运动又受中枢神经系统控制,其中大脑皮层中的中央后回负责感觉(包括感知运动),中央前回负责运动(发起、维持运动),小脑和前庭负责运动的平衡和协调。中枢神经系统与外周神经系统与肌肉、骨骼协同,保证了人体的运动功能。其中任何一个部位的结构和功能受损都可以影响人体正常运动功能。观察发现,多数经典 ASD 患儿运动能力和身体协调平衡能力正常,说明这部分患儿负责运动的神经系统是正常的。多数综合征性 ASD 患儿运动落后或显著落后,说明综合征性 ASD 患儿的基因异常不仅影响了其社会交往和认知功能,也影响了其运动功能,两者之间在病因和发病机制方面尽管存在联系,但差异可能更大,需要今后通过研究加以区分。值得注意的是,在过去称为阿斯伯格综合征(在 DSM-5 诊断标准中属于轻度 ASD)的患儿中,有大约 1/2 存在着运动笨拙和协调能力落后现象,ASD 患儿的临床异质性可见一斑。其实这也是部分学者反对 DSM-5 将阿斯伯格综合征归类为 ASD 的原因之一。同时 ASD 患儿在运动能力的差异提示我们,在 ASD 患儿的教育训练过程中,需要针对患儿不同的运动能力,开展个体化的运动训练。

3. 注意缺陷与多动 多动和注意力分散行为在大多数 ASD 患儿较为明显,常常成为被家长和医师关注的主要问题,也因此常常被误诊为儿童注意缺陷多动障碍,即多动症。事实上,很多 ASD 患儿的注意缺陷和多动问题可能与单纯 ADHD 不同,患儿往往注意力过度集中与过度分散并存,与患儿对游戏、活动或学习内容的兴趣密切相关;也与患儿的核心的社交障碍有不可分割的关联,即缺乏对社交规则的理解,缺乏荣辱意识;此外,作者认为,这还可能与 ASD 患儿独有的感知觉和学习方式有关,即患儿可能在认知领域的外显性学习(explicit learning)较弱,内隐性学习

(implicit learning)较强,体现在部分患儿表现出的"一心二用"能力,看似没有专注所教导和学习的内容,但实际上也吸收了所教的内容。提示在教育过程中应该在宽容其注意力分散和多动行为,坚持持之以恒的干预和教育。不过也有学者认为 ASD 儿童社会认知的内隐性学习弱。少数 ASD 患儿表现安静甚至过分安静,总是一人平静独自玩耍,给人特别好带养的感觉,尤其是在婴儿时期,不容易被诊断,需要注意。

4. 睡眠、进食和排泄问题 ASD 患儿有较高的睡眠问题患病率。表现为睡眠时间偏少、入睡困难、夜间易醒、夜惊夜啼、昼睡夜醒等,这与 ASD 患儿大脑中的下丘脑垂体分泌的褪黑素不足可能有关,睡眠问题对患儿情绪和次日的注意力以及活动均有不良影响;不少 ASD 患儿偏食严重,爱吃某一类食物或拒绝吃某一类食物现象均很常见,与患儿感知觉敏感或迟钝有密切关系,也与刻板行为有关。不过已有的研究未发现偏食对患儿营养和生长发育造成了严重的影响;一些患儿排便习惯的培养十分困难,一些患儿表现为只能在固定的场所以固定的方式排大小便,否则就会遗尿遗粪,一些患儿有便秘现象,但一些患儿初始大便性状并不坚硬,但常常拒绝排便,导致多日排便一次,造成继发性的便秘。提示需要培养患儿定时大便习惯。少数患儿易患腹泻。

5. 情绪问题 ASD 患儿较多表现有较严重的情绪紊乱,包括容易啼哭、尖叫、发脾气,难于抚慰,甚至暴怒发作,出现攻击、破坏和自伤等行为,这类行为可能与患儿社交交流障碍,需求表达不易理解有关,也与父母教育中要求过高或方法简单粗暴不当,较多使用打骂或惩罚有一定关系。少数患儿性情温顺安静,对于治疗比较有益。

6. 其他 由于社交障碍以及行为我行我素,不服从指令,多数家长感觉 ASD 患儿生活自理能力差,家庭照料和看管难度很大。由于缺乏危险认识能力和安全意识,走失和意外发生率高。需要引起家庭和社会的高度重视。

四、诊断

根据患儿家长提供的病史,医师对患儿的直接行为观察,结合结构化和半结构化的诊断量表和问卷,最后根据 DSM-5 诊断标准作出诊断。DSM-5 诊断标准如表 9-14-1 所示,ASD 程度分级和类型如表 9-14-2 和表 9-14-3 所示。

表 9-14-1　DSM-5 孤独症谱系障碍诊断标准

统称为孤独症谱系障碍

患者必须符合以下 A、B、C、D、E 标准。

A. 在多种场景下,社交交流和社会交往方面存在持续性缺陷,表现为当前或曾经有下列情况(以下为示范性举例,非全部情况):

　　1. 社交情感互动缺陷。程度从异常的社交接触和不能正常地来回对话;到分享兴趣、情绪或情感的减少;乃至不能启动或回应社交互动。

　　2. 在社交互动中使用非语言交流行为缺陷。程度从语言和非语言交流的整合困难;到异常的眼神接触和身体语言,或在理解和使用手势方面的缺陷;乃至面部表情和非语言交流的完全缺乏。

　　3. 发展、维持和理解人际关系缺陷。程度从难以调整自己的行为以适应各种社交情景的困难;到难以分享想象的游戏或交友的困难;乃至对同伴缺乏兴趣。

B. 狭隘的、重复的行为模式、兴趣或活动,表现为当前或曾经有下列 2 项情况。表现出至少以下 2 项(以下为示范性举例,非全部情况):

　　1. 刻板或重复的躯体运动、使用物体或语言(例如,简单的躯体刻板运动、摆放玩具或翻转物体、模仿语言、特殊短语)。

　　2. 坚持相同性,缺乏弹性地坚持常规或仪式化的语言或非语言的行为模式(例如,对微小的改变极端痛苦、难以转变、僵化的思维模式、仪式化的问候、需要走相同的路线或每天吃同样的食物)。

　　3. 高度狭隘的、固定的兴趣,其强度和专注度方面是异常的(例如,对不寻常物体的强烈依恋或先占观念、过度的狭隘或持续的兴趣)。

　　4. 对感觉输入的过度反应或反应不足,或在对环境的感觉方面不同寻常的兴趣(例如,对疼痛 / 温度的感觉麻木,对特定的声音或质地的不良反应,对物体过度地嗅或触摸,对光线或运动的凝视)。

C. 症状必须存在于发育早期(但是,直到社交需求超过受限的能力时,缺陷可能才会完全表现出来,或可能被后天学会的策略所掩盖)。

D. 这些症状导致社交、职业或目前其他重要功能方面的有临床意义的损害。见表 9-14-2 所示。

E. 这些症状不能用智力障碍(智力发育障碍)或全面发育迟缓来更好地解释。智力障碍和孤独症谱系障碍经常共同出现,作出孤独症谱系障碍和智力障碍的合并诊断时,其社交交流应低于预期的总体发育水平。

说明:
(1) 若个体患有已确定的 DSM-4 中的孤独症、阿斯伯格综合征或未在他处注明的广泛性发育障碍的诊断,应给予孤独症谱系障碍的诊断。个体在社交交流方面存在明显缺陷,但其症状不符合孤独症谱系障碍的诊断标准时,应给予社交(语用)交流障碍的诊断或评估。
(2) 应说明(附注)下列情况:
　　a. 伴或不伴随智力损害。
　　b. 伴或不伴随语言损害。
　　c. 与已知的躯体或遗传性疾病或环境因素有关(编码备注:使用额外的编码来确定有关的躯体或遗传性疾病)。
　　d. 与其他神经发育、精神或行为障碍有关(编码备注:使用额外的编码来确定有关的神经发育、精神或行为障碍)。
　　e. 伴紧张症(其定义参见与其他精神障碍有关的紧张症的诊断标准)。(编码备注:使用额外的编码 F06.1 与孤独症谱系障碍相关的紧张症表明存在合并的紧张症)。

表 9-14-2　ASD 程度分级

严重程度	社会交流	狭隘兴趣和重复刻板行为
三级 需要非常高强度的帮助	在语言和非语言社交交流技能方面的严重缺陷导致功能上的严重损害,极少启动社交互动,对来自他人的社交示意的反应极少。例如,个体只能讲几个能够被听懂的字,很少启动社交互动,当他或她与人互动时,会做出不寻常的举动去满足社交需要,且仅对非常直接的社交举动作出反应	行为缺乏灵活性,应对改变极其困难,或其他局限的 / 重复行为显著影响了各方面的功能。改变注意力或行动很困难 / 痛苦
二级 需要高强度的帮助	在语言和非语言社交交流技能方面的显著缺陷;即使有支持仍有明显社交损害;启用社交互动有限;对来自他人的社交示意的反应较少或异常。例如,个体只讲几个简单的句子,其互动局限在非常狭窄的特定兴趣方面,且有显著的奇怪的非语言交流	行为缺乏灵活性,应对改变困难,或其他局限的 / 重复行为对普遍观察者来说看起来足够明显,且影响了不同情况下的功能。改变注意力或行动很困难 / 痛苦

续表

严重程度	社会交流	狭隘兴趣和重复刻板行为
一级 需要帮助	在没有支持的情况下,社交交流方面的缺陷造成可观察的损害。启动社交互动存在困难,是对他人的社交示意的非典型的或不成功反应的明显例子。可表现为对社交互动方面兴趣减少。例如,个体能够讲出完整的句子和参与社交交流,但其与他人的往来对话是失败的,他们试图交友的努力是奇怪的,且通常是不成功的	缺乏灵活性的行为显著地影响了一个或多个情景下的功能。难以转换不同的活动。组织和计划的困难妨碍了其独立性

注:分型:2018 年世界卫生组织提出,可以根据患儿智力和语言状况对 ASD 进行分型。

表 9-14-3　世界卫生组织国际疾病分类第 11 版（ICD-11）将 ASD 分为八类

6A02　ASD	功能性语言损害	功能性语言缺失
6A02.0 ASD	不伴	轻度或不伴
6A02.1 ASD	伴	轻度或不伴
6A02.2 ASD	不伴	伴
6A02.3 ASD	伴	伴
6A02.4 ASD	不伴	伴
6A02.5 ASD	伴	伴
6A02.Y ASD		其他特指
6A02.Z ASD		未特指

　　典型 ASD 诊断不难,但是对于低年龄、轻型和不典型病例,即使专业人员,诊断也存在困难。因此,全面的病史询问、体格检查以及认真细致的行为观察显得十分重要。结构化或半结构化 ASD 筛查和诊断量表可以帮助医师获得全面的信息。

　　鉴于当前 ASD 较高的患病率,美国儿科学会推出了 ASD 早期发现与干预指南,提出了三级筛查诊断程序和早期干预原则,建议对所有儿童从出生第 9 个月起开始全面筛查。之后根据情况,分别采用不同的筛查量表和诊断工具,开展诊断工作。

　　影响早期诊断有几个重要因素:ASD 患儿多数不存在外貌异常(相反相当数量的 ASD 患儿外貌姣好);众多家庭存在着“儿童大些就会好”的观点;ASD 不良预后的现状不仅让家长心存恐惧,也让专业人员在患儿年龄小、症状尚不典型之际不愿意或不能够作出 ASD 的诊断。

　　ASD 的早期诊断与大年龄诊断的不同在于,对于一个婴幼儿,往往不是去看患儿“有”什么行为,例如“有”刻板行为、自言自语等,而是应该去看这个婴幼儿“没有”什么行为!《中华儿科杂志》2017 年 ASD 筛查诊断专家共识提出,在家庭和儿保门诊中,对于 1~2 岁的儿童,可以采用“五不筛查法”,即“不看、不应、不指、不说、行为不当”,具体地说,如果婴幼儿缺乏与人的目光对视、叫之不应、不能主动或被动依指令指(认)人或物、不会发音对话、有不恰当行为,就应该注意进一步检查有无 ASD 的可能。

　　另外需要注意的是社交和语言能力的倒退现象,如语言的倒退,曾经说过的词,之后不会说了;社会能力倒退,儿童原本会模仿拍手、躲猫猫、挥手再见,后来又失去这些能力;这些情况尽管只在部分 ASD 患儿中出现,但在其他疾病中却很少出现。很多 ASD 患儿的父母担心儿童可能有听力问题,因为当父母呼唤时,他没有反应,但他们同时又说:“我清楚他不聋,因为他能听见隔壁厅堂房间的电视广告声音”或者“当我们说你想吃冰激凌吗? 他会马上跑过来”。这些正是早期观察中最常见的症状。

　　所谓早期诊断意味着在 2 岁以下诊断。对于 6 个月 ~2 岁的婴幼儿,以下特征可以作为早期发现的警示指标:

　　(1) 6 个月后不能被逗乐(表现出大声笑),眼睛很少注视人(eye contacting)。

　　(2) 10 个月左右对叫自己名字没反应(responding),听力正常。

　　(3) 12 个月对于言语指令没有反应,没有咿呀学语(bubbling),没有动作手势语言;不能进行目光跟随;对于动作模仿(imitation)不感兴趣。

　　(4) 16 个月不说(speaking)任何词汇,对语言反应少,不理睬别人说话。

　　(5) 18 个月不能用手指指物(pointing)或用眼睛追随他人手指指向,没有显示(showing)、参照(referencing)和给予行为。

　　(6) 24 个月没有自发的双词短语。

　　(7) 任何年龄阶段出现语言功能倒退或社交技能倒退(regression)。

五、鉴别诊断

需要与 ASD 鉴别的主要疾病有：

(一) 特发性语言发育延迟

ASD 早期被关注的主要问题往往是语言障碍，比较容易与特发性语言发育延迟（specific language impairment，SLI）相混淆，鉴别要点在于 ASD 患儿同时合并有非言语交流的障碍和刻板行为，而后者除语言落后外，其他基本正常。

(二) 儿童智力障碍与全面发育障碍

原称精神发育迟滞（mental retardation，MR）。DSM-5 现将 5 岁后 MR 称为智力障碍（intellectual disorder，ID），5 岁前称为全面发育障碍（global developmental disability，GDD）。约 10%GDD 或 ID 患儿可以表现有 ASD 样症状，30%~50%ASD 患儿亦表现 GDD 或 ID。两种障碍可以共存。可以根据 ASD 患儿的社交障碍、行为特征以及部分特别认知能力加以鉴别。此外，典型 ASD 患儿多外观正常，动作发育正常甚至表现为灵活，而很多 GDD 或 ID 患儿往往存在早期运动发育迟滞，有些有特殊（痴呆）面容。

(三) 儿童精神分裂症

ASD 患者的言语异常、答非所问、情绪失控等症状，容易被误诊为精神分裂症，尤其是在大年龄的轻度 ASD 患者，常常有误诊的报道。鉴别在于 ASD 多数在 2~3 岁出现行为症状，而儿童精神分裂症 5 岁前起病少见，有人甚至指出，5 岁前不存在精神分裂症。此外，尽管 ASD 某些行为方式类似精神分裂症，但是一般不存在妄想和幻觉，鉴别不难。不过需要注意的是，轻度 ASD 成年后容易因为适应障碍以及环境压力共患双相情感障碍和精神分裂症。

(四) 儿童注意缺陷多动障碍

大多数 ASD 患儿多动明显，甚至成为家长关注的核心问题，因而常常被误诊为 ADHD，但是 ADHD 患儿不存在明显的原发性的社会交往障碍，多无刻板行为，其多动行为往往"有所忌惮"；而 ASD 患儿的多动往往"无所忌惮"，可以鉴别。

(五) 聋哑儿童

由于患儿往往不会说话不听从指令，一些 ASD 患儿被疑诊为聋哑。而事实上 ASD 患儿听力通常过度敏感，通过细心观察或听力检查不难鉴别。个别 ASD 患儿合并聋哑。

六、治疗

ASD 治疗以教育训练和行为干预为主，精神药物治疗为辅。教育训练的目的在于改善核心症状，即促进社会交往能力、言语和非言语交流能力的发展，减少刻板重复行为。同时，促进智力发展，培养生活自理和独立生活能力，减少不适应行为，减轻残疾程度，改善生活质量，缓解家庭和社会的精神、经济和照顾方面的压力。力争使部分患儿在成年后具有独立学习、工作和生活的能力。ASD 患儿存在着多方面的发展障碍，因此在治疗中应该根据患儿的个体情况，将行为矫正、教育训练、结构化教学等相应课程训练与药物治疗等手段结合起来形成综合干预治疗。

(一) 教育干预

1. 教育干预原则

（1）早期干预：尽可能实现早期诊断、早期干预，对可疑的患儿也应及时进行教育干预。

（2）科学性：使用有循证医学证据的有效方法进行干预。

（3）系统性：干预应该是全方位的，既包括对 ASD 核心症状的干预训练，也要同时促进儿童身体发育、防治疾病、智能提高、生活自理能力提高、滋扰行为减少和行为适应性方面的改善。

（4）个体化：针对 ASD 患儿在症状、智力、行为、运动、身体等诸多方面的不同，在充分评估疾病和各项功能的基础上开展有计划的个体化训练，小组训练也应该由具有类似能力的患儿组成。

（5）长期高强度：保证每天有干预，每周的干预时间在 20 小时以上，干预的整个时间以年计算。训练机构的师生应该以 1：1 配置。

（6）家庭参与：应该对家长进行全方位支持和教育，提高家庭在干预中的参与程度；帮助家庭评估当下可供选择的教育服务的适当性和可行性，指导家庭采用获得证据支持的干预方法。家庭的社会经济状况以及父母心态、环境或社会的支持和资源均对儿童的训练和预后产生明显影响。父母需要接受事实，克服心理不平衡状况，妥善处理儿童的教育训练与父母生活工作的关系。世界卫生组织认为，包括我国在内的发展中国家，儿童精神和发育与行为领域专业人员严重匮乏，开展以家庭为中心的干预是 ASD 和其他儿童发育障碍干预的必然选择，需要得到国家政府的大力推广和支持。近年来世界卫生组织推广家长技能培训（caregivers skill training，CST）计划，充分说明家庭参与的重要性。

（7）社区化：有关部门应该逐步建设社区训练

中心,使 ASD 患儿可以就近训练,实现以社区为基地、家庭积极参与的干预模式。在我国社会资源开办的日间训练和教育机构众多,需要加强对这些机构的支持和规范管理。

2. 教育干预具体方法　在 ASD 干预中,可以采取以下"三基"训练法。即采用结构化教育理念搭建训练基本框架,有组织有计划地开展各项与正常儿童发展类似的活动、游戏和训练;以社会交往作为训练的基本内容,兼顾情绪调控、行为管理、认知促进、生活自理、运动训练和语言训练等;以行为疗法为基本手段。"三基"法具体如下:

(1) 结构化教育为基本框架:所谓结构化教育是指在相应的环境中,按照一定的程序和规范的内容对患儿进行教育。必须根据对 ASD 患儿的全面评估后,依照其症状、缺陷和能力设计适合其自身的训练计划。重点是让 ASD 患儿每天的生活、游戏和活动都处在一个书面制定的、有组织、有计划的安排中。要根据每一个 ASD 患儿的特点设计玩具种类、物件摆放、游戏类型、学习训练内容和活动顺序。把从早上起床到晚上睡觉的每一个阶段都纳入计划中。

(2) 以社会交往作为训练的基本(核心)内容:ASD 患儿的核心障碍是社交障碍,因此毋庸置疑,必须把社会交往作为治疗教育或训练的核心。对于儿童来说,社会交往主要的形式包括眼神注视、表情互动、动作指示、语言四种主要形式。治疗者或家长必须总是和患儿处在快乐的、面对面的、密集的你来我往的互动情景和活动中,尽可能减少患儿一个人独自玩耍或独自自我刺激的时间。根据疾病的轻重,组织不同级别的社交活动和社交游戏,从初级阶段采用需求的延迟满足、突然出现的声响、不期而至的玩具以及意外的停顿等手段,提高患儿的目光注视、唤名回应、示指指物、有意义的对话等生理性的功利性社交能力;在中级阶段,则要求通过合作性游戏、轮流性游戏、分享性游戏、竞争和对抗性游戏等,让患儿分别懂得基本的儿童间的社交规则,形成功利性社交能力;到了高级阶段,则要在中级阶段的游戏和活动的基础上,要求体验社交互动中的快乐和痛苦、胜利和失败、得意和沮丧、羡慕和妒忌、个体和群体、自由和纪律、荣誉和耻辱等概念,逐渐练就非功利性社交能力。尽管社交为训练核心,但是也同时要根据不同患儿的特点,在行为管理、认知、生活自理、运动和语言等方面同时展开训练。事实上,一个儿童的几乎任何活动都需要综合能力,社交为主的训练中会有运动和语言;运动为主的训练中会有认知和社交,可以说社交无处不在,关键在于治疗者或家长在训练过程中对具体每一个 ASD 患儿状况、能力和缺陷的了解以及本次训练中所要强调的训练要素,当然,社交始终都是重点。

(3) 以行为疗法(behavioral therapy)为基本手段:在开展上述教育训练时,家长或教师的最大感受是患儿不合作和我行我素,此时,就必须采用行为疗法来促进患儿的合作行为和适应行为,减少不良行为。应用性行为分析(applied bahavior analysis,ABA)的本质其实就是行为疗法。行为疗法即以行为主义理论为指导,对患儿不同的行为分别采用正性强化、负性强化、消退、渐隐、惩罚、泛化等技术,从而达到促进良好行为、适应性行为,减少和消除不良行为和非适应行为。在 ASD 的训练过程中,对于患儿的每一个行为(包括良好行为、不良行为、不足行为、过度行为等),都可以通过细致的行为分析(行为的原因、动机和诱因等),对不同行为分别给予对应的奖励、辅助、提示或处罚策略(行为的后果),从而达到促进正常能力发展,增加良好行为,减少不良行为。事实上,前述结构化教育也被认为属于行为疗法,即对行为的前因加以干预,从而达到改善行为的目的。需要注意的是,在针对不良行为采取惩罚方法时,必须杜绝打骂体罚的方法,同时还要注意避免极端机械行为主义倾向,充分运用"自然结果奖励"和"自然结果惩罚",强调根据儿童自身兴趣、生理和心理需求,激发社交动机和行为,并给予积极有效回应和强化。

3. 药物治疗　由于多数 ASD 病因学和生化异常改变没有完全阐明,到目前为止,ASD 没有特异性药物治疗,尤其对于核心的社交障碍缺乏有效药物。但在其他的行为控制药物治疗方面取得了进展,主要有针对以下几类症状的药物:

(1) 注意缺陷多动和兴奋:可使用哌甲酯和托莫西汀,哌甲酯的副作用可能加重刻板行为、自伤行为、退缩行为和导致过度激惹;可乐定也用来治疗多动行为和患儿睡眠问题,副作用有嗜睡和低血压;近来 FDA 批准使用利培酮和阿立哌唑治疗 ASD,对于患儿的多动兴奋攻击行为,有明显疗效,利培酮剂量从 0.25mg/d 开始,最大剂量一般不超过 2mg/d,但有嗜睡和增胖等副作用。

(2) 攻击自伤行为:利培酮和阿立哌唑对于减

少攻击行为也有明显效果,副作用较氟哌啶醇明显减少,可以长期使用。其他治疗攻击行为的药物还有卡马西平、丙戊酸钠和锂剂。

(3)刻板行为:5-羟色胺重摄取抑制剂氟西汀可治疗 ASD 的重复刻板行为,三环抗抑郁药氯丙米嗪,也可治疗共患抑郁障碍。

(4)惊厥用卡马西平和丙戊酸钠。这类药物同时有情绪稳定作用。

(5)睡眠障碍可以使用褪黑素,每晚 0.5mg。此外,利培酮也对改善 ASD 儿童睡眠障碍有效。

(6)其他药物和疗法:分泌素、大剂量维生素 B_6 合并镁剂、二甲基甘氨酸、大剂量维生素 C 和叶酸治疗、驱汞治疗、免疫治疗、膳食治疗、针灸治疗、中医疗法、干细胞移植、经颅磁(电)刺激等,据称可改善 ASD 的各种症状,但未见循证医学依据,疗效不明,使用宜慎重。

七、预防与预后

由于病因不明,ASD 并无特异的预防方法,但随着近年来的基因和环境研究进步,对于某一些特定的罕见的遗传性的综合征性 ASD 显然可以通过对患者和父母的基因检测进行预防。针对目前推测的环境因素,也有一些一般性的预防措施,例如怀孕前后补充叶酸(至少每天 60μg),预防早产和孕期感染等,妊娠母亲均衡营养等。值得一提的是,鉴于前述遗传易感性与社会环境不良相互作用致病理论,改善养育环境可能可以减少轻度 ASD 发生或降低 ASD 表型严重性。

ASD 预后取决于患者疾病的类型、病情的严重程度、共患病、患儿的智力水平、干预开始的年龄、科学干预方法的选择以及干预的强度。患儿的智力水平越高、干预的年龄越小、选择了准确的方法、训练强度越高,效果越好。目前在国内外已有不少(报道最高达 25%)通过教育和训练患儿基本恢复正常的报道。不予治疗的多数 ASD 患儿预后较差。小部分患儿随着年龄的增长会有不同程度的自我改善。随着近年来 ASD 诊断标准的变化,轻症 ASD 诊断病例明显增加,训练难度亦不大,这些患儿的预后较好。

【专家提示】

○ ASD 是一组异质性的、常见的儿童神经系统发育障碍性疾病。
○ ASD 以社会交往、交流障碍和狭隘兴趣以及刻板行为、感觉异常为主要特征。
○ 及时诊断科学干预可以显著改善 ASD 患儿的不良预后。
○ 以社交为核心的行为疗法和教育疗法是目前 ASD 的主要治疗方法。
○ 高强度的家庭参与在 ASD 治疗中不可或缺。

(邹小兵)

参考文献

1. American Psychiatric Association. Diagnostic and statistical manual of mental disorders. 5th Edition. Arlington, VA: American Psychiatric Publishing, 2013.
2. Volkmar F, Wiesner L. Autism and related disorders//Carey WB, Coleman WL, Crocker AC, et al. Developmental-Behavioral Pediatrics. 4th Edition. Philadelphia: WB Saunders, 2009: 675-685.

第15节　躯体性症状和相关障碍

【开篇导读】

患者有一种或多种躯体症状,但痛苦的程度和功能损害与相应的躯体所见不相符合,或难以用躯体病变解释本障碍特征性症状。病因和发病机制较复杂,与社会心理因素和生物学因素有关。治疗的目标不只是缓解症状,更是要提高儿童的功能,避免其慢性迁延。病因和发病机制较复杂,与社会心理因素和生物学因素有关。不能只是对症治疗,应针对致病的心理机制制订个体化的治疗方案。

一、定义和流行病学

在DSM-5中的躯体性症状和相关障碍（somatic symptom and related disorders，SSRD），是一类以躯体症状为主要表现的精神障碍，其中的躯体性障碍前身是DSM-4中的躯体形式障碍，并且转换性障碍也被纳入其中。目前在ICD-10中的躯体形式障碍（somatoform disorder），在ICD-11也将被取消，新名称可能是身体痛苦障碍（bodily distress disorder，BDD），含义与躯体性障碍类似。躯体形式障碍强调这些躯体症状没有相应躯体病变的基础，或存在的躯体障碍不能充分解释患者的躯体症状，而躯体化障碍（somatic symptom disorders，SSD）则不再要求躯体症状是医学不能解释的。

SSD是躯体性症状导致心理非常痛苦或有明显的功能损害，可以出现在已知的躯体疾病中，这些躯体症状与躯体状况可以有关或无关，而是精神症状与躯体症状不相称。由于对躯体化症状缺乏理解或偏见，不仅患儿自己不承认有心理问题，家长往往也不能接受儿童的躯体症状是心理障碍，并且容易产生对医师的不信任和不满。

躯体化可以是儿童发展中和应对方式中的正常现象，可导致生活方式的改变、就诊次数和服药概率增加，以及不同程度的功能损害，当损害的严重程度符合诊断标准时则称为障碍。

儿童躯体形式障碍或躯体性症状障碍的流行病学数据很少。在儿童和青少年中，不能用躯体障碍解释的躯体化症状发生率为10%~20%，在初级保健的儿科就诊中躯体化估计占25%~50%，最常见的是反复发作的头痛和腹痛。美国多年前的数据显示，初级保健的儿科中，心因性躯体障碍的诊断率为5.7%~10.8%。儿童以腹痛多见，青少年以头痛多见。在躯体形式障碍的分类中，女孩的躯体化障碍和躯体形式疼痛较男孩多。

二、病因与发病机制

病因和发病机制较复杂，与个体、家庭、社会文化心理因素和生物学因素有关。如：患儿自身的气质特点敏感，缺乏有效的应对策略、不会情绪调控，压力大，有不良生活经历或创伤经历；青少年自我认同、自我价值较低；家长对躯体健康过度关注，家庭冲突，对患儿教养方式不当；如果照养人对儿童的普通躯体问题过于焦虑，不断地带儿童看病并要求做各种躯体检查和治疗，会明显增

加儿童的躯体化症状；儿童的躯体疾病会诱发躯体化障碍，使得躯体疾病久久不能痊愈或症状反复，与医疗过程中家长、医师的态度以及继发获益有关。例如一个患儿的反复腹痛，第一次可能是进食不当所致，但首次发作后父母都表现出非常关心儿童的腹痛，不仅免除了原来的学习要求，而且在就医过程中父母暂停了之前的争吵，即使腹痛缓解后母亲还经常询问儿童是否腹痛，稍有不适便到医院检查，这些因素促使儿童之后的腹痛反复发作。

精神分析认为，躯体化是一种原始的躯体反应模式，婴幼儿不能以语言进行表达焦虑、恐惧，对外界的刺激就主要在躯体水平上做出反应，被认为是儿童的躯体行为语言，若婴幼儿的紧张、焦虑、需要长期未得到理解和满足，便潜抑下来，这种模式被保留下来。完美主义的儿童自我要求很高，内心冲突或压力只有在"疾病"状态下才能在潜意识层面得到释放，而且会得到家人的谅解和更多关心，不会影响情绪。

研究表明躯体形式障碍与慢性压力和创伤有密切关系。社会文化背景也影响着精神痛苦的表达，文化潜在地鼓励躯体症状的表达，躯体症状更能吸引人们的注意和同情，并且能因此摆脱责任时，躯体表达便替代了相应的情绪表达。

三、临床表现

躯体化障碍典型的症状为，明显表现出各种躯体症状，或反复陈述躯体症状，常伴焦虑抑郁情绪，自己或家长不断要求医学检查，但反复检查的结果与躯体症状并不相符合。不相信阴性结果，不接受医师保证，导致不同程度的社会或家庭功能受损，在儿童青少年中常有以下两大类表现：

（一）躯体化障碍

DSM-5对躯体化症状和相关障碍的症状描述，临床症状表现为：对个人症状严重性的不相称的、持续的想法、感受或行为，对健康或症状高焦虑，为这些症状或健康而持续忧虑。

主要特征为一种或多种、反复或持续出现的躯体症状，患者对症状的痛苦感受和表现程度不能用实际的躯体疾病解释。头痛和腹痛最常见，其次是背痛、四肢痛、其他的神经性症状和容易疲劳、乏力。这些症状可以涉及身体的任何系统或任一部位，常见的系统和症状有：胃肠道症状，如腹痛、恶心、呕吐、打嗝、反酸；神经系统症状，如头

痛、头晕;呼吸系统症状,如胸闷、气短;异常的皮肤感觉,如痒、烧灼、刺痛、麻木;心血管系统症状,如心悸;其次还有大小便异常、肌肉酸痛等。

对于患儿个体而言,经常诉说或表现出一种或多种躯体症状,并且给患儿带来痛苦或显著地破坏了日常生活。低年龄儿童对痛苦感受的表达可能不明显,而行为表现更明显,日常生活和学习功能受损更显著。有些儿童的躯体症状不固定,有些儿童的症状主要是疼痛。

(二)转换性障碍

该类型的症状涉及自主运动或感觉功能的改变,如:突然晕厥、瘫倒,"瘫痪"不能行走,步态异常;肢体震颤,抽搐;突然言语含混不清或失声;感觉喉咙异物导致吞咽困难;感觉减退或丧失但与神经分布不符合,如感觉手腕以下失去感受,突然失明但视觉反射存在,以及其他异常的特殊感觉等。这些症状不能用其他躯体疾病或精神障碍更好地解释。尽管这些症状带来临床意义的困扰,导致儿童的功能受损,但患儿对此似乎并不感到那么痛苦、焦虑。

四、诊断与评估

(一)诊断要点

患儿有一种或多种躯体症状,但痛苦的程度和功能损害与相应的躯体所见不相符合,或难以用躯体病变解释本障碍特征性症状。

按 DSM-5:不强调是否有躯体病变,只强调躯体主诉或症状表现与所存在的躯体病变不相称。

按 ICD-10 的分类和诊断:躯体化障碍主诉为各种躯体症状,但经过反复躯体检查但查无实据。躯体形式疼痛障碍以疼痛为主,躯体形式自主神经障碍只涉及自主神经兴奋症状;转换性障碍的症状涉及 1 个或多个自主运动或感觉功能异常。社会功能受损(如不能上幼儿园或上学)。

需要注意的是,在目前躯体医学诊断条件下,有些躯体疾病难以发现器质性改变或早期的改变不明显,需要随访检查,观察疾病的发展变化规律。所以,在缺乏明确的心理因素证据时不要仓促地做出躯体症状及相关障碍或躯体形式障碍的诊断。

(二)评估

需要仔细而全面的病史采集,用多学科的方法进行检查和评估,详细了解症状的产生和变化,以及影响因素。这些影响因素不仅包括生理性的

影响,还包括患儿本身的气质特点、成长经历、家庭情况、学业和学校以及就诊过程等。

首先需要进行与症状相关的多种躯体检查,评估躯体疾病是否有能解释躯体主诉的躯体疾病,必要时进行多学科会诊。

心理评估重点在于发现促发或加重患儿躯体症状的心理因素和心理状态,这是一个动态、持续的过程,因为有时家庭冲突、忽视、虐待等难以启齿的应激事件难以被发现,需要花较多时间进行心理访谈,并建立信任的医患关系,评估的同时也应注意寻找患儿和家庭的积极方面。可以用心理量表,如国内曾引进儿童躯体化量表修订为中文版做筛查性评估。

(三)美国 DSM-5 诊断标准

1. **躯体症状** 一个或多个躯体症状令人非常痛苦,可导致日常生活的明显破坏。

2. 过分的想法、感受和行为与这些躯体症状有关,或与健康担忧有关,有以下 1 或 2 条:

(1)关于个人症状严重性的不恰当的和持续的想法。

(2)关于健康或症状的持续性高水平焦虑。

(3)因这些症状造成的时间和精力投入过多。

3. 尽管任何一种躯体性症状可能并不持续出现,但处于躯体症状的状态是持续的(典型的症状 >6 个月)。

说明是否:以疼痛为主(原来的疼痛障碍)——这种类型的个体其躯体症状主要涉及疼痛。

说明是否:持续——持续病程的特点是症状严重、损害明显和时间长(6 个月以上)。

说明目前的严重程度:轻度;中度;重度。

4. **鉴别诊断**

(1)躯体疾病:各系统的疾病症状均可能发生在躯体形式障碍中,一般而言躯体疾病可有相应的病变所见或用躯体疾病的病生理学解释。有的躯体疾病也可出现心理症状,但一般是伴随着躯体痛苦而出现的焦虑、恐惧、抑郁情绪,情绪症状反之可以加重原本的躯体症状。某次发病前的心因有可能只是巧合,需要根据数次发病的起因寻找规律。

(2)抑郁障碍:抑郁发作期间可有躯体症状,但主要的临床症状以心境低落、缺乏快感为核心。发作期间,抑郁的程度可波动但大多时间仍在消极的范畴中,难以被曾喜欢的活动或安抚而减轻。躯体形式障碍以躯体主诉为主可伴有情绪改变,

但程度较轻,且快感通常保持,当有喜欢的活动、需求得到满足或回避了可引发内心冲突的情景时,躯体症状很快消失。

(3) 分裂症早期:可有躯体症状,但同时有退缩或行为反常的症状,情感与环境不相协调。随着病程发展,退缩、行为怪异等儿童精神分裂的症状日渐突出。

(4) 焦虑障碍:恐惧症、强迫症、广泛性焦虑障碍等其他类型的焦虑障碍都有躯体症状,但不以躯体症状为主,而是以其他相应的过度担心、认知和回避症状为主。

五、治疗和预防

躯体性障碍和转换障碍的治疗目标不只是缓解症状,更是要提高儿童的功能,避免其慢性迁延。不能只是对症治疗,应针对致病的心理机制制订个体化的治疗方案。

(一) 心理健康教育

首先要对家长进行心理健康教育,建立医师与家庭、儿童和学校的治疗联盟,寻找病因,讨论对儿童的态度和方法,避免四处看病、不恰当用药。如,有些儿童的躯体症状是因受家长态度的强化而发展起来的,躯体症状是继发获益,因此应教育家长改变不恰当的反应方式,避免过于关注躯体而忽视平日的心理健康,避免在儿童躯体症状发作时过于紧张。

对于大些的学龄儿童和青少年也有必要对他们进行心理健康教育,减轻对躯体症状的过于担忧和关注。当家长和患儿能够理解并接纳该障碍,就更容易做出转变。

对于症状与学习或学校有关的儿童,患儿因为躯体障碍而不能坚持上学或学习,但回避上学又会强化躯体性障碍,因此应与老师沟通,教给老师合适的管理方式,如对患儿减少过高的学习压力、予以适当的肯定,或避免在学校一出现症状就将患儿送回家、歧视患儿。

(二) 心理治疗

治疗的方法强调学习恰当的情绪表达方式,改善家庭功能,提高患儿的功能,包括认知行为技术、放松技术、家庭治疗、游戏治疗和康复性训练

等。有些儿童因躯体症状可以逃避现实中的困难,如学校的学习,如果的确压力过高则适当减压,若是自身耐受性较低而怕困难则帮助儿童提高学习技能。帮助儿童学习合理的情绪表达方法,如言语倾诉及各种恰当的压力释放方法,文体活动是很好的情绪释放方式,体育锻炼可以提高耐受力。学习解决问题的方法,这需要因人而异进行训练。

功能不良的家庭关系可以运用家庭治疗得到有效的改善,建立积极的家庭关系,从而改善儿童的躯体症状。

游戏治疗和绘画治疗都可以有效地改善儿童的内在情绪冲突,从而缓解躯体症状。其他还可酌情应用精神动力性心理治疗等。

(三) 药物治疗

对于躯体症状严重而难以尽快通过上述心理治疗改善的大年龄儿童,在心理治疗的同时可以短期采用药物治疗,以抗焦虑、抑郁药物为主,尤其是 SSRI 类药物。

【专家提示】

○ 对于本组障碍,不强调是否有躯体病变,只强调躯体主诉与所存在的躯体病变不相称。

○ 治疗的目标不只是缓解症状,更是要提高儿童的功能,避免其慢性迁延。

(张劲松)

参考文献

1. 世界卫生组织. ICD-10 精神与行为障碍分类研究用诊断标准. 刘平,于欣,汪向东,译. 北京:人民卫生出版社,1995.
2. 任芳,张劲松. 儿童躯体化量表中文版的初步修订. 中国儿童保健杂志,2009,17(2):142-144.
3. American Psychiatric Association. Diagnostic and Statistical Manual of Mental Disorders. 5th Edition. American Psychiatric Publishing,2013.
4. Nasuh Malas,Roberto Ortiz-Aguayo,Lisa Giles,et al. Pediatric Somatic Symptom Disorders. Curr Psychiatry Rep,2017,19:11.

第16节　儿童自杀意念与自杀

【开篇导读】

自杀是最严重的心理危机。在美国,自杀是20岁以下青少年第三或第四位的死亡原因。15~19岁间自杀率明显较15岁以下儿童高。随着社会环境的复杂化、学习压力升高以及竞争的激烈化,自杀比例呈上升趋势,美国、日本、中国等不少国家和地区,约有20%的青少年曾有过自杀观念。

一、概述

自杀(suicide)是以自我结束生命为特征表现的一种冲动行为,其最严重的结果是导致死亡,称为"自杀",即自杀死亡(committed suicide),或完全自杀(completed suicide)。自杀主要是一种个体行为,但与心理过程、社会环境和文化影响等有关。

一般将自杀分为自杀意念(suicide idea)、自杀未遂(attempted suicide)、自杀死亡(committed suicide)三种形式。有自杀的想法但未采取任何自杀行为,称为自杀意念(suicidal ideation)。采取毁灭自我的行动,故意对自己身体造成伤害,但未导致死亡,则为"自杀未遂",或"自杀企图"(suicide attempt)。从有自杀意念真正发展到以自杀结束生命的仅仅为少数,但自杀未遂的发生率却是自杀致死的10~20倍。近年来,世界平均自杀率总体呈上升趋势。

每年有2%~6%的儿童企图自杀,但仅1%企图自杀的儿童真的第一次就自杀死亡。而在反复自杀的儿童中,4%自杀成功。据美国儿童和青少年精神障碍流行病学调查数据,在9~17岁的儿童青少年中,5.2%有过自杀意念,3.3%为企图自杀。

二、自杀的流行病学

(一) 流行率

各国相差较大,而且数据不完整。荟萃分析结果显示,5~14岁男孩自杀死亡的发生率很低,为1.2/10万,15~24岁男性青少年的死亡率为19.2/10万。根据美国CDC的报告,2007年美国对10~24岁年轻人的调查,在调查前的12个月中14.5%的青少年自杀的想法较严重,11.3%想过怎样自杀,2%需要治疗。在儿童青少年中,自杀率随年龄增长,每10万中因自杀死亡的比率:5~9岁的儿童中很少见,约0.01/10万;10~14岁,0.9/10万;15~19

岁,6.9/10万;20~24岁,12.7/10万。15~19岁中男性自杀死亡率大约是女性的5倍。自杀随年龄增长的原因:一是认知逐渐成熟使青少年能成功地计划自杀并执行;二是应激危险因素在青少年中增多。

中国儿童青少年的自杀率缺乏官方的权威性报道。一项2008年在我国东部地区进行的大样本调查显示,青少年自杀意念、自杀未遂和自伤行为的检出率分别为4.6%、1.3%和7.8%,各类身心病理症状在青少年中普遍存在,且常见身心病理症状数较多,是青少年自杀、自伤行为的危险因素。中国儿童在自杀原因的排列中,学习压力过重占第一位(45.5%),性别对比中,女孩自杀(72.7%)远远高于男孩。

21世纪初,我国的数据显示,15~24岁年龄组自杀率为22.5/10万,青少年学生自杀城乡差距较大,农村自杀率是城市的3~4倍,2000—2009年,农村青少年自杀率为25.0~28.0/10万,城市青少年自杀率为7.7~9.0/10万。

(二) 自杀方式

自杀方法因国家、年代、民族、年龄、性别等有所不同。如,美国以枪击为主;英国以汽车尾气中毒为主;我国以服毒(药)、自缢和跳楼较多;其他方法包括溺水、制造交通事故、刀伤、枪击、自焚等。自杀死亡者及男性自杀者,采用暴力性手段比较多,而自杀未遂者及女性自杀者相反。

儿童和青少年的自杀方式主要取决于儿童所能接触到的致死方法,与所处的国家、地区和所得到的相关信息有关。我国农村地区的儿童青少年采用服农药的方式较多,城市的儿童青少年则跳楼的方式较多。在美国,儿童常用窒息的方式,青少年和年轻人喜欢用武器、窒息和服毒,在10~24岁女性中,窒息自杀率从1991年的0.42/10万增加到2009年的1.4/10万,近年,武器自杀率上升,服毒自杀率下降。男孩比女孩更倾向选择致死性高的方式。

三、自杀的原因和危险因素

自杀由很多因素综合所致。儿童青少年自杀的主要原因与成人相似，是想逃避绝望的情境或内心恐怖的状态，只有10%是想吸引关注。真正想死的是更为严重的抑郁、愤怒或完美主义者。导致儿童青少年自杀的常见原因有：抑郁障碍、学习压力大、升学失败、恋爱受挫、家庭破裂、受虐待、忽视以及一时冲动等。直接因素主要与明显的生活应激事件有关，如：丧亲、与父母分离，父母离异，虐待和忽视，学业或考试失利，受到歧视、嘲笑，严重躯体疾病。

目前我国学龄儿童自杀常见的原因与家庭、学习和学校相关的应激，如留守儿童中自杀风险增高。我国青少年的自杀诱因曾经以人际间冲突为主，特别是亲子间关系和异性之间感情的冲突，现阶段则是学习压力和家庭问题。

有些问题可增加自杀风险，这些问题包括：抑郁、精神分裂症或其他精神问题；家长有抑郁或物质滥用问题；青少年的酒依赖与药物滥用；既往有过自杀想法或自杀企图；有自杀家族史；朋友、同伴、家庭成员或偶像最近有自杀企图或自杀身亡；有严重的家庭问题，如家庭暴力、虐待和家庭破裂；性虐待史；身心疾病的症状较多等。

自杀的高危因素是精神障碍，大多数企图自杀的儿童青少年患有一种精神障碍。大约22%的抑郁儿童企图自杀。患重性抑郁的儿童，自杀可能是其他人的7倍。与普通人群相比，企图自杀的儿童患心境障碍的可能是其8倍，焦虑障碍的可能是其3倍，物质滥用是其6倍。

即使儿童青少年平时并没有自杀想法，但有些事件能诱发他们的自杀意图：药物使用或乙醇使用；拥有或购买能导致自杀的东西；目睹家庭成员自杀；学校问题，如被严厉批评、学业失败、留级；因死亡或离异失去父母或亲密的家庭成员；违纪或法律问题；与青春期、慢性疾病、传染性疾病有关的导致躯体改变的应激。

四、自杀分类和评估

（一）自杀分类

预测自杀很困难，可从三个水平考虑自杀倾向。

1. 自杀意念不伴有计划意味着想过自杀但没有计划。这种情况很常见，40%的青少年想过自杀但过了30分钟就想其他事情去了。若以前曾因为抑郁或悲观而企图自杀的青少年，现在仍然抑郁，则很可能有严重的自杀意念。

例如：某初中女生，13岁，抑郁，情绪很低落，没有兴趣，睡眠很差，没有精力，不能集中注意。她想逃走，想逃避恐怖的生活。她经常想到自杀，但并没有想怎么自杀，因为她很害怕真的这么做。这就是自杀想法。

2. 自杀意念伴有自杀计划意味着不仅正在思考自杀并且头脑中有自杀的方法。这些自杀计划，有的考虑周全，有的很冲动。

例如：某初中男生，12岁，感到生活每况愈下，根本想不到能活到50岁，他很容易被激怒，总是与父母打架，总是说"生活很糟糕"。他外出散步时会想两件事，一是跳到疾驰的卡车前，他没有这么做是因为害怕不成功，死不了却被撞伤；二是从河岸跳下去，但不确认怎么做才不会被发现、被救上来。

3. 自杀企图意味着确实想伤害自己，采取了自杀行动但未完成。有自杀企图者，其心理问题的状态可能严重，也可能不严重，可能因冲动而引起。儿童青少年的自杀企图最重要的起因是冲动，最常见的原因是人际关系问题。

例如：某男生，15岁，轻度抑郁，没有想过自杀。几天前跟妈妈发生冲突，他要跟朋友外出，但妈妈不同意，他于是将灯泡打碎，拿玻璃碎片割脉。他觉得死了挺好，一切解脱。

自杀的最终和最糟糕的结局就是完成自杀。

（二）自杀评估

自杀需要仔细地评估和管理，应经常评估自杀风险。自杀评估需要访谈儿童本人和他们的照养人。

不要忌讳谈论自杀。在一个有安全感的环境中，使青少年与一个能帮助他的成人讨论内心感受，对有自杀想法的青少年是有益的。在沟通中建立信任感很重要，但避免对自杀作保密承诺，可以向青少年保证有些访谈内容可以保密，但为了他们的安全有些内容应让家长或照养者知道。一般而言，与自杀行为有关的以及相应的监护和治疗情况需要让家长知道。

访谈当事人：有关评估自杀意念、企图和计划的提问方式应适合其发育水平，开始方式最好是用宽泛的、开放式的提问,如"听上去你最近感到很伤心,你有多么的难过?",然后,试着就具体的自杀行为的危险因素进行评估,如:关于死亡的想法,自杀意念的频度、强度,想伤害自己的强度,是否有自杀计划,是什么样的自杀计划。应对与自杀企图有关的自杀方式、致死性和预期的结果给予关注。询问有关自杀的危险因素,如目前的应激事件、焦躁程度、对社会支持的认识、对生与死的思考。反之,询问不想自杀的理由可以发现保护性因素。有时,不自杀的理由与某些因素有关,如宗教信仰、恐惧疼痛、意识到对亲人造成心理之痛或意识要丧失某生活事件。这些访谈的过程可提供简单、初步的治疗干预,通过交谈令当事人意识到自杀并不是解决问题的方法。

家长访谈:通过家长的报告,可以了解孩子的外化性行为以更全面评估自杀风险,并能澄清这次自杀是孩子的冲动还是想好了的。与家长的访谈也可以起到预防性作用,医师向家长提供关于自杀危险信号的信息,并要求家长给予关注和监护。

访谈其他人,如老师,使老师加强对自杀危险信号的监督,也可降低自杀风险。

五、自杀的预警征兆

通常而言,自杀前会有一些征兆可以提示儿童有自杀的意图和计划。

抑郁症状经常是自杀的预兆,能导致自杀行为的抑郁症状,包括:丧失以前的活动兴趣,饮食和睡眠改变,思考和注意力集中困难,总是抱怨无聊、没意思,诉说头痛、腹痛或乏力但没有确切躯体原因,表达出内疚并且/或不要别人的表扬或奖励。

儿童青少年自杀的警告征兆:当有自杀意愿时,会反复有或专注于跟死亡有关的想法,在谈话、写作或绘画中有自杀的表达;没什么原因将自己平日视为重要的东西抛弃(扔了、送人了);近期经常缺课,或做今后缺席(不来上学、不参加活动)的计划;与朋友和家人疏远;破坏性行为,如有攻击或无礼行为;声称要自杀。如果孩子有这些感受,要立即告诉孩子的家长、老师或其他能给予帮助的人。最明确的迹象就是孩子谈论他们自己的死亡或自杀,不要将此错误地认为这是寻求注意的行为,要认真地对待儿童的自杀威胁,并立即寻求治疗。对有蓄意性自我伤害史者应高度预警自

杀,在青少年中在蓄意性非致死性自我伤害后12个月的自杀死亡率为46%。

其他警告征兆还有:忽视个人外表,离家出走,有冒险行为,个性改变(如从快乐变得安静了),擅自增加服药剂量、睡眠困难也是自杀的危险行为。

六、自杀的干预

(一)自杀预防

青少年自杀的倾向或行为不像大人那样坚决,如果防范及时、处理得当,避免自杀成功的可能性很高。要主动识别孩子行为中令人难以理解的任何突然变化或明显的变化,观察孩子的艺术作品、写作,可从中找到死亡或自杀的信号。要认真对待孩子的口头自杀威胁,不要以为只是开玩笑。认真对待孩子的危险举动,即使是天真的想法或无意的举止,如尝试自杀的体验。对情绪低、行为退缩的孩子进行格外的关注,及早发现轻生观念。在孩子面临挫折和应激事件时及时予以支持和疏导,如亲人意外死亡、高考失利。加强人生意义的教育,重视从小培养孩子的良好个性倾向和社会适应性,在发展中各阶段的转折期提供预先的心理准备和帮助。

在青少年中预防自杀的有效策略之一是降低自杀风险。精神障碍,尤其是心境障碍、品行障碍、反社会性障碍、物质滥用与青少年自杀有很大关系,超过90%的青少年自杀至少有一种精神障碍,尤其是心境障碍。这些障碍需要得到及时有效的治疗。

预防自杀的另一个有效方式是教育其他人识别和有效地对自杀行为的预警征兆做出反应,提高对有自杀风险儿童的转介。在青少年中开展心理问题或精神障碍的筛查也是一个检查自杀风险的方法,由于自杀倾向会发生变化,所以筛查要反复做。对家长的精神障碍的治疗也可降低青少年的自杀风险。由于自杀与自我伤害有共同的原因,发现自伤后予以及时干预,教给积极处理问题的方法,可以降低自杀风险。

家长或其他人如何识别自杀风险?合并精神和乙醇或物质滥用的障碍;家族的自杀史;家长有精神障碍;无助感,冲动和/或攻击倾向;识别自我伤害的原因;容易接触到致死性方法,在美国枪支最常见;目睹家庭成员、朋友或其他重要人物自杀;躯体或性虐待史;同性恋的性取向(仅见于自

杀行为,非自杀成功);亲子关系的损害;生活应激事件,尤其是人际关系丧失和法律或受到惩罚的问题;不参与学校活动,不想上学。

(二) 自杀思维和行为的管理

当儿童有要结束生命的思维或确实有过自杀意图,应予以重视,从以下6个方面进行管理:

1. 认真对待如果儿童说想死,需要予以注意。可能什么事都没有。当儿童谈论自杀时,很多成人以为儿童不会真的自杀,研究提示明确表达过自杀的儿童往往就会付诸行动。

2. 求助外援不要将谈论自杀视为禁忌。如果儿童患有抑郁,他们通常会想到自杀。即使不跟孩子谈论此事,这种想法也不会就此消失,坦白地询问孩子关于自杀的想法反而能了解孩子的想法,及时干预。

3. 寻求帮助儿童有自杀的想法或意念需要请专业人员帮助。精神障碍所导致的自杀想法给予识别和治疗,及时到医院看精神科医师。

4. 监测如果儿童有自杀企图或计划,需要对他们的现状进行仔细评估,监测自杀风险和发展趋势,给予指导。

5. 避免操纵一些人采用自杀想法或企图达到他们的某种目的,想要得到什么(如要上网玩游戏)或不想做什么事情(如不想上学),自杀行为成为操纵他人的手段。了解这些可能,大多数家长就能预防孩子将自杀变成一种操纵家长的习惯行为。

6. 限制致死性的物品对儿童预防自杀最重要的一件事情就是确保他们不能接近人们通常用的自杀方法。限制得到药品、致死性器械,将这些药品锁起来,危险的器械不要放在家里。剃须刀也要与药物一样放在安全的地方。

(三) 自杀治疗

创造支持性的环境,减少与自杀有关的负性偏见。治疗上采取心理治疗和药物治疗。

1. 心理治疗 寻求专业帮助。儿童心理学家和精神病学家能建立一个治疗计划。行为咨询和药物治疗会改善儿童的心境和总体生活质量。建立一个同伴支持小组会有很大益处,因为儿童愿意信任同伴。认知治疗、人际治疗都对抑郁治疗有效,对降低自杀倾向也有一定的效果。认知治疗(包括辨证行为治疗、心智化治疗)可以帮助有自我伤害出现时改变行动。研究显示,认知治疗后一年的随访能降低自杀企图的50%。

对正在接受精神障碍治疗的儿童青少年,进行家庭心理教育能有效地帮助家长和其他家庭成员更好地理解孩子的问题和自杀风险。健康教育的目的是提高治疗依从性、促进家长对孩子的监督,帮助家长学会如何应对有精神障碍的孩子。

其他特殊的心理行为治疗针对具体情况而进行。

2. 药物治疗 没有针对自杀的特殊药物,对于有精神障碍或症状者可用药物对症治疗。有情绪症状者,美国FDA建议用抗抑郁药治疗自杀风险,但在服用抗抑郁药时要监控自杀警告征兆,尤其在药物治疗初期或药物剂量改变的初期。奥氮平被美国FDA批准为预防精神分裂症的自杀。

 【专家提示】

○ 自杀是最严重的心理危机。
○ 应当掌握的是自杀的预警征兆。
○ 及时转诊尤为重要。
○ 儿童青少年自杀的直接因素主要与明显的生活应激事件有关,即使平时并没有自杀想法,但有些事件能诱发他们的自杀意图,应予以重视。
○ 不要忌讳谈论自杀,应经常评估自杀风险。
○ 儿童青少年自杀的警告征兆,要认真地对待儿童的自杀威胁。
○ 预防自杀的有效策略之一是降低自杀风险。

(张劲松)

参考文献

1. Keith Cheng, Kathleen M Myers. Child and Adolescent Psychiatry—The Essentials.2nd ed. Philadelphia: Lippincott Williams & Wilkins, 2012.

2. 曹慧,陶芳标,黄蕾,等.青少年常见身心病理症状流行情况及其对6个月后自杀和自伤行为的影响.中华预防医学杂志,2012,46(3):202-208.

3. 李献云,费立鹏.15~24岁人群自杀特征及危险因素的病例对照研究.中华精神科杂志,2005,4:231-235.

4. 姚本先,何元庆,王道阳.加强青少年学生自杀危机干预的政策探讨.中国卫生事业管理,2012,291(9):705-706.

5. Mark Olfson, Melanie Wall, Shuai Wang, et al.Suicide After Deliberate Self-Harmin Adolescents and Young Adults. PEDIATRICS, 2018, 141(4):e20173517.

第17节　忽视和虐待

【开篇导读】

儿童虐待与忽视(child abuse and neglect)普遍存在于人类社会,它既可导致儿童躯体伤害、疼痛和伤残,生长发育落后,并可引起发育与行为和心理等问题,已成为造成儿童意外伤亡的一大杀手。这不仅是一个医学问题、社会问题,亦是一个严重的国际性的公共卫生问题,同时它也是一个可预防的问题。因此越来越多地受到政府部门及非政府组织以及社会学、儿童保健界、精神卫生的广泛关注。2004年联合国儿童基金会(United Nations International Children Emergency Fund,UNICEF)宣布:艾滋病、战争、虐待、生存条件欠佳以及失学已成为世界儿童所面临的五大威胁。全世界目前至少有4 000万14岁以下的儿童遭受虐待与忽视。不同国家、不同时代对儿童虐待和忽视的内涵和形式也不尽相同。应该支持建立和完善儿童保护体系,从而预防与应对儿童暴力、虐待、忽视与剥削的行为。

一、定义

儿童虐待广泛存在于人类社会,是一个严重的公共卫生问题。2018年11月21日世界卫生组织(WHO)关于儿童虐待的定义:儿童虐待指的是针对18岁以下儿童所实施的虐待与忽视行为。儿童虐待包括所有形式的针对儿童身体和/或精神伤害、性虐待、忽视、疏忽照顾以及商业和其他形式的剥削。儿童虐待可来自家庭成员或照养人,有关机构如幼儿园、学校等,以及家庭以外的剥削(童工、卖淫等)及其他方式的虐待。

二、分类

儿童虐待一般可分为身体虐待、精神虐待、性虐待和忽视四大类。

(一)身体虐待

WHO对儿童身体虐待的界定,指不是意外所造成的对儿童的身体伤害或痛苦(non-accidental injury),或不做任何预防使儿童身体受伤或受痛苦。身体虐待为蓄意对儿童的健康、生存、生育或尊严造成伤害,或有可能造成包括击打、鞭打、踢、摇晃、咬、掐、烫、烧、捆绑、香烟烫伤、过度体罚、投毒和使其窒息等伤害。身体虐待是普遍存在又长期被人们忽视的严重公共卫生问题。施暴者往往声称只是在管教儿童。但常常导致儿童严重受伤或死亡。施暴者的施暴行为,往往不是一次性的,因此受虐儿童的身上常会有异常的外伤与旧伤痕。身体虐待是最容易观察到的一种虐待形式。身体的损伤是身体虐待的最易见证,

轻则皮肤抓痕或局部发红、软组织肿胀,重则有内脏出血(颅内、胸腔、腹腔),多处骨折,器官损伤,并伴有严重的后遗症等。施暴者在儿童就医时,常捏造其外伤发生的原因与病史,以规避责任。

对儿童的身体虐待是一种十分危险的行为。儿童受体罚时,所受的不仅是皮肉之苦,更重要的是情感伤害,自尊心的打击,这也成为发生极端行为的重要因素之一。其结果是造成情感和社交方面的问题,对受害儿童的生活造成短期或长期的不良影响和后果。经常遭受身体虐待的儿童成年后很容易出现反社会的暴力倾向行为,被虐儿童最终变成为施虐者。调查发现,少年时有过父母体罚经历与他们日后有酗酒、自杀意念、沮丧的概率呈正比。有调查显示,少年时受体罚与成人后对妻子、子女施虐的概率亦呈正比。

(二)精神虐待

WHO对儿童精神虐待的界定是指危害或妨碍儿童情感或智力发展,对儿童自尊造成损害的长期行为或态度。精神虐待既往称情感虐待。包括羞辱、惊吓、孤立、剥削、漠视儿童的情绪需要等。

精神虐待的监护人往往不能给儿童提供一个适宜的成长环境,而且还常对儿童心理健康和发展可能产生不良影响,精神虐待具体表现如过分限制儿童的行动、自由,诋毁、嘲讽、威胁、恐吓、歧视、排斥以及其他类型的语言或行为等。相对于身体上的残害,精神虐待对儿童的影响更为深远

持久。儿童的情感比较敏感,而且对应激的承受能力较小,因此,遭受精神虐待后容易造成儿童长期、持续、反复和不适当的情感反应,对儿童的经验与表达产生消极影响及较严重的损害。严重的儿童精神虐待会导致儿童行为和认知异常,情感障碍,严重影响儿童心理健康,甚至会导致自残、自杀等严重后果。

精神虐待不仅可以来自父母、家庭其他成员,而且可以是亲戚、邻居、保育员、阿姨、老师、医院医务人员等。其中父母对子女所致的精神虐待可能更为严重,它可以通过言语威胁、面部表情、眼神、心理暴力等方式表现。

这里要特别提及心理暴力(冷暴力),是一种常被忽视的精神虐待。它包括通常意义上的语言触犯、气势凌人、威胁,以及更隐蔽的恐吓、羞辱,还有操控和压制对方。实施心理暴力的人会将他们的言行合理化,会让受害者觉得或许真的是自己不好。因此,心理学家认为,心理暴力会带来诸如使受害者自我贬低的长期影响。它的危害甚于身体暴力,而且大多数时候都表现得很隐蔽。心理暴力是看不到的攻击,却会给儿童带来十分严重和持久的危害。心理暴力可以发生在任何关系中,包括父母和儿童、朋友、校园以及亲属之间,而且男性受害者并不少于女性。其实,实施心理暴力者并没有意识到自己是犯了"心理虐待的错误",而受虐儿童似乎也没有意识到是对自己的心理虐待。比如在校园里,对于一些学习成绩差或者注意缺陷多动障碍(attention deficit hyperactivity disorder,ADHD)的学生,老师总是用冷酷、异样眼神和表情对待他们,采用一些侮辱性或嘲讽性的语言当着全班同学的面挖苦刺激他们,其目的是想让学生提高学习成绩。许多父母对子女的期望值过高,并经常与别家的儿童比较,常常采用不理睬或一些恶毒的语言伤害儿童,如"简直比猪还笨""考这点分还有脸吃饭,还不一头撞死去"等。在心理暴力阴影下成长起来的儿童,其行为及人格趋向受到极大的影响。

家庭心理虐待的表现常分为三型:①专制性:此型父母往往不顾及子女的感受,坚持把自己的好恶强加于他们,强迫其按照他们的意志做事。在这种情况下,子女没有任何自主权,连自己的情绪也无法支配。这种环境中长大的儿童,往往胆小怕事,遇事没有主见,长此以往很难适应社会。②忽视型:父母对子女总是放任自流,没有尽职做

好养育照护,很少表达自己的关爱,对他们的需求信号无回应,对子女日常生活和学习遇到的困难从不予以帮助,对其痛苦也无动于衷,子女的礼貌行为父母毫不在意,学习成绩进步了父母也置若罔闻,这种环境中长大的儿童往往缺乏安全感,对周围的事情漠不关心,缺乏同情心和同理心。③抹杀型:该型的父母根本看不到子女的优点和取得的任何成绩,同时还要否定他们过去的成绩,总是以一种"恨铁不成钢"的态度对待他们。在此种环境下成长的儿童,往往没有自尊,遇事胆怯自卑,一旦犯了错误不敢承认,会极力为自己开脱。然而,许多父母并没有意识到这种做法是"虐待行为"。

(三) 性虐待

WHO对性虐待的界定,指牵涉儿童的非法性活动,或者所牵涉的儿童不能做出知情同意的性活动。通常性虐待是成人为满足性要求而进行的性剥夺和性利用,通过对儿童的性虐待得到刺激的快感。性虐待的关键是受害儿童发育还未成熟,没有同意与否的能力,是由于受到恐吓和威胁,儿童在无任何选择、被迫的情况下的一种行为。儿童性虐待是对未成熟儿童或青春期少年进行的性逼迫行为,是一种违犯社会及家庭法规的强暴行为。

儿童性虐待的行为包括:露阴癖,淫秽性地注视儿童,指使儿童浏览不合年龄的"性"信息,给儿童拍摄与性有关的图片,性欲化的亲吻,抚摸乳房或生殖器,强迫儿童裸露或触摸生殖器,手淫、手指或物体插入被害者的阴道或肛门,口-生殖器、生殖器-生殖器、肛门-生殖器接触,对儿童使用情趣用品或异物插入等。

施虐者可能是儿童熟识的人如家人、亲戚、朋友的家人、保姆、邻居等。儿童会主动防备的陌生人仅占少数。性虐待可能导致儿童罹患性病,生殖器、泌尿道、直肠遭到细菌感染或撕裂伤。

(四) 忽视

WHO对忽视的界定,指严重或长期忽视儿童的基本需要(例如饮食、穿衣、住宿、教育及医疗照顾),以致危害儿童的健康或发展,或在本来可以避免的情况下令儿童面对极大的危险。目前国际上普遍认为忽视应包括4个方面,即身体忽视、情感忽视、医疗忽视和教育忽视。

1. 身体忽视 忽略了对儿童身体的照护(如衣着、食物、住所、环境卫生等),身体忽视也可以发

生在儿童出生前(例如孕妇酗酒、吸烟、吸毒等)。

2. 情感忽视 没有给予儿童应有的爱,忽略对儿童心理、精神、感情的关心和交流,缺少对儿童情感需求的应答或满足。

3. 医疗忽视 忽略或拖延儿童对医疗和卫生保健需求的满足。

4. 教育忽视 没有尽可能为儿童提供各种接受教育的机会,从而忽略了儿童智力开发和知识、技能的学习。

其他还有像安全忽视(由于疏忽儿童生长和生活环境存在的安全隐患,从而使儿童有可能发生健康和生命危险);社会忽视(生活环境中的一些闭塞现象,可能对儿童健康造成损害)等。

忽视是儿童虐待的一个重要组成部分。忽视的父母或监护人常常具备完全能力的情况下,在儿童的健康、教育、发育与行为、营养、庇护和安全保障等方面未能提供应有的帮助。其中非器质性损伤是忽视的一种特殊形式,对儿童同样会造成严重的后果。儿童早期发展研究项目显示,婴儿出生后需要均衡的营养和丰富的环境刺激,若被忽视,不仅影响其生长发育,而且也影响行为心理发育。对照护或营养剥夺病史的儿童应注意检查有无非器质性损伤对生长发育的影响。目前认为非器质性的生长发育障碍是由许多因素参与的一个复杂问题,其中包括环境、压力、家庭、喂养、医疗、接触或父母能力缺陷等。

我国早期研究表明,儿童期忽视的发生率高达42.17%,远高于精神虐待的发生率(18.26%)。因此,对儿童忽视的不重视是制约儿童健康和幸福的重要问题。忽视可对儿童认知、社会情感和行为发育产生短期或长期的严重有害影响,尤其是发生在发育早期的忽视,对儿童的发育会产生直接影响,同时也为后期发展埋下了不良隐患。导致忽视的因素有许多,照养人经常不与婴幼儿交流、不做游戏而造成的情感忽视是发生率最高的一种忽视形式。此外,忽视还可引发严重的虐待或暴力打击,更加重儿童的身心伤害。受忽视的儿童由于长期得不到亲人关爱,很容易寻求或相信他人的爱抚,接受虚假的情感欺骗和诱惑,从而遭受性侵犯、性虐待等剥夺性伤害。

三、流行特征

虐待和忽视儿童是一个严重的全球性社会问题,当前世界各国的儿童虐待和忽视问题仍十分严重。2002年世界卫生组织出版的《世界暴力与卫生报告》指出,2000年全球约有57 000名15岁以下儿童死于被虐待。东亚和太平洋地区国家儿童躯体虐待的平均发生率为10.0%~30.3%,精神虐待的平均发生率为31.3%~78.3%。忽视的平均发生率为28.0%~43.6%。另有资料显示,世界上每天都有540名儿童死于虐待。

中国目前尚未进行过全国范围的、有统计学意义的儿童暴力调查。尽管如此,在国内外儿童福利组织和关心儿童安全的推动下,据近十几年我国各地数十项局部性的调查显示,儿童暴力发生率居高不下,有关儿童虐待与忽视的报道越来越多。北京师范大学家庭与儿童研究中心尚晓援等(2017)提出,遭遇四种形式暴力的儿童中,26.6%在18岁以前受到过身体虐待,19.6%受到过精神虐待,8.7%受到性虐待,26%受到过"忽视"类虐待。另外,还有数以百万计的困境儿童。例如孤儿、身体残疾和智力残疾(包括孤独症谱系障碍)儿童、艾滋病儿童、流浪儿童和被遗弃的儿童等。与其他儿童相比,他们更容易受到暴力行为的侵害。全国妇联和联合国儿童基金会的一项调查显示,我国74.1%的儿童在成长期曾受到不同程度的虐待。李小光等(2014)的研究表明,留守儿童和流动儿童的精神虐待和忽视总体阳性率分别为32.76%和97.9%。

另一项在我国14个省25个城市1 163个3~6岁儿童中进行的调查显示,对儿童的平均忽视率为28%,忽视度为42.2%。3~6岁儿童的照养人有67.1%曾经在情感上忽视过儿童。广州市儿童家庭虐待调查的结果显示,儿童情感虐待、躯体虐待和性虐待发生率为59.41%、31.51%和17.94%。北京曾采用分层随机整群抽样的方法,调查了北京市西城区842名学龄前儿童照养人最近1年里对其子女的躯体虐待行为,结果发现,分别有34.1%和56.4%的照养人实施过非接触性体罚和接触性躯体虐待伤害,轻度接触性躯体性虐待发生率为55.8%,重度接触性躯体性虐待发生率为8.7%;男童躯体性伤害率为69.4%,高于女童的59.8%,并发现男童、父母童年期经历过虐待是学龄期儿童躯体虐待的危险因素。

四、儿童虐待与忽视的不良影响及发生机制

儿童虐待与忽视不仅会引起一系列身体疾病

和心理行为问题,造成受虐者的躯体伤害,严重者甚至会导致日后出现人格问题或物质滥用等精神障碍,造成极大的社会负担和危害。

(一)儿童虐待与忽视的不良影响

1. 身体虐待的不良影响 遭受躯体虐待的儿童,轻者可有皮肤肿胀、瘀青、抓挠伤痕、流血伤口,严重者可造成骨折、内脏、颅内损伤与出血,或者器官损伤如眼球损伤失明、牙齿脱落、中耳穿孔,许多受虐者会留有后遗症,甚者会造成终生残疾等。长期的受虐可以影响到儿童的免疫系统的发育,更严重的后果是,曾经遭受过虐待的儿童成人后,出现行为、身体和精神卫生问题的危险性明显增加。如:暴力受害者或沦为暴力施加者,高危性行为,吸烟、酗酒和滥用药物,意外怀孕。虐待所造成的以上这些行为和精神卫生方面的后果,会成为日后罹患心脏病和癌症以及导致自杀和性感染疾病传播的一种诱因。

2. 精神虐待不良影响 儿童遭受精神虐待不仅会引起一系列心理行为问题,也可能造成受虐者的躯体伤害,严重者甚至会导致日后出现人格问题或物质滥用等精神疾病,造成极大的社会负担和危害。常见的不良影响如下:

(1)认知方式:儿童精神虐待容易导致反刍思维的产生。受虐儿童往往胆小怕事,高估环境中的困难和危险,同时低估自己的能力。在面对负性应激事件时自我调节能力差,无法主动进行认知重构,很难通过向他人寻求帮助的方式来改变不利处境,进而产生慢性的无助感与危机感。童年期有虐待史的成人会更多地表现出认知偏向。

(2)行为模式:早期遭受精神虐待经历常常导致受虐儿童获得一些无效的情绪应对策略,很容易通过自伤的方式来达到对急性不良情绪的缓解和控制。有统计显示,被虐儿童中有40%可能发生暴力犯罪。相关研究证实,童年期反复的中重度躯体虐待以及精神虐待是青少年自伤行为发生的独立危险因素,童年受虐史与成人期自杀之间同样存在着肯定的联系。

(3)社会关系:童年期来自父母或抚养者的精神虐待所致的信任感丧失常常会进一步泛化,导致受虐儿童产生对他人普遍的不信任,表现出更多敌意、攻击或退缩行为。有受虐史的成人常表现出退缩型和侵入型两种极端的人际关系,无论哪一型,都极大地阻碍受虐者人际关系

的形成。

(4)精神障碍:抑郁是心理虐待后最常见的精神障碍。早年的虐待经历会产生不安全的依恋模式,影响正性自我的形成,限制情感调节能力的发展以及消极的认知方式。这使得受虐儿童在长大后往往表现为低自尊,并且在遭遇困境时缺乏适应现实的应对方式。

3. 性虐待的不良影响 通常,身体受虐发生较早,性虐待相对迟一些,而且女童发生性虐待的比例相比男性高得多。就家庭内而言,施虐者大多是男性家庭成员,93%的性虐待是由男性造成,而且伴有73%的身体虐待。家庭内成员施虐往往在儿童较小时开始,多数为反复发生,持续时间长,并给儿童心灵留下深刻持久的精神创伤。一些被性侵的女童自暴自弃,辍学,与校外的黑社会混在一起,吸烟,酗酒,少女怀孕,甚至偷盗、抢劫,违法乱纪,少年犯罪。遭受性虐待的女童成人后多有行为及心理障碍。部分女童青春期时常有多个性伴侣,反复怀孕与堕胎,物质滥用,自残自杀,甚至走上反社会的道路。前瞻性研究显示,遭受性虐待的女性被捕入狱的人数比对照组明显要多。

4. 儿童忽视的不良影响 儿童期忽视普遍存在,其发生率远高于其他三型虐待的发生率。对儿童忽视的不重视是制约儿童健康和幸福的重要问题。儿童忽视可对儿童的认知、社会情感和行为发育产生短期或长期的有害影响,尤其是发生在婴幼儿发育期的忽视,会对儿童早期发展产生直接的严重影响,并为后期发展埋下不良隐患。忽视婴幼儿行为情感社会性的教育,会出现更多的"熊孩子",疏忽了对他们的教育,有时会给社会、家庭造成严重的损失。要特别重视留守儿童和流浪儿童的情感忽视和教育忽视,残疾儿童的医疗忽视。此外,忽视还可引发严重的虐待或暴力打击,更加重儿童的身心伤害。受忽视儿童由于长期得不到亲人的关爱,很容易寻求或相信他人的爱抚,接受虚假的情感欺骗和诱惑,从而遭受性侵犯、性虐待等剥夺性伤害。

(二)儿童虐待与忽视的发生机制

近年来,神经生物学的相关研究证实,儿童虐待与忽视的发生机制可能是:

1. 由于童年期虐待作为一种刺激,会破坏儿童神经系统的发育,重塑大脑海马区的结构,可导致脑灰质结构、白质完整性与脑静息态功能的异

常改变,干扰额叶和边缘系统的功能。

2. 早期虐待经历所致的生理应激系统慢性失常(如下丘脑-垂体-肾上腺轴过度反应),作为应激敏感的基础,影响大脑神经递质和激素的正常功能,包括与计划、问题应对、行为的自我调节和情绪控制相关脑区的发育。

3. 儿童虐待与忽视给儿童的认知、行为、社会和身心健康带来损害,从而增加了青少年危险行为的发生风险。进而影响个体认知及情感发育,也可能对受虐者抑郁的发生产生一定影响。

4. 儿童虐待与忽视具有一定的家族聚集性,受虐儿童的家族中部分有代代重复的特征。或者称虐待与忽视易于形成一种"恶性循环",即受虐待与忽视的儿童当了父母后也倾向于虐待与忽视其子女,如此循环往复。精神受虐的发生与儿童年龄无关,并且对受虐儿童而言,受虐方式往往是2种或以上。可见防治儿童虐待已经成为一项非常迫切的社会工作。

五、原因与危险因素

研究发现,社会经济地位低下、经常失业以及有儿童虐待史的家庭发生率较高。非计划内怀孕;家庭经济情况欠佳、社会地位低下、儿童与父母长期分开;居住环境不固定者、过频的应激事件、家庭破裂或夫妻不和睦等可成为父母或监护人虐待儿童的直接原因。儿童虐待和忽视常发生原因和危险因素有以下方面:

(一) 社会因素

某些落后的社会环境、宗教及风俗习惯、文化背景、教育方式、性别歧视等对儿童虐待与忽视有重要影响,如受传统习惯、性别歧视的影响,农村一些父母由于期待生男童传宗接代和干农活,个别家庭会出现将第二、第三胎出生的女婴溺死或遗弃,或者发生虐待女童的现象。一些出生缺陷的新生儿,如唇腭裂、神经管畸形、先天性心脏病及遗传代谢病患儿,常会被照养人遗弃或虐待。留守儿童长期得不到父母的关爱,忽视了儿童生活和学习上遇到的困难和心理需求。学校里老师体罚学龄期儿童,教育的"冷暴力"以及校园暴力(霸凌)事件和虐待同学事件也时有报道。

通常虐待子女的父母,常常存在着社会孤立,当他们遇到外部压力无法获得社交圈的情感支持时,会选择儿童暴力来释放压力。某些宗教信仰的人拒绝送患病儿童就医、拒绝做手术而导致死亡;突发事件、战争、社会动荡不安时对儿童的威胁等情况时,常导致虐待与忽视儿童的事件发生。

(二) 家庭因素

1. **父母的教育观念**　父母的教育方式会直接或间接地导致对儿童的虐待。在我国,大部分照养人把子女当做私有财产,自古以来都有"不打不成才,棍棒出孝子"的传统观念,使大多数照养人认为打自己的子女是合理合法的,认为如何管理他们都是正确的。子女任何事情都得按照父母意愿去做,不允许有更多的自主选择权,许多照养人的这种观念正是儿童遭受家庭虐待的主要原因之一,如果掌握不好度,往往体罚就演变成为虐待。子女所受的不单是皮肉之苦,心理创伤更为严重,这些子女成年后成为有暴力倾向的可能性明显增大。有研究结果发现,47% 在幼年经历过暴力的父母会虐待子女。另一种错误的家庭教育方式也会引起子女的虐待与忽视,如婴幼儿时期不能得到父母正确的养育照护,长期不与留守儿童沟通联系,是发生率最高的一种情感忽视形式。相反,一些家庭片面重视早期教育,剥夺他们的玩耍游戏时间,强迫或超负荷地训练,同样是对子女的虐待与忽视。

2. **家庭经济状况**　通常,贫穷或失去经济优势的家庭更有可能发生家庭暴力。低收入家庭的身体虐待发生率最高,是较高收入家庭的 3 倍。相比之下,低收入家庭的社会资源少,人脉关系网较为狭窄,可利用资源较少。贫困使父母无暇顾及子女的心理健康发展,也使父母及其他成员的教育方式过于简单粗暴。特别是一些因贫穷导致夫妻关系不和谐或者暴力家庭,或者父母有酗酒、吸毒、人格障碍者的家庭,父母常常在儿童面前大打出手,完全不考虑儿童的心理感受,更有甚者夫妻打完架、吵完嘴再把气撒在子女身上,谩骂或殴打子女,儿童虐待的发生率较高。

3. **现代社会压力**　生活节奏的加快,使人们的工作压力和生活压力随着增大。夫妻要应对工作上的压力,还要操心子女教育、老人赡养、日常生活琐事,特别是家庭遇上突发事件或经济拮据时,为了发泄不满释放压力,父母经常会选择对儿童撒气。相比之下,单亲家庭的子女在社会化方面不完整,得到的关怀与爱也不均衡,而且父母在教育子女问题上相对付出的较少,压力更大。单亲父母和继父母属于较有可能虐待子女的高危人群。在家庭不和者、母亲残疾或无父母者，男童与女童受虐的危险程度近乎相同。

4. 父母及照养人自身问题　许多受虐儿童的父母由于自身应付生活事件的能力有限，遇到挫折无法解决时容易对子女施暴；另有一些父母，自身在童年时期就有受虐待的经历，或者智力存在障碍，或有酗酒、吸毒，或有人格和情绪异常等精神行为障碍，其子女更容易受虐待。

5. 其他　近年来家庭保姆虐待儿童事件有上升趋势，其原因多且复杂，多与不能忍受儿童哭闹、做保姆心理不平衡、个人素质差、报复儿童父母(因克扣工资、受侮辱、被冤枉、遭强暴)等问题有关，应引起社会的关注。

(三) 儿童方面

生活中常常有可能遭受虐待的儿童包括：

1. 儿童出生后的性别是否让父母满意。

2. 出生后发现有遗传代谢性疾病和躯体运动发育迟缓或畸形的儿童。

3. 脑损害、早产及极低出生体重的病史及身体有严重疾病(如孤独症谱系障碍等)养育困难类型的儿童。

4. 具有入睡困难、遗尿、顽皮、多动、抽动、经常打架斗殴具有攻击性行为问题的儿童。

5. 是否为留守儿童、流浪儿童、被遗弃儿童。

以上儿童遭受各类虐待的可能性大，而且往往是每次遭受的不只是一种虐待。反过来，那些受虐儿童可能进而给抚养造成困难，形成负性亲子关系，导致受虐的持续发生。

六、临床诊断

(一) 病史与症状

1. 信息收集　与受虐儿童进行访谈，可以了解病史并获得第一手真实资料，对协助诊断非常重要。

2. 症状与体征

(1) 具有躯体虐待病史的儿童，可有外伤的表现：皮肤肿胀、瘀青、抓挠伤痕、伤口流血、骨折，严重者可有内脏、颅内损伤与昏迷，或者器官损伤，如眼球损伤失明、牙齿脱落、中耳穿孔，更有甚者会造成终生残疾等。

(2) 精神虐待是看不见的侵害，但受虐儿童往往变得十分胆小害怕，做事缺乏自信心，自卑，认知方式和行为模式出现偏差，记忆力、思维能力、

适应能力和处理事件的能力下降，依赖性强。常出现各类行为问题，学习成绩退步等。

(3) 儿童常出现情绪低落，孤独，害怕回家，对人十分冷漠，拒绝交朋友，常出现睡眠障碍，甚至出现焦虑、抑郁等严重的应激创伤反应。

(4) 受虐儿童出现异常行为，如注意力涣散、与同学打架斗殴、偷窃抢劫、吸烟、酗酒和滥用药物等高危性行为。

(5) 受性虐待的儿童还表现衣着仪容不整、精神萎靡、外貌憔悴、疲惫困倦、胆小怕见人、发育迟缓、体重过轻、营养不良的状态、女童意外怀孕等。

(二) 量表调查

采用有关儿童情绪量表调查问卷与访谈进行诊断。常用的量表如下：

1. 儿童期虐待问卷(childhood trauma questionaire, CTQ)　由美国纽约心理学家 Bernstein 等于 1998 年编制，是目前世界上最常应用测量儿童期虐待的工具之一。

我国目前常用的量表有：中国儿童青少年忽视评价常模量表、儿童被忽视量表(Children Neglect Scale, CNS)、儿童受虐筛查表(Screening Questionare of Child Abuse, SQCA)、儿童受虐量表(Children Abuse Scale, CAS)等。

2. 家庭暴力有关的调查问卷。

3. 创伤症状量表(儿童量表、幼儿量表)，儿童创伤事件影响量表(修订版)。

(三) 法医评估指征

必要时进行法律心理精神评估。

(四) 不同虐待的诊断

1. 身体虐待的诊断

(1) 根据病史、访谈及特有的躯体表现和体征即可诊断。常见的损伤种类有：烫伤，摔伤，挫伤及其他软组织损伤；头颅外伤及脑震荡；口腔、眼、耳和鼻部的损伤；腹部损伤；中毒；骨折和其他骨伤；溺婴。

(2) 采用与家庭暴力有关的调查问卷与访谈进行诊断。

2. 精神虐待的诊断

(1) 根据病史、儿童所产生的后果、导致儿童自身及社会适应力遭受打击，儿童的情感或行为造成实际的或潜在的严重损伤表现诊断。

(2) 采用有关儿童情绪量表调查问卷与访谈进行诊断。

3. 性虐待的诊断

（1）即使有性虐待行为的父母亦常否认虐待是伤害儿童的真正原因，故对怀疑被虐待的儿童，要分析有关线索，并警惕身体虐待发生的有关因素。

（2）调查遭受性虐待儿童的最新观点和方法是在事件发生后，应尽快进行访谈，并应从儿童考虑，减少访谈次数和地点的变更。

（3）开放式提问会使儿童提供最可靠、最正确的信息。

（4）根据躯体检查和化验检查进行诊断与确诊。

（5）必要时对性虐待的陈词进行法律的心理精神评估。

4. 忽视的诊断　按照 WHO 及国际上普遍认为忽视 4 个方面的表现：

（1）根据身体忽视、情感忽视、医疗忽视、教育忽视的定义所包含的内容进行诊断。

（2）有无其他方面的忽视，比如：安全方面、社会方面的忽视。

（3）根据发生或出现的问题，或者一些不良现象，对儿童健康造成损害进行判断。

七、预防与干预治疗

（一）儿童虐待的预防

由于儿童期虐待与忽视将给受虐者带来诸多的身心健康问题，甚至带来严重的社会问题。因此，早期的预防干预措施尤其重要。防治虐童的保护体系，既包含相关的法律框架，更需要政府及大量非政府组织的积极参与和支持，需要全社会的力量乃至更细微的社区力量被整合进来共同预防。因此，儿童虐待的预防应采取综合的预防措施。

1. 严格执行《儿童权利公约》　国际社会已把关爱儿童、保护儿童免受虐待与忽视危害看做是与发展经济和维护和平同等重要的大事。联合国于 1989 年 11 月 2 日通过了《儿童权利公约》，这是一部各国保护儿童的标准的国际法律文书。《公约》阐述了应赋予儿童所有的基本人权，我国于 1995 年首次签署了《公约》。

（1）正视和宣传儿童的权利和四大原则。《公约》中明确指出：儿童有生存的权利（基本的生活权利）；受保护的权利（免受歧视、虐待及贫困，给予儿童更多的保护）；参与的权利（参与家庭、文化）和社会活动的权利。《公约》同时赋予儿童的四大原则：儿童最大利益原则、无歧视原则、儿童尊重原则和尊重儿童观点的原则。另外，《公约》要求，各国要保护儿童免受任何形式的躯体或精神伤害。并成立了国际防止虐待和忽视儿童协会（International Society for Prevention of child Abuse and Neglect，ISPCAN）。2000 年，非政府组织"妇女世界首脑会议基金会"（Woman's World Summit Foundation）决定，将 11 月 19 日定为"世界防止虐待儿童日"，以此进一步提高人们对于儿童遭受虐待问题的认识和给予更多的关注。并通过健康教育，普及儿童的安全知识、自我保护意识和方法。

（2）执行保护儿童政策法规：保护儿童的权益一直受到我国政府的极大重视，我国宪法明确规定，儿童受国家保护，禁止虐待儿童，并且在刑法当中规定了虐待罪，对儿童实施虐待的行为作出刑事处罚。政府还颁布实施了《未成年人保护法》等政策法规，规定禁止体罚、侮辱和忽视儿童。并通过妇联、工会、妇幼保健团体和社区进行对保护、防止虐待与忽视儿童的宣传，咨询、教育和监督虐待儿童行为的发生。2006 年，由国际组织资助、陕西省防止虐待与忽视儿童协会批准成立，成为我国第一家专为受虐待儿童提供免费诊断治疗及预防的公益性机构——"西安市博爱儿童虐待预防救助中心"。中心主要为 18 岁以下受虐儿童提供免费的身体医疗和心理咨询服务以及诊断治疗，至今，救助中心已经为数百名受到各种虐待的儿童提供免费救治。

2. 积极采用虐待的三级预防　性虐待对儿童造成的后果和心理阴影很大，以此为例谈一下儿童性虐待的三级预防。

（1）一级预防：重点在于教会儿童们对性虐待的反应功能，将有助于提高他们对性虐待的察觉，增长该方面知识以及揭露不恰当的性接触，以减少性虐待的发生。Kenny 等认为，关于健康的性和性发育的教育，应该从 3 岁儿童开始，并且由父母及儿童生活中其他重要的人来完成，内容包括：早到 3 岁前教会儿童认识身体各部位的名称；教会儿童懂得自己的隐私和恰当界限；尽可能早地对儿童生殖器进行自我保护和独立护理的培训，这种训练也包括其他安全知识的培训。发育与行为儿科、儿童保健医师应在一级预防中起到重要作用，更有义务到幼儿园和基层社区宣传有关儿童性发育、身体安全、性虐待和自我保护的相关知识,可以通过假设一个有潜在危险的场景以及角色扮演,训练儿童学到一些力所能及的防身技能。在不知情或可疑的性虐待存在时,建议发育与行为儿科医师在完成身体常规健康评估过程中,结合其他安全问题,强调儿童性虐待和身体安全问题。

(2)二级和三级预防:发育与行为儿科医师、儿童保健医师在二级预防中承担法律责任。儿童如果揭露自己遭受过性虐待后,医师可能发现早于其他机构,应给予受虐儿童大力支持,弄清儿童的表达,进行非诱导性地提问,提醒儿童和看护人将发生的性虐待报告当地公安机关和儿童虐待预防救助中心热线。然后,由相关机构或儿童虐待预防救助中心热线开始整个调查过程。

3. 发育与行为儿科医师、儿童保健医师对有性虐待史的父母应提供身体安全教育,并鼓励家庭参加幼儿园、学校组织的教育节目与团体提供的专业治疗知识,这对于降低性虐待患儿的再虐待发生率是非常重要的。一名医师不但在识别和报告可疑的性虐待方面起着重要作用,而且要掌握对性虐待儿童能够进行全面评估,包括受虐儿童的身体和精神状况、父母忧虑水平,对儿童进行有效的帮助及提供家庭获得医疗信息和精神健康服务。医师应学会有效的关键性的治疗方法,比如怎样调整儿童性虐待后对情感的影响,儿童出现特殊问题时需要得到何种帮助等。其他虐待可以参考使用。

当前,我国预防和处理儿童虐待与忽视的专门组织和机构相对较少,有效的儿童虐待与忽视监测与报告制度及基于社区的预防干预体系欠缺,相关法规政策缺乏细化和完善,系统的儿童保护体系尚待进一步完善。在未来要提高整个社会对儿童虐待与忽视的认知、理解和对其预防的必要性,提供专项资金,建立预防儿童虐待和忽视的项目和机构,并且通过培训专业技术人员开展健康教育,指导父母科学养育照护子女的知识和技能,真正做到举国重视。

(二)儿童虐待和忽视的干预治疗

1. 社会及家庭危机干预

(1)加大宣传力度:通过在发育与行为和儿童保健门诊、社区保健网、幼儿园和学校广泛开展健康教育,将预防虐待忽视的知识传授给照养人和教师,提高社会对儿童虐待危害的认识,可起到一定的作用。

(2)成立救助机构:在市、区或社区设立危机护理中心或热线电话,尽可能做到 24 小时服务,并应成立临时安置和安抚受虐儿童的"爱心救助中心"。

2. 认知行为治疗

是一种对儿童虐待与忽视非常有效的干预方法。研究表明,儿童参加认知行为治疗和非直接支持比较,儿童行为问题和性行为的改善更为明显,认知行为治疗组儿童性行为和儿童行为问题经过 1 年治疗分别为 14% 和 7%,而非直接支持组为 40% 和 33%。另有研究显示,儿童参与创伤相关认知行为治疗可以为儿童学习、书写和谈论他们性虐待经历提供有效的机会,同时有助于对他们相关思想和感受进行干预,帮助儿童克服精神创伤、扭曲的认知力以及羞耻感。

3. 家庭及父母治疗

(1)家庭治疗:对虐待的家庭进行直接干预。可以通过缓和矛盾、减少冲突、纠正错误的教育理念与方式、消除对儿童的体罚,加强家庭成员间正性情感交流,增进亲子关系,防止虐待与忽视的发生。

(2)父母治疗:通过帮助父母处理儿童性虐待的过程,也在帮助他们应对自己的抑郁,同时也有助于他们成为儿童更有效的治疗者。对父母存在的错误理念与观点,可以通过健康教育、行为分析法进行干预。对存在的异常情绪和病态人格的父母,建议在专科门诊进行治疗。

在监督虐待儿童行为的同时,对于触犯法律的施虐者予以刑事处罚。

4. 对于不同虐待各类型儿童的治疗

(1)身体虐待的干预:具有外科指征者按外科处理;给予被虐待的儿童更多的心理和身体的关怀。对施虐者应进行教育,触犯法律者应进行处理。

(2)精神虐待的干预:包括儿童个体疗法和单个家庭疗法。

1)儿童个体疗法:在治疗身体损伤的同时,采用行为干预和心理治疗,包括儿童的心灵创伤。通常多采用游戏疗法、日间看护、住院治疗、团体治疗等方法,与受害儿童直接接触、交流,并给予指导。

在治疗过程中应为受虐儿童创造温馨环境。

可以采用沙盘游戏重复受虐事件,促使儿童学会控制创伤反应,并从中学习到预防知识,提升儿童保护意识,增强自尊心、自信心,消除自卑感、不信任感和过度警觉等,有助于儿童的全面发展。

2) 单个家庭疗法:做好亲职教育训练,转变教育观念。通过父母亲之间的交流及帮助减轻他们的压力,正性积极面对家庭及子女的情况。帮助其理解儿童的成长中的好奇心和探索行为,包容儿童所犯的一些错误。

父母的虐待行为可能与其童年时期长期的被虐待经历有关,此时医师应仔细了解其病史及有关线索。虐待者也应得到治疗,以增加他们停止虐待儿童的可能性。

(3) 性虐待的处理:对被性虐待儿童的治疗是一个复杂的问题,不仅涉及患儿,而且也包括其他家庭成员。应鼓励被性侵儿童和其照养人向公安机关报案揭发,使施虐者绳之以法,才能停止施虐。若隐瞒不报,结果只能使性虐待持续反复地伤害儿童。同时,照养人应送受虐儿童进行就医检查,医师应仔细了解其病史及有关线索,给予受虐儿童心理安慰,指导儿童正确保护自己身体的隐私部位,并使受虐儿童接受必要和相应的干预治疗。由于性虐待给儿童心灵留下深刻持久的创伤,因此,需要很长时间的治疗。

(4) 忽视的干预:从主观意愿上看,忽视者并没有伤害被忽视者的念头,而是由于自己的粗心大意或者不作为给被忽视儿童造成了伤害,而且忽视的后果可以由很轻微(几乎觉察不到)到致死人命不等。因此,忽视的干预重在健康教育、安全教育及养育知识的普及,在人们素质普遍提高的情况下,忽视给儿童所带来的伤害就会大大地减少,由此所带来的严重后果也会明显降低。

八、预后

有研究显示,没有接受干预治疗的受虐儿童,有20%~30%发展为较难治愈的神经行为障碍。儿童虐待与忽视的预后与以下几方面因素有关:

1. 与儿童受虐的严重程度有关　儿童受虐的程度越严重,身体和心理创伤越重,恢复的时间就越长,预后越差。受性虐待的女童甚至到成年期

还留有心理阴影或出现精神心理障碍。

2. 与父母能否承认虐待事实并自愿寻求帮助有关　能做到承认且改正自己错误做法的父母,并为儿童提供温馨环境者,其儿童的预后要好于隐瞒虐待事实并且未进行干预的儿童。

3. 与受虐待忽视儿童的个性气质特点有关　不同个性气质特点的儿童,身体和心理的承受能力不同,受到虐待与忽视后康复速度和心理留下的阴影各不相同。

4. 与受虐后是否得到了有效的干预治疗有密切关系。

【专家提示】

○ 儿童虐待和忽视形式各异,影响儿童生长发育、行为心理发展。
○ 儿童虐待和忽视原因涉及社会、家庭和儿童本人。
○ 临床一旦诊断,应及时干预和治疗。
○ 要积极采取儿童虐待三级预防措施。

（杨玉凤）

参考文献

1. 何舒青.北京市西城区学龄前儿童遭受照养人其他虐待状况.中国学校卫生杂志,2015,36(8):3-11.
2. 北京师范大学社会发展与公共政策学院家庭与儿童研究中心.儿童保护制度建设研究目标、策略与路径.北京:社会科学文献出版社,2017.
3. 焦富勇.儿童性虐待医学评估使用指南.北京:人民卫生出版社,2011:4-10.
4. 李薇,郭睿.儿童心理虐待和忽视的现状及其不良影响.中国妇幼卫生杂志,2017,8(3):1-4.
5. 陈雁如,张曼,郭宏达,等.中国农村地区青少年忽视及躯体虐待经历与非自杀性自伤行为的关联.中国学校卫生,2019,40(7):984-987.
6. Fang X,Fry DA,Ji K,et al.The burden of child maltreatment in China:a systematic review.Bull World Health Organ,2015,93(3):176-185.
7. McLaughlin KA,Sheridan MA,Gold AL,et al. Maltreatment Exposure,Brain Structure,and Fear Conditioning in Children and Adolescents.Neuropsychopharmacology,2016,41(8):1956-1964.
8. McLaughlin KA,Sheridan MA,Gold AL,et al. Maltreatment Exposure,Brain Structure,and Fear Conditioning in Children and Adolescents.Neuropsychopharmacology,2016,41(8):1956-1964.
9. 崔岳崇,代倩倩,王瑞凤,等.儿童虐待的流行状况及其

对心理健康影响的研究进展.伤害医学(电子版),2016,5(2):37-41.

10. 王乃弋,魏雪晨,王鑫强,等.青少年受父母情感虐待和忽视与注意缺陷-多动症状的关系.中国临床心理学杂志,2019,27(6):1126-1131.

11. 苏静,陈静,万宇辉,等.童年期虐待经历与中学生自伤行为的关联性.中国学校卫生,2015,36(9):1326-1329.

12. 李小光,周守珍.流动儿童的心理虐待与忽视.中国健康心理学杂志2014,22(9):1409-1411.

中英文名词对照索引

C

D

G

K

X

Y

Z